专科护士培训系列丛书

内外科护理专科实践

主　编　何桂娟　沈翠珍

副主编　王俊杰　沈　勤　周云仙　姚梅琪　蔡华娟

编　者（以姓氏笔画为序）

王　莹（浙江中医药大学护理学院）　　　　沈玉萍（杭州市第三人民医院）

王　薇（浙江大学医学院附属第一医院）　　沈翠珍（浙江中医药大学护理学院）

王俊杰（浙江中医药大学护理学院）　　　　徐佳美（浙江中医药大学附属广兴医院）

叶红芳（浙江中医药大学护理学院）　　　　金　瑛（浙江中医药大学附属第二医院）

叶富英（浙江中医药大学附属第一医院）　　周云仙（浙江中医药大学护理学院）

宁　丽（浙江中医药大学第四临床医学院）　柳春波（宁波大学医学院附属医院）

朱红芳（浙江大学医学院附属邵逸夫医院）　俞国红（浙江中医药大学附属第一医院）

庄素芳（浙江中医药大学附属第三医院）　　姚梅琪（浙江大学医学院附属第二医院）

李　玲（浙江树人学院树兰国际医学院）　　姚斌莲（浙江中医药大学附属第一医院）

李益民（浙江中医药大学第四临床医学院）　徐建宁（浙江中医药大学护理学院）

杨莉莉（浙江中医药大学护理学院）　　　　章国英（浙江省人民医院）

何桂娟（浙江中医药大学护理学院）　　　　屠乐微（浙江中医药大学护理学院）

应立英（浙江大学医学院护理系）　　　　　楼数慧（浙江中医药大学护理学院）

汪国建（浙江中医药大学护理学院）　　　　蔡华娟（浙江中医药大学护理学院）

沈　勤（浙江中医药大学护理学院）

人民卫生出版社

·北　京·

图书在版编目（CIP）数据

内外科护理专科实践 / 何桂娟，沈翠珍主编 . —北京：人民卫生出版社，2022.1

（专科护士培训系列丛书）

ISBN 978-7-117-32348-2

Ⅰ.①内… Ⅱ.①何… ②沈… Ⅲ.①内科学- 护理学 ②外科学- 护理学 Ⅳ.①R473

中国版本图书馆 CIP 数据核字（2021）第 267517 号

人卫智网	www.ipmph.com	医学教育、学术、考试、健康，购书智慧智能综合服务平台
人卫官网	www.pmph.com	人卫官方资讯发布平台

专科护士培训系列丛书

内外科护理专科实践
Neiwaike Huli Zhuanke Shijian

主　　编：何桂娟　沈翠珍

出版发行：人民卫生出版社（中继线 010-59780011）

地　　址：北京市朝阳区潘家园南里 19 号

邮　　编：100021

E - mail：pmph @ pmph.com

购书热线：010-59787592　010-59787584　010-65264830

印　　刷：人卫印务（北京）有限公司

经　　销：新华书店

开　　本：787 × 1092　1/16　印张：48

字　　数：1198 千字

版　　次：2022 年 1 月第 1 版

印　　次：2022 年 2 月第 1 次印刷

标准书号：ISBN 978-7-117-32348-2

定　　价：128.00 元

打击盗版举报电话：010-59787491　E-mail：WQ @ pmph.com

质量问题联系电话：010-59787234　E-mail：zhiliang @ pmph.com

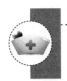

专科护士培训系列丛书编委会

总 顾 问　姜安丽

总 主 编　胡斌春

副总主编　叶志弘　何桂娟

编　　委（以姓氏笔画为序）

丁 焱	王 薇	王元姣	王惠琴	冯志仙	冯素文
邢兰凤	过湘钗	朱依敏	庄一渝	许 瑛	孙彩霞
李艳娟	李益民	杨 丹	杨方英	杨丽黎	吴婉英
何晓雯	沈翠珍	宋剑平	张春梅	张玲芝	张荀芳
陈肖敏	陈爱初	陈朔晖	陈黎明	陈燕燕	邵乐文
金 瑛	金静芬	周燕平	郑芝芬	封秀琴	钟紫凤
俞国红	俞雪芬	姜 梅	祝亚男	姚梅琪	贺彩芳
骆晓琳	徐 敏	徐玉兰	徐东娥	徐红贞	徐彩娟
徐鑫芬	凌 霞	黄丽华	曹雨程	曹梅娟	盛芝仁
章秋萍	葛学娣	蔡学联			

序　言

　　专科护理水平与医疗质量、患者安全密切相关,临床护士专业能力是衡量护理队伍素质的重要标志。随着社会经济的快速发展,广大人民群众对健康需求日益增长,医学科学技术日新月异,以及医改的不断深化,对护理工作提出了越来越高的要求,专科护士培养已成为护理专业发展的必然趋势。

　　我国专科护士培训起步较晚,进入 21 世纪才逐渐受到重视。《中国护理事业发展规划纲要(2005—2010 年)》提出要在重点临床专科护理领域开展专业护士培训,培养临床专业化护理骨干,建立和完善以岗位需求为导向的护理人才培养模式,提高护士队伍专业技术水平;《中国护理事业发展规划纲要(2011—2015 年)》提出要确定专科护理岗位,开展专科护士的规范化培训;《中国护理事业发展规划纲要(2016—2020 年)》提出要发展专科队伍,推进及规范我国专科护士的发展与管理。自此,中国专科护士培养逐步形成趋势、走上轨道。

　　浙江省于 2009 年起,有计划、分步骤地在重症监护(成人、小儿)、急诊急救、手术室、肿瘤、母婴、糖尿病、透析、妇科、康复、造口伤口、辅助生殖技术、新生儿疾病、中西医结合、精神心理、静脉输液等专科、专病领域开展专科护士培训,取得了良好效果,得到用人单位、培养单位、专科护士的一致好评。在推进此项工作过程中,我们深感国内各专科护理用书匮乏,可供参考资料有限,迫切需要一套以需求为导向、为临床专科护士量身定制的实用型教材。在广泛循证之际,我们通过热心单位和人士与美国专科护士认证中心(ANCC)取得联系,学习了他们的先进护理理念和专科护理教材框架,领略了其内容的系统化、规范化。结合自身的实践积累,从 2016 年初起,我们开始着手编写各个专业领域的专科护理教材,形成这套专科护士培训系列丛书,旨在为专科护士的培养提供系统、规范的教材,提升培训质量,同时也为临床护士提供实用、可及的专科护理学习参考用书。

　　作为本套丛书教材的总编,经历了筹备至完成的全过程。在此,对各位专家一丝不苟、精益求精的辛勤付出表示深深的敬佩! 对相关单位领导、各方专家的大力支持表示衷心的感谢!

　　本书在编写中难免存在不足之处,热忱欢迎广大读者批评指正,提出宝贵建议,以便改进提高。

胡斌春

2018 年 5 月

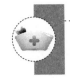

前　言

随着医学科学技术迅速发展和人们对健康需求的日益增长，护理学的内涵和外延不断拓展，护理的专科化已成为临床实践发展的策略和方向。目前，在国家健康政策的引导下，我国正在着力开展专科护士和护理专业型硕士研究生的培养。由于这项工作起步不久，有关针对性的教学资源非常缺乏，培训教材非常有限。在美国护士认证中心（American Nurses Credentialing Center，ANCC）、浙江省护理学会的大力支持下，本书编写团队经过2年多调研，完成了《内外科护理专科实践》编写工作。

内外科护理专科实践是护理学专业的主干课程之一，是关于了解疾病及其预防和治疗、护理患者，促进患者康复的学科。其涉及面广、整体性强，是临床护理学中的核心课程及其他各专科护理的基础，对临床护理实践具有重要意义。该教材参考了ANCC《内外科护理专科护士培训大纲》以及我国护理专业型硕士研究生专科护理培养方案，以专科护士角色功能的扩展和定位为出发点，围绕专科护士应该具备的临床专业知识、专业技能、沟通能力、团队合作能力、咨询能力、护理管理能力、循证实践能力、领导力等核心能力和职业素养要求，突破内科护理学、外科护理学的学科界限，以护理程序为核心、以满足患者身心需要和促进健康为目标，吸纳国内外专科护士相关研究最新资料、相应专科与疾病的护理指南、专家共识、最新最佳证据，以及专科护理发展的新理念、新技术等，编写适合我国国情的专科护士培训与学习教材。全书共有二十六章，分专科护士理论与实践和疾病护理理论与实践两部分，其中专科护士理论与实践部分的内容涵盖专科护士共有的培养内容，着重编写每个知识点的概念内涵和实践特点；疾病护理理论与实践部分涵盖内外科常见的呼吸系统、循环系统、消化系统等疾病护理的相关知识与专科技能，包括疾病概述、流行病学、病因与危险因素、预防与筛查、评估、诊断与鉴别诊断、护理措施、随访。教材定位清晰，内容丰富全面，紧跟前沿，与实践紧密结合，突出实用，与国际接轨，具有一定的创新性。

本书编写团队由校院结合、经验丰富的护理教师和资深临床护理专家组成，在编写任务分配中注重编者专业特长、优势互补。本书既可面向在校硕士研究生、临床护理人员自我提升及继续教育，更适合相关专业专科护士的培养，可供医院、学校、专科护士培训基地使用。

编　者
2021 年 12 月

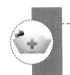

目　录

第一部分　专科护士理论与实践

第二部分　疾病护理理论与实践

第一部分

专科护士理论与实践

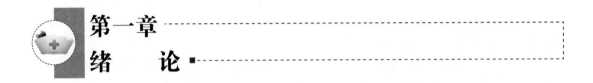

第一章
绪　　论

在医学科学技术迅速发展的今天,护理学科的内涵和外延不断扩展,护理的专科化已成为临床实践发展的策略和方向。欧美发达国家从专科护士的概念、职能作用、职业发展以及评价体系的构建等均有较成熟的研究与实践,并从多方面表明专科护士是护理专业化发展中形成的高级临床护理角色,在适应医学发展、满足人们对健康需求及提高专科专病护理水平等方面起到了越来越重要的作用。

第一节　概　　述

护士角色随着社会的变迁而变化。不同时期护士的角色形象、职责有所不同。专科护士的出现对护理专业发展起到了关键性的作用。有关专科护士的定义、分类、功能、实践范围和标准等,不同国家有不同的理解。

一、专科护士的定义

目前"专科护士(specialty nurse,SN)"是尚未公认的标准定义,专科护士最早在美国提出实施,并把专科护士的教育培养逐渐定位在硕士及以上水平,目前在美国又称高级实践护士(advanced practice nurse,APN),美国护士协会对APN的定义较为详细:是指为服务对象进行全面健康评估,拥有专家型知识及技巧,能诊断和处理个人、家庭及社区对现存或潜在健康问题的复杂反应,并且针对急性或慢性健康问题作临床决策,促进安康。国际护理协会将APN定义为拥有深厚的专科知识、复杂问题的决策能力及拓展临床实践才能的注册护士,其特征受到所处的国家或地区执业条件的影响。我国护理界对"专科护士"的概念始终存在较大争议,由于我国专科护士的发展还处于起步阶段,高学历护士偏少,高级护理实践处于探索阶段。我国目前"专科护士"定义为在某专科领域具有一定的工作经历,经过该专科领域系统化的理论和实践培训,并通过考核获得医疗卫生行政部门认可的相应资格证书,能熟练运用专科护理知识和技术为服务对象提供专业化护理服务的注册护士。专科护士与普通护士是一脉相承的,但有别于普通护士,其知识、能力和实践领域更广、更专,要求更高,自主性亦更强。

二、专科护士的分类与职能

1. 专科护士的分类　专科护士的工作范围涉及很多方面,不同的工作范围内,专科护士承担不同的角色。按服务地点分:有医院、门诊、社区和家庭4种分类;以服务对象分:有个人、家庭、群体和系统4种分类。国际护理协会建议专科护士可以用健康状态、服务对象、工作地点和公共健康4方面进行分类。以健康状态为特定分类:有造口护理、糖尿病护理、肿瘤护理等;以服务对象为特定分类:有儿童、老人、新移民、慢性病患者等;以工作地点为特定分类:有ICU、急诊科、新生儿科、骨科等;以公共健康为特定分类:有学校、流动医疗服务中心、社区诊所、居家访视等。

澳洲 King 等(2010)进行了一项研究,尝试为澳洲发展一个全国适用的架构去帮助策划及规范护理管理、护理教育和护理实践。该研究发展的框架帮助制订专科分类(specialty classification)的准则,具体有以下6个方面:

(1)专科覆盖全国的地理领域,服务对象分布在不同地理区域,包括城市、乡镇和边远地区等。

(2)专科有清晰界定和支持护理总目标、功能和道德标准。

(3)专科有明显范围界定和所需的专科知识及技能。

(4)社会对该专科服务有需求,而相关的专科护士在全国亦有受聘的工作机会。

(5)专科实践立足于核心护理知识库之内,而又不断通过科研、循证、文献回顾等扩充及完善。

(6)专科能力是通过不同经验、正规或非正规的教育课程组合而获取,其中也包括继续教育和专业发展。

目前美国主要有5种类型的APN,包括临床护理专家(clinical nurse specialist, CNS)、开业护士(nurse practi-tioners, NP)、助产士(certified nurse midwives, CNM)、麻醉护士(certified nurse anesthesia, CNA)和个案管理护士(advanced practice nurse case manager, APNCM)。

2. 专科护士的职能　专科护士应具备直接的护理实践能力、专家指导和培训能力、咨询能力、研究能力、临床及专业领导能力、合作能力及伦理决策能力7项核心能力,并以超越具体专科领域的护理学专业身份对服务对象、护士以及护理实践、组织和系统产生有益的影响和改变,而领导力是高级护理实践区别于初级护理实践的重要特征之一。具体职能与作用为:①参与并指导临床护理实践,能够及时发现并解决护理中的问题,为患者提供高质量的护理服务。②在实践中研究、解决临床护理问题,成为临床护理研究的骨干力量。③承担教育者的职能,为医院专科护理的发展及专科护士的培养履行教育职能。④促进交叉专业学科间的相互交流并为咨询者提供专家意见和建议,承担咨询者的角色与职能作用。⑤履行护理管理职能,推动护理新技术、新业务发展,制定护理规范,改进护理质量。⑥承担与其他学科专业人员的协调和合作职能。

三、专科护士的立法与认证

专科护士的发展离不开较为完备的护士法规的保障,资格认证是保证专科护士能力的重要机制,是对从事某一职业所必备的知识、技术和能力的基本要求,相当于政府授权的在专业领域内实践的通行证。APN 资格认证制度又可称为 APN 评定程序,美国在 1991 年成立了专科护士认证机构即美国专科护士委员会(ABNS),日本在 1995 年开始实施"专科护士资格认定制度",其他国家和地区也在积极地探索 APN 资格认证制度的建立,以进一步规范专科护士的培养、认证、使用,促进专科护士健康发展。

专业监管是为了让受照顾者得到保护,同时也为了规范执业者的服务范畴,确保执业者能符合相应的教育背景、资历及专门资格,另外,也防止其他人非法执业。美国是 APN 发展比较先进的国家,具有 APN 立法规范且相对有系统性。美国在近年提出 LACE 模式(APRN Joint Dialogue Group, 2008),旨在结合各个与 APN 相关的重要元素,协同各方力量,达成推广 APN 的共识。LACE 模式分别代表着 4 个概念:注册(licensure)、评审(accreditation)、认证(certification)和教育(education)。注册是提供给专科 APN 实践的权利,并给予法律保障;评审是通过正式的审核,批准教育机构提供相关护理课程;认证是通过评估、考试对护士在某一专科领域所具备的相关知识、能力表现、技术经验的正式认可,并设有继续教育机制,确保知识更新;教育是指研究生层次的 APN 的正规课程。要实践 LACE 的理念,需要几个机构的合作和配合,包括专业注册机构、评审教育机构、APN 相关学术单位。APN 执业必须通过资格认证,其中比较有规模的认证中心是美国护士认证中心(American Nurses Credentialing Center, ANCC),其在接受申请人的认证考试之前,要求申请人具备一定的资格:一是必须是注册护士;二是要有硕士学位或更高学历;三是要在相关专科具 500 小时督导的临床实习经验。如果要申请高级全科护士的认证考试,需要第四个条件,即必须在认可的研究生课程毕业,而课程内容要包括高级健康评估、高级药物学、高级病理学、健康促进及疾病预防、疾病管理等。

我国《护士条例》中只规定医疗机构应根据临床专科护理发展和专科护理岗位的需要,对护士开展专科护理培训,但没有针对专科护士的培训内容、岗位职责及实践范围等方面进行规定。专科护士虽然在临床护理中发挥了重要的作用,但在国家层面没有权威的认证,缺乏法律的保护,合法性受到外界的质疑。目前,我国某些省市正在尝试专科护士的培训与资格认证,即"通过考核获得当地医疗卫生行政部门认可的相应资格证书"。该规定有利于提醒和强调对我国专科护士进行规范、合法认证的必要性。同时,我国也正在大力开展专业型硕士研究生的培养,并探索与专科护士的接轨。

四、专科护士的价值

高级护理实践的成效来自专科护士对护理专业的追求、护理自身价值的肯定及为人类健康作出贡献的意愿。实践证明,专科护士在减少患者就诊等待时间、改善临床结局、控制医疗成本等方面都有较好的表现。

1. 维持患者最佳健康状态 专科护士的护理对象可分为两大类:一类是正在接受积极治疗的患者,往往要面对诊断、治疗方面带来身体、心理、社会和灵性多方面的反应;另一类患者是治疗后情况已稳定,但需要严格随访服药和健康生活行为模式的建立。专科护士以相关的专科知识、技术和团队支持,让患者接受全程照护。来自不同国家的研究结果已证实专科护士在控制患者症状、预防并发症和提升生活质量方面有显著的帮助。

2. 促进护理学科的发展　验证护理理论的最佳方法是实践,而专科护士正是以个人的教育背景、知识技能经验的积累、更高更远的视角,通过理论与实践相互交合过程,不断创新,使临床护理得以发展。同时,专科护士应承担一定的专业学位硕士研究生的教学任务,促进临床与教育的互动,为培养高层次临床专科护理人才作出贡献。

3. 有利于护理团队建设　专科护士作为护理专科实践的带头人,除了为复杂个案提供直接护理外,还肩负着专科团队建设的重任,培养护士在该专科范畴继续成长的任务。在建立和实施规范的专科护理培训计划中,专科护士在专科课程设计、教学以及督导方面应发挥作用,为专科教育和评审标准的建设建言献策,让通过专科培训的护士具备所需的能力,同时使其不断更新知识与技能,确保临床护士工作达到相关专科服务的要求。

4. 促进健康系统建设　专科护士作为护理学的代表成为整个医疗团队的重要一员,首先要明确服务理念和导向,凭借专科优势的团队,建立示范服务,通过实践阐释明确的服务理念,为系统建设指明方向;并能在相关的护理团队内外进行有效沟通,让其他医疗团队成员清楚专科护士在专科团队内所发挥的独特作用。

5. 减少医疗成本、增加效益　许多研究已经证实专科护士在改善患者临床结局中发挥重要的作用,并可以通过专科护士门诊服务或出院后随访,减少患者住院天数和再次住院率,以减少医疗成本。

6. 增强患者及护士工作满意度　专科护士工作的特色是专病专护,以全人照顾的基本护理理念,为患者提供全方位和全程的最佳护理,显著提升患者的满意度。另外,专科护士在帮助患者重获健康的同时,自我价值也得到提升,护士自我工作满意度因此得到提高。

（何桂娟）

第二节　专科护士的发展

20 世纪下半叶后,许多国家如美国、英国、德国、加拿大等多个国家都进入了专科护士的时代,明确了专科护士的工作特性、能力、实践范围和准入资格;完善了专科护士的认证体系和处方权。虽然在发展的起点和进度以及促进发展的优势和困难方面有不同,但其中也有许多共同之处。

我国十分重视专科护理的发展,陆续在发展专科护士。台湾有法律保障的护理助产师（即高级助产护士）及专科护理师（即高级全科护士）,还没有正式的高级麻醉护士执照。台湾于 2012 年成立进阶护理委员会以推动进阶护理师的发展,于 2016 年开始办理进阶护理师认证工作。香港的专科护士发展因素与其他地区非常相近。比较成熟的角色是高级专科护士,于 1993 年开始,当时有 22 个高级专科护士被委任工作在 14 个临床专科范围。在 2004 年香港医院管理局以资深护师替代了高级专科护士的职称。1995 年,香港理工大学发展临床护理硕士课程,2002 年正式有专科护士的课程,现有 3 所香港大学提供护理硕士课程。香港护理学院有评审高级专科护士的机制,属于护士自愿参与。2011 年成立临时的香港护理专科学院,后在 2014 年正名为香港护理专科学院（Hong Kong Academy of Nursing, HKAN）旨在最终得到政府的认可,立法规范 APN 的培训及实践标准,以保护 APN 的专业地位及保障受照顾者的安全。

2001 年开始，中华护理学会与香港相关的专科学院在北京每年举办 ICU 短期全脱产课程。2005 年最先以研究生层次培养专科护士的是广东省南方医科大学与香港理工大学共同合办的课程培训，以继续教育形式培训了糖尿病、ICU、感染控制和老年护理 4 个专科 38 名专科护士。并借助《内地与香港关于建立更紧密经贸关系的安排》(*Mainland and Hong Kong Closer Economic Partnership Arrangement*, *CEPA*)的签订，促成港粤两地合作培养专科护士。2011 年，护理学科独立成第一级学科，现在国内有 85 所专业硕士和 66 所学术硕士点学校提供护理硕士专业课程。目前全国不同地方对于专科护士的教育、人才使用以及认证都各自有不同的做法。不同省市都有举办专科护士培训班，大部分以短期课程形式进行。很多医院已在探索开展高级专科护士工作，如专科护士门诊，成立护理会诊中心等。但还没有统一的标准和立法。

专科护士是护理发展的国际化趋势，势在必行，中国专科护士的发展除了设置岗位、建立标准、教育培训、建立认证、立法保护等方面需要不断努力以外，在高级护理实践的发展过程中，管理者也起着不容忽视的作用。医院院长是高级护理实践活动的推动者，护理部主任是高级护理实践的打造者，护士长和科主任是高级护理实践的支持者和促进者。作为院长应重视专科护理工作，引导全院医务人员正确认识和支持专科护士的工作；积极解决高级护理实践活动发展过程中的障碍，在专科护士培养资金、学习机会、专科护士地位及待遇上给予护理部门大力支持，为临床专科护士的使用提供机遇和平台，为高级护理实践活动在中国的发展创造良好的条件。护理部主任应制订并实施专科护士培训规范与工作质量标准，加快专科护士岗位体系建设，在专科护士岗位分析的基础上进行岗位评价，以实现高级护理实践管理的科学化、规范化和制度化，凝聚优秀护理人才，促进高级护理实践的发展。科主任和护士长要以促进高级护理实践活动的顺利开展，处理好护士长与专科护士的关系，处理好专业护士与专科护士的关系，为专科护士开展工作提供便利条件，促使专科护士职能作用得到充分发挥。

（何桂娟）

第二章
内外科护理相关理论

护理学具有自然科学和社会科学融合的学科属性。指导护理实践的理论包括自然科学理论和人文社会科学理论。相关理论能解释护理现象，阐明护理活动的本质，并指导护理专业实践，促进护理专业的发展，增强护理专业的自主性与独立性。专科护士不仅需要具备基本的护理理论知识，还需要在临床工作中灵活应用相关理论来指导教学、临床实践和科研工作。老化是疾病的主要危险因素。本章主要从老化的生理学、心理学、社会学理论等方面进行阐述。

第一节　老化的生物学理论

从生物学角度来看，老化是指个体生长发育到成熟期以后，随着年龄的增长，在形态结构和生理功能方面出现的一系列退行性变化及机体功能的逐渐丧失。老化的生物学理论可以帮助专科护士正确认识人类的老化机制，判断哪些是正常的老化过程及病理性的改变，在护理实践活动中更好地服务患者。此外，专科护士可以提供适当的护理措施来延缓老化过程的速度，如：鼓励适度运动、调适压力等，协助患者达到健康的老化。本节主要介绍耗损理论、分子交叉链结理论、自由基理论、免疫理论、基因程控理论、错误理论、神经 - 内分泌理论。

一、耗损理论

耗损理论（wear-and-tear theory）又称穿戴磨损理论，由 August Weismann 于 1882 年提出。该理论认为身体细胞分子经过长期运作使用，功能效率逐渐减低而失去功能，并产生故障、破损，最后导致细胞逐渐损失，使身体磨损导致生病。这个理论的假设认为损坏的身体组织是无法自行修复更新的，因此发生死亡。用耗损理论解释人体老化过程的发生，指人的身体原本是具有固定能量的，但随着在岁月中经历各种劳累、紧张、压力，身体器官就像机器一样，使用久了，自然会产生穿戴磨损、裂缝、损伤、崩溃、瓦解，这些折损使细胞能力受到侵蚀，而无法适当地发挥作用；人体许多组织、器官、系统逐渐失去细胞的功能，使得生理功能难以维持原本的恒定，同时折损的速度亦逐渐超出身体细胞修补的能力，折损陆续发生的结果就是老化过程的进行。

二、分子交叉链结理论

分子交叉链结理论（molecular cross-linkage theory）由 Johan Bjorksten 于 1942 年提出。该理论认为正常分开的分子结构，经过化学反应之后，可能导致细胞分裂受到影响。不同的蛋白质分子可能因为受到污染或放射线等的刺激产生化学反应，而在细胞有丝分裂时，交叉链结酶会附着于 DNA 的链上，引起 DNA 链不正常分裂，交叉链结酶则结合至去氧核糖核酸的一股，并破坏该股 DNA；正常情况下，自然防卫机制会被启动而修补这一状况，但随着时间的积累，交叉链结酶形成一密集复合体，阻碍细胞内的运输循环，使 DNA 无法修复，而致器官系统发生衰竭情形；人体内大约有 1/3 的蛋白质属于胶原结缔组织，此种胶原蛋白质会随年龄增长而产生分子交叉链结的变化，导致细胞分裂交互链结的过程中缺少了酶，瓦解了这些分子原本的活动功能，最终会导致细胞死亡，即老化现象。这种蛋白质的化学变化存在于人体大部分的系统中，像鼻子和耳朵会慢慢地下垂、变大，皮肤形成皱纹老化，血管、肌肉组织、皮肤及其他器官组织失去弹性或硬化、免疫系统衰竭等，都是胶原组织发生分子交叉链结可见的变化。

三、自由基理论

自由基理论（free radical theory）由英国的 Denham Harman 博士于 1950 年提出。这个理论主张在细胞运用氧气时，即身体内蛋白质、脂肪、碳水化合物的氧化过程中，会产生具有过多或过少不成对的电子或是带有较高能量电子的氧化自由基，自由基为高度不安定的活跃分子，且破坏力很强，为使自己能变得安定，须结合其他分子以夺取别的电子或原子，如此则会使染色体变性及去氧核糖核酸（DNA）变异，并加速细胞的老化；随着自由基的累积，细胞膜、动脉及中枢神经等都会遭受破坏，使细胞功能逐渐受损而退化，致身体器官功能发生缺陷或损害。老化就是因为组织中累积自由基，具有高度的化学反应性，导致发生许多的细胞衰败与伤害，逐渐扩大到细胞外部涉及组织和器官。自由基残害细胞的这种现象，在人体自然老化过程中每天都不断地发生着，造成癌症、高血压、脑血管病变、心脏疾病、阿尔茨海默病、帕金森病及某些退化性疾病的发生；自由基积存越多，受损细胞越多，修补功能来不及应付，导致器官和组织失去功能而产生病变，人的衰老就会加快速度。

抗氧化能力与寿命长短息息相关。抗氧化能力越强，衰老就会越慢而活得越久。已知抗氧化剂可以抑制自由基的产生，因为抗氧化剂是一种化学抑制剂，能够安全地吸收额外的电子，避免氧气分子使用过程中形成新的自由基，或将自由基转换成无害的物质。若能多补充如维生素 C、维生素 E、胡萝卜素和硒等抗氧化剂，可预防自由基对人体的破坏，同时能延缓老化过程及老年病发生。

四、免疫理论

免疫理论（immunity theory）由 Walford 于 1962 年提出。该理论认为，老化过程的基础是免疫系统功能的逐渐下降。人类进入老年阶段后，胸腺体积比年轻时候小，免疫活动亦随之降低了。免疫理论解释老化是由于体内的免疫系统随着时间的演进，会产生免疫化学记忆系统失常的缺陷，或因细胞随岁月而有衰退的变化，使免疫系统将这些自身的细胞误认为外来物，免疫系统不仅攻击外来的蛋白质、细菌和病毒等，亦产生抗体，攻击这些自己体内被误认的组织细胞，结果造成细胞的死亡。

免疫理论说明了免疫系统的功能因年龄而减退老化，亦诠释了人类随着年龄的增长，其免疫功能降低，而自身免疫反应反而增加。所以老年人对外来病原体的抵抗力越来越差，更容易受到感染，像高血压、糖尿病等许多慢性疾病的发生率亦逐渐增加，老年人也经常会发生以前不曾出现过的食物或环境过敏现象。

五、基因程控理论

基因程控理论（theory of programmed cell death）由 Hayflick 于 1962 年提出，它是指人体细胞衰老的过程，是由一个预先写好而隐藏于基因里面的程式密码所控制的。各种生物有机体的老化速度并不相同，但其预期寿命被认为在受孕时，于其遗传基因里面，早已预先安排设定好了，各种生物族群各自有其寿命长短的规律性，这种生物体的规律现象就称为"生物时钟"，即遗传基因中早已决定该生物体的生物时钟能走多久；而人类的细胞大约可以分裂 50 次，相当于 120 岁的生命岁数，即理论上，人类大约可以活 120 年；虽然随着科技的发达，人类的实际寿命一直在延长，但人类的寿命上限仍维持于 120 岁左右，并未有所变化。

在世代之间，如果前代长寿，通常他们的子代也会是高寿者，其实这和与生俱来的遗传基因有关。科学家提出"长寿基因（longevity-gene）"与"修复基因"理论，"长寿基因"控制生命的延长，而"修复基因"控制细胞修复的功能，因为基因有不同的组合，所以形成了寿命长短与修复功能强弱之差异，如果一个人遗传了"长寿基因"就决定寿命长一点；遗传了"修复基因"就决定人会活得较长且不易老化，但是这需要排除生活方式、行为、环境与疾病等因素的影响。

六、错误理论

错误理论（error theory）由 Orgel 于 1963 年提出，它指体内的蛋白质在合成过程中发生问题，于是制造出有缺陷的蛋白质，这些不正常的蛋白质累积到一定程度，会对组织、器官造成伤害，所以这个"错误"，引起了细胞的老化或死亡。但有学者质疑，要分辨细胞老化其实很困难，因为蛋白质合成时产生错误，或是因为身体突变的累积，这些化学反应过程中所产生的错误以及错误累积的效应纠结在一起。近年来，研究者已经逐渐不支持错误理论的观点，因为在老化过程中，各式各样的酶素活动会发生改变。再者，假设故意在细胞中放置错误的分子，老化的速度也不会因此而加快。

七、神经 - 内分泌理论

神经 - 内分泌理论（neuroendocrine theory）由 Finch 于 1979 年提出。该理论认为，在中枢神经系统的控制下，通过神经内分泌系统的调节，机体完成其生长、发育、成熟、衰老至死亡的一系列过程。人体的内分泌系统控制着生殖、免疫、新陈代谢等许多的身体功能。内分泌系统分泌的激素在 25~35 岁的时段会达到巅峰状态，之后整个内分泌系统便开始衰弱，也就是开始老化了。

神经内分泌理论的前提为"大脑和内分泌腺的改变会引发老化"，其中包含脑中所传递的化合物逐渐产生不平衡，干扰了身体各处的细胞分裂。伴随中枢系统的退化，内分泌器官随之萎缩，使激素分泌减少，身体的状况随之改变。这种改变可能会造成身体的一些症状或不适，如更年期妇女因卵巢功能的退化，可能发生潮红、心悸、胸闷、盗汗、失眠、情绪暴躁等不舒服的情形。发生这些现象即可预知是老化的到来。

（杨莉莉）

第二节　心理学理论

在现代护理观的指导下,护理理论方面形成了护理心理学的完整理论和实践内容。护理心理学也极大地推动了护理学科的发展。作为专科护士,掌握心理学的理论知识,从心理学和生物学角度全面认识健康和疾病,服务于患者,能有助于提高护理质量。本节主要介绍与护理学科关系密切的、常见的心理学理论,如马斯洛的需要层次理论、皮亚杰的认知发展理论、艾瑞克森的心理社会发展理论。

一、马斯洛的需要层次理论

美国著名心理学家马斯洛(Abraham Maslow)在1943年发表的"人类动机理论"一文和1954年发表的《动机与人格》一书中提出,人的需要有不同的层次,并论述了不同层次之间的联系,从而形成了人类基本需要层次论。

(一)人的基本需要层次

马斯洛将人的基本需要按其重要性和发生的先后顺序排列成五个层次,并以"金字塔"形状进行描述,从而形成人类基本需要层次论。

1. 生理需要　维持生命所必需的各种需要,包括食物、水、氧气、体温维持、避免疼痛、休息与活动、性等。生理需要虽属于最低层次,但须优先满足。

2. 安全需要　包括生理安全和心理安全。安全需要是指个体希望受到保护,免遭威胁的需要,包括生命、财产、职业安全、环境安全等。

3. 爱与归属的需要　又称社交需要,指被他人或群体接纳、爱护、关心。作为社会人,个体希望自己归属于某一群体,避免孤独、被遗弃、空虚等痛苦。

4. 尊重的需要　包括自尊和他尊两个方面。自尊指个体渴求能力、自信;他尊指个体希望受到别人的尊重,得到认可、重视和赞赏。

5. 自我实现的需要　指个体充分发挥自己的才能与潜力的要求,是力求实现自己的理想和抱负的需要。属于最高层次的需要,在其他需要获得基本满足之后才出现。

(二)各层次需要之间的关系

1. 低层次需要优先满足,当低层次需要满足后才会追求高层次需要。
2. 各种需要满足的时间要求不同。
3. 较低层次需要的满足是较高层次需要产生的基础。
4. 各层次需要可重叠出现。
5. 人的需要从低到高有一定层次性,但不是绝对固定的。
6. 越高层次的需要满足的方式和程度差异越大。
7. 基本需要满足的程度与健康成正比。

二、皮亚杰的认知发展理论

皮亚杰(Jean Piaget)是当代著名的发展心理学家、认知学派创始人。他通过对儿童长期的观察和研究,系统提出了从婴儿期到青春期的认知发展规律,创立了著名的认知发展理论。他将儿童心理或思维发展分为四个主要阶段,每个阶段都是对前一个阶段的完善,并为后一个阶段打下基础。

1. 感觉运动期（0~2岁）　此期是思维的萌芽期，婴幼儿主要依靠身体的动作和感觉，认识其周围的世界。其思考方式为手触为真，即只有通过直接用手接触到及感受到的物体才是存在的。婴幼儿无法用符号或影像来取代不在其视野范围内的物体。因此，婴幼儿的认知发展只能局限在其所能接触感应到的经验范围之内；他们所具有的仅仅是对刺激的认识。

2. 前运思期（2~7岁）　此期出现象征及表象思维，儿童开始运用语言、文字、图像等符号从事思考活动。其思维特点：能使用语言表达概念，但有"以自我为中心"的倾向；能使用符号代表实物；能思维但不符合逻辑，不能全面认识事物。

3. 具体运思期（7~11岁）　此期儿童能根据具体经验思维解决问题；能理解可逆性的道理；能理解守恒的道理；"自我中心"程度下降；与他人沟通的能力提高。皮亚杰认为该时期的心理操作着眼于抽象概念，属于运算性（逻辑性）的思维，但思维活动需要具体内容的支持。

4. 形式运思期（11岁以上）　此期青少年的思维迅速发展，并能运用概念的、抽象的、纯属形式逻辑的方式去推理。其思维特点：思维形式摆脱思维内容；进行假设—演绎推理。皮亚杰认为，认知发展达到形式运思期的水平，就代表个体的思维能力已发展到了成熟阶段。

三、艾瑞克森的心理社会发展理论

艾瑞克森（Erikson）是美国哈佛大学的心理分析学家。他的理论强调文化及社会环境在人格或情感发展中的重要作用，他认为生命的历程就是不断地达到心理社会平衡的过程。他把人的一生分为八个阶段，每个阶段都有发展任务要完成，而且所有人都要经历这些阶段，顺序固定，不能颠倒。每个发展阶段都有一个中心问题或危机必须解决，这些矛盾冲突是健康人格的形成和发展过程中必须遇到的社会对个体的要求或挑战。成功解决每一阶段的危机，人格会顺利发展；若危机不能解决，将会影响下一阶段的人格发展。危机可持续存在，相继累加，继而出现人格缺陷或行为异常。

1. 婴儿期（0~18个月）　此期发展的危机是信任对不信任。

信任感是发展健全人格最初而且最重要的因素。人生第一年的发展任务是与照顾者（父母）建立起信任感，学习爱与被爱。当婴儿出生后来到一个陌生的环境，必须依赖他人满足自己的需要。如果婴儿的各种需要得到持续满足，其对父母的信任感就得以建立和巩固。反之，如果婴儿觉察到父母在自己需要时不一定出现，经常感受到痛苦、危险和无人爱抚，就会对周围环境产生不安全感和不信任感，婴儿会把对外界的恐惧和怀疑情绪带入以后的发展阶段。同时，艾瑞克森认为信任和不信任是相对的，应该让婴儿体验这两种经历，因为当婴儿有不信任体验时，才能识别信任的体验。重要的是信任应当多于不信任，这一点同样适用于其他时期。信任感顺利发展的结果是乐观，对他人信赖，有安全感，愿意与他人交往，对环境和将来有信心。反之，易出现焦虑不安和对人的不信任感。

2. 幼儿期（18个月~3岁）　此期发展的危机是自主对羞怯或疑虑。

幼儿期的发展任务是适时地学到最低限度的自我照顾及自我控制的能力，获得自主性。此期儿童开始运用新掌握的运动和语言技能认识周围世界，并学习对自己的括约肌加以控制。幼儿在这一期学会控制大便的释放，练习自主感和选择力，需要时保持，不需时放弃。这种自主感还表现在开始能够自由行走的幼儿，他们在运动和智能发展的基础上扩大对周围环境的探索。自主感的建立基于父母经常对孩子在日常生活中的自主行动给予支持和鼓励。反之,父母经常怕孩子做不好,过分干预其自理活动,替孩子做每一件事,不允许他们去做想做的事。父母应注意用温和、适当的方式约束幼儿,促其按社会能接受的方式行事,帮助他们学会适应社会规则。此期顺利发展的结果是自我控制和自信感,反之,表现出缺乏自信,畏首畏尾等行为。

3. 学龄前期(3~6岁)　此期发展的危机是主动性对内疚。

学龄前期的发展任务是获得主动性,体验目标的实现。此期儿童随着活动能力和语言的发展,对周围环境的好奇心增强,探索的范围扩大,能以现实的态度去评价个人行为。如果父母对她们的好奇和探究给予积极的鼓励和正确引导,倾听他们的感受,将有助于他们主动性的发展,对以后创造性行为的发展有积极的作用;若常对儿童的行为干涉、指责,或要求孩子完成他们力所不能及的任务,会使儿童产生内疚感,表现出缺乏自信、消极、无自我价值感。此期顺利发展的结果是能主动进取,有创造力,形成有目标的品质。

4. 学龄期(6~12岁)　此期发展的危机是勤奋对自卑。

学龄期的发展任务是获得勤奋感。此期是成长过程中的决定性阶段,儿童迫切地学习文化知识和各种技能,如掌握自然常识、文化知识、基本的生活技能,学习与他人合作和竞争,以及守规矩。他们在做任何事时都强烈追求如何将事情做得完美;如果在孩子完成任务或活动时给予奖励和赞扬,其勤奋感就会增长。此期儿童的活动场所很广阔,包括家庭、学校和社区等。父母、教师和其他成人有责任帮助儿童发掘其自身的勤奋潜力。如果孩子的努力被父母视为胡闹,学业等成果不被赞赏,在课堂或操场上因失败而受到嘲笑和伤害,都会导致自卑感的产生。此期顺利发展的结果是学会与他人竞争、合作、守规则,以及获得基本的学习和待人接物的能力,反之,会发展失败感。

5. 青春期(12~18岁)　此期发展的危机是自我认同对角色混乱。

青春期的主要发展任务是建立自我认同感。艾瑞克森认为此期是人生最为关键的阶段,对自我感知的确立是个体从儿童发展为成人的重要基础。此期的青少年关注自我、探究自我,经常思考我是谁,在社会上占什么地位,适合怎样的社会职业等问题。此外,他们极度专注别人对自己的看法,并与自我概念相比较。一方面,青少年要适应他们所必须承担的社会角色;另一方面,青少年又想扮演自己所喜欢的新潮形象。他们面临种种选择和困惑,为追求个人价值观与社会观念的统一而奋斗。此期可出现3种类型的青少年:①矛盾冲突解决,并趋于自我认同,如考上理想的大学而安心努力学习者;②矛盾冲突尚未解决,陷入迷失和困境,如考大学失败而不知道该向何处发展者;③自己对未来毫无主见,一切听从父母的安排者。除第1种外,其他2种类型的青少年都没有很好地解决角色认同问题,若矛盾冲突最终不能解决,将导致角色紊乱、生活目标迷失、彷徨、堕落等。因此,青少年期的发展任务是建立一种自我认同感,努力尝试多种角色并从同伴、家长或其他重要人物那里获得认可。这样就能帮助其顺利解决发展中的危机,使青少年接受自我、有明确的生活目标、为设定的目标努力献身。在发展中,偶然出现的叛逆或反抗行为是正常现象。

6. 青年期/成年早期(18~35岁)　此期发展的危机是亲密对孤独。

社会对成年早期的期望是结婚和拥有亲密的朋友,也就是能够与他人建立亲密感。此期的主要任务是学习发展与他人的亲密关系,承担对他人应负的责任和义务,建立起爱情和婚姻的关系。艾瑞克森认为,真正的亲密感是指两个人都愿意分享和相互调节他们生活中一切重要的方面。人只有在确立自己的认同感之后,也就是解决了上一期自我认同和角色紊乱的矛盾冲突后,才能在与别人的共享中忘却自我,否则很难达到真正的感情共鸣,即亲密感。如果此期的发展受到阻碍，人就不能体验和经历亲密感，从而产生孤独、自我专注、缺少朋友、性格孤僻等性格和行为特点。顺利发展此期的结果是有美满的感情生活，有亲密的人际关系，以及具有良好的协作精神，并为一生的事业奠定稳固的基础。

7. 中年期（35~65岁）　此期发展的危机是创造对停滞。

中年期的主要发展任务是养育下一代，在事业上取得成就，对社会负责，有责任感。如果没有繁殖、养育和事业上的成就，可能会造成人格的贫乏和停滞，表现为过多地关心自己、自我放纵和无力感。此期顺利发展的结果是悉心培养下一代、热爱家庭和有创造性地努力工作。

8. 老年期（65岁以上）　此期发展的危机是完善对绝望。

老年期的主要发展任务是建立完善感。此期是生命的终末阶段，许多老人失去了体力和健康，失去了工作、配偶和朋友，他们不可避免地出现抑郁、悲观、失望等情绪。因此，老年人除了要面对自己生理方面和周围环境的变化外，还要与内心的不良情绪做斗争。他们需要学习如何保持自己的潜能和智慧，积极面对现实，做出身体和心理社会的适应和调整。此时，老年人往往回顾一生，以评价自己的人生是否有价值。他们会对一些没能实现的理想感到失望和缺憾，但在失落感的同时，老年人还努力去发现一种完善感。老年人在体验了这种完善感后，会进一步发挥自己的潜能以弥补自己的缺憾，使生命更有意义，使晚年更丰富多彩。此阶段顺利发展的结果是乐观、满足、顺其自然、安享天年。反之，老年人会处于整日追悔往事的消极情感中，悲观绝望，不能自拔。

（屠乐微）

第三节　老化的社会学理论

老化的社会学理论主要探讨解释社会期待、社会互动、社会价值等对老化过程适应的影响。专科护士在照顾老年人时，应尊重老年人的选择，无论其选择活动或者疏离，应尊重其决定，并且始终将他们视为社会中重要的一分子，给予弹性的空间。但需要注意的是，专科护士在评估时要分辨老年人的反应，因为有时候老年人的忧郁、失落会被误认为是与社会疏离的过程，而延误就诊的时机。老化的社会学理论提供了老年人与社会互动可能会产生的几种模式，本节主要介绍疏离理论、活动理论、连续理论、年龄分层理论、社会环境理论。

一、疏离理论

疏离理论（disengagement theory）由美国的 Comming 和 Henry 于1961年提出。该理论认为，老年人逐步脱离社会是有利于个体和社会的选择。强调老年人在增龄过程中，在生理上表现为精力水平下降，生活节奏放缓；在心理上表现为更关注自己的内心世界，更少受外界规则的影响，人际交往减少，具有更高自主需求和更少关联需求。从年龄等级系统解释，老年人正经历一种自然且不可避免的社会隐退过程。因为在不同的年龄层里，有其既定的规范、权利与义务，如果每个人都能接受这些，社会冲突就会减少。因此，老年人从社会脱离的过程被看作是正常的，具有普遍性和不可避免性，但仍然可以维持老年人的价值和尊严，不能将之视为一种悲观理论。

　　疏离理论认为,老年人的生理、心理以及社会等方面的功能不可避免地随着年龄的增长而下降,老年人参与社会活动减少,与社会的要求正在渐渐拉大距离。老年人脱离社会,有对老年人有利的一面,但也会造成弊端。老年人完全脱离社会将意味着社会不得不面对巨大而沉重的负担。因此,对老年人最好的关爱应该是让老年人在适当的时候以适当的方式从社会中逐步脱离,这有利于老年人的晚年生活,也是成功老化所必须经历的过程。所以,当老年人脱离某种角色和责任时,应该为老年人的生活改变提供弥补性服务设施,如图书馆、社区活动中心等,并针对老年人的脱离制定社会服务政策,让老年人老有所为,老有所乐。

二、活动理论

　　活动理论(activity theory)亦称为社会从事理论(engagement theory),由 Cavan R.S 等人提出。该理论认为,多数老年人仍然保持相当程度的活动能力,老年期的撤退或持续活动程度,与其自我认同、生活状态、生活满意度和社会经济因素等相关联;持续活动能促进身心健康,提高生活满意度。活动理论认为老年是中年期的延长,老年人仍与中年时代一样,可以从事工作和参与社会活动。这一理论认为老年人的社会适应能力有赖于是否继续积极参与社会活动。

　　活动理论认为,对于多数老人而言,适当参加社会活动,对其幸福感有显著的正面影响;参与活动有助于老人的自我认同,虽从主流社会退休,可借由新角色、新关系、新嗜好、新兴趣和新活动,取代失去的社会角色与活动。而且可以拓展所需的社会支持,在生理、心理与社会方面有较好的调适;对退休生活有成就感,更能达到成功老化,提高生活品质。因此,在老龄化社会的规划过程中,应将活动理论作为一项基本的社会政策,为老年人创造新的社会角色和责任。尤其是在老年公寓、养老院和老年活动中心等老年人口密集的地方,更应将活动理论作为实施各种社会活动的基础,增强老年人的社会联系,保持他们的活跃程度,并且通过新的角色让老年人重新认识自己,减轻老年人因社会角色转换所导致的情绪低落,从而保持老年人生理、心理和社会等方面的活力,提高其晚年生活满意度。

三、连续理论

　　连续理论(continuity theory)或称持续理论,由 Bultena 于 1969 年提出。该理论认为,人类生命周期的每个阶段是逐渐发展的,是对先前阶段的整合,具有高度的连续性。老年期并不是一个特定阶段,中年期的生活方式将会延续到老年期,老年人在变老的过程中并没有发展出全新的生活方式,而是延续一生中所有的活动形态。Atchley 认为老年人作为一个非常成熟的年龄段,其核心价值观和人格特征越来越明显,当他们的社会角色失去时会被替换成相似的角色,以保持个性发展及心理上的连续性和生活满意度。连续理论考虑到了老年人的个性差异,不同的老年人有不同的个性和独特的生活方式,而这种个性在老年时期起着非常重要的作用,在某种程度上决定了老年人晚年的生活品质。

　　连续理论鼓励老年人退休之后,应该延续其年轻时的兴趣、习惯,或借由参与各种活动,以替代其失去或变迁的角色,维持与他人的关系和社会互动。积极地参与社会活动既可延续以往的兴趣爱好,亦能增进生活充实感,维持与他人的社会关系,减少孤独,并可享受充实、愉快的晚年生活。不过,连续理论只强调了个性的稳定性,其实这种个性也是在不断发展变化的,健康状态不佳或经济水平下降,都有可能影响到个性的变化,而且个性也会受到社会环境的影响。好的社会环境有利于老年人良好个性的形成,不好的环境则会塑造出不良的个性。

四、年龄分层理论

年龄分层理论或称年龄阶层理论(age stratification theory),由 Rileyc 和 Foner 于 1972 年提出,其以年龄为主轴,将出生至老死的人们区分为各个年龄阶层。该理论强调角色和年龄之间的关系,年龄可以直接或间接影响个人在社会上承担的角色,即总体上某一阶段的年龄总是对应于某一特定的角色。每个年龄层均各自有其适当之角色分配,同年龄层级所分配到的角色基本上不会有很大变异。同样,当人们的年龄从一个层次转移到另一个层次的时候,社会赋予人们的角色与责任也会发生相应的变化。年龄分层理论综合了角色、地位、规范和社会化等理论,试图分析同一年龄层的群体所具有的社会地位。

年龄分层理论主要有三个重点:①社会赋予不同年龄阶层的人不同的权利和义务,即不同年龄层的人,在社会上各自有其不同的社会角色、所享权利及应尽义务。②不同的年龄层级会受到许多不同社会因素的影响,使得各年龄层级的组合数量和组成成分发生改变,间接影响整个人口的变动。③同一年龄层级具有相似的生理特征与经历,但因身心和社会条件之差异,各个年龄层级所具备的能力是不同的,因此,每个年龄层级者对社会所做的贡献亦有所不同。

社会上所有不同年龄层级,彼此的社会化历程在层级内与层级间,都是相互影响的。老年人的社会化人格与行为特质,与其他年龄层级者和老年人同伴之间,均会相互受影响。老年人的社会化过程会让其逐渐接受新的发现,或是修改新的角色诠释。

五、社会环境理论

社会环境理论(social environment theory)由 Gumbrium 于 1972 年提出,其以社会环境为本诠释老化,说明老年环境包含个人本质和社会内涵两方面。个人的健康状态、经济能力、社会支持等属于个人本质,这些均会影响个人的行为反应与行为表现,如果老年人个人本质条件比较优越,就不需要介入太多社会服务协助资源,以节省社会成本的消耗;社会内涵是指社会规范形成的社会同质性,如果老年人具有较佳的个人本质和社会内涵,则于社会环境中,个人对自己及其生活会有较好的认同与较高的满意度。

在社会环境里,如果个人对自己的角色期望与他人对其角色期望一致,则会较满意于自己和环境。配合个人本质和社会内涵的状况,如果老人本身的活动潜力与活动能力较高,在社会环境中,较能展现士气与活力;在相关研究中发现,身体功能较弱的老年人,倾向于和附近的邻居互动;而身体功能良好的老年人则更愿意跨出住所范围,参与各类活动。可见当人们的能力变弱时,对环境的适应也相对变差,年龄越大,越会感觉到环境带来的压迫。所以,如果我们能在老年人身体功能逐渐退化的同时,逐步进行周边环境的改善,降低环境障碍,达到新的平衡,就可以让老年人在现有居住环境中舒适地生活。

(杨莉莉)

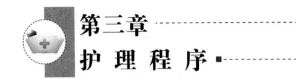

第三章 护理程序

护理程序是指导护理人员以满足护理对象的身心需要，恢复或增进护理对象的健康为目标，运用系统方法实施计划性、连续性、全面整体护理的一种理论与实践模式。护理程序由评估（assessment）、诊断（diagnosis）、计划（planning）、实施（implementation）和评价（evaluation）五个步骤组成。这五个步骤彼此联系，相互影响，各步骤的护理工作主要内容见表3-1。护理程序是护理专业科学性的体现，它反映了护理工作过程的综合性、动态性、决策性和反馈性。在护理工作中运用护理程序不仅能够提高护理服务质量，而且能够发挥护士的主观能动性，提升护理技能。

表 3-1　护理程序各步骤主要内容

护理程序	主要护理工作内容
评估	收集、整理、分析服务对象的资料
诊断	确定服务对象存在哪些方面的护理问题
计划	排列护理诊断顺序，确定预期目标，制定护理措施，将护理计划成文
实施	实施前的准备，实施以及实施后的记录
评价	收集资料，将护理计划实施后的效果与预期目标进行比较，分析决定是否修订、继续或终止护理计划

第一节　护理评估

护理评估是护理程序的第一步，是护士有目的、有计划、系统地收集护理对象的资料，并加以整理和分析，目的在于明确护理对象现有的或潜在的健康问题，为确定预期目标和护理措施提供依据。护理评估是护理程序后续步骤的基础，评估时收集资料的可靠性直接影响到护理诊断和计划的准确性。护理评估主要包括收集资料、整理分析资料和记录资料三个步骤。

一、收集资料

（一）资料来源

1. 护理对象本人　护理对象本人是资料的主要来源和直接来源。只要护理对象意识清楚、精神正常，为非婴幼儿，就应通过交谈、观察等方法来获取资料。

2. 护理对象的亲属或有关人员　包括护理对象的配偶、父母、子女、其他亲戚、同事、朋友等。他们提供的资料往往能补充和证实护理对象提供的信息。

3. 其他医务人员　与护理对象有过接触的、参与照护护理对象的其他医务人员，例如其他护士、医生、营养师、康复师、检验人员等，都可提供重要资料。

4. 病历和各种健康记录 目前或既往的病历、各种实验室检查和诊断性检查报告、儿童预防接种记录等均能提供护理对象当前或过去健康状况的资料。

5. 医疗、护理文献 如专业期刊、参考书等，可为服务对象的病情判断、治疗和护理提供理论依据。

（二）资料内容

护理评估应有整体护理的思维，所收集的资料不仅涉及患者的身体状况，还应包括心理、社会、文化、经济等方面。

1. 一般资料 包括姓名、性别、年龄、职业、文化程度、婚姻、民族、家庭地址、联系方式等。

2. 目前健康状况 包括主诉、现病史、生活状况、自理程度、体格检查及实验室检查结果、医疗诊断、目前治疗、用药情况等。

3. 既往健康状况 包括既往史、家族史、住院史、手术史、传染病史、过敏史等，女性还需要了解月经史和生育史。

4. 心理状况 包括对此次患病的认知和态度、对治疗和康复的信心、患病后的情绪变化、应激事件和应对能力、人生观、价值观、宗教信仰等。

5. 社会状况 包括工作或学习状况、经济状况、目前享受的医保待遇、医疗条件、家庭成员对护理对象的态度和对疾病的了解、社会支持系统等。

（三）资料收集方法

1. 交谈 指通过与护理对象及有关人员的交流，收集护理对象健康状况的信息，是收集主观资料的主要方法。交谈的方式分为正式交谈和非正式交谈。正式交谈是指事先通知患者，有目的、有计划的交谈。非正式交谈是指护士在日常护理工作中与患者的自然交谈。在交谈过程中，护士应注意运用沟通技巧，控制好谈话内容，防止偏离主题。

2. 观察 指护士通过视觉、听觉、嗅觉、触觉等感觉器官有目的地收集护理对象的健康信息，通常与交谈或体格检查同时进行，也可单独进行。护士与护理对象的初次见面就意味着观察的开始。观察的内容包括护理对象的外貌、体位、步态、个人卫生、精神状态、护理对象对医疗环境的反应等。护士应对护理对象进行连续观察，收集各种资料，以修改补充护理计划，观察实施后的效果等。

3. 体格检查 是护士系统地运用望、听、触、叩等手段，对护理对象的生命体征和各个系统进行检查，以收集服务对象身体健康状况的客观资料。另外，可以运用心理测量及评定量表对护理对象进行心理 - 社会状况评估。

4. 查阅资料 查阅护理对象相关的文书资料，包括医疗病历、护理记录、检查报告等，以了解护理对象的健康问题。

（四）资料分类

1. 按照资料的来源分类 分为主观资料和客观资料，主观和客观资料都是提出护理诊断的重要依据。护士在收集资料时，要将两方面的资料加以比较，以提高其准确性。

（1）主观资料：指护理对象对自身所经历、所感觉、所思考的内容的述说。

（2）客观资料：是指护士通过观察、体格检查等方法获得的有关护理对象健康状况的资料。

2. 按照资料的时间分类 可分为既往资料和现时资料。收集资料时，护士应将既往资料和现时资料结合起来分析。

（1）既往资料：是指与护理对象过去健康状况有关的资料，例如患病史、手术史、过敏史等。

（2）现时资料：是指与护理对象目前健康状况有关的资料，例如当前的呼吸、脉搏、血压、体温等。

二、整理分析资料

整理分析资料是指将收集到的资料进行核实、分类并进行分析的过程。

（一）核实资料

对一些不清楚的、有疑点的资料通过重新收集更加详细的资料、用客观资料验证主观资料等方式进行核实，以确保资料的准确性和真实性。

（二）整理分类

面对收集到的大量的资料，护士应采用适当的方法进行分类整理，以便对资料进行分析、查找，并避免资料的遗漏。目前临床常用的整理分类方法有3种：

1. 按照马斯洛需要层次分类

（1）生理需要：呼吸道阻塞、睡眠型态紊乱等。

（2）安全需要：对陌生环境感到紧张、对各种检查产生恐惧等。

（3）爱与归属的需要：思念家人、害怕孤独等。

（4）尊重的需要：因外貌改变而不敢见人、宗教信仰希望被理解等。

（5）自我实现的需要：担心住院影响工作学习，无法实现自己理想等。

2. 按照戈登健康型态分类

（1）健康感知 - 健康管理型态：患病原因、预期目标等。

（2）营养 - 代谢型态：饮食种类、液体摄入量等。

（3）排泄型态：排尿、排便情况等。

（4）活动 - 运动型态：活动方式、有无活动障碍等。

（5）睡眠 - 休息型态：日常睡眠、休息情况等。

（6）认知 - 感知型态：对疾病的认知、个人舒适感等。

（7）自我感受 - 自我概念型态：对自身的看法、个人情感反应等。

（8）角色 - 关系型态：婚姻状况、朋友关系等。

（9）应对 - 应激耐受型态：应对与调节压力的状况、解决问题的能力。

（10）性 - 生殖型态：性功能、月经情况等。

（11）价值 - 信念型态：信仰、价值观等。

3. 按照北美护理诊断协会人类反应型态分类法分类　包括促进健康、营养、排泄、活动 / 休息、感知 / 认知、自我感知、角色关系、性 / 生殖、安全 / 防御、舒适、成长 / 发展。

（三）分析资料

将经过核实、整理的资料进行分析，找出异常，发现问题，以便提出护理诊断。护士可将收集到的资料与正常标准、护理对象既往结果等进行比较，以发现异常情况，分析造成异常情况的相关因素，找出潜在的危险因素。

三、记录资料

记录资料是护理评估的最后步骤，目前尚无统一格式，可根据资料的分类方法，并结合各医院、各病区特点自行设计评估表。无论采用何种记录格式，总得来说，记录应客观、准确、全面、及时、清晰。

（周云仙）

第二节　护 理 诊 断

护理诊断是护理程序的第二步，是护士在评估的基础上对所收集的健康资料进行分析，做出判断，以确定护理对象的健康问题及引起健康问题的原因。

一、护理诊断概念和分类

（一）概念

目前使用的护理诊断概念是由北美护理诊断协会（NANDA）在 1990 年第 9 次会议上提出并通过的，即护理诊断是关于个人、家庭、社区对现存或潜在的健康问题或生命过程反应的一种临床判断，是护士为达到预期目标而选择护理措施的基础，这些预期目标应是护理职责范围能够达到的。

（二）分类

根据健康问题的性质，护理诊断可分为四种类型：现存的、潜在的、健康的和综合的。

1. 现存的护理诊断　现存的护理诊断是对护理对象当前存在的健康问题或生命过程反应的描述，主要依据护理对象主要症状和体征确定，如"营养失调—低于机体需要量：与长期食物摄入不足有关"。

2. 潜在的护理诊断　潜在的护理诊断是对一些易感个体或群体可能出现的健康问题或生命过程反应的描述。指护理对象目前虽未发生问题，但存在危险因素，若不采取措施进行预防，就可能会发生问题，一般用"有……的危险"进行表述，如"有窒息的危险：与伤口出血压迫气管有关"。

3. 健康的护理诊断　健康的护理诊断是对个人、家庭或社区服务对象具有达到更高健康水平潜能的描述，是护士帮助健康人群促进健康时常用到的护理诊断，如"母乳喂养有效"。

4. 综合的护理诊断　综合的护理诊断是指一组由特定情境或事件引起的现存或高危的护理诊断，如"创伤后应激障碍"。

（三）护理诊断与合作性问题

护士需要解决的问题分为两类：一类经护士直接采取措施可以解决，属于护理诊断；另一类需要护士与其他医务人员，尤其医生共同合作解决，属于合作性问题。合作性问题需护士承担监测职责，应用医嘱和护理措施预防或减少并发症的发生。其陈述方式是："潜在并发症：××××"。需注意的是，不是所有并发症都是合作性问题。如果并发症可通过护理措施预防和处理，就属于潜在的护理诊断，比如老年股骨头骨折患者存在"有皮肤完整性受损的危险：与营养状况较差、长期卧床制动有关"，护士可以通过改善营养状况、增加翻身次数、保护骨隆突处、保持皮肤清洁干燥等措施来预防压疮；如果并发症不能由护士预防和独立处理，需要医护双方共同参与，护士更多起监测作用的，属于合作性问题。例如胃大部切除术后患者存在"潜在并发症：出血"，护士的主要职责是严密观察患者的生命体征变化、胃肠减压引流液量和颜色,一旦发现血压下降、胃管内引流出大量新鲜血性液体,需及时通知医生并配合抢救。

二、护理诊断组成

护理诊断由四部分组成:名称、定义、诊断依据和相关因素。

(一)名称

每一个 NANDA 公认的护理诊断都有其特定名称。名称是对护理对象健康状况或疾病产生反应的概括性描述,一般用"受损、缺陷、无效、改变"等描述词,如自理能力缺陷、清理呼吸道无效等。

(二)定义

NANDA 对每一个护理诊断都做出明确的定义,并以此与其他护理诊断相区别。有些护理诊断的名称虽然非常相似,但仍可通过定义中的细微差异而区分开。如功能性尿失禁和反射性尿失禁的定义内涵不同,确定护理诊断时护士需认真鉴别。

(三)诊断依据

诊断依据是做出护理诊断的临床判断依据,通常以护理对象所具有的症状、体征和相关病史作为诊断依据。对于潜在的护理诊断,其诊断依据为危险因素本身。根据诊断依据在护理诊断中的重要程度,可将其分为必要依据、主要依据和次要依据。必要依据是指提出某一护理诊断时所必须具备的依据。主要依据是指提出某一护理诊断时通常需要存在的依据。次要依据是指对提出某一护理诊断有支持作用,但不一定存在的依据。

(四)相关因素

相关因素是指引发护理对象健康问题的原因或情境,即影响个体健康状况的直接因素、促发因素或危险因素。可包括以下几个方面:

1. 病理生理方面　与病理生理改变相关的因素,例如"便秘"的相关因素可能是排便时疼痛。

2. 治疗方面　与治疗措施有关的因素,包括药物、手术、诊断性检查等。如"有受伤的危险"的相关因素可能是使用影响运动和感觉中枢的药物。

3. 心理方面　与护理对象心理状况有关的因素,例如"疼痛"的相关因素可能是过度紧张焦虑引起肌肉痉挛。

4. 情境方面　与环境、情境、生活方式、行为、人际关系等方面有关的因素,例如"焦虑"可能与个体身处陌生环境,感到恐惧、没有安全感有关。

5. 成长发展或年龄方面　生长发育过程中与年龄有关的因素,包括认知、生理、心理、社会、情感等方面的发展状况。不同时期的护理对象具有各自不同的生理和心理特征,如老年人比其他年龄段的人更容易因长期卧床而出现"皮肤完整性受损"。

三、护理诊断陈述方式

完整的护理诊断需要包括三个要素:①健康问题(problem,P):护理对象现存或潜在的健康问题。②原因(etiology,E):引起护理对象出现健康问题的相关因素或危险因素。③症状或体征(symptoms or signs,S):与健康问题有关的症状或体征。而陈述护理诊断主要有以下 3 种方式:

1. 三部分陈述　即 PSE 公式,多用于陈述现存的护理诊断,如体温过高(P):体温

40℃,面色潮红(S)与肺部感染有关(E)。

2. 二部分陈述 即 PE 公式,多用于有潜在危险的护理诊断,如有皮肤完整性受损的危险(P):与长期卧床不活动有关(E)。

3. 一部分陈述 即只有 P 的方式,多用于健康的护理诊断,如母乳喂养有效(P)。

四、书写护理诊断的注意事项

1. 使用统一的护理诊断名称 所列护理诊断名称应是 NANDA 公认统一的,不可自行随意编造,也不可用症状或体征代替护理诊断。统一的名称有利护士间的沟通交流和规范护理教学。

2. 按规范格式书写护理诊断 现存的护理诊断可按 PSE 或 PE 公式书写,潜在的护理诊断按 PE 公式书写。相关因素的陈述,应使用"与……有关"的格式。

3. 一个护理诊断应针对患者的一个健康问题 患者存在多个健康问题时,可同时有多个护理诊断,且随着患者的病情发展,护理诊断的数量也会发生变化。考虑护理对象的整体性,在列出护理诊断和相关因素时,应综合患者生理、心理、社会、精神及文化等多方面的信息。

4. 明确每个护理诊断的相关因素 相关因素往往是导致护理问题产生的原因或促进因素,是护理计划中制定措施的关键。相同的护理诊断,会因相关因素的不同而采取不同的护理措施。因此,应明确每个护理诊断的相关因素,且尽量全面,以便于制定针对性的护理措施。

5. 陈述护理诊断时应避免混淆临床表现与相关因素 如"睡眠型态紊乱:与易醒和多梦有关",应注意该陈述有误,因为易醒和多梦是睡眠型态紊乱的临床表现,而不是相关因素。

6. 护理诊断"知识缺乏"书写的特殊性 "知识缺乏"这一护理诊断的陈述方式比较特殊,应针对护理对象具体缺乏的知识进行陈述,为"知识缺乏:缺乏ＸＸ方面的知识",如"知识缺乏:缺乏产褥期保健的知识"。

7. 避免用词不当引起纠纷 书写护理诊断,尤其是相关因素时,要避免使用容易引起法律纠纷的词句。例如"有窒息的危险:与护士未及时吸痰有关"。另外,应避免主观的价值判断,例如"自理能力缺陷:与懒惰有关"。

8. 注意与医疗诊断的鉴别 护理诊断既不是医疗诊断,也不是合作性问题,应注意鉴别。

(周云仙)

第三节 护 理 计 划

护理计划是护理程序的第三步,是护士在评估和诊断基础上,系统地拟定护理措施的过程。其目的是明确服务对象的护理重点,确定预期目标,并设计护理措施的实施方案。从护士初次接触护理对象开始,到护理对象离开医疗机构为止,可分为入院护理计划、住院护理计划和出院护理计划。

制定护理计划的过程包括:排列护理诊断的优先顺序、确定预期目标、制定护理措施和护理计划成文。

一、排列护理诊断的优先顺序

(一)排列顺序

在进行护理诊断排序时,护士可根据患者的病情需要、护理问题对个体健康的影响程度,考虑问题的轻重缓急,一般把威胁护理对象生命和健康最紧急的、最重要的问题放在首位,其他依次排列。具体可分为首优问题、中优问题和次优问题。

1. 首优问题 指直接威胁护理对象生命、需立即采取行动去解决的问题,如"清理呼吸道无效""气体交换受损"等。某些急危重症患者可同时存在多个首优问题。

2. 中优问题 指虽不直接威胁生命,但会对护理对象身心造成痛苦,严重影响其健康的问题,如"急性疼痛""睡眠型态紊乱"等。

3. 次优问题 指个人在应对发展和生活变化时所遇到的问题,这些问题与此次患病或预后不直接相关,如社交孤立、精神困扰等。但这些问题并非不重要,同样需要护士给予帮助。护士可把这些问题放在患者恢复期进行处理。

(二)排列原则

1. 按马斯洛需要层次理论排序 马斯洛需要层次理论将人类需求分为 5 个层次,生理需求是最低层次的需要,也是最重要的需要,因此先解决低层次需要问题,再解决高层次需要问题。如"气体交换受损"应优于"自我形象紊乱"。此外,各种生理需要中应先解决对生命构成威胁的首优问题,例如"气体交换受损"应先于"睡眠型态紊乱"。

2. 结合护理对象的主观需求 在考虑基本需要层次的同时,考虑护理对象的需求,尊重护理对象的选择。在与治疗、护理原则不冲突的前提下,尽可能尊重护理对象的意见,优先解决他们认为最为迫切的问题。

3. 分析护理诊断之间的关系 进行护理诊断排序时,需分析护理诊断之间是否存在相互关系以及彼此关系的性质,以便先解决问题产生的原因,再解决问题的后果。如患者"清理呼吸道无效",无法自行排出痰液,护士应定期吸痰,以避免"有窒息的风险"。

4. 护理诊断顺序的可变性 护理诊断的先后顺序并非固定不变,而是随着病情、患者反应的变化而发生变化。当威胁生命的问题被解决,原先中优或次优问题可以上升为首优问题。例如消化道大出血患者会有"活动无耐力"的护理诊断,在大出血急性期,这个问题与"体液不足、组织灌注改变、有窒息的危险"等相比只能列入中优护理诊断,但随着病情好转,如何改善活动耐力、早期活动以预防并发症发生就成为护理的首优问题。

5. 不可忽视潜在的护理诊断和合作性问题 一般认为优先解决现存的问题,但若潜在问题或合作性问题的发生会威胁生命,应将其列为首优问题,例如"潜在并发症:出血"是甲状腺术后患者死亡的主要原因,需密切监测并采取预防措施,所以应列为首优问题。

6. 护理诊断排序的相对性 护理诊断的排序,并不意味着只有前一个护理诊断完全解决之后,才开始解决下一个护理诊断。临床工作中,护士可同时解决几个问题,但应将护理重点和主要精力放在需优先解决的问题。另外,要注意从护理的角度判断问题的主次,如安全性、可利用的资源、患者的合作等。

二、确定预期目标

预期目标是指护理对象得到相应的照护后期望达到的健康状态或行为的改变,即功能、认知、行为及情感方面的改变。预期目标可以为护士工作明确方向,也可以作为护理工最终评价的标准。

（一）目标的种类

根据实现目标所需的时间，可将目标分为短期目标和长期目标。长期目标往往需要制定一系列短期目标才能更好地达成。

1. 短期目标　指在较短时间内（通常少于一周，甚至几个小时）要达到的目标，如"1 天后可自行下床走动""24 小时内患者学会注射胰岛素"等。

2. 长期目标　指需要相对较长时间（数周或数月）才能达到的目标，如"1 个月内患者可自行护理人工肛门""3 个月内体重恢复正常"等。

（二）目标的陈述方式

目标的陈述通常包括主语、谓语、行为标准、条件状语和时间状语。

1. 主语　目标的主语是护理对象，尤其是患者，也可以是护理对象的生理功能或机体某一部分，如体温、皮肤等。

2. 谓语　指护理对象将要完成的动作或能够显著被察觉的行为，用动词表示，如复述、演示等。

3. 行为标准　指护理对象完成行为改变要达到的程度，例如距离、速度等。

4. 条件状语　指护理对象完成行为时所处的条件状况，如在护士的帮助下、借助拐杖等。但并非每个目标都需要条件状语。

5. 时间状语　指限定护理对象应在何时达到目标中陈述的结果，如 3 天内、1 周等。

（三）注意事项

目标的主语一定是护理对象，而非护士或护理措施本身。例如"让患者 3 天内了解手术的目的、意义"，应改为"患者 3 天内能够复述手术的目的、意义"。目标应具体、可测量、可评价，避免使用"增加、正常、尚佳"等模糊的字词。一个目标只能对应一个护理诊断，当该预期目标完成，护理对象的相应问题应得到解决。一个目标当中也只能出现一个行为动词，若出现多个会妨碍准确的评价。目标应切实可行，确定目标时，应综合考虑医疗条件、护理对象身心状况、经济条件等，尤其强调要在护理对象能力可及的范围内。如让双下肢截肢的患者在 1 周内能自行上 3 层楼是不现实的。目标不应超出护理范围，应是通过护理措施可以实现的。如"体温过高：与肺部感染有关"的护理诊断，目标为"3 天内患者体温恢复正常"，这并非通过护理措施能达到，可将其改为"发热期间患者主诉舒适感增加"。目标应由护士和患者共同制定，尊重患者的意愿和选择，保证目标的切实可行。目标应有时限性，为评价护理效果提供时间依据。面对潜在护理诊断或合作性问题，护士的主要任务是监测其发生及发展，而无法阻止其发生。如"潜在并发症：出血"的目标应是"护士及时发现出血并配合抢救"，而不是"住院期间患者不发生出血"。

三、制定护理措施

护理措施是指护士为帮助护理对象实现预期目标所采取的具体护理活动。护理措施的制定需基于护理诊断陈述的相关因素，结合护理对象的具体情况，运用专业知识和经验做出决策。

（一）分类

1. 独立性的护理措施　指不依赖医嘱，护士能独立提出和采取的措施。如协助护理对象完成日常生活、进行健康教育、观察病情、预防潜在问题、实施治疗性护理措施、提供心理支持、制定出院计划等。

2. 合作性的护理措施　指护士与其他医务人员共同合作采取的护理措施。如与康复理疗师共同制定符合护理对象目前病情的康复训练计划等。

3. 依赖性的护理措施　指护士执行医嘱的护理活动,例如"遵医嘱灌肠""遵医嘱给药"等。

(二)注意事项

护理措施的制定和执行均需有科学依据,以保证护理对象安全。如协助冠心病患者下床活动时应循序渐进,避免过度活动诱发心绞痛。护理措施应针对护理诊断中的相关因素和患者的情况制定,以实现预期目标。护理措施应切实可行,综合考虑护士数量、水平,医疗条件、设施,患者年龄、病情、认知等具体情况。护理措施的描述应具体明确,才能让护理对象和护士准确执行。制定护理措施时,护士应参阅医嘱和病历记录,意见不一致时应与其他医务人员协商,达成共识,以避免与其他医务人员的措施相矛盾。

四、护理计划成文

护理计划成文是将护理诊断、预期目标、护理措施以一定的格式记录下来。不同的医疗机构,护理计划的书写格式不尽相同。目前主要有个性化护理计划和标准化护理计划。无论采用哪种格式,要确保能真实反映护理对象病情变化,方便护理工作开展。因此,在实际临床工作中,应以标准护理计划为基本框架,根据患者具体情况,通过评判性思维,补充护理对象特殊的护理诊断、预期目标和护理措施,并删除其中不合适的内容。这样既能发挥标准化护理计划的优点,又能为护理对象提供个性化护理。

(周云仙)

第四节　护 理 实 施

护理实施是护理程序的第四步,是护士为实现预期目标而将护理计划付诸行动的过程。通过实施,可解决患者现存的和潜在的护理问题。除非紧急情况,一般来说,护理实施在护理计划制定后进行,包括实施准备、实施过程和实施记录三部分。

一、实施准备

护士在执行护理计划,实施具体的护理措施前,应思考以下问题,并做好相应准备,以确保护理计划有序顺利实施。

(一)做什么(what)

实施前一般应先审阅已制定好的护理计划,注意计划内容是否科学、安全,以保证其内容与护理对象当前健康状况相符。每次接触服务对象时,应确定好需要实施的具体措施和各项措施的顺序。

(二)谁去做(who)

确定要做什么后,护士需要确定各项护理措施可由哪些人完成以及需要多少人完成。有些护理措施需护士自己执行,有些需要其他护士辅助完成,有些需要服务对象、家属或其他医务人员共同参与或直接完成。

（三）怎么做（how）

实施时将采取哪些技术和技巧，需要哪些仪器设备，护士对这些技术、仪器设备是否熟悉，是否还需要学习和练习，以保证实施过程的顺利。

（四）何时做（when）

根据服务对象的具体情况和健康状况，选择合适的护理措施执行时间。

二、实施过程

实施阶段是指护士运用自身知识与技能去执行护理措施的过程。在此阶段，护士仍需对护理对象进行评估，并对措施的实施效果进行评价。实施的主要内容包括：组织落实护理活动；执行医嘱，保持医疗和护理的有机结合；解答患者和家属的问题；及时评价实施效果，处理突发意外；继续收集资料，及时记录，不断补充和修正护理计划；与其他医务人员保持良好关系，提高工作效率。

三、实施记录

实施各项护理措施后应及时、准确、完整地进行记录，有助于其他医务人员了解护理对象的情况，为下一步的治疗和护理提供可靠依据。

（一）记录内容

护士需要记录措施实施后护理对象及其家属的反应和效果、护理对象出现的新问题及病情变化、所采取的治疗和护理措施、护理对象的身心需求满足情况等。

（二）记录方法

目前各地区和医疗机构没有统一规定，可采用文字描述、填表或打钩等方法。比较常用的是 PIO 格式和 SOAPIE 格式。

1. PIO 格式　P（problem，问题）指护理诊断/合作性问题，I（intervention，措施）指具体护理措施，O（outcome，结果）指措施实施后的结果。

2. SOAPIE 格式　按照主观资料（subjective）、客观资料（objective）、评估（assessment）、计划（plan）、干预（intervention）、评价（evaluation）的格式记录。

（三）记录要求

1. 简明扼要　用词简明扼要，重点突出，能够准确地反映护理对象的健康问题及情况变化，体现动态性。

2. 明确客观　用词明确客观，避免使用含糊、主观臆断的词句，以免造成不同医务人员的理解偏差。

（周云仙）

第五节　护 理 评 价

护理评价是护理程序的最后一步，是按照预期目标所规定的时间，将实施护理措施后护理对象的健康状况与护理计划中的预期目标进行比较，并做出评定和修改。

一、评价步骤

(一)明确标准

计划阶段确定的预期目标可作为护理效果评价的标准。预期目标可指导护士评价阶段所需收集资料的类型,还可作为判断护理对象健康与否的标准。

(二)收集资料

为评价是否实现预期目标,护士可通过交谈、体格检查、翻阅病历等方式收集相关的主客观资料,了解护理实施后先前的问题是否改善、恶化或没有改变。

(三)评价效果

通过罗列实施护理措施后护理对象发生的变化或反应,将其与预期目标对比,判断预期目标实现的程度,主要包括以下 3 种情况:预期目标完全实现、预期目标部分实现和预期目标未实现。

(四)修订计划

当预期目标部分实现或未实现时,应重新回顾护理计划并进行分析,反思前期收集的资料是否真实、全面、准确?护理诊断是否正确?护理目标是否切合实际?护理措施是否有针对性且得到有效落实?护理对象及家属是否积极配合?措施实施前病情是否发生变化或有新问题产生?

对健康问题重新估计后,对护理计划进行调整。若预期目标已实现,可以停止采取措施;若护理问题有改善,但仍旧存在,计划可继续。若护理诊断判断错误,应予以删除;若目标部分实现或未实现,可对计划中的不恰当之处加以修改。若发现新的护理诊断,需制定新的目标和措施。

二、评价时间

护理评价贯穿于患者接受护理的全过程。按时间不同可分为及时评价、阶段评价和最终评价 3 种。

1. 及时评价 实施护理程序的每一个步骤或每一项护理措施后,护士根据护理对象的反应及病情变化进行评价。

2. 阶段评价 一个阶段的工作之后护士进行的评价。

3. 最终评价 护理对象出院、转科或死亡后的总体评价。

护理程序的五个步骤相互联系,相互影响。每个步骤的顺利进行有赖于上一步骤的正确实施。其中,护理评价是一个非常关键的步骤,相当于开放系统的反馈。护理评价虽是护理程序的最后一步,但并不意味着最后才能评价。评价应贯穿于护理程序的各个步骤。不论在哪个阶段,只要有新问题产生,随后各个步骤均需重新评价和修改。而且,评价并不意味着护理程序的结束,通过评价可发现新问题,做出新的诊断和计划,或修改之前的诊断和计划,使得护理程序循环往复,不断进行。

(周云仙)

第六节　专科护士护理程序应用特点

护士从普通到高级的护理实践,经历一个循序渐进的发展过程。专科护士以普通护理实践为基础,虽然两者都是以护理程序作为工作方法进行护理实践,但前者所提供的护理比后者更深入、更全面。护理程序在高级护理实践中的应用也有其相应的特点。

一、护理评估

专科护士进行护理评估的要求既系统又深入,一般具有如下几个特点。

1. 体现整体护理观　专科护士不仅应关注患者生理状况,还应为患者进行心理、社会、精神的全面评估。

2. 评估方法以证据为依据　现有的临床护理评估记录有些是开放式的,有些是选择式的。无论是应用开放式的还是选择式的记录去进行护理评估,都需要一个以循证为依据的完整评估方案。专科护士应基于循证,确定评估范围,并选择具有良好信效度的评估工具。

3. 具有专科性　专科护士的护理评估应有针对性,不同领域的专科护士其评估内容侧重点不同。

4. 评估内容具有前瞻性　高级护理实践的护理评估应具有前瞻性,不仅重视现有的健康问题,还强调找出潜在的问题,以预防并发症。专科护士应主动加入评估项目,为患者做风险评估。

二、护理诊断

通过详细的护理评估后,专科护士需要做出护理诊断,然后以此为基础策划护理计划。护理诊断的表述最好是运用专业内共通的语言系统,如北美护理诊断协会护理诊断等。应用规范的语言不仅有助于囊括患者整体健康需求,也方便护士团队内的沟通。同时便于提供相关数据用作时间上的动态比较,或多中心的比较,促进科研开展。

三、护理计划

高级护理实践的护理计划必须具备全面性、连续性、团队协作性和协调性。

1. 具备全面性　为实现整体的照顾,专科护士制定护理计划时应考虑到患者生理、心理、社交、精神等方面的问题。除了患者外,其照顾者和/或亲属也需要包括在计划之内。

2. 具有连续性　专科护士的护理计划应有具体的实施时间,定期访视患者,在处理实际问题的同时,提供预防性的、定期的风险筛查。

3. 具有团队协作性　应有多专业人员参与专科护士的护理计划,包括患者本身的参与。很多慢性病病因及症状复杂,需采取综合的治疗和护理措施来促进或维持患者的健康。因此,疾病管理有赖于各个医疗专业的密切配合。

4. 具有协调性　为避免团队中各成员职责重叠,各专业人员应有明确的职责分工,以统筹各类健康活动,增进整体护理效果。

四、护理实施

通过护理实施，专科护士有望能改善患者的健康状况。怎样的护理干预才具有护理疗效？这涉及"护理剂量"的问题。护理剂量与药物剂量的概念相似，其区别是干预的主要元素是护理而非药物。在护理剂量方面，专科护士需要回答的问题是：应提供什么类别的护理干预？何时提供护理干预？需要多少分量才能达到效果？具备什么资质和经验的护士才适合提供这些干预？有哪些成效指标能反映护理干预的效果？专科护士所实施的护理干预方案要准确、有效和及时。这个方案应以循证为依据，按特定目标制定，经由专科小组审核确立，以确保每位患者得到同质的照顾。

五、护理评价

专科护士要验证护理干预效果，需选取具有良好信效度的效果评价指标。这些指标应能准确反映护理的效果，并有足够的敏感度。常用的评价护理干预效果的指标有：临床指标、心理 - 社会指标、功能指标、经济指标、满意度和患者的自我主观评价指标。

1. 临床指标　临床指标主要用于评价症状控制、并发症预防等方面的效果。不同的专科有不同的临床指标，且每一临床指标可有具体的评分标准。如血糖值和糖化血红蛋白是糖尿病专科的重要临床指标。

2. 心理 - 社会指标　心理 - 社会指标既包括适合各类患者的指标，如适应程度、焦虑程度、疾病负担感等，也包括针对特定的某一类患者的指标，如产后抑郁等。

3. 功能指标　有很多国际通用的功能指标，如美国学者 Lawton 和 Brody 于 1969 年制定的日常生活活动能力量表。其他功能指标还包括普适性和疾病特异性生存质量量表等。

4. 经济指标　常用的经济指标有住院天数、再入院率、急诊使用率、门诊使用率及每次医疗服务的费用等。其他社会经济指标包括误工天数、前往寻求医疗帮助的交通费用、由于要照顾家人不能继续工作的代价等。经济效益的分析可得知某一干预是否已达到以最低成本去获取最大的效果。

5. 满意度　满意度是反映护理服务质量的重要指标，可通过多种形式进行评价，如访谈、问卷调查等。进行满意度评价时，了解患者对服务的满意度固然很重要，但同时也应重视服务提供者，即专科护士的感受。因为如果专科护士不满意自己的工作，接受护理的患者也会感受得到，所以也应参考专科护士的工作满意指标。此外，高级护理实践作为一项创新服务，评价时还应考虑到护理同事的满意度。

6. 患者自我主观评估指标　在评价护理成效时，除了客观指标外，患者对自己身体状况的主观评价也具有参考价值。有研究指出，患者的主观自我评估结果也是死亡率和健康服务使用率的预测指标。

（周云仙）

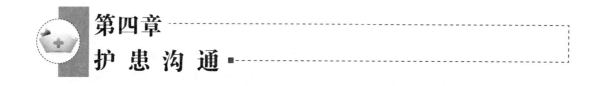

第四章 护患沟通

专科护士在临床实践中,其语言、态度和行为的适宜性和专业性都可能影响到患者的疗效。专科护士在为患者提供服务的过程中,需与患者及其家属商讨医疗护理、协调适当的社会资源等。因此,专科护士必须懂得护患沟通的必要性,自觉学习沟通技巧,不断提高沟通能力,建立良好的护患关系。

第一节 概　述

沟通(communication)是人与人之间通过全方位的信息交流,从而达到人际间建立共识、分享利益并发展关系的过程。其核心内涵是人与人之间的相互信任、相互理解。护患沟通是护患双方在诊疗过程中的重要实践活动,其重要价值在于科学地指引诊疗行为,并提高医疗卫生服务整体水平,使患者和社会满意。在性质上,护患沟通的内容是关于某一事件、某一观点或过程的描述和结论,而不是一个实物,具有抽象性,因此容易受护患双方的影响。

一、概念

护患沟通(nurse-patient communication)是指护士与患者及患者家属之间的沟通交流,是建立良好护患关系、圆满完成护理工作的重要环节。通过护患沟通,可以使护士及时了解患者的身心状态,通过向患者提供相关信息,减轻患者的身心痛苦,提高治疗和护理的效果,减少护患纠纷,有利于整体护理的开展。

人际沟通的过程就是信息转换的过程,由以下七个要素组成,包括信息背景、发送－接收者、信息、反馈、渠道、干扰和环境。

1. 信息背景(message background)　是指互动发生的场所环境及事物,是引发沟通的"理由",是每个互动过程的重要因素。海音(Hein)认为,一个信息的产生,常受信息发出者的过去经验、对目前环境的领会以及对未来的预期等影响,称为信息的背景因素。因此,要了解一个信息所代表的意思,不能只接受信息表面的意义,还必须考虑背景因素,注意其中可能的含义。

2. 发送－接收者(sender-receiver)　个体发出信息、表达思想时为信息发送者,获得其信息的人为接收者。然后这种过程逆向进行,即接收者同时又将其获得的信息回馈(又为发送者)给对方(又为接收者)。在大多数沟通情景中,人们往往是发送－接收者,即在同一时间内既发送又接收。信息转换的基本操作是编码和译码。所谓编码,就是发送信息者将要传送的意义信息符号化,编成一定的语言文字符号或表情、动作。在编码之前,发送信息者先将自己的想法进行整理,在此基础上找到恰当的表达形式。信息编码的方式受信息发出者个人的教育程度、价值观念、生活背景、思维能力等因素的影响。

3. 信息（message） 是指沟通者希望传达的思想、感情、意见、观点的具体内容。思想和情感只有在表现为符号时才能得以沟通。所有的沟通信息都是有两种符号组成：语言符号和非语言符号。语言符号（verbal symbol）是语言中的每一个词所表示的某一个特定事物或思想；非语言符号（nonverbal symbol）是不用词语而进行的沟通方式，如面部表情、手势、姿势和语调等。

4. 反馈（feedback） 是发送 - 接收者相互之间的反应过程和结果。信息发出者根据反应检验传播的效果，并据此调节后续的信息（包括信息内容、信息的符号形式和排除信息传递途中的干扰等）。信息发出后必然会引起接收者的某种变化（反应），包括生理的、心理的、思想或行为的改变等。不管这种改变多么微小，有时甚至从表面上看不出来（如某些心理反应等），但反应和改变是客观存在的，这些反应和改变又会成为新的信息返回给信息的发出者。在人际沟通中，只有通过反馈，信息发送者才能最终确认和判断信息传递是否有效；只有当发出的信息与接收的信息相同时，沟通才是有效的。

5. 渠道（channel） 又称传递途径、信道或媒介，是指信息由一个人传递到另一个人所经过的路线，是信息传递的手段。各种感觉器官都可以接受信息，如视觉、味觉、嗅觉、听觉、触觉等，但最大量的信息是通过视听途径获得的。通常来说，沟通方式多种多样，不仅包括面对面的沟通，还有以不同媒体（如电视、广播、报纸、电话、网络等）为中介的沟通。不同信息内容要求采取不同的渠道进行传递，如沟通渠道选择不当，或沟通渠道超载，以及沟通手段本身出现问题，都可能导致信息传递中断或失真。一般说来，在沟通交流中，信息发出者在传递信息时使用的途径越多，对方越能更多更快更好地理解这些信息。

6. 干扰（disturbance） 也称为"噪音"，是指来自参与者自身或外部的所有妨碍理解和准确解释信息传递的障碍。外部干扰来自周围环境，可影响信息接收或理解。如过于嘈杂的声音，过于狭小的空间等不适的环境均可能干扰沟通的进行。内部干扰指发送 - 接收者的思想和情感未集中在沟通过程中。

7. 环境（setting） 是指沟通发生的地方和周围的条件，包括物理的场所、环境，如病房、办公室、会议室、餐厅等。正式的环境适合正式的沟通。如医患之间的谈话适合在病房或办公室进行而不适合在餐厅进行；当问及患者的隐私问题时应避免在人多的地方。

二、护患沟通的障碍

在患者医疗护理过程中，护士、医生、患者及家属相互依存，彼此的交流密不可分，护患沟通障碍的因素也比较复杂。

（一）护士方面

1. 护患沟通的重要性认识不足 在医学模式转变的今天，仍有部分护士仅关注患者的病情，忽略了患者的心理变化，使沟通停留在浅层上。在临床护理实践中，部分护士为患者实施护理时，认为没有必要向患者进行解释，或只是简单地敷衍患者，沟通意识不强，导致护士不愿与患者沟通或很勉强地进行沟通，患者缺乏被关注的感受，有时甚至引起误解，影响护患沟通。

2. 缺乏必要的沟通技巧 由于长期生物医学模式的影响及中国国情的局限，医学教育培养人才注重单纯生物医学知识和专业技能的培养，忽略人文素养和实践能力的培养。尽管近年来这种状况有了较大的改善，但目前护理队伍中关于护患沟通技巧的学习和掌握还是比较薄弱，不能将护患沟通融入日常护理实践中，尤其当患者对于病情、治疗等感到害怕或焦虑时,不能得心应手地运用所学知识为患者解惑释疑,致使护患沟通不畅甚至停止交流。

3. 沟通语言不当　由于护士和患者之间存在专业知识的差异,沟通时如较多使用医学专业术语、地方方言,或沟通交流时语速过快,容易使患者感到茫然,产生一些文字概念的理解误区。

（二）患者方面

1. 对护士缺乏信任　当今社会,仍有部分患者认为只有医生才能治病,对于护理工作缺乏正确的认识,甚至认为护士是可有可无的,只愿意与医生进行沟通,对护士表达的信息不感兴趣,缺乏对护士的信任,不愿多交流和倾吐心声。

2. 躯体疾病的影响　部分患者由于病情的影响,或视觉、听觉障碍等因素,导致不能接受或提供信息,造成沟通困难。如危重患者无力交流、口插管的患者无法交流、失语的患者缺乏交流所必需的语言能力等。

3. 情绪不稳的影响　由于病情的影响及对周围环境不熟悉等因素,患者易表现为情绪不稳定,沟通的意愿不强烈,沟通的行为也处于抑制或混乱状态。当护士热情为其服务时,容易从心理上过分依赖护士;而当现实不能满足其对于治疗的期望时,容易情绪失控并发泄于护士,从而使沟通停止。

（蔡华娟）

第二节　护患沟通的原则和技巧

护理工作中,有效的沟通是增进护患之间相互理解、提高患者对护士信任度和对护理工作满意度、减少护患矛盾冲突、建立良好护患关系的重要手段,也是影响护理工作质量的重要因素。为此,护士掌握沟通的原则和技巧并合理运用十分必要。

一、护患沟通的原则

1. 人文素养　护患之间的沟通特别需要护士有仁爱之心。护士应以医学基本观和护理伦理道德观为指导,护患沟通中,既能用拥有的医学知识为患者解惑,又能有同理心理解、尊重和关爱服务对象。缺乏人文素养,即使有再多的沟通技巧,再好的护理技术,也难以主动为患者提供高品质的护理。所以,人文素养是护患沟通的基础条件,是护患沟通技能应用和提高的动力所在。

2. 礼貌习惯　交往的"第一回合"就是礼貌接触,礼貌言行能给人以良好的第一印象。护士是患者接触最早和最多的人,通过护士礼貌的言行表现出对患者的尊重、仁慈、友善和同情。

3. 沟通技巧　因为沟通的对象是患者,沟通技巧应体现较强的医学专业性,主要包括语言和非语言表达(肢体语言)。肢体语言的表现是通过目光、表情、语气、动作等对患者表达和善的影响力;语言沟通技巧表现在:有些话不能说,有些话必须说;有些话不能直接说,需要委婉地说;有些话不让患者说,有些话则让患者多说。具体要求如下:①说话的态度要诚恳,对患者有关切同情之心,尊重患者的人格和隐私,始终顾及到患者的内心感受。②根据不同病情、不同层次的患者,具体情况具体对待,语言力求简洁准确、通俗易懂、吐字清楚,表情要得体,语调要平和,语速要适中,有节奏感,有逻辑性。③事关诊断、治疗、愈合等医疗问题时,说话要留有余地,慎重而三思,需要向患者说明和交代的,必须交代清楚。④对于医疗活动中的局限性、相对性和不可避免的瑕疵,要及时向患者解释说明。⑤对医疗活动中的不当或差错,要及时向患者道歉。⑥对个别患者的过激、失态、非礼(理)性言行,言辞不要针锋相对,不能火上浇油。⑦对醉酒、精神心理异常、烦躁不安的患者或对治疗效果不满意的患者,说话要把握一个稳字,以稳制躁,以静制动,不说易激惹、贸然的话。

4. 善解人意 由于患者个性的多样性及社会因素的复杂性,患者在表达意思时往往不是直截了当,需要护士仔细观察患者及家属的言谈举止,领会其真实含义。确切说,善解人意是一种理解人心的能力,既有护士先天的悟性,又有其后天的努力积累。

5. 社会阅历 患者来自社会的各个阶层,其家庭背景、教育背景、生活经历、个性特征等决定了他的表达能力。护士如没有相当的社会阅历和人生经验,很难理解患者的真实语义,既不能有效地与患者进行沟通,更不能解决复杂的护患矛盾。所以,丰富的社会阅历能帮助护士提高见识和能力,增强自身的内涵,是护士成熟干练的标准之一。

6. 专业素质 专业素质是护患沟通的核心内容。患者及家属十分看重护士的专业知识和技能,对于患者认可的护士,往往能顺利地进行沟通,且依从性好。所以,护士应不断提高自身的专业知识和技能。

二、护患沟通的技巧

(一)语言沟通技巧

良好的语言沟通,有助于缩短护患之间的心理距离,是护理工作顺利开展的基础。护患沟通的成功与否,与交谈技巧密切相关,常用的语言沟通技巧包括倾听、提问、沉默、鼓励、移情、阐明、核实、申辩等。

1. 倾听 倾听是接收口头及非语言信息、确定其含义并对此做出反应的过程。调查研究显示,倾听在人际沟通中占的比例很大,如果把听、说、读、写按百分比计算的话,倾听约占53%,而且倾听伴随着整个交谈过程。用心倾听会使患者感到备受关注和尊重,从而对护士敞开心扉,畅所欲言。学会倾听,注重倾听,对护理工作有着重要意义。

倾听的目的是收集情况,掌握信息,因此倾听不仅包括单纯地听,还包括核对内容和倾听的反应。当他人陈述完毕,如有情况仍不明确,则需要核对,如对某些细节、程度、范围的核对。核对时采用提问法,但要注意语态和语调,不能有质问、责问的做法,不能使患者感到护士对他产生怀疑,一般应采用"你当时感觉怎样?""能不能给我讲得详细一些?"提问在许多情况下就是核对。

倾听的反应是将从他人那里得到的信息所引起的反应再反馈给他人。在护患沟通过程中,反应有如下几种:一是过于抽象或一般,如"你的病情我都听仔细了,我们与医生再研究研究",或"你放心,你的病不要紧,很快就会好转出院的";二是过于直率和不适当的坦诚,如"你的病看来很重……你要有思想准备";三是内容过于具体,未留余地,如"你的病很快就能治好……"类似这些反应,都是患者难以接受的,都不利于护患关系的建立。比较理想的反应是:使患者感到安慰,有希望,不丧失信心,能体验到护士对其的尊重和重视。

2. 提问 提问是使交谈能够围绕主题持续进行的基本方法,是收集信息和核对信息的重要手段。包括开放式提问和封闭式提问两种。开放式提问是一种不限制应答者回答的提问方式,可获得较多真实的资料,但是需要的时间长,而且需要护士在提问前做好准备,引导患者的话题,保证提问的问题围绕主题展开,常以"怎样""为什么"等提问词语引导。封闭式提问是将问题限制在特定范围,应答者只能回答"是""否""能""不能"。这种提问法尽管限制了患者的回答,但是护士却可以在很短的时间内得到重要信息。

3. 沉默　　沉默是指交谈时倾听者对讲话者的沟通在一定时间内不作语言回应的一种交谈技巧。在护患交谈过程中,恰当有效的沉默,有助于患者平复情绪,鼓励患者倾诉,促进护患交谈。心理学教授格瑞德·古德罗曾在《谈话的艺术》中说:"沉默可以调节说话和听讲的节奏。沉默在谈话中的作用就相当于零在数学中的作用,尽管是'零',却很关键,没有沉默,一切交流都无法进行。"例如,面对一位刚刚经历丧子之痛、哭得撕心裂肺的母亲时,最好的沟通方式就是默默地陪伴;又如面对那些刚得知自身疾病诊断,并知晓预后不好而处于愤怒期的患者,适时的沉默对于良好护患关系的建立具有一定的意义。

4. 鼓励　　在护患交谈的过程中,给予患者鼓励,能让患者感到被信赖和被肯定,增强其说话的信心,提高其战胜疾病的信念。

5. 移情　　护士从患者角度理解和感受患者,分享患者的情感,即为移情。如手术前,患者对护士说:"我很害怕,从来没有开过刀。"如果护士说:"我很能理解您现在的心情,如果是我,也会害怕的。"这种感情上的共鸣,会使患者觉得其平易近人,更容易说出自己心中的担忧。

6. 阐释　　在交谈中,阐明观点是必要的。如护士在进行护理操作时,应不断地向患者阐述该项操作的目的、注意事项,患者也可以向护士说明自己此时的感受。因此,阐释是一种开诚布公,更是一种直截了当的沟通过程。

7. 核实　　指倾听过程中,为验证自己听到或理解的内容是否正确而采用的沟通策略。核实应保持客观的态度,常用方式有重述、意述、澄清及归纳总结四种。

8. 申辩　　必要的申辩可使他人明白自己的态度和观点,但注意交谈中不可申辩过度,否则会使他人觉得你很"固执"。申辩要注意方式、方法、态度,要礼貌和谦虚,在护患沟通中更要注意。有时,不适当地与患者争辩,会进一步激化患者的情绪,使其在短时间内难以冷静下来。所以,与患者交流时,即便是有应该说明、解释、申辩的问题,也要视患者的情绪而选择时机。

（二）非语言沟通技巧

人与人之间除了运用语言进行交流之外,还可以运用大量的非语言形式(即肢体语言)进行沟通,包括面部表情、目光、身体动作、体态、语气语调、空间距离等方面。非语言沟通是人际沟通中不可或缺的。社会心理学家认为:几乎一切非语言的声音和动作,都可以用作交往的手段。对于护士来说,掌握非语言沟通技巧,并在实际工作中恰当运用,有助于促进护患沟通。

1. 仪表举止　　仪表是指人的容貌、体形、神态、姿势、服饰、发式等的综合表现,在一定程度上反映了一个人的精神面貌。仪容仪表既能表现自己也能影响别人,也是人际沟通能否正常进行的先决条件之一。对于人们的初次交往来说,"第一印象"尤为重要,并会影响护患之间以后的交往。护士的举手投足都影响着沟通,因为在护患接触时,患者首先感知的是护士的举止、风度、语言等外在表现。如护士仪容端庄、举止大方、衣着整洁,可使患者产生尊敬、信任的心理,能增强其战胜疾病的信心。

2. 面部表情　　表情是从面部或姿态的变化上表达内心复杂的情感,它是身体语言的特殊表达方式,可借助眉、眼、嘴及颜面肌肉、皮肤的复杂变化而产生。表情变化十分迅速、敏捷和细致,可以真实准确地反应情感、传递信息。护患面部表情的改变,既是护士获得病情的重要信息来源,也是患者了解护士内心活动的渠道。护患沟通中不但要善于识别与理解患者的面部表情,还要善于控制自己的面部表情。

目光可以委婉、含蓄、丰富地表达爱抚或推却、允诺或拒绝、央求或强制、询问或回答、谴责或赞许、讥讽或同情、企盼或焦虑、厌恶或亲昵等复杂的思想和愿望。对于护士而言,一方面要善于发现患者目光中所提示的信息,感觉患者的反馈信息,并能予以正确的解释;另一方面要善于运用目光接触反作用于患者,使其感受到鼓励和支持,促进护患双方的交流。

"微笑是最美好的语言",从整体表情上看,微笑代表满意、理解、鼓励、支持等,护士的微笑可以转化为患者心底的一缕阳光,但在具体运用时,应考虑患者的具体病情,适度表达。

3. 身体姿势　身体姿势常能传递个体情绪状态的信息,能反映交谈双方彼此的态度、关系和交谈的愿望。谈到由肢体表达情绪时,自然会想到很多惯用动作的含义。诸如鼓掌表示兴奋,顿足代表生气,搓手表示焦虑,垂头代表沮丧,摊手表示无奈,捶胸代表痛苦。通过观察身体动作可迅速了解患者的全部感觉,而患者真正的感觉经常由于护士的主观意志而被忽略。合理运用肢体语言,能使患者感受到护士对其的关心和重视,有利于有效沟通。

4. 空间距离　空间距离是人际沟通必不可少的一个重要组成部分,一般来说空间距离有以下几种情况。

(1)亲密距离:一般指 0.5 米以内,仅适用于家人、爱人、亲密朋友之间。一般关系者,尤其是陌生人,应尽量避免采用。

(2)社交距离:0.5~1.5 米为社交距离,主要适用于交际应酬,也是采用最多的人际距离。医护人员与患者之间的沟通通常应采用此距离。

(3)礼仪距离:1.5~3 米,主要适用于向交往对象表示尊重,医护人员在医院里与患者进行术前谈话,可以利用这种距离使谈话更显重视。

(4)公众距离:3 米以上,主要适用于与陌生人相处,医护人员为患者进行常见病预防知识讲座或科普教育等即可采用这种距离。

5. 运用触摸　触摸是非语言沟通的特殊形式,包括抚摸、握手、搀扶、拥抱等。在护理工作中护士可以利用触摸方式对患者进行健康评估,也可以用来表达理解、关心、体贴,给予患者无声的安慰与心理支持。触摸也可以作为辅助治疗手段,起到一定的保健作用。但是由于文化背景的差异,人们对触摸的理解、适应、反应程度具有差异性,因此,在触摸时应考虑文化背景、沟通场景、护患双方关系以及被触摸对象的性别、年龄、触摸部位等诸多因素。护士在运用触摸方式时,应保持敏感和谨慎的态度,注意观察对方的反应并及时调整。

6. 超语词性提示　超语词性提示是指人们说话时所用的语调、所强调的词、声音的强度、说话的语速以及抑扬顿挫等,它会起到帮助表达语意的效果。护士应注意判断,并重视这些信息在沟通中的意义。在护患沟通中,护士应注意语速和语态,应以亲切的语言和平缓的语速与患者及其家属进行沟通交流。

非语言行为是伴随语言行为发生的,是生动的、持续的,它可更直观形象地体现语言行为所表达的意思,而且比语言行为更接近事实。特定环境下的非语言行为具有特定的意义,它能够感受对方的关爱,稳定对方的情绪,改善对方不良的心理状态,增强对方的信心,使交流的氛围更和谐。交流双方可通过观察对方的表情、动作、手势等了解对方心理变化,满足其心理需求。由此可见,交流双方恰到好处的应用非言语行为,能弥补某些状态下语言交流的不足,促进双方沟通,提高交流质量。

(蔡华娟)

第三节　内外科护患沟通

内外科患者所患疾病性质不同、病程长短不同、治疗方法不同等因素,导致患者的身心特点也不同。因此在护患沟通过程中,专科护士应运用专业的沟通技巧,使护患双方达成共识并建立信任合作关系,有利于护理学科的发展和社会的进步。

一、内科患者的沟通

(一)内科患者的身心特点

1. 心内科患者的身心特点

(1)人格因素:研究表明,A 型人格与心脏病关系密切。此型人格表现为争强好胜,竞争性、攻击性强,缺乏耐心,持续存在的时间紧迫感等,多易激惹、易怒和有敌意。有敌意者常伴有不健康的生活方式,如吸烟、过度饮酒、喜食高脂饮食,往往存在"三高"问题,自主神经调节功能减退,血小板反应性增高,促使动脉粥样硬化的发生和进展,易患冠心病,且会增加心脏病患者的死亡风险。

(2)紧张:患者一般谨小慎微,对自身的健康过度关注。由于心脏病突发意外的比例较高,有时亲友或同事的猝死、心肌梗死、中风等会加剧患者的紧张。任何的胸背部不适或疼痛均会让患者联想到是自身病情的加重,因而反复就诊,要求过度检查,甚至对医院产生过度依赖。紧张又可导致患者的血压增高,加重心脏负担,形成恶性循环。

(3)焦虑:焦虑是心血管病的明确诱因之一。心脏病合并焦虑惊恐发作时,猝死的发生率会增加。当焦虑诱发胸痛时,无论是否同时存在冠心病,常规的抗心绞痛治疗通常无效,只有通过抗焦虑治疗才能使胸痛缓解。

(4)抑郁:抑郁可诱发、加重心血管疾病,而心血管疾病又可导致或加重抑郁。心血管疾病患者合并抑郁的比例较高。

2. 呼吸内科患者的身心特点

(1)焦虑:呼吸系统疾病包括慢性阻塞性肺病、支气管哮喘、支气管扩张、肺癌、肺结核等,多为慢性病,迁延难愈。疾病的反复发作,肺功能的进行性下降,高昂的医疗费用,对家庭的负罪感等都可能使患者焦虑不安。呼吸系统疾病本身常见的呼吸困难症状会使患者感到焦虑,而焦虑又可诱发或加重呼吸困难,形成恶性循环。

(2)恐惧:呼吸系统疾病急症、危重症多,有些疾病进展迅速、死亡率高。如非典型性肺炎(SARS)、支气管扩张大咯血、高危肺栓塞等。发作时患者往往有极度呼吸困难、窒息及濒死感,但凡有这些经历的患者,联想到疾病可能再次发作时都会深感恐惧。肺癌已高居恶性肿瘤的榜首,诊断时多为中晚期,预后差,一旦确诊也将给患者及家属带来巨大的恐惧感。

（3）自卑：呼吸系统疾病症状外显，极易被误认为是传染病，患者易产生自卑。如反复的咳嗽咳痰给人带来明显的不良感观，老年女性剧烈咳嗽引起的压力性尿失禁造成社交障碍，疾病终末期因肺功能极差而生活不能自理等都易使患者产生自卑心理而主动与外界疏远。

3. 消化科患者身心特点

（1）忧虑：消化系统疾病包括胃、肠、肝、胆、胰及肠系膜等多个脏器的各种病变，大多为慢性疾病，反复发作，患者往往对自己的病情非常担忧，容易出现不同程度的情绪低落、焦虑、烦躁等。如肝硬化患者，疾病反复迁延，并发症多，预后不佳，此类患者往往需要反复住院治疗，给患者及其家庭造成很重的经济负担。

（2）恐惧：消化系统很多疾病病情复杂、并发症多，临床表现急骤、凶险。如重症胰腺炎患者的刀割样疼痛，肝硬化并发食管-胃底静脉曲张破裂引起的上消化道大出血，常使患者感觉到死亡的临近，令患者深为恐慌。此外，消化系统恶性肿瘤的发病率较高，诊断时多为中晚期，预后差，也常对患者及其家庭造成巨大的精神创伤。

（3）心理障碍：已有临床资料显示，心理因素在很多消化系统疾病的发生、发展中具有肯定的作用，心理障碍常影响患者的临床诊疗及对治疗的依从性，甚至影响患者对医护人员的信任感，严重者可引起不必要的医疗纠纷。

4. 肾脏科患者的身心特点

（1）抵触：肾病综合征患者需要激素治疗，而激素治疗引起的副作用可导致体貌改变，如满月脸、水牛背、毛发浓密、多发痤疮等，令很多年轻患者，特别是女性患者产生抵触心理，有些甚至因此而拒绝激素治疗。

（2）焦虑：肾脏疾病病程长，易复发，患者的情绪往往随病情变化而波动。有研究显示，情绪应激可对内分泌和免疫系统产生影响，从而影响病情的变化。

（3）多疑：慢性肾病的长期性对患者的人格产生影响，出现多疑敏感、被动依赖、以自我为中心等种种表现。如透析患者往往会产生人格解体，由于对透析的依赖，有些患者会觉得自己是一个支离破碎的、不完整的机体；有些患者无意识地认为自己已经机器化了，成为人工肾的一部分。

（4）抑郁：抑郁是透析患者最常见的心理反应。美国对127个透析治疗中心的3 478名患者进行的三年随访调查显示：自杀、主动停止治疗、不遵守医嘱及未执行治疗计划等原因造成的死亡率达4.6%。心理测验发现，透析患者的抑郁症评分与精神病患者相似。

5. 神经内科患者的身心特点

（1）焦虑、抑郁：神经系统疾病的患者，很多情况下留有神经功能的缺损，甚至不同程度的残疾，由于肢体活动受限，可能还伴有语言功能障碍，患者无法表达自己的意愿，与人交流困难。

（2）孤独感：由于疾病的原因，患者行动不便，或有自卑心理，不愿与人交往，情绪变化无常，久之可出现人格变化，情感脆弱，被动依赖，且敏感多疑，朋友逐渐减少，容易感到孤独和失落。

（二）护患沟通要点

1. 加强疾病告知与健康教育

（1）需要告知患方的疾病知识：在疾病确诊的基础上，告知患者及家属所患疾病的病因或危险因素、发病机制、临床特点、治疗方法等，使其对病情、疗效和预后有足够的认识，有助于增加对治疗的依从性，减少因不知情而引发的医疗纠纷。

（2）需要告知患方有关的健康知识：很多内科疾病与患者的生活方式有关，应根据患者所患疾病，进行健康教育。如心血管疾病的预防应从年轻时开始，尤其是有高血压、冠心病、糖尿病等疾病家族史的个体，更应提早采取预防措施；呼吸系统疾病需戒烟，并避免吸入二手烟，对于慢性阻塞性肺疾病患者需告知家庭氧疗的方法和持续性低流量吸氧的原则；良好的生活习惯、生活方式对消化系统疾病的预防和治疗具有重要意义，精神紧张、生活紊乱可诱发或加重疾病，护士可给予患者必要的精神心理疏导，教育患者注意劳逸结合、合理安排作息生活、规范服药，告知戒酒的必要性等；饮食宣教对于肾脏疾病患者至关重要，应根据患者的具体病程，实行个性化的健康教育，指导患者保持生活规律，劳逸结合，适当运动，定期监测等。

2. 适度告知患方治疗中的风险　内科疾病中以慢性病为多见，常常合并其他疾病，治疗和用药变得更复杂，易导致死亡和致残。内科疾病即使处于治疗过程中，也可能出现病情变化，或出现致命的并发症，如支气管扩张大咯血、张力性气胸、哮喘持续发作、急性呼吸衰竭、消化道大出血、重症急性胰腺炎等具有较高的医疗风险，病死率均高。神经系统疾病的发病、病情进展迅速，有些患者在入院初期可能是意识清醒的，但在短时间内即出现意识障碍。对于类似情况，护士应对病情的发展有充分的估计，并向患者家属交代可能出现的变化、最终的状况、应注意观察的内容等，有些疾病不宜告知患者本人，以避免给患者增加压力和心理负担。另外，给予患者的治疗护理措施也有两面性，在促进康复的同时也存在不良反应等风险，护士应充分告知。

3. 引导患者和家属积极配合治疗　在为患者实施治疗的过程中，除了治疗方案、治疗药物、治疗费用等需要与患者及家属沟通外，还要得到患者及家属的积极配合，才能取得良好的治疗效果。

二、外科患者的沟通

（一）外科患者的身心特点

1. 手术前患者的心理特点　患者对于手术治疗常存在趋 - 避冲突，即希望通过手术缓解病痛，又担心手术及麻醉的安全性，患者手术前最常见的心理反应是焦虑、恐惧和睡眠障碍。如对手术效果缺乏了解，特别是对于麻醉，顾虑重重，担心麻醉效果、害怕疼痛；对医生的态度、技术存在顾虑，渴望在术前与主刀医生见面，表达自己的心情；担心治疗费用超出自己的承受能力；或担心手术影响自己将来的生活等。这些影响因素的个体差异较大，一般认为年轻的患者心理反应较严重，女性尤为明显；文化程度高的患者顾虑更重；性格内向、不善言语、情绪不稳定的患者容易出现焦虑情绪。心理反应在术前晚最明显，部分患者即使服用安眠药仍难以入眠，可表现为紧张不安、忧心忡忡，过度焦虑的患者甚至会出现胸闷、心悸、血压增高等心身反应。

急诊手术或意外创伤患者因突然面对应激源，心理毫无准备，易导致产生一系列认知、情绪、行为等方面的异常反应。尤其是意外创伤患者，常表现如下心理特点。

（1）情绪休克：是指心因性木僵和心因性朦胧状态。患者神志清楚，可表现为出人意料的冷漠和镇静，反应阈值提高，反应速度减弱，对医护人员的对答简单，对治疗的反应平淡。这是一种心理防卫机制，也是一种超限抑制。往往由于创伤事件发生突然且后果严重，造成患者强烈的心理冲突，这种心理反应有时可持续数天，直至转变为其他的心理反应。

（2）负性情绪反应：患者面对突如其来的意外打击，缺乏足够的心理准备，加之创伤所致的疼痛,常表现为紧张或恐惧。患者急切希望得到医护人员的及时救治,并希望得到自身病情、治疗和预后等相关信息。当上述信息需求得不到满足时,其紧张、恐惧等负面情绪会加剧。

2. 手术后患者的心理特点 由于大手术引起的部分生理功能丧失和体象改变,患者容易出现自卑、易激惹、焦虑、人际关系障碍等心理问题。部分患者可能因术后一时生活不能自理、长期卧床、孤独、对手术效果不满等原因,继发严重的心理障碍。

(二)护患沟通要点

1. 了解患者身心与社会信息 关注患者的心理特征与需要,如患者有无行为表现异常,是否存在明显的焦虑或睡眠障碍等;了解与患者相关的社会信息,如患者的个性特征、应对能力、社会支持、家庭状况、经济能力、文化程度等。只有全面了解患者的基本情况,才能为后续的护患沟通奠定基础。

对于急诊手术尤其是意外创伤患者,应密切关注患者的情绪反应,尤其是行为安静者,防止被其表面现象所迷惑。意外创伤患者早期特别需要社会及家庭在精神上、经济上的支持,护士应同时做好患者家属的心理辅导,与家属进行有效沟通,取得家属的理解和支持,让家属参与治疗护理过程,稳定患者的情绪,共同帮助患者树立信心和勇气,面对各种问题。

2. 适当告知手术方案 在医生确定手术方案后,应向患者介绍手术方案,在告知的过程中首先要以同理心鼓励患者,缓解患者的不良情绪。在沟通中应做到确保让患者或其家属知道正在发生或将要发生的事情及原因;以建议而非命令的方式与患者或其家属沟通;给患者和家属选择的权利,并参与决定治疗方案。做好医生的"联络员",及时将患者的反应告知主管医师,把握好沟通方法。

意外创伤患者往往不能完全正确认识自身的伤情,较少思考和关注自身的积极因素。护士应为患者提供正确的伤情信息,缓解由于患者想象的病情严重程度和实际伤情之间的差距造成的不良情绪,引导患者关注自身的积极因素,帮助其树立信心。对于严重创伤可能留下后遗症的患者,告知早期积极配合进行心理、生理康复的重要性,尽可能将创伤降低至最小程度。

3. 进行术前健康宣教 手术前,护士应遵循"尊重、不伤害,耐心倾听,鼓励表达"的原则,为患者提供正确的心理疏导,调动患者的主观能动性,配合医生手术。对于手术前必要的准备工作应细心宣教,如术前禁食、禁饮的目的,具体时间;术前训练床上排尿的目的;麻醉方式及可能出现的不适;术后疼痛持续时间及应对方法等,让患者感受到医护人员对其全面的照护及关怀,能有效减少患者顾虑,提高护理满意度。

4. 做好手术后沟通 手术结束并不意味着一切平安无事,术后仍可能发生病情变化。应及时向患者或家属说明手术情况,并再次说明术后病情恢复的一般规律,可能出现的并发症及观察与治疗方案,使患者及其家属对病情有更深入和客观的认识。正确指导患者进行术后活动,强调术后早期活动对于康复的重要意义。如术后出现病情变化或并发症时,应及时向患者或家属说明可能的原因、转归和处理方法,以取得患者和家属的理解与配合,并在观察治疗过程中随时进行必要的沟通。

创伤后躯体障碍患者往往有补偿需求,当补偿无法完全满足患者需求时,可能产生"索要"行为。护士应理解患者其实是希望得到来自医护人员和社会更多的爱与补偿的一种表现,应主动关心患者,鼓励其倾述内心的想法,帮助患者重新树立生活的信心,逐渐减轻其对于社会的依赖。为患者提供情绪宣泄的途径,鼓励其用语言或非语言形式表达自身感情;

与患者一起讨论所面临的问题及可能的解决方法,帮助患者认识自身的力量和拥有的资源,提高战胜困难的自信心;积极与患者家属沟通,发挥患者社会支持系统的功能,促进患者和亲友之间的情感交流,全面提供心理支持。

　　总之,良好的护患沟通能更充分地了解患者的病情,护士应做到常沟通、多沟通、巧沟通,有效避免护患矛盾,更好地实施健康教育和心理护理,使患者在不断的沟通中提高治疗的依从性,促进其康复。

（蔡华娟）

第五章
健康教育与健康促进

健康教育与健康促进被世界卫生组织列为 21 世纪前 20 年全世界减轻疾病负担的重要策略,健康教育和健康促进是一项低投入、高产出的保健措施,是卫生保健事业发展的必然趋势。本章概述了健康教育与健康促进的相关概念与特点,维护健康的原则,并通过对健康信念模式、健康促进模式、健康教育模式等的深入阐述,让专科护士掌握健康教育和健康促进的具体工作方法,从而成为实现初级卫生保健的先导,为提高群众自我保健意识提供重要渠道;促使大众建立新的行为和生活方式,减低疾病危险因素;促进患者疾病康复和维持健康。

第一节 概 述

健康是人类永恒的话题,保持健康是每个人自己的义务和权利,也是最基本的人权,健康是确保个人全面发展,享受生活、学习、工作和关爱他人的基础,是社会经济发展的重要资源和保障,也是衡量一个国家进步的重要指标之一。人类自从有了最基本的健康权利,就产生了最原始的健康教育,迄今为止,健康教育与健康促进仍然是促进人类健康最有效、最经济的手段。

一、健康

世界卫生组织(world health organization, WHO)于 1948 年提出三维健康观,即健康不仅是没有疾病或不虚弱,而是身体的、精神的健康和社会幸福的完满状态。随着社会经济、科学技术及生活水平的变化,人类对健康内涵的认识不断深化。健康可被分为三个层次。第一层次(一级健康)是满足生存条件。其内容包括:①无饥寒、无病、无体弱,能精力充沛地生活和劳动,满足基本的卫生要求,对健康障碍的预防和治疗具有基本知识。②对有科学预防方法的疾病和灾害,能够采取合理的预防措施。③对健康的障碍能够及时采取合理的治疗和康复措施。第二层次(二级健康)为满意度条件。包括:①一定的职业和收入,满足经济要求。②日常生活中能享用最新科技成果。③自由自在地生活。第三层次(三级健康)为最高层次的健康,包括:①通过适当训练,掌握高深知识和技术并且有条件应用这些技术。②能为社会作贡献,确保人人享有卫生保健。

二、健康的影响因素

人类的健康受各种因素的影响,包括遗传因素、环境因素、行为生活方式因素和卫生服务因素四大类。遗传与生物学因素对健康的影响包括遗传疾病、慢性非传染性(如高血压、糖尿病、乳腺癌等)家族遗传性疾病;环境对健康的影响既包括生活环境、工作环境、社区环境,乃至区域环境、生态环境等物质环境因素,也包括社会经济、教育、文化、社会支持等社会环境因素。不利于健康的行为和生活方式涉及范围十分广泛，如不合理饮食、吸烟、酗酒、久坐而不锻炼、性乱、吸毒、药物依赖、驾车不系安全带等。卫生服务对健康的影响则主要来自卫生资源投入、卫生资源配置、服务质量等。行为生活方式除了作为独立的健康影响因素外，在遗传疾病筛检、切断传染病传播途径、环境保护与治理，以及卫生服务利用等方面也发挥着重要作用。相反，如果卫生服务和社会医疗保障体系存在缺陷，就不能有效地防治疾病，促进人类健康。

三、健康教育与健康促进

（一）概念

健康教育是通过信息传播和行为干预，帮助个人和群体掌握卫生保健知识，树立健康观念，自愿采纳有利于健康行为和生活方式的教育活动与过程。其目的是消除或减轻影响健康的危险因素，预防疾病，促进健康、提高生活质量。健康教育的教育活动是有计划、有组织、有系统和有评价的，它的核心是教育人们树立健康意识，养成良好的行为和生活方式。健康教育的实质是一种干预，它提供人们行为改变所必需的知识、技术与服务（如免疫接种、定期体检）等，使人们在面临促进健康、疾病预防、治疗、康复等各层次的健康问题时，有能力做出行为抉择。

健康促进是指促使人们维护和促进自身健康的过程，是协调人类与环境之间关系的策略和手段。它规定了个人与社会对健康应负的责任比例，包括个人与家庭、社区和国家一起采取措施，鼓励健康的行为，增强人们改进和处理自身健康问题的能力。健康促进涉及5个主要活动领域：

1. 制定公共政策　健康促进的含义已超出卫生保健的范畴，把健康问题提到各级政府和组织的决策者的议事日程上。明确要求非卫生部门实行健康促进政策，其目的是使人们更容易做出更有利于健康的选择。

2. 创造支持环境　健康促进必须创造安全的、满意的和愉快的生活和工作环境。系统地评估环境对健康的影响，以保证社会和自然环境有利于健康的发展。

3. 加强社区行动　提高人们社区生活质量的真正力量是他们自己。充分发动社区力量，积极有效地参与制定和执行卫生保健计划，挖掘社区资源，帮助他们认识自己的健康问题，并提出解决问题的办法。

4. 发展个人技能　通过提供健康信息，学校、家庭、工作单位和社区应给予教育并帮助人们提高做出健康选择的技能，以支持个人和社会的发展。

5. 调整服务方向　健康促进中的卫生服务责任由个人、社会团体、卫生专业人员、卫生部门、工商机构和政府共同分担，他们必须共同努力，建立一个有助于健康的卫生保健系统。

（二）主要特点

健康教育与健康促进的主要特点包括：

1. 涉及面广　健康教育与健康促进涉及每个个体和整个人群，目的是使最广泛的社会大众获益，且涉及健康和生活的各个层面，而非仅限于某一部分人群和针对某一疾病的危险因素。

2. 以健康为中心　健康教育是以健康为中心的全民教育，它需要社会人群自觉参与，在态度和价值观念改变的基础上自觉采纳有益于健康的行为和生活方式；而健康促进是在组织、政治、经济、法律上提供支持环境，它对行为改变的作用比较持久并且带有约束性。

3. 基于证据的决策　健康教育与健康促进都注重以证据为基础的决策,即基于人群的需求,设计和规划健康教育与健康促进干预内容和策略。

4. 系统服务特点　健康教育与健康促进服务的提供,不仅需要卫生系统,还需要教育、传媒、企业、非政府组织等各方面社会力量的参与,是一项要求全社会参与和多部门合作的系统的社会工程。

四、维护健康的原则

国家卫生和计划生育委员会 2016〔62〕文件《关于加强健康促进与教育的指导意见》提出了以基层为重点,以改革创新为动力,预防为主,中西医并重,把健康融入所有政策,人民共建共享的卫生与健康工作方针。以满足人民群众健康需求为导向,以提高人群健康素养水平为抓手,以健康促进与教育体系建设为支撑,着力创造健康支持性环境,倡导健康生活方式,努力实现以治病为中心向以健康为中心的转变,促进全民健康和健康公平,推进健康中国建设。

维护全民健康的原则有以下四点:

1. 坚持以人为本　以人的健康为中心,根据群众需求提供健康促进与教育服务,引导群众树立正确健康观,形成健康的行为和生活方式,提升全民健康素养。强化个人健康意识和责任,培育人人参与、人人建设、人人共享的健康新生态。

2. 坚持政府主导　始终把人民健康放在优先发展的战略地位,强化各级政府在健康促进与教育工作中的主导作用,将居民健康水平作为政府目标管理的优先指标,加强组织领导和部门协作,共同维护群众健康权益。

3. 坚持大健康理念　注重预防为主、关口前移,关注生命全周期、健康全过程,推进把健康融入所有政策,实施医疗卫生、体育健身、环境保护、食品药品安全、心理干预等综合治理,有效应对各类健康影响因素。

4. 坚持全社会参与　充分发挥社会各方面力量的优势与作用,调动单位、社会组织、群众参与健康促进与教育工作的积极性、主动性和创造性,建立健全多层次、多元化的工作格局,使健康促进成为全社会的共识和自觉行动。

(李　玲)

第二节　健康促进理论模式的应用

健康教育是一门涉及健康相关行为发生发展的动力和过程及内外部影响因素的作用机制等的理论,对解释和预测健康相关行为并指导健康教育计划、实施和评价起着重要的作用。健康教育的核心是行为改变,包括终止危害健康的行为、实践有利健康的行为以及强化已有的健康行为等。

一、健康信念模式

(一)健康信念模式

健康信念模式(the health belief model, HBM)于 1958 年由 Hochbaum 提出,其后经

Becket、Rosenstock 等社会心理学家的修订逐步完善,是目前用以解释和指导干预健康相关行为的重要理论模式。该理论基于认知理论,认为信念是人们采纳有利于健康的行为的基础,人们如果具有与疾病、健康相关的信念,他们就会采纳健康行为,改变危险行为,其理论包含下述内容:

1. 感知疾病的威胁

(1)对疾病严重性的认识:指个体对罹患某疾病的严重性的看法,既包括疾病对躯体健康的不良影响,如疾病会导致疼痛、伤残和死亡,还包括疾病引起的心理、社会后果,如意识到疾病会影响到工作、家庭生活、人际关系等,人们往往更有可能采纳健康行为,防止严重健康问题的发生。

(2)对疾病易感性的认识:指个体对自己罹患某疾病或陷入某种疾病状态的可能性的认识,包括对医生的判断的接受程度和自己对疾病发生、复发可能性的判断等。人们越是感到自己患某疾病的可能性大,越有可能采取行动预防疾病的发生。

2. 感知健康行为的益处和障碍

(1)对行为有效性的认识:指人们对于实施或放弃某种行为后,能否有效降低患病的危险性或减轻疾病后果的判断,包括减缓病痛、减少疾病产生的社会影响等。人们认识到采纳健康行为的益处,或认为益处越多,则越有可能采纳该行为。

(2)对实施或放弃行为的障碍认识:指人们对采取该行动的困难认识,包括行为复杂、时间花费、经济负担等。感觉到障碍多,会阻碍个体对健康行为的采纳。

总之,个体对健康行为益处的感知越强,采纳健康行为的障碍越小,则采纳健康行为的可能性越大。

3. 效能期待　效能期待指对自己实施和放弃某行为的能力自信,也称为自我效能,即一个人对自己的行为能力有正确的评价和判断,相信自己有能力控制内、外因素而成功采纳健康行为,并取得期望结果。自我效能高的人,更有可能采纳所建议的有益于健康的行为。自我效能的重要作用在于当人们认识到采取某种行动会面临的障碍时,需要有克服障碍的信心和意志,才能完成这种行动。

4. 社会人口学因素　包括个体特征,如年龄、性别、民族、人格特点、社会阶层、同伴影响,以及个体所具有的疾病与健康知识。具有卫生保健知识的人更容易采纳健康行为。对不同类型的健康行为而言,不同年龄、性别、个性特征的人采纳行为的可能性也不尽相同。

5. 提示因素　提示因素指的是诱发健康行为发生的因素,如大众媒介的疾病预防与控制栏目、医生建议采纳健康行为、家人或朋友患有此种疾病等都有可能作为提示因素诱发个体采纳健康行为。提示因素越多,个体采纳健康行为的可能性越大。

(二)保护动机理论

近年发展起来的保护动机理论(protection motivation theory,PMT)在健康信念模式基础上增加了两个因素,它们与行为"收益"有关,与健康相关行为的改善相悖,因此可以更好地解释和预测健康相关行为。显然,健康教育实践中必须充分估计这两个基本因素。

1. 内部回报(intrinsic rewards,IR)　实施有害健康行为所带来的主观的愉快感受,如吸烟所致快感。

2. 外部回报(extrinsic rewards,ER)　实施有害健康行为所带来的某种客观"好处",如吸烟带来的交往便利。

此外，恐惧是指感知到严重威胁而又不明情况，不知如何应对而产生的带逃避愿望的情绪反应。威胁评估则是建立在掌握充分信息基础上的理性思考。保护动机理论见图 5-1。

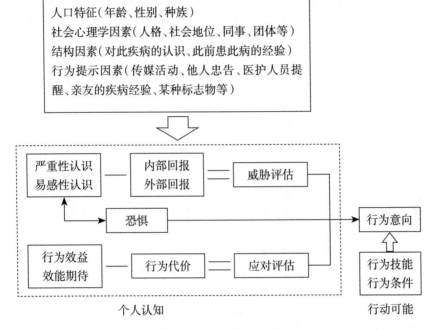

图 5-1　保护动机理论示意图

二、潘德健康促进模式

Pender 的健康促进模式（health promotion model，HPM）于 1982 年首次发表于护理文献中，主张个人的健康促进生活方式取决于认知 - 知觉因素和修正因素。该模式包含 3 大要素：个人特质和经验、行为特定的认知和情感以及行为结果，具体见图 5-2。

这一模式整合了护理和行为医学所形成的概念性架构，归纳出影响健康行为的因素。

1. 个人特质和经验　个人特质和经验中的先前相关行为是指过去相同或相似的行为作为目前行为预测的指标；而个人因素则分为生理、心理和社会文化 3 方面，如年龄、性别、自我激励、对健康的定义、种族、文化程度等。但是这方面的因素在整个健康促进模式中处于相对的定量位置，在护理实践中的应用只限于对不同的人群进行评估和分类，护理行为并不能改变或改善这些影响因素，因此也不能作为护理行为的方向。

2. 行为特定的认知和情感　这是潘德健康促进模式中最主要的激励部分，由自觉行动利益、自觉行动障碍、活动相关情感、人际间影响及情境影响共同组成的核心，包括个人、社区和社会在健康促进中的地位和影响方式，可以由护理活动来修正和影响健康促进行为。护理行为可以使个体认识到行为的预期利益而产生特定的健康行为，从而有助于健康促进行为的实现；护理行为也可以通过改变个人对健康行为活动的相关情感，促进提高自我效能，排除活动的障碍从而有助于健康促进行为的实现。人际间的影响范围是很广的，影响健康行为的有家人、同事、医护人员等，内容包括规范、社会支持和示范。

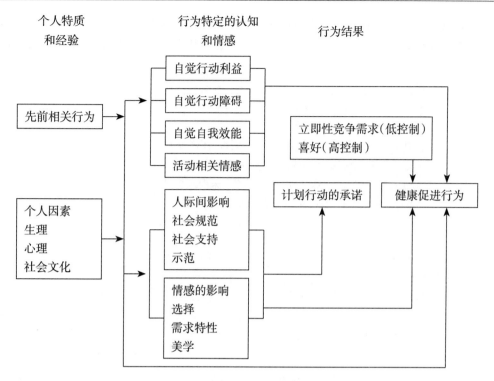

图5-2 潘德健康促进模式示意图

3. 行为的结果 包含计划行动的承诺、立即性竞争需求和喜好以及健康促进行为,整个健康促进模式的最终目标是使个体形成健康促进行为,并整合为健康促进生活方式。这个模式可以用来解释生活方式或探究特定的健康促进行为,并对健康促进行为的决定因素提出实证的支持。健康促进生活方式包含的健康行为有2种:一种是健康保护行为,其目的是积极降低疾病发生的概率;另一种是健康促进行为,其目的是增加个体健康、自我实现和自我满足,以促使个体向正向且适度的安适状态转变。因此,健康促进生活方式的定义是个体为维护或提升健康的层次、自我实现和自我满足,所产生的一种自发的、多层面的行动与知觉。健康促进行为包括规律运动、休闲活动、休息、适当营养、压力管理、负起健康责任、发展适当的社会支持系统以及自我实现等。

三、跨理论行为转变模式

跨理论行为转变模式由詹姆斯·普鲁查斯卡(James Prochaska)以及卡洛·迪克勒蒙特(Carlo DiClemente)于1980年提出,解释了人会在何时发生行为改变、如何改变,以及影响行为改变的因素,为教育者提供了行为分析及干预策略的良好参考模式,本理论的独特之处在于它不仅包括了多重连续的转变阶段,还注重个体的转变,成人个体的准备和意图是行为转变的决定性因素。

(一)跨理论行为转变模式的内涵

跨理论模型是一个有目的的行为改变模型,它把重点集中在行为改变方面的个体决策能力,而非社会的、生物学的影响力。它是在综合多种理论的基础上形成的一个系统地研究个体行为改变的方法。该理论模型提出,个体的行为变化是一个连续的过程而非单一的事件,人们在通过一系列动态循环变化的阶段变化过程后才能真正做到行为的改变。对所处不同阶段的个体应采取不同的行为转换策略,促使其向行动和保持阶段转换。该理论模型试图去解释行为变化是如何发生的,而不仅仅是为什么会发生。它描述了人们如何改变一个不良行为和获得一个积极行为的过程。

跨理论模型的内容架构分为四大部分:变化阶段、变化过程、自我效能、决策平衡。这四个组成部分结合了三个维度的变化:变化阶段、变化过程和变化水平。通过变化阶段反映了人们在何时产生行为改变;通过变化过程体现了人们的行为改变过程;通过贯穿于变化阶段和变化过程中的自我效能和决策平衡反映影响人们行为改变的因素,这些因素体现了不同的变化水平。

在跨理论模型中,变化阶段是模型的核心组织结构,它指出了行为变化的时间序列。时间序列确认了行为变化的动态本质和朝着变化方向的运动发展顺序。变化过程则描述了个体如何进行变化,包括个体有利于行为改变的认知和行为活动。自我效能是指相信一个人能够成功地完成必要的行为从而达到预期的结果。决策平衡则包括行为的正面作用和负面作用,或者是感知到变化产生的利益或障碍。

1. 变化阶段 变化阶段是跨理论模型的核心,是指行为发生的时间,各行为变化阶段划分参考了行为改变的时间性、动机恒心层面。跨理论模型把人的行为变化过程分为五个主要行为变化阶段,揭示了被其他的行为改变理论忽略了的关键环节。这个行为变化阶段包括:前意向阶段、意向阶段、准备阶段、行动阶段和保持阶段。这些变化阶段反映了个体行为变化的意图。不同个体可能会有不同变化,通过各个阶段向前变化,也可能会退回,并且可能会选择在行为变化统一体的不同变化点重新进入,通过这些阶段的运动可以被看作是循环往复的。

(1)前意向阶段:是指人们尚未意识到自己行为的问题点,在可预见的未来还没有想要采取行动的阶段,通常在进行测试的 6 个月以后。以体育锻炼行为为例,处于前意向阶段的个体通常表示"我在未来的 6 个月或者更长的时间内不打算进行体育锻炼"。人们处于前意向阶段通常是因为他们对其行为的结果不了解或知之甚少,或者也许他们尝试过进行数次改变,却因为缺乏改变的能力而失败。在其他的理论中,这些个体经常表现出来的特点是缺乏动机或并没有准备按照健康促进计划进行改变。

(2)意向阶段:是指人们在未来六个月想要有所改变的阶段。例如,处于体育锻炼的意向阶段个体表现为"我开始考虑我应该开始规律性的体育锻炼"。处于这一阶段的个体更加意识到变化的正面的积极效益,但也强烈地意识到负面的影响。行为改变的代价和利益之间的平衡能产生极深的矛盾情感,并使人们长时间地停留在这阶段。如果个体通过决策判断认识到行为改变的利大于弊,并且行为改变的动机大于保持原状的动机,那么他将会进入下一个行为变化阶段。

(3)准备阶段:是指人们在不久的将来想要采取行动的阶段,通常是指在接下来 30 天内。这些个体通常已经试图进行改变,或者已经做出某种努力来为真正的改变做好准备。例如,处于体育锻炼准备阶段的个体会参加与体育锻炼有关的教育课程,向有经验的运动保健医生咨询锻炼计划或运动处方,为进行体育锻炼购买运动服装、器材等。

(4)行动阶段:是指人们在过去的 6 个月内在生活方式上已经有了显著的改变,但是行为改变仍然是新的、尚未稳定的变化,问题行为故态复萌的风险性仍旧很高,需要行为改变者的注意和警戒,防止行为退回到前一阶段。例如:个体在过去的 6 个月内一直坚持有规律性的体育锻炼,表明他已经处于体育锻炼行动阶段。

（5）维持阶段：是指人们的行为改变至少持续了 6 个月以上的时间，行为变化已经变成一种习惯，退回到前意向阶段的风险性降低，环境性诱因的影响逐步减少，对行为改变的信心逐步增加。例如：当个体持续至少 6 个月以上的规律性体育锻炼，并在此基础上形成了体育锻炼习惯，表明该个体已经处于体育锻炼维持阶段。

2. 变化过程　变化过程包括内隐性与外显性的活动，是个人为修正其行为所运用的认知、情感、行为和人际之间的策略和技巧，其为问题行为者提供了改变行为的重要策略，也提供了群体健康行为产生的介入方法和策略，促使问题行为者成功进行行为变化的关键，是了解个体处在哪个行为变化阶段，然后运用恰当的策略或变化过程来推进其行为转变。

有关行为问题的研究发现了 10 个最常用的变化过程，涉及经验层面以及行为层面，其中经验过程包括：①意识唤起：发现并且学习那些能够支持健康行为改变的新的事实、观念和技巧。②生动解脱：体验伴随不健康行为风险而带来的消极情感（恐惧、焦虑、苦恼）。③自我再评价：认识到行为改变是作为人的个性的一个重要部分。④环境再评价：认识到在个体最接近的社会和（或者）自然环境中，不健康行为的消极影响，或者健康行为的积极影响。⑤社会解放：认识到社会规范在朝向支持健康行为改变的方向变化。行为过程包括：①建立关系：寻求并且运用对健康行为改变的社会支持。②反条件作用：用可供选择的健康行为或认识替代不健康行为。③强化管理：增加对健康行为改变的奖赏，并且（或者）减少对不健康行为的奖赏。④自我解放：做出一个决定进行改变的严格承诺。⑤刺激控制：排除对从事不健康行为的暗示或提示，并且（或者）增加对从事健康行为的提示或暗示。

跨理论模型指出，每个个体是否能从一个阶段过渡到另一个阶段取决于每个阶段的认知过程，认知过程和变化阶段的整合最终解释了个体行为的改变。阶段改变的认知过程因素具有很大的差异。具体而言，对特定行为后果的知觉、情感体验以及对周围环境的再评价决定了个体是否从前意向阶段过渡到意向阶段，对行为改变的价值和个人目标的探索以及对自我的再评价促使个体从意向阶段过渡到准备变化阶段，对改变和付诸行动的承诺帮助个体从准备阶段发展到行动阶段。最后，强化管理、刺激控制和对社会准则变化的知觉（即社会解放）导致个体最终从改变阶段发展到保持阶段。

一般而言，经验过程经常用在行为变化的早期阶段（前意向、意向和准备阶段），用来增加行为变化的意图和动机；行为过程经常用在行为变化的后期阶段（准备、行动和保持阶段），以获得行为改变的可观测的、处于起步阶段、需要尽力保持的努力。变化过程从一个阶段到另一个阶段传递着行为变化，因此，变化过程成为行为干预重要的中间结果变量。变化过程也是进行从过程到结果研究的理想工具。

3. 自我效能　跨理论模型中运用的自我效能结构，整合了班杜拉的自我效能理论和 Shiffman 的对行为改变的故态复萌阶段与保持阶段的应对模型。环境性诱因与自信心是自我效能中两个重要的伴随结构。其中，自信心代表了在特定情景下人们拥有的信心使其能应对高危险而不是回退到不健康行为或者高危险习惯中。环境性诱因反映了在中等困难情形下参与一个特定行为的欲望强度。环境性诱因和自信心在变化阶段中的作用是相反的。对吸烟者的纵向研究发现，自信心和诱因在变化阶段中同时发生改变，信心增加的同时诱因减少。在安全性行为的研究中发现，诱因和信心呈现出中等的、彼此相反的关系。此外，环境性诱因和自信心在预测个体进入准备阶段和行动阶段的能力上胜过其他人口统计学变量。环境性诱因始终是预测行为的故态复萌和退回到早期变化阶段的最好变量。

4. 决策平衡　决策平衡描述了个体行为改变发生与否的原因及其重要性，它是跨理论模型的决策部分,来自 Janis and Mann 的决策制定模型。经过对跨理论模型进行经验测试,逐渐形成了决策平衡的稳定结构:即正面因素和负面因素,也称为行为改变的知觉利益和知觉障碍,这是跨理论模型中两个重要的中间结果变量。知觉利益是行为改变的积极方面,或者是行为改变的益处和理由(行为改变的原因);知觉障碍是行为改变的消极方面,或者是行为改变的障碍(不发生改变的原因)。这两个维度已被许多以跨理论模型为基础对不同问题行为进行的研究所证实。通过对 12 种不同的问题行为的研究表明,决策平衡与变化阶段有着强烈的、可预测的相关性。通常而言,个体决定从一个阶段发展到下一个阶段的行为变化,建立在对采取健康行为的知觉利益和知觉障碍权衡的基础之上。在行为变化阶段的早期,对健康行为的知觉利益较低,并且随着行为变化阶段的发展而增长;知觉障碍在行为变化的早期则较高,并且随着阶段的发展而降低。

(二)跨理论行为转变模式改变的方法

跨理论模式描述了多个有效帮助行为转变的方法,最具实证支持的方法有 10 个项目:

1. 意识觉醒 这项干预目标是要提高个体对特定问题行为的原因、结果及治疗的警觉,有效的干预方法包括反馈、审视、解释、参考数据、教育、说明及大众媒体传播等策略。

2. 情感唤起 主要是让个体更强烈地感受到应该采取适当的行动去减低问题行为所带来的影响,如让个体感受到戒烟可降低恐惧、罪恶等感觉。心理剧、个人陈述、悲伤法、角色扮演或大众媒体传播等,都是唤起情感的技巧。

3. 自我再评价 主要使个体在认知和情感两方面对自己不健康的行为习惯做出自我评价,例如让个体评价并感觉自己吸烟的行为,可用的策略包括澄清价值、健康榜样的角色及意向等技巧。

4. 环境再评价 这项干预方法是使个体在认知与情感两方面评价自己不健康的行为习惯对社会环境所产生的影响。例如评价自己吸烟的行为习惯对其他人及环境的影响。评价也包括使个体认识到自己的行为可能会对其他人起一个正面或负面的健康榜样的作用,能使个体做出这方面评价的干预包括同情心训练和家庭干预等。

5. 自我解放 是使个体相信自己有能力改变并对自己承诺愿意去改变,如在新年时期利用下决心、公开宣誓及提供多项的选择来加强自我解放和磨炼意志。

6. 社会解放 是社会上创造一个尊重人权、有利健康的社会环境,为个体提供更多的机会和选择,这对于社会上的弱势群体、少数民族尤为适用,拥护、赋能和政策制定都是帮助弱势群体转变行为、增进健康的有效方法。

7. 情境替代 是帮助个体学习一种较为健康的行为去替代问题行为,例如:学习放松以减轻压力、以自我主张去应对不同方面的压力,对自己正面肯定等。

8. 增强管理 是应用行为科学的概念,以行为的后果去强化或处罚某种行为,当个体改变健康行为时,可由他人或自己提供奖赏去强化个体重复该行为,反之,当个体重复不健康行为时则可实施处罚去减低该不良行为的再发生。

9. 控制刺激 一方面移除个体不健康习惯的诱因,另一方面增加个体健康行为改变的提示。避免诱因,重建环境及建立互助小组等策略都能有效支持改变,减低发生不良习惯的风险。

10. 帮助性的人际关系 包括对个体提供关怀、信任、宽容、接纳及对健康行为改变的支持。

四、跨专业模式

健康教育与健康促进的研究领域非常广泛,涉及医学、社会学、行为科学、人文科学等诸多卫生与非卫生领域,在诸多相关学科中以预防医学、社会医学、教育学、健康传播学、健康心理学、健康行为学等与健康教育和健康促进的关系最为密切。健康教育与健康促进实质是多专业合作,才能取得更好的效果。

首先,预防医学是以群体为研究对象,依据预防为主的思想,应用基础医学、环境医学等相关学科的理论和流行病学、统计学、毒理学等方法,研究自然和社会因素对健康和疾病的影响及作用规律,采取卫生措施以达到预防疾病、促进健康、延长寿命的科学。健康教育和健康促进实质上属预防医学的范畴。而社会医学是一门医学和社会科学相结合的边缘学科,它主要研究社会因素和健康之间的相互作用及其规律,以制定社会保健措施,保护和增进人群的身心健康。从健康教育字面理解,健康教育是健康与教育的有机组合,教育是教与学的研究和实践,有特定的教育规律和一系列教学原则,健康教育工作者必须熟悉教育对象的需求,根据不同教育对象的文化背景,设计教育课程,安排教学内容,运用不同的教学方法,实施因材施教,并进行效果评价。同时,健康教育知识的传播离不开健康传播学。健康传播学主要研究健康信息传播活动发生和发展规律,以及影响传播效果的因素,传播策略的选择与拓展。当前随着电脑和多媒体技术的飞速发展,传播的功能和社会效益发生着深刻变化,必须研究健康传播的理论与方法,学习运用现代科学的新传播技术,以更好地发挥健康传播在健康教育与健康促进中的重要功能。健康心理学是在行为医学的基础上发展起来的一门新的心理学分支。健康心理学要在研究心理和社会心理因素对健康影响的基础上,提供心理保健的理论、策略、具体措施和方法学方面发挥其特殊功能,防止、消除或减轻影响心理健康的危险因素,预防身心疾病,增进身心健康。从一定意义上说,健康心理学是心理学与预防医学相结合的产物。最后,健康行为学是近年来随着健康教育的需要而发展起来的新学科,是行为科学的一个分支。健康教育与健康促进着眼于个人、群体乃至组织行为的改变。因此,健康行为学是健康教育和健康促进的基础学科。健康教育和健康促进要研究与人们健康和疾病相关的各种行为的发生和发展规律以及影响行为发生发展和变化的各种因素,掌握有关行为改变的理论,研究改变个体、群体和社会行为的规范和途径。

五、成人学习理论

(一)概念

成人学习理论是指结合成人教育的指导思想和培训学习理论,以成人的生理心理特征、学习欲望和系统为基础而总结的专门指导成人培训的教育理论。成人学习理论是在满足成人学习这一特定需要的理论基础上发展起来的。教育心理学家认识到了正规教育理论的局限性,于是开发了"成人教学法",即成人学习理论。美国著名教育心理学家马尔科姆·诺尔斯(Malcolm Knowles)在他所著的《被忽略的群落:成人学习者》(《The Adult Learner: A Neglected Species》)一书中对这一理论进行了全面阐述。诺尔斯认为,以往的学习心理学大多建立在有关动物和儿童学习实验的基础上,不适合成人学习的心理特点,应当运用一种有机的,具有能动性的心理学理论,尤其是马斯洛、罗杰斯的人本心理学理论。其理论模型建立的基础:成人需要知道他们为什么要学习;成人有进行自我指导的需求;成人可以为学习带来更多的与工作有关的经验;成人是带着一定问题去参与学习的;成人受到内部和外部的激励而学习。

诺尔斯通过理论研究,认为成人学习者具有四个方面的突出特征:

(1)随着个体的不断成熟,其自我概念将从依赖性向独立性转化。

(2)成人在社会生活中积累的经验为成人学习提供了丰富资源。

(3)成人的学习计划、学习目的、内容方法等与其社会角色、人物密切相关。

(4)随着个体的不断成熟,学习目的逐渐从为将来工作准备知识向直接应用知识转变。

(二)内容

成人学习理论主要考虑成人为什么需要学习,成人的学习目的,成人自我指导需求,成人所在的工作环境和特殊诉求等。成人学习理论分析成人学习的需求,认为成人总是希望学其愿所学,闻其愿所闻,观其愿所观。成人学习理论认为,成人比儿童具有更多的经验和更强的学习能力,能够更好地理解新鲜事物及掌握它们的认知结构。成人学习是认知结构组织与再组织,而教育者的教学活动对成人的学习效果和学习成绩有重要的影响。成人学习遵从以下四个法则:

效果法则——他们的学习需要在愉快的环境和氛围中进行;

练习法则——他们的学习需要通过大量的练习来加深印象;

联想法则——理论联系实际有利于成人对认知对象的掌握;

有备法则——他们往往是在有需求的时候才选择学习,有一定的目的性。

六、成人教育

成人教育是指有别于普通全日制教学的教育形式。成人教育不限年龄、性别。通过这个教育过程,使社会成员中被视为成年的人丰富知识、提高技术、增长能力和获得专业资格,或使他们转向新的方向,使他们的态度和行为得到改变。

成人教育的本质特征是由其教育的对象(成人)决定的。成人教育可以理解为一个以成人的方式指导教育的过程。成人期意味着成熟和经验,因此在提高自我健康水平方面,专科护士针对成人患者的教育需求应给予特定的方法和策略。

1. 成人学习的特点

(1)学习自主性较强:在成人的健康教育学习活动中,患者的自主性和独立性较大,对专科护士的依赖性降低,患者具有较强的个人意识和个人责任感,能够自己选择学习内容、制定健康学习计划,希望专科护士能够与他们协商后做出关于健康教育教学的任何决定。

(2)个体生活经验影响较大:对于成人健康教育学习者,学习活动中更多地借助于自己的经验来理解和掌握知识,而不是以专科护士的传授为主。成人的这一特点对其健康教育学习活动有如下特殊意义:①成人的已有经验与新知识、新经验的有机结合使成人的健康教育学习更加有效和有意义。②在健康教育学习活动中,成人本身就可以被当作健康教育学习资源,这种资源既能为自己也可以为他人利用。③成人的经验有时会形成某种学习定式而对健康教育学习产生消极影响。

(3)学习任务与其社会角色和责任密切相关:成人的学习任务已经由儿童、青少年时期的以身心发展为主转变为以完成特定的社会责任、达到一定的社会期望为主。对成人而言,健康教育学习可成为他们职业生涯或生活状态的一个转折点。因此,这种学习具有更强的针对性,且学习动机较强。由此可见,了解成人学习者的学习需要在成人健康教育教学中非常重要。

（4）问题中心或任务中心为主的学习：成人健康教育学习的目的在于直接运用所学知识解决当前的社会生活问题。因此，成人更喜欢以问题或任务为中心的学习。健康教育活动对成人而言是一个十分明确的学以致用的过程，他们能够针对社会生活中的具体问题进行学习，并具有通过健康教育学习解决实际问题的强烈愿望。

2. 学习方式

（1）行动型：学习者倾向于"从做中学"，他们对于专科护士详细的讲授往往会感到不耐烦，当专科护士提问的时候经常不加思考就立即给予回答。他们热心于新事物，喜欢新的体验。在集体学习活动中表现积极、主动，很多情况下处于领导者的地位。

（2）深思型：学习者在回答问题前需要长时间的考虑，经常犹豫不决，很难做出肯定的回答，在回答之前需要更多的信息。这类人群喜欢与他人一起学习，因为这样便于收集更多的观点和信息。

（3）理论型：学习者在解决问题前喜欢首先理解基本原理，然后提出假设，并采用循序渐进的手段来解决问题。他们常常用客观的、公正的和逻辑性较强的方法来解决问题，而不接受他人的主观判断和众多的不同观点。

（4）试验型：这类成人喜欢尝试和应用新的观点。对于健康教育学习内容，一定要经过尝试后才会相信，这些人探讨新的更加有效的途径来解决问题。他们充满信心、精力充沛，但总感到专科护士讲得太多。喜欢解决问题，认为只有在新的情景下才可以学习很多知识，他们喜欢显示自己解决问题的方法，但是如果没有机会自己做的时候，他们会立即感到失望。

3. 学习障碍

（1）环境障碍：环境障碍是大部分成人健康教育学习者需要克服的主要障碍，主要由家庭和工作环境引起。例如：家庭、工作环境中不具备健康教育学习需要的技术环境，家庭和工作的责任对学习精力和时间的影响，财政困难和交通不便等。许多成人在专科护士进行健康教育学习过程中需要兼顾工作和家庭，一旦工作和家庭责任与学习发生冲突，成人健康教育学习者大多数会选择前者。因此，工作和家庭的压力对学习时间和精力的影响非常突出，成为成人健康教育学习者学习的主要障碍。

（2）生理障碍：成年人随着年龄的增长，其生理功能也会出现衰变，如记忆力衰退、感知觉能力下降、各种器官活动速度减慢以及体力减退等。这些生理方面的障碍对成人的健康教育学习活动都会产生不同程度的影响。

（3）心理障碍：成人健康教育学习的心理障碍又称为态度障碍或性情障碍，它主要指影响人们参加健康教育学习的个人信念、价值观、态度或观念。在一定生活经验基础上形成的思维定势往往使得成人对事物的认识和态度较难改变，那些对健康教育学习有消极影响的思维定势会成为学习的心理障碍。例如，不容易接受新概念，担心年纪大了学不好，认为在校学习比远程学习好等。

（4）学习能力障碍：成人健康教育学习者和青少年学习者一样也会存在学习能力方面的障碍。例如，很多基本的概念、规律、原理可能被遗忘，需要复习，或以前学习的知识已经陈旧，需要补充和更新；缺乏新的信息技能方面的训练；家庭和工作的压力要求他们掌握有效的学习技巧和方法，以提高学习的效率，而大部分成人长期缺乏学习技巧方面的训练。

七、患者教育程序

患者教育是指以医学为基础,以患者及其家属为对象,通过有计划、有目的、有评价的教育过程,使患者了解促进健康的知识,改变不健康的行为,向有利于康复的方向发展。患者健康教育程序与护理程序一样,是科学的思维方法和工作方法,是确保患者健康教育效果的重要保证。患者健康教育包括评估需求、确定目标、制定计划、实施计划和评价效果5个步骤。

1. 评估需求　评估教育需求是患者健康教育程序的第一步。通过调查分析,了解教育对象需要学习的知识和掌握的技能,为确定教育目标、制定教育计划提供依据。评估教育需求的内容主要从以下4个方面考虑:患者对疾病或健康问题的知识水平,患者对健康教育的态度,患者的学习能力,患者的环境因素。评估教育需求的方法主要包括直接评估和间接评估。而直接评估通过与患者的接触、谈话直接获得。间接评估通过阅读患者的病历、分析病史及其健康影响因素获得。

2. 确定目标　确定教育目标即明确患者及其家属的教育目标,为制定教育计划奠定基础。

3. 制定计划　教育计划主要由教育时间、场所、内容、教育人员及方法和工具5个部分组成。

(1)教育时间:从患者入院到离开医院期间,均为健康教育的时机。

(2)教育场所:患者健康教育应在适宜的场所进行,以免使患者或家属感到不安或尴尬。

(3)教育内容:教育内容应根据患者的具体情况具体对待,确保其针对性。

(4)教育人员:患者健康教育是一个完整的教育系统,医院内的工作人员应根据患者和家属的需求,提供相应的健康教育。

(5)教育方法及工具:根据患者的特点,选择恰当的教育方法和工具,以增进教育的效果。

4. 实施计划　在实施教育计划过程中,为确保计划的顺利实施,应特别注意以下4点:注重信息的双向传播,适当重复重点内容,采取多种教育方法和方式,注重教育者的态度。

5. 评价效果　评价是教育的重要环节。评价的目的是及时修正原有计划,改进工作。教育效果的评价可以通过评价教育需求、教学方法及教育目标的实现程度得以体现。

(1)评价教育需求:评价以往患者教育需求的评估是否准确、完整。

(2)评价教学方法:评价教育方法是否恰当、教育者是否称职、教材是否适宜。

(3)评价教育目标的实现程度:目标有不同的层次,前一层次的目标往往是下一层次目标的基础。评价时应参照计划目标,在活动的不同时期进行不同的评价。

(李　玲)

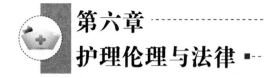

第六章
护理伦理与法律

为了充分发挥专科护士的临床实践能力和教育督导能力,促进专科护士的健康发展,在现行法律法规的情况下,明确专科护士岗位职责和工作范畴,构建符合我国国情的专科护士使用与管理机制,制订不同种类的专科护士的岗位说明书,准确描述其专科护理工作的内涵和外延,尤为重要。同时,在目前医患关系较为紧张和患者法律意识普遍增强的背景下,专科护士也应提升自身的法律意识,以相关法律和伦理原则为准绳开展护理实践,才能彰显专科护士的优势。

第一节 护 理 伦 理

护理伦理是一种社会意识形态,是护理人员在护理实践中调整人与人、人与环境、人与社会之间关系的行为准则和规范的总和。涉及人的生命、健康和疾病等最切身的利益。它影响着护理人员的心理和意识,以至形成独特的内心信念,从而构成护理人员的个人思想品质和道德境界。护理伦理是医院、社会发展和护理人员安全、顺利从事护理职业的重要保障。

一、理论基础

护理伦理学的理论基础包括生命论、道义论、效果论、美德论等,深刻理解护理伦理学的理论基础,并能够在实践中践行,对于提高护理人员的道德情操、加强其道德修养有重要意义。

(一)生命论

生命论包括生命神圣论、生命质量论和生命价值论,是关于生命存在、目的和意义的基本态度和观点。

1. 生命神圣论 生命神圣论起源于原始社会,从道德角度强化了治病救命、将患者的生命健康利益放在首位的宗旨,为医学人道主义理论的形成发展奠定了思想基础。局限表现在对于生命的认识存在单一和片面的倾向,忽视了生命的质量和价值。

2. 生命质量论 反映了人类对生命认识的不断完善和提高,促使护理人员追求高质量的生命,为人们的医疗决策提供了理论依据。局限性在于缺乏道德依据,也带有一定的片面性。

3. 生命价值论 将生命的内在价值和外在价值结合起来衡量生命价值,根据生命对自身和他人、社会的效用如何,采取不同态度对待。这样有利于全面认识人的生命存在的意义,有利于推动医学进步和社会发展。

在实践中,应将生命论的三种理论结合起来,对生命问题做出科学和客观的伦理评估和判断。

（二）义务论

义务论包括行为义务论和规则义务论，告诫人们该做什么、不该做什么以及如何做才是道德的。行为义务论指依据个人的直觉、良心和信念来判定行为是否符合道德；规则义务论指个体道德行为必须根据道德原则来确定其是否符合道德要求。

义务论强调了护理人员对患者的责任，注重良好动机的培养和严谨的行为，以此来提高护理人员的道德品质。

（三）后果论

后果论又称效果论，最具代表性的理论是公益论和功利论（功利主义）。

1. 公益论　即关于公共利益的理论，强调社会效益、后代利益和群体利益，要求公正合理地分配医疗卫生活动中的利益，在卫生发展战略的制订过程中遵循公平、公正、合理的原则。

2. 功利论　功利论是根据行为是否以相关者的最大利益为直接目的而确定道德规范的效果论。只要一个行动的后果是好的，那么这个行动就是道德的，其判断后果好坏的标准是幸福和快乐，能给大多数人带来幸福和快乐的行为就是道德的行为。

（四）美德论

美德论又称为德性论或品德论，是关于道德品质的理论，道德品质是美德论的核心要素。护理道德品质是指护理人员对道德规范和原则的认识，以及基于这种认识产生的稳定行为习惯。护理道德品质主要有：仁慈、诚实、审慎、公正、廉洁、进取等内容，具备这些良好的护理道德品质是对护理人员的基本要求。

（五）人道论

人道论是关于医疗领域中人道主义的理论，影响护理学科发展和护理实践的全过程。医学人道主义是指护理人员关心和爱护患者健康，重视患者生命，尊重患者的人格和权利，维护患者利益的伦理思想。医学人道主义的核心内容是尊重患者，主要体现在：尊重患者的生命；尊重患者的人格；尊重公平、公正；尊重患者的生命价值。

二、基本原则、具体原则与应用原则

护理伦理原则是在医疗护理过程中协调护理人员与患者、与其他护理人员以及与社会之间相互关系的行为准则和规范，包括基本原则、具体原则和应用原则。护理伦理基本原则在护理伦理理论体系中处于首要地位，起着主导作用。

（一）基本原则

1. 护理伦理基本原则的概念　护理伦理基本原则是明确护理道德的基本精神、为护理道德的确立指明方向、为解决伦理难题提供基本依据，它具有引领护理伦理准则、规范一切护理伦理行为方向的功能。

2. 护理伦理基本原则的内容

我国护理伦理基本原则包括：防病治病，救死扶伤；实行社会主义人道主义；全心全意为人民身心健康服务。

（1）防病治病，救死扶伤：是护理工作本身的职责和职业道德所要求必须具备的精湛技术和高尚的医德。护理人员要做到：一是树立崇高的职业责任感和使命感；二是刻苦学习理论知识，积极参与临床护理实践，不断提高护理技术水平，为患者提供优质护理服务。

（2）实行社会主义人道主义：主要体现在社会主义制度和价值体系下，对人的生命价值的尊重以及提高对生命质量的重视。护理人员要做到：一是尊重每一个人的生命价值；二是树立新的现代医学模式观，全方位地服务患者，提高其生命质量。

（3）全心全意为人民身心健康服务：是护理道德的全部实质和核心，护理人员要做到：一是正确处理好个人与患者、集体、社会之间的关系；二是树立一切为了人民群众的基本观点，同情患者，关心患者，体贴患者；三是为服务对象提供良好的服务态度和优质的护理水平。

（二）具体原则

国际公认的护理伦理具体原则包括：尊重原则、不伤害原则、有利原则、公正原则四项原则。

1. 尊重原则

（1）概念：狭义的尊重原则是指护理人员应尊重患者及其家属的独立而平等的人格尊严；广义的尊重原则是指护理人员不仅尊重患者的人格尊严，而且要尊重患者的自主权利（自主知情、自主选择、自主同意权）。

（2）要求：护理人员要关注患者的身心健康，尊重患者的人格权；协助患者行使自主权。同时应该明白患者的自主权不是绝对的，当遇到特殊情况时医院可以做出决定。

2. 不伤害原则

（1）概念：指护理人员的医疗行为，其动机与结果均应该避免对患者的伤害，是对医疗行为的最低要求。

（2）要求：不伤害原则要求护理人员为患者提供医疗服务时要权衡利弊，一切以对患者利益为重，把医疗的伤害性降低到最小限度，做到以最小的损伤代价获取患者最大的利益。

3. 有利（行善）原则

（1）概念：指护理人员在减少或预防对患者伤害的基础上，始终把患者健康利益放于首位，促进其健康、增进其幸福，包括不应施加伤害、预防伤害、去除伤害、做或促进善事。

（2）要求：有利原则要求护理人员始终把患者的健康利益放在第一位，积极评估医疗护理服务可能对患者造成的影响，争取利益最大化。同时，医疗护理服务既要对患者有益，也不能伤害他人和对社会造成危害。

4. 公正原则

（1）概念：指护理人员在护理服务中公平、公正地对待每一位患者，包括形式公正和内容公正，稀缺医疗资源的分配应以医学标准为首要标准。

（2）要求：要求在医疗服务的政策和行为中公平、正直地对待每位患者，公平分配医疗资源，兼顾集体利益、社会利益和后代利益，同时要公正合理地解决护患纠纷，用长远眼光和整体观念指导护理实践。

（三）应用原则

临床实践中，护理伦理的应用原则包括知情同意原则、最优化原则、保密原则和生命价值原则。

1. 知情同意原则

（1）概念：指患者或其法定代理人在完全了解医护人员所提供的关于自己疾病的足够信息的前提下，自愿同意或应允所给予的某些检查、治疗、手术或实验的伦理原则，其主体是患者或患者的法定代理人、监护人以及患者的亲属，实施要素包括信息的告知、患者对信息的正确理解、患者具有同意的能力及自主决定的自由。

（2）运用知情同意的特殊情况：①当遇到危及患者生命的紧急情况时，医护人员可从患者的最高利益出发实施抢救措施，不需要知情同意。但建议事后补充知情同意，并做好记录。②某些特殊情况允许医护人员在衡量患者情况后，可不告知对患者健康有害的信息，目的是减轻患者的焦虑，一旦患者情况改善，可接受所有被告知的信息时，医护人员应将事先暂时隐瞒的信息完全告知患者。③患者自动委托或患者无同意能力，又无法与法律上认定的代理人取得联系时，可不经同意，即给予必要的处置。

2. 最优化原则

（1）概念：指在临床实践中，诊疗方案的选择和实施应以最小的代价获取最大效果。是行善原则、不伤害原则在临床工作中的具体应用，是临床诊疗护理工作中最普通、最基本的伦理原则。

（2）最优化原则的内容：疗效最佳、损伤最小、痛苦最轻、耗费最少。

3. 保密原则

（1）概念：指医护人员在医疗中不向他人泄露可能造成医疗不良后果的有关患者疾病隐私的原则。有两层含义：①"患者疾病的隐私"，对患者的个人生活、行为、心理和生理等隐私要保密。②"不向他人泄露"，不向治疗医生或小组之外的医生或他人泄露。

（2）医疗保密的内容：医疗保密的内容包括为患者保密、对患者保密和保守医务人员秘密。在遵守医疗保密原则时必须满足：①以不伤害患者自身的健康与生命利益为前提。②不得伤害其他人的利益。③不损害社会利益。④不能与现行法律相冲突。

（3）对护理人员的要求：要求护理人员增强维权及保密意识，不得传播和扩散患者的秘密，在公共场合防止意外泄密。

4. 生命价值原则

（1）概念：生命价值原则强调生命神圣与生命质量的统一。包括三个方面的含义：①尊重人的生命。②尊重有质量、有价值的生命。③如果生命质量低劣，为维护其生存花费代价太高，就不应当承担特殊救治义务。

（2）生命价值原则的应用：现代医疗生活中面对的对极低体重新生儿和残疾新生儿的处置、安乐死、器官移植等问题都与生命价值原则有关。

对生命的尊重并不在于延长患者痛苦的时间，看着生命在痛苦中挣扎并不能表明是对生命的尊重，真正的尊重生命在于接受生命，有时也接受死亡，这也是生命价值原则所表达的一种对待生命的态度。

三、规范与范畴

护理伦理规范是护理人员在护理伦理基本原则指导下的具体行为准则，是培养护理人员道德品质和道德行为的具体标准。护理伦理范畴是道德规范在护理活动中的具体运用，反映了护患之间、护士之间、护士与其他医务人员以及社会之间最本质、最普遍的道德关系。

（一）护理伦理规范

护理伦理规范是依据护理伦理理论和原则制订的，用以调整护理人员人际关系及护理人员与社会关系的行为准则，也是培养护理工作者伦理素质的具体标准或要求。护理伦理规范的基本内容归纳为：尊重生命、一视同仁；热爱本职、精益求精；认真负责、任劳任怨；举止端庄、态度热情；言语贴切、保守秘密；团结协作、互相监督；勇担责任、促进健康；廉洁奉公、遵纪守法。

（二）护理伦理范畴

护理伦理范畴可以促使护理人员自觉将客观外在的护理伦理基本原则和规范要求转化为内在的道德愿望，从而产生道德责任感、自我评价能力和自我约束与激励的能力，实现护理伦理基本原则和规范的要求。内容包括权利与义务、情感与良心、审慎与保密、荣誉与幸福。

1. 权利与义务

（1）患者

伦理权利：平等享受医疗和护理的权利；疾病知情同意的权利；自主选择的权利；免除一定社会责任和义务的权利；监督医疗和护理权益实现的权利；个人隐私和尊严获得保护的权利。

伦理义务：积极配合治疗、护理的义务；保持和恢复健康的义务；遵守医院各项规章制度与规定的义务；尊重医务人员及其他患者的义务；按时、按数支付医疗费用的义务；支持医学护理研究的义务。

（2）护理人员

伦理权利：主要是《护士条例》等法律赋予的权利和维护患者身心健康，使其不受其他社会因素干扰的权利。在保证患者康复或有利于病情缓解的前提下，有医疗护理的自主权利和医疗保密权等。

伦理义务：为患者解除痛苦的义务；为患者尽职尽责的义务；为患者保密的义务；为患者解释说明的义务；兼顾患者利益和社会利益的义务；发展护理学的义务等。

2. 情感与良心

（1）护理道德情感：护理道德情感是护理人员在护理实践活动中对自己所履行的护理道德义务行为的一种情感体验，包括同情感、责任感、真诚感、事业感，是联结护患关系的纽带。

（2）护理伦理良心：是护理人员在对患者和社会的关系上，对自己的职业行为上负有的道德责任感和自我评价能力。良心具有选择、监督和评价的作用。在行为之前，具有指导和引领作用；在行为过程中，具有监督和保证作用；在行为之后，具有评价和矫正作用。

3. 审慎与保密

（1）护理伦理审慎：指护理人员在护理行为前的周密思考与行为过程的谨慎、认真、细心的一种道德作风，包括肢体语言、口头语言和书面语言等护理语言的审慎以及用药和护理操作上的审慎。审慎有利于护理人员养成良好的工作作风和业务水平，以护理道德原则和规范修身养性，逐步达到"慎独"的境界。

（2）护理伦理保密：指护理人员要保守患者的秘密和隐私，以及对其采取保护性措施。包括保守患者的秘密，对患者保守秘密，对重要领导人物的病情保密。护理伦理保密有利于维护和谐的家庭和社会秩序的稳定、建立良好的护患关系。

4. 荣誉与幸福

（1）护理伦理荣誉：指为患者身心健康贡献自己智慧和力量并得到社会的公认和赞扬之后，个人得到的良心上的满足和自我内心的欣慰。包括护理人员的个人荣誉、集体荣誉、个人荣誉与集体荣誉的统一。护理伦理荣誉是激励护理人员不断进取的精神力量，对护理人员的行为起着社会评价的作用。

（2）护理伦理幸福：指护理人员挽救了患者的生命，促进了患者的健康，获得了一定的荣誉,从而促使护理人员获得内心的满足。包括个人幸福和集体幸福的统一、物质幸福和精神幸福的统一、创造幸福和享受幸福的统一。护理伦理幸福有助于增强护理人员的责任感,进一步促进正确的价值观、人生观和世界观的树立。

(徐建宁)

第二节　护患双方的权利与义务

专科护士在临床实践中运用评判性思维,捕捉患者的个体化反应,通过对患者全面深入细致地了解和分析,形成自己的专业判断,实施及时有效的护理处置,可减少并发症、降低感染率、改善功能能力、减少住院费用和住院时间等。实践证明,专科护士在建立良好的护患关系、提高患者的临床结局、切实维护患者的合法权益、提高患者和家属对护理的满意度等方面都有积极的作用。

一、患者的权利与义务

尊重与保障护患双方权利和义务,遵守相关法律、法规和规章制度是确保护患关系和谐、避免医患纠纷的根本所在。

(一)患者的权利

患者权利是指患者在医疗卫生服务中应该享受的基本权利和必须保障的利益。患者权利一方面涉及法律所赋予的内容,另外一方面则依靠道德的力量来维持,一般应享有如下的权利:

1. 基本医疗权

(1)概念:基本医疗权是一项基本人权。指社会成员要求国家和政府给予基本医疗保障与医疗救济的权利。

(2)对基本医疗权的误解:①国家负担社会成员的全部医疗服务。②可以无偿地要求医疗机构满足社会成员的医疗需求。

(3)基本医疗权实现的保证:需要国家在医疗卫生方面的宏观保证,包括制订、落实符合国情的、公正的医疗卫生制度,保障卫生资源的合理分配,发展并完善广覆盖、多层次的医疗救济制度。

2. 疾病认知权

(1)概念:指患者从医疗机构和医务人员处获得所患疾病的性质、严重程度、治疗安排、病情预后情况等信息的权利。

(2)正确告知坏消息

应当如实告知患者所患疾病的名称、现状、程度、趋势和可能发生的危害健康的后果等诊断结论;但是出于防止病情急剧恶化、避免对患者可能造成不利后果的善意考虑,也可对患者本人延迟告知。

在告知患者病情时应当做到:全面、通俗、精确、真实;护理人员要和医生口径一致,患者该知道的要讲清楚,使患者放心,暂时还不能让患者知道的,要慎言守密,要视是否符合患者的根本利益、是否对患者及其家属负责和依患者个体差异而定。

3. 知情同意权

（1）概念：指患者在医疗卫生服务中，享有知晓病情、诊断、治疗护理方案、预后和诊疗费用等情况，并自主选择诊疗方案的权利。知情同意权包括知情权和同意权。知情权是指医护人员向患者提供疾病诊断、治疗方案、预后、诊疗费用等方面信息的权利；同意权是指在知情的基础上，患者对检查、治疗、护理作出自愿、自主的决定。

（2）知情同意的实施要素：包括信息的告知、信息的理解、同意的能力和自由的同意。

（3）遵守知情同意权的必要性：根据现代的法理精神，医护人员为患者实施治疗，要同时具备以下三个要件，即国家法律的许可和保障、具有治疗目的、患方的承诺。

4. 隐私保密权

（1）概念：是指患者要求医方不得侵犯自身隐私的权利。

（2）对护理人员的要求：患者有权利要求护理人员对其既往史、婚育史、生理缺陷等进行保密。如果护理人员对患者的隐私进行披露、宣扬、威胁或者将隐私用于治疗、科研范围外的不正当目的，则侵犯了患者的隐私权。对艾滋病、遗传病、肿瘤、性病、精神障碍等患者要特别注意保护隐私。但是，在下列情况下护士可向获得授权的人提供患者的个人资料：①患者签署知情同意书。②患者患有传染性疾病会威胁他人的健康。③患者的资料仅用于教学和科研，但不会公开患者的姓名。④法律诉讼需要患者资料时。

5. 监督医疗权　患者有权对医院规章制度的执行情况、医护人员的职业道德、收费标准、医疗护理行为、后勤等方面进行监督，对各种妨碍患者权利实现以及对患者带来危害的医疗护理行为有权提出批评与指责，并有权要求医护人员改正。医护人员要自觉地接受患者的监督，对患者的合理意见和建议要及时地采纳并给予反馈。

6. 医疗诉讼权　患者及家属可向卫生行政部门或法院对医护人员违反部门规章制度、诊疗规范、护理常规等构成的医疗事故提出诉讼，追究医疗卫生机构和医护人员的法律责任并获取赔偿。

7. 免除社会责任的权利　患者有权根据疾病的性质、严重程度要求暂时、长期或永久免除部分或全部的社会责任和义务，并享有休息和享受有关社会福利的权利。

8. 被照顾权和被探视权　患者在治疗护理过程中享有被护理人员、家属、亲戚朋友等照顾的权利，称被照顾权。患者在住院期间，有被家属、亲戚朋友、同事等探视的权利，称被探视权。医院在保证正常的诊疗护理秩序的基础上，要创造条件，方便患者家属、亲戚朋友、同事等探视患者。

（二）患者的义务

患者义务是指在医疗卫生活动中，患者应履行的责任。权利和义务是相对的，患者在享受权利之余，也应承担其应尽的义务，对他人和社会负责。其内容包括：

1. 积极配合医疗和护理的义务　患者患病是没有责任的，但患病后却有责任接受治疗和护理。患者及家属应密切配合医护人员的检查、治疗和护理计划，做到：①诚实表达求医的目的，真实地提供病史，告知医护人员治疗前后的情况。②患者在同意某种治疗方案后，必须严格遵循医嘱。③传染病患者或疑似传染病患者应当遵守有关隔离制度，自觉接受隔离，以免造成传染源扩散，危害他人和社会。

2. 尊重医护人员的义务　包括尊重医护人员的人格、劳动以及专业权利。《中华人民共和国护士管理办法》第四条规定：护士的执业权利受法律保护，护士的劳动受全社会的尊重。医护人员专业权利是医疗护理工作得以顺利进行的必要条件，患者应该认真听取医护人员所作出的负责任的职业判断、建议和决策,在医护人员的指导下,慎重地进行理性选择。

3. 保持和恢复健康的义务　在医疗活动中,很多个人卫生及保健活动需要患者的积极参与,才能使其维持在最佳的健康状况。具体包括:选择合理的生活方式,养成良好的生活习惯,为保持和恢复健康负责。

4. 维护医院秩序和遵守医院规章制度的义务　医院的秩序有特殊的要求:①保持安静,这是对患者的最基本要求。②保持清洁,患者和家属应自觉爱护医院内公共卫生设施,保持院内整洁。③不干扰医护人员的正常医疗活动。④不损坏医院财产,患者入院后,护理人员应通过多种形式将医院的规章制度(如出入院制度、探视制度、陪护制度、病房管理制度、作息制度、转诊制度等)向患者及家属介绍,患者和家属在知晓的基础上积极主动地遵守。

5. 缴纳医疗费用的义务　医疗费用直接关系到医疗卫生机构的正常运转,医疗卫生事业不是纯粹的福利事业,它不同于一般的商品买卖,它不以治疗是否有效和成功作为收取费用的依据,只要医护人员没有违反诊疗护理规范、常规,无论效果是否明显,患者都有责任按时按数缴纳医疗费用。

6. 支持医学教育和科研的义务　为了维护和促进人类健康,患者有义务在自己不受伤害或收益与伤害(风险)成比例的情况下,经自愿知情同意,配合医护人员开展教学、科研等活动。但这只是患者的道德义务,并没有法律的约束力,医护人员事先应取得患者的同意,不能采取强迫的方式。

二、护士的权利与义务

(一)护士的权利
护士的权利是指护士在护理工作过程中应该享有的权利和应获得的利益。

根据《护士条例》规定:护士在医疗实践过程中依法享有权利,国务院有关部门、县级以上地方人民政府及其有关部门以及乡(镇)人民政府应当采取措施,改善护士的工作条件,保障护士待遇,加强护士队伍建设,促进护理事业健康发展。

1. 享有获得物质报酬的权利　按照国家有关规定,护士执业有获取工资报酬、享有福利待遇、参加社会保险的权利。任何单位或者个人不得克扣护士工资、降低或者取消护士福利等待遇。

2. 享有安全执业的权利　护士执业有获得与其所从事的护理工作相适应的卫生防护、医疗保健服务的权利。从事直接接触有毒有害物质、有感染传染病危险工作的护士,有依照有关法律、行政法规的规定接受职业健康监护的权利;患职业病,有依照有关法律、行政法规的规定获得赔偿的权利。

3. 享有学习、培训的权利　护士有按照国家相关规定获得与本人业务能力和学术水平相应的专业技术职务、职称的权利;有参加专业培训、从事学术研究和交流、参加行业协会和专业学术团体的权利。

4. 享有获得履行职责相关的权利　护士有获得疾病诊疗、护理相关信息的权利和其他与履行护理职责相关的权利,可以对医疗卫生机构和卫生主管部门的工作提出意见和建议。

5. 享有获得表彰、奖励的权利　国务院有关部门对在护理工作中做出杰出贡献的护士,应当授予全国卫生系统先进工作者称号或者颁发白求恩奖章,受到表彰、奖励的护士享受省部级劳动模范、先进工作者待遇;对长期从事护理工作的护士应当颁发荣誉证书。具体办法由国务院有关部门制订。

6. 享有人格尊严和人身安全不受侵犯的权利　扰乱医疗秩序,阻碍护士依法开展执业活动,侮辱、威胁、殴打护士,或者其他侵犯护士合法权益的行为,由公安机关依照治安管理处罚法的规定给予处罚;构成犯罪的,依法追究刑事责任。这表明如果护士在正常执业过程中遭到侮辱甚至是殴打,有关肇事者将被追究刑事责任。

(二)护士的义务

护士义务是指在护理工作中,护士对患者、社会应尽的责任。其内容包括:规范护士执业行为、提高护理质量,是保障医疗安全、预防医疗事故和改善护患关系的重要方面。

1. 遵守医疗卫生法律、法规和诊疗护理规范的义务　护士在执业活动中,应当严格遵守医疗卫生法律、法规、部门规章和诊疗护理规范的规定,这既是护士从事护理工作的根本原则,也是从根本上避免护理差错事故发生,为患者、社会及医疗卫生机构履行的最基本义务之一。

2. 正确执行医嘱的义务　在护理工作中,护士应按规定核对医嘱,医嘱准确无误,应及时正确地执行。若护士发现医嘱违反法律、法规、部门规章、诊疗技术规范或与患者病情不符时,护士应及时向医生提出质疑。如果明知医嘱有误不提出或由于疏忽大意未发现而执行酿成严重后果的,护士将与医生共同承担法律责任。

3. 如实记录和妥善保管病历的义务　医护人员应按照卫生行政部门规定的要求书写并妥善保管病历资料。由于抢救危重患者未能及时书写病历的,应在抢救结束后 6 小时内据实补记,并加以注明。护士应及时、客观、完整地书写护理病历,并对病历实施科学管理,防止缺失。

4. 及时救治患者的义务　护士在工作中,一旦发现患者病情危急,应立即通知医生进行抢救。在紧急情况下,护士应先行实施必要的紧急救护措施,如给氧、建立静脉通道、进行胸外心脏按压等,待医生到达后,护士应立即汇报抢救情况并积极配合医生进行抢救。

5. 向患者解释和说明的义务　为了很好地维护患者的疾病认知权和知情同意权,护士应将患者的病情、诊疗护理措施、医疗费用和预后等情况如实告诉患者,并及时回答患者的疑问和咨询。

6. 尊重和保护患者隐私的义务　在护理活动中,护士有责任对患者隐私加以保密,并且未经患者同意,护士不得复印或转发患者病历,不得将患者个人信息泄露给与治疗护理无关的其他人员。

7. 参与突发公共卫生事件救护的义务　当发生严重威胁公共生命安全的自然灾害、公共卫生事件时,护士应当服从县级以上人民政府卫生主管部门或所在医疗卫生机构的安排,决不能推诿、逃避或耽误患者的抢救工作。如不服从安排参加医疗救护,县级以上卫生行政部门可根据情节严重程度,给予警告、暂停执业活动或吊销护士执业证书。

三、护患权利与义务的关系

(一)患者权利与护士权利的关系

护士的权利是为了保证护士的基本义务——增进健康、预防疾病、减轻痛苦而存在的,所以护士权利与患者权利在本质上是一致的。

但护士的权利与患者权利也可能存在不一致的情况,如患者有一定的选择医护人员的权利,医护人员却不能选择患者。虽然看起来,这是二者的权利不对等,但这是由医护人员的职业所决定的,并不代表人格上的不对等。

护士的权利和患者的权利之间可能发生冲突。如艾滋病阳性结果原则上通知受检者本人及与其关系密切的其他人，患者要求保密的权利与医护人员因对他人、社会的义务而承担上报的义务之间发生冲突。

（二）患者权利与护士义务的关系

一般来说，患者的权利和护士的义务是一致的。例如患者有隐私权，护士则有为患者保守秘密的义务等。但是患者权利也经常同护士对患者的义务发生矛盾（如患者有权拒绝治疗护理，但当这一行为属于判断选择失误而其后果会伤害患者自身时，便与护士保护患者健康的义务发生矛盾）。解决这一矛盾，应从护理伦理学的四大基本原则进行分析，从发展趋势上看，患者的自主性将越来越起主要作用，其中的关键是判断患者的自主性是否完全，是否有对他人、社会构成伤害等制约自主性的因素存在。

（三）患者义务与护士权利的关系

患者义务与护士权利之间的逻辑关系并不密切，也不一致。即护士的权利不以患者是否履行自己的义务为前提，如即便患者未尽支持医学科研的义务，护士执业的权利、受尊重的权利、保护患者的权利也并不因此而改变。

（四）患者义务与护士义务的关系

多数情况下，二者的目的是一致的。在治疗护理过程中，患者并不是完全被动的，除了医护人员的努力外，如果没有患者的积极配合，很多治疗是难以成功的。

护士的义务不应该以患者是否履行自己的义务为前提，如护士不能因患者未缴费而拒绝抢救，否则触犯法律。现实中患者无力支付高昂费用，医护人员有些为难，这已不单纯是权利义务问题，而是与卫生体制、保险等社会问题都相关联的伦理学难题。

总之，护患权利义务是统一的，良好的医疗效果需要护患双方共同努力。作为护理工作者，更应当强调患者的权利和护理人员的义务。

（徐建宁）

第三节　护理法律

护士在实施护理工作中，会涉及许多法律问题，因此有必要学习相关法律法规，强化法律素质，这对护患双方的合法权益的维护，减少医疗纠纷十分重要。同时，应用法律法规对护理活动进行调整和规范也是护理专业自身发展的需要。

一、护理法概述

护理法是卫生法的重要组成部分，是指国家、地方以及专业团体等颁布的关于护理人员的资格、权力、责任和行为规范的法律法规、行政规章等的总称。基本内容主要包括护士资格与注册、护理教育、护理服务和护理管理等四部分。

二、护士执业资格与认证

为保证从事护理专业工作的护士真正具有保障服务对象健康和医疗安全水准，必须要求只有接受专业训练并经专业注册考试取得护士执业资格证书的人员才能从事护理工作。

（一）一般护士

按照《护士条例》的要求，申请护士执业注册应具备以下四点：

1. 具有完全民事行为能力　民事行为能力指民事主体通过自己的行为取得民事权利、承担民事义务的资格。既包括进行合法行为从而取得民事权利义务的资格，也包括进行违法行为而承担相应民事责任的资格。

2. 学历要求　在中等职业学校、高等学校完成国务院教育主管部门和国务院卫生主管部门规定的普通全日制3年以上的护理、助产专业课程学习，包括在教学、综合医院完成8个月以上护理临床实习，并取得相应学历证书。

3. 通过卫生和计划生育委员会组织的护士执业资格考试　护理专业学生毕业当年可以参加护士执业资格考试，考试成绩合格是申请护士执业注册取得护士执业证书的必要条件之一。

4. 符合护士执业注册管理办法规定的健康标准

健康标准：①无精神病史。②无色盲、色弱、双耳听力障碍。③无影响履行护士职责的疾病、残疾或者功能障碍。

护士执业注册申请，应当自通过护士执业资格考试之日起3年内提出；逾期提出申请的，除应当具备前述第1点、第2点和第4点规定条件外，还应当在符合国务院卫生主管部门规定条件的医疗卫生机构接受3个月临床护理培训并考核合格。

申请护士执业注册的，应当向拟执业地省、自治区、直辖市人民政府卫生主管部门提出申请。收到申请的卫生主管部门应当自收到申请之日起20个工作日内做出决定，对具备《护士条例》规定条件的，准予注册，并发给护士执业证书；对不具备《护士条例》规定条件的，不予注册，并书面说明理由。

护士执业注册有效期为5年。

护士在其执业注册有效期内变更执业地点的，应当向拟执业地省、自治区、直辖市人民政府卫生主管部门报告。收到报告的卫生主管部门应当自收到报告之日起7个工作日内为其办理变更手续。护士跨省、自治区、直辖市变更执业地点的，收到报告的卫生主管部门还应当向其原执业地省、自治区、直辖市人民政府卫生主管部门通报。

护士执业注册有效期届满需要继续执业的，应当在护士执业注册有效期届满前30日向执业地省、自治区、直辖市人民政府卫生主管部门申请延续注册。收到申请的卫生主管部门对具备《护士条例》规定条件的，准予延续，延续执业注册有效期为5年；对不具备《护士条例》规定条件的，不予延续，并书面说明理由。

护士有行政许可法规定的应当予以注销执业注册情形的，原注册部门应当依照行政许可法的规定注销其执业注册。

县级以上地方人民政府卫生主管部门应当建立本行政区域的护士执业良好记录和不良记录，并将该记录登记入护士执业信息系统。

护士执业良好记录包括护士受到的表彰、奖励以及完成政府指令性任务的情况等内容。护士执业不良记录包括护士因违反《护士条例》以及其他卫生管理法律、法规、规章或者诊疗技术规范的规定受到行政处罚、处分的情况等内容。

（二）专科护士

1. 资格认证　专科护士的法规保障，主要体现在专科护士的资格认证和处方权。国外的专科护士资格认证均有全国性的标准，其资格要求的主要指标都涉及：如有效的执照、护理工作经验、专科护理经验、继续教育（或专业发展）学时、通过认证考试（APN 还有学历、课程要求），其认证管理不仅包括首次认证，还包括延续认证，能够通过定期的复审促进专科护士的知识和能力更新，满足专科护理发展的要求。

（1）国外：以美国为代表，为了进一步规范专科护士的培养、认证、使用，建立了专科护士的认证体系，成立了专科护理认证委员会（the accreditation board for specialty nursing certification, ABSNC）、美国护士认证中心（American nurses credentialing center, ANCC）等认证机构，负责为专科护士认证制定统一的标准。其专科护士认证包括首次认证和延续认证，不同领域和不同层次的专科护士认证资格有所差异。APN 的首次认证要求如下：一是必须是注册护士；二是要有硕士学位或更高学历；三是要在相关专科具有 500 小时的高级专科护理角色实践；四是通过认证考试。延续认证周期为 5 年，在初级专科护士的基础上，增加了"继续教育时数中至少 25 小时是关于药物治疗学方面的"要求。

（2）国内：由于目前全国各地对专科护士的培训和认证等相关问题的认识欠统一，没有相关的全国性规范，因此，具体实施和标准制定均由各省/直辖市自主进行。

关于首次认证，大多数地区要求完成培训课程和专科临床实践，并通过结业考核即可获得相关证书，而由于培训入学条件差异较大（如：临床护理工作经验 2~15 年不等，专科护理经验 0~5 年不等，学历大专、本科不一，职称初级、中级不一），故相应地导致各地资格标准差异较大。

关于延续认证，绝大多数省市均未提及相关制度，一次获得证书即永久成为专科护士。山东省提出每 4 年对专科护士进行复审，复审要求提供从事专科护理专业证明、继续医学教育学分、本领域相关论文情况、外语水平证明等。浙江省要求定期或不定期的检查，连续三次未达到规定要求者，取消专科护士资格，相关规定包括：一是每年从事本专科护理实践时间应达到个人临床护理工作总时间的 2/3 以上；二是每年至少参加 1 次本专科省级及以上护理继续教育项目的学习；三是每 2 年至少在护理专业期刊上发表本专科护理工作论文或综述 1 篇以上；四是加强对其他护理人员的专业指导，并对专科护理有关工作提出完善和改进建议。

综上所述，国内专科护士的资格要求指标与国外类似，但具体标准各地不一，导致各地专科护士人才质量和服务质量参差不齐，阻碍我国专科护理发展。而延续认证制度的缺乏，则可能导致专科护士继续学习和持续更新自身知识的动力不足，不利于学科的进步和发展。因此，我国应积极对专科护士的概念、角色定位和能力要求等基本问题进行探讨，尽早统一认识，建立完善的专科护士资格认证制度，以利于我国专科护理的长远发展。

2. 处方权问题　部分欧美发达国家的专科护士还享有一定的处方权利，在国家规定的一定权责范围内可以独立地开处方。有处方权的护士可以节省等待医生书写药物处方和治疗的时间，降低差错的危险，如开业护士（APN）通过高级健康评估和干预可以直接影响患者的结局，降低了医疗保健通路的障碍，对慢性病和病情复杂的患者提供最全面的照护提供了方便，在维护患者身体健康、减轻痛苦、促进康复中发挥着越来越大的作用。

我国专科护士还处于初级阶段，关于处方权还没有立法。借鉴欧美发达国家经验，我国安徽和浙江两省正在探索开展护士"有限范围处方权"试点工作，希望通过护士有限范围处方权试点工作的开展，扩大护士执业范围，充分发挥专科护士专业特长，加快患者就医速度，提高资源利用和服务效率，更好满足群众多层次、多样化的健康服务需求。现以浙江省为例简单介绍如下：

（1）有限范围处方权的概念：是指专科护士在相应专科范围临床诊疗活动中被医疗机构授予开具药物、耗材和相关检查检验的权利。

（2）有限范围处方权的分类：①独立处方是护士通过自身对患者病情的评估和诊断，可以在规定专科范围内独立地开具处方。②协议处方是在医生提前授权并签署协议的前提下，护士可以根据患者的具体情况开具规定专科范围内的处方。③补充处方是医生出具医嘱，由护士开具处方的形式。主要是指护士为管理慢性病长期持续的患者提供的护理服务。

（3）有限范围处方权的内容：护士有限处方主要包括药物处方和非药物处方，其中非药物处方包括护理措施处方、营养处方、运动处方、急救时的抢救措施处方等。其应用范畴：主要用于慢病管理、健康促进、紧急抢救、姑息照护的判断、决策和处理。

（4）取得有限范围处方权的条件：①经过省级及以上专科护士系统培训，培训时间 ≥ 3 个月且取得专科护士证书。②护理本科及以上学历。③有 15 年以上的临床护理工作经验，同时从事专科护士工作 5 年以上，业务能力得到业内认可。④主要执业机构为三级医院。⑤有较强的沟通协调能力。

三、护理监管

应当按照中华人民共和国国家卫生健康委员会的规定，设置专门机构或者配备专（兼）职人员负责护理管理工作。不得允许未取得护士执业证书的人员、未依照条例规定办理执业地点变更手续的护士以及护士执业注册有效期届满未延续执业注册的护士在本机构从事诊疗技术规范规定的护理活动；在教学、综合医院进行护理临床实习的人员应当在护士指导下开展有关工作。

应当建立护士岗位责任制并进行监督检查，护士因不履行职责或者违反执业道德受到投诉的，其所在医疗卫生机构应当进行调查，经查证属实的，医疗卫生机构应当对护士做出处理，并将调查处理情况告知投诉人员。

四、护士执业中的法律责任

《护士条例》规定，护士在执业活动中有下列情形之一的，由县级以上地方人民政府卫生主管部门依据职责分工责令改正，给予警告；情节严重的，暂停其 6 个月以上 1 年以下执业活动，直至由原发证部门吊销其护士执业证书：①发现患者病情危急未立即通知医生的。②发现医嘱违反法律、法规、规章或者诊疗技术规范的规定，未依照本条例第十七条的规定提出或者报告的。③泄露患者隐私的。④发生自然灾害、公共卫生事件等严重威胁公众生命健康的突发事件，不服从安排参加医疗救护的。

护士在执业活动中造成医疗事故的，依照医疗事故处理的有关规定承担法律责任。由此可见，承担法律责任有三种形式：警告、暂停执业活动和吊销其护士执业证书，并且一旦被吊销执业证书的，自执业证书被吊销之日起 2 年内不得申请执业注册。同时所受到的行政处罚、处分的情况将被记入护士执业不良记录中。

五、护理相关的法律问题

（一）潜在的法律问题

我国目前实行护士执业资格统一管理，护士要通过护士执业考试，并经过护士执业注册之后，才能成为法律意义上的护士，才可履行相关职责和享有相关权利。患者接受护理及护士从事护理活动都受法律的保护,无论侵犯了患者还是护士的合法权益都要受到法律的制裁。护理人员不仅应熟知国家法律条文,而且要清楚在临床护理工作中的潜在法律问题,才能自觉地遵纪守法,保护自己的合法权益,维护法律的尊严。

1. 侵权行为与犯罪

（1）侵权行为:侵权行为是指行为人侵害了国家、集体或者他人的财产及人身权利,包括生命权、隐私权、知识产权、名誉权等,给他人造成损失的行为。广义上来讲,侵权行为不仅包括过错行为责任,还包括无过错行为责任。因此,护理人员在工作中应约束自己的行为,尽职尽责地为患者服务,避免潜在的侵权行为发生。

侵犯患者享受医疗的权利。《中华人民共和国宪法》第四十五条规定:"中华人民共和国公民在年老、残疾或者丧失劳动能力的情况下,有从国家和社会获得物质帮助的权利。"《护士条例》第十七条规定:"护士在执业过程中,发现患者病情危急,应当立即通知医师;在紧急情况下为抢救垂危患者生命,应当先实施必要的紧急救护。"依据以上规定,医疗机构不能因为患者无力支付医疗费用等原因拒绝对患者进行紧急救治,否则即为侵犯了患者享受医疗的权利。

侵犯患者的知情同意权。知情同意权从完整意义上来说,包括了解权、被告知权、选择权、拒绝权和同意权等,因此,要求护理人员在对患者进行各项护理工作时均应做好解释工作,征求患者本人或者家属的同意。在护理人员反复向患者或家属说明、解释的前提下,患者或家属仍然不能接受或不同意时,护理人员应尊重其意见,并以文字形式记录保存。

侵犯患者的隐私权。《侵权责任法》第七章第六十二条患者的隐私权规定:"医疗机构及其护理人员应当对患者的隐私保密,泄露患者隐私或者未经患者同意公开其病历资料,造成患者损害的,应当承担侵权责任。"如护理人员在工作中违反保守秘密的原则,公开谈论患者病情、窥探、泄露或传播患者的隐私等,虽然这些行为未达刑法惩处的程度,但已构成侵权。此外,工作中为了检查治疗需要,对患者实施隔离或限制患者的饮食及活动范围,不属侵权,但需要向患者耐心地解释清楚。

（2）犯罪:犯罪可根据行为人主观心理状态的不同分为故意犯罪和过失犯罪。故意犯罪指明知自己的行为会发生危害社会的结果,并且希望或者放任这种结果发生。过失犯罪指应当预见而轻信能够避免,以致发生危害社会的结果而构成犯罪。在同一护理活动中,有时侵权行为和犯罪可能同时存在,侵权行为可能不构成犯罪,但犯罪必然有对被害人合法权益的严重侵害。因此,对护理行为的目的及结果的准确鉴定是区分侵权和犯罪的关键。从法律后果的角度看,侵权行为的法律责任多为民事责任,而犯罪行为既有民事责任也有刑事责任。

2. 疏忽大意与渎职罪　无意侵权行为包括疏忽大意和渎职。疏忽大意指行为人应当预见自己的行为可能发生危害社会的结果,因为疏忽大意而没有预见,以致发生危害社会的后果,给患者带来一定程度的损害和痛苦,但并不严重,尚未构成法律上的损害,不构成犯罪。护理实践中的疏忽大意即为渎职,当实施的护理达不到护理标准时就发生渎职,是临床护理工作中最常见的过失。临床工作中,护理人员不得以经济困难等为由拒绝接受患者入院治疗或者实施抢救,若患者因此致残或死亡,可能被起诉,构成渎职罪。在护理实践中,疏忽大意与渎职的责任认定主要取决于四个方面,即护理人员有义务为患者提供恰当的护理;护理人员未履行此义务;患者受到伤害;伤害与未履行义务之间存在因果关系。

3. 收礼与受贿　护理人员应提倡奉献精神,不能借工作之便谋取额外报酬。但患者在痊愈后,出于对优质护理服务的感激而向护理人员赠送一些纪念品,不属于贿赂范畴。护理人员不能主动向患者索要红包和物品,如患者或者家属给予较大数额的钱物,应当拒收,或及时向上级领导反映,否则可能构成索贿、受贿罪。

(二)护理质量缺陷

指在护理工作中,由于各种原因导致的一切不符合护理质量标准的现象和结果都属于护理质量缺陷,表现为:患者不满意、护理纠纷、护理事故、护理不良事件、医疗事故。

1. 患者不满意　是患者感知服务结果小于期望的恰当服务且超出容忍区所形成的一种心理状态。当患者对护理服务质量产生不满意时,一般有两种反应:一种是不抱怨,继续接受服务,但容忍区域变窄,期望值提高,或直接退出服务;另一种是抱怨,有私下和公开之分,如果问题得到迅速而有效的解决,就会维持或提高患者原有满意度,否则就会发生纠纷。

2. 护理纠纷　对同一护理事件护患双方对其原因及结果、处理方式或严重程度产生分歧发生争议称为护理纠纷,护理纠纷不一定有护理失误。

3. 不良事件　是指在护理过程中发生的未预计到的或通常不希望发生的事件,包括患者发生意外及其他与患者安全相关的、非正常的护理意外事件。可分为:

(1)患者在住院期间发生跌倒、用药错误、走失、烫伤、误吸、窒息以及其他与患者安全相关的护理意外。

(2)诊断或治疗失误导致患者出现非正常死亡、严重并发症、严重功能障碍、住院时间延长或住院费用增加等医疗事件。

(3)严重药物不良反应或输血不良反应。

(4)因医疗器械或医疗设备的原因给患者或护理人员带来的损害。

(5)因工务人员或陪护人员的原因给患者带来的损害。

(6)严重院内感染。

(7)门急诊、保卫、信息等其他相关不良事件。

4. 护理事故　凡是在护理工作中,由于不负责任,不遵守规章制度或技术操作规程,给患者带来严重痛苦,造成残疾或死亡等不良后果称为护理事故。根据《医疗事故处理条例》,护理事故分为四级:一级事故,造成患者死亡、重度残疾;二级事故,造成患者中度残疾、器官组织损伤导致严重功能障碍;三级事故,造成患者轻度残疾、器官组织损伤导致一般功能障碍;四级事故,造成患者明显人身损害的其他后果的。

(三)防范措施

在对患者实施护理的过程中,护理人员应明确认识到法律对患者及自身权益的保护作用,以法律为依据,制度为准绳,知识为保障,强化法制观念,规范护理行为,维护患者及自身的正当权益,加强护理管理,促进信息的沟通,做好护理记录,防止法律纠纷的发生。

(四)处理程序

护理质量缺陷一旦发生,不管最终的表现形式如何,都应该立即采取措施,按照下列程序处理,将危害降至最低。

1. 保护患者　密切观察患者病情,立即通知医生,及时纠正错误,尽可能将错误的危害降到最小。

2. 逐级上报　在24小时内及时逐级上报,医疗事故和严重护理失误应立即报告。

3. 封存有关物品　事故发生后,立即封存输液器、注射器、残存药液、血液、药物等容器,并及时送检。

4. 填写"护理不良事件上报表"。

5. 发生护理质量缺陷时,科室应在 1 周内组织护理人员分析讨论缺陷产生原因并提出处理意见和改进措施。

6. 护理部每月进行缺陷分析,制定防范措施。

六、护理文书的法律问题

护理文书是指护理人员在护理活动过程中形成的文字、符号、图案等资料的总和,反映了患者病情动态变化的真实情况,体现着医院医疗护理质量、管理水平和护士业务素质,也是临床、教学、科研的重要资料,又是重要的法律依据。因此,规范护理文书标准,不仅是医疗护理质量与安全的保障,也是杜绝潜在医疗纠纷隐患的关键,对医院管理具有重要意义。

护理文书潜在的法律问题

根据我国主管部门有关病历书写基本规范和电子病历基本规范的要求,护理文书应当遵循"客观、真实、准确、及时、完整、规范"原则。但由于诸多原因,导致临床工作中的护理文书存在着多种问题,既影响了医疗护理质量与安全,又给医疗纠纷和医疗事故处理过程的"举证"带来不利影响。

1. 书写记录不及时　护理文书记录不及时主要表现在 3 个方面:延时记录、提前记录以及医护记录时间不一致。部分护理人员因工作繁忙或记录工作繁琐而将护理文书集中在下班前完成,或者在接班后甚至交接班前已完成了护理文书工作(主要发生在晚夜班时间段),造成"病情观察或巡视不到位"的嫌疑。尤其是抢救急危重症患者时,往往会因繁忙及疏忽发生延时记录现象,造成"延误患者抢救和治疗"的嫌疑。《医疗事故处理条例》规定,"因抢救患者,未能及时书写病历的,有关人员应当在抢救结束后 6 小时据实补记,并加以注明"。另外,由于医护沟通不良等因素,医护记录时间不一致的现象也较为常见,造成"错误执行医嘱等"的嫌疑。此外,护理文书记录不及时,尤其是在患者病情变化或恶化情况下,回忆性描述使得记录与实际不相符,一旦发生医疗纠纷封存病历,未及时记录使已实施的治疗与护理措施失去有效依据,从而导致医疗护理差错甚至事故的发生。

2. 书写记录不准确　护理文书不准确主要表现在记录内容、时间及病情描述等,不能客观真实地反映患者住院期间的病情变化与过程。患者出现病情变化,未见如实的护理记录或治疗处理情况,或者缺乏治疗后效果的评估与反馈,护理文书缺乏连续性和全面性。

护理文书记录错误的现象在临床上屡见不鲜,如医嘱执行方式与时间错误,液体出入量计算错误,护理措施的实施错误等。由于专业水平的高低差异及责任心原因等,护理人员在观察患者病情时,会出现护理文书记录前后矛盾、不重视量化和质变的描述以及专业术语使用不恰当、凭自我主观感觉进行描述或表达等。

3. 书写记录不完整　护理人员因缺乏"慎独"精神及法律意识淡薄等,不能严谨对待护理文书工作,使护理文书缺项漏项甚至缺页漏页等现象在临床上较为常见,表现为护理记录不完整,缺乏连续性,存在回忆记录等。

因此,必须准确完整地记录患者病情变化,规范护理文书标准,杜绝工作中的护理缺陷和潜在的纠纷隐患,才能有效防范和减少医疗纠纷和事故的发生。

4. 电子护理文书的潜在法律问题　近年来,随着信息技术的广泛应用,传统的纸质记录已逐渐被电子记录所取代,电子版护理文书也得以迅速发展。根据《2010 年中国大型医院电子病历应用状况调研报告》显示,部分学者认为病历内容简单复制粘贴及病历篡改等行为是电子病历存在的主要问题。《中华人民共和国侵权责任法》第58条规定,患者有损害,因下列情形之一的,推定医疗机构有过错:伪造、篡改或者销毁病历资料。复制、重复或多余文字及手写签名不及时等也是电子版护理文书的主要问题。一旦出现医疗纠纷,患方要求立即封存病历,复制拷贝未及时修正的病历就成了虚假病历,这样的病历将失去法律效力。

5. 提高护理文书质量的途径

(1)强化质量监督管理:护理文书质量控制严格实行三级四层质量控制管理"护理部—科护士长—科室(护士长和责任护士)",建立护理文书质量标准,定期对护理文书质量进行监督检查,做到全院全程质量控制。随着信息技术在医院信息管理中的应用,应及时修订新形势下《护理记录书写标准》,对护理记录的内容、格式、记录方法及具体要求进行明确规定。电子版护理文书保证质量最根本的手段就是引入实时监控软件系统,将终末质量控制转变为环节实时质量控制。程序每天定时自动监测电子护理文书,并持续滚动进行,患者自入院到出院的所有电子文书记录都处于质量控制系统的自动监控之中,无缝隙间隔,避免了抽查的片面性、局限性和滞后性,可以有效提高质量控制的效率及准确性,解决护理记录内容缺项和不及时的问题。

(2)加强规范化培训:医院管理者要强调护理文书质量的重要性,可通过多种形式积极开展护理文书规范化培训。护理文书的规范性与护理人员的责任心、职业素养和职业能力等因素密切相关,因此,还应注重护理人员的专业知识和技能的培养,努力提高护理人员的职业能力和职业素养。

(3)提高法律修养:护理人员应学会运用法律手段来保证护患双方的合法权益。我国《最高人民法院关于民事诉讼证据的规定》中提出,随着"医疗行为举证责任倒置原则"的确认,如果护理文书仍缺乏应有的法律敏感性,那么作为承担倒置的举证责任方就没有有力的证据证明自己无过错。因此,护理人员必须严格遵守工作中的各项规章制度及技术规范,加强《护士条例》《侵权责任法》以及《医疗事故处理条例》等相关法律法规的学习,强调护理行为的严肃性和严谨性。

(4)增进医护沟通协作:增进医护之间的沟通与合作,能有效避免医疗和护理文书间的不相符。在临床工作中,护理人员应及时将护理文书与医疗文书进行核查,遇到两者不一致情况,应积极与医生进行交流沟通和核查,避免医护文书不相符而导致文书失去真实性,对有出入的地方应及时取证核实,需修改时应签名,遵循护理文书要求,保证护理文书质量。

(徐建宁)

第七章
护理服务模式

护理模式是解决护理问题的方法论，每个护理模式都描述了一个在环境中不断出现的护理问题和解决方案的核心，有助于达到事半功倍的效果。随着疾病谱及健康观念的转变，护理模式发生了质的变化，从传统的生物医学护理模式转化为生物—心理—社会护理模式，因此出现了多种新兴的院内院外的护理服务模式，如传统的功能制护理发展为"以患者为中心"的责任制护理等模式，并进一步将住院护理延伸到患者出院后的治疗与康复过程中，即院外的延续性护理模式等。作为专科护士，必须掌握护理服务模式及其内容，掌握学科发展动态，准确运用护理新理论、新技术和新方法为患者提供服务。

第一节　护理工作模式

护理模式是指人们对人、健康、环境、护理及康复等护理问题的思维方式和处理方式，是一种为了满足患者护理需求，提高护理工作质量和效率，根据护理人员的工作能力和数量，设计出各种结构的工作分配方式。应根据不同的工作环境、条件、工作量等因素，来选择适合医院、地区，符合本国国情的护理工作模式。目前，护理模式主要有功能制护理、责任制护理、系统化整体护理、个案管理、分级护理模式、延续性护理模式等。

一、功能制护理

功能制护理是建立在生物医学模式基础上的一种"以疾病为中心"的护理模式。根据生物医学模式的思想原理，将整个护理工作内容归纳为处理医嘱、打针发药、巡回观察、重症监护等若干功能，每一功能由1~2名护士负责，大家各司其职，互不干扰。

1. 优点　①解决了医护分工问题，使护理成为一种社会职业和一门参与人类保健的专业学科。②在实践中形成了一整套病症护理操作和规程，在挽救人类生命、保护人类健康方面发挥了重要作用。③成为现代护理学科理论体系的重要组成部分，构成了现代护理教育的理论和实践基础，积累了丰富的临床护理经验。④节省时间和人力，特别是在人员少、任务重的情况下，能最大限度地发挥人力资源的作用。

2. 缺点　在疾病与健康的认识上，忽略了社会与心理精神因素的影响，强调以躯体疾病护理为主，护理人员关心的只是疾病而不是患病的人。护士的主要任务是协助医生完成对疾病的医疗和护理，只是简单地执行医嘱和护理常规，机械地完成分工任务，责任不清，忽视人的整体性。

二、小组制护理

小组制护理是由一名具有护理本科或以上学历的指导者和若干名在其指导下工作的辅助护士组成，共同为一组患者提供护理服务，其中作为指导者的专业护理人员承担了直接领导者、监督管理者、小组成员的帮助者、护理服务提供者等多个角色。在这一护理模式中，一个护理小组的构成不应超过 5 个人，小组的领导者在分配工作时应了解每个成员的工作能力，护理人员可以运用她们的专业技巧和技能。小组的护理工作依患者需求而定，小组间的协作通过碰头方式进行。

1. 优点　小组内有一定权力对工作人员进行分派，成员同心协力，工作气氛好。小组由不同级别护士组成，可以发挥每个人的才智，有利于获得成就感，增强责任心。

2. 缺点　制定护理计划时相互沟通和交流的时间不足，常会导致成员职责不明，工作中易出现差错，对患者的护理缺乏整体性。要使小组护理更有效，小组的领导者必须具备良好的沟通能力、较强的组织能力，较高的领导艺术，并且也是一名出色的实践者。

三、责任制护理

在 1955 年，责任制护理被美国莉迪亚·霍尔首先介绍推荐。20 世纪 70 年代起，责任制护理在美国明尼苏达大学医学院付诸实践，并在实践中不断修正、补充和健全。我国在 20 世纪 80 年代初期引进和借鉴了责任制护理。责任制护理是建立在生物—心理—社会医学模式及护理程序的理论基础上，从患者入院到出院都由一位护士负责全面计划和实施护理，向患者提供整体性、连续性、个体性护理服务的模式。强调岗位责任制和对患者的整体护理，主要由 3 方面构成，包括护理程序、组织形式、护理病历。护理病历是责任制护理的重要一环，其作用是记录护理诊断及护理计划，为护士交接和检查、评价护理工作提供依据。

1. 优点　从"以疾病为中心"的护理转向了以"患者为中心"的护理，该模式强调对患者实施程序化护理，责任护士 8 小时工作制，对患者 24 小时负责。护理人员除执行医嘱外，还要随时关心自己的患者，给患者心理护理和健康教育。这种模式一方面加强了护理人员的责任感，有利于护理质量的提高，也加强了患者的安全感和依托感，使患者得到身心护理；同时，提高了护理工作的自主性，促进了护士业务素质的提升和对护理学科的思考；进一步密切护患关系，加强了医护间的合作。

2. 缺点　责任护士虽然是 24 小时负责，但只有 8 小时在班。要保证辅助护士能正确执行护嘱，较好地完成护理计划，对责任护士和辅助护士之间的沟通提出了较高的要求。有的辅助护士不愿意执行责任护士制定的护理计划。责任制护理所花费的成本较高。另外，在实践中出现过分强调护理计划文书形式，并保留着功能制护理流水作业的工作制度。该模式对责任护士领导才能和专业知识提出了挑战。

四、系统化整体护理

20 世纪 90 年代中期，美国乔治梅森大学护理教授袁剑云博士推广美国的护理模式，并根据中国国情，设计出"系统化整体护理"工作模式。系统化整体护理是在责任制护理基础上的改进，从而形成一种新的护理行为的指导思想和理念，是以患者为中心，以现代护理观为指导，以护理程序为基础框架，并把护理程序系统化地运用到临床护理工作中，目的在于为患者提供能满足其身心、社会、文化等需要的最佳护理为基础的护理模式。它要求有护理哲理、护理计划、患者宣教计划、护士职责及评价、人员组织结构、护理书写记录等，均以护理程序为主，环环相扣、协调一致，以确保整体护理服务水平的全面提高与维持。

1. 优点　该模式是一种经济有效的护理模式。护士为患者提供各种服务，确保患者得到连续的护理,以提高护理质量和患者的满意度。

2. 缺点 ①需要创造新的文化,要求护理人员从以任务为中心的护理转为以患者为中心的护理。②为了适应以患者为中心的护理需要,医院需重组流程、改变职能;重新制定各级护理人员的职责。③由于多学科组合工作,可能出现新的矛盾,需要相应解决问题的方法,形成各种标准化护理。

五、个案管理

个案管理是指护士为某患者在住院过程中提供全程护理的一种护理模式。其概念于20世纪70年代第一次由保险公司提出,主要用于对严重灾难和疾病的费用的监督和控制。美国个案管理协会将个案管理定义为:个案管理包括评估、计划、实施、协调、监督和评价所选择的医疗和服务的合作性程序。该程序通过与患者的交流并协调可利用的资源来满足个人的健康需求,从而促进高质量的、具有成本效益的医疗结局。目前,大多数医疗保健机构已经建立了丰富的、多样化的个案管理模式,包括家庭保健、康复护理、慢性病患者的长期护理等。

1. 个案管理的组成部分 护士管理患者个体从入院到出院,不为患者提供直接的护理,而是建立在掌握患者信息基础上的护理模式。其职责是确保评估、计划、实施,与其他医疗团队合作实现患者的护理目标。其目标是提高护理质量、降低医疗成本、协助患者得到连续的护理。注册护士仍然是最重要和有效的个案管理者。美国护理学会建议,个案管理者至少拥有一个注册护士的专业证书,拥有硕士学位或有先进临床管理经验的人员更佳。

(1)评估:第一步是收集和综合分析所有的临床信息以及其他方面的重要信息。综合评估内容:患者的生理状况、心理状况、认知状况、社会交往、生活方式、宗教信仰和经济来源等。个案管理者通过发现、评价患者的上述情况,作为制定临床护理方案的基础,确保实际工作中有据可循,科学有效。在评估阶段,个案管理者应与各方面人员密切配合。

(2)计划:个案管理者在评估过程中要对所获得的信息以及患者实际和预期的目标进行综合分析制定护理计划。护理计划应当以临床为中心,以事实为依据,并且将医疗法律法规、伦理等贯穿始终。个案管理者必须同委托人、患者家属和/或其他一些重要人员,如社会工作者、保险机构和支付人进行合作,才能实现个案管理计划的发展。个案管理者重要职责之一是确保各个环节都能成为个案管理发展中的一分子并且与最终所定计划相一致。

(3)实施:个案管理者将涉及护理计划的实际操作过程。个案管理者的职能包括履行护理计划,将各项护理活动授权于他人,以及促进和协调护理计划各个方面的发展。对个案管理者来说,沟通很重要,随时将病程向预期方向发展的情况进行资料整编,确保各个相关因素与最终所定计划相一致。个案管理计划的实施,包括提高护理质量和控制患者费用支出两个方面。个案管理者不仅要制定患者使用医药器械所需支付的费用和患者诊治必要的预算,还应告知患者及家属,其可利用的保险福利及预期所需支付的费用。

(4)评价:主要是监测病程向既定目标的完成情况以及评价个案管理过程中各个组成部分的发展过程。评价步骤包括:①综合分析患者信息。②对临床、社会工作以及其他方面的人员进行调查和/或口头反馈。③进行资料整编或图表审计。④对临床诊疗计划进行成本利益分析。个案管理者应对每一个患者的健康计划进行评价,修订护理计划,克服影响其结果的障碍。

（5）反馈：反馈患者的情况以及与临床医务人员、患者家属、医疗费用支付方、社会保健机构等合作，是个案管理者的重要职责，也是个案管理过程中的重要内容。为了得到有效的反馈信息，个案管理者需要具有良好的沟通技巧，促进与不同个人和组织的协同、合作，具备适应临床需要的能力。

2. 个案管理模式　　目前，在护理领域中，较认可的个案管理模式主要有两种。一种为护理个案管理模式，也称为院内护理个案管理。该模式以改善医疗护理结局，平衡医疗支出为最终目标。这是一种以患者为中心的护理模式的拓展和延伸，负责患者从入院到出院的整个医疗护理过程。第二种模式为发展于亚利桑那州的杜克森医学中心的社区个案管理模式，也称为院外个案管理模式。在这种模式下，个案管理者伴随高危患者从急性病房一直到长期护理的社区单元，服务对象主要为长期慢性病的患者。个案管理者是患者的合作伙伴，因此，个案管理者与患者之间的关系是长期的，从而实现了真正意义上的连续性护理。

3. 个案管理与其他护理模式的联系　　个案管理模式与整体护理模式是相辅相成的。整体护理强调"以患者为中心"，为了患者身心健康，给予其全面、系统、整体的护理。整体护理在增加患者安全感与归属感，提高护士工作独立性、责任感和成就感，以及加强护患沟通、医护沟通等方面起到了积极作用。而个案管理则更注重提供给患者无缝隙的服务，包括住院期间与多学科团队成员之间沟通，与患者共同协商医疗方案的选择，以及出院后的随访等，目的在于为患者提供低成本、高效益的服务，更好地改善医疗结局。个案管理是对直接护理的一个补充，不能代替直接护理。个案管理更适合于严重疾病、慢性病、外伤、高成本费用的病例。

4. 个案护理管理的优势　　个案管理是在生物—心理—社会医学模式和医疗费用控制管理机制实施下产生的一种适应临床、社区和市场需要的护理模式。通过获取个体的健康信息，提供预防、保健、康复等连续性服务，提高护理质量，合理配置和使用医疗资源，降低成本。个案护理管理促成了一对一的关系，使患者能够获得更高的满意度，同时，加强了个案护理管理者的责任心，改善了各专科及各专业人员之间的合作关系。个案护理管理的产生与医疗制度以及医疗机构的发展有着密切的关系，且随着医院诊疗流程的变化而变化。个案护理管理贯穿于患者的整个医疗过程，除了满足患者需求外，还包括确保医院和患者能得到医疗保险机构应支付的款项。

六、如何选择最合适的护理模式

对于每一个护理单元来说，护士有责任仔细评估所采用的护理模式能否确保安全、有效、相对经济。选择合适的护理模式应认真考虑以下几个问题：①模式适合组织的哲学理念和职责吗？②模式是否具有好的成本效益？③模式能促进护理专业的发展吗？④模式能满足患者及其家庭的需要吗？⑤团队人员结构是否适合执行这个模式？⑥组织中健康服务的核心是什么？哪种模式在提供服务的效果和效率方面最适合？⑦模式能使护士产生某种程度的成就感和角色满足感吗？⑧这一系统允许实施护理程序吗？⑨模式是否使不同学科的医务人员之间有足够的交流和沟通？⑩模式中护士对患者及其家属来说具有明确的职责、责任和权威性吗？护士、医生及其他医疗辅助成员是否认为提供的医疗护理安全而有质量。在制定护理模式时，医疗机构应考虑以下因素：护士所接受的教育及其临床经验；可用的专家资源；技术水平；患者健康教育的需要；药物护理；症状管理；可用的支持系统等。

医疗机构可以根据患者的需要、医院的组织机构、护理特点来选择护理模式。急诊部门通常使用功能制护理，有利于有效地评价和及时给予患者医疗服务。小组制护理通常应用于内外科，而整体护理通常应用于含有重症患者的护理单元。事实上医院经常同时使用 2~3 种护理模式。对于提供长期护理的医疗单元，如康复中心、老人院、临终关怀病房等，患者的日常护理可采用功能制护理模式，而患者的持续评估和护理计划可采用整体护理。非住院医疗，如日间门诊、日间分娩、日间透析中心、健康诊所、医生诊所等，通常采用分工明确，便于提供医疗的护理模式。家庭护理医疗机构一般选择整体护理，负责家庭护理的护士虽说不提供 24 小时的护理，但要对所管患者护理负责，确保其他医疗辅助成员为患者提供适当服务，通常负责的注册护士也是患者的个案管理者。

七、多学科团队协作模式

多学科团队（multidisciplinary team，MDT）或是多学科协作模式是由多学科专业人士组成相对固定的专家组，针对某一病例进行讨论，提出适合患者病情的最佳个体化诊疗方案，并确保其付诸实施的医疗模式，也常被称为多学科讨论或会议、多学科诊疗模式。多学科团队协作模式是建立以患者为中心的诊疗观，以多学科共同诊治程序为基础，并将诊疗程序系统地运用到临床诊治中。该理念旨在使传统的个体经验性医疗模式转变为现代的团队协作模式，通过发挥各专科的技术特长以解决共性疑难问题，规范医务人员医疗行为，制定全方位、专业化的诊治策略，合理整合、配置医疗资源，以标准化的技术指导、人才培训和质量控制系统，来提高诊疗技术水平。

一个多学科团队是由各种临床专家组成的，多学科团队的优势是每个人具有不同的特长、不同的观点。多学科团队的每个人都在其专业领域内接受过训练，对医疗服务的看法有不同的侧重点，如护士、医生、社会工作者、营养师、病案管理员。多学科团队最佳的工作方法是让每个成员畅所欲言，深入思考各种各样解决问题的方法和可能的解决方案。团队领导的作用就是保证所有成员都有机会参与团队工作，并保证任务完成。

（一）多学科团队整体诊疗的工作模式

1. 对于急危重症患者，在多学科协作中心的指导下，专科医生进行诊断和医疗，快速反应进行紧急医疗。

2. 每周共同讨论复杂疑难的病例，根据病情变化及时更新患者医疗护理方案。

3. 根据患者病情变化的需要，主治医生可在任何时间应急邀请多学科团队来协作工作，包括护理。

（二）MDT 的优势和限制因素

1. 优势　MDT 作为一种新的诊疗模式，相比单科诊疗，能更好地帮助诊断和评估病情，使医护人员能更好地参照指南来制定更佳的医疗护理计划，提升患者的满意度。

2. 限制因素　MDT 会议涉及财务成本，同时还可能导致临床决策过程的延长。有报道显示，平均每小时 MDT 会议需要花费放射科医师 2.0h、病理科医师 2.4h 用于回顾所有相关资料。资金方面，英国国家卫生署每年需花费约一亿英镑用于开展 MDT 会议。除此之外，MDT 的开展还存在着时间不足、人力资源缺乏及病例数量不充足等问题。而会议结束后的资料整理和病例反馈也会占用较多的时间和精力。

（三）护理人员参与 MDT 的现状

随着 MDT 的广泛运用，专科护理也随之发展，护理人员越来越多地参与到 MDT 中来。护士是 MDT 团队中不可缺少的核心成员，大量研究证明，护士已经能在 MDT 中发挥作用，并得到一定程度的认可。

1. 参与身份　护理人员常常以护理专家、专科护士或是个案管理护士等身份参与到 MDT 中来。专科护士以 MDT 核心成员的身份给出专业意见，参与做出临床决策的过程。

2. 主要角色　专科护士在 MDT 中承担着六个相互关联的角色：评估、协调、沟通、技术性的护理和基础护理、医疗一体化及医疗活动的实施、患者及其家属的情感支持。专科护士在任何时刻都要承担这些任务，而其他成员常常只涉及一个或两个方面的任务。

3. 主要职责　专科护士的工作职责贯穿于 MDT 讨论的各个阶段。MDT 讨论前，专科护士需要准备好相关资料，并了解患者医疗意愿与心理状况，以供其他团队成员参考，同时做好与其他专业医疗团队和医疗部门的沟通协调工作；讨论中，专科护士在做好会议记录的同时，传达或补充患者信息及特殊医疗意愿，充当患者的代言人；讨论后，专科护士需要及时向患者及家属解释讨论结果、辅助医疗相关事宜及相关宣教，指导患者执行；在讨论结果执行阶段，专科护士及时监测、定期随访患者，并反馈医疗效果。

（四）高效团队管理

医疗服务系统是在复杂的环境下不断发展的。高质量的专科护理需要以协同工作和团队建设作为基础和中心任务。

首先，团队必须有一个明确的计划：目标是什么？目的是什么？团队多久开一次会？准备开几次会？团队的观点是什么？领导怎样看待团队完成的任务？有效的团队能够在它前进的过程中牢记组织的使命。第二是对团队成员的评价：团队成员的个人优势和劣势是什么？团队成员怎样看待他们自己？他们是否把自己看成是凝聚团队的一部分？还需要其他的成员参与吗？每一个团队成员的角色是什么？第三是信息的联络：有适当的有效信息沟通模式吗？有必要改善信息交流吗？团队是否很好地利用电子邮件和语音进行交流，或者团队是否需要传统邮件的形式保持联系？信息是否公开，包括成员们的工作议程表？为了做出一个困难的决定，是否能以同情的方式说出事情的真相？第四是所有团队成员都积极地参与：每个人是否都有被分配的责任？成员之间是否能够互相听取建议，或者同时每个人是否试图发表自己的看法？成员之间的关系如何？成员们是否能够普遍地相互信任和尊重自己及他人的决定？在继续进行前，是否必须解决那些扯皮的事宜？是否有具体实施的明确计划？第五是引导制定每个人都能较早认同的行动计划，包括修订计划。第六是实施内容，评定和评估贯穿于团队的整个发展过程中，且成果应与组织的期望保持一致和相关。

（何桂娟）

第二节　分级护理模式

在临床上，由于患者病情的不同，应给予不同的护理。分级护理是护理科学化、规范化的体现。认真执行分级护理，可提高临床护理的工作效率，达到个体化、精准化护理。

一、概述

(一)概念

患者在住院期间,医护人员根据患者病情的轻、重、缓、急和/或自理能力进行评定而确定的护理级别。通常将护理级别分为四个等级,即特级护理、一级护理、二级护理和三级护理。

(二)方法

1. 患者入院后应根据患者病情严重程度确定病情。
2. 根据患者 Barthel 指数总分,确定自理能力的总分。
3. 依据病情等级和/或自理能力等级,确定患者护理分级。
4. 临床医护人员应根据患者病情和自理能力的动态变化,确定患者护理分级。

二、分级标准

(一)分级依据

中华人民共和国国家卫生和计划生育委员会(现中华人民共和国国家卫生健康委员会)根据《医疗机构管理条例》和《护士条例》制定了新的护理分级标准,于是 2013 年 11 月 14 日发布,2014 年 5 月 1 日实施。

1. 特级护理　符合以下情况之一,可确定为特级护理:①维持生命,实施抢救性治疗的重症监护患者。②病情危重,随时可能发生病情变化需要进行监护、抢救的患者。③各种复杂或大手术后,严重创伤和大面积烧伤的患者。

2. 一级护理　符合以下情况之一,可确定为一级护理:①病情趋向稳定的重症患者。②病情不稳定或随时可能发生变化的患者。③手术后或者治疗期间需要严格卧床的患者。④自理能力重度依赖的患者。

3. 二级护理　符合以下情况之一,可确定为二级护理:①病情趋于稳定或未明确诊断前,仍需观察,且自理能力轻度依赖的患者。②病情稳定,仍需卧床,且自理能力轻度依赖的患者。③病情稳定或趋于康复期,且自理能力中度依赖的患者。

4. 三级护理　病情稳定或趋于康复期,且自理能力轻度依赖或无需依赖的患者,可确定为三级护理。

(二)分级内容

1. 特级护理　①采用红色标记。②派专门护士昼夜守护,有时需把患者转入抢救室或监护室。③按照特别护理计划,定时测量体温、脉搏、呼吸、血压,密切观察病情,准确记录出入量。④根据患者病情,正确实施基础护理和专科护理,如口腔护理、压疮护理、气道护理及管道护理等。⑤保持患者舒适与功能体位;实施床旁交接班。

2. 一级护理　①采用红色标记,表示重点护理。②护士每隔 30~60min 巡视 1 次,观察患者病情变化。③根据患者病情,测量生命体征。④根据医嘱正确实施治疗、给药措施。⑤根据患者病情,正确实施基础护理和专科护理。⑥提供护理相关的健康指导。

3. 二级护理　①用黄色标记,表示病情无危险性。②护士每隔 1~2h 巡视 1 次,观察患者病情变化;其间,如病情有变化或有特殊需要,患者可用电铃呼叫医生或护士。③根据医嘱,正确实施治疗、给药措施并提供相关的护理健康指导。

4. 三级护理　①采用绿色标记。②护士每 3~4h 巡视 1 次,观察患者病情变化。③根据医嘱,正确实施治疗、给药措施并提供相关的护理健康指导。

三、分级评价

分级护理是临床护理工作的重要内容,分级护理的质量直接会影响护理质量。因此,在临床护理工作过程中,应加强对分级护理工作实施情况的评价。由于分级护理医嘱由医生决定,医生一般根据患者病情决定护理级别,而往往忽视患者的自理能力和心理状况等,因此,应加强对医生分级护理标准及依据的培训。分级护理是护士为患者提供不同程度护理服务的依据,应由护理人员在对患者的健康状况进行充分评估的基础上做出决策。因此,采取医护合作型分级护理决策模式,即责任护士根据患者 Barthel 指数划定护理级别,主管医生参考该结果结合患者病情确定护理级别,争取为每位患者确定合理的分级标准,能更有效利用紧缺的护理资源;甚至可试行让患者也参与到分级护理的决策中。

（沈翠珍）

第三节　延续性护理模式

随着全球人口老龄化的加剧,疾病谱的改变,慢性疾病的增多,延续性护理的应用愈来愈普遍。延续性护理是整体护理的一部分,保证患者在不同医疗机构与部门间得到持续的医疗救治和护理服务,即使出院,患者也能在恢复期中得到持续的卫生保健,从而促进患者的康复。专科护士应掌握延续性护理的相关理论、内容和方法,实施延续性护理,加强患者和医护人员之间的联系,提高护理质量,降低患者再次入院率,从而节省费用,合理利用卫生资源。

一、概述

（一）概念

延续性护理（transitional care）又称延伸性护理,是一种新型的护理模式。延续性护理最早于 1947 年作为美国联合委员会的一项研究报告而提出,从 20 世纪 80 年代开始,学者们开始对延续性护理进行定义。2003 年美国老年学会对延续性护理的定义是:患者在不同地点之间或者在同一地点不同水平的保健服务之间转移时,为保证患者所接受服务的协调性和连续性而设计的一系列行动。

Haggerty 和 Reid 通过系统性回顾而将延续性护理定义为:随着时间的推移和地点的变换,患者接收到连贯的医疗照护。其模式包括 3 个类型的延续性:信息的延续、管理的延续和关系的延续。①信息的延续:是指患者发病后所有的治疗与护理相关信息（包括入院时、住院过程及出院后的信息）及时记载,保持延续,使不同的卫生服务提供者均能便捷地获得。②管理的延续:对患者不断变化的需求做出反应,对患者的健康状况实施的一种连续、一致的管理方法。③关系的延续:患者与一个或者多个卫生服务提供者之间的一种能够持续的治疗性关系。

Hennen 认为延续性护理除关系延续、信息延续外,还包括时间的延续、地域的延续和学科的延续。①时间延续是指一种持续的健康干预模式,在同一地方有相同的治疗记录,确保治疗者能够不断地得到患者的情况信息。②地域延续是指根据患者所居住的区域来提供护理服务。③学科延续是指在不同的治疗小组间的护理中可以提取到患者以往小组的信息。

综上所述,延续性护理是指通过一系列行动设计用以确保患者在不同的健康照护场所(如从医院到家庭)及同一健康照护场所(如医院的不同科室)受到不同水平的协作性与连续性的照护,通常是指从医院到家庭的延续,包括经由医院制定的出院计划、转诊、患者回归家庭或社区后的持续性随访和指导。

(二)特征

延续性护理的特征可概括为 4C:综合性(comprehensiveness)、延续性(continuity)、协调性(coordination)和合作性(collaboration)。综合性是指综合评估患者的状况,促进从医院到社区或家庭的延续性服务的实现;延续性是指确保常规随访的持久性;协调性是指医护人员之间或医护人员与患者的照护者之间的沟通协调;合作性是指患者与医护人员就彼此设定的特定目标而进行的相互合作。

(三)团队组成与适用范围

1. 团队组成 延续性护理需要一个多学科团队,包括医生、社区专科护士、普通社区护士、家庭护士、社会工作者、出院规划师、药剂师、理疗师以及其他卫生服务人员等,其中专科护士是团队中的核心人员。

2. 适用范围 延续性护理的适用范围十分广泛,在年龄上适用于从婴幼儿到老年人的各个年龄段的患者;在疾病类型上适用于脑血管疾病、心血管疾病、糖尿病、肾衰竭、类风湿关节炎等内科慢性疾病患者;器官移植、肿瘤切除术等外科大型手术患者;妇产科产褥期的产妇;儿科慢性病患儿;长期接受化疗的肿瘤患者等。

二、工作模式

(一)基于医院的延续性护理模式

基于医院的延续性护理模式是目前国内采用的主要形式,主要针对急性期入院经过一段时间的治疗后出院,且仍有较高护理需求的患者。一般分为两个干预阶段,即出院前干预和出院后干预。

1. 出院前的干预 干预措施包括为患者提供用药、饮食、心理、康复训练等基础健康指导;评估发生不良事件和再入院的风险,并给予针对性的出院宣教;多学科专业人员以循证为依据与患者共同制定出院康复计划等。

2. 出院后的干预 干预措施包括定期通过家庭访视、电话随访以及利用其他现代通讯技术等方式跟踪观察患者的健康状况,评估出院计划的履行情况等。

(二)基于社区的延续性护理模式

国外基于社区的延续性护理模式主要包括家庭医院和日间康复中心;国内则以家庭病床的形式为主。该模式主要干预措施包括提供一般及特殊治疗性护理服务;设置社区宣传栏,定期开展健康讲座;由专业人员为患者提供日间运动功能训练和康复护理;定期进行家庭访视,上门提供健康咨询;监督患者的遵医行为,进行护理干预等。

(三)医院 - 社区 - 家庭三元联动的延续性护理模式

该模式是对以上两种模式的有机结合和升华,其设计理念为通过在医院、社区、家庭三者之间形成一个环形的交流协作模式,进而为患者提供全程无缝隙的专业护理服务。《2012年推广优质护理服务工作方案》中提出:要将护理服务领域延伸至社区、家庭,有条件的医院应与社区卫生服务机构建立合作关系,满足患者需求,提高医疗资源利用效率。因此,该模式是今后慢性病延续护理的发展趋势。通过出院前健康教育、出院后病情跟踪随访、制定出院计划，建立延续性护理多学科团队、设立慢病转诊专门协调员、建立慢病延续性护理质量评价指标等，对慢性疾病进行连续性管理。

三、奥马哈系统在延续护理中的应用

（一）奥马哈系统概述

奥马哈系统（Omaha）是一种以研究为基础的标准化术语分类，旨在全面地找出健康问题及其严重程度和干预方案。它是社区护理业务记录与资料管理的一种结构化、综合性的处理方法，其概念框架是以个案为导向的分类系统，为社区护士评估患者及家属的健康问题，实施护理干预，评价干预效果提供了可靠的工具。具有操作简单、分有层级、能与计算机兼容的特点。

Omaha 是由美国内布拉斯的奥马哈家访护士协会，基于临床医务工作者及研究人员的共同合作制订而成。它的发展大体分为三个阶段：① 1975—1980 年，问题分类系统形成期，多个研究机构用前瞻性和描述性的研究方法，从无数案例中归纳总结出 36 个常见问题，初步形成问题分类系统。② 1984—1986 年，干预系统形成期，居家照护公众保健等机构进行多中心研究，补充了问题分类系统并对干预措施进行分类，形成了干预系统及结局的评价标准。③ 1989—1993 年后，奥马哈系统完善期，多家护理机构联合对整个奥马哈系统进行信度和效度的测试，完善并改进了奥马哈系统。

（二）Omaha 系统的结构框架

Omaha 系统由问题分类系统、护理干预分类系统和护理结局评价系统三部分构成。

1. Omaha 问题分类系统　问题分类系统是对评估对象的健康问题进行全面、有序、非具体的多个独立分类。具体分为 4 个层面：①将评估出的问题进行范畴的划分。②写出具体的问题。③对问题进行描述。④对评估对象存在的症状和体征做具体描述。评估出的问题包括环境、心理社会、生理和健康相关行为 4 个领域、42 个患者存在的或护士关注的问题目录。环境相关问题包括收入、卫生、住所环境等 4 个；社会心理相关问题包括与社区资源的联系、社交、人际关系等 12 个；生理相关问题包括听觉、视觉、说话和语言等 18 个；健康相关问题包括营养、睡眠与休息、身体活动等 8 个，详见表 7-1。

表 7-1　Omaha 护理诊断（问题）分类系统

领域分类	问题目录
环境：生活区、街坊、社区周围的物质资源和物理环境	收入、公共卫生、住所、邻居/工作场所的安全、其他
心理社会：行为模式、情感、沟通、人际关系和发展	与社区资源的联系、社会接触、角色转变、人际关系、精神压力、忧伤、心理健康、性健康、照顾/抚养、忽略儿童/成人、虐待儿童/成人、生长与发育、其他
生理：维持生命的功能和过程	听觉、视觉、语言表达能力、口腔健康、认知能力、疼痛、知觉、皮肤、运动神经系统功能、呼吸、循环、消化功能、排便功能、泌尿功能、生殖功能、孕期/产后、感染情况、其他
健康相关行为：促进健康、促进恢复的行为模式和减少疾病危险因素	营养、休息与睡眠型态、体育活动、个人护理、物质使用障碍/滥用、家庭计划、医疗卫生监督、药物治疗、其他

（1）对护理问题进行描述：①对存在问题的程度进行描述：如问题是促进健康的、有潜在健康危害的或已经出现了健康问题。②说明评估对象的问题是属于个人问题或是家庭的，还是社区的公共问题。

（2）对评估对象存在的症状和体征进行描述：只有当评估对象有现存的健康问题时才需做这个层面的描述；并对评估出的问题进行优先级处理，根据奥马哈干预系统制定干预措施。

专科护士需全面评估患者，从中找出相关的健康问题，对研究对象的类型（个人、家庭、社区等）及问题的状态（如促进健康的、潜在的缺乏／危害，现存的缺乏／危害等）加以描述。

2. Omaha 护理干预分类系统　护理干预分类系统（详见表 7-2）具有三个层级，第 1 层包括四大干预类别：健康教育、指导与咨询；治疗和程序；个案管理；监测。第 2 层级包括 76 个导向，其中 1 个"其他"，由护理人员按实际情况填写。第 3 层级是服务对象的特殊资料，即按服务对象特定的情况给出的护理措施，由护士开放书写。该分类系统帮助护士在提供护理服务时进行描述、量化、交流和实践，为制订护理计划、临床路径和服务提供了一个组织结构。

表 7-2　Omaha 护理干预分类系统

类别	健康教育、指导和咨询；治疗和程序；个案管理；监测
导向	解剖／生理、愤怒管理、行为矫正、膀胱护理、黏合／连接、肠道护理、心血管护理、照顾／育儿技巧、石膏护理、沟通、社区志愿者服务、连续性照顾、应对技巧、日间照顾／短时照顾、饮食管理、管教、换药／伤口护理、长期使用医疗设备、教育、职业、临终护理、环境、运动、计划生育服务、喂养方法、理财、步态训练、遗传咨询、生长和发育护理、家庭、家务／家政、感染预防、传染病、口译和翻译服务、化验结果、相关法规、医疗处置和牙科保健、药物作用和不良反应、药物管理、药物协调和订购、药物处方、药物调制、移动和转移、基础护理、营养咨询、职业治疗、造口护理、呼吸治疗、呼吸护理、休息和睡眠、安全、疾病筛查、疾病和损伤的护理、精神及情绪的症状、躯体症状、皮肤护理、社会工作／辅导服务、标本采集、语言训练、心理保健、刺激／养成、压力管理、药物滥用、支持小组、支持系统、交通、安适状态、其他

（1）健康教育、指导和咨询：指为个人、家庭或社区提供信息和资料，预测患者问题，提高患者自我保健和应对问题的行为及意识；指导采取鼓励性行为，帮助做出决策并解决问题。

（2）治疗和程序：指为个人、家庭或社区提供为预防疾病或缓解现有症状和体征的专业技术，如口腔护理、伤口换药、药物治疗、标本采集、压疮护理等。

（3）个案管理：指采取协调、鼓励和向其他机构及同行转诊等措施，帮助个体、家庭或社区改进医疗服务，提高患者自我护理能力；提导患者合理使用医疗资源及健康服务系统等。

（4）监测：指采取各种措施监测、评估和分析个体、家庭或社区的状况，监测处置后的改善情况。包括对护理活动的追踪随访、评估患者的健康状况、分析临床症状、确认健康危险因素等。

护士使用干预分类系统的步骤，包括选择干预类别；在导向中选择干预目标；针对服务对象的具体情况，列出不同干预目标下的护理措施；最后共同形成干预护理方案。

3. Omaha 结局评价系统　Omaha 的结局评价是从认知、行为、症状及体征三个方面对患者健康问题的改善状况进行评分。分值越高，说明患者健康状况越佳，护理干预效果越好。通过该评价系统可反映出护理干预的进展情况，从而为护理质量控制和科学研究提供参考（详见表7-3）。

表7-3　Omaha 结果评价系统

类别	1分	2分	3分	4分	5分
认知：服务对象记忆与解释问题的能力	完全没有知识	具有一点知识	具有基本知识	认知程度适当	认知良好
行为：服务对象表现出的可被观察的反应或行为	完全不适当	有一些适当的行为	不是很一致的行为	通常是合适的行为	一致且合适的行为
症状、体征：服务对象表现的主客观症状体征	非常严重	严重	一般	轻微	没有

（三）Omaha 系统的应用

Omaha 系统有完整的问题分类系统、干预系统和结局的评价尺度，可以对患者进行不同时间点的评估，记录患者连续、完整的有关环境、生理、社会心理、健康相关行为的改变，使不同医院的护理人员和不同的健康服务团队详细、全面地了解到患者的病情及需要采取的护理措施，真正实现患者从医院到社区、家庭的延续。此系统不仅适用于医院内使用，更适合于社区护士的个案管理和上门服务。为便于实施和管理，Omaha 系统已发展出完整的一套电脑记录系统。其基本使用步骤如下：

1. 建立个案资料记录。
2. 以问题分类表作为收集资料及评估指南，并输入资料库。
3. 根据资料做出问题表。
4. 以结局评定表排出优先次序。
5. 综合出一份以问题为导向的护理计划，采取干预措施表提供的建议，执行护理措施，并随时修正计划。
6. 根据计划，为个案提供护理。

四、延续性护理的现状及发展趋势

（一）国外延续性护理现状

延续性护理在国外应用较早，自20世纪80年代美国宾夕法尼亚大学与美国的一个大型公司合作首次将该模式应用于护理领域以来，已在多种临床疾病中广泛应用。目前，美国、英国、日本等发达国家，已在医院普遍开展了延续性护理服务，而且其服务对象和服务内容仍在不断地扩展和补充，主要包括了患者从住院到出院的整个过程，即对患者在住院期间不同照护场所之间的过渡所提供的延续性、协调性健康服务及患者出院后的延续护理服务。

（二）国内延续性护理现状

国内香港地区最早引入延续性护理模式，目前已广泛开展了针对糖尿病、慢性肾病、慢性阻塞性肺疾病等多种慢性疾病的延续性护理研究。目前，香港、台湾已将延续性护理纳入医院常规工作，患者入院时就拟定出院计划，出院时转到社区进行随访等。我国延续性护理还处于早期阶段,通过借鉴国外延续性护理的发展经验,在冠心病、糖尿病、脑卒中患者中实施延续性护理的研究越来越多,研究的内容主要为院外计划,包括全面的护理评估、建立共同的护理目标、个性化的健康教育、指导和咨询、个案管理和监测及护理成效评价等。

(三)国内延续性护理发展趋势

1. 存在问题

(1)延续性护理团队成员职责模糊:延续性护理具有多学科、跨专业的特点,往往使团队成员对自身的角色和职责模糊不清,并且成员间不确定应该由谁来负责与患者或不同的机构间的信息交流。

(2)延续性护理社会认可度不足:延续性护理还没有被社会大众所熟知,很多患者对延续性护理缺乏信心并质疑其效果,同时也有部分患者认为让一个陌生人来到家中进行随访不仅侵犯了自身的隐私权,而且存在一定的安全风险。同时医院护理人力资源紧缺,专科护士尤其是社区护士的技术水平有限以及有些护士的延续性护理服务意识不足等问题,进一步增加了患者的顾虑并直接制约了延续性护理的发展。

(3)延续性护理实施内容单一:目前,我国延续性护理的对象主要为慢性病患者和恶性肿瘤手术后需要持续照护者,在开展的病种选择上缺乏广泛性,护理干预方式趋于雷同。对患者的健康教育由于受专科护士资历和知识水平的影响,健康教育的内容主要为运动、饮食和用药指导,健康教育缺乏个体化。

(4)患者参与度低:患者出院后自感身体状况得到了改善,对自身健康的关注度逐渐降低;同时,由于工作安排、生活压力、社区延续性护理不完善等原因,出院患者对开展延续性护理参与度不高,用药和遵医行为降低,增加了患者再入院率和医疗负担,严重影响了延续性护理的开展和效果。

2. 发展策略

(1)加大宣传和培训,提高对延续护理的认识和重视程度。卫生行政部门和医院要加大投入,通过继续教育、组织培训等多种形式宣传和讲解有关延续护理的知识,提高医务人员的护理服务意识和技能,重视延续护理服务的开展。加强对相关医务人员的培养,提高其胜任延续性护理服务的能力。另外,学校应将延续性护理纳入教学内容,加强对延续性护理人才的培养,以缓解不断增长的社会需求。

(2)扩展延续护理服务的内容,规范延续护理服务的操作流程。根据实际需要及患者的病情特点,拓展延续性护理服务的内容,丰富延续性护理方式,同时也应制定相应的制度和标准,规范延续性护理服务的操作流程,以保证延续性护理服务达到预期的效果。医院及社区成立由经验丰富的临床管理者构成的管理小组,主要负责对延续性护理团队的所有成员进行明确分工;监督团队成员的工作;帮助团队成员间建立相互信任的合作关系;改善不同机构间的信息交流状况,以确保延续性护理有条不紊地顺利进行。

(3)采用多种形式,提高患者延续性护理的参与率。针对需要延续性护理服务的患者,出院时相关医护人员要详细向其介绍延续性护理相关内容,掌握患者联系方式,约定延续性护理的最佳时间。利用互联网络技术有针对性地开展延续性护理服务,鼓励患者积极参与,提高患者延续性护理服务的参与率。

(沈翠珍)

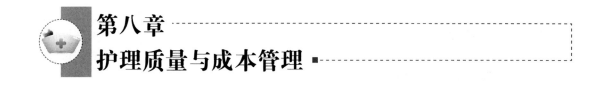

第八章
护理质量与成本管理

随着社会经济的发展及公众对健康需求的日益增加,以及护理服务领域不断延伸,对护理人员及护理管理提出了更高的要求。护理管理是为提高人们的健康水平,系统地利用护士的潜在能力和有关人员、设备、环境以及社会活动的过程。主要包括了护理人力资源管理、护理质量管理、护理安全管理、护理成本管理、护理信息化管理等。专科护士应具有跨学科思维,与时俱进,在这些护理管理活动中发挥领导作用,推动护理实践和医疗保健服务系统的变革。

第一节　护理质量与风险管理

护理质量是医院质量的重要组成部分,在保障患者安全、满足患者需求、保证医疗服务效果、树立医院形象等方面具有重要意义。护理质量管理是指按照护理质量形成的过程和规律,对构成护理质量的各要素进行计划、组织、协调和控制,以保证护理工作达到规定的标准和满足服务对象需要的活动过程。护理风险管理是为了最大限度减少由于各种护理风险造成的损失,其管理理念是提高护理风险防范意识,预防风险发生。专科护士在护理质量和护理风险管理方面应发挥领导作用,正确使用各种管理工具,确认可研究和循证实践的机会,不断提升护理质量。

一、护理质量标准

护理质量标准是规范护士行为和评价护理质量的依据。建立系统的、科学的和先进的护理质量标准,有利于提高护理质量和护理管理水平。

(一)概念及分类

1. 概念　护理质量标准是依据护理工作内容、特点、流程、管理要求、护理人员及服务对象特点、需求而制订的护理人员应遵守的准则、规定、程序和方法。

2. 分类　护理质量标准目前没有固定的分类方法。根据管理过程结构可分为要素质量标准、过程质量标准和终末质量标准,这三者是不可分割的标准体系。

(1)要素质量标准:指构成护理工作质量的基本元素。要素质量标准既可以是护理技术操作的要素质量标准,也可以是管理的要素质量标准,每一项要素质量标准都应有具体的要求。

(2)过程质量标准:指各种要素通过组织管理所形成的各项工作能力、服务项目及其工作程序或工序质量,一环套一环,又称为环节质量。

(3)终末质量标准:指患者所得到护理效果的综合质量,是通过某种质量评价方法形成的质量指标体系。

（二）护理质量标准化管理

护理质量标准化管理,就是制订护理质量标准,执行护理质量标准,并不断进行护理标准化建设的工作过程。

1. 制订原则

（1）可衡量性原则：在制定护理质量标准时要用数据来表达,对一些定性标准要尽量将其转化为可计量的指标。

（2）科学性原则：制定护理质量标准不仅要符合法律法规和规章制度要求,而且要满足患者的需要,有利于规范护士行为,提高护理质量和医院的管理水平。

（3）先进性原则：应总结国内外护理工作正反两方面的经验和教训,以科学证据为准绳,在循证基础上按照质量标准形成的规律,结合护理工作特点制定标准。

（4）实用性原则：从客观实际出发,掌握目前护理质量水平与国内外护理质量水平的差距,根据现有护理人员、技术、设备、物资、时间、任务等条件,定出护理质量标准和具体指标,制定标准值时应基于事实,略高于事实,即标准应是经过努力才能达到的。

（5）严肃性和相对稳定性原则：在制定各项护理质量标准时要有科学的依据和基础,一经审定,必须严肃认真地执行。凡强制性、指令性标准应真正成为质量管理的法规;其他规范性标准,也应发挥其规范指导作用。因此,需要保持各项标准的相对稳定性,不可朝令夕改。

2. 制定方法和过程　可分为四个步骤。

（1）调查研究,收集资料：调查内容包括国内外有关护理质量标准资料、相关科研成果、实践经验、技术数据的统计资料及有关方面的意见和要求等。调查方法要实行收集资料与现场考察相结合,典型调查与普查相结合,本单位与外单位相结合。调查工作完成后,要认真地进行分析、归纳和总结。

（2）拟定标准,进行验证：在调查研究的基础上,对各种资料、数据进行统计分析和全面综合研究,然后着手编写护理质量管理标准的初稿。初稿完成后要发给有关单位和人员,征求意见,组织讨论,修改形成文件,并通过试验验证,以保证标准的质量。

（3）审定、公布、实行：对拟定的护理质量标准进行审批,必须根据不同标准的类别经各级相关卫生行政主管部门审查通过后发布,在一定范围内实行。

（4）标准的修订：随着护理质量管理实践的不断发展,原有的标准不能适应新形势的要求,应该定期对原有质量标准进行修订或废止,制定新的标准,以保证护理质量的不断提升。

总之,护理质量标准是护理管理的重要依据,它不仅是衡量护理工作优劣的准则,也是指导护士工作的指南。建立系统的、科学的和先进的护理质量标准与评价体系,有利于提高临床护理质量,保证患者安全。

二、标杆管理

标杆管理由美国施乐公司于1979年首创,是现代西方发达国家医院管理活动中支持医院不断改进和获得竞争优势的最重要的管理方式之一,作为一种先进、系统、科学的经验学习方法,西方管理学界将其与医院再造、战略联盟一起并称为20世纪90年代三大管理方法。

（一）概念及类型

1. 概念　标杆管理(benchmarking),又称基准管理或参照管理,是指护理管理者通过与行业内外的优秀组织或个人进行护理服务、管理模式及工作流程等方面的比较和研究,吸取经验,总结分析最佳的实践方法,不断满足并超出预期需求的动态过程。

2. 类型 一般可分为四个类型:一是内部标杆管理,以医院内部操作为基准的标杆管理;二是竞争标杆管理,以竞争对象为基准的标准管理;三是职能标杆管理,以行业领先者或某些医院的优秀职能操作为基准的标杆管理;四是流程标杆管理,以最佳工作流程为基准的标杆管理。

(二)实施步骤

1. 明确目标 成立相关组织机构,统一思想,制定工作计划,是标杆管理工作的逻辑起点。

2. 建立指标体系 标杆管理指标体系反映了医院的关键控制环节,用于衡量医院与对标对象的差距,明确医院需要改进的方向。

3. 选择对标对象 对标对象是医院定点学习和超越的标杆,对标对象的选择既要切合医院实际,又要考虑对标对象资料数据获取的可能性和获取成本。

4. 进行对标分析 医院应对选定的标杆对象进行科学、认真地分析,以掌握标杆对象的最佳实践。

5. 学习与改进 医院通过对标分析,明晰与标杆对象间的差距后,组织相关人员拟定改进方案,制定实施计划,实施绩效改进。

6. 评价与提高 标杆管理是一项基础管理工作,必须及时评价,持续改进。

(三)实施意义

1. 持续改善护理质量 标杆管理比其他管理方法更加强调"持续改善"的概念。它是一个具有循环再生特性的过程,而不是一个短期的活动,强调持续不断地树立标杆,持续不断地改善。标杆管理通过与护理同行业中的最佳实践方法和流程进行比较,明确自身定位,找出差距与不足,总结出最优、最有价值的实践方法和流程改造措施,从而达到不断提高护理质量的目的。

2. 促进护理学科发展 护理学科是在与其他学科进行持续不断地学习与交流中得到发展。标杆管理恰恰提供了这样一个寻求最佳的过程,也提供了一个向最佳学习的机会。标杆管理注重向其他行业学习,可以促使护理管理者吸取其他行业的优秀管理经验,借鉴其他行业的最佳实践标准,弥补自身的不足,从而促进护理学科的快速发展。

三、持续质量改进

持续质量改进是在全面质量管理基础上发展起来的,是一种更注重过程管理、环节质量控制的新的质量管理理念,是质量管理的灵魂。持续质量改进是指在现有服务水平上不断提高服务质量及管理体系有效性与效率的循环活动,包括过程改进、持续性改进及预防性改进。质量改进的方法有 PDCA 循环、QCC、RCA、FMEA 等,其中 PDCA 循环是持续质量改进最基本的方法之一。

(一)PDCA 循环的概念

PDCA 循环(PDCA cycle)是计划(plan)、实施(do)、检查(check)、处理(action)四个阶段的循环反复过程,是一种程序化、标准化、科学化的管理方式。PDCA 循环的过程就是发现问题和解决问题的过程。这种方法作为质量管理的基本方法,广泛应用于医疗和护理领域的各项工作中。

(二)PDCA 循环的步骤

每一次 PDCA 循环都要经过 4 个阶段,8 个步骤,如图 8-1 所示。

1. 计划阶段　具体分为四个步骤进行。第一步分析质量现状,找出存在的质量问题;第二步分析产生质量问题的原因或影响因素;第三步找出影响质量的主要因素;第四步针对影响质量的主要原因研究对策,制订相应的管理或技术措施,提出改进的行动计划,并预测实际效果。解决问题的措施应具体而明确,回答 5W1H 内容,即为什么制定该措施(why)、达到什么目标(what)、在何处执行(where)、由谁负责完成(who)、什么时间完成(when)及如何完成(how)。

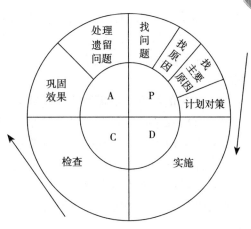

图 8-1　PDCA 循环的步骤

2. 实施阶段　为 PDCA 循环的第五步。按照预定的质量计划、目标、措施及分工要求付诸实际行动。

3. 检查阶段　为 PDCA 循环的第六步。根据计划要求,对实际执行情况进行检查,将实际效果与预计目标进行对比分析,寻找和发现计划执行中的问题并进行改进。

4. 处理阶段　对检查结果进行分析、评价和总结。具体分为两个步骤进行。第七步把成果和经验纳入有关标准和规范之中,巩固已取得的成绩,防止不良结果再次发生。第八步把没有解决的质量问题或新发现的质量问题转入下一个 PDCA 循环,为制定下一轮循环计划提供资料。

总之,PDCA 是一个不断循环、螺旋式上升、周而复始的运转过程,每转动一周就实现一个具体目标,使质量水平上一个台阶,以利于实现护理持续质量的不断改进。

四、护理敏感性质量指标监测

在 1998 年,美国护士协会提出了有关护理敏感性质量指标的概念,是指评估护理服务的过程与结局,监测和评价影响患者结局的临床护理实践、护理管理等活动的质量,帮助指导护理人员照顾患者感知和组织促进的质量评价标准,具有客观性、可操作性、灵敏性、简易性等特点。护理敏感性质量指标是由护理人员所提供的,反映护理结构、过程和结局,是能进行直接测量的特异性指标。每当管理目标或管理结果发生微弱的变化,管理者都会在某个指标的数值上看到明显的反映,这个指标便是"敏感指标"。因此,护理敏感性质量指标是一项原则、程序、评价尺度,是保证高水平护理的测量手段,是评价患者护理质量的关键,其结果能敏感地影响护理实践,并能客观、真实地反映护理质量的水平。

(一)护理敏感性质量指标的筛选

护理敏感性质量指标的筛选:第一,突出护理工作特点,否则难以筛选出对护理工作特异性高、有指导意义的指标;第二,突出质量管理的要求,否则不能为质量管理者所应用;第三,突出少而精的特点,即能够为护理质量管理带来"以点及面"的效果。

1. 护理工作的维度　从护理工作特点出发筛选护理敏感性质量指标,既有体现护理专业技术壁垒的指标(如重症监护室患者各类感染的发生率),也有体现护理工作关注患者安全(如跌倒发生率和跌倒伤害发生率)和身心体验(如约束使用、疼痛管理)的指标。

2. 质量管理的维度　质量管理体系一般从"结构""过程"和"结果"三方面来选择护

理敏感性质量指标,所以,除了工作的过程(如住院患者身体约束率)及结果(如插管患者的非计划拔管发生率、各类感染和病患安全的不良事件发生率)以外,也不应该遗漏有充分证据证明能够影响护理过程和结局的结构性因素,比如反映护理人力数量和素质结构的指标。

3. 敏感的维度　护理敏感性质量指标需要把握护理质量的"短板",体现"重点管理"的思想,为此,敏感指标所考量的必然是护理质量工作的要点和重点。如果是护理过程指标,应该是某项护理工作流程中的关键节点;如果是护理工作的结果,应该是对患者健康威胁大的事件。考虑到指标对实际工作的指引作用,敏感指标所涉及的事件、结构面的问题应当是管理者通过努力可以影响;过程和结果面的问题,应当是护理工作者通过落实工作规范或者改善工作流程可以改变的,即护理敏感性质量指标必然是基于护理工作的实际而产生的。

(二)应用敏感指标的原则

1. 保证数据可获得性与可靠性　由于指标是可测量的,利用指标进行管理的首要优点便是指标值的直观性。要发挥指标的作用,首先要保证能够获得计算指标值所必要的信息和数据,不仅要保证指标值反映的是真实的情况,还要保证数据信息的可靠性。同时,如果受条件限制不能获得所有评估对象的信息而只能选择抽样,就应保证样本的代表性。

2. 注重指标内涵　指标测量值的直观性为管理者带来了便利。然而,管理如果只看到数值而不关心数值背后的故事,指标管理就变得"机械"。因此,运用敏感指标开展管理时,至少应当兼顾考虑以下三个问题。

(1)对指标值本身的考量:形成指标值的过程是采集和分析数据资料的过程。管理者看到指标值后,首先应当考虑信息可靠性的程度。

(2)对指标值影响因素的考量:管理实务中的指标与实验室中的指标不同。实验室的环境很单纯,因而可以做到指标值只随干预条件的改变而改变。而管理实务中的指标值,有真实世界诸多因素的干扰,稳定性较差。因而,单凭质量指标值的变化就判断质量改变,往往会过于武断。应用指标值时,往往需要考虑组织内外部环境的变化,结合历史数据和同行资料做纵向和横向的比较,方能把握比较真实的情况。

(3)关注指标可能带来的负面激励:诸多管理实践已经证明,指标很多时候是把"双刃剑"。比如,医疗费用的管理往往以"次均费用"来控制门诊费用,但结果往往是次均费用下降伴随着诊疗人次的增加,最终总费用还是上涨。应用敏感指标开展护理质量管理,也可能遇到同样的问题。在实际操作时,管理客体可能会出现相应的策略性行为,管理者对此要有所准备,应用指标管理时往往需辅以配套措施。

3. 重视反馈与持续改进　实施敏感指标管理时,可以考虑对质量指标的目标值做适当的分解。一方面,让不同岗位的组织成员明确自己在不同的质量指标中的目标、任务以及行为准则;另一方面,在出现质量问题时可以循迹追踪,找到问题的根源,以便改进。利用敏感指标进行管理的过程,至少包括"构建指标—监测/评估—反馈/辅导"三个步骤。当某个指标的相关责任人明确以后,反馈和辅导便能够有的放矢。

(三)护理敏感性质量指标及计算方法

见表8-1。

表8-1 护理敏感性质量指标及计算方法

序号	指标名称	计算方法
1	床护比	$1:\dfrac{\text{同期执业护士人数}}{\text{统计周期内实际开放床位数}}$
2	护患比	$1:\dfrac{\text{同期每天各班次患者数之和}}{\text{统计周期内每天各班次责任护士数之和}}$
3	每住院患者24小时平均护理时数	$\dfrac{\text{同期内执业护士实际上班小时数}}{\text{统计周期内实际占用床日数}}$
4	不同级别护士的配置	$\dfrac{\text{同期某级别护士人数}}{\text{统计周期内护士总人数}} \times 100\%$
5	护士离职率	$\dfrac{\text{同期护士离职人数}}{\text{统计周期末护士在职人数}+\text{统计周期内护士离职人数}} \times 100\%$
6	住院患者跌倒发生率	$\dfrac{\text{同期住院患者中发生跌倒例次数}}{\text{统计周期内住院患者实际占用床日数}} \times 1\,000‰$
7	院内压力性损伤发生率	$\dfrac{\text{同期住院患者中压力性损伤新发病例数}}{\text{统计周期内住院患者总数}} \times 100\%$
8	住院患者身体约束率	$\dfrac{\text{同期住院患者身体约束日数}}{\text{统计周期内住院患者实际占用床日数}} \times 100\%$
9	插管患者非计划拔管发生率	$\dfrac{\text{同期某导管非计划性拔管例次数}}{\text{统计周期内该导管留置总日数}} \times 1\,000‰$ $\dfrac{\text{同期某导管非计划性拔管例次数}}{\text{统计周期内该导管置管总例数}} \times 100\%$
10	ICU导尿管相关尿路感染发生率	$\dfrac{\text{同期留置导尿管患者中尿路感染例次数}}{\text{统计周期内患者留置导尿管总日数}} \times 1\,000‰（\text{例}/\text{千导管日}）$
11	ICU中心导管相关血流感染发生率	$\dfrac{\text{同期中心导管相关血流感染例次数}}{\text{统计周期内中心导管插管总日数}} \times 1\,000‰（\text{例}/\text{千导管日}）$
12	ICU呼吸机相关性肺炎发生率	$\dfrac{\text{同期呼吸机相关性肺炎感染例次数}}{\text{统计周期内有创机械通气总日数}} \times 1\,000‰（\text{例}/\text{千机械通气日}）$

五、护理风险管理

随着科学技术的发展,现代医疗护理活动日趋复杂,患者在医院治疗护理过程中所面临的不安全因素也随之增加。由于患者法律意识的增强和对医疗保健期望值的提高,风险管理在护理管理中的作用越显重要。

(一)基本概念

1. **护理风险** 指在护理过程中不安全因素直接或间接导致患者死亡或伤残的可能性,包括经济风险、技术风险、法律风险、人身安全风险等。与护理风险密切相关的风险是护理不良事件。护理风险是一种职业风险,伴随着护理行为而存在,具有难以推测、难以防范及后果严重等特点。

2. 护理风险管理 指医院采取必要的措施以预防和降低意外伤害或药物误用所造成的财产损失或安全威胁的自我保护行为,是指患者、医务人员或医院的经营体蒙受损失或损害的可能性。具体地说,是对患者、医务人员、医疗护理技术、环境、设备、药物、医疗护理制度与程序等风险因素进行管理的活动。

(二)管理程序

护理风险管理程序是指对患者、医护人员、探视者等可能产生伤害的潜在风险进行识别、评估,采取正确行动的过程。

1. 护理风险识别 护理风险识别是对潜在的和客观存在的各种护理风险进行系统、连续的识别和归类,并分析产生护理风险事件原因的过程。护理风险识别的主要方法:①呈报护理风险事件,正确收集相关的信息;②积累临床护理资料,全面掌握风险控制规律;③分析护理工作流程,科学预测护理风险防范。

2. 护理风险评估 护理风险评估是在风险识别的基础上进行的。即在明确可能出现的风险后,对风险发生的可能性、可能造成损失的严重程度进行评估,对护理风险进行定量、定性地分析和描述,并对风险危害程度进行排序,确定风险危害等级,为采取相应的护理风险管理措施提供决策依据。目前,临床上已经开始使用许多护理风险评估量表,如跌倒评估量表、压疮评估量表,对高风险的患者进行评估和防范,能够有效地规避这一类型的风险事件。

3. 护理风险控制 护理风险控制是护理风险管理的核心,是针对经过风险识别和评估之后的风险问题所采取的相应措施,主要包括风险预防和风险处置两个方面。

(1)风险预防:在风险识别和评估基础上,对风险事件出现前采取的防范措施,如长期进行风险教育、举办医疗纠纷及医疗事故防范专题讲座等,强化护理人员的职业道德、风险意识及法律意识,进一步增强护理人员的责任感,加强护理风险监控。

(2)风险处置:包括风险滞留和风险转移两种方式。风险滞留是将风险损伤的承担责任保留在医院内部,由医院自身承担风险。风险转移是将风险责任转移给其他机构,如购买医疗风险保险,将风险转移至保险公司,达到对护理人员自身利益的保护。

4. 护理风险管理效果评价 护理风险管理效果评价是对风险管理手段的效益性和适用性进行分析、检查、评估和修正。如通过对调查问卷、护理质控检查、理论考试等方法获得的数据进行分析和总结,评价风险控制方案及效果,以完善内控建设,进一步提高风险处理的能力,并为下一个风险循环管理周期提供依据。

(三)防范措施

1. 建立健全风险管理组织 进行长效、稳固的风险管理,需建立健全风险管理组织,使风险管理活动有系统、有计划、有目的、有程序地进行,达到有效监督及控制风险。首先成立护理风险管理委员会(可由护理持续质量改进组织替代)、专职或兼职风险管理人员、科室风险管理小组,组成三个层面的管理组织,切实做好三级护理风险管理,建立风险信息网络。

2. 不断完善制度与风险预案 如制订并完善与护理风险管理配套的一系列制度,包括临床常用护理技术操作流程、假日护理安全管理规定、风险事件的评估和呈报制度等。在制定风险预案时,应首先突出"预防为主"的原则,并在其预案制定的基础上进一步完善事件发生后的应急处理措施,达到对患者安全质量的持续管理,使护理风险降至最低水平。

3. 合理调配护理人力资源 合理调配人力资源,使护理人员数量与临床实际工作量相匹配,并根据护士自身条件、业务能力、工作资历等合理组建人员梯队,使护理人员最大限度地发挥专长,增强责任心和竞争意识,避免和减少护理人员不安全因素的发生。

4. 加强护士培训与继续教育　专科护士需要有计划、有目的地结合专业需求,组织各层级护士进行专业学习和技术培训,不断更新知识,提升临床护理综合能力,以适应护理学科的发展。

5. 构建安全护理文化环境　将安全文化视为一种管理思路,运用到护理管理工作中,使安全文化的理念不断渗透到护理行为中,培养和坚定护理人员的安全管理的态度及信念,并使护理人员能够从法规的高度认识职业的责任、权利和义务,规范安全护理的行为,以建立安全的保障体系。

6. 建立良好的护患关系　建立良好的护患关系,制定并实施护理风险预告制度,维护患者知情同意权并实施签字认可制度,以减少人为因素而引发的护理风险事件。

(叶富英)

第二节　护理成本管理

护理的各项经费占据医院经营费用的很大一部分,有资料表明:护理费用相当于医院运营费用的三分之一。其中护理模式、护理质量、护理效率、成本控制、护理部门对预算的操纵等对整个医院的经济利益产生深远的影响。同时,护理成本控制对减轻患者经济负担起到重要作用。专科护士的执业标准中涉及资源利用,就是设计评估策略并呈现与护理实践相关的成本效率、成本效益和效率因素。本节就护理成本管理的概念、方法、意义等进行阐述。

一、护理成本控制

(一)护理成本控制的概念

护理成本是指在给患者提供诊疗、监护、防治、基础护理技术及服务的过程中的物化劳动和活劳动消耗。物化劳动是指物质资料的消耗,活劳动是指脑力和体力劳动的消耗。护理成本控制是按照既定的成本目标,对构成成本的一切耗费进行严格的计算、考核和监督,及时揭示偏差,并采取有效措施,纠正不利差异,发展有利差异,使成本被限制在预定的目标范围之内的管理方法。

(二)护理成本核算的方法

在进行护理成本控制之前,应首先进行护理成本核算。

1. 国外护理成本核算的方法主要有以下几种:

(1)床日成本核算法:是最原始最不完善的测算方法,是指将科室的显性成本与隐性成本之和与每日每床之间的比值来计算成本,护理成本与住院日数直接相关,将护理费用包含在平均的床日成本中。床日所包含的服务内容虽有一定的差别,但一般常规性服务项目都包含在内,诸如化验检查、一般治疗、患者生活费等都不另收费。床日成本核算法并未考虑护理等级及患者的特殊需求,不能反映患者具体的资源消耗情况,通常包括了非护理性工作。

(2)相对严重度核算法:将患者病情的严重程度与利用护理资源的情况相联系,计算所提供护理服务的成本。如将患者的复杂性分为5类并赋予相应的分值,无并发症1分,并发症与慢性病风险因素相关 2 分,存在严重风险 3 分,高度复杂性 4 分,并发症与该病种并发症无关 5 分,据此决定需要何种护理专业人员、多少护理时间等。

(3)诊断相关性分组核算法:汤普森·费特教授用美国医疗保险预付款制度的分类编码标准,建立一种确定医院各种病例类型的方法,确定不同的诊断相关组,根据患者的不同年龄、性别、诊断、疾病程度、是否手术、住院天数以及预后等因素,把患者划定在某个诊断相关组,然后再确定对医院的补偿额度。这种方法与床日成本核算法相比具有同组代表性,可靠性有明显提高。与下文中提及的病种分类法具有一致性,将成本按照患者的疾病种类进行划分,这样既避免了每位患者入院后的单个项目的反复叠加,也同时和医疗评价的原则指标趋于一致,有利于医院整体的成本管控。但此种方法不能照顾患者的不同需求,也无法准确预测未来患者的疾病转归。

(4)患者分类法:是以患者分类系统为基础测算护理需求或工作量的成本核算方法。即根据患者的病情程度判定护理需要,计算护理点数及护理时数,确定护理成本和收费标准。此种方法能更准确地评估患者实际得到的护理照料和各项消耗,不足之处是需要更多的时间和精力去逐一地进行患者的个体评估。

(5)护理程序核算法:包括护理程序中的三个步骤—即诊断、实施、评价三项指标。诊断是根据患者病情评估后综合进行的护理诊断;实施是根据护理诊断制定并进行相应的护理措施;评价则是针对实施了护理措施后出现的转归情况进行的分析。以上三个指标均被编写成标准的编码术语,并在电子健康记录表上收录,以此为依据进行费用核算。

2. 国内护理成本核算的方法主要有以下几种:

(1)项目核算法:以单个护理项目为对象,归集费用与分配费用来核算成本的方法。此法将人力、材料、设备折旧等成本因素归集为显性成本,将管理、教学、研究等成本因素归集为隐性成本。可使用两种方法进行护理人力成本核算:①方法一:护理人力成本 =(月平均工资 ÷ 每月工时)× 耗用工时。②方法二:护理人力成本 = 年总收入 ÷ 12(月)÷ 22(天)÷ 8(小时)× 工作时间。方法一对于每一项护理服务内容均需要进行详细的综合评估,并进行合理的护理人力资源配置,客观体现了护士在护理服务中的人力资源投入,合理反映了护理服务的价值,优于方法二。计算护理项目成本可以为制订和调整护理收费标准提供可靠的依据,也可以为国家调整对医院的补贴提供可靠依据。但是项目法不能反映每一疾病的护理成本,不能反映不同严重程度疾病的护理成本。

(2)病种分类法:是以病种为成本计算对象,归集与分配费用,计算出每个病种所需护理照顾成本的方法,按病种服务收费是将全部的病种按诊断、手术项目、住院时间、并发症和患者的年龄、性别分成若干个病种组,对同一病种组的任何患者,无论实际住院费用是多少,均按统一的标准对医院进行补偿。

(3)分级护理成本核算法:此项成本核算法依据患者的分级护理进行,从特级护理向三级护理的变化,护理成本也将逐渐缩减。

(4)基础护理操作项目成本核算法:基础护理操作项目核算方法是项目核算法的一个分支,将单个基础护理操作项目的付出与收入核算成费用来计算成本的方法。

(5)综合法:指结合患者分类法及病种分类法分类,应用计算机技术建立相应护理需求的标准实施护理,来决定某组患者的护理成本,又称计算机辅助法。

(三)护理成本控制的程序

成本控制是现代成本管理工作的重要环节,是落实成本目标、实现成本计划的有力保证。护理成本控制一般包括以下程序：

1. 制定成本标准　成本标准是对各项费用开支和资源消耗规定的数量界限，是成本控制和成本考核的依据。没有这个标准，也就无法进行成本控制。成本标准也是制定各项降低成本技术措施的依据。

2. 执行标准　即对成本的形成过程进行计算和监督。根据成本指标，审核各项费用开支和各种资源的消耗，实施降低成本的技术措施，保证成本计划的实现。

3. 确定差异　核算实际消耗脱离成本指标的差异，分析成本发生差异的程度和性质，确定造成差异的原因和责任归属。

4. 消除差异　组织护理人员挖掘增产节约的潜力，提出降低成本的新措施或修订成本标准的建议。

二、常用的医疗护理效率指标

医疗护理效率是护理单元中投入的护理人力、资源，所产出的护理活动及措施的数量。

（一）床护比

床护比指统计周期内提供护理服务的单位实际开放床位与所配备的执业护士人数比例。反映开放床位和护理人力的匹配关系。计算床护比，能够帮助管理者了解当前开放床位所配备的护理人力状况，建立以开放床位为导向的护理人力配备管理模式，保障一定数量开放床位护理单元的基本护理人力配备，是医疗机构及其护理单元护理人力的配备参考及评价指标。

床护比 =1：（同期执业护士人数 / 统计周期内实际开放床位数）

（二）护患比

护患比指统计周期内当班护士人数与其负责照护的住院患者数量之比。反映护理服务需求和护理人力的匹配关系。计算护患比，能够帮助管理者了解当前护理人力配备状况，建立一种以护理服务需求为导向的科学调配护理人力的管理模式，保障患者的安全和护理服务质量。

平均每天护患比 =1：（同期每天各班次患者数之和 / 统计周期内每天各班次岗位护士数之和）

（三）每住院患者 24h 平均护理时数

每住院患者 24h 平均护理时数指统计期间内平均每天每位患者所获得的护理时数，或每位患者所需全部护理项目活动的时间总和，包括直接护理时数、间接护理时数、相关护理时数等。计算住院患者 24h 平均护理时数可以帮助管理者了解患者所得到的护理服务总时数，进而推算出护理工作负荷及患者所需护理服务时数，合理配备护理人员，掌握护理时数在直接时数和间接时数之间的分布，可以帮助管理者提升护理工作效率，让护士将更多工作时间用于照护患者。

每位住院患者 24h 平均护理时数 = 同期执业护士实际上班小时数 / 统计周期内实际占用床位数。

（四）不同级别护士的配置

不同级别护士的配置指在医疗机构或其部门中，不同能力级别护士在本机构或部门所有执业护士中所占的比率。"能力"需要用具体的维度来测量，常用的有工作年限、学历和卫生技术职称等。此指标反映医疗机构或其部门中护士的结构配置情况，通过监测指标，能够了解护士队伍结构的现状及动态变化,并研究护士结构配置与护理质量和患者安全的关系,为优化人力资源配置、有效利用护理人力提供依据,保障患者获得优质的护理服务。

某级别护士的比率=(同期某级别护士人数/统计周期内护士总人数)×100%

(五)护士离职率

护士离职率指在一定统计周期内,某医疗机构中护士离职人数与累计在职护士总数(统计周期末护士在职人数与统计周期内护士离职人数之和)的比率,是反映医疗机构内护理人员流动性和稳定性的重要指标。通过监测医疗机构或护理单元内护士的离职率,了解护士离职现状,并将现状与本单位常态及其他同级医疗机构护士离职现状进行比较,针对异常情况,对护士离职原因、由于离职造成的护士结构变化及对护理质量造成的影响进行分析,为管理者制定人员招聘和培养计划、改善管理策略等方面提供依据。

护士离职率=同期护士离职人数/(统计周期末护士在职人数+统计周期内护士离职人数)×100%

(六)护士执业环境测评

护士执业环境测评指促进或制约护理专业实践的工作场所的组织因素,包括护士工作的物理环境和组织环境。这是影响患者结局的关键因素之一。健康的护士执业环境可以提高护士工作满意度,激励护士增加工作投入,促进患者安全,提高护理质量,降低护士离职率,节约医院成本。

护士执业环境测评量表,包括6个维度:护士参与医院事务,优质护理服务的基础,护理管理者的能力、领导力及支持,人力和物力配备,医护合作,薪酬待遇和社会地位。

(七)病床使用率

病床使用率指每天使用床位与实有床位的比率,即实际占用的总床日数与实际开放的总床日数之比。从床位的角度反映医院工作量动态变化。

病床使用率=(同期实际占用的总床日数/统计周期内实际开放的总床日数)×100%

(八)床位周转次数

床位周转次数指在一定时期内每张床位的出院患者数,是反映医院工作量和医疗质量的重要指标之一。可以让管理者了解医院床位是否有"闲置"或"压床"现象,通过原因分析采取针对性措施,进一步提高医院管理与医疗护理水平。

床位周转次数=同期出院人数/统计周期内平均开放床位数

(九)平均住院日

平均住院日指一定时期内每一出院患者平均住院时间的长短,是反映医院医疗资源综合管理和利用水平的一个重要指标,是一个评价医疗效益和效率、医疗质量和技术水平的比较硬性的综合指标。

平均住院日=同期出院人数占用总床日数/统计周期内出院人数

(十)重复住院率

重复住院率指住院患者在出院一段时间后又因相同或相关疾病再次住院,包括计划性和非计划性。计划性重复住院为前次出院后要求患者年内再次住院医疗。对同一种疾病患者非计划性的再次住院影响因素进行分析,以便能更合理地应用卫生资源和指导医疗质量管理,提高医院的社会效益和经济效益。

重复住院率=(年内重复住院人次/年内出院人次)×100%

计划性重复住院率=(年内计划性再入院人次/年内重复住院人次)×100%

（十一）抢救成功率

急危重症患者经各级医护人员积极采取有效措施进行救治，使其生命体征基本稳定在24小时以上定义为成功。如果有的患者有数次抢救，最后一次抢救失败而死亡，前几次抢救计为抢救成功，最后一次计为抢救失败，并从中计算出抢救成功率。具体分为急危重症抢救成功率、急诊抢救成功率、住院危重患者抢救成功率。这是评价医院医疗质量的一个重要指标。客观真实地统计抢救成功率可以从中发现问题、分析问题并最终解决问题，以不断提高医疗技术水平、服务质量和改进服务流程，减少或杜绝医疗隐患的发生。

急危重症抢救成功率 =（急诊抢救成功人次数 + 住院危重患者抢救成功人次数）/（急诊抢救人次数 + 住院危重患者抢救人次数）× 100%

急诊抢救成功率 =（急诊抢救成功人次数 / 急诊抢救人次数）× 100%

住院危重患者抢救成功率 =（住院危重患者抢救成功人次数 / 住院危重患者抢救人次数）× 100%

（十二）手术成功率

手术成功率指同期术中及术后24小时内未死亡、未实施非计划再次手术患者人数占统计周期内手术患者总人数的百分比。非计划再次手术率指在同次住院期间，住院患者因先前手术所导致的并发症或其他不良结果而重返手术室。以上两项指标可评价医院管理水平和医疗质量。手术失败及非计划再次手术将延长患者住院时间，造成医疗费用显著增加，且与术后病死率增高密切相关，是增加医疗纠纷风险的主要医疗问题之一。通过监测该指标，可以分析原因采取措施，不断提高医疗技术水平和手术质量，减少或杜绝医疗隐患的发生。

手术成功率 =（同期手术患者中成功例次数 / 统计周期内手术患者人日数）× 100%

非计划再次手术率 =（同期手术患者中再次手术例次数 / 统计周期内手术患者人日数）× 100%

（十三）医院感染发生率

医院感染是指患者在入院时既不存在、也不处于潜伏期，而是在住院48小时后发生的感染，也包括出院后48小时内发生的感染。医院感染发生率指在一定时期内，处于一定危险人群（通常为住院患者）中新发生的医院感染的频率。主要包括导管相关感染发生率、呼吸机相关性肺炎发生率等。导管相关感染发生率主要指导尿管相关尿路感染发生率和中心导管相关血流感染发生率。导尿管相关尿路感染指患者留置导尿管期间，或者拔除导尿管48小时内发生的泌尿系统感染。导尿管相关尿路感染的诊断主要依据临床表现结合病原学检查。中心导管相关血流感染发生率指患者留置中心导管期间或拔除中心导管48小时内发生的原发性的，且与其他部位存在感染无关的血流感染。呼吸机相关性肺炎发生率指建立人工气道（气管插管或气管切开）并接受机械通气时所发生的肺炎，包括发生肺炎48小时内曾经使用人工气道进行机械通气者。院内感染发生率与医护人员执行无菌技术、消毒隔离和手卫生等情况密切相关。监测该指标能够及时发现医院内感染异动，抓住易感环节，保证有效的感染管理和预防，降低感染发生率，提高医疗与护理质量。

医院感染发生率 =（同期住院患者中新发生感染患者例次数 / 统计周期内住院患者人日数）× 100%

医院感染现患率 =（某一特定时点住院患者感染病例数 / 该时点住院患者总数）× 100%

导尿管相关尿路感染发生率 =（同期留置导尿管患者中尿路感染例次数 / 统计周期内患者留置导尿管总日数）× 1 000‰

中心导管相关血流感染发生率 =（同期中心导管相关血流感染例次数 / 统计周期内中心导管插管总日数）×1 000‰

呼吸机相关性肺炎发生率 =（同期呼吸机相关性肺炎感染例次数 / 统计周期内有创机械通气总日数）×1 000‰

（十四）住院患者跌倒发生率

住院患者跌倒发生率指住院患者在医疗机构任何场所，未预见性地倒于地面或倒于比初始位置更低的地方，可伴或不伴有外伤。患者发生跌倒可能造成伤害，导致严重后果甚至危及生命。通过对住院患者跌倒发生率指标的监测，了解所在医院或部门的跌倒发生率和伤害率，通过原因分析和有效的对策实施，可以降低患者跌倒的风险，保障患者安全。同时，加强对患者跌倒风险评估，帮助护理人员建立患者分类管理的工作思路；加强预防跌倒的措施，充分体现护理工作对患者的责任和关怀。

住院患者跌倒发生率 =（同期住院患者中发生跌倒患者例次数 / 统计周期内住院患者人日数）×1 000‰

住院患者跌倒伤害率 =（同期住院患者中发生跌倒伤害例次数 / 统计周期内有记录的患者跌倒例次数）×1 000‰

"统计周期"可根据质量管理部门要求确定，如每月、每季度、每年。

（十五）院内压力性损伤发生率

压力性损伤是指由压力或压力联合剪切力导致的皮肤和 / 或皮下组织的局部损伤，通常位于骨隆突处，但也可能与医疗器械或其他物体有关。院内压力性损伤指患者在住院期间发生的压力性损伤，即患者入院24h后新发生的压力性损伤。因弥漫性蜂窝织炎、散在性的胶带撕脱伤、动静脉功能不全、糖尿病相关神经病变及失禁造成的皮肤损伤均为非压力因素导致，不属于压力性损伤范畴。压力性损伤包括医院获得性压力性损伤和社区获得性压力性损伤。通过监控院内压力性损伤发生率，可分析院内压力性损伤发生的趋势、特征及其影响因素，通过采取针对性的护理措施与管理，进一步减少院内压力性损伤的发生，减少皮肤损伤对患者造成的直接和间接伤害。

院内压力性损伤发生率 =（同期住院患者压力性损伤新发病例数 / 统计周期内住院患者总数）×100%

院内压力性损伤现患率 =（某一特定时点住院患者压力性损伤病例数 / 该时点住院患者总数）×100%

（十六）住院患者身体约束率

住院患者在医疗机构任何场所，任何徒手或采用物理的、机械的设备和材料，或者使用患者附近不易移动的设施，来限制患者活动或正常运用身体的自由均为身体约束。身体约束可带来很多负性质量问题。通过对住院患者身体约束率的监测，医院或护理部门能够及时获得约束具使用率、约束具使用导致的不良事件和约束具使用的其他相关信息。通过原因分析，找到过度使用约束具的影响因素。通过医院管理团队和医务人员的共同努力，找到有效的替代措施，努力减少身体约束率或使身体约束更具合理化，从而提高住院患者的安全性，提高人文护理质量。

住院患者身体约束率 =（同期住院患者身体约束日数 / 统计周期内住院患者人日数）×100%

（十七）非计划性拔管发生率

非计划性拔管指患者有意造成或任何意外所致的拔管，即非医护人员计划范畴内的拔管。非计划性拔管通常包括以下情况：①未经医护人员同意患者自行拔出的导管。②各种原因导致的导管滑脱。③因导管质量问题及导管堵塞等情况需要提前拔除的导管。此指标是反映患者安全的重要指标，体现了护理质量的水平。通过该指标监测，可以帮助护理人员和管理者了解导管管理情况及其危险因素，提示应采取针对性的措施，最大限度减少非计划性拔管的发生。

非计划性拔管发生率=(同期某导管非计划性拔管例次数/统计周期内该导管留置总日数)×1 000‰

或者非计划性拔管发生率=(同期某导管非计划性拔管例次数/统计周期内该导管置管总例数)×100%。

(十八)给药错误发生率

给药错误指药品在临床使用及管理全过程中出现的、任何可以防范的用药疏失，这些疏失可导致患者发生潜在的或直接的损害。包括药物选择不当，剂量、剂型、数量、浓度、疗程不当，给药途径、时间、频次、速率不当，还包括药品储存不当。给药错误发生率是反映患者安全的重要指标，是护理管理中的重要问题。对该指标进行监测，可以帮助管理者了解给药错误发生情况及原因，提示管理者采取针对性的措施，减少给药错误的发生，保障患者安全。

给药错误发生率=(同期住院患者中总用药错误发生次数/统计周期内住院患者总给药次数)×1 000‰

(十九)患者满意度

患者满意度指人们基于在健康、疾病、生命质量等诸方面的要求而对医疗保健服务产生某种期望，对所经历的医疗保健服务情况进行的一种测评。目前关于患者满意度尚无统一的定义，主要包括两个方面：一是医疗服务给患者带来的价值，即对疾病的医疗和健康的恢复所产生的作用效果，主要包括所使用的仪器设备、诊疗手段等技术层面的内容，称为显性服务满意度；二是患者在接受医疗服务过程中对所接受的医疗服务的感觉和体验，称为隐性服务满意度。患者满意度是衡量医院服务质量的核心指标，对医疗服务质量管理发挥了重要作用，可以帮助管理者简明地从患者的角度描述卫生服务；患者满意度测评为提升医院服务水平、优化医患关系、赢得患者对医院的忠诚及增强医院综合竞争力，提供有效的管理工具。

患者满意度量表(patient satisfaction questionnaire, PSQ)，包括8个维度：医疗服务的可及性和方便程度、花费资金、资源的可利用、医疗服务的连续性、医务人员的业务能力和服务品质、医务人员的人文关怀、总满意度、保健效率。

三、降低护理成本的途径

护理成本控制的目的在于降低护理成本，提高医疗护理效率。在临床护理工作中，可以通过以下途径来降低护理成本。

1. 科学编配、合理排班 根据年度患者护理级别平均数、工作总量，同时考虑人员进修、培训、产假等因素，分析并确定所需护理人员的编制人数，避免人浮于事，可减少直接成本中工资、补助工资、福利费、公务费开支等。结合各班次人员的业务技术水平、工作能力进行搭配，以提高工作效率，保证工作质量，使各班工作紧密衔接，促使护理成本产生高效、低耗的效果，从而达到提高效益的目的。

2. 健全医药用品及耗材管理制度 实行零库存，严格控制直接服务所用药品、医用材料、各种低值易耗品的丢失、过期、损坏等浪费现象发生。对仪器设备做到专管共用、定期检查和维修。

3. 实行零缺陷管理　提倡一次把事情做对、做好，减少护理缺陷、差错、事故的发生，防范护患纠纷，这是控制成本最为经济的途径。

四、医疗费用评估

医疗费用是指患者在接受医疗卫生服务过程中用于检查、医疗护理与康复训练所必须支出的费用，如住院费、诊疗费、检查费、医疗费、手术费、药费、床位费、护理费、使用医疗护理相关产品的费用等。它是一个广义的概念，包括医疗总费用、基本医疗保险政策范围内的医疗费用、个人负担的医疗费用等。

建立科学的医疗费用审查和评估体系，对医院的医疗行为实行全过程监控，有利于明确医药费用不合理的因素，控制医药费用的不合理增长，并为目前开展的临床路径及单病种付费提供参考依据。

（一）高额医疗费用的影响因素

当前，各国都面临着医疗费用不合理增长的问题，这已成为全社会对医疗行业不满的一个焦点，也是导致目前医患关系紧张的一个主要原因。包括供方诱导需求对医疗费用的影响；经济高速发展对医疗费用的影响；高新技术应用对医疗费用的影响；补偿机制对医疗费用的影响；支付方式对医疗费用的影响。此外，高额医疗费用还与高药品费、高材料费、患者住院天数、患者病情、医疗安全、医疗结果等息息相关。

（二）医疗费用支付方式

医疗费用支付方式是指医疗服务付费方（社会医疗保险机构、保险公司及患者）对医疗服务提供方（医院、医生、护士）提供的医疗服务所消耗的资源的补偿。科学合理的医疗费用支付方式能有效遏制医疗费用的过快增长。目前常见的医疗费用支付方式见表 8-2。

表 8-2　各种医疗费用支付方式的比较

支付方式	费用控制	服务质量	服务效率
总额预付	优	差	差
按服务项目支付	差	较优	优
按服务单元付费	中	中	较优
按人头付费	优	差	差
按病种支付	优	较优	较优
DRGs-PPS 付费	优	优	较优
以服务单元为主的混合支付	较优	优	较优
以总额预付为主的混合支付	优	较优	较优

1. 总额预付（global budget）　是由政府部门或保险机构考虑医疗服务机构的服务情况，按某标准如服务的人群数及医院的服务量（包括门诊人次、住院人次与费用等），确定某一医疗机构一定时期（一般为 1 年）的预算总额。

2. 按服务项目支付（fee for service）　指对医疗服务过程中所设计的每一服务项目制定

价格,按医疗机构提供服务的项目和数量支付医疗服务费用的形式。这是我国一直沿用的、也是运用最广泛的一种医疗费用结算方式,属于"后付制"。服务项目费用是确定付费的最原始的费用依据,也是进行项目成本核算、收费标准制定及调整的根据。这种支付方式的缺点是由于医疗机构不承担财务风险,使得医疗机构的收益与服务量、服务项目的价格挂钩,加之医疗服务信息的不对称,服务供方有可能提供过度的高额医疗服务消费,加重"看病贵"的问题。

3. 按服务单元付费(service unit) 又称平均费用标准付费,属于"后付制"类型,是介于按项目支付与按病种支付之间的一种费用支付形式。平均支付标准是通过抽查一定比例的门诊处方和住院病历,并扣除不合理的医疗费用支出后统计出来的。

4. 按人头付费(capitation) 属于"预付制",是由保险方和医疗服务供方组成一体化的保险机构,按照约定医院或医生服务对象的人数和规定的收费定额,预先偿付医疗服务费用,从而促使供方自觉采取费用控制措施,如开展疾病预防、健康教育、定期体检等活动,以最大限度地降低发病率,减少费用开支。

5. 按病种支付(case-based reimbursement) 是在疾病分级基础上制定出的病种标准收费额。其特点是医疗机构的收入仅与每个病例及其诊断有关,而与医疗机构医疗该病例所花费的实际成本无关。

6. 按疾病诊断相关分组—预付款制度 也称按疾病诊断分类定额预付制(diagnosis related gruops-prospective payment system, DRGs-PPS)。从 20 世纪 70 年代起,美国率先对疾病诊断相关分组(DRGs)进行研究,并建立起了按疾病诊断相关分组—预付款制度。即根据国际疾病分类方法,将住院患者按诊断分成若干个 DRGs,对每个 DRGs 分别指定价格,患者在诊疗全过程中一次性向医院支付该指定价格的费用。其原理是使非常复杂和随机的医疗支付过程标准化,把患者的诊疗过程作为一个整体,医院的收入与实际成本无关,而与每个病例及其诊断有关。DRGs 是目前国际上较理想的病例组合模式,其综合反映了病种的严重程度、预后、医疗难度、医疗服务强度及资源消耗程度。这是一种相对合理的医疗费用管理方法和相对客观的医疗质量评价方法。

(三)医疗费用的评估

1. 评估原则 患者所采取的医疗护理措施应是必须的、合适的、有效的健康服务,尤其针对特殊群体。

2. 核对原则 医疗费用结算前,医患双方需要进行核对,并对相关问题进行解释,确保患者满意。目前我国医院基本实现医疗费用信息化计费和结算,采用清单制告知,增加收费的透明度和患者知晓度。

3. 医疗费用结算 由第三方(医疗保险机构)或者医疗机构的特定部门如财务部门来进行结算。

五、临床路径与单病种管理

(一)临床路径

临床路径(Clinical Pathway)是由临床医师、护士及支持临床医疗服务的各专业技术人员共同合作,针对某一疾病或某个临床症状,为服务对象制定的标准化诊疗护理工作模式,同时也是一种新的医疗护理质量管理方法。主要针对特定疾病的诊疗流程、注重医疗过程中各专科间的协同性、注重医疗的结果、注重时间性,以规范医疗行为,提高医疗执行效率,降低成本,提高质量。主要特点:方案应基于循证,需要跨学科团队完成,路径须有医疗机构认可并有具体文本,护士在执业范围内即使没有医嘱,也可以按照路径自主执行。实施临床路径,可以加强学科之间、医护之间、部门之间的交流;保证医疗项目精细化、标准化、程序化,减少医疗过程的随意化;提高医院资源的管理和利用,加强临床医疗的风险控制;缩短住院周期,降低费用;实施临床路径,还可为无相关经验人员提供教育学习机会;同时,改善患者教育,提高患者及家属参与医疗过程的主动性。

1. 临床路径的内容　临床路径是依据循证医学,针对某种疾病或某种手术方法制定的一种医疗模式,让患者从住院到出院都依此模式接受医疗。路径完成后,组织内成员再根据路径的结果分析和评价每例患者的差异,以避免下一例患者住院时发生同样的差异或错误,依此方式来控制整个医疗成本并维持或改进医疗质量。

临床路径的执行流程有:疾病的医疗进度表;完成各项检查及医疗项目的时间、流程;医疗目标制定;有关的医疗计划和预后目标的调整;有效的监控组织与程序。临床路径的具体执行包含:患者病历及病程记录,以日为单位的各种多学科医疗活动记录,医护人员执行相关医疗活动后签字栏、变异记录表,特殊协议内容。临床路径所设立的内容应当不断更新,与疾病的最新医疗标准或医疗指南保持一致,同时临床路径也是整个医疗过程的行之有效的记录模式,该模式允许医疗方案根据患者的具体情况进行适当的调整。

2. 临床路径的实施要求　路径的制定是综合多学科医学知识的过程,这些学科包括临床医疗、护理、药剂、检验、麻醉、营养、康复、心理以及医院管理,甚至有时包括法律、伦理等。路径的设计要依据住院的时间流程,结合医疗过程中的效果,规定检查医疗的项目、顺序和时限,其结果是建立一套标准化医疗模式。实施临床路径,要求不断遵循疾病指南、循证医学的进展调整路径的实施细则,使之符合医学科学的发展,从而提供给患者最新的医疗手段与最优化的医疗方案。

3. 临床路径的实施过程　主要按照PDCA循环模式进行,包括以下几个阶段:

(1)前期准备:成立实施小组;收集基础信息;分析和确定实施临床路径的病种或手术,选入原则为常见病、多发病和费用多、手术或处置方式差异小,诊断明确且需住院医疗的病种。

(2)制定临床路径:制定临床路径方法主要为专家制定法、循证法和数据分析法。制定过程中需要确定流程图、纳入标准、排除标准、临床监控指标与评估指标、变异分析等相关的标准,最终形成临床路径医生、护士和患者版本。各版本内容基本相同,但各有侧重,详略程度和使用范围有所不同。

(3)实施临床路径:按照既定路径在临床医疗护理实践中落实相关措施。

(4)测评与持续改进:评估指标可分为以下5种:年度评估指标(平均住院天数及费用等)、质量评估指标(合并症与并发症、死亡率等)、差异度评估指标(医疗资源运用情况等)、临床成果评估指标(降低平均住院天数、降低每人次的住院费用、降低资源利用率等)及患者满意度评估指标(医生护士的诊疗技术、等待时间、诊疗环境等)。根据PDCA循环的原理,定期对实施过程中遇到的问题及国内外最新进展,结合本医院的实际,及时对临床路径加以修改、补充和完善。

(二)单病种管理

单病种是指每个病例按所患疾病的第一诊断确定的疾病名称,也有人定义为仅指某单一诊断且无其他主要并发症的疾病。单病种管理是建立在疾病分级的基础上,是对单一病种从确诊入院、医疗到治愈出院而进行的管理。单病种的质量控制是通过对单病种从诊断、检查、医疗护理、医疗效果以及成本费用实行较全面的监控，以达到提高医疗服务质量、降低成本、减少不合理费用，充分利用卫生资源，增强服务效益的目的。单病种的质量控制评估内容包括：诊断依据、入院指标、疗效标准、出院标准、临床评定指标（包括疗效、平均住院日）、平均医疗费用等。医院可根据原卫生部《单病种质量控制标准》中的病种，或根据医院收治病种的实际情况，选择若干样本量较大的常见病、复发病或费用较高的病种作为重点进行控制。医院在对单病种质量进行控制时，必须重视住院费用的统计分析工作，通过住院费用的分析，从中找出不合理的因素进行改进，尽量做到收费合理、患者满意。临床路径可为单病种诊治成本提供较为真实而客观的直接成本依据。但由于疾病的复杂性、诊断方法的多样性，给病种医疗保险费用标准的制定带来一定困难。

（三）临床路径对单病种管理的现实意义

实施临床路径是单病种付费得以实现的基础，可以实现医疗费用支付由后付制转为预付制，有助于规范化管理，促进医患沟通，规范医疗行为，降低医疗成本，提高医疗质量。开展以临床路径为基础的单病种管理对医院、医疗保险机构及患者均存在诸多挑战，需要在实践过程中认真思索，积极应对，大胆改革。

六、需求管理

医疗服务需求管理，是指通过经济和教育等手段，疏通和合理引导医疗服务需求流向，充分发挥基层医院和社区医疗服务中心的作用，降低大型综合性医院的就诊率，推进双向转诊工作，满足居民基本医疗服务需求。需求管理也包括倡导居民建立健康的生活方式，通过健康教育和治未病工作来减低医疗成本。

（一）需求管理的原因

合理的医疗服务需求是适合经济社会发展水平、符合成本效果原则、有利于健康改善的需求，适度、有效和经济是其核心。合理的医疗服务需求有两个层次：一是基本需求，民众需求应当通过社会努力得到充分的满足；二是医疗服务高端需求，这在一定时期内只有一部分人能够得到满足。

不合理的医疗服务需求，主要表现在三个方面：过度需求、不必要需求和供方诱导需求。过度需求是指超越经济社会发展水平的医疗服务需求，比如小病大医；不必要需求是指从卫生技术的角度，对疾病诊治没有效果的需求；诱导需求是供方为了谋利利用信息不对称所创造的需求。不合理医疗服务需求不但浪费了大量的卫生资源，也增加了社会包括居民在内的医疗成本，其表现主要有三个方面：名院名医情结；药物偏好；高新医疗技术依赖。产生非理性医疗服务需求的原因很多，除了心理和文化等层面的原因外，从政策角度，主要有四个方面的因素：医疗保险膨胀效应；基层医疗卫生机构发展的先天不足和弱势；医疗消费能力和预期剧增；高层次医疗机构的需求扩张。

（二）需求管理的表现形式

1. 现有的形式分析　从各国的实践来看，医疗服务需求管理是一项重要的基本制度，这一制度由卫生费用筹资支付方与医疗服务提供方共同完成，并形成良好的运行互动。但从需求管理的前沿来看，能够对患者需求进行专业和精准管理的一定是医疗服务的提供者，部分国家将其称为"守门人"。虽然参保者或患者可能拥有自由选择保险方、经办机构或医疗机构的权利，但最终在体系中都必然存在对患者层面进行有效的医疗服务需求管理。在美国，管理式医疗（managed care）就是一种典型的能够开展医疗服务需求管理的制度设计，比如，参保人和患者可以选择不同的"健康维持组织（HMO）"，一旦进入到一个具体的 HMO 后，必须按 HMO 规定的转诊流程在该 HMO 的医生和医院网络中流动，由组织内部的"守门人"对患者的医疗需求进行管理。

2. 我国的管理实践　从我国的现状来看，居民医疗服务需求缺乏有效管理。一方面，与其他国家相比，我国既往的医疗保险体系（劳动保险和合作医疗）解体后，客观上丧失了具有权威的基层前沿医疗服务提供者作为医疗服务需求管理人员；另一方面，我国居民具有完全自主就诊选择权和流动性。我国对患者需求管理的手段就是通过经济杠杆来调控患者的就诊需求，即对不同层级医疗机构的服务提供不同的补偿比例，越是基层医疗机构的服务，其补偿比例越高。这一方式的核心问题恰恰在于，与其他国家相比，在形式上希望通过经济手段来管理需求，替代利用专业人员对医疗服务需求进行管理。因此，我国判断患者的医疗服务需求还存在不合理的因素，需要不断探索。

（三）需求管理的内在机制——"医患保"三方的激励机制

需求管理的核心目标是尽量消除不合理医疗服务需求，包括患者非理性因素所导致的不合理医疗服务需求，和供方道德风险所产生的诱导需求。对此，可以简单理解为医疗服务提供方能否识别并避免患者的非理性需求，以及供方本身能否规避道德风险所产生的诱导需求。从需求管理的内在机制来看，必须存在患者、医疗保险和医疗服务提供者三方的重要激励机制，而这也正是我国建立有效的医疗服务需求管理机制应特别关注的。

1. 医疗服务提供方管理需求的动机和激励（保、医关系）　从已有的经验来看，一旦医保基金作为支付方，通过混合的支付方式，宏观上采用总额预付，中观上采取按服务单元预付，微观上参与医保支付价格的设置等，能够很好地重构支付方对服务提供方的激励机制，从而实现其对医疗服务需求的良好管理。具体表现在，住院服务中通过按服务单元的支付方式，包括按病种、床日等，能够较好地控制供方的道德风险，降低诱导需求水平；门诊服务中通过按绩效支付和按人头支付的服务购买方式，能够充分动员前沿医疗服务提供者对患者的医疗服务需求进行管理，平抑其中不合理的部分。支付制度能否有效发挥作用，关键在于支付方和供方的沟通和谈判，虽然供方在需求管理中具有专业性统治地位，但支付方是供方能够形成动机和激励的主导力量。因此，支付方能否推进和主导这种供方管理需求动机和激励的形成，显得非常关键。

2. 医疗保险管理需求的动机和激励（保、患关系）　从美国的 HMO 等商业健康保险来看，参保人作为客户有着"用脚投票"的权利，商业保险公司为了维持自身的客户群体，并从保险经办过程中获取足够的经济利益，必然有着强烈的动机和激励通过医疗服务提供方对参保人的医疗服务需求进行管理，最终的结果不仅要求基金运行平稳、获得较高的商业收益，同时必须获得参保人的主观满意，从而长期留住参保人。可见，参保人/患者通过"用脚投票"的方式，形成了支付方开展医疗服务管理的动机和激励。

（四）如何加强医疗服务需求管理

解决过度和不必要的医疗服务需求，从需方的角度对需求进行管理，是医疗服务发展中需要考虑解决的重要问题。医疗服务需求管理可以从三个方面考虑，即对医疗服务需求进行"导""疏""控"。"导"即引导医疗服务需求的合理流向；"疏"即疏通医疗服务的渠道；"控"即控制不合理医疗服务需求及其增长。

（何桂娟）

第三节　护理信息化管理

护理信息管理是医院信息管理的一个重要组成部分。护理信息（nursing information）是指在护理活动中产生的各种情报、消息、数据、指令、报告等，是护理管理中最活跃的因素。护理信息管理（nursing information management）是为了有效地开发和利用信息资源，以现代信息技术为手段，对医疗及护理信息资源的利用进行计划、组织、领导、控制和管理的实践活动。目前，现代护理管理正经历由定性管理向定量管理，由经验型管理向科学化管理的发展过程。专科护士应自觉参与护理信息的开发和应用，对相关数据、消息和情报进行收集、整理、加工、传递和处理，将护理质量管理、人力资源管理、护理人员绩效评价等管理活动引入信息技术，提高管理成效。

一、护理信息应用与规范

（一）护理信息的分类

医院内的护理信息种类繁多，主要分为护理业务信息、护理科技信息、护理教育信息和护理管理信息。

1. 护理业务信息　主要是来源于护理临床业务活动中的一些信息，这些信息与护理服务对象直接相关，如入院信息、转科信息、出院信息、患者一般信息、医嘱信息、护理文件书写资料信息等。

2. 护理科技信息　包括国内外护理信息新进展、新技术、护理科研成果、论文、著作、译文、学术活动情报、护理专业考察报告、护理专利、新仪器、新设备、各种疾病的护理常规、健康教育资料等。同时还包括医院内护理科研计划、成果、计划、著作、译文、学术活动、护士技术档案资料、护理技术资料、开展新业务新技术情况等。

3. 护理教育信息　主要包括教学计划、学生实习安排、教学会议记录、进修生管理资料、继续教育计划、培训内容、业务学习资料、各级护士考试成绩等。

4. 护理管理信息　护理管理信息是指在护理行政管理中产生的一些信息，这些信息往往与护理人员直接相关，如护理人员基本信息、护理人员配置、排班、出勤、考核评价、奖惩、护理管理制度、护理工作计划、护理会议记录、护理质量评价结果等。

（二）护理信息与护理信息化标准规范

护理信息化标准参照有关定义，可以解释为在护理工作中，为获得最佳秩序，经研究制定并由公认机构批准，共同重复使用的护理信息化工作的规范性文件，包括业务标准、术语标准、文档标准、数据交换标准等。护理信息化标准的作用主要体现在对管理工作和技术文档等所有过程和结果的规范性表达。标准化是信息化的基础，没有标准就没有信息交流的条件，就不可能实现信息的共享。

（三）护理信息标准体系的遵循原则

1. 以医疗护理工作为中心的原则　各项标准要以适应医疗护理工作需要为基本原则，并紧紧围绕医疗护理工作中心，开展制定医院护理业务各方面的标准、制度、规范和指标，以保证医疗护理工作的顺利进行。

2. 简洁性原则　护理标准是护理学术标准化的成果。简洁性是制定护理标准的重要原则,要求"标准"的文字简练、通俗易懂,层次清晰、逻辑性强。标准应抓住护理活动的本质,去除护理活动中非本质的部分,使之更具代表性,更为精炼合理,以反映其内在特征和规律性。在把握护理活动本质的基础上,消除不必要的多样性,以提高标准的可操作性。

3. 相对性原则　"标准"即"统一",是一个相对的概念,具有很强的时效性。随着医学技术、信息技术和管理理念的进步,医学与护理学标准也将不断地深化和完善,并随着护理的发展而变化。在实践中护理学术标准和技术规范约束护理人员的医疗护理行为,指导着医疗护理实践,并得到发展。因此,强调标准的相对性,有利于标准的实施和优化。

4. 配套性原则　只有各种相关的医疗护理标准互相协调、互为补充,才能充分发挥护理信息标准化的综合作用。医院是个大系统,技术和管理问题时常交织在一起,需要协调的事务日渐增多,而"标准"都是在一定范围、一定层次上对某些事物所做的统一规定,只有通过协调,才能各司其职,互为补充,规范整个系统中的事物,所以制定医学与护理技术标准规范时应特别注重其配套性。

二、护理信息系统的主要功能

护理信息系统(nursing information system, NIS)是医院信息系统的重要部分,利用电子计算机和网络设备为临床护理提供信息,收集、存储、提取、转换信息,满足临床工作和管理工作的需求,包括护理教育、护理研究、绩效管理等。

(一)基本功能

1. 患者信息管理　通过医院局域网,从医院信息系统获取或查询患者的一般信息,以及既往住院或就诊信息。

2. 床位及耗材管理　实现对床位的管理以及对病区一次性卫生材料消耗的管理等。

3. 医嘱管理　包括医嘱的录入、审核、确认、打印、执行、查询等功能。

4. 费用管理　包括对医嘱自动计费、费用查询、打印费用清单和欠费催缴单等。

5. 护理电子病历　护理电子病历是电子病历的重要组成部分。护理电子病历系统提供患者生命体征记录和各类护理文档记录功能,包括体温单、医嘱单/医嘱执行单、每日系统评估单、护理记录单、护理计划单、健康教育计划单、护理临床路径表单、随访分析系统、移动应用模块、质量监控模块、流程监控模块、安全监控模块等。

(二)辅助支持功能

国外已开发利用的辅助护士决策系统有:计算机辅助护理诊断和处理系统,这是一个支持护士根据临床资料自动做出诊断和处理意见的系统;Creighton 在线多模块专家系统,也是一个辅助护士做出计划和安排的系统。

国内的一些医院也尝试设计开发了护理信息系统的决策支持功能,建立了患者病情(症状、体征)、护理诊断、相关因素、护理措施等知识库,护士可以利用这些知识库,在护理信息系统终端通过相关选择完成护理记录,减少护理书写的工作时间,提高护理工作的效率与质量。同时,提供在线查询检索,使护士能利用护理信息系统方便获取所需的护理知识。如果这些护理知识是结构化的,则能发挥更大的作用。

(三)护理健康教育功能

护理信息系统应具有为护理人员和患者及其家属提供各种疾病护理知识的功能,患者可以通过设在门诊大厅或病房休息室的电脑终端自由查询、获取。另外,利用护理信息系统,护士可为每一个患者制定健康教育计划,量身定制个性化的"护理健康处方",并通过各种 APP 推送给患者,可以查看患者的阅读情况,并提供在线答疑。

(四)护理管理功能

1. 护理人力资源管理　护理人力资源包括护士资质、培训、技术档案管理,薪酬管理,职称与晋升管理,培养与继续教育管理,科室护士配置及调动管理。护理信息系统的应用有效地解决了传统护理人员编配方法导致的护理人力资源分配失衡,不同程度地克服"非责任制"和"超负荷工作"等情况,实现了对护理人力资源动态、合理地调配,提升护士满意度。

2. 护理质量管理　护理质量信息管理是利用计算机输入护理质量评价标准,建立数据库,输入医院护理部、科护士长、护士长等三级护理质控小组的各项检查结果、护理工作报表等数据,并准确、及时地储存。计算机将储存的信息进行运算、统计、分析后,可将各护理单元的工作质量以报告的形式输出,准确评价护理工作质量和护理工作强度,便于护理管理,提高护理质量。

3. 护理成本管理　护理成本管理包括对人工成本(护士工资、奖金分配)、材料成本(卫生材料、低值易耗品)、设备成本(固定资产折旧及维修)、药品成本(消毒灭菌等)、作业成本(卫生业务、洗涤费用)、行政管理成本、教学科研成本等综合要素。随着医院管理成本化意识的不断增加,越来越多的管理者认识到护理是重要的成本中心。如何利用信息化技术降低护理成本,实现护理资源的优化配置,成为管理者关注的课题。

4. 护理教学管理　"互联网+"背景下,教育教学管理的信息化是必然趋势,实现教学信息资源共享及信息互动,推动教育教学改革,提升教学管理水平。主要内容包括建立护理知识库、教学案例及考试题库,实现在线学习、考试,并对学习和考试结果进行统计分析。对护理人员的学历教育、在职培训、继续教育等进行管理,实现学分自动登记。建立实习生、进修生管理档案,及时了解教学目标完成情况。通过信息化管理,使护理教育管理工作更简便、更实效、更准确。

5. 护理科研管理　护理科研管理包括课题管理、经费管理、资料管理、成果管理等。护理科研信息管理是护理人员通过计算机系统建立各种信息库,如将特殊的病例、科研数据、科研成果、新业务、新技术等输入计算机并储存。利用计算机管理护理人员的科技档案,对论文与著作、发明、专利、科研成果等进行记录和统计,动态掌握护理的科研状态及经费使用情况,了解护理人员的科研能力,为晋升、深造、选派科研人才提供有力的依据。

三、护理信息系统的应用及发展趋势

随着社会经济、信息技术和医疗体制的变化,现代护理管理正经历着由定性管理、经验型管理向科学化管理的发展过程,引入现代化手段,将信息化管理融入护理管理对于提高管理成效起到至关重要的作用。

(一)应用现状

1. 移动护士工作站　移动护士工作站(point-of-care information system)改变了护士的工作模式。移动护士工作站以医院信息系统(HIS)为支撑平台,以终端掌控电脑为硬件平台,以无线局域网为网络平台,充分利用 HIS 的数据资源,实现 HIS 向病房的扩展和延伸。PDA(personal digital assistant),即终端掌控电脑,作为一种较为理想的患者床旁信息采集设备,具有移动性、便携性、适时记录和修改功能。目前,国内一些 HIS 建设较好的医院陆续建立床旁移动信息系统,该系统借助病房无线网络覆盖,实现患者身份、药品及检验标本条形码识别,主要用于护士进行药物治疗、采集检验标本时核对患者的身份,记录患者的各种护理信息,跟踪医嘱的实际执行过程,兼具查询患者信息和统计护士工作量等功能,解决了护士在实际的移动办公中最需要解决的问题。

2. 条码与自动识别技术　条码技术在医院信息系统中的应用已经很成熟,如检验条码、患者身份条码(手腕带)、检查申请条码、物资设备条码等。条码在护理系统中的应用主要集中在配液系统、消毒物品跟踪管理系统、病区内医用耗材管理系统、手术耗材跟踪管理系统等。条码与自动识别技术的应用,实现质量的追踪,提高工作的准确率和效率。

3. 医护患呼叫对讲系统　该系统可使患者随时清楚护士所在方位,护士在病房工作时也可直接与呼叫的患者对话,及时动态了解患者需要,避免医疗纠纷。同时,当医护人员进入病房护理患者时,可根据需要呼唤增派医护人员到场,使患者得到及时的护理。

4. 护士长电子工作手册　护士长手册是护士长工作的备忘录,是通过统一格式反映护士长工作计划以及实施、落实情况的记录本,是护士长管理工作中必不可少的工具。主要内容包括:采用网络化护士长电子工作手册,增强了护士长工作的计划性,有利于护理部对护士长工作的实时监控,使管理信息的及时性、准确性、连贯性得到了保障。

(二)发展趋势

1. 护理专家系统　利用储存在计算机内某一特定领域内的指南、专家共识、最佳研究证据等,来解决临床现实问题的计算机系统。主要是建立最佳护理数据库,为临床护理人员解决问题提供参考,实现以证据为基础的护理环境,为循证护理的开展、护理科学研究及护理学科的发展带来了机遇。

2. 远程护理系统　利用远程通讯技术、计算机多媒体技术以及信息技术来传输医学信息以进行诊断和治疗、护理和教学的应用系统。主要以远程教育、远程会诊、远程转诊为特色的服务模式,突破地域、时间限制,实现医疗护理资源共享和协同。如远程护理系统通过与网络的有机结合,使在线学习(e-learning)、仿真医学模拟训练(simulated e-health delivery system,SEHDS)等成为现实,为护理人员带来更多的学习机会,真正实现以需求为导向的学习,提升护理人员的素质。此外,远程护理系统的开展有利于缩小地区之间护理发展水平的差距,缩小由于地区差异造成的护理人员发展机遇和水平的不平衡,实现护理资源的合理化配置。

3. 基于"互联网+"的医疗健康服务模式　随着云计算、大数据、移动互联网、物联网这些新兴技术在医疗的各个领域的渗透与应用,将推动整个惠及全民的健康信息服务和智慧医疗服务体系的创新和发展。通过医疗健康云的构建,可提供一个按需取用、弹性调整的统一平台,来整合各医院现有的信息系统,并通过遵循区域医院信息化标准和规范实现居民医疗信息管理与共享、医疗业务协同、综合卫生管理等服务。同时,可面向公众提供远程医疗、远程会诊、自我健康管理等服务。随着医疗服务模式需求的转变,"智慧"医疗将从由用户生成内容、促进医患互动,进阶发展至与医改政策紧密相关以及更高级的以数据驱动决策阶段。利用"互联网+",在医院信息交互平台和远程医疗技术的支持下实现预防、治疗、康复护理资源网络化整合;居民可借助移动设备开展预约挂号,实时查询检验、检查结果,实现网上支付,药品由第三方物流机构配送上门;通过智能手机、平板电脑、智能腕带等移动设备,开展健康自我管理、健康自主检测、远程健康协助等。"互联网+"将逐步实现智能决策、精准医疗、便捷就医、智慧患者等医疗健康服务模式。

(叶富英)

第九章
领导艺术与领导策略

近年来我国专科护士队伍不断壮大，专科护士在临床上的角色也愈显多样化，扮演着领导者、沟通者、协调者、照护者等重要角色，因此专科护士的领导作用与决策作用也愈显重要，领导力也作为专科护士临床核心能力不可或缺的一部分。国际护士会主席 Annette Kennedy 在"国际护士会领导力变革"培训项目启动仪式上强调要赋予护士能量并使其成为变革的领导者。领导艺术是领导者在一定知识、经验、才能、气质等因素的基础上，灵活巧妙地、有创造地、给人以美感地运用领导科学的一般原理、原则和方法，卓有成效地解决领导活动中的矛盾的领导技能，以激励引导患者或家人、服务环境中的其他人及组织，采取一定的措施和行为，共同促进、维持、恢复患者的健康。

一、管理沟通

专科护士在护理领域中以各种方式进行有效沟通交流，如评估患者，寻求持续提高沟通交流和解决冲突的技能；向患者、家庭、多学科跨专业团队和其他人员，用沟通交流的形式提供信息，并提高准确性；保持与其他医疗服务提供者沟通交流，以尽量减少护理工作中的风险；从自己的专业角度，在多学科跨专业团队的业务讨论中做出贡献。除此之外，提高专科护士在团队建设和促进专业发展中的作用，其管理沟通显得非常重要。

（一）内容

1. 信息沟通　包括任务信息的沟通和数据信息的传递。任务信息的沟通是指在专科护理团队工作运转过程中，各种工作任务协调中的职能型沟通。数据信息的传递是指专科护理团队工作运转过程中大量的数据化信息的传递，如患者数据信息、医疗费用数据信息、专业技术信息等。

2. 知识沟通　德鲁克认为，知识是一种能够改变某些人或某些事物的信息。知识沟通的特点包括：沟通的频率较高，在护理团队日常的常规沟通中多围绕知识创新进行；沟通的层次多；正式沟通与非正式沟通共存。知识沟通的原则是要求层次简单、结构扁平、渠道畅通，以实现知识共享。

3. 情感沟通　情感是护士全面发展的需求，情感沟通具有动力支持和情绪调节作用，能提高组织的凝聚力，并且可以使管理者了解护士对组织政策的好恶程度，培养护士对组织的热情和忠诚感。

（二）基本类型

管理沟通属于人 - 人的沟通形式，但管理沟通与一般的人际沟通有区别：管理沟通中所传递的信息涉及组织层面，是基于组织框架下的人与人之间的沟通；所传递的信息一定与组织运作相关联。因此，根据组织管理的特性，管理沟通可分为四类，即口头沟通与书面沟通、正式沟通与非正式沟通。

1. 口头沟通　口头沟通在管理沟通中发挥着重要的作用。口头沟通有许多优点：由于是一种面对面的沟通，可减少误解发生的可能性，即使有误解也可以迅速加以澄清；能使双方从面部表情、语音和语调等的变化上分析对方信息中可能的反馈结果，以及时调整策略，从而提高沟通效果；情感传递更及时，能正面强化积极的人际关系。

2. 书面沟通　基于管理沟通的特性及专科护理团队本身的特性，书面沟通这种形式在管理活动中所占的比例非常大。书面沟通虽不具备口头沟通的优势，但方便、经济、准确，易于传递和长期保存。书面沟通要求沟通者在沟通前做好精心准备，并对可能出现的后果保持高度的敏感性。因为，信息一旦传递出去就会成为公开事实，想澄清、更改、解释非常困难。

3. 正式沟通　正式沟通又称为正式渠道沟通，即信息通过组织内的正式渠道传递。在正式沟通中信息大致沿着三个方向进行沟通：下行、上行和水平。①下行沟通：是指信息由上到下的传递，即信息从护理团队决策层处发出，沿着管理指挥链传向护理人员。这些信息包括工作计划、政策、指令、工作程序以及管理者对护理人员工作业绩的反馈意见等。②上行沟通：是指信息由下到上的传递，即信息从包括所有下级在内的护理人员处发出，沿着执行链传向决策层。这些信息主要包括工作汇报、问题反映、请求支持、建议书等。③水平沟通：是处于同一组织层次上的人员之间的沟通，最常见的是不同部门之间的沟通协调，如护理团队与医疗团队沟通。这种沟通有助于部门之间或医护之间的任务协调、信息共享、问题解决和矛盾化解以及误解消除。

4. 非正式沟通　非正式沟通又称为非正式渠道的沟通，即指正式沟通之外的信息传递和交流。它不依赖组织内的正式层级结构，其信息传递的媒介和路线均未经事先的安排，有较强的随意性和自发性。非正式的沟通传递速度快，形式灵活。由于它是以人们的社会关系为基础，因而能提供一些正式沟通所不能传递的内幕消息，也是了解护理人员士气和现存问题的有效渠道。非正式沟通最突出的缺点是传递的信息容易失真，且传递越广，失真越高，容易引发矛盾，控制也比较困难。如何看待非正式沟通所带来的小道消息，是专科护士在团队管理中要面对的一个极为重要的问题。

二、冲突管理

冲突的含义很广，既包括人们内心的动机斗争，比如要对一件事情进行抉择；也包括外在的实际斗争。从组织行为学角度来讲，冲突是两个或两个以上的社会单元在目标上互不相容或互相排斥，从而产生心理上或行为上的矛盾。冲突是一种过程，这种过程始于一方感觉到另一方对自己关心的事情产生消极影响或将要产生消极影响。冲突必须是双方感知到的，是否存在冲突是一个知觉问题。如果人们没有意识到冲突，则常常会认为冲突不存在。专科护士在工作中经常会遇到各种冲突，如与护理管理者在行政管理方面因观点不一致导致的冲突等。

（一）类型

1. 个人内心的冲突　当因为不确定性或被拉往、推向一个相反的方向，个人难以决策时，他就处于个人内心冲突状态。此时个人会表现得犹豫不决，茫然不知所措。如专科护士在进行职业生涯规划时，对选择发展个人事业或偏重家庭时发生个人内心的冲突。

2. 人际关系冲突　是指两个或两个以上的个人在其目标实现的过程中发生的对抗。它可以发生在群体内部成员间，也可以发生在两个不同群体成员之间（此时极易导致群体间的冲突）。如医院不同领域专科护士之间因工作资源不平衡而发生的冲突。

3. 群体之间的冲突　群体间的冲突是组织内群体之间由于各种原因而发生的对立情形。它可能是同一群体内部成员间的冲突，导致成员分化成两个或更多个小群体，从而把群体内的冲突转化为群体间的冲突；也可能是分别处于两个群体内的成员间的个人冲突逐渐升级而成。如专科护士在医院中作为一个相对独立的群体，在对患者进行护理决策时，可能与普通护士群体发生冲突。

4. 组织层次的冲突　组织层次的冲突不仅包括组织内部的冲突，也包括组织之间的冲突。组织内部的冲突一般有两种：①纵向冲突，即组织内部各等级之间的任何冲突，如专科护士与管理者上下级之间的冲突。②横向冲突，即在一个组织内同一层次的部门或员工之间的冲突，如专科护士团队与医疗团队之间的冲突。

（二）冲突对群体的影响

关于冲突对群体的影响，主要存在三种观点。

1. 传统的冲突观点（20世纪30至40年代）　传统理论认为，所有冲突都是有害的，是组织功能失调、非理性、暴力和破坏的同义词，会给组织造成不利影响。因为冲突破坏组织的和谐与稳定，影响组织决策目标的实现，管理者应尽可能避免和清除冲突。

2. 人际关系观点（20世纪40至70年代中叶）　人际关系学派认为，对于所有的群体和组织来说，冲突都是与生俱来的自然现象，无法避免。并且，冲突也不一定给组织带来不利的影响，而且有可能成为有利于组织工作的积极动力。因此建议接纳冲突，承认冲突在组织中存在的必然性和合理性。

3. 相互作用观点（20世纪70年代以后）　相互作用观点强调管理者要鼓励有益的冲突，一定水平的冲突能使组织保持旺盛的生命力、善于自我批评和不断革新。当群体间没有冲突时，群体可能不会进行自我评估和分析，无法发掘潜力。而冲突可以为组织变革提供激励因素，会刺激组织成员的兴趣和好奇心。组织成员间在观念和方法上的分歧迫使他们提出论据，从而不断加深对自己和别人的认识，提高群体成员和整个组织系统的创新水平。

（三）冲突管理

1. 增加冲突的策略　如前所述，只有适当的冲突存在时，组织运行的效率才会较高。但现实中，许多组织因为其内部的冲突太少而缺乏创造性和活力，组织处于一种较为僵化的状态，管理者需要适当地增加建设性的冲突以激发组织的活力和创造性。增加冲突的具体方法有：

（1）委任态度开明的管理者：在某些组织中，反对意见往往被高度专制的管理者所压制，因此委派开明的管理者可以在一定程度上克服这种现象。

（2）鼓励竞争：适当的竞争可以激发积极意义的冲突。对于这种措施一定要把握得当，竞争结果要使双方都能获益，否则竞争会很容易失控而演变成强烈的冲突，并引起不良的后果。

（3）重新编组：交换群体成员，调动人事，改变沟通路线都可以引起冲突。重新编组后，新成员的价值观和思维方式可能对群体原来的陈规陋习形成挑战。

（4）引进外人：引进外人可以在一定程度上增加组织内的新观点、新想法和新的思考方式，新旧思考方式之间的不一致和差异可以在一定程度上增加组织内部的矛盾和冲突。

（5）安排批评家：组织可以聘请专门对组织各项活动和决策进行批评的专家，以挑战性的言论适当地增加组织内部的冲突。

2. 减少冲突的策略

（1）设置超级目标：这是指把大家的注意力和活动从眼前的相互之间的冲突引向需要双方合作才能完成的共同层次的更高目标。但在现实组织中，设立超级目标这种策略实施起来非常困难。

（2）采取组织措施：如重新设计组织、设置综合领导、向上级申诉，由上级仲裁、建立和加强群体间的信息沟通。

（3）处理冲突的二维模式：美国的行为科学家托马斯及其同事以两个维度对冲突的解决方式进行了分析：一个是合作性（一方愿意满足另一方愿望的程度），另一个则是自我肯定性（一方明确自己的利益并试图满足自己愿望的程度），在此基础上确定了五种处理冲突的策略，即竞争、合作、折中、回避和迁就。

三、授权

授权是指管理者将自己的部分决策权或职权转授给下属的过程。上级委授给下属一定的权力，使下属在一定的监督下，有相当的自主权和行动权去完成上级所委托的任务。授权者对被授权者有指挥和监督的权力，被授权者对授权者有报告及完成任务的责任。权力既可以授出，也可以收回，因此授权不会使管理者丧失自己的职权。专科护士在日常工作中具有授权下级护士执行护理任务，学会科学、合理的授权，有利于调动护士的工作积极性，增强其责任心；有利于提高专科护士的认识能力、分析能力、判断能力和单独处理问题的能力，提高管理效率。

（一）原则

1. 视能授权　授权的大小及范围应依据被授权者的才能和知识水平的高低而定。如果是患者的护理工作，还需要视患者的病情复杂情况结合护士的知识能力来进行授权。

2. 明确责任　授权时，必须向被授权者明确所授事项的任务目标及权责范围，这样不但有利于下属完成任务，而且还可以避免下级推卸责任。

3. 不可越级授权　越级授权会造成中间管理层工作上的被动，不利于发挥他们的积极性。所以，职权只能授予直接下属，不可越级授权。

4. 适度授权　授予的职权应以所要完成的任务为度，既不可过度地授权，也不可授权不足。

（二）过程

1. 分派任务　即授权者必须明确受权人要做的工作，它可能是要求受权人写一个报告或计划，也可能是要求其担任某一职务，承担一系列职责。

2. 授予权力　即选择授权的对象并确定其权力范围。

3. 明确责任　受权人的责任主要表现为向授权者承诺保证完成所分派的任务和工作责任。授权者负有最终责任，在失误面前，授权者应首先承担责任。

4. 监督与控制　授权者在授权过程中对受权者有监控权，有权对受权者的工作进展情况和权力使用情况进行监督检查，并根据检查结果，调整所授权力或收回权力。

四、决策

决策是指组织或个人为了实现某种目标而对未来一定时期内有关活动的方向、内容及方式的选择或调整过程。这个概念表明，决策主体既可以是组织整体也可以是个人；决策既可以是对活动的选择，也可以是对活动的调整；决策选择或调整的对象，既可以是活动的方式，也可以是活动的内容。专科护士在工作中经常需要对不同患者的护理内容做出决策，或是对患者的护理方式做出决策，或是完成一个护理质量改进项目需要进行决策。

（一）类型

根据不同角度，决策可以分为各种不同的种类。常见的决策种类有：长期决策和短期决策；战略决策和战术决策；程序化决策和非程序化决策；初始决策和追踪决策；集体决策和个人决策；确定型决策、风险型决策和不确定型决策。

（二）原则

20世纪30年代兴起的古典经济理论学派提出，决策者作为完全理性的人，应以"绝对的理性"为指导，按最优化准则行事。1978年的诺贝尔经济学奖获得者，美国决策理论大师西蒙则认为由于信息、时间、认识能力等方面的限制，人的理性有限，现实中不可能找到最优方案，所以人们总是随遇而安，由此提出了有限理性论和满意原则。

所谓"满意原则"就是选择能够满足合理目标要求的决策。它包括以下内容：①决策目标追求的不是使某期望值达到理想的要求，而是使它们能够得到切实的改善，实力得到增强。②决策备选方案不是越多越好、越复杂越好，而是要达到能够满足分析对比和实现决策目标的要求，能够较充分利用外部环境提供的机会，并能较好地利用内部资源。③决策方案选择不是要避免一切风险，而是对可实现决策目标的方案进行权衡，做到"两利相权取其大""两弊相权取其小"。

（三）程序

1. 定义问题识别机会　发现问题是决策的起点。当目标没有实现的时候，问题就产生了。对于任何遇到问题或者发现机会的专科护士来说，第一个决策就是是否要采取行动，因为有的问题是不能解决的，有的问题不值得花费时间和精力去解决，大部分的机会没有办法抓住。因此，决策模型第一步要求决策者能定义问题，选择合适的参与标准，界定问题的起因。

当存在问题时，专科护士必须决定由谁来参与解决问题。当前的管理趋势是提高员工的参与度，因此，专科护士必须在决策之初就要根据决策质量和重要性等方面的要求来确定是群体决策还是个人决策，并据此来采取不同的决策技术。

2. 设立目标和标准　确定目标是决策的前提，在选择解决问题的方案时，专科护士必须要明确选择的标准。标准就是在制定实现目标的决策时被选方案必须达到的水平。多重标准有助于决策的优化。

3. 提出备选方案　在定义完问题，设定了目标和标准之后，就应拟订能够达到目标的各种备选方案。备选方案是指可供进一步选择的可能方案。备选方案不可能是一个，但也不可能太多。因此，备选方案是带有概括性、典型性和代表性的几个可能的方案。

4. 选择可行性方案　备选方案拟订以后，专科护士应从自己内心对每一个方案的可应用性和有效性进行检验。如果所有的备选方案都不令人满意，专科护士还必须进一步寻找新的备选方案。对各种备选方案进行总体权衡后，由组织决策者挑选一个最好的方案。所谓最佳方案，并不是"十全十美"的方案，而是以"满意"为准则。

5. 组织实施方案　选择出最佳方案后，专科护士还需设计所选方案的实施方案，使决策转化为有效的行动。

6. 控制决策　专科护士最后的职责是对决策执行过程进行必要的、适时的检查、监督和促进。专科护士应按照决策方案以及实施计划的要求和标准，对决策方案的执行进展情况进行检查，以便于及时发现新问题、新情况，发现执行情况与预计情况之间是否存在偏差，并找出原因，保证和促进决策方案的顺利实施。

五、创新

经济学家约瑟夫·熊彼特于 1912 年首次提出了"创新"的概念。管理创新是指组织形成一创造性思想并将其转换为有用的产品、服务或作业方法的过程。管理创新是一种组织把新的管理要素(如新的管理方法、新的管理手段、新的管理模式等)或要素组合引入组织管理系统以更有效地实现组织目标的创新活动。专科护士在工作中应不断进行业务创新和管理创新，才能持续提高护理质量。

管理创新的内容

1. 管理观念创新　观念创新是管理创新的灵魂和源泉，要更新观念，专科护士必须打破现有的心智模式的束缚，有针对性地进行系统思维、逆向思维、开放式和发散式思维的训练，并通过综合现有的知识、管理技术等，改进和突破原有的管理理论和方法。

2. 战略管理创新　树立战略思维是组织管理创新的灵魂和核心，战略管理关乎组织的发展方向。面对世界经济一体化进程的加快、信息技术的迅速发展和知识经济兴起所带来的外部环境深刻巨大的变化，组织要想在激烈的市场竞争中立于不败之地，须在战略创新上下功夫。专科护士应在不同方面协助高层护理管理者树立战略思维，使医院护理工作能适应迅速变化的外界环境。

3. 组织文化创新　组织文化是组织发展的灵魂，任何组织都会倡导自己所信奉的价值理念，而且要求自己所倡导的价值理念成为员工的价值理念。专科护士在工作中应注重组织文化的创新，得到护理同行的认可，并且在实践中认真实施，从而使自己所信奉的价值理念成为指导专科护理团队的灵魂。

4. 组织机构创新　几乎每位研究管理创新的学者都将组织创新作为管理创新一项必不可少的内容。组织创新意味着打破原有的组织结构，并根据外部环境和内部条件的变化对组织的目标加以变革，对组织内成员的责、权、利关系加以重新构置，使组织的功能得到完善和发展，其实质是资源的重新配置。如专科护士应关注专业团队的组织结构，提出建设性的建议，不断焕发专科护士团队的工作活力。

5. 人力资源管理创新　随着市场经济、知识经济、信息知识的快速发展，管理者应在以人为本的管理过程中，逐步走向对人的知识、智力、技能和实践创新的能力为核心内容的"能本管理"，通过采取有效的方法，最大限度地发挥人的能力，把能力这种最重要的人力资源作为组织发展的推动力量，并实现组织发展的目标以及组织创新。专科护士在专业团队建设中，应创新思路与方法，激发下属护理人员的学习和工作积极性，为高层管理者献计献策，促进专业的发展。

6. 制度创新　制度创新是指在人们现有的生产和生活环境条件下，通过创造新的、更能有效激励人们行为的制度、规范体系来实现社会的持续发展和变革的创新。所有创新活动都有赖于制度创新的积淀和持续激励，通过制度创新得以同化，并以制度化的方式持续发挥自己的作用，这是制度创新的积极意义所在。护理团队的管理制度应根据组织内外环境的变化，不断进行创新。

7. 技术创新　技术创新是指组织应用创新的知识和新技术、新工艺、新模式、新方法，提高产品质量，开发生产新的产品，提供新的服务。专科护士应在临床工作中结合医疗、护理的新进展，不断进行技术创新，改革护理方法，提高护理质量。

（沈　勤）

六、高效团队管理

团队的构成是一个能力平衡的问题,需要的不是每一个具有平衡能力的个体,而是组合起来是一个综合能力结构相对平衡的团队,包括实干者、协调者、推进者、创新者、信息者、监督者、凝聚者、完美者和技术专家。专科护士实践中往往以医护或护护组成团队为患者服务,并投入到专业建设中。本节内容主要介绍由专科护士参与的专科护理团队,专科护理团队的能力与绩效水平的高低受到许多因素影响,主要有组织因素、制度因素和成员因素等。

(一)高效护理团队的特征

衡量团队效益主要有两方面指标:团队的生产产出和团队成员的个人满意度。高绩效团队在这两方面都能够达到高水平。了解衡量团队效益的基础指标,学习高绩效团队的基本特征,有助于管理者根据所在团队的工作任务和特点,采取有效管理和激励措施,创造团队的较高绩效。

专科护理团队管理模式常有护理部管理层面和专科护理实践层面。护理部管理层面往往以专科护理委员会形式设立,每个委员会在护理部的领导下由资深专科护士承担委员会主任,并作为管理者领导委员会的具体工作和组织发展;专科护理实践层面往往以科室为单位,由资深专科护士承担专科组组长,着力改善患者的临床结局开展专科护理临床实践,并协助护士长开展本专科的护士业务培训和临床指导以及专科护理质量管理等。

1. 高效护理团队的基本特性

(1)明确的共同目标:明确的目标可以为护理团队成员提供具体的行为指南并确定努力方向。在高效能护理团队中,有明确的岗位职责和工作衡量标准,成员清楚护理团队的期望行为是什么,以及如何有效完成工作任务。

(2)成员优势互补:高效能的护理团队重视团队成员能力与团队绩效之间的影响关系,在工作设计和任务安排时注重护士在专业和工作能力上的互补与协作,以提高护理团队绩效,实现团队目标。专科护理团队成员组合一般包括:专家型护士(资深专科护士)、决策人员(管理者)、临床一线护士等。

(3)规模要求:研究结果表明,有效的团队规模既不是很小,也不是很大。作为工作团队,有专家认为一般以不超过20人为宜,也有专家建议不超过12人,但具体规模人数不是绝对的,要以任务的性质要求及成员能力为主要依据。

(4)成员协作性:有效护理团队成员具有为实现团队目标而努力的意愿和行为动机,成员能够主动履行个人承担的职责,并对自己的工作绩效负责。同时,护理团队成员在工作中能够相互支持和协作配合,尤其是资深专科护士,应分担管理者和团队发展的责任,共同完成护理团队的工作目标。

(5)沟通渠道畅通:团队中开放的沟通交流平台是建设有效护理团队的基础条件,碰到问题应及时沟通,资深专科护士在专业领域应起到引领作用。

(6)凝聚力强:一个护理团队凝聚力的强弱程度可以通过团队成员之间相互关系以及成员的群体责任感、荣誉感、归属感来衡量。凝聚力强的团队主要体现在:团队内成员之间具有较强的吸引力、成员之间保持民主、具有和谐的工作氛围、成员积极踊跃地参加团体活动、成员归属意识强、成员关注团队利益、主动承担团队责任。

(7)成员个人贡献得到及时认可:高效护理团队以优异工作结果为行为导向,目标明确具体体现在管理者能高度重视和充分肯定团队成员个体对组织的贡献,这种正面的认可对调动护理团队成员的工作热情和创造性具有积极促进作用,由此形成良性循环。

2. 高效护理团队管理者特征

(1)以远见作为关注的出发点:成功的专科护理团队领导有能力将团队的目标和实现目标的方式与团队成员的工作紧密联系起来,并使其具有意义。在专科护理团队工作中注重团队成员不同专业特长的综合组合,并注意为团队的成员创造发展机会,不断提高团队中护士的专业技术水平。

(2)与团队成员交流远见的方式:有效的沟通是保证专科护理团队成功实现目标的关键要素,成功专科护理团队领导一定是优秀的沟通高手。在帮助团队成员理解团队目标方面,优秀的团队领导会做到:态度和蔼,用词礼貌;耐心说明工作的重要性;理解下属对任务的疑问;在具体实施方面会给下属更大的自主权;出现状况时共同探讨,寻求解决对策。

(3)积极的自我反思与进取:成功的团队领导在专科护理团队工作中能够以身作则,有能力做好专科护理及护理管理工作,并能够对照团队目标的完成情况及工作效率进行阶段性反思,实现自我能力的不断提升和团队工作持续改进。

(4)与团队成员建立信任的能力:成功的团队领导能够通过与专科护理团队内外部人员建立良好的人际关系,为成员营造良好的工作氛围,注重培养团队成员的专业能力、责任感与完成任务和克服困难的信心。

(二)高效专科护理团队建设的相关因素

1. 团队规模　一个团队成员过多,就难以形成凝聚力、组织忠诚度和相互信赖感,而这些是高绩效团队必不可少的。根据医院护理实际工作的需要及专科团队的工作重心,确立每个专科护理团队的组织架构:如团队可设立组长及副组长各1人,秘书1人,下设核心成员8~16人,每个核心成员下设3~6个网络成员,由此构成专科护理团队的组织架构。

2. 团队成员的能力　医院护理的有效运作需要不同专科或技能类型的团队:伤口/皮肤专科护理团队、气道管理专科护理团队、静脉治疗专科护理团队、营养支持专科护理团队、健康教育专科护理团队、品管促进(IQC)护理团队、糖尿病专科护理团队、高血压专科护理团队、慢病管理专科团队等。在当今医疗技术日新月异的发展时代,可以通过不同途径和方法弥补团队所缺乏的某种技能,如培训、人才引进等,促进专科护理团队综合工作水平的不断提高。

3. 团队成员角色分配　团队工作设计和任务安排的特点就是尊重个人工作兴趣和能力特点,按照不同岗位要求选拔不同人才给予不同的任务和待遇,让每个成员都拥有特长,表现特长,营造有效的护理工作氛围。如组长的职责是拟定专科护理小组各层次人员的工作职责、工作计划和培训内容;定期组织专科护理小组培训和考核;规范专科护理操作;督促完成专科护理小组的质量控制;定时召开会议,负责反馈专科护理小组相关信息,以便改进工作。组织开展院内护理专家会诊,相关专科疑难病例讨论,护理专家门诊,主持相关专科护理领域研究项目等。副组长和秘书起到辅助作用。核心专科护士与网络专科护士共同管理患者;网络专科护士是核心专科护士的延伸并起到补充作用。

高绩效护理团队注重对专科护士个人优势和劣势的评估和识别,并根据个体优势安排其承担最适合发挥才能的角色,使成员能够为专科护理团队做出最大贡献。并且,管理者应知情每一个单独的专科护士个体,应确保每一个护士都清楚自己和其他人的岗位角色。

4. 成员对团队目标的承诺　有效专科护理团队具有成员共同认可和追求的目标,以此成为团队成员的努力方向和行为动力,激发团队成员为实现目标贡献力量。成功的专科护理团队非常注重讨论、修改和完善在集体层面和个体层面都被专科护理成员接受的目标,这种目标一旦被接受,在任何情况下都能起到为团队成员指引工作努力方向的作用。管理者应重视将专科护理团队目标转变为具体、可衡量、可行的成员个体绩效目标,这个过程也是提高专科护理团队绩效水平的关键。

5. 社会惰化和责任心　团队工作时,由于个人贡献无法直接衡量,集体作业时个人可能隐身于团队中而减低自己的努力投入程度,出现社会惰化现象($1+1 < 2$)。针对团队工作容易出现的这一现象,管理者首先需要明确护理团队成员在工作中自己应该承担的责任,同时,也要帮助团队成员认识需要大家共同承担的责任,并在团队建设初期就应形成团队成员的行为规范。高绩效专科护理团队可以通过让成员在集体层面和个人层面都承担责任来消除团队出现社会惰化的倾向。

6. 绩效评估与薪酬体系　激励理论专家赫茨伯格认为,组织规章制度与合理的报酬水平是影响员工满意度的重要变量,从而影响组织生产力。因此,团队制定科学合理的绩效评估机制和具有激励作用的薪酬体系是提高团队绩效水平的另一关键要素。专家建议,在绩效评估和薪酬制度执行方面,应将个人绩效和团队绩效相结合实施,强化团队成员的集体奋进精神和承诺,才能不断创造团队高水平的绩效。

7. 成员的相互信任　团队成员之间相互信任是高绩效团队的特点之一。从人际关系的角度看,人与人之间的信任是比较脆弱的,需要很长时间建立。研究发现,团队成员之间的信任关系,从正直程度和能力水平是可以判断其是否值得信赖的两个最关键的特征。一般人把正直看得很重,因为如果对别人的道德性格和基本的诚实缺乏把握,信任的其他方面就没有意义了。能力水平被看得很重是因为团队成员要完成工作任务需要同伴的相互作用。因此,管理者在塑造高绩效专科护理团队时不要忽略团队成员之间相互信任的因素。

一支高绩效的专科护理团队比任何一个个体的成绩都要大得多。那么如何打造高绩效专科护理团队呢?总而言之,在建立团队之前管理者首先要明确自己想要做什么;要把团队目标向所有专科护士解释清楚,不要假设他们自己会理解;要说明衡量工作绩效和团队成功的标准;在分配岗位角色时要考虑每个成员的个人长处和弱点;对团队成员要提供合适的培训,既对个体,也要考虑整体;随时注重营造协同合作的工作氛围;不要让团队成员个性的差异和分歧影响团队的工作进程;要培养和鼓励团队精神;要为团队的整体业绩设立较高的奋斗标准;要对团队的工作进程加以监控,做到心中有数;牢记自己的职责,勇于承担责任。如何成为优秀的团队领导呢?尽管知道没有一个下属是完美的,但还是不断努力追求达到完美;明白团队指导工作必须经常进行;制定出明确的业绩标准;从局外人的角度进行操作;认识、理解并接受团队成员间的个体差异;重视失败的价值,并将失败作为一项指导的工具;明白成员在受到尊重时才能发挥最大价值;明白对团队中成员的自我形象指导很重要。

（何桂娟）

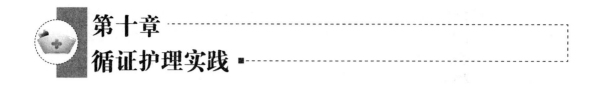

第十章
循证护理实践

循证护理能力是当今专科护士应具备的核心能力之一。临床实践中,需要基于现有的证据,包括数据、文献和专家共识等来确定护理评估、护理诊断和护理干预措施,为患者提供最佳护理方案,改善患者的临床结局。通过综合研究证据和循证实践,来发现、检查和评价当前的护理实践、知识、理论、标准,并不断创新,提高医疗护理水平。同时,专科护士也可通过开展循证实践活动,以适应现代信息与知识的日新月异,展示自己的专业能力。

第一节　循证护理的概述

循证护理(evidence-based nursing,EBN)指护理人员在计划其护理活动过程中,审慎地、明确地、明智地将科研结论与其临床经验以及患者愿望相结合,获取证据,作为临床护理决策依据的过程。

一、循证护理的基本要素

1. 可获得的来自研究的最佳证据　最佳证据指来自设计严谨且具有临床意义的研究结论。不是所有的研究结论都可以成为证据,循证护理实践中的证据是经过严格界定、评鉴和筛选的最新、最佳证据。

2. 专业判断　专业判断指护理人员对临床问题的专业敏感性,以及应用其丰富的专业知识和临床经验作出专业决策。

3. 患者的需求　任何先进的诊治手段和护理技术都必须首先得到患者的接受和配合才能取得最好的效果,因此循证护理必须充分考虑患者的需求。

4. 应用证据的情景　证据的应用必须强调情境,在某一特定情境下获得明显效果的研究结论并不一定适用所有的临床情境,这与该情境的资源分布情况、医院条件、患者的经济承受能力、文化习俗和信仰等均有密切的关系。

二、循证实践的基本环节

循证实践是对信息的组织、整理、分类、筛选、评价、有效利用,它是科学的思维方法,是有效地解决临床实践中问题的科学程序,能促进护理实践的科学性和有效性。循证护理实践是一个系统过程,涉及护理组织、各级各层护理人员。循证护理实践主要包括4个环节:证据生成,证据综合,证据传播以及证据应用。具体包括7个步骤:①确定问题。②系统检索。③严格评价证据。④综合证据。⑤传播证据。⑥引入证据。⑦应用证据。⑧评价证据应用后的效果。

(一)证据生成

证据生成(evidence generation)即证据的产生,证据主要来源于设计严谨的研究,具有可信度。但是，如果经过系统检索，尚无来自研究的证据时，已检索到的证据就代表了该领域现有的最佳证据。证据来源是多样化的，JBI 循证卫生保健模式认为，证据的重要属性包括有效性、可行性、适宜性以及临床意义，即证据的 FAME 属性（feasibility, appropriateness, meaningfulness and effectiveness, FAME）。

（二）证据综合

1. 确定结构化的临床问题　首先从临床情景分析出发，结构化地提出护理问题，可采用 PICOS/PECOS/PICoS 的程式将临床问题结构化。一个理想的临床问题应包括下列 5 个要素：研究对象，干预或暴露类型，对照，评价的结局，研究的设计类型。可采用国际上常用的 PICO 格式：

P：为特定的人群（population）；

I/E：为干预措施或暴露因素（intervention/exposure）；在质性研究中为研究的现象（interest of phenomena）；

C：为比较措施、对照措施与拟研究的干预措施进行对比的措施（control/comparator）；

O：为结局指标（outcome）；

Co：为研究所处的场景或具体情形（contest）；

S：为研究设计或类型（study design）。

2. 检索相关的循证资源

（1）快速检索方案：按照以下 2 个方案可快速而高效地找到所需的证据。

方案一　检索 Cochrance 图书馆、美国指南网、JBI 循证卫生保健中心数据库、RANO 网站、OVID 循证医学数据库等。适用于已订购上述资源的单位。

方案二　进行 SUM Search、TRIP Database 检索。适用于没有订购 Cochrance 图书馆光盘和 OVID 循证医学数据库的单位。

常用循证资源网站汇总如下：

A. Best practice：http://bestpractice.bmj.com

B. Campbell 协作网：http://www.campbellcollaboration.org/

C. 美国国立指南网：http://www.guideline.gov/

D. 英国指南库：http://www.his.ox.ac.uk/guidelines/

E. 加拿大指南库：http://www.cma.ca/clinicalresources/practiceguidelines

F. 安大略医学会网站：http://www.oma.org/

G. 苏格兰院际间指南网（SIGN）：http://www.sign.ac.uk/

H. 新西兰指南研究组：http://www.nzgg.org.nz/

I. 英国国家医疗保健优化研究所（NICE）：http://www.nice.org.uk/

J. 加拿大安大略注册护士协会（RNAO）：http://www.rnao.org

K. York 大学循证护理中心网站：

http://www.york.ac.uk/healthsciences/centres/evidence/cebn.htm

L. 复旦大学 Joanna Briggs 循证护理合作中心网站：

http://nursing.ebn.fudan.edu.cn/

M. 美国心脏病协会：http://www.heart.org

N. 美国艾滋病资讯协会：http://www.aidsinfo.nih.gov

O. 美国静脉输液协会：http://www.ins1.org

P. 美国医疗质量促进研究所：http://www.ihi.org

（2）应用证据进行检索的扩大方案：可以检索① PubMed 的 "Clinical Queries" 模块。②从网上检索循证实践领域的免费电子版杂志，例如 Evidence-based Medicine，Evidence-based Nursing，Worldview on Evidence-based Nursing，International Journal of Evidence-based Healthcare，中国循证医学杂志等。③检索临床实践指南，例如美国指南网、加拿大指南网、英国指南网、加拿大 RNAO 网站等。④检索卫生技术评估网站。⑤检索原始文献，包括 Medline、Embase、中国的生物医学文献数据库等。

3. **严格评鉴证据** 证据可来源于干预性研究、观察性研究、质性研究、专家共识和经验等，基于 "6S" 证据模型（由 DiCenso 于 2009 提出），经过严格的质量评价，才可成为证据（见图 10-1）。如随机对照试验，可通过 Cochrane 协作网对随机对照试验进行文献的质量评价（Cochrane Handbook for Systematic Reviews of Interventions Version 5.2.0 版），评价内容包括：选择偏倚（随机序列的产生；分配隐藏）、实施偏倚（对研究对象及干预者实施盲法）、测量偏倚（对结果测评者实施盲法）、失访偏倚（结局指标数据的完整性）、报告偏倚（选择性报告研究结果）及其他偏倚（其他来源的偏倚）。评价者从以上 7 个方面来判断是否为偏倚风险低或偏倚风险高或不清楚。如果完全满足以上 7 个方面，则发生偏倚的可能性小，质量等级为 A 级；部分满足为 B 级；完全不满足为 C 级。

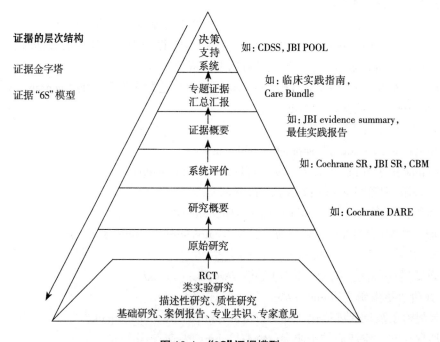

图 10-1 "6S" 证据模型

而证据水平的分级系统包括 GRADE 系统（证据等级：高 A、中 B、低 C、较低 D；推荐强度：强和弱）、JBI 2014 版干预性研究预分级（证据等级：Level 1~Level 5；推荐强度：A 级和 B 级）、JBI 2014 版质性研究预分级（证据等级：Level 1~Level 5；推荐强度：A 级和 B 级）等。

4. **综合证据** 通过检索、质量评价等环节，判定是否是严谨设计的证据，对筛选后纳入的研究进行汇总，即对具有同质性的同类研究结果进行 meta 分析，对不能进行 meta 分析的同类研究进行定性总结和分析。也可以直接从检索到的相关指南、系统评价、meta 分析等研究结果进行汇总和整合,需根据临床流行病学和循证医学中评价文献质量的原则和方法进行严格评鉴。得到的结果可归纳为以下 3 种情况:

(1)肯定的最佳证据——可推荐临床应用。

(2)无效的或有害的——停止或废弃使用。

(3)难定的证据——建议进一步研究。

(三)证据传播

最佳证据应通过有效的方法在机构层面和个人层面进行传播。证据传播的对象是临床实践中的利益关联人群(包括决策者、一线护理管理者、一线护士、患者等)。证据传播需要详细了解目标人群对证据的需求,将证据资源组织成易于传播并利于临床专业人员理解、应用的形式,标注证据的等级或推荐意见。医院临床一线护理人员需要的是针对性强、可信度高、简洁易读的循证结论,例如临床实践指南、证据总结、集束化照护措施、最佳实践信息等。以最经济的方式传递证据和信息,传播的形式主要有:教育与培训、通过媒体信息传递、通过组织和团队系统传播证据。在传播过程中需要应用网络和信息技术、打印文本、会议、讲座、培训项目等载体。

(四)证据应用

1. 引入最佳证据 在对证据的真实性和相关性进行评价后,由循证护理小组根据所在医院或社区的条件,结合护士自身临床经验和患者需求,评估最佳证据中哪些证据可以应用到具体情境中。

2. 应用最佳证据 在证据应用的场所,由利益关联人对证据应用前的临床情景、促进因素进行综合分析,该阶段应充分结合临床情景、患者意愿、专业判断以及成本考量。对具备应用条件的证据,应推荐试点应用,包括构建本土化的试点方案,分析在制度建设、流程优化、人力物力财力资源配套上的要求,临床试点应用证据,并进行试点的后效应评价。该阶段尤其重要的是在强有力的领导力激励和促进下,通过系统的培训、流程化、构建评估和评价工具等方式,才能真正实现证据的应用,最后应将证据植入到护理系统中,实现系统的良性运转和可持续发展,主要考虑以下 5 个有关研究特征的问题:

(1)临床的患者与证据中患者的情况是否相似;

(2)研究者是否测量了所有重要的结局;

(3)干预措施的益处是否大于弊端;

(4)患者的价值观;

(5)临床的可行性。

3. 评价证据实施结果 EBN 是一个动态发展过程,须在实施后评价证据应用后的效果。效果评价的反馈有助于护理质量提高,使得 EBN 更丰富、更确切。

(何桂娟)

第二节 证据应用的相关模式

循证实践是一个系统过程,涉及持续质量改进的各个环节,因此,有多个模式指导证据的应用,最常用的模式有:KTA 模式、JBI 循证卫生保健中心的"证据的临床应用"模式、Lowa 的循证实践模式、Stetler 的"循证实践模式"等。

一、KTA 模式

KTA 模式作为指导知识转化的概念框架,在循证实践中,通过确定问题,获取现有的最佳证据,并将证据引入临床情景,推动证据向实践转化,以促进循证实践的实施,缩短证据和实践的差距。

(一)确定问题及解决问题所需的知识

证据转化始于确定问题。选择问题的原则依据问题重要性、严重性、可解决性及证据和实践之间存在的差距。可通过初步的文献检索确定是开展证据转化还是开展原始研究。

(二)证据产生

对上述确定的问题,进入证据产生环节,可通过以下 4 个步骤形成针对该问题所需的证据。

1. 证据查阅 各种类型的研究、案例报告、实践者经验及专家共识等均可作为证据的来源,可采用适当的策略(如 PICO)构建结构化清晰的循证问题,提高检索效率。

2. 证据整合 对检索到的文献,由于质量参差不齐,需采用科学、严谨的方法进行质量评价,对纳入的文献进行系统的整合。证据整合的过程应科学、严谨、透明、可重复,目前最常用的方法是系统评价,此外,Meta 分析、Meta 整合及描述性整合均可以作为证据整合的形式。

3. 证据产出 经过严谨的质量评价和科学的整合后,形成简洁、清晰、可读性强的证据传播形式,如决策支持系统、实践指南、最佳实践信息册、证据总结并结合其利弊风险判断,形成明确的推荐意见,以满足利益相关群体对知识和信息的需要。

4. 证据裁剪 根据研究问题、文献质量及类型、传播对象及传播形式等进行不断裁剪,最后形成解决特定问题、符合利益相关人群需要的、最有效的证据产品。

(三)将证据引入具体情境

将证据整合到实践中,需要进行至少两方面的评估,一是评估证据对具体临床情景的可行性、适宜性及临床意义,对证据进行适度裁剪,以符合特定的情景。二是评估临床情景对引入证据的准备度,包括组织文化、领导力、组织结构及激励机制等,以明确组织环境是否有利于证据转化。

(四)评估障碍因素

证据在应用前,需要进行障碍因素分析,以便制定有效的应对策略。既可以从不同层面包括组织层面、团队层面及个人层面进行障碍因素的分析,也可以从人、财、物、时间信息等角度分析障碍因素。

(五)选择、裁剪、执行干预策略

针对上述确定的障碍因素,发展有效的干预策略和行动方案,如针对组织层面,可构建自上而下的支持体系、规范/再造流程、资源(如仪器、设备、材料等)支持等;针对团队层面可构建多学科团队、优化沟通渠道等;针对实践者层面可提供教育培训及技能指导、提供操作性工具等,促进证据向实践的转化。

(六)监测证据应用

监测证据的应用包括 3 个方面。知识与态度方面,利益相关人群对证据的态度、对证据转化的意向等;行为方面,实践者对实施最佳证据的依从性;决策方面,实践者是否在实施最佳证据中提出改善规范、流程、政策等建议。不管采用哪种方法进行监测,均应发展有效工具,使证据转化过程可以被测量。

(七)结果评价

证据转化后应进行结果评价,以了解证据引入临床实践后对组织及利益相关群体的影响,并明确尚存在的问题及新出现的问题,进入下一轮证据转化循环。

二、JBI 循证卫生保健中心的"证据临床应用"模式

JBI 循证卫生保健中心的"证据临床应用"模式主要包括 3 个环节。

(一)引入证据

根据所在医院、病房的特点将证据引入系统中,有针对性地筛选出适合该情景的、有用的证据,制定循证的护理措施、护理流程、护理计划。全球的循证实践机构为卫生保健人员提供了以证据为基础的专业信息,并每年更新这些信息。这些信息将通过政策沟通过程影响相关卫生保健组织,在这些组织中,临床专业人员被要求关注最新、最佳证据,并将其作为实践和决策的依据,从而保证了循证过程所获得的系统评价结论被正式地引入质量管理系统中,而不是储存在资源库中。

(二)证据应用

依据证据制定护理措施、流程、计划,开展护理实践,进行护理质量管理。JBI 循证实践中心的 PACES 系统(practical application of clinical evidence system)即"临床证据实践应用系统",是一种在线临床质量管理工具,可协助卫生保健人员和卫生保健机构将最佳证据应用到实践中指导实践活动,以获得有利于患者的最佳效果。根据某一特定的实践活动或特定的干预项目,该工具可提供如何应用证据促进变革的系列方法。

(三)效果评价

通过动态评审的方法,评价证据应用后的效果和对政策的影响,在持续质量改进过程中巩固其应用,并不断更新证据,进入新的循环。PACES 也可用来评价循证实践活动对政策和实践效果的影响。

三、Lowa 循证护理实践模式

Lowa 循证护理实践模式是 2001 年由美国护理学者 Titler 构建,强调研究的应用与循证实践结合,认为循证实践是一个循环的过程,且应从机构层面开展,主要包括以下 6 个环节的循环。

(一)评估相关因素

评估。①问题相关因素:风险管理,质量改进资料,内部与外部的流行病学基础资料,成本相关资料,其他临床问题。②知识相关因素:新的研究文献,国家或机构的标准,护理哲理,质量控制委员会问题。

(二)判断问题的重要性

对重要的、优先的问题进行循证。对机构或组织重点需要解决的问题,可设立循证实践方案,包括检索相关研究,评价并整合研究证据。

(三)有充分的研究证据,则计划变革

包括确定结局指标、收集基线资料、构建基于证据的临床实践计划、开展循证实践试点、评价结局、修正临床实践计划 6 个环节。

（四）没有充分的研究证据，则计划开展原始研究

在研究结果尚未获得前，可基于获得的病例报告、专家意见、普遍性的科学原理和理论制定实践规范，一旦获得研究结果，则用研究结果替代。

（五）评估变革的可行性

如具有可行性，则将变革，并将证据应用于机构，监测和分析变革的结构、过程、结局资料，包括环境、人员配置、成本、患者受益方面的资料。如果变革不具备可行性，则通过持续质量改进过程，寻找新的突破口，进入新的循环。

四、Stetler 的"循证实践模式"

美国护理学者 Stetler 于 1976 年提出"研究应用模式"，2001 年更改为 Stetler 循证实践模式。该模式注重个体层面的循证实践，可促进临床人员在应用研究结果的过程中进行评判性思维。该模式清晰地描述了多种形式证据之间的联系，以及新的研究证据如何经过各个步骤应用于实践，从而在科研证据和护理实践之间搭起了桥梁，为循证护理实践和科研证据发展提供了指导。该模式实践过程主要包括 6 个步骤。

（一）准备阶段

护理人员根据问题寻找、整理、选择来自相关研究的证据，文献应能够解决临床实践、管理、教育难题，为制定政策、标准、程序提供参考，并有助于进行护理人员的在职培训。同时，应考虑可能影响证据应用的外在因素，以及可能降低客观性的内在因素，最后确定拟解决的问题，并排列出先后次序。

（二）证实阶段

对所获得的证据质量和应用价值进行评价，并作相应记录，该阶段需要对文献进行严格评价、筛选。

（三）比较性评价

通过对系列同类研究结果的比较（包含对证据的综合、证据推荐强度的说明），评价该系列研究结果是否适合于所在场景的人群和环境。并从潜在的风险、所需资源、参与者准备度 3 方面权衡考虑，以确定该研究结果的应用是否具有可行性。

（四）决策阶段

研究者做出决定，可能的决定包括 4 方面：①应用研究结果；②考虑应用研究结果；③延迟应用；④不应用该研究结果。

（五）证据转化和应用

明确证据应用的方式、层次和类型，同时形成该证据的应用指南和行动计划，以及变革的过程和步骤。

（六）评价证据应用效果

评价应用证据进行变革的过程和结局，包括对实践的影响、对政策制定的影响以及对患者的影响。

五、PARIHS 促进研究应用模式

"促进研究应用模式"（promoting action on research implementation in health service framework，PARIHS），认为循证实践行动的成功与否取决于证据水平及性质、证据应用的组织环境和证据转化为实践的促进措施三大元素，即 SI=f(E, C, F)，SI（successful implementation）即为研究结

果的成功应用。2016 年 Harvey 等对该模式进行了解读与更新，提出了 i-PARIHS 框架（the integrated PARIHS framework，i-PARIHS），增加了接受者（recipients-individualand collective）这一维度，更新后的结构等式为 SI=Facn（I+R+C），其中 SI（successful implementation）指研究结果的成功应用，I（innovation）指革新、创新，R（recipients-individual and collective）指循证实践的接受者，C（context-inner and outer）指证据实施时的内外部环境，Facn（facilitation）指促进因素。该模式强调三大元素均处于同等重要的地位，适用于各种循证实践的情境。

（一）证据要素

i-PARIHS 框架中研究结果的成功应用（SI）包含不同层次的含义：①达成既定目标；②在实践中创新；③个体、团队或者利益相关者都积极参与，有一定的激励措施和创新能力；④在实践的过程中环境的变化降到最小。

在革新、创新这一维度主要是考察证据的 7 个方面：①原始证据来源；②是否明晰；③与现有做法和价值观的适合程度（兼容性或竞争性）；④可用性；⑤相对优势；⑥可审判性；⑦有可观察的结果。

另外，i-PARIHS 框架中的"证据"还包括可以借鉴的特定情景与实践相关的规划等。"接受者"指被实践过程影响和可以影响实践过程的所有个体与群体。

（二）组织环境

i-PARIHS 框架的环境包含实施变革的内部环境和外部环境，主要包括当地水平、组织水平和外部健康保健系统水平。

（三）促进因素

PARIHS 框架中的促进因素是作为核心元素呈现的，但在 i-PARIHS 框架中更加强调促进因素（Facn），它是整个循证实践过程中的活性成分。其中促进者的纳入、选拔、准备和发展是非常重要的内容。而促进者又可以分为不同的层次，在实践过程中分别发挥不同的作用。

六、Johns Hopkins 循证实践概念模式

Johns Hopkins 循证实践概念模式认为在专业实践、教育、研究的三角关系中，包括循证问题（practice question）、证据产生（evidence）、证据应用（translation）这 3 个核心要素，证据包括来自研究的证据和来自非研究的证据。

18 个实施步骤，即循证问题（识别循证实践问题，定义实践问题的范围，为领导者分配任务，招募跨学科团队，筹划小组会议）；证据产生（检索内部证据和外部证据，严格评价证据，综合证据，划分证据等级，制定实践变革建议）；证据应用（评估将变革建议转化为具体实践措施的适宜性和可行性，制定行动计划，实施变革，评价变革实施结果，将预评估结果报告给决策制定者，争取决策制定者的支持，以便在机构内部实施变革，确定后续步骤，就研究结果进行沟通交流）。

此外，Johns Hopkins 大学研究了系列循证实践的评估工具或总结表单，如综合证据方面，发展专用证据总结表格，并对证据等级进行划分，最后团队成员可根据上述结果并结合实践问题，决定可应用于实践变革的证据。

总之，开展循证护理实践，从本质上来讲是一种医学观念的革命，是护理发展的必然趋势。目前，我国护理实践领域由于种种原因，循证护理实践的开展还未能真正深入推广，应

普及循证护理知识、大力开展循证护理研究、成立循证支持小组、转变临床工作方法、增强行政管理的支持等。专科护士,作为护理变革的推动者和实践者,应改变观念,不断学习,提高循证护理能力,积极开展基于证据的持续质量改进、基于改善患者结局的临床实践等活动,促进循证护理的实践与发展。

（何桂娟）

第十一章
临终关怀与疼痛护理

随着社会老龄化的不断加剧，以及家庭结构与疾病谱的变化，临终关怀事业的发展越来越得到社会的重视。国际临终关怀学术界普遍认为现代临终关怀起源于西西里·桑德斯博士1967年在英国伦敦创建的圣克里斯托弗临终关怀院，这标志着现代临终关怀事业的起始。世界卫生组织（WHO）提出临终关怀是指由多学科、多层次、多方面人员组成的临终关怀团队，对治愈性治疗无反应的晚期患者提供积极和全面的照顾，以控制疼痛及有关症状为重点。疼痛是临终患者最普遍、最重要的症状，也是患者最痛苦的感受和体验，因此疼痛护理也是临终关怀护理的重点内容。专科护士应该掌握临终关怀及疼痛护理最新知识和技能，为临终患者及家属提供优质的护理服务，提高患者的生存质量。

第一节　临　终　关　怀

临终是人生的必经阶段，临终前最需要的是关爱和帮助。专科护士应运用临终关怀相关的理论知识和技能，评估患者及其家属的心身反应，帮助临终患者及其家属减轻痛苦，尽可能提高生存质量。

一、概述

（一）概念

临终关怀（hospice care）一词源于中世纪，又称安宁照护、终末护理、善终服务、安息护理等。临终关怀是指由社会各层次人员包括护士、医生、社会工作者、志愿者、政府以及慈善团体人士等组成的团队对临终患者及其家属提供生理、心理、社会等方面的一种全面性支持和照料。临终关怀的本质是无望救治患者的临终照护，它不以延长临终患者的生存时间为目的，而是以提高临终患者的生命质量为宗旨，使临终患者能够无痛苦、舒适地走完人生的最后旅程，并使家属的身心健康得到维护和增强。临终关怀学是近代医学领域中新兴的一门边缘性交叉学科，是社会的需求和人类文明发展的标志。

（二）特点

1. **心理护理**　临终关怀不仅要减轻患者躯体的不适，还关心情感和精神需要。临终关怀的首要任务是减轻患者痛苦，而临终患者持续的精神紧张、焦虑会加重患者痛苦，且使药物治疗难以奏效，因此，应加强对患者的心理护理。

2. **以照料为中心**　临终关怀的对象为各种疾病晚期、治疗不再生效、生命即将结束的患者，一般为死亡前3~6个月。对这些患者的治疗目的不是免于死亡，而是通过全身心的照料，控制症状，减轻痛苦，消除焦虑、恐惧心理，获得心理、社会支持，使其得到最后的安宁。

3. **尊重患者的尊严与权利**　临终患者在人生的最后历程同样需要得到照顾与关怀，体现生命的价值、生存的意义和人的尊严。因此，医护人员在临终患者照料中，应允许患者保留原有的生活方式,尊重患者的宗教信仰,维护患者的个人隐私,尽量满足患者的合理要求。

4. 提高患者生命质量　提高临终患者的生命质量是临终关怀的宗旨,因此,医护人员应为临终患者提供舒适的生活环境,创立有意义、有尊严、有希望的生活,为患者多争取与家人共度温暖的时光,使其在人生的最后阶段尽量能够多地体验到人间的温情。

5. 加强死亡教育　死亡教育是临终关怀的重要内容之一。临终关怀承认生命是有限的,死亡是生命的一部分,它是人生的一个必然过程。因此,医护人员应加强对临终患者的死亡教育,让患者直面死亡和接纳死亡。

(三)内容

1. 患者的症状控制　控制疼痛和减轻躯体其他不适症状是临终关怀的核心工作,因此医护人员应加强对各项症状的观察,做好对症治疗与护理,尤其是疼痛的护理。

2. 患者的全面照护　临终患者的全面照护包括日常生活护理和心理护理。医护人员应做好临终患者的生活护理,使患者感觉舒适;加强心理护理,满足患者的心愿使患者无憾而去。

3. 患者家属的照护　对临终家属、亲友的抚慰是临终关怀工作的一部分。专科护士应从医学、社会、家庭角度做好家属的安抚工作,给予心理支持,使他们尽快从悲伤中解脱出来。

4. 加强死亡教育　死亡教育的对象包括临终患者和家属。死亡教育的内容包括一切涉及濒死及死亡问题的知识与领域,即死亡的本质、对待濒死及死亡的态度与情绪、对濒死的调适处理等。通过死亡教育,帮助临终患者消除对死亡的恐惧,帮助临终患者家属适应患者病情变化和死亡,缩短其哀伤过程。

二、临终患者的护理

(一)日常护理

为了尽量满足临终患者的生理需求,使患者处于相对舒适状态,专科护士应加强以下几个方面的基础护理。

1. 环境　临终患者所处环境的空间应有利于患者活动和各种治疗、护理操作的实施,应保证环境的整洁、安静、阳光充足、空气新鲜。患者的卧床应适当加宽,床垫硬度适中;床旁桌可大些,便于放置患者常用物品及治疗、护理器械等。

2. 饮食和睡眠　专科护士应鼓励患者以少食多餐的形式多食高蛋白、高热量食物,并指导其家属注意食物的合理搭配及营养卫生。为保证患者的睡眠,护理人员应指导家属做好睡前的准备;必要时,按医嘱服用适量镇静剂或安眠药。

3. 口腔和皮肤的护理　临终患者由于免疫力低下,易发生口腔和皮肤感染。专科护士应在每次家庭访视时,仔细检查患者的口腔及皮肤。若发现问题,及时采取措施。同时,社区护士应指导患者家属正确护理患者的口腔及皮肤。

4. 排泄护理　临终患者易出现便秘、尿潴留或大、小便失禁等排泄问题,社区护士应加强患者排泄的护理,指导其家属保持患者大、小便通畅及做好导尿管的清洁卫生等护理。

(二)心理护理

美国的罗斯博士将临终患者的心理反应分为五个阶段,专科护士应针对临终患者心理反应的不同阶段,给予不同的心理护理。

1. 否认阶段　临终患者不承认自己身患绝症,认为医生判断有误,企图逃避现实,多表现为震惊、焦虑、心神不定等。对于此阶段的患者，专科护士可逐步将病情告知，使他们逐步适应现实。

2. 愤怒阶段　临终患者怨天尤人，责怪命运不公，常常迁怒于家属或医护人员，多表现为痛苦、愤怒、怨恨等。对此阶段的患者，专科护士应表示同情、理解，耐心倾听他们的诉说，原谅、容忍他们不礼貌的言行。

3. 协议阶段　临终患者承认已患绝症的现实，乞求治疗，延长生命。对此阶段的患者，专科护士应采取合适的方法满足患者的要求，并给予更多的关怀和体贴。

4. 抑郁阶段　临终患者已认识到治疗无望，面对死亡的来临，身心非常痛苦，表现为绝望、悲伤、消沉，甚至可发生自杀。对此阶段的患者，专科护士应给予关心和安慰，鼓励患者的亲朋好友探访、交流，帮助患者表达真实感受。

5. 接受阶段　临终患者接受事实，面对死亡，表现为稳定、平静、少言寡语。对此阶段患者，专科护士应帮助患者树立正确的死亡观，鼓励其家属多陪伴、照顾患者。

三、临终患者家属的护理

(一)临终患者家属的心理反应

1. 个人需求的推迟或放弃　家庭中一人生病会牵动全家，尤其是临终患者的医疗费用支出，导致家庭经济条件的改变，使平静的家庭生活受到冲击。家庭成员会根据家庭目前的实际情况，对自身的角色和承担的责任进行调整，如面临的升学、就业等，以便更好地照顾临终患者。

2. 家庭成员角色的调整与再适应　根据临终患者在家庭中的角色不同，其他家庭成员为了保持家庭稳定，履行家庭功能，重新调整有关成员的角色。

3. 心理压力增加与社会交往减少　家属在照顾临终患者期间，由于长期的心理悲伤、体力和财力消耗，会感到心力交瘁。另外，因为长期照顾患者，与其他亲人或朋友交往减少；同时，也往往因临终患者病情重，怕告知真实病情而促使疾病加速发展，因而努力隐瞒病情，从而造成很大的心理压力。

(二)临终患者家属的心理护理

临终患者的家属面对身受疾病折磨的亲人或即将失去亲人的现实，身心疲惫，心情沉重。专科护士应从以下几个方面关心、帮助家属。

1. 指导家属从身心两个方面照顾好患者　专科护士应帮助家属了解临终患者的生理和心理特征，指导家属掌握一些基础护理知识和技能，以便给予临终患者较好的照顾。

2. 给予家属精神和心理的关心和支持　专科护士应在同情、理解家属的基础上，使用有效的交流方式，鼓励家属诉说内心的痛苦和想法；尽量满足家属提出的合理要求；对家属遇到的实际问题和困难，提供咨询和建议；对家属过激言行，给予宽容和谅解。

3. 协助家属做好善后处理　当患者去世后，专科护士应一方面协助家属做好遗体料理；另一方面安慰家属，聆听家属的哭诉，使其充分发泄内心的悲痛。

4. 帮助家属顺利度过居丧期　亲人的逝去往往是家属悲痛的高峰。专科护士应做好家属居丧期的护理，以降低家属身心疾病的发生率。专科护士可定期通过电话、家访、邀请参加社区活动等形式，和家属保持联系，了解他们的状况，帮助他们疏导悲痛和重建生活的信心。

（沈翠珍）

第二节　疼 痛 护 理

疼痛是临床疾病最常见的症状之一。疼痛与疾病的发生、发展与转归有密切的关系，是疾病诊断和鉴别的重要指征，也是评价治疗与护理效果的重要标准。因此，专科护士应掌握疼痛的相关知识，对患者的疼痛进行有效的管理。

一、概述

（一）概念

疼痛是最常见临床症状之一，1995 年国际疼痛研究学会（the international association for the study of pain, IASP）将疼痛列为第 5 大生命体征。

疼痛包含两重意思：痛觉和痛反应。痛觉是一种意识现象，属于个人的主观知觉体验，会受到人的心理、性格、经验、情绪和文化背景的影响，患者表现为痛苦、焦虑；痛反应是指疼痛刺激对机体产生的一系列生理病理变化和心理变化，如出汗、呼吸急促、血压升高、骨骼肌收缩等。

IASP 1979 年对疼痛的定义是：疼痛是由现有的或潜在组织损伤引起的不愉快感觉和情感体验。为引起人们对疼痛的关注，造福广大疼痛患者，2004 IASP 确定每年 10 月中旬的第一周为"世界疼痛日"。

（二）流行病学

疼痛是多种疾病的共有症状，流行病学调查显示：世界疼痛的发病率为 35%~45%，老年人的发病率较高，为 75%~90%。对慢性疼痛的调查中发现 35% 的美国人患有慢性疼痛，超过 5 千万的美国人由于慢性疼痛变为部分或严重的功能障碍，每年有 5 千人无法正常工作，每年由于慢性疼痛导致的生产总值损失为 650 亿美元，医疗花费为 750 亿美元。中国有学者对手术后 6 个月的患者进行调查显示：慢性疼痛发生率 29.6%，其中轻度疼痛占 71.3%，中度疼痛占 24.6%，重度疼痛占 4.1%；对患者日常功能的影响随疼痛程度的加重而增大。慢性疼痛患者中，30.3% 处于焦虑状态，24.4% 处于抑郁状态。调查显示：30%~50% 的患者有不同程度的疼痛，在晚期癌症患者中，70%~90% 有中至重度疼痛。

二、疼痛的机制

（一）疼痛的神经生理

1. **疼痛中枢**　①脊髓：是痛觉信号处理的初级中枢。②脑干：位于延髓、脑桥、中脑的网状结构是多种感觉传导冲动汇集之处，非伤害性刺激和伤害性刺激可相互影响，延髓段的核团内有心血管和呼吸中枢，以及呕吐、吞咽中枢，该结构在疼痛过程中有着重要地位。③丘脑：是各种感觉信息（除嗅觉外）进入大脑皮质形成主观感觉前最重要的整合中枢。④下丘脑：研究表明下丘脑有些核团存在痛敏神经元，对伤害性刺激呈现兴奋和抑制反映，同时伴有情绪和内脏反应，慢性疼痛还影响其对内分泌系统的调节功能。⑤边缘系统和基底神经节：边缘系统与疼痛时伴有强烈的情绪变化有关，基底神经节中最大的核团即尾状核，近年来有资料表明刺激该核有镇痛作用。⑥大脑皮质：与痛觉分辨有关的部位主要位于中央后回的 3、1、2 区。

2. 疼痛的内源性生化机制　致痛物质是指那些作用于神经末梢,能兴奋痛感受器并使之产生传入冲动的化学物质。目前较为肯定的致痛物质如下。

(1)缓激肽:是由活化的激肽激活酶作用于血浆 α- 球蛋白而形成的血浆激肽,在所有公认的致痛物质中,致痛作用最强,主要与急性疼痛有关。

(2)5-HT:是由色氨酸与 5- 羟色氨酸在酶的参与下合成的物质。主要参与血管性疼痛和损伤性疼痛。

(3)乙酰胆碱(Ach):是最古老、最可靠的神经递质,广泛分布于神经系统并发挥重要的传递作用。随着一系列新的致痛物质的出现,其重要性正逐渐减弱,只有当浓度远高于组织正常值时,才可引起明显疼痛。

(4)H^+、K^+:在正常情况下,组织细胞膜内外 H^+、K^+ 浓度相差甚远,一旦在组织缺血、损伤致细胞破坏的情况下,组织内酸碱度变化,细胞外 K^+ 浓度高达 10~20mmol,pH < 6 时,即可诱发疼痛。

(5)前列腺素 E:中枢神经系统存在其合成酶,当神经受到刺激,神经末梢及其所属区域均有前列腺素合成。前列腺素 E 能提高神经末梢对其他致痛物质的敏感性。

(6)P 物质:在中枢神经系统分布很广,但不均匀,含量最高的是黑质和纹状体。P 物质的直接致痛作用较缓激肽更强烈,可能与同时引起 H^+、K^+ 和缓激肽的释放并使肥大细胞释放组胺有关。

(二)疼痛的心理社会因素

1. 经验与记忆　疼痛可通过学习得来,因此,人对于疼痛的经验很大程度上来源于幼时父母和周围环境的影响。如果父母对外伤很重视,对一些轻微的刺激或伤害就大惊小怪,子女对疼痛就会过于敏感,而对疼痛的耐受力就会较低。

2. 精神状态　心理生理学家发现,负性心理活动如沮丧、恐惧、焦虑、失望等可使痛阈降低,而积极的心理活动如愉快、兴奋、自信等可提高痛阈。

3. 注意力　当注意力集中于疼痛刺激时,可加重疼痛。而如果能有效地分散患者的注意力,使之转移到其他问题上,则可缓解疼痛。

4. 人口学特征　多数学者认为,人从婴儿开始随着年龄的增长,痛阈逐渐降低,成年后会稳定在一定的水平,进入老年后痛阈升高。这可能与老年人对外界刺激的敏感性下降有关。

5. 个性特征　很多国外学者对个性特征的各因素和疼痛反应的关系进行了广泛研究,大部分学者认为:个性外向并稳定的人,痛阈较高,对疼痛的耐受性也较强;而内向和神经质的人痛阈低,对疼痛的耐受性差。

6. 职业特点　关于职业与疼痛的关系,研究较多的是腰背痛。重体力劳动、长期站位、坐位或全身长期处于振动状态的人腰背痛发生率较高,如长期从事电脑操作的人、教师、司机、护士等。研究表明,工作环境造成的心理应激也与腰背痛有关。

7. 种族　临床流行病学调查显示,我国某些疼痛综合征患病率或疼痛性疾病的构成比都明显低于西方人。

8. 经济文化　一般认为,经济文化比较发达的地区,人的痛阈反而低,功能性疼痛发生率高。其可能的原因是文明程度越高,科学越发达,人类离自然越远,直接参与自然界斗争的机会越少,感觉适应性越低,而对伤害性刺激的敏感性增高。

9. 其他　个性的疼痛阈值和对疼痛的耐受能力会受到群体和其他一些社会因素的影响,如他人过度关心和注意,担心失业、失去医疗保险等均可助长患者的疼痛行为。

三、常见心理问题

1. 抑郁　慢性疼痛与抑郁的关系密切,互为因果。在评估患者是否发生抑郁时,应注意原发病本身和治疗可能产生的影响,如癌症晚期患者常有明显的疼痛,使用化疗药物可能会使患者出现抑郁状态,需要加以鉴别。

2. 焦虑　急性损伤性疼痛与焦虑关系密切,慢性疼痛患者也常可发生焦虑,并常与抑郁伴随出现。患者对疾病感到极度担心和不安,且难以自制。一般表现为:①精神焦虑症状,如坐立不安、心情紧张、易激动、注意力不集中等。②躯体性焦虑症状,如呼吸困难、心悸、胸痛、呕吐、面部潮红、肢体发麻、出汗、尿频、尿急等。③运动性不安,如肌肉紧张、颤抖、搓手顿足等。

3. 愤怒　长期的慢性疼痛,可使患者失去信心和希望,有些人会产生难以排遣的愤怒情绪,常可因一些琐事向家属或医护人员发脾气以宣泄愤怒。这并非患者对他人的敌意,而是极度痛苦和失望后暴发的强烈不满情绪。

4. 恐惧　是肿瘤患者常见的心理问题,引起恐惧的原因除即将来临的死亡外,可能来自疾病导致的极度痛苦,有些晚期癌症患者可因畏惧癌痛的折磨而自杀。而有些急性疼痛,如急性心肌梗死时因剧烈的疼痛出现濒死感而产生恐惧。

四、疼痛评估

(一)常用评估工具

1. 疼痛评分量表的选择标准　在临床实践中,衡量疼痛的程度常依赖于患者和医生或护士之间的语言交流。Jensen 于 1986 年提出了当选择评分量表时,一般考虑以下五项标准:①易于管理和评分。②错误应用的比率。③灵敏性。④统计的能力。⑤与用其他量表所得结果的一致性。

2. 主观测量工具

(1)数字疼痛量表(Numerical Rating Scale, NRS):用数字 0~10 代替文字表示疼痛的程度。将一条直线等分为 10 段,按 0~10 表示从无痛到最痛(图 11-1)。此表优点:便于医护人员掌握,也容易被患者理解;可以口述,可以视觉模拟,也可以记录。该表是目前临床上常用的疼痛评估量表。缺点:此表评估时患者随意性较大,疼痛程度难以掌握,尤其是在疼痛管理专业背景不强的环境中应用,有时会出现困难。

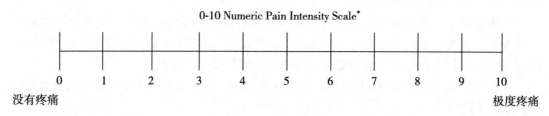

0-10 Numeric Pain Intensity Scale*

0　1　2　3　4　5　6　7　8　9　10

没有疼痛　　　　　　　　　　　　　　　　　　　　　　极度疼痛

图 11-1　数字疼痛量表

(2)视觉模拟评分表(visual analogue scale, VAS):用一条直线,不作任何划分,仅在直线的两端分别注明"不痛"和"剧痛",请患者根据自己对疼痛的实际感觉在直线上标记疼痛的程度(图 11-2)。此表优点:敏感性高,信效度佳;使用方便,评估快速。适合于任何年龄的疼痛患者,且没有特定的文化背景或性别要求,易于掌握,不需要任何附加设备。对于急性疼痛的患者、儿童、老年人及表达能力丧失者尤为适用。缺点:患者完成需具备良好的视力和肢体动作能力。

图 11-2　视觉模拟评分表

(3)面部表情疼痛评定法(faces pain scale):采用面部表情来表达疼痛程度。从左到右六张面部表情,最左边的脸表示无痛,依次表示疼痛越来越重,最右边表示极度疼痛(图 11-3)。请患者立即指出能反映其疼痛的疼痛表情图。此评估方法适用于 3 岁以上的儿童;也适用于成人如学习或语言表达能力薄弱者 / 老年患者。

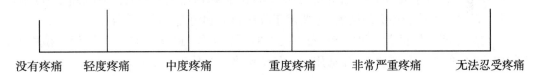

图 11-3　面部表情疼痛评定法

(4)文字描述评定法(verbal descriptor scale, VDS):把一条直线等分成 5 段,每个点均有相应的描述疼痛程度的文字,从"没有疼痛""轻度疼痛""中度疼痛""重度疼痛""非常严重的疼痛"到"无法忍受的疼痛"。请患者根据自身疼痛程度选择合适的描述其疼痛的文字。此评定方法患者容易理解,也容易解释;但敏感性和准确性稍差。

(5)长海痛尺:由上海长海医院研制,该评估方法是将 0~10 数字疼痛量表与文字描述评定法(从没有疼痛到无法忍受的疼痛)相结合(图 11-4)。这样,解决了单用 0~10 数字疼痛量表评定时的困难及随意性大的不足,以及单用文字描述评定时精确性不够的问题。

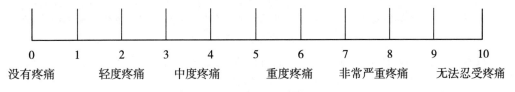

图 11-4　长海痛尺

(6)五指法:评估时向患者展示五指。小指:表示无痛;环指:表示轻度痛;中指:表示中度痛;示指:表示重度痛;拇指:表示剧痛。此评估方法费时少,准确率高,尤其适用于不能口头表达的患者。

(7)Prince-Henry 评分法(Prince-Henry score):将疼痛分为 5 个等级,分别为 0~4 分。①0 分:咳嗽时无疼痛。②1 分:咳嗽时有疼痛发生。③2 分:安静时无疼痛,但深呼吸时有疼痛发生。④3 分:静息状态时即有疼痛,但较轻微,可忍受。⑤4 分:静息状态时即有剧烈疼痛,并难以忍受。

（8）Johnson's二成分量表：此量表将人对疼痛的感受分成两部分，即感觉辨别成分和反应成分。感觉辨别成分是指生理上所感觉的疼痛程度；反应成分是指由这种疼痛的感觉所带来的痛苦（图11-5）。

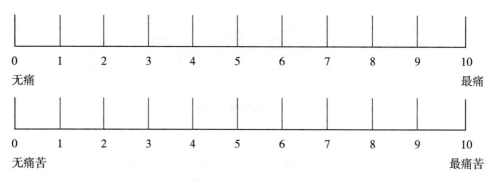

图 11-5　Johnson 二成分量表

（9）0~100评分量表（NRS-101）：此方法与0~10疼痛评定量表相似，0为无痛，100不最痛。此量表对疼痛的表述更加精确，主要用于临床科研和镇痛药研究领域。

3. 行为疼痛评估量表　包括5个子项目，单项0~2分，总分0~10分。适用：无法配合完成护理评估的成人及婴幼儿；不适用人工气道患者。具体见表11-1。

表 11-1　行为疼痛评估量表

项目	分值		
	0	1	2
脸部肌肉&表情	脸部肌肉放松	脸部肌肉紧张，皱眉，脸部肌肉扭曲	经常或一直皱眉，紧咬牙床
休息	安静，表情安详，肢体活动正常	偶然有些休息不好，并改变体位	经常休息不好，频繁改变体位，如改变四肢和头部体位
肌紧张	肌张力正常，肌肉放松	肌张力增加，手指或脚趾屈曲	肌肉僵硬
发声	无异常发声	偶然发出呻吟声、哼声、哭泣或啜泣声	频繁或持续地发出呻吟声、哼声、哭泣或啜泣声
安抚	满足的，放松的	通过谈话、分散注意力得到了安抚	很难通过抚摸、谈话得到安抚

（二）评估内容

1. 疼痛病史　内容包括疼痛的部位、发作的方式、程度、性质、持续时间、伴随症状等，患者自身控制疼痛的方式，对疼痛的耐受程度，疼痛发生时的表达方式，引起或加重疼痛的因素等。

2. 社会心理因素　患者的心理和情绪状态；家属和他人的支持情况；有无存在镇痛药物使用不当的情况或滥用等危险因素；有无镇痛不足的危险因素等。

3. 医疗史　目前和既往的治疗史，镇痛的治疗方法及效果；药物滥用史；其他重大疾病史;既往所患慢性疼痛的情况等。

4. 镇痛效果 对镇痛效果评估常依据患者的主诉,若患者表达疼痛困难,应注意患者的客观指征,如呼吸、躯体变化等。

镇痛评估效果也可采用评估量表,常用的有百分比量表和4级法。

(1)百分比量表:见图11-6。

(2)4级法:①完全缓解:疼痛完全消失。②部分缓解:疼痛明显减轻,睡眠基本不受影响,能正常生活。③轻度缓解:疼痛有些减轻,但仍感到有明显疼痛,睡眠及生活仍受干扰。④无效:疼痛没有减轻。

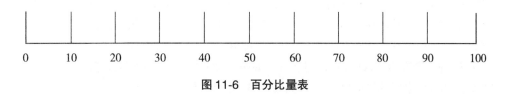

| 0 | 10 | 20 | 30 | 40 | 50 | 60 | 70 | 80 | 90 | 100 |

图11-6 百分比量表

(三)评估原则

以"常规、量化、全面、动态"为原则实施疼痛评估。每位患者均有得到恰当疼痛评估和治疗的权利,疼痛评估是一项常规工作。疼痛是一种主观感受,患者的主诉是疼痛评估的金标准。应依据患者主诉,对疼痛的一般情况及治疗过程进行全面了解。患者入院后应主动询问以获取疼痛相关信息,并如实记录,根据患者年龄、性别、文化背景及其对疼痛的耐受力,分析患者的精神状态及心理社会因素,以便进行全面评估。选择简单易行、适当的评估工具对患者实施动态的疼痛评估。患者用药期间尽可能量化疼痛程度,掌握疼痛的详细情况,以助于调整镇痛药物剂量,以达到最佳止痛效果,疼痛评估应当贯穿患者接受治疗的全过程。

五、疼痛护理措施

(一)药物治疗的护理

1. 掌握疼痛评估原则 耐心倾听及相信患者的主诉。仔细评估疼痛,通过病史、体检、相关检查了解病情及疼痛的性质、程度、疼痛对生活质量的影响等。注意患者的精神状态,分析有关心理社会因素,以便选择相应的支持治疗和护理。

2. 掌握 WHO 三阶梯镇痛治疗原则 对于癌性疼痛的药物治疗,目前临床上普遍采用 WHO 所推荐的三阶梯镇痛疗法。轻度疼痛采用非麻醉止痛药如吲哚美辛、阿司匹林、布洛芬等;中度疼痛应给予麻醉镇痛药,如可待因、曲马多等;重度疼痛应给予强麻醉镇痛药如吗啡、哌替啶等;并配合辅助药物。其目的是通过逐渐升级、合理地应用镇痛药来缓解疼痛。护士应掌握药物的种类、剂量、给药途径、给药时间和药物不良反应等,并把它传授给患者和家属,使患者在医院、家庭都能得到正确的镇痛。

3. 正确应用镇痛药物 使用吗啡控释片(美施康定)等糖衣片,护士应指导患者勿切开或咬碎;不能口服给药者,可采用直肠给药或皮肤给药;经皮肤给药如芬太尼贴剂普通型不可将其剪开使用,粘贴时可选择平坦、无毛、干净、无关节活动的部位如前胸部、背部;发热时皮肤温度升高会使药物的吸收增加,应注意药物过量的发生。

4. 常见药物不良反应的护理 阿片类药物常见的不良反应有便秘、恶心呕吐、呼吸抑制、尿潴留等。

（1）便秘：麻醉镇痛药可与胃肠神经丛分泌的腺体结合，抑制肠蠕动并使肠道腺体分泌减少；疼痛使患者活动量减少，而加重便秘。用药期间，应鼓励患者多饮水，多吃水果、蜂蜜、含纤维素多的蔬菜如芹菜等；有便秘史者可同时服用缓泻剂；出现严重便秘时可选用刺激性泻药如番泻叶等，必要时灌肠。

（2）恶心呕吐：与药物刺激大脑中枢化学感受器，及胃排空延缓有关。一般一周后症状减轻。护士应创造舒适的休养环境，减少不良刺激；呕吐时给患者准备好容器，如塑料小桶外套塑料袋，呕吐后及时更换，漱口、擦洗面部；给患者心理支持，多与患者交谈，分散注意力；及时给予止吐药物如甲氧氯普胺、维生素 B_6 等。

（3）呼吸抑制：麻醉镇痛药可抑制呼吸中枢，降低呼吸中枢对 CO_2 的敏感性，使呼吸缓慢，不规则，甚至呼吸 < 10 次 /min。护士应密切观察患者呼吸情况，注意呼吸的频率、节律和深度，监测血氧饱和度。若出现严重的呼吸抑制，可用纳洛酮解救。

（4）尿潴留：积极采取诱导排尿的方法，如听流水声；热敷会阴部或热水冲洗会阴部；排尿时用手按压膀胱部位增加膀胱内压力；必要时可给予导尿。

（二）非药物治疗的护理

心理治疗是疼痛患者最常用的非药物治疗方法，常用的方法如下。

1. 认知疗法　该方法简单，易于操作和掌握，应用广泛。具体方法：①意念分散：医护人员以普通问诊的方式，使患者充分发挥自己的想象力，进入一种欣悦境界中。②转化疼痛概念：即帮助患者转化疼痛的含义，根据患者对疼痛特点的描述，启发患者将痛的感觉转化为"压迫感""震动感"和"冷热感"等。③转移注意力：根据病情严重程度，帮助患者集中精力从事某项活动，如美术、音乐、体育活动或其他娱乐活动，形成疼痛以外的注意力。

2. 行为疗法　该方法的目的是减少对疼痛的正加强作用，增加负加强作用。行为疗法的基本原则：①减少对疼痛行为具有正加强作用因素，通过减少正加强作用来减少患者的疼痛程度。②增加对疼痛行为具有负加强作用的因素。③使上述两方面的改变在疼痛患者的生活中得以维持并巩固。

3. 松弛疗法　通过锻炼放松肌肉，缓解血管痉挛，消除紧张焦虑情绪，降低交感神经系统及代谢活性，以达到减轻疼痛的效果。治疗时，首先使患者保持一种舒适自然的坐位或卧位；然后嘱其按照治疗者的指令，从头到足依次放松全身肌肉，也可以用录音带播放指导语指引患者；继之，患者闭目凝神，驱除杂念，平静地呼吸。

4. 生物反馈疗法　该方法的目的是提高患者的自我控制自主神经功能的能力，并帮助其更好地摆脱不良情绪。基本方法：用电子仪器将某些生理功能转化为某种声光信号，而患者根据这些信号来进行训练。如肌电反馈治疗紧张性头痛，患者取舒适卧位，在额肌插上电极，并戴上能听取由肌电转化为声音的耳机。额肌收缩时患者可听到声音，肌肉紧张程度越高，耳机内的声音越响；反之，肌肉松弛时，声音则变低。患者通过自我训练使声音变低，达到放松肌肉的目的。

（沈翠珍）

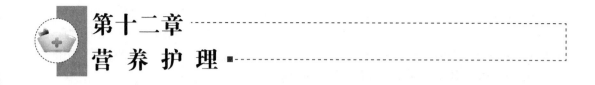

第十二章 营养护理

人体为了维持生命与健康,保证正常的生长发育和从事劳动,每天必须从食物中获得营养物质。一旦身患疾病,患者的消化吸收功能将有别于正常人,需根据疾病的病理生理特点,给患者制订各种不同的膳食配方,以达到辅助治疗及辅助诊断的目的。营养治疗是现代综合治疗中不可缺少的一个重要组成部分,本章节阐述了成年人的营养标准、营养素需要量和安全量,初步简介了营养筛查和评估的方法,说明了营养不良的类型、干预手段及营养缺乏对疾病的影响,为专科护士更好地开展营养护理提供了良好的借鉴。

第一节 营养标准

营养是指机体摄取、消化、吸收和利用食物中的营养物质以维持生命活动的综合过程。合理的营养能够保证人体正常发育,维持生命与健康,提高机体的抵抗力和免疫能力,适应各种环境条件下的机体需要,对疾病的预防和治疗起着重要作用。

一、营养素需要

食物中能够被人体消化、吸收和利用的有机和无机物质称为营养素。营养素可分为碳水化合物、脂肪、蛋白质、无机盐、维生素和水等六类。这些营养素在体内的主要功用是供给能量,构成及修补组织,调节生理功能。人体对能量和营养素的数量和质量都有一定要求,许多国家对膳食中的营养素供给量都订有标准,即推荐的膳食供给量(RDA)。我国也订有膳食供给量标准。

1. 热能 人体为维持生命活动和从事劳动,每天必须从食物中获得能量,以满足机体需要,人体热能的需要是与其热能的消耗相一致的,即:能量的需要 = 基础代谢 + 体力活动 + 食物特殊动力作用的能量消耗。对处在正常生长发育阶段的儿童,还要增加生长发育所需要的能量。因此,热能的功能主要有:①供应基础代谢所需。②食物的特殊动力作用。③供各种体力活动所消耗。成年男子 18~40 岁(体重 60kg),需能量 10.0~16.7MJ/d;成年女子 18~40 岁(体重 53kg)需 9.24~13.41MJ/d。在一日总热能摄入中,碳水化合物宜占60%~70%,脂肪宜占 20%~25%,蛋白质宜占 10%~15%。

2. 碳水化合物 膳食中碳水化合物的供给量,主要决定于饮食习惯、生产生活水平和劳动强度。一般以占总热能的 60%~70% 为宜。膳食中碳水化合物的主要来源是谷类和根茎类食品,如各种粮食和薯类。蔬菜和水果除含少量单糖外,是纤维素和果胶的主要来源。其主要的生理功能为:①供给热能。②构成身体组织。③保肝解毒作用。④保护蛋白质及防止酸中毒。⑤促进消化与肠内容物的排泄。

3. 蛋白质 蛋白质宜占总能量的 10%~15%。蛋白质供给量成人大约每人每日每千克体重为 1g。我国膳食以植物为主,蛋白质质量稍差,故定为 1.2g 上下。蛋白质的主要来源是肉类、蛋类和豆类。在膳食调配中,应注意发挥蛋白质的互补作用,可遵循三个原则搭配食物。其一是食物的生物学种属愈远愈好,其二是搭配的种类愈多愈好;其三是同时食用。主要生理功用为:①构成和修补身体组织。②调节生理功能。③构成有特殊生理功用的物质,如酶、激素、抗体等。④供给热能,但不甚经济。

4. 脂肪　脂肪的供给量易受饮食习惯、季节和气候的影响,变动范围较大。一般占总热能的 20%~25%,不宜超过 30%,以避免油脂食入过多。我国成年人每天摄取 50g 的脂肪就可以基本满足生理需要。其主要来源是各种植物油及炼过的动物脂肪。主要生理功用为:①提供必需脂肪酸。②携带脂溶性维生素类物质。③为机体提供热能和必要的热能储备。④使膳食具有饱腹感。⑤增加食物的风味和保护蔬菜等食物中的维生素,免于与氧接触而氧化。

5. 无机盐　已知存在于生物体内的元素有几十种,除碳、氢、氧、氮外,其余各种元素,统称为无机盐。在体内含量较多的,如钙、镁、钾、钠、磷、氯、硫等称为常量元素;铁、铜、碘、锌、锰、钴等在体内含量极少,甚至只有痕量,称为微量元素。无机盐在食物中分布很广,一般都能满足机体需要。比较容易缺乏的无机元素有钙、铁和碘,特别是对正在生长发育的儿童、青少年、孕妇和乳母,钙、铁和碘的缺乏较为常见。主要生理功用为:①构成机体组织,如钙、磷、镁是骨骼和牙齿的重要成分,磷、硫是构成组织蛋白的成分。②无机盐与蛋白质协同、维持组织细胞的渗透压。③酸性、碱性无机离子的适当配合,加上碳酸氢盐和蛋白质的缓冲作用,维持着体液的酸碱平衡。④各种无机离子,特别是保持一定比例的钾、钠、钙、镁等离子是维持神经肌肉兴奋和细胞膜通透性的必要条件。⑤无机元素是机体某些具有特殊生理功能的重要物质成分,如血红蛋白和细胞色素酶系中的铁,甲状腺激素中的和谷胱甘肽过氧化物酶中的硒。⑥无机离子是很多酶系的激活剂或组成成分,如盐酸对胃蛋白酶元、氯离子对唾液淀粉酶等。

6. 维生素　维生素是人体所必需的一类有机营养素。根据溶解性,维生素可为脂溶性维生素如维生素 A、D、E、K 等和水溶性维生素如维生素 B_2、B_6、B_{12}、C 等。由于体内不能合成或合成量不足,虽然需要量很少,但必须由食物供给。主要功用是调节生理功能,已知许多维生素参与辅酶的组成,在物质代谢中起重要作用。当膳食中长期缺乏某种维生素,最初表现为组织中维生素的储备量下降,继则出现生化缺陷和生理功能异常,进而引起组织学上的缺陷,最后出现各种临床症状。

7. 水　水是人体构成的重要成分,占体重的 60%~70%。水的生理功能主要有:①构成人体组织。②参与机体代谢和运送营养物质。③调节体温。④维持消化吸收功能。⑤作为润滑剂,参与人体的各种生理活动。人每天的需水量因气温、身体状况和劳动条件而异。一般情况下,健康成年人每日经肾脏排出尿液 1 000~2 000ml,随粪便排出水分 50~200ml,经肺脏呼出水分 250~350ml,经皮肤蒸发水分 350~700ml,总计排出水分约为 2 500ml,所以,每日水的需要量约为 2 500ml。气温高、劳动强度大,排汗增加,水分和电解质丢失多时,应增加水量和盐类。

二、营养物质与安全量

在现实生活中,制定各类人群的营养素的推荐量是极其重要的,制定各类人群对各种营养物质的推荐量,一般称推荐膳食供给量。按照推荐量来调解人们的饮食是最为安全的,因而又称为安全量。这些指标是以特定人群中的个体在正常活动过程中的需要量为基础。

如表12-1是中国18~49岁成年居民膳食营养素参考摄入量。

表12-1　中国18~49岁成年居民膳食营养素参考摄入量

能量或营养素	RNI		宏量营养素可接受范围
	男	女	
能量（MJ/d）			
轻体力活动	9.41	7.53	
中体力活动	10.88	8.79	
重体力活动	12.55	10.04	
碳水化合物			50%~65%
脂肪			20%~30%
钙	800mg/d		
钾	2 000mg/d		
钠	1 500mg/d		
铁	12mg/d	20mg/d	
碘	120μg/d		
锌	12.5mg/d	7.5mg/d	
氟	1.5mg/d		
铬	30μg/d		
维生素A	800μgRAE/d	700μgRAE/d	
维生素D	10μg/d		
维生素E	14mg α-TE/d		
维生素K	80μg/d		
维生素B_1	1.4mg/d	1.2mg/d	
维生素B_2	1.4mg/d	1.2mg/d	
维生素B_6	1.4mg/d		
维生素B_{12}	2.4μg/d		
泛酸	5mg/d		
叶酸	400μgDFE/d		
烟酸	15mgNE/d	12mgNE/d	
胆碱	500mg/d	400mg/d	
维生素C	100mg/d		

但针对推荐摄入量需要对下列问题进行说明：

（1）由于某一种营养素的需要量，是在有代表性的一群个体中求出的，因为他（她）们之间可能因每个人的需要量不完全相同，甚至会有较大的差异。

（2）推荐的供给量或安全量是指所对一个特定年龄、性别的群体而言的，这一个数量可满足这一群体中 95% 以上人群的需求。因此,以这一个量提供给这一个群体,其发生营养不足的概率是接近于零的。

（3）在各种不同年龄的群体中,最值得关注的是婴幼儿与老人。将营养素推荐的安全量用于个体,是需要特别加以小心的。因为安全量的根据是从一个群体而来,是针对群体的。

（4）推荐量所指的是营养素的量,但直接提供给人体营养素的却都是食物。而特定的营养素又是多种多样的,故安全量的要求要考虑到人们的食物因素,特别是这种特定的营养素在人体中的吸收与利用情况,或食物消化率和生物利用率,这些都是必须考虑的。

（5）影响使用推荐安全量的因素在环境条件中,气象条件是一个不可忽视的因素。应该特别指出的是:疾病是一个影响人体营养素需要很重要的因素。

三、2016《中国居民膳食指南》推荐内容

1. 推荐一　食物多样,谷类为主

平衡膳食模式是最大程度上保障人体营养需要和健康的基础,食物多样是平衡膳食模式的基本原则。每天的膳食应包括谷薯类、蔬菜水果类、畜禽鱼蛋奶类、大豆坚果类等食物。建议平均每天摄入 12 种以上食物,每周 25 种以上。谷类为主是平衡膳食模式的重要特征,每天摄入谷薯类食物 250~400 克,其中全谷物和杂豆类 50~150 克,薯类 50~100 克;膳食中碳水化合物提供的能量应占总能量的 50% 以上。

2. 推荐二　吃动平衡,健康体重

体重是评价人体营养和健康状况的重要指标,吃和动是保持健康体重的关键。各个年龄段人群都应该坚持天天运动、维持能量平衡、保持健康体重。体重过低和过高均易增加疾病的发生风险。推荐每周应至少进行 5 天中等强度身体活动,累计 150 分钟以上;坚持日常身体活动,平均每天主动身体活动 6 000 步;尽量减少久坐时间,每小时起来动一动,动则有益。

3. 推荐三　多吃蔬果、奶类、大豆

蔬菜、水果、奶类和大豆及其制品是平衡膳食的重要组成部分,坚果是膳食的有益补充。蔬菜和水果是维生素、矿物质、膳食纤维和植物化学物的重要来源,奶类和大豆类富含钙、优质蛋白质和 B 族维生素,对降低慢性病的发病风险具有重要作用。提倡餐餐有蔬菜,推荐每天摄入 300~500 克,深色蔬菜应占 1/2。天天吃水果,推荐每天摄入 200~350 克的新鲜水果,果汁不能代替鲜果。吃各种奶制品,摄入量相当于每天液态奶 300 克。经常吃豆制品,每天相当于大豆 25 克以上,适量吃坚果。

4. 推荐四　适量吃鱼、禽、蛋、瘦肉

鱼、禽、蛋和瘦肉可提供人体所需要的优质蛋白质、维生素 A、B 族维生素等,有些也含有较高的脂肪和胆固醇。动物性食物优选鱼和禽类,鱼和禽类脂肪含量相对较低,鱼类含有较多的不饱和脂肪酸;蛋类各种营养成分齐全;吃畜肉应选择瘦肉,瘦肉脂肪含量较低。过多食用烟熏和腌制肉类可增加肿瘤的发生风险,应当少吃。推荐每周吃鱼 280~525 克,畜禽肉 280~525 克,蛋类 280~350 克,平均每天摄入鱼、禽、蛋和瘦肉总量 120~200 克。

5. 推荐五　少盐少油,控糖限酒

我国多数居民目前食盐、烹调油和脂肪摄入过多,这是高血压、肥胖和心脑血管疾病等慢性病发病率居高不下的重要因素,因此应当培养清淡饮食习惯,成人每天食盐不超过 6 克,每天烹调油 25~30 克。过多摄入添加糖可增加龋齿和超重发生的风险,推荐每天摄入

糖不超过 50 克,最好控制在 25 克以下。水在生命活动中发挥重要作用,应当足量饮水。建议成年人每天 7~8 杯(1 500~1 700 毫升),提倡饮用白开水和茶水,不喝或少喝含糖饮料。儿童少年、孕妇、乳母不应饮酒,成人如饮酒,一天饮酒的酒精量男性不超过 25 克,女性不超过 15 克。

6. 推荐六 杜绝浪费,兴新食尚

勤俭节约,珍惜食物,杜绝浪费是中华民族的美德。按需选购食物、按需备餐,提倡分餐不浪费。选择新鲜卫生的食物和适宜的烹调方式,保障饮食卫生。学会阅读食品标签,合理选择食品。创造和支持文明饮食新风的社会环境和条件,应该从每个人做起,回家吃饭,享受食物和亲情,传承优良饮食文化,树健康饮食新风。

(李 玲)

第二节 营养筛查与评估

膳食调查是通过调查不同人群或个体在一定时间内摄入的各种食物的种类和数量、饮食习惯及烹调方法,了解调查对象通过膳食所摄取的能量和各种营养素的数量和质量,然后与膳食参考摄入量进行比较,以此来评定正常营养需要得到满足的程度。膳食调查常用的方法有询问法、记账法、称重法、食物频率法和化学分析法等,每种方法都各有其优点和不足,实际调查时多将两种或多种方法结合使用,以提供准确的调查结果。

(一)询问法

询问法常指 24 小时膳食回顾法。即通过询问并记录调查对象 24 小时内各种主副食品的摄入情况,然后计算每天营养素的摄入量,并进行初步的膳食评价,主要用于个体或群体的膳食调查。询问法简便易行,不依赖于应答者的长期记忆,应答率较高,并可量化食物摄入量,是最常用的一种膳食调查方法。但由于难以准确估计食物的重量,常存在一定的误差。

(二)记账法

记账法是通过查阅过去某一时期内各种食物的消费总量,并根据同一时期的进餐人数,计算出平均每人每日各种食物摄入量的方法。适用于食物消耗账目清楚的集体伙食单位、家庭或大样本调查。记账法的优点是简便、快速,但由于该调查结果只能得到全家或集体中人均摄入量,难以分析个体膳食摄入状况,与称重法相比不够精确。

(三)称重法

称重法即对某一饮食单位或个人每日每餐各种食物的食用量进行称重,然后计算出每人每日各种营养素的平均摄入量。调查时间一般定为 3~7 天,太长消耗人力物力,太短又不能反映真实水平。适用于比较严格的团体、个体和家庭膳食调查。称重法的优点是能准确反映被调查对象的食物摄取情况,也能看出一日三餐食物分配情况;缺点是花费的人力和时间较多,不适合大规模的营养调查。

(四)食物频率法

食物摄入频率法是以问卷调查的形式,获得被调查者在指定的一段时间内摄入某些食物频率的一种方法。通过调查个体每日、每周、每月甚至每年所食各种食物的次数或种类,了解经常性的食物摄入种类,来评价膳食营养状况。

（五）体格检查

常用的身体测量指标有身高、体重、皮褶厚度、上臂围、上臂肌围等。通常年龄不同选用的指标也不同，但身高、体重可综合反映蛋白质、能量和一些矿物质的摄入、利用和储备情况，皮褶厚度可反映全身脂肪含量和膳食能量摄入情况。

1. 身高和体重

（1）身高：是评价生长发育和营养状况的基本指标之一。测量方法：用身高计、身高坐高计，或利用墙壁及软尺进行测量。

（2）体重：能较好地反映一定时期内营养状况的变化。体重一日之内随饮食、大小便、出汗等的影响而波动，因此测量时间也应固定。被测者最好清晨空腹，排空膀胱仅穿内衣，立于体重计的中央，读数并记录。

将实际体重测量结果与标准体重（又称理想体重）进行对比，可衡量体重是否在适宜范围。由于适用人群不同，标准体重计算公式有许多，常见的有：（请确认以下公式的准确性）

1）Broca 公式（国外常用）：标准体重（kg）= 身高（cm）-100

Broca 改良公式（我国常用）：标准体重（kg）= 身高（cm）-105

2）平田公式：标准体重（kg）=[身高（cm）-100]×0.9

若实测体重处于标准体重 ±10% 为正常范围，±（10%~20%）为超重或消瘦，±20% 以上为肥胖或极度消瘦。

（3）根据身高和体重计算评价指数：体质指数（body mass index，BMI）：BMI= 体重（kg）/身高（m）^{2}。WHO 成人标准：BMI 在 18.5~24.9 之间为正常，< 18.5 为营养不良，在 25.0~29.9 之间为肥胖前状态，在 30.0~34.9 之间为一级肥胖，在 35.0~39.9 之间为二级肥胖，≥ 40.0 为三级肥胖。亚洲成人标准：BMI 在 18.5~22.9 之间为正常，< 18.5 为体重过轻，在 23.0~24.9 之间为肥胖前期，在 25.0~29.9 之间为中度肥胖，≥ 30.0 为重度肥胖。国内标准：BMI 在 18.5~23.9 之间为正常，< 18.5 为营养不良，≥ 24.0 为超重，≥ 28.0 为肥胖。

2. 皮褶厚度　是人体一定部位连同皮肤和皮下脂肪在内的皮肤皱褶的厚度。皮褶厚度主要反映体脂的状况，可代替人体脂肪的测量。测量皮褶厚度通常用特定的皮褶计，连续测量 3 次，取平均值，单位用 mm 表示。若实测值 > 90% 为正常，80%~90% 为轻度营养不良，60%~80% 为中度营养不良，< 60% 为重度营养不良。常用测量部位为肱三头肌、肩胛下和脐旁三个测量点。

（1）三头肌皮褶厚度（triceps skin fold，TSF）：被测者立位，上臂自然下垂，取左上臂背侧肱三头肌肌腹中点，即左肩峰至尺骨鹰嘴连线中点上方 1~2cm 处。测量时被评估者取立位，两上肢自然下垂，评估者站于其后，以拇指和示指在肩峰至鹰嘴连线中点的上方 2cm 处捏起皮褶，捏起点两边的皮肤需对称，然后用皮褶厚度计测量。一般取 3 次测量的均值。成年人参考值为：男 12.5mm，女 16.5mm。

（2）肩胛下皮褶厚度：被测者上臂自然下垂，测量点为左肩胛骨下角下方 2cm 处。

（3）脐部皮褶厚度：于脐左方 1cm 处测量。

3. 上臂围（upper-arm circumference，AC）　上臂围是上臂中点的围长，是反映能量和蛋白质营养状况的指标之一。测量时被测者左上臂自然下垂，用软尺测量上臂外侧肩峰至鹰嘴连线中点的围长。测量值相当于参考值的 80%~90% 为轻度营养不良，60%~80% 为中度营养不良，< 60% 为重度营养不良。

4. 上臂肌围（arm muscle circumference，AMC）　上臂肌围是反映机体蛋白质储存情况的指标,其与血清白蛋白含量有密切关系,若血清蛋白低于 28g/L 时,则其中约 87% 的人其上臂肌围也会减少。上臂肌围的计算公式为:AMC=AC(cm)–TSF(cm)×3.14。男、女参考值分别为 25.3cm 和 23.2cm。测量值大于正常值 90% 为营养正常,在 80%~90% 为轻度营养不良,60%~80% 为中度营养不良,<60% 为重度营养不良。

(六)实验室检查

人体营养状况的实验室检测是采用生理、生化的实验方法,以受检者的血液、尿液等为试样,进行多项生化指标的检测,以便早期发现亚临床症状、营养储备水平低或营养过剩等征兆,从而及早采取有效的防治措施。中国 18~49 岁成年居民营养素实验室检查参考值见表 12-2。

表 12-2 中国 18~49 岁成年居民营养素实验室检查参考值

营养素	检测指标	参考值范围
蛋白质	血清总蛋白	60.0~87.0g/L
	血清白蛋白	35.0~55.0g/L
	血清球蛋白	20.0~30.0g/L
脂类	血清甘油三酯	0.40~1.70mmol/L
	血清总胆固醇	2.80~5.80mmol/L
	血清高密度脂蛋白	1.10~2.00mmol/L
	血清低密度脂蛋白	0.00~4.00mmol/L
钙	血清钙	90~110mg/L
锌	发锌	125~250µg/g
	血清锌	800~1 100µg/L
		成年男性>130g/L
铁	全血血红蛋白浓度	妇女、儿童>120g/L
		6 岁以下儿童和孕妇>110g/L
	血清铁	500~1 840µg/L
	血清转铁蛋白饱和度	成人>16%,儿童>7%~10%
维生素 A	血清视黄醇	儿童>300µg/L,成人>400µg/L
	血清胡萝卜素	>800µg/L
维生素 B_1	4 小时负荷尿	>200µg(5mg 负荷)
维生素 B_2	4 小时负荷尿	>800µg(5mg 负荷)
维生素 C	血浆维生素 C 含量	4~8mg/L
	4 小时负荷尿	5~13mg(500mg 负荷)
叶酸	血清叶酸	3~16µg/L
	红细胞叶酸	130~628µg/L
其他	尿糖	(−)
	尿蛋白	(−)
	尿肌酐	0.7~1.5g/24h
	全血丙酮酸	4~12.3mg/L

　　总之,营养状况评价应综合健康史、膳食调查、体格测量和实验室检查结果 4 方面的资料。4 个方面的调查结果有时存在相关性,有时会出现不一致的情况,这是由于膳食调查结果仅说明调查期间食物或营养的摄取情况,实验室检查结果反映机体近期的营养状况,而体格检查则说明较长时期的营养状况,特别是原发性的营养缺乏病,从摄取不足到出现营养缺乏症状需要一个过程。因而,4 项调查结果出现不一致时应作具体分析。

(七)筛查与评估工具

　　营养风险筛查(nutrition risk screening)是由医护人员实施的简便的筛查方法,用以决定是否需要制定或实施肠外肠内营养支持计划。临床上常用的营养风险筛查量表有营养风险筛查 2002(nutritional risk screening 2002, NRS 2002)和营养不良通用筛查工具(malnutrition universal screening tools, MUST)。营养风险筛查 2002 是中华医学会肠外肠内营养学会推荐使用的住院患者营养风险筛查的首选方法。

　　1. NRS 2002

　　(1)适用对象:年龄 18~90 岁、住院 1 天以上、次日 8 时前未行手术、神志清醒、愿意接受筛查的成年住院患者。

　　(2)筛查时间:在患者入院 24 小时内进行临床营养风险筛查。首次筛查不存在营养风险的患者,可在入院一周后再次进行营养风险筛查。

　　(3)筛查内容:初步筛查和最终筛查。

　　1)初步筛查

　　见表 12-3。

表 12-3　NRS-2002 初步筛查表

筛查项目	是	否
1. BMI < 20.5(18.5)?		
2. 患者在过去 3 个月有体重下降吗?		
3. 患者在过去 1 周内有摄食减少吗?		
4. 患者有严重疾病吗?		

　　说明:①中国人的 BMI 下限为 18.5,对中国人进行筛查时应询问 BMI 是否小于 18.5。②如果以上任一问题回答"是",则直接进入第二步营养筛查。若所有的问题回答均是"否",则每周重复筛查一次。③即使是患者对以上所有问题回答均为"否",如患者计划接受腹部大手术治疗,仍然可以制定预防性营养支持计划以降低营养风险。

　　2)最终筛查

　　见表 12-4。

表 12-4　NRS 2002 评分量表

评分内容	0 分	1 分	2 分	3 分
营养状况受损评分	BMI ≥ 18.5,近 1~3 个月体重无变化,近一周摄食量无变化	3 个月内体重丢失 > 5% 或食物摄入比正常需要低 25%~50%	一般情况差或 2 个月内体重丢失 > 5% 或食物摄入比正常需求量低 50%~75%	BMI < 18.5,且一般情况差或 1 个月内体重丢失 > 5%(或 3 个月体重下降 15%)或前一周食物摄入比正常需要量低 75%~100%

评分内容	0分	1分	2分	3分
疾病严重程度评分		髋骨骨折、慢性疾病急性发作或有并发症者、COPD、血液透析、肝硬化、糖尿病、一般恶性肿瘤	腹部大手术、脑卒中、重症肺炎、血液恶性肿瘤	颅脑损伤、骨髓移植、APACHE＞10分的患者
年龄评分	18~69岁	≥70岁		

注：APACHE(acute physiology and chronic health evaluation)为急性生理与慢性健康评分。

3)筛查结果

NRS 2002总评分计算方法为3项评分相加,即疾病严重程度评分＋营养状态受损评分＋年龄评分。其中年龄评分:超过70岁者总分加1分(即年龄调整后总分值);结果判断:总分值≥3分或有严重胸水、腹水、水肿者,无严重肝肾功能异常时,用白蛋白替代,白蛋白＜30g/L时,患者有营养风险,应进行营养治疗。总分值＜3分,每周复查一次营养风险筛查。

2. 营养不良通用筛查工具(MUST) MUST(表12-5)由英国肠外肠内营养学会多学科营养不良咨询小组于2000年发布,目前已成为不同医疗机构的营养风险筛查工具,适合于不同专业人员使用,主要用于蛋白质热能营养不良及其发生风险的筛查,包括三方面的内容:体质指数、体重下降程度和疾病所致的进食量减少,根据最终总得分,分为低风险、中等风险和高风险。

表12-5 营养不良通用筛查工具(MUST)

评分项目		得分
BMI	＞20kg/m²	0分
	18.5~20kg/m²	1分
	＜18.5kg/m²	2分
体重下降程度	过去3~6个月体重下降＜5%	0分
	过去3~6个月体重下降5%~10%	1分
	过去3~6个月体重下降＞10%	2分
疾病原因导致近期禁食时间	≥5d	2分

将以上三项分数相加,0分为低营养风险状态,1分为中等营养风险状态,2分为高营养风险状态;如果得分≥2分,表明营养风险较高,需由专业营养医生制定营养治疗方案。

(李 玲)

第三节 营养不良的护理

广义的营养不良(malnutrition)应包括营养不足或缺乏以及营养过剩两方面,通常指的是起因于摄入不足、吸收不良或过度损耗营养素所造成的营养不足,也包含由于暴饮暴食或过度地摄入特定的营养素而造成的营养过剩。营养不良常继发于一些医学和外科的原因，如慢性腹泻、短肠综合征和吸收不良性疾病。营养不良的非医学原因是贫穷食物短缺、缺乏营养知识等。如果不能长期摄取由适当数量、种类或质量的营养素所构成的健康饮食，个体将营养不良。长期的营养不良可能导致饥饿死亡。在发达国家营养不良的患者通常可以通过治疗原发病、提供适当的膳食，对患者及家属进行教育和仔细的随访而治疗。

一、类型

根据营养不良的原因可分为原发性和继发性。原发性由食物不足引起，主要见于经济落后的国家和地区。继发性由各种疾病，造成营养物质耗损增加，能量和蛋白质摄入减少，或对营养物的需要量增加而引起。主要病因有：①消化吸收障碍，主要见于各种胃肠道疾病如各种慢性腹泻、小肠吸收不良综合征、胃肠道手术后、慢性胰腺炎等。②分解代谢加速：发热、感染、创伤、恶性肿瘤、白血病、艾滋病、重度甲状腺功能亢进症、糖尿病等。③蛋白质合成障碍：主要见于弥漫性肝病如肝硬化。④蛋白质丢失过多：肾病综合征、大面积烧伤、蛋白质损耗性胃病、大出血、长期血液或腹膜透析、胃肠道抽吸减压、多次大量抽腹水或胸水，均可丢失大量蛋白质。⑤进食障碍或不足：口腔或食管疾病可引起进食、咽下困难，神经性厌食或精神障碍可致进食不足。

根据营养不良的临床表现可分为：

1. 成人消瘦型营养不良（adult marasmus）　为能量缺乏型。表现为人体测量指标值下降，但血清蛋白水平可基本正常。

2. 低蛋白血症型营养不良（hypoproteinmalnutrition）　又称水肿型或恶性营养不良（Kwashiorkor），为蛋白质缺乏型。主要表现为血清蛋白水平降低和组织水肿、细胞免疫功能下降，但人体测量指标值基本正常。

3. 混合型营养不良（mixed malnutrition）　兼有上述两种类型的特征，属蛋白质 - 能量缺乏型。是一种重型营养不良，可伴有脏器功能障碍，预后较差。

二、营养素缺乏的临床表现

营养素缺乏的临床表现见表 12-6。

表 12-6　营养素缺乏的临床表现

部位	体征	缺乏的营养素
全身	消瘦、水肿、发育不良	能量、蛋白质、维生素、锌
	贫血	蛋白质、铁、叶酸、维生素 B_{12}、维生素 B_6、维生素 C
皮肤	干燥、毛囊角化症	维生素 A
	毛囊四周出血点	维生素 C
	癞皮病皮炎	烟酸
	脂溢性皮炎、阴囊炎	维生素 B_2
头发	稀少、缺少光泽	蛋白质、维生素 A
眼睛	毕脱斑、角膜干燥、夜盲	维生素 A
	角膜边缘出血	维生素 B_2

续表

部位	体征	缺乏的营养素
唇	口角炎、唇炎	维生素 B_2、维生素 B_{12}、维生素 PP
口腔	牙龈炎、牙龈出血、齿龈肿胀	维生素 C
	舌炎、舌猩红、舌肉红	维生素 C
	地图舌	维生素 B_2、烟酸、锌
指甲	匙状甲	铁
骨膜	鸡胸、串珠胸、O 型腿、X 型腿 骨质软化症	维生素 D、钙
	骨膜下出血	维生素 C
神经	多发性神经炎、球后神经炎	维生素 B_{12}、维生素 B_6
	中枢神经系统失调	维生素 B_{12}、维生素 B_6
其他	甲状腺肿	碘

三、影响因素

（一）摄食不足

因贫困、灾害、战争、饥荒或其他原因造成的食物供应不足；食物品种单调、偏食造成的膳食不平衡等。长期低能量、低蛋白膳食（偏食、素食、减肥等）。

（二）需要量增加

引起需要量增加的原因，可分为先天性缺陷和后天获得性因素。后天性缺陷疾病系特异性酶缺陷所致。后天获得性因素，如生长发育时期人体对各种营养素的需要量显著增高；疾病造成的消耗量增加或影响消化吸收；药物导致的营养不良；环境因素造成需要量增加等原因。

（三）消耗增加

胃肠道疾病（食欲下降、吸收不良、出血），其他疾病如肠瘘、开放性创伤、慢性失血、溃疡渗出、腹泻及呕吐等，消耗量过大如糖尿病、急性发热性疾病、甲状腺功能亢进、恶性肿瘤等。

（四）先天因素

畸形、早产、多胎、孕母疾病。

四、营养干预

营养干预是针对人们营养健康上存在的问题而提出的营养解决方案，对国民健康素质起到重要作用。

（一）营养干预的步骤与方法

营养干预是指在内有计划、有组织地开展一系列活动，创造一个有利的健康环境，使居民认识自己的不合理饮食习惯，并予以纠正，以达到促进健康，提高生活质量的目的。

（1）营养诊断：营养诊断是通过咨询、收集现有资料、专题小组讨论和深度访谈等定性研究方法以及问卷调查等收集资料并进行分析，了解需要优先解决的健康问题、资源问题等,了解干预的可行性和处理障碍的主要策略以及如何开始等。

（2）制定目标:①总目标:即总的长期目标。②分目标:通过一定时间干预能达到的可测的目标。目标应包括 5 个 W(when，where，who，what，how much)，即何时、何地、对谁、达到什么变化、变化多少。

（3）确定目标人群

一级目标人群:指建议健康行为改变的实施对象,即受影响最大或处于该营养问题的高危人群。

二级目标人群:指对一级目标人群有重要影响(如能激发、教育、支持和加强一级目标人群的信念和行为)的人,如卫生保健人员、家庭成员等。

三级目标人群:包括决策者、领导、提供资助者等。

（4）营养干预计划和选择:选择适当的干预措施是解决营养问题的先决条件,应针对不同的营养问题,采取不同的营养干预措施。一般只需要选择主要的干预措施,选择的基本原则需考虑营养问题的重要程度、干预措施发挥作用的大小、考虑实施干预的难易程度、参与性和成本效益、对干预措施评估的难易程度和可持续发展等。并对相应的干预措施进行高、中、低排序后择优选择。同时,需确定最有意义的干预手段,应按照标准要求仔细分析其可行性,参考有关文献,并向有关专家和人群代表咨询,在此基础上最终确定营养干预方案或措施。

（二）营养干预的方法和分类

营养干预是指为治疗或缓解疾病,增强治疗的临床效果,而根据营养学原理采取的膳食营养措施,又称治疗营养。目前临床营养干预途径分为肠外营养干预与肠内营养干预两种。

1. 肠内营养　也称经肠营养,是最符合生理要求的营养支持途径,营养素经胃肠道消化吸收后,经肝脏代谢和转化,有利于内脏蛋白质的合成和人体新陈代谢的调节,胃肠功能存在是采取此途径的首要条件,肠内营养包括经口营养和管喂营养两种方式。

2. 肠外营养　当患者胃肠功能不良,不能或不允许经肠营养的情况下,肠外营养是唯一一种营养支持途径,分为中心静脉和周围静脉两种方式。

3. 部分肠外营养　适用于经肠营养不足或由肠外营养向肠内营养的过渡阶段,在施行肠内营养时,也可同时从静脉补充必要的营养素,施行营养支持的重要原则是根据适应证合理选择营养支持途径,合理使用营养物质的用量,并选择合适的使用时间和输注技术。

五、肠内营养

肠内营养是通过口服或管喂方式,将特殊制备的营养物质送入患者胃肠道,以提供机体营养的支持方法,肠内营养简便、安全有效、经济,与肠外营养一起,构成临床营养支持治疗的两大支柱。

（一）适应证

临床上施行营养支持治疗的总原则是只要有胃肠功能存在尽量选择肠内营养,也应首先考虑肠内营养,临床常见的适应证有:

1. 口咽食管疾病　因口腔咽喉或食管手术肿瘤炎症创伤等,致使患者不能经口摄食,但胃肠功能正常者,可经管喂行肠内营养。

2. 神经精神疾病 中枢神经系统紊乱、脑血管意外昏迷、颅内肿瘤及反咽反射丧失而不能吞咽者应行管喂营养。

3. 肿瘤化疗或放疗患者 肿瘤患者因厌食消耗等因素而产生营养不良,同时化疗和放疗可产生许多不良反应而使营养不良加重,最终导致癌症恶病质,这类患者只要有胃肠功能,即可实行肠内营养支持,有利于改善患者的营养状况,从而耐受化疗和放疗,可延长患者生命和提高生活质量。

4. 创伤、烧伤及脓毒症 这类患者机体呈明显的高分解状态,且患者经口摄食不足,因此营养支持治疗十分重要,以肠内营养为首选,创伤和烧伤后早期行肠内营养,可以纠正患者的高代谢状态,维持正氮平衡,减少细菌易位及降低感染的发生率。

5. 择期手术营养不良患者 术前肠内营养能改善患者的营养状况,术后早期也可行管内营养,对患者术后康复十分有利。

6. 短肠综合征 大量小肠切除的患者,术后可根据肠功能恢复情况,由肠外营养过渡到肠内营养,这样更有利于肠道发生代偿性的增生和适应。

7. 胃肠瘘 肠内营养可改善和维持这类患者的营养状态,降低病死率,部分患者瘘口可自行愈合,以便应用在低位肠瘘和胃十二指肠瘘,但喂养管远端应有至少100cm有功能的小肠。

8. 炎性肠道疾病 溃疡性结肠炎、克罗恩病在病情严重或急性发作期,宜采用肠外营养,待病情缓解,小肠功能适当恢复且可耐受要素膳食,通过审慎的管喂营养可供给充分的营养素。

9. 胰腺疾病 急性胰腺炎应禁用正常膳食,可经空肠行管喂营养,这样对胰腺外分泌功能刺激小,既有利于维持营养,又不会加重病情,胰瘘患者也可行空肠喂养,对慢性胰腺炎的患者来说消化酶缺乏是消化不良的原因,应选择适当的膳食行肠内营养。

10. 结肠手术或检查准备 由于要素膳无渣,应用后可减少粪便体积和细菌数量,而同时不影响患者的营养状况,用于术前和检查前准备。

11. 心血管疾病 心脏恶病质时,如经口摄食的能量低于1 000千卡时,应给予肠内营养支持,如低于500千卡时,则应进行完全肠内营养,对这些患者应采用低钠的配方,并选择能量密度较高的膳食,以限制水的摄入。

12. 肝功能不全 对于此类患者宜采用肝功能不全特殊配方要素膳,目的是改善蛋白质营养状况,还有助于纠正异常血浆氨基酸谱,而不会诱发肝性脑病或减轻症状。

13. 肾衰竭 这种患者处于高分解代谢状态,基础代谢消耗很大,以致尿素形成增加,使病情加重,故营养支持非常重要,可选用肠内营养,但应采用专用膳食以减轻患者的氮质血症。

14. 先天性氨基酸代谢缺乏病 应采用专用膳食。

(二)禁忌证

1. 麻痹性肠梗阻、腹膜炎及其他严重腹腔内感染、上消化道出血、顽固性呕吐及严重腹泻的患者均不宜行肠内营养。

2. 肠瘘患者,有功能的小肠小于100cm者,由于缺乏足够的吸收面积,施用肠内营养将加重病情。

3. 广泛小肠切除患者术后早期应行肠外营养而不应行肠内营养。

4. 严重吸收不良综合征者应慎用肠内营养,一般应先给予一段时间的肠外营养,以改善肠黏膜的功能,以后逐渐过渡至肠内营养。

5. 症状明显的糖尿病和接受大量类固醇药物治疗的患者,难以耐受要素饮食的高糖负荷,应用时应注意必须行肠内营养时,可选择一些组件配方或特殊专用制剂。

(三)方法

肠内营养的方法有两种:经口营养和管喂营养。选择肠内营养支持方法时要根据疾病的种类、喂养时间的长短、胃肠功能状态、营养支持的目的、可供食用的膳食品种等五个方面的因素进行分析,以做出正确的选择。

1. 经口营养 是指经口将特殊制备的营养物质送入患者体内,以提供机体营养的治疗方法,这是最符合自然生理的基本摄食方式。

(1)适用范围:一般适用于能够经口进食且胃肠功能存在,需要营养补充的患者,对有胃排空严重障碍、频繁呕吐者禁用。

(2)膳食要求:根据疾病的不同阶段给予不同内容不同物理性状的饮食;

经口膳食必须达到营养可口、干净卫生、符合治疗的原则;医院的所有膳食都需经过膳食计算,按照人体对能量和各种营养素的生理需要、各种疾病代谢特点、病情需要、饮食习惯等专门进行配置,以保证患者的营养需要。

(3)膳食内容:可选用医院治疗膳食或药膳,也可用匀浆膳、要素膳、非要素膳和营养补充剂。

(4)注意事项:只要能进食者应尽最大可能采取经口营养;要素膳有异味,患者难以接受,可加调味剂或以其他饮料调味。经口营养时,如果服用的是液体的营养制剂,每次可用200~250ml,每天6到8次。常规膳食或治疗膳食摄入不足的患者需用营养制剂进行补充,但每天的应用次数应做相应的调整。经口营养制剂的渗透压可以不等渗,一般在应用时应逐渐增加浓度和用量,直到满足患者营养需要为止。应根据病情变化不断调整营养制剂的种类、成分和使用时间。

2. 管喂营养 管喂营养是指通过喂养管向胃或空肠输送营养物质的营养支持方法,分为胃内管喂和肠内管喂两种。

(1)胃内管喂:临床上有鼻胃置管、胃造口、食管造口等管胃方式,一般使用稀稠合适的匀浆膳或匀浆制剂,适用于胃肠功能存在,尤其是胃排空功能良好者。对于有严重呕吐、胃食管反流、胃部严重病变及胃排空障碍者禁用。

1)一次投入:将配制好的制剂用注射器经输食管,在5~10分钟内缓慢注入胃内,每次200ml左右,一天6~8次,多数患者难以耐受,此方式因可引起腹胀、腹痛、呕吐等,部分患者经过几天的适应后可耐受。

2)间歇重力输注:将营养液置于输液容器内,经输液管与输食管相连,缓慢滴入胃内,每次250~500ml,每天4~6次,每次持续30~60分钟,这种方式适合滴注非要素膳及混合奶,多数患者可耐受,这种方法的优点是简便,患者有较多的活动时间,类似于正常进食间隔,缺点是可能发生胃排空迟缓。

3)连续输注:其采用的装置与间歇重力滴注相同,通过重力或输液泵连续12~24小时输注营养液,目前多主张采用此法,输入的体积浓度和速率必须从小到大,逐渐增加至患者能耐受的程度,这一过程一般需3~4天时间。

4)循环输注:基本同连续输注,但患者全天的营养液用量必须在12~16小时内连续注入,其余时间患者可自由安排,第二天仍于该时间应用,此法多应用在家庭肠内营养的患者,可选择在夜间输入,便于患者白天可参加日常活动。

（2）肠内管喂:短期喂养者可选用鼻十二指肠或鼻空肠置管,长期喂养可经空肠造口途径,输食管的远端留于肠内故得名,肠内管喂原则上适合一切具备肠内营养指征的患者,但在临床上主要用于胃内喂养有误吸风险及胃排空不佳者,如手术后、婴幼儿、老年、昏迷、高位肠瘘患者等。肠内管喂食膳食的输入方式,可采用间歇输注、连续输注和循环输注,一般不采用一次投给法。

（四）制剂

肠内营养制剂按组成可分为要素制剂、非要素制剂及组件制剂和特殊治疗用制剂等四类,前两者称完全制剂,后两者称不完全制剂。肠内营养制剂主要由以下制剂组成:

1. 要素制剂　要素制剂是一种营养素齐全、不需消化或稍加消化即可吸收的无渣营养剂,一般以氨基酸或游离氨基酸和短肽为氮源,以葡萄糖、蔗糖和糊精为能源,可供口服或管饲使用,又称化学组成明确膳。

（1）组成部分:主要有①氮源:L-氨基酸、蛋白质完全水解或部分水解产物,其中标准含氮类型的能量比例为8%,要素制剂氮源的氨基酸组成直接影响其营养价值,必需氨基酸的组成模式一般与参考模式相近。②脂肪:有长链多不饱和脂肪酸或中链脂肪酸,常见的有红花油、葵花籽油、玉米油、大豆油或花生油,包括低脂肪型、高脂肪型、MCT型。③碳水化合物:有单糖、双糖、葡萄糖、低聚糖、固体麦芽糖、玉米低聚糖、糊精等。④维生素和矿物质。

（2）要素制剂特点:①营养全面:要素制剂含有机体所必需的各种营养素,体积小、质量高,在不能正常进食的情况下,每日可供给能量3 000千卡左右,各种营养素均可保证机体的需要,要素制剂容易吸收,即使只有65~100cm小肠存在,也可通过要素制剂供给充足的营养。②成分明确:可根据需要增减某种或某些营养成分以达到治疗目的。③不含残渣或残渣极少:要素制剂为低渣流质膳食,在肠内残渣少,服用吸收后仅有内源性残渣进入大肠,粪便稀薄、量少,尤其适用于肛肠术后患者。④不含乳糖:适用于乳糖不耐受者。⑤无需消化即可直接吸收:要素制剂均以要素或接近要素形式组成,主要成分为氨基酸、单糖和脂肪酸,无需消化液的作用,可直接或简单消化即可在小肠上部吸收利用。⑥刺激性小:要素制剂为小分子物质,不含纤维素,进入胃肠后可减轻对消化道黏膜的刺激性,易吸收,胆管、胰腺疾病患者尤为适用,肠瘘者经要素制剂治疗后可自行闭合,要素制剂注入胃内可刺激胰腺分泌,对胰腺炎的患者临床多采用直接输入空肠,减少刺激作用。

2. 非要素制剂　该类制剂是以整蛋白(酪蛋白、大豆蛋白等)或蛋白质水解物为氮源,渗透压接近等渗,口感较好,适合口服也可管饲,具有使用方便、耐受性强等优点,适用于胃肠功能良好的患者。非要素制剂主要有:

（1）混合奶:是一种不平衡的高营养膳食,能量主要取自牛乳、鸡蛋和白糖,全日的营养素中偏重动物蛋白质,缺乏植物蛋白,偏重单糖、双糖,缺乏多糖,对矿物质、微量元素和维生素考虑得不全面,应用这种高营养的管喂饮食,患者容易出现腹胀、腹泻及营养不良等反应。常用混合奶有两种:把奶、蛋、糖、油、盐按比例做成流质状的普通混合奶和在普通混合奶基础上增加蛋白质和能量,每日供给蛋白质90~100g,脂肪100g,碳水化合物300g,总能量为2 500千卡,液体的供给量为2 600ml左右的高能量高蛋白混合奶。

（2）匀浆制剂:为天然食品配制的流体饮食,可根据患者的病情随时修改营养素组成,可采用鼻胃管或鼻空肠输入,是近些年来发展较快的肠内营养制剂,此类制剂包括商品匀浆和自制匀浆两类,前者系无菌、即用的均质液体,其成分明确,可通过细口径鼻饲管,使用较为方便,缺点在于营养成分不易调整,价格较高,后者是选择多种食物混合后由各医院临床营养科自行配制。食谱中包括米面主食、肉类、奶蛋、糖、油盐等饮食配方,通常分为混合奶、混合粉、米汤、菜水四个部分,优点在于:三大功能营养素及液体量明确;可根据实际情况调整营养素成分;价格较低,制备方便灵活。缺点在于:维生素和矿物质的含量不明确或差异较大;固体成分易于沉降或浓度较高;不易通过细孔径的鼻饲管。

(3)以整蛋白为氮源的非要素制剂:①含牛乳配方:该制剂的氮源为全乳、脱脂乳,缺点是含有乳糖,不适用于乳糖不耐受者。②不含乳糖配方:对于乳糖不耐受者,可考虑采用不含乳糖的肠内营养制剂,其氮源为可溶性酪蛋白盐、大豆蛋白分离物或鸡蛋清固体。③含膳食纤维配方:适用于葡萄糖不耐受、肾衰竭、结肠疾患、便秘等患者,此类制剂包括添加水果、蔬菜的匀浆制剂和添加膳食纤维的非要素制剂。

3. 组件制剂　是以某种或某类营养素为主的肠内营养制剂,它可对完全制剂进行补充或强化,以弥补完全制剂在适应个体差异方面欠缺灵活性的不足,也可使用两种或两种以上的组件制剂构成组件配方,以适用患者的特殊需要,组件制剂主要包括蛋白质组件、脂肪组件、糖类组件、维生素组件和矿物质组件。

4. 特殊治疗专用制剂

(1)肝功能衰竭专用制剂:肝功能衰竭时,中性氨基酸包括芳香族氨基酸及蛋氨酸在肝脏代谢障碍,而机体代谢和利用支链氨基酸的作用加强,故血浆中芳香族氨基酸浓度升高而支链氨基酸含量下降,使血浆 BCAA/AAA 比值下降,这种病理生理的变化与肝性脑病的发生有密切关系,所以在制备肝功能衰竭用制剂时应考虑到此种改变,目前有肝功能衰竭专用制剂的氮源多为 14 种氨基酸,其特点是支链氨基酸的含量占总氨基酸含量的 35.7%,芳香族氨基酸与蛋氨酸仅占 3.3%,以维持适当的营养,有利于肝功能恢复和肝细胞再生,防止或减轻肝性脑病。

(2)肾衰竭专用制剂:急慢性肾衰竭的患者每日摄入少量高生物价值的蛋白质及必需氨基酸混合物,既可以降低血液尿素氮水平,缓解尿毒症症状,又可取得正氮平衡,目前有肾衰竭专用制剂,除含有八种必需氨基酸外,还含有尿毒症患者必需的组氨酸,可减轻氮质血症,并配以提供 75% 能量的糖类,以达到节省蛋白质的作用。

(3)先天性氨基酸代谢缺陷专用制剂:先天性氨基酸代谢缺陷病是在某种氨基酸代谢过程中缺乏一种酶而引起的遗传性疾病,常见的有苯丙酮尿症制剂、高胱氨酸尿症制剂等。

(4)呼吸道疾病专用制剂:目前有一种专为呼吸道疾病患者应用的制剂,此种制剂脂肪含量高达 93g/L,糖类含量却很低,以降低二氧化碳的产生,不损害肺功能。

(5)创伤专用制剂:蛋白质及 BCAA 含量均较高,适用于手术后、烧伤、多发性骨折、脓毒血症等超高代谢的患者。

(五)并发症

肠内营养的安全性很高,但也可能发生某些并发症,主要可分为机械性并发症、胃肠并发症、代谢性并发症等三类,以误吸、腹胀、腹泻比较常见。

1. 误吸　误吸和吸入性肺炎是肠内营养最常见而且最严重的并发症之一,可采取以下处理措施:

(1)对体弱、极度衰弱、老年、昏迷患者,宜采用连续缓慢滴注法。

(2)一次灌注量应小于350ml,或采用小量(100~200ml),经输液泵缓慢输注(30~40分钟)。

(3)管喂时及鼻饲后一小时患者取坐位或右侧卧位,或床头抬高45°。

（4）注意经常检查胃残留量，如在喂养开始阶段及残留量大于前 1 小时输入量的 2 倍，或在耐受阶段其量大于 150ml，则应停止输注数小时或降低速率。

2. 腹胀　发生腹胀的原因有膳食浓度高、脂肪含量高或含产气的食物多，并用麻醉剂和抑制肠蠕动的药物、肠麻痹、胃无张力；输注速率过快、温度较低，处理时应根据患者的具体情况，减慢甚至暂停输注或降低浓度，对冷液加温或逐渐增量，使肠道有适应过程，必要时可应用促进肠蠕动的药物，也可行温盐水灌肠，对腹胀严重者应同时行胃肠减压。

3. 腹泻　肠内营养时出现腹泻的原因有：

（1）同时应用多种治疗药物：肠内营养患者可能同时应用许多药物，这些药物可导致腹泻，抗生素可改变肠内正常菌群分布，引起菌群失调；雷尼替丁和其他组胺类药物，也可造成胃酸降低，导致菌群失调，产生腹泻；另外一些高渗性药物也可直接导致腹泻。

（2）低蛋白血症及营养不良：营养不良时小肠绒毛数目减少，绒毛高度降低，刷状缘低平，使小肠吸收力下降，低蛋白血症可使血管胶体内渗透压降低、肠黏膜水肿，与腹泻有关。

（3）乳糖酶缺乏：乳糖酶缺乏的患者对乳糖不能耐受，如应用含乳糖的肠内营养膳食可引起腹泻，其主要机制是乳糖进入肠内后不能被水解，在肠腔内形成高渗透压，使水分吸收障碍而造成腹泻，另外过多的乳糖被肠内细菌酵解成有机酸，促使更多的水分进入肠腔而加重腹泻。

（4）脂肪吸收不良：肠腔内脂肪酶不足引起脂肪吸收障碍时，如应用高脂肪含量的肠内营养膳食可导致腹泻，这些情况多见于胰腺分泌功能不足、胆道梗阻、回肠切除时。

（5）高渗性膳食：正常人可耐受全张力等渗多聚体膳，以 340ml/h 的速度行空肠输注而不引起腹泻，但危重患者多不能耐受此速度的输注，高渗性营养液输入肠道后会明显影响水分的吸收，在输注速度较快时更为明显，患者多可耐受，并能被胃液所稀释，但是若高渗性膳食反复快速进入胃内可直接倾倒进入小肠而导致腹泻。

（6）细菌污染：造成膳食或制剂污染的原因很多，如配置、输送、室温下放置时间过长等，受污染的膳食内含有大量细菌，进入肠道可引起腹泻。

（7）营养液温度过低：肠内营养时溶液保持在 40℃为宜，如果温度低于室温，极易发生腹痛、腹泻等，主要是低温刺激肠蠕动加快，水分不容易吸收所致。

（六）护理

1. 一般护理　首先应认真评估患者入院前的生活习惯、身体状态，选择合适的营养液。在置管肠内营养输注过程中观察患者生命体征及胃肠道反应情况，主动询问患者有无不适主诉，如有无腹胀、腹痛、恶心、呕吐、反流及腹泻等，轻度腹胀、腹泻患者减慢输注速度可减少或缓解腹泻的发生，同时安慰患者。症状严重者就停止输入并对症处理。经造瘘管道输入还需注意造瘘口的护理。期间正确记录每日出入量，观察患者有无口渴、皮肤黏膜弹性及尿量变化，定期检查肝肾功能、电解质、血糖，必要时可留 24h 尿测定氮平衡，以评价肠内营养的效果。根据评估结果调整肠内营养。危重患者应用肠内营养，应严密监测其生命体征，测血糖、尿糖、尿酮体、尿素氮、血清电解质、血气分析，平稳后每周测 1~2 次。

2. 心理护理　护士应帮助患者保持最佳身心状态，提高营养质量。实施前应向患者详细解释肠内营养的意义、优点，告知患者配合要点，介绍成功病例，必要时可与正在经历肠内营养的患者进行面对面交流。取得患者的信任，建立良好的护患关系，消除其恐惧心理。插管时详细介绍插管的过程及可能出现的情况，指导患者如何配合，插完后询问患者有无不适。患者因营养液输注时间长而产生心理厌烦与焦虑、恐惧。护士就应首先了解其心理状态,加强沟通,不断安慰和鼓励患者,并告知患者病情的进展,帮助其树立信心。

3. 营养管路护理　应用细软稳定性好的硅胶鼻饲管,以求舒适安全,妥善固定管路,避免打折或脱出、管腔堵塞。观察肠内营养管路的外固定长度,并做好标记保持通畅;还可以通过胃管抽吸胃液,观察其内容物和颜色,间接判断管路的位置;在每日输注前后用生理盐水或灭菌水冲洗管道,以防营养液在管内结块,防止营养液残留堵塞管腔。如遇滴注不畅,可给予37℃左右的生理盐水或温开水20~50ml冲洗或适当活动管路,但避免幅度过大造成脱落。如有引流的胆汁、胰液、胃液回输,应先予以过滤然后装于无菌容器中再行回输。输注过程中密切注意有无管路的堵塞、移位、脱落、营养液反流和外漏等情况,并及时处理。

4. 输注过程护理　输注肠内营养时要注意三度:"速度、浓度、温度"。营养量应循序渐进,由少到多,由慢到快,由稀到浓,使胃肠功能逐渐适应,采取重力滴注和经营养滴注泵持续滴注方式,全天量注入,可遵循以下方式滴入:输注营养液时患者易取30°半卧位缓慢、均匀地输入,常用营养滴注泵控制输注速度。为适应胃肠功能,应把营养液稀释为12%浓度,以50ml/h速度输入。每8~12小时后逐次增加浓度及加快速度,3~4d后达到全量,即24%100ml/h,1d总量约2000ml。最大速度控制为100~120ml/h,要避免一次大量推注营养液,以免发生腹胀、腹泻。室温较低时要将营养液适当加温。肠内营养液的温度易受室温、营养液的量、营养管的粗细等因素的影响,在配制及使用过程中,应避免各种影响因素,以保证营养液的适宜温度。输液恒温器通过自动控温,温度为24~37℃,保证了肠内营养液所需的恒定温度,有利于患者胃肠功能恢复,维持肠道及机体的免疫功能,可有效地避免腹泻等并发症的发生。

5. 并发症预防及护理　由于胃肠本身的吸收和调节作用,代谢性并发症很少。主要并发症来源于输注营养液的过程。

(1)误吸:患者年老体弱、昏迷或存在胃潴留,当通过鼻胃管输入营养液时,可因呃逆后误吸而导致吸入性肺炎。应置患者于30°半卧位,输营养液后停输30min,若回抽量>150ml,则考虑有胃潴留存在,应暂停鼻胃管灌注,改用鼻腔肠管输入。

(2)倾倒综合征:由高渗性营养液进入小肠引起,应及时稀释营养液或减慢输入速度,亦可酌情给予阿片酊等药物减慢胃肠蠕动。

(3)腹胀腹泻:腹胀多由营养液输注过快引起,腹泻与输注速度和溶液浓度有关,与溶液的渗透压也有关,输注太快是引起症状的主要原因,故应该强调缓慢输入。因渗透压过高所致者可按倾倒综合征处理。营养液污染亦可引起,出现较少。营养液在温度高的条件下容易滋生细菌和真菌,故营养液应现配现用,瓶装营养液开启后不超过8h,或存放在4℃以下的冰箱内,在24h内用完,防止营养液污染。滴注所用输液器每日更换。另外,需送检粪便,为控制腹泻提供依据,并在病情允许的情况下,尽可能停用与腹泻有关的药物,并使用抗腹泻药物。同时,应保持床单与皮肤清洁,减轻受压等措施,防止压疮发生。注意房间通风,保持空气清新。及时给予心理护理,及时解除腹泻症状。

(4)机械性并发症:主要表现为咽喉不适、鼻翼部糜烂坏死、急性鼻窦炎、急性中耳炎、声音嘶哑、管道性颅内感染等。因此,应选择管径小的营养管,定时更换胃管固定位置,每天用液状石蜡湿润鼻腔,加强口腔护理,必要时做好雾化吸入。

6. 输液泵恒温下持续喂养在肠内营养中应用　使用输液泵恒温下持续喂养可保证营养液稳定的浓度、温度、速度以及渗透压,减少腹泻、反流、吸入性肺炎、低血糖、胃管堵塞等并发症,保证了肠内营养的有效实施,缩短了实现营养目标的时间,从而提高了危重患者的治愈率。

六、肠外营养

肠外营养,包括中心和周围静脉营养,如果人体需要的全部营养素都经过静脉输入,也称为完全胃肠外营养。

(一)适应证

1. 外科患者　营养不良可使免疫功能低下,对术后伤口及呼吸道感染的抵抗力降低,易产生并发症。因此,对手术前的肠道清理或消化道肿瘤患者,由于长期进食或吞咽困难,导致消瘦,体重减轻 10% 以上的患者,术前可以先行静脉营养输注,短至 3~5 天,长达两周左右。静脉营养疗法更多的是用于手术后的营养支持,如胃切除或大部分切除及胃肠吻合术、食管瘘等肠外科手术患者、短肠综合征,或胃肠需要休息,以及胰腺坏死、烧伤、脓毒症患者,均可以通过静脉输注营养获得辅助治疗的效果。

2. 肿瘤患者　接受化疗或放疗的患者常因治疗反应不愿或不能进食,如腹部接受放疗常发生反应而不能进食,用静脉营养可以提高对放疗或化疗的耐受性。

3. 其他疾病患者

(1)肠瘘:由于食物从瘘管排出增加,患者应采用静脉营养,静脉营养可以促进肠瘘口的自行闭合,改善患者全身的营养状况,使患者能耐受瘘管切除手术。

(2)炎症性肠病:克罗恩病和溃疡性结肠炎经静脉营养支持可以使肠得到休息,病情缓解可以不必进行手术,如盆腔肿瘤放疗后常引起结肠炎和直肠炎,需要做结肠造口术,给予静脉治疗,有利于疾病的恢复。

(3)急性肾衰竭:已有许多临床实验证明,用能量充足的低蛋白膳食治疗慢性肾衰竭有效,因仅提供必需氨基酸,蓄积的尿素经肠内微生物产生的尿素酶分解,生成含氮的氨,再经转氨基作用,生成非必需氨基酸,再合成蛋白质,这一过程被认为是尿素再利用的机制。

(4)心力衰竭:心脏疾病患者钠和水的代谢能力受损,随时可能发生高血容量性休克和心力衰竭,所以常要严格限制钠和液体的进入量,不仅使能量、氮、无机盐供给不足,而且低盐膳食使患者食欲不振,长期会导致明显营养缺乏,采用中心静脉输注高浓度营养液既能满足营养需要,又因注入的水分少而使心力衰竭可以得到缓解。

(5)肝功能衰竭:肝脏疾病患者不能利用正常的蛋白质膳食,常会发生营养缺乏病,可引起肝昏迷,若采用适宜的氨基酸溶液及富含支链氨基酸的静脉营养液,对肝昏迷有良好的预防和治疗效果。

(6)其他:对于体质虚弱的内科病患者不能维持其正常的营养状况,以及昏迷或中枢神经系统疾病、卒中后遗症或因神经性厌食拒绝进食者,只能从静脉给予补充营养。

(二)制剂

1. 组成　肠外营养制剂应根据患者的年龄、性别、体重和体表面积及病情需要来制备,肠外营养制剂的组成成分,包括蛋白质、脂肪、碳水化合物、多种维生素、多种微量元素、电解质和水等,均系中小分子营养素,可提供足够的水分,能量密度为 $1cal/(kg \cdot d)$,每毫升能量供给量为 $30~32cal/(kg \cdot d)$ 以维持患者的营养需要。

肠外营养支持的基本要求包括无菌、无毒、无致热源,适宜的 pH 值和渗透压,良好的相容性、稳定性、无菌无热、无致热源包装等。

2. 分类

（1）葡萄糖溶液：为了提供足够的能量，在配方中常用高浓度的葡萄糖（25%~50%）溶液作为肠外营养的能量来源，每天补充100g，可起到节省蛋白质的作用。肠外营养配方中葡萄糖的供给量应根据患者的体重消耗量、创伤及感染程度而定，一般葡萄糖供能占总能量的60%~70%，每日提供糖200~250g，最多不超过300g，这些溶液的渗透压很高，只能经中心静脉途径输入，若经周围静脉输入容易导致血栓性静脉炎，由于机体利用葡萄糖的能力有限，输入太快即可发生高血糖、糖尿及高渗性脱水，超量补充葡萄糖，多余的糖可能转化为脂肪而沉积在肝脏组织内而引起脂肪变性。

（2）脂肪乳剂：肠外营养中所应用的脂肪是以大豆油或红花油为原料，经卵磷脂乳化制成的脂肪乳剂，近年来认为含有脂肪的肠外营养制剂是一种安全、平衡、重要的营养支持复合物，优点在于：①与高渗葡萄糖电解质溶液同时输入，可降低营养液浓度，减少对血管壁的损伤。②脂肪释放的能量是碳水化合物的两倍，可在输入液体总量不变的情况下，获得更多能量。③既可减少葡萄糖用量，减低与高糖输入有关的危险因素，又可提供必需脂肪酸。④脂肪乳剂的呼吸商为0.7，比碳水化合物低，比同等能量的糖溶液产生的二氧化碳少，对呼吸道功能受损的患者有利。

（3）氨基酸溶液：包括必需氨基酸与某些非必需氨基酸，复方氨基酸是由人工合成的结晶，左旋氨基酸是肠外营养的基本供氮物质，用于维持正氮平衡，促进体内蛋白质合成、组织愈合及合成酶和激素，它具有纯度高、含氮量低、副反应少、利用率高等特点，补充氨基酸必须注意氨基酸的成分及总含氮量。在选择氨基酸制剂时要注意：①对于持续分解代谢状况，应同时补充必需氨基酸与非必需氨基酸。②对于肾衰竭患者提倡必需氨基酸疗法，选用高比例的必需氨基酸溶液，使尿素氮水平下降。③肝功能不全的患者，血浆中芳香族氨基酸水平上升进入大脑，引起肝性脑病，因此应选择 BCAA 为主的溶液。

（4）水与电解质：肠外营养的液体需要量是 1ml/kcal，成人以每日 3 000ml 左右为宜，电解质在无额外丢失的情况下，钠、镁、钙等按生理需求量供给即可。常用的肠外营养电解质溶液有 10% 的氯化钠、10% 的氯化钾、10% 的葡萄糖酸钙、25% 的硫酸镁及有机磷制剂等。

（5）维生素与微量元素：维生素参与糖、脂肪、蛋白质代谢及人体生长发育、创伤修复等，肠外营养时一般提供生理需要量，否则可出现神经系统与心血管系统的损害或维生素缺乏症，目前国内已有水溶性维生素、脂溶性维生素和微量元素等静脉用制剂。

（三）并发症

1. 感染　最常见和最严重的合并症是败血症，由于未严格无菌操作，营养输液中比较齐全的营养素是微生物的良好培养基，锁骨下静脉插管也是重要的感染途径，尤其插管和输液管道连接处，长时间使用容易发生污染，所以配制营养液要在绝对无菌的条件下，残留液需进行细菌培养观察，对穿刺点皮肤和导管应加强护理。

2. 穿刺插管相关并发症　周围静脉穿刺可引起空气栓塞、导管栓塞、营养液局部外流、血栓静脉炎或静脉血栓及导管反应等，经锁骨下静脉穿刺可能引起气胸、液气胸、空气栓塞、皮下气肿或血肿、导管误插动静脉瘘、心脏穿孔或心包填塞、心律不齐，损伤三尖瓣、损伤锁骨下动脉及臂丛神经损伤及脑血管意外等，所以，穿刺插管前必须详细了解插管区域、局部解剖学关系，导管插入应进行 X 光定位检查。

3. 代谢紊乱相关并发症

（1）高血糖：高营养液输入期间血糖维持在正常或稍高的范围，但绝不应该超过

11mmol/L,烧伤患者或某些疾病糖耐量下降,如营养液输入过快易引起高血糖症及糖尿病渗透性利尿、脱水、电解质紊乱等,严重者产生高渗性非酮症高血糖昏迷,所以开始输注时要缓慢。

（2）高氯血症代谢性酸中毒:营养液中有氨基酸盐,电解质有氯化钾、氯化钠等,所以长时间大量输注可产生高氯血症,故氨基酸盐最好用醋酸盐或乳酸盐等。

（3）高氨血症:当用水解蛋白时,因有大量游离氨容易出现高氨血症,而用纯结晶氨基酸则很少出现,而当氨基酸溶液中含有足够的精氨酸、鸟氨酸和谷氨酸时,则有利于防止高氨血症的发生。

（4）低磷血症:多数低磷血症在静脉营养后 5~10 天出现,表现为手足麻木感、软弱无力、嗜睡甚至死亡,其机制目前尚不清楚,所以静脉营养时应注意血磷的控制和补充。

此外,低镁血症、必需氨基酸缺乏、维生素缺乏和微量元素缺乏,均可在长期静脉营养输注过程中出现,均应及时注意补充。

4. 肝胆系统异常　在肠外营养时,肝脏所处的环境及功能状态与进食时有所不同,如进入肝脏的营养物质的形式与比例,在门静脉与肝动脉血流中的比例,淋巴系统的分流情况以及随营养素进入肝脏的胰岛素、胆囊收缩素的浓度在静脉营养时与正常进食不同,可能造成肝功能不全,严重者甚至可以引起死亡。

（四）护理

1. 实施与监测营养过程

（1）选择合适的制剂和输入途径:首先应根据病情选取不同的制剂,采取不同的静脉输注途径,周围静脉输注既简单又安全,应首先考虑。中心静脉可采用锁骨下静脉或颈内静脉注射,输注流量大能更好地耐受高渗溶液,可长期应用并能满足患者的营养,但技术复杂,要求严格,费用也高。

（2）逐渐增加能量:由于机体对葡萄糖的耐受需要有一个适应过程,故开始静脉营养输入时,供给葡萄糖不宜过多,可在一两天中逐渐增加,直到满足机体的需要。

（3）必须同时补充氨基酸和能量:如每 1g 氮同时增加能量 200~220 千卡则效果更好,缺乏能量时不能维持适宜的氮平衡,主张糖和脂肪混合供能。

（4）掌握好营养液用量:用量不足效果不明显,用量过大可导致副反应发生。根据病情可按下列程序,制定当天营养液用量。①确定当天拟补充的总能量、总氮量和总入水量。②根据总能量和入水量确定葡萄糖液的浓度和量,若加用脂肪乳剂通常占能量的 30% 左右。③选用合适的氨基酸液,根据总能量、总氮需要量确定其用量。④加入适量电解质溶液、复合维生素及微量元素,前者需按病情而定,后两者则常规给予每日正常需要量。

2. 合理输注营养液　临床上脂肪乳输液过程中的滴速过快可引起脂肪超载综合征,而脂肪乳黏滞度较高,临床使用时输液滴速不易控制。《中华人民共和国药典》临床用药须知规定:开始 15min,20% 脂肪乳注射液滴速应为 0.5ml/min,10% 脂肪乳注射液滴速则为 1ml/min,以后 4~6h,10% 脂肪乳注射液输液量为 500ml,20% 脂肪乳注射液输液量为 250ml,每日总量按体重不超过 3g/kg。同时在营养液输注过程中,医护人员应进行相关指标的监测,发现不良反应时需即时停止输注,而一般只要即时停止输注,脂肪超载综合征的症状即可消退。

其他液体滴速的调节也很重要,一般可以采用重力输注法和输液泵控制,目前临床上多采用重力输注法,但滴速难以控制,影响因素较多,最好使用输液泵,能够对滴速进行精确的控制。输液泵使用一段时间后,应断开,用重力输注法输注一段时间,观察导管是否通畅,是否有扭曲、打折或堵塞现象。

3. 注意药物配伍　临床上进行肠外营养支持的患者一般基础条件差,外周静脉通道建立和维持困难,肠外营养液的通道出于液体稳定性和感染的考虑不进行其他的静脉操作。对于需要 24h 连续输注的患者,置管可采用双腔或三腔的导管,可以同时输注不同的液体。肠外营养液中不建议加入如抗生素、止血剂、强心剂等药物,一般由另外静脉途径输入,不得不将各种药物加入肠外营养制剂时,要先在体外预实验,并要严格注意配伍禁忌。部分药物与肠外营养液配伍在一定时间内可保持稳定,可以加入肠外营养液中输注。

4. 做好导管护理　无论使用中心静脉或外周静脉,穿刺点周围都要注意消毒和保护。目前临床上一般每天消毒穿刺点 1 次,使用的消毒剂有碘酒和酒精或碘伏。使用的伤口敷料包括无菌纱布和透明敷贴。一般伤口没有积液、污染、渗出时,可以 3d 更换 1 次,使用消毒的纱布应 2d 更换 1 次,更换时应轻柔揭下,注意防止管道滑出,如发现有滑出可能,应妥善固定再作处理,滑出的部分也不能再送入,应记录管道插入时的刻度,每日观察记录,观察管道是否滑动。外周静脉一般 24h 更换输液的部位;如果使用留置针应 72h 更换输注部位。中心静脉导管使用时会出现堵塞的情况,除机械性阻塞外,药物的沉淀物、脂肪的沉积等都会导致导管阻塞。使用低浓度的肝素冲洗管腔可以保持导管通畅并减少血气胸、出血和血小板减少症,导管的肝素帽应每周更换 1 次,更换时注意防止空气进入,严格无菌操作,将导管打折或夹闭,同时让患者呼气并屏气。

5. 防治并发症

(1)静脉炎的护理:使用 600mosm/L 以下的液体,控制肠外营养液的 pH 值,可以大大减少外周静脉炎的发生率。在液体中加入可的松或肝素对静脉炎有预防作用。有报道使用硝酸甘油贴剂可以减少静脉炎的发生,注意观察穿刺部位的情况,出现静脉炎时停止输注,局部热敷,如果出现了外渗可用透明质酸局部封闭。

(2)感染的护理:能否控制感染往往是肠外营养是否成功的关键,尤其是中心静脉营养的患者,除了上述提到的常规护理外,应警惕导管继发感染的可能,以预防为主,防止其他部位的感染。因为,中心静脉导管的感染容易继发于全身其他部位的感染,如泌尿道、肺部的感染,所以,应加强全身护理。

(李　玲)

第十三章
与疾病相关的心理行为问题的护理

患者在疾病过程中，除了生理功能的改变之外，往往也会影响其心理与社会层面，从而出现压力反应、焦虑、抑郁或悲伤等情绪反应，严重者甚至出现精神疾病。专科护士需通过敏锐的专业眼光，扎实的心理相关知识和技能，及时发现患者的各种心理行为问题，采取合适的护理措施，促进患者全身心的康复。

第一节　常见心理与行为问题

患者疾病的过程就是压力源，如果压力无法成功调适，就会产生焦虑、抑郁或悲伤等情绪反应，如外科手术患者常会出现身体意象紊乱，急症患者易出现暴力行为等。同样疾病的患者会出现不同的心理行为问题，不同疾病的患者也可能出现相同的心理行为问题。作为专科护士，应该及时发现处理这些问题，同时也需要关注患者的文化信仰护理和性问题护理。

一、压力与应对行为

（一）压力

压力（stress）是一种个体面对具有威胁性的刺激情境所产生的主观且复杂的生理、心理及行为等的紧张状态。压力是身体为应付任何需求所做的一种常见的非特异性反应现象，进而产生一连串的生理变化。塞里（Selye）将此现象称为"一般适应综合征（general adaptation syndrome，GAS）"，为外在威胁可以引发战斗或逃跑的反应，使个体采取对抗压力源或是选择逃离压力源。

通常，一般适应综合征分为三个阶段：警觉期、阻抗期和衰竭期。

1. 第一阶段：警觉期　当个体遭遇到压力源，警戒反应便即刻发生，此为机体应对有害刺激而唤起体内的整体防御能力。此期，体内肾上腺素分泌增加，血压升高，白细胞数量增加，血糖升高，呼吸和心率加快，将全身血液集中供给心、脑、肺和骨骼肌系统。机体运用防御机制作出自我保护性调节，若防御性反应有效，警戒反应即消退，机体恢复正常活动。大多数短期压力都可在此阶段得到解决，若持续处于压力下，个体则产生心理和生理上的症状，包括害怕、焦虑、愤怒、认知能力降低、对他人或外在环境事物变得敏感、身体不适（如肌肉僵硬或疼痛）等，进而引发疾病的产生。

2. 第二阶段：阻抗期　若压力持续存在，反应仍将继续，又不致严重到生物体死亡，机体则转入阻抗或适应阶段。此时机体通过增加合成代谢以满足压力反应所需能量供给。但若时间过长，觉醒水平逐渐下降，机体抵抗新压力源的能力下降，并出现大量压力性相关疾病的前兆征象，如糖皮质激素抑制抗体形成、白细胞生成减少等，使机体免疫功能下降。

3. 第三阶段：衰竭期　若继续处于有害刺激过程或有害刺激过于严重，机体会丧失所获得阻抗能力而转入衰竭阶段。此时，机体很容易出现各种压力性疾病或严重的功能障碍，导致全身衰竭，直至死亡。

（二）压力源

压力源（stressor）是指外在环境中，造成压力反应的任何需求或刺激。当个体面对外在环境的压力源时，个体会经过判断与评价来决定该刺激是否成为压力源，只有在认定为压力源后，个体才会产生反应。

一般压力源可分为内在压力源和外在压力源。内在压力源主要包括生理因素、心理因素以及个人认知与面对压力的态度。个人家庭或工作中被赋予的角色或家庭结构及责任的变更、外在环境的改变以及个人成长发展中的改变都有可能成为压力的来源。个人对压力的反应程度与性别、年龄、人格特质、教育程度、婚姻状况以及有无子女等都相关。

压力类型通常可以分为挫折、冲突和压迫三种类型。

（三）应对行为

压力的应对会因个人的差异有所不同，包括人格不同导致个人应对策略与方法不一样，而不同的压力属性也会有不同的应对策略。一般常见的压力应对策略可分为下列几种：

1. 静坐冥想（meditation）　是个人借由处在一种特别的休息状态，透过静坐冥想，降低新陈代谢，进而减少或消除压力所造成的负面影响。

2. 渐进式肌肉放松法（progressive muscle relaxation，PMR）　主要目的在放松个人神经及肌肉系统，又称为神经肌肉放松法。个人借由渐进式放松的过程中，可缓解及改善如肌肉僵硬、酸痛等因神经、肌肉及循环系统紧张所造成的不适。

3. 深呼吸减轻压力法　是利用腹式呼吸的深呼吸方法，于呼气时，尽可能吐尽肺中的空气，使新鲜空气自然流入，以减轻压力及消除身体的疲劳。

4. 其他方法　如生物反馈法（biofeedback）、芳香疗法、水疗法、音乐疗法、参加压力管理的支持性团体等，都是可以用来缓解压力的方法。

适当的压力，对人是有帮助的，但过多的压力累积，会造成生理、心理、社会和行为上的问题。唯有将心态及行为进行适当的调整与安排，才能做到有效的压力应对。在心态上需建立积极乐观的思考模式；在行为上则需建立起良好的饮食、运动及作息习惯，学习放松的技巧，培养兴趣及活动，建立良好的人际关系与互动等。

（四）护理评估

不同的个体对压力的反应通常都会以生理、心理、社会以及行为的反应出现。

1. 生理反应评估　①有无生命体征的改变，如心跳加快、血管收缩、血压升高等。②有无唾液分泌减少、胃液分泌增加、肠蠕动异常等，可表现为口干舌燥、吞咽困难、胃纳欠佳、消化不良、恶心或呕吐、胃部不适、胃溃疡、腹泻或便秘、体重过重等症状。③有无骨骼肌及平滑肌收缩，表现为肌肉紧绷、酸痛、肌腱炎、下背痛等。④有无淋巴细胞减少、激素分泌失调，月经周期改变、皮肤状况变差等状况。⑤有无氧气的消耗量增加、呼吸速率增加、汗腺分泌增加，表现为呼吸急促、过度换气、寒颤、经常头痛等症状。

2. 心理、社会反应评估　应激的心理反应涉及心理现象分各个方面，重点评估有无相关的认知反应和情绪反应。重点有无负面的认知性应激反应，比如偏执、灾难化、反复沉思、闪回、否认、投射或选择性遗忘等；有无常见的负面情绪反应，比如焦虑、恐惧、抑郁、愤怒、敌意和无助等情绪反应。

3. 行为反应评估 重点评估有无出现负面的应激行为反应,比如逃避与回避、退化与依赖、敌对与攻击、无助与自怜或物质滥用等行为。

(五)护理措施

1. 专科护士需有效评估患者的压力源、因压力所产生的生理、心理、社会和行为反应等表现。

2. 运用沟通技巧,教会患者有效利用各种压力调适的策略,以建立理性正向的调适行为。

3. 协助患者及家属运用家庭及社会支持系统,指导家属的关心与支持,避免负向批评,或过度保护患者,尽可能尊重患者的自主性,帮助患者减轻压力,建立良好适应行为模式。

二、焦虑

焦虑是指个体面临威胁情境时,产生的一种交杂多种情绪的主观且不愉快的情绪状态。导致个体焦虑的原因主要有生理和心理社会因素,二者常同时存在。严重的患者甚至会出现焦虑症。

焦虑症是指患者以广泛和持续性焦虑或反复发作的惊恐不安为主要特征的神经症性障碍。患者以焦虑情绪体验为主要特征,表现为无明确客观对象的紧张和担心,坐立不安,伴有心悸、胸闷、呼吸困难、出汗、发抖、尿频等自主神经功能紊乱症状。焦虑症可分为惊恐障碍(急性焦虑障碍)和广泛性焦虑障碍(慢性焦虑障碍)两种形式。由于遗传、神经生物学因素以及心理社会因素等,在内外科临床的患者中,可出现不同形式的焦虑症状,甚至出现焦虑症。专科护士应评估后根据患者的情况采取相应的护理措施。

(一)临床表现

1. 广泛性焦虑障碍 表现为不局限于特定外部环境的泛化且持续的焦虑。症状高度变异,精神上的过度担心是焦虑的核心症状。表现为对未来可能发生的、难以预料的某种事情或不幸事情的担心,也有患者只是一种强烈的提心吊胆、不安的内心体验。可出现对外界刺激敏感,容易惊跳,注意力难以集中,难以入睡,睡中易惊醒,情绪易激惹等。患者躯体性焦虑主要表现为运动不安和肌肉紧张,严重时可有肌肉酸痛,也可见紧张性头痛和肢体震颤。同时,很多患者伴有自主神经功能紊乱,主要表现为口干、出汗、心悸、胸闷气急、尿频、尿急、腹泻或便秘等症状。

2. 惊恐障碍 严重的患者可出现惊恐障碍,患者常在日常生活中无特殊的恐惧性处境时,突然感到一种突如其来的惊恐体验,伴濒死感或失控感以及严重的自主神经功能紊乱症状。惊恐发作常起病急骤,终止迅速,一般历时 5~20 分钟,很少超过 1 个小时,但不久又可突然再发。发作期间始终意识清晰,高度警觉,发作后仍心有余悸,产生预期性焦虑,担心下次再发。

(二)治疗

1. 药物治疗 临床常采用苯二氮䓬类(BZD)联合选择性 5- 羟色胺再摄取抑制剂(SSRIs)治疗惊恐障碍,起效快,可以避免 BZD 的长期使用和 SSRIs 早期效果不佳的缺点。广泛性焦虑多选用中、长程作用的苯二氮䓬类药物。三环类抗抑郁药如丙咪嗪、阿米替林等对广泛性焦虑有较好疗效。

2. 心理治疗 用药物治疗控制惊恐发作之后,常需配合心理治疗,才能消除患者的预期焦虑和恐怖性回避。主要方法有支持性心理治疗、认知行为治疗。最常用于广泛性焦虑障碍患者的是认知行为疗法。

（三）护理评估

1. 生理功能评估　重点评估焦虑患者的日常生活情况,如睡眠、衣着、大小便、月经情况,要注意区分这些不适是器质性还是心因性,以便做出正确的处理。

2. 心理 - 社会功能评估　认真检查患者的精神症状,特别要注意评估患者的个性特点、对应激的心理应付方式、患者的社会功能等。可采用相应的量表来评估患者的心理 - 社会功能,如症状自评量表、焦虑自评量表、抑郁自评量表、埃森克人格问卷、社会适应能力、应对能力及社会支持系统量表等。

（四）常见护理问题

1. 睡眠型态紊乱　与社会心理因素刺激、焦虑、药物影响等有关。

2. 疼痛或身体不适　与惊恐、焦虑、疑病等有关。

3. 焦虑　与强迫、疑病、神经衰弱等有关。

4. 恐惧　与惊恐发作等有关。

5. 社交能力受损　与恐怖焦虑障碍或强迫引起的回避行为等有关。

6. 个人应对无效　与应激持续存在等有关。

7. 自理能力下降　与分离性障碍导致的运动感觉功能障碍等有关。

8. 知识缺乏　缺乏疾病相关知识。

（五）护理措施

1. 一般护理　鼓励患者进食,宜选择易消化、富营养的可口食物。睡眠障碍患者给予其创造良好的睡眠环境、安排合理的作息制度、养成良好的睡眠习惯等措施。

2. 心理护理　心理护理是关键,具体包括:

（1）建立良好的护患关系:以和善、真诚、支持、理解的态度对待患者,鼓励患者表达自己的情绪和不愉快的感受,与患者交流时,应声音平和,速度宜慢,字句要简明,鼓励患者表达,使他们感受到被尊重,并学会自我表达。

（2）帮助患者识别和接受负性情绪及相关行为:焦虑患者内心常常不愿接受（或承认）自己的负性情绪和行为。专科护士通过评估识别出这些负性情绪后,引导患者识别、接受它。

（3）与患者共同探讨与疾病有关的应激源及应付应激的方式:让患者正确认识和对待疾病,学习新的应对方式,接受和应付不良情绪,同时也有利于让患者在不断的交谈中认识患病的原因,增强应对能力。

（4）帮助患者学会放松:如静坐、慢跑、利用生物反馈训练肌肉放松等。

3. 惊恐发作的护理　在患者发病时,专科护士应镇静、稳重,立即让患者脱离应激源或改变环境,并明确告诉患者,发作不会危及生命,病情一定能控制。对于急性期患者,要加强陪伴,态度和蔼,耐心倾听,对其表示理解和同情,并给予适当的安抚。对患者当前的应对机制表示认可、理解和支持,鼓励患者用可控制和接受的方式表达焦虑、激动,允许患者自我发泄。当患者的焦虑反应表现为挑衅和敌意时,应适当限制,并针对可能出现的问题预先制定相应的处理措施。对于坐立不安、不愿独处又不愿到人多处的患者,应该尊重其选择,尽量创造有利于治疗的环境,允许患者保留自己的空间和注意保护其隐私,必要时专人陪护。间歇期教会患者放松技术,参加生物反馈治疗,适当应用药物,避免再次发作,同时做好家属工作,争取家庭和社会的理解和支持。

4. 药物护理　在用药之前详细地向患者及家属介绍所用药物的药名、作用与不良反应,可以减轻患者焦虑,同时指导患者主动服药,培养患者用药的主动性,服药后注意加强观察药物的疗效及其副作用。

5. 社会功能方面的护理 重点内容为协助患者获得社会支持,协助患者及家庭维持正常的角色行为。专科护士应协助分析患者可能的家庭困扰,确认正向的人际关系,并对存在的困扰进行分析,寻求解决方法。

6. 健康教育 根据患者特点,发展个体化的健康教育方式来提高患者对健康与疾病知识的认识,指导患者制定自我照顾计划,使其在面对下一个应激源时不会再重蹈覆辙。

三、抑郁

抑郁主要表现为情绪低落,兴趣减低,悲观,思维迟缓,缺乏主动性,自责自罪,饮食、睡眠差,担心自己患有各种疾病,感到全身多处不适,严重者可出现自杀念头和行为。临床上内外科患者常出现不同程度的抑郁症状,严重者甚至出现抑郁发作。

抑郁发病有明显的家族遗传倾向,大量的研究资料表明,中枢神经递质代谢异常和相应受体功能的改变,以及神经内分泌系统功能失调可能与抑郁的发生有关。重大的负性生活事件可使具有易感素质的人群发病。

(一)临床表现

抑郁发作的患者典型表现为情绪低落、思维迟缓、意志活动减退。抑郁症状必须持续存在2周以上才考虑抑郁发作的诊断。专科护士应该根据患者的具体情况评估症状以及严重程度。

1. 情绪低落 患者表现为苦恼忧伤,整日忧心忡忡,闷闷不乐,愁眉不展,无精打采,精力减退,丧失了对既往生活的乐趣,其情绪不会因愉悦的环境和事件而改变,对家人和朋友同样失去热情,甚至悲观绝望,痛苦难熬。还有些患者如更年期和老年患者,可在抑郁情绪的基础上出现焦虑等症状。患者常常自我评价过低,常有自责自罪感,有悲观厌世和自杀打算。患者最危险的是反复出现自杀企图和自杀行为。

2. 思维迟缓 表现为主动性言语减少,声调低,语速明显减慢,回答问题费力,需等待很久,学习工作能力明显下降。

3. 意志活动减退 患者精力缺乏,表现为主动性活动明显减少,不愿意参加外界活动,患者自觉精力、能力不如以往,无法胜任原先的工作,甚至个人生活也懒于料理。

4. 精神病性症状 部分患者可出现关系、被害、罪恶、贫穷等妄想,部分患者在躯体不适的基础上易产生疑病观念,可发展为疑病妄想,抑郁发作时也能出现幻觉,人格解体,现实解体,强迫和恐怖症状,对疾病缺乏自知力,还有部分患者(尤其是老年人)思维联想显著迟缓,记忆力下降,影响患者的认知功能,出现"抑郁性假性痴呆"。

5. 躯体症状 大部分抑郁患者都有躯体症状,如心悸、胸闷、胃肠不适、便秘、食欲下降和体重减轻、性功能低下、甚至阳痿或闭经等。睡眠障碍也比较突出,多为入睡困难、睡眠浅,典型的睡眠障碍特征是凌晨早醒,少数患者表现睡眠过多。

(二)治疗

治疗抑郁发作的药物包括选择性5-羟色胺再摄取抑制剂、传统的三环类抗抑郁剂、单胺氧化酶抑制剂和其他新型抗抑郁剂等。治疗方案遵循个体化的基本原则。心理治疗和家庭干预能帮助患者减少抑郁行为,对于轻中度的患者效果好,对于有明显自杀观念和行为的患者,应提供及时有效的危机干预措施。

（三）护理评估

1. 生理功能评估　评估患者的精神状态、体重、食欲、睡眠、性欲等情况。

2. 心理 - 社会功能评估　评估患者的认知、情感、意志活动等情况；评估患者病前个性特征、病前生活事件；评估患者对应付挫折与压力的心理行为方式及效果，对住院治疗的态度。评估患者的家族史、家庭生活环境与经济状况，本人受教育程度，人际关系是否融洽，社会功能是否受损，社会支持系统等。评估常用的量表有焦虑自评量表、抑郁自评量表、埃森克人格问卷、社会适应能力、应对能力及社会支持系统量表等。

（四）常见护理问题

1. 有自杀自伤的危险　与自责自罪观念和无价值感受、悲观绝望的情绪有关。

2. 营养失调：低于机体需要　与食欲下降能量摄入不足有关。

3. 睡眠型态紊乱　与晨重夕轻悲观情绪和对精神困扰个人无力应对有关。

4. 自我形象紊乱 - 低自尊　与悲观情绪、自责自罪观念有关。

5. 社交孤立　与严重悲观情绪和健康状况有关。

6. 生活自理能力下降　与悲观情绪懒于生活料理及不顾个人卫生有关。

7. 个人应对无效　与不能满足角色期望、无力解决来自各方面的问题有关。

（五）护理措施

1. 一般护理　根据患者的具体情况，制定护理对策，协助患者做好日常生活护理。保证高热量、高蛋白、高维生素饮食。睡眠障碍患者为其创造良好的睡眠环境、安排合理的作息制度、养成良好的睡眠习惯等，改善睡眠状态。有自杀倾向的患者夜间加强巡视，防范意外出现。

2. 症状护理　自杀观念与行为是抑郁患者最严重而危险的症状。专科护士应及早发现患者任何自杀的征兆，团结协作，互通信息，避免错过挽救患者生命的良好机会；在观察病情过程中，专科护士不能放松警惕，被患者的假象所迷惑，更不能对患者冷淡，建立良好的护患关系和密切观察病情是防范自杀行为发生最行之有效的护理措施之一。

3. 安全护理　根据患者抑郁情绪情况，妥善安排患者，及时辨认自杀意图的强度和可能采取的方式，做好危险物品的管理，保证患者安全。

4. 药物护理　药物是治疗抑郁发作的有效手段，在病情允许的情况下，告知患者遵医嘱服药的重要性，勿擅自停药或减药，协助患者用药并观察药物的不良反应，在用药的过程中专科护士密切观察患者的合作性及用药后的疗效和副反应，如有异常及时通知医生。

5. 心理护理　专科护士要尊重患者的隐私权，与患者建立良好的护患关系，启发和帮助患者以正确的态度对待疾病，调动患者积极的情绪，帮助患者回顾自己的优点、长处和成就，增加自信。

6. 健康教育　帮助制定每日活动计划表，帮助患者对每天的活动做出评价，增加患者成功的自信心。患者恢复期应安排好工作及学习，让患者认识到自己的社会价值，消除和避免对病情康复不利因素。为患者创造良好人际接触的机会，鼓励患者增强自理能力和社会适应能力，增强社交技巧，提高自尊。教会患者应对失眠和早醒的方法。指导患者坚持按时用药，掌握药物的不良反应及临床表现，预防复发。

四、创伤后应激障碍

创伤后应激障碍是指个体在面临异乎强烈的威胁性、灾难性精神刺激后，延迟性或持续性发生的一类临床症状严重、极大损害精神健康的应激障碍。常见应激事件包括洪水、地震、战争、凶杀、严重事故、被强暴、被绑架等,常引起患者极度恐惧、紧张害怕和无助感等不适。应激刺激的大小、个体暴露在创伤情境的时间、个体人格特征、个人经历、社会支持、心理因素等对病情和病程都有很大的影响。在内外科患者中,特别是重大应激事件造成的内外科患者,专科护士除了注意评估躯体疾病之外,也要及时发现有无创伤后应激障碍的发生。

(一)临床表现

创伤后应激障碍最典型的临床表现是与创伤有关的情境或内容无法控制地以各种形式反复闯入患者的意识中,使患者痛苦不堪。患者有时表现为梦中反复重现创伤性事件或做梦魇;有时出现错觉、幻觉,持续时间从数秒到几天不等,称为闪回,此时患者仿佛处于创伤性事件发生时,重新表现出事件发生时所伴发的各种情感。与创伤性事件相关联或相似的事件、情境等,都可能促发患者的应激反应。

在创伤性事件后,患者回避与创伤性事件有关的刺激。包括与创伤有关的人、物、环境,以及有关的想法、话题等。病情较严重甚至出现不能回忆有关创伤的一些内容。患者常表现木然、对任何事情无兴趣,与他人疏远,甚至格格不入;难以体验和表达细腻的情感;对未来心灰意懒,严重者甚至出现自杀念头或行为。

多数患者会出现持续性的高度警觉状态,表现为过度警觉、易受惊吓、激惹性增高、焦虑、入睡困难等症状。

(二)治疗

1. 心理治疗 认知行为治疗、精神动力学治疗、团体心理治疗、眼动脱敏再处理治疗等心理治疗方法,对创伤事件受害者均有疗效。其中,认知行为治疗是对急性和慢性创伤后应激障碍核心症状的有效疗法,认知行为治疗的核心是暴露疗法,帮助患者找出并改变对创伤性事件的不合理假设、评价、认知,处理存在的内疚感和自责感;帮助患者学习新的应对方式;教给患者放松和焦虑管理技术,如放松训练、呼吸训练、自信训练等。

2. 药物治疗 药物治疗可以缓解患者的症状,加强心理治疗的效果。根据患者的症状特点,选用药物包括抗抑郁剂、抗焦虑剂、锂盐等。各类抗抑郁剂除能改善睡眠、焦虑症状外,还能减轻闯入和回避症状。目前认为首选治疗药物是选择性五羟色胺再摄取抑制剂(SSRIs),疗效和安全性好,不良反应轻,有最高的临床证据水平。在药物治疗时,治疗时间和剂量都应充分。

(三)护理评估

1. 生理评估 评估躯体的一般情况和各器官功能水平,包括营养、食欲、便秘、睡眠、作息时间等。

2. 心理评估 意识是否清晰,定向力如何,有无幻觉、妄想等。有无抑郁、焦虑、惊恐、淡漠等,情绪稳定性如何。意志行为活动是否正常。有无潜在或现存的冲动、伤人、自杀、木僵等行为,有无性格改变、退缩、不愿接触人、生活无规律、失眠等。

3. 社会功能评估 评估患者的个人史、日常生活能力、职业功能、社会角色、文化水平等。

4. 家庭、环境评估 患者家属对疾病的认识情况,对患者所持的态度,患者与亲属及朋友的人际关系,患者可利用的社会资源等。

5. 应激源及应激过程的评估 评估应激源的发生原因、强度、持续时间,患者的主观感受及评价、疾病发作与心理创伤的关系等。

（四）常见护理问题

1. 睡眠形态紊乱　与应激事件导致的情绪不稳、不安、无法停止担心、环境改变、精神运动性兴奋有关。

2. 焦虑　与长期面对应激事件、主观感觉不安、无法停止担心有关。

3. 恐惧　与经历强烈的应激、反复出现闯入性症状有关。

4. 感知改变　与应激引起的反应有关。

5. 应对无效　与应激持续存在有关。

6. 有自杀自伤的危险　与应激事件引起的焦虑、抑郁情绪有关。

7. 有暴力行为的危险　与意识障碍和行为障碍有关。

8. 社交功能受损　与应激事件引起的行为障碍有关。

（五）护理措施

1. 一般护理　满足患者饮食、睡眠、个人卫生等基础护理需要。

2. 安全护理　提供安全舒适的环境，加强观察和关心患者，注意有无自杀自伤、暴力行为的征兆出现。一旦发现，应立即采取相应措施，确保人员安全。

3. 心理护理　专科护士要有足够的爱心和耐心，与患者建立良好的护患关系，帮助患者了解自己的状态和疾病的特点；帮助患者纠正自身的负性认知，建立积极的应对策略，形成积极的应对方式。认同、理解患者当前的应对机制，鼓励患者适当表达焦虑、激动，允许自我发泄（如来回踱步、谈话、哭泣等），但不要过分关注。患者表现有挑衅和敌意时，需适当限制，必要时设专人陪护。发生意识障碍时，应加强生活护理和观察，防止其他患者的伤害和防止走失等意外。在间歇期教会患者放松技术，与医生合作做好暗示治疗、行为治疗等。在严重应激障碍发作时，应将家属隔离。必要时遵医嘱给予药物治疗。

4. 健康教育　使患者和家属对应激相关障碍的发生有正确的认识，消除模糊观念引起的焦虑、抑郁。使家属理解患者的痛苦和困境，既要关心和尊重患者，又不要过分迁就或强制患者。协助患者合理安排工作、生活，恰当处理与患者的关系，并教会家属帮助患者恢复社会功能。

五、身体意象紊乱

身体意象指个人潜意识中，对自身身体外形、特征与身体结构所形成的一种主观性、综合性、评价性的概念与想法。身体意象也是一种自我概念，是个人主观的知觉感受及存在经验，透过感官知觉的过程，再经由个体自己意识或潜意识的主观经验的诠释，表现出对自己身体的感觉、结构、功能的综合评价。

（一）临床表现

身体意象紊乱的表现包括身体结构或功能，以及语言或非语言的反应。例如不愿注视或触摸身体的某一部位，隐藏或过分暴露身体的某一部分；对身体有负向的感受，拒绝承认现有的身体改变；对失去的部分表现出自残的行为等；社交活动参与度改变，不愿与人接触，有社会隔离的现象。

（二）护理评估

1. 生理评估

（1）评估患者身体外观或结构的改变：如因手术、截肢，丧失身体某个部位或功能；如放射或化学治疗，造成严重掉发、水肿等。

（2）评估患者身体知觉/感觉的改变：如心血管疾病造成的中风、车祸造成的头部或脊髓损伤、糖尿病引起的神经末梢感觉改变、白内障等。

2. 心理-社会状况评估

（1）个人发展因素：青少年对身体外观的不满意，如认为过度肥胖、太丑或有青春痘；老年人身体的老化，造成个人身体功能的衰退等。

（2）个人心理因素：评估患者对治疗的准备及了解程度，评估患者认为理想中的自己应该如何，或在手术前与患者讨论术后对身体外观与功能的期待是怎么样的，是否有不合理的期待等。

（3）社会文化因素：评估患者教育程度、职业情况、经济情况、角色改变、个人信仰的改变等，评估患者社会支持网络和资源，评估患者及家庭成员对身体意象改变的看法及感受。

（三）常见护理问题

1. 个人应对无效　与缺乏正向面对压力的能力有关。

2. 身体意象紊乱　与手术造成身体明显改变、失去身体的一部分有关。

3. 有对自己施行暴力的危险　与自卑有关。

4. 有自杀的危险　与身体意象改变有关。

5. 社交障碍　与身体结构或功能受损导致活动不足或不良有关。

6. 长期自尊低下　与身体外观或功能受损有关。

7. 无望感　与缺乏解决问题的方法或途径有关。

8. 睡眠形态紊乱　与身体机构改变、活动减少或不足有关。

（四）护理措施

1. 做好前期宣教　治疗前或术前使用教育资料如图片、视频等给予相关宣教，使患者对于治疗或术后的身体变化有较好的心理准备。

2. 注意沟通技巧　与患者建立治疗性人际关系及良好的信任关系，耐心倾听、适时鼓励及给予赞美，鼓励其表达看法或感受，以建立患者的自信心及自我肯定，协助患者渐进式地接受身体改变，如正视、触摸手术部位或参与治疗。

3. 共同参与护理　与患者一起针对身体改变程度做整体性评估，与其共同制定护理目标及自我照顾的方法，适时提供必要的相关资讯，如自我照顾技巧，外观修饰技巧（如化妆或衣服修饰等），以协助修饰身体外观的改变。处理患者行为及情绪变化，协助发掘本身的能力及优点，并鼓励发挥作用。护理过程中专科护士对患者的现况及问题应持续进行评价，当问题无法获得有效改善时，需重新设定护理目标，护理过程也需重新开始。

4. 协助寻求支持　可与家属讨论支持患者的方法，如重要人物、宗教信仰等，鼓励对患者有意义或重要的人来给予支持；介绍病友团体或其他相关支持团体；需要时请精神科医生帮助患者适应。

六、物质成瘾

精神活性物质（psychoactive substances）又称物质或成瘾物质、药物，指具有很强成瘾性并在社会上禁止使用的化学物质。精神活性物质的分类有中枢神经系统兴奋剂，如咖啡因、可卡因、苯丙胺（冰毒、麻果）等；中枢神经系统抑制剂，如巴比妥类、苯二氮䓬类、酒精等；大麻类；致幻剂如麦角酸二乙酰胺、仙人掌毒素、氯胺酮、苯环己哌啶等；阿片类，如鸦片、吗啡、海洛因、美沙酮、哌替啶等；挥发性有机溶剂，如丙酮、汽油、稀释剂、甲苯、嗅胶等；

烟草等。毒品是其社会学的概念，主要有阿片类、可卡因、大麻、兴奋剂等药物。精神活性物质摄入人体后能够使人类精神活动如情绪、行为、意识状态发生改变，并且形成依赖作用，使用这类物质使人在心理、生理上获得某种特殊状态。

（一）临床表现

依赖（dependence）是一组认知、行为和生理症状群，使用者明知使用成瘾物质会带来健康问题，却仍然继续使用。依赖指使用者不顾一切后果而冲动性使用药物，是自我失去控制的表现。依赖分为躯体依赖和心理依赖两大类。

1. 躯体依赖　也称生理依赖，主要表现为耐受性增加和戒断症状，是由于反复用药造成的一种病理性适应状态。

2. 心理依赖　又称精神依赖，使吸食者产生一种愉快满足或欣快的感觉，可表现为不可控制的用药渴求，驱使使用者为寻求这种感觉而反复使用药物，表现为所谓的渴求状态。躯体依赖可在停药后短时间内减轻或消除，而心理依赖可能持续相当长的时间。

长期使用某种精神活性物质，使用者必须增加使用剂量方能获得所需的效果，或使用原来的剂量则达不到使用者所追求的效果，称为耐受性。

3. 戒断综合征　停止使用药物或减少使用剂量或使用拮抗剂占据受体后，患者会出现与其药物本身药理作用相反的综合征，该症状称为戒断综合征。物质成瘾会引起严重的社会和医疗问题，停药或减药后会引起戒断综合征。不同药物所致的戒断症状因其药理特性不同而不同，如酒精戒断后出现的是不眠、兴奋，甚至癫痫样发作等症状群。

（二）护理评估

1. 用药史评估　评估患者应用精神活性物质史，如有无酗酒史或其他成瘾物质的使用史，治疗情况。

2. 生理评估　评估患者生命体征、睡眠、饮食、全身营养状况，吸毒时间及剂量，躯体和精神依赖的表现，戒断综合征的症状以及对疾病的认识，实验室的各项检查及社会功能和精神障碍症状。

3. 心理 - 社会状况评估　评估患者有无意识障碍、定向障碍、认知（错觉、幻觉、妄想、注意力及记忆的状况）、情感（焦虑、恐惧、易激惹）、意志行为（兴奋、自伤、吵闹不休、冲动打人等）问题；评估患者的人格特征；评估患者的社会功能有无减弱，与家庭成员的关系，社会支持系统的状况等。

（三）常见护理问题

1. 急性意识障碍　与中毒、戒断综合征有关。

2. 营养失调：低于机体需要量　与营养摄入不足有关。

3. 睡眠型态紊乱　与生活无规律，过度兴奋、震颤、噩梦有关。

4. 潜在并发症：有感染的危险　与免疫力下降，不良卫生习惯有关。

5. 感知改变　与严重慢性中毒有关。

6. 思维过程改变　与严重中毒，神经系统损害有关。

7. 情绪障碍（焦虑、抑郁）　与心理需求未满足，调适机制障碍、戒断症状有关。

8. 自我概念紊乱　与缺乏正向反馈、家庭关系不和睦、认知有关。

9. 有暴力行为的危险（针对自己或他人）　与戒断后躯体反应有关。

10. 社交障碍　与戒断综合征、行为方式不被认同，社交退缩有关。

11. 家庭应对无效　与家庭矛盾、婚姻破裂及异常行为准则有关。

（四）护理措施

1. 基础护理 包括饮食及安全护理。精神活性物质依赖患者饮食无规律，大多食欲下降、厌食，戒断反应重时拒绝进食，因而营养不良，抵抗力低下。专科护士应观察患者进食情况，尽量保证充足营养，必要时鼻饲或给予静脉营养支持。

2. 安全护理 严格安全管理和规章制度的执行，加强危险物品的管理。杜绝毒品、酒精及酒类饮料的来源，防止患者觅取和使用。

3. 对症护理 对症护理主要是药物依赖患者戒断综合征的护理。戒断期协助患者度过戒药过程中所出现的焦躁反应，可通过运动、音乐、绘画、园艺等休闲活动转移其注意力。出现戒断症状需专人守护，对谵妄、躁动患者要加床挡或给予约束，防止坠床摔伤。对有失眠、震颤、恐惧或以抽搐为先导等症状者，应及时发现，并予以妥善护理。备好急救器械和药品。

4. 心理护理

（1）脱瘾期：包括法制教育，使患者了解国家打击毒品犯罪的法律手段和对毒品的管制措施，了解毒品对国家、社会和个人的危害；了解患者的精神状态、行为变化，帮助患者树立治疗信心；根据患者年龄、职业、爱好等制定心理护理方案，使患者从扭曲的心理状态中解脱出来；建立有效的护患关系，保持非批判性态度，取得患者信任，使患者积极配合治疗。

（2）恢复期：此期需加强文化修养与心理素质的培养；督促患者按时服药，定期复查；安排力所能及的工作及对健康有益的社会活动，帮助患者养成良好的生活习惯，树立自信心重返社会；根据患者个人能力和以往经验培养其解决问题的适当对策，对以往有效应对行为给予积极的肯定和支持，并提供各种选择方案，鼓励进行尝试，处理应着重于消除明确的负性强化因素。

5. 心理行为治疗

（1）动机强化治疗：帮助患者认识自己的问题，制订治疗计划并帮助其坚持治疗，有助于提高戒毒治疗的成功率。

（2）认知治疗：改变患者的不良认知方式，帮助其正确应对急、慢性药物渴求，强化患者的不吸毒行为，预防复吸。

（3）预防复吸治疗：帮助患者提高自我效能与应对复吸高危情景的能力，识别诱发药物渴求、复吸的心理及环境因素，找出有效应对的方法，降低复吸率。

（4）行为治疗：行为疗法的机制为经典性条件反射，目的在于建立厌恶性条件反射，使患者产生对酒的厌恶感，消除对酒的依赖。强化不吸毒行为及其他健康行为，降低复吸的可能性。

（5）集体治疗：参加各种形式的戒酒戒毒活动、组织或协会。

（6）家庭治疗：为了使患者戒酒成功和避免复发，必须取得患者单位及家庭的支持，提高治疗支持程度，以巩固疗效，促进其职业和社会功能恢复。

七、暴力

暴力（violence）行为通常是指一种强烈的攻击行为，可能是身体的、言语的或象征性的攻击行为，对患者、家庭及社会造成严重危害甚至危及生命。是精神科最为常见的急危事件，在家庭、社区、医院等场所均可发生。

（一）临床表现

精神疾病患者的暴力行为主要是基于愤怒、敌意、憎恨或不满等情绪，对他人、自身和其他目标所采取的破坏性攻击行为,其对象可以直接表现在对某一个人躯体上的伤害或对某一物体的严重破坏性上,还可潜在地表现为言语性的威胁或冲动姿态。

(二)护理评估

1. 暴力行为发生的原因评估

(1)精神症状:大多数的患者在行使暴力时都处于精神症状控制下,与暴力行为相关的主要精神症状包括妄想、幻觉、躁狂状态、冲动、情绪障碍和意识障碍等。

(2)心理学因素:主要包括心理发展和个性特征。早期的心理发育或生活经历与暴力行为密切相关,个体受到挫折或受到精神症状控制时,是采用暴力行为还是用退缩、压抑等方式来应对,与个体的性格、应对方式有关。反社会性人格障碍和边缘性人格障碍患者,暴力行为发生率相当高。

(3)社会与人口学因素:社会环境、文化等因素会影响精神疾病患者暴力行为的发生。年龄、性别、婚姻状况等人口学因素也是暴力行为危险因素需评估的方面,年轻、男性、单身患者发生暴力行为的可能性较大。有暴力行为史的患者发生率高于一般患者。

2. 暴力行为发生的征兆评估

(1)先兆行为:早期会出现一些异常兴奋行为,如踱步、不能静坐、握拳或用拳击物、下颚紧绷、呼吸增快、全身肌肉紧张,突然停止正在进行的动作等。

(2)语言方面:有一些语言的暗示,如威胁真实或想象的对象,强迫别人注意,说话声音变大,带敌意性威胁、谩骂,不合理要求增多,妄想性言语等。

(3)情感方面:与逐步升级的兴奋行为相伴随的情感表现,如愤怒、敌意、异常焦虑、易激惹、异常欣快、情感不稳定,预示着患者情绪即将失去控制。

(4)意识水平:意识状态发生改变,如思维混乱,精神状态突然改变,定向力缺乏,记忆力损害,无力改变自身现状等。

(三)常见护理问题

有暴力行为的危险(对他人)　与精神症状、应对方式、环境因素等有关。

(四)护理措施

1. 注意交流技巧　医护人员在与患者沟通交流时,要保持恰当的交往距离(与有暴力倾向的患者交流时须有1个手臂以上的交往距离),态度和蔼可亲,语调平静低沉,避免刺激性语言和威胁性、紧张性或突然性的姿势;给患者做治疗时应尊重患者,尽可能满足患者的一些合理要求,不争执;避免患者参与一些竞争性的工娱疗活动;避免在患者面前或视线内与人私语,以免产生敌意。

2. 加强环境管理　保持环境安静、整洁,避免嘈杂、拥挤、强光等环境刺激;定时定人进行安全检查,管理好各种危险物品,如刀、棍、锐器、碎玻璃、火柴、打火机、燃油等,以免被冲动的患者拿做攻击的工具。

3. 暴力行为的紧急处理　安全第一,即首先应考虑人员安全,包括医护人员、暴力行为者、其他患者及亲属的安全。若有可能,应按照急危状态处理预案,选派有经验的医护人员参与处理暴力行为。采取必要措施防止患者发生意外,切忌采用威胁的手段与方法,以免患者发生自杀自伤。尽快疏散围观人群,转移被攻击对象。发生暴力行为时紧急处理方法一般多采用言语安抚、约束隔离和应用药物三种方法。

(叶红芳)

第二节　性　问　题

性功能障碍是一组与心理-社会因素密切相关的性活动过程中的某些阶段发生的生理功能障碍。对于日常生活或社会功能造成影响，给患者带来明显痛苦。

性功能障碍的病因比较复杂，通常由患者个性特点、生活经历、应激事件、心理-社会因素等相互作用所致。常见的非器质性性功能障碍有性欲减退、阴冷、性高潮障碍、阳痿、早泄、阴道痉挛以及性交疼痛等。

一、女性常见的性问题

（一）性高潮障碍

性高潮障碍是指持续地发生性交时缺乏性乐高潮的体验，女性多见，男性往往同时伴有不射精或射精显著迟缓。

（二）阴冷

阴冷是指成年女性有性欲，但难以产生或维持满意的性交所需要的生殖器适当反应，以致于性交时阴茎不能舒适地插入阴道。

（三）阴道痉挛

阴道痉挛是指性交时阴道肌肉强烈收缩，致使阴茎插入困难或者引起疼痛。

（四）性交疼痛

性交疼痛是指性交时引起男性或女性生殖器疼痛。

二、男性常见的性问题

（一）阳痿

阳痿是指成年男性在性活动的场合下有性欲，但难以产生或维持满意的性交所需要的阴茎勃起或勃起不充分或历时短暂，以致于不能插入阴道完成性交过程。但在手淫时、睡梦中、早晨醒来等其他情况下可以勃起。

（二）早泄

早泄是指持续地发生性交时，射精过早导致性交不满意，或阴茎未插入阴道时就射精。

（三）性欲减退

性欲减退是指成人持续存在性兴趣和性活动降低，甚至丧失。表现为性欲望、性爱好及有关的性思考或性幻想缺乏。男性女性均可出现。

三、性问题护理

（一）护理评估

关于性问题的评估需注意以下几方面：①疾病、药物及住院都将干扰性功能。②专科护士和其他专业人员要注意到患者性需要的满足。③专科护士需具备收集患者性生活史资料的技巧，能让其自然地表达其性需要，提供有效的护理措施。

1. 用药史评估　评估患者是否因药物影响其性功能，如服用镇静剂、抗抑郁剂、降血压药、抗痉挛药物或酒精药物依赖等情况。

2. 生理评估　评估患者年龄，如女性是否在更年期；评估患者的疾病史，有无糖尿病、中风、前列腺手术、子宫内膜异位症、阴道手术等，评估患者生命体征、睡眠、饮食等状况以及对疾病的认识。

3. 心理-社会状况评估　评估患者的心理状态，有无失望、罪恶感、焦虑或对性行为的恐惧等心理状态，评估患者的人格特征；评估患者的社会功能有无减弱，与家庭成员的关系，社会支持系统状况等。

（二）护理措施

1. 专科护士与患者沟通时应该营造一个患者愿意讨论性问题的氛围，让患者放下心理包袱。

2. 了解患者的信念、态度、对性问题和性功能的理解，引导患者树立正向的信念。

3. 为患者的性问题提供合适的资源。

4. 通过安全性生活，进行性传播疾病以及家庭计划的知识宣教。

（楼数慧）

第三节　文化与信仰问题

一、文化概况

文化指不同个体、群体通过学习、分享和传播等途径所形成的生活方式、价值观、信念与信仰、行为标准、个性特征及实践活动的总称，以一定的方式传承，并用以指导人的思维方式、生活决策和行动方式等。

二、文化护理

（一）跨文化理论

随着现代社会的进步、科技的发展及经济的全球化趋势，不同国家和地区的人与人之间的接触与交往日益增多，形成了多元文化。在生理-心理-社会医学模式的指导下，跨文化护理就是社会多元文化发展的结果。

马德莱娜·莱宁格于20世纪50年代中期即开始跨文化护理研究，在与患儿及其父母的接触过程中，观察并了解到儿童中反复出现的行为差异由不同的文化背景造成。然后她开始探讨关于将文化因素对护理的影响以及将护理与人类学整合在一起的可能性。

（二）跨文化理论基本观点

跨文化护理理论的重点是文化，其中心是跨文化护理与人类护理关怀。莱宁格认为，护理的本质是文化照护，而照护是护理的中心思想，是护理活动的原动力，它是专科护士为服务对象提供合乎其文化背景的护理基础。

（三）文化护理

护理是一门为他人服务的专业与学科。为从多角度全方位满足患者的需求，专科护士应评估患者的宗教、种族、性别、职业、经济社会地位等文化背景，理解其在特定的文化背景下所产生的行为，从而制订个体化的护理计划，提供相应的文化护理，以满足患者生理、心理及社会文化等方面的护理需求。

1. 文化护理的原则

（1）综合性原则：在对住院患者的护理过程中，应采取多方面的护理措施，使患者能尽快适应医院的文化环境。

（2）教育原则：在住院期间，患者往往有获得有关疾病方面知识的需求，专科护士应根据患者的文化背景（如接受能力、知识水平），有目的、有计划、有步骤地对患者进行健康教育。

（3）调动原则：文化护理的目的之一是调动患者的主观能动性和潜在能力，配合患者的文化需求，调动其参与意识，使患者积极配合疾病的治疗和护理，做一些力所能及的自我护理，使其对疾病的预后充满信心。

（4）尊重原则：专科护士在护理患者时，应充分尊重患者的价值观、意愿、信仰、习俗等，创造条件满足患者的文化需求。

（5）疏导原则：在文化护理过程中，若出现文化冲突，应在尊重原则的指导下对患者进行疏导，在有利于患者康复的基础上引导患者，使其能领悟、接受新文化护理。

（6）整体原则：实施护理时，不仅需考虑到患者本人因素，还应评估家庭、社会因素，争取得到各方面的合作、支持和帮助，帮助患者适应医院的文化环境。

2. 文化护理措施

专科护士在实践中应尊重不同文化背景下患者的文化需求、健康 - 疾病的观念、信仰和行为方式，为其提供多层次、多体系、全方位、高水平、有意义和有效的护理服务。具体包括：

（1）正确评估患者的文化背景：在护理服务中，专科护士要正确评估患者的文化背景，了解与其健康有关的文化信息，包括疾病的解释、对治疗及预防的认知等。

（2）帮助患者融入医院的文化环境：专科护士应在患者入院时，热情、礼貌地接待，帮助其尽快熟悉医院环境，消除其陌生感，护理过程中尽量少用专业术语。

（3）提供适合患者文化环境的护理

1）理解患者的行为：专科护士应理解患者对待专科护士的态度和行为，应根据具体情况进行健康教育、辅导和指导，满足患者的文化需求。

2）明确患者对疾病的反应：专科护士在实施护理的过程中，应动态地了解患者的健康问题，以及患者对健康问题的表达和申述方式。通过对患者的临床护理与其建立良好的护患关系，进一步明确患者的社会心理问题，制定相应的护理措施，与患者及其家属一起共同完成护理活动。

3）尊重患者的风俗习惯：首先应在饮食方面尊重患者的风俗习惯。此外，在病情观察、疼痛护理、临终护理、尸体料理和悲伤表达方式等方面应尊重患者的文化模式。

4）寻找支持系统：家庭是患者的一个重要的支持系统，专科护士应了解患者的家庭结构、家庭功能、亲子关系、教育方式等情况，利用家庭支持系统的支持来预防应对文化休克。

5）注意价值观念的差异：不同民族和文化背景下，会产生不同的生活方式、信仰、价值观念，专科护士应注意不同文化背景的患者价值观念的差异。

6）尊重患者的心理体验和感受：不同文化背景的个体对待同一个问题有不同的解释模式，专科护士不能因为不同文化背景的差异而取笑对方，甚至认为其不可理喻而不理睬。

三、不同信仰护理

信仰(faith),是指对某人或某种主张、主义、宗教极度相信和尊重,作为自己的行为准则。信仰是人对人生观、价值观和世界观等的选择,一般是由外在因素所形成,受到父母、社会、宗教和传统影响。专科护士在护理患者过程中,应该评估患者的信仰情况,根据患者的不同信仰给予合适的护理措施。

初次接诊的过程中,专科护士需要评估患者是否有宗教信仰方面的偏好,最好在患者独处时询问有关信仰方面的问题,以免受到家人或朋友看法的影响。

(楼数慧)

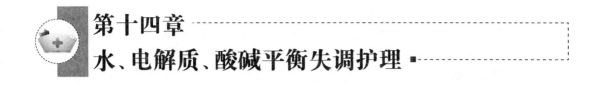

第十四章
水、电解质、酸碱平衡失调护理

第一节　概　述

人体正常的水、电解质含量,渗透压和酸碱度是维持机体代谢和各器官生理功能的基本保证。严重的创伤、感染等内外科疾病和手术可以导致体内水、电解质和酸碱平衡的失调,若超过机体的代偿能力,则可产生严重后果。

一、体液平衡

体液主要由水、电解质、低分子有机化合物及蛋白质等组成,随着个体性别、年龄及胖瘦的不同,体液总量也有所差别。成年男性体液量大约占体重的60%,由于女性的体脂含量多于男性,因此成年女性的体液量约占体重的50%。小儿脂肪含量较少,所以体液占体重比例较高,婴幼儿体液量可高达体重的70%~80%,随着年龄的增长及体内脂肪含量的增加,体液总量逐渐下降。

体液由细胞内液(intracellular fluid,ICF)和细胞外液(extracellular fluid,ECF)两部分组成,其中细胞外液又包括血浆和组织间液。细胞内液绝大部分存在于骨骼肌中,约占男性体重的40%,女性体重的35%;细胞外液约占体重的20%,其中血浆占5%,组织间液占15%。绝大部分组织间液和血浆具有快速平衡水、电解质的作用,因此又称为功能性细胞外液。另有小部分组织间液(占体重的1%~2%)在维持体液平衡方面的作用较小,称为无功能性细胞外液,如脑脊液、胸腔液、腹腔液、消化液、关节液等。消化液虽为无功能性细胞外液,但其变化也可导致机体水、电解质和酸碱平衡的显著失调。

细胞外液中主要的阳离子是 Na^+,主要的阴离子是 Cl^-、HCO_3^- 和蛋白质。细胞内液的主要阳离子是 K^+ 和 Mg^{2+},主要阴离子是 HPO_4^{2-} 和蛋白质。

(一)水平衡

水是体液的主要组成部分,它能够保证细胞的正常功能和维持稳态,为细胞内的化学反应以及营养物质、电解质、氧气、代谢废物的运输提供媒介。水对于体温的调控也很重要,并且常作为润滑剂起作用。

1. 水的摄入　体内水的来源主要是饮水、食物含水和代谢氧化生水。成人每日饮水约为1 600ml,食物中含水约为700ml,代谢氧化生水约为200ml,合计每日水分摄入量约为2 500ml。

2. 水的排出

(1)排尿:肾脏在水分的排出过程中起主要作用。尿量会随着水分摄入的多少和其他途径排水的多少而增减。通常成人每日排尿为1 000~2 000ml,平均约为1 500ml。

(2)皮肤及呼吸蒸发:又称隐性失水,每日约800ml。每日经呼吸蒸发的水量约为300ml,经呼吸失水量的多少取决于呼吸的速度和幅度。每日经皮肤蒸发的水量约为

500ml，出汗是皮肤失水的另一种形式，其失水量远大于皮肤蒸发。

（3）粪便：成人每日约有 8 000ml 的消化液进入消化道，包括唾液、胃液、胆汁、胰液和肠液等，其中大部分水分及电解质被重吸收，最后剩下 200ml 左右水分随粪便排出。

（二）电解质平衡

随饮食摄入的电解质经消化道吸收并参与体内代谢，其中维持体液电解质平衡的主要电解质是 Na^+ 和 K^+。

1. 钠的平衡　正常血清钠的浓度为 135~145mmol/L。钠的主要来源为食盐，正常成人每日需要氯化钠 4~5g。钠主要经肾脏排出，一部分经汗液排出。钠在维持细胞外液的渗透压和神经肌肉的兴奋性方面发挥重要作用。

2. 钾的平衡　正常血清钾的浓度为 3.5~5.5mmol/L。钾主要来源于食物，正常成人每日需要钾 3~4g，80% 经肾脏排出。钾在维持细胞的正常代谢、维持细胞内液的渗透压和酸碱平衡、增加神经肌肉的应激性和抑制心肌收缩力方面发挥重要作用。

（三）渗透压平衡

细胞内液和细胞外液的渗透压大致相等，正常值为 290~310mmol/L，渗透压的稳定是维持细胞内外液平衡的基本保证。

（四）酸碱平衡

酸碱度适宜的体液环境是保证人体正常代谢活动的需要。体液的 H^+ 浓度常保持在一定范围内，使动脉血浆 pH 值在（7.40 ± 0.05），但由于人体在代谢过程中不断产生各种酸性与碱性物质，因此，体液中的 H^+ 浓度也处于动态变化之中。人体通过体液的缓冲系统、肺的呼吸和肾脏的排泄作用而维持酸碱平衡。

二、体液调节

（一）水、电解质平衡的调节

体液及渗透压的稳定由神经—内分泌系统调节，其中渗透压的恢复和维持主要依赖于下丘脑—神经垂体—抗利尿激素系统，而血容量的恢复和维持主要依赖于肾素—血管紧张素—醛固酮系统。此两系统共同作用于肾脏，调节水及钠等电解质的吸收及排泄，从而达到维持体液平衡、保持内环境稳定的目的。

当机体丢失水分时，细胞外液渗透压增高，刺激下丘脑—神经垂体—抗利尿激素系统，产生口渴反射而增加饮水；同时，抗利尿激素分泌增加，使肾远曲小管和集合管上皮细胞对水分的重吸收加强，尿量减少，从而起到降低细胞外液渗透压的作用。当体内水分过多时，细胞外液渗透压降低，口渴反射受到抑制，同时抗利尿激素分泌减少，肾远曲小管和集合管上皮细胞对水分的重吸收减少，尿量增加，因而保证细胞外液的渗透压在正常范围。只要血浆渗透压较正常值增减 2% 时，抗利尿激素的分泌就会有相应变化，最终使机体水分保持动态平衡。

此外，肾素—血管紧张素—醛固酮系统亦参与体液平衡的调节。当细胞外液量尤其是血容量减少时，肾素分泌增加，催化血浆中的血管紧张素原转化为血管紧张素Ⅰ和Ⅱ，进而刺激肾上腺皮质分泌醛固酮，促进肾远曲小管和集合管上皮细胞对水和钠的重吸收和对 K^+、H^+ 的排泄，以调节血容量。

（二）酸碱平衡的调节

酸碱平衡主要反映为体内 H^+ 浓度保持在一定范围内，机体正常的酸碱平衡主要通过体液的缓冲系统、肺的呼吸作用和肾的调节这三种途径来维持。

血浆的缓冲系统中以 HCO_3^-/H_2CO_3 缓冲对最为重要，HCO_3^- 的正常值平均为 24mmol/L，H_2CO_3 的正常值平均为 1.2mmol/L，当 HCO_3^-/H_2CO_3 的比例保持为 20∶1 时，血浆 pH 值维持于 7.40。当体内酸性物质过多时，过剩的 H^+ 与 HCO_3^- 结合产生 H_2CO_3，继而分解产生 CO_2 和 H_2O，通过呼吸运动排出；而当体内碱性物质过多时，过剩的 OH^- 与 H_2CO_3 结合产生 HCO_3^- 和 H_2O，从而调节机体的酸碱度。体液缓冲系统的调节发生最迅速，但作用相对有限。

肺通过调节 CO_2 排出量维持酸碱平衡。当血液的 pH 值下降，呼吸加深加快以加速 CO_2 的排出，使动脉血二氧化碳分压($PaCO_2$)下降，并调节血液的 H_2CO_3 浓度。肺对机体酸碱度的调节量较大，但仅对挥发性酸(如碳酸、酮体)起作用。

肾脏通过改变排出固定酸及保留碱性物质的量，从而维持正常的血浆 HCO_3^- 浓度，使血浆 pH 值保持不变。其调节酸碱平衡的机制为：通过 Na^+-H^+ 交换而排 H^+，通过 HCO_3^- 的重吸收而增加碱储备，通过产生 NH_3 并与 H^+ 结合成 NH_4^+ 排出，通过尿的酸化而排 H^+。

（王俊杰）

第二节　水、钠代谢紊乱患者的护理

一、等渗性缺水

等渗性缺水(isotonic dehydration)指水和钠成比例丧失，血清钠和细胞外液渗透压维持在正常范围，因可造成细胞外液量(包括循环血量)迅速减少，又称急性缺水或混合性缺水。此种缺水在外科患者中最易发生。常见于消化液的急性丧失，如大量呕吐、肠外瘘等；体液丧失，如急性腹膜炎、肠梗阻、大面积烧伤早期等。

(一)病理生理

机体对等渗性缺水的代偿启动机制是肾入球小动脉壁的压力感受器受到管内压力下降的刺激，以及肾小球滤过率下降所致的远曲小管内 Na^+ 的减少。这些可引起肾素 - 醛固酮系统的兴奋，醛固酮的分泌增加。醛固酮促进远曲小管对钠的再吸收，随钠一同被再吸收的水量也有增加，从而代偿性地使细胞外液量回升。

水和钠成比例地丧失，因此血清钠仍在正常范围，细胞外液的渗透压也可保持正常。但等渗性缺水可造成细胞外液量(包括循环血量)的迅速减少。由于丧失的液体为等渗，细胞外液的渗透压基本不变，细胞内液并不会代偿性向细胞外间隙转移，因此细胞内液的量一般不发生变化，但如果这种体液丧失持续时间较久，细胞内液也将逐渐外移，随同细胞外液一起丧失，以致引起细胞缺水。

(二)临床表现

患者有恶心、厌食、乏力、少尿、舌干燥、眼窝凹陷、皮肤干燥等症状，但无明显口渴。若在短期内丧失量达到体重的 5%，患者会出现脉搏细速、肢端湿冷、血压不稳定或下降等血容量不足之症状。当体液继续丧失达体重的 6%~7% 时，则有更严重的休克表现。休克时发生的微循环障碍必然导致酸性代谢产物的大量产生和积聚，因此常伴发代谢性酸中毒。如果患者丧失的体液主要为胃液，因有 H^+ 大量丧失，则可伴发代谢性碱中毒。

（三）辅助检查

实验室检查可发现有血液浓缩现象，包括红细胞计数、血红蛋白量和血细胞比容均明显增高。血清 Na^+、Cl^- 等一般无明显下降。尿比重增高。做动脉血气分析可判别是否有酸中毒或碱中毒存在。

（四）处理原则

若能消除病因，则缺水将很容易纠正。一般可用等渗盐水或平衡盐溶液补充血容量，但等渗盐水因其 Cl^- 含量高于血清 Cl^- 含量，大量补充有导致高氯性酸中毒的危险。平衡盐溶液内电解质含量与血浆相似，用于治疗将更安全合理，常用的有氯酸铵和复方氯化钠溶液。在纠正缺水后，排钾量会有所增加，血清 K^+ 浓度也因细胞外液量增加而被稀释降低，故应注意预防低钾血症。一般在血容量补充使尿量达 40ml/h 后，补钾即应开始。

二、低渗性缺水

低渗性缺水（hypotonic dehydration），又称慢性缺水或继发性缺水。失钠多于失水，血清 Na^+ 的浓度低于 135mmol/L。常见于消化液长期丧失，如反复呕吐、腹泻和胃肠道瘘等，丧失大量钠；大面积烧伤或大面积慢性渗液等；长期使用利尿剂；在水和钠同时缺乏的情况下，单纯补水而未补钠，或补钠不足。

（一）病理生理

机体的代偿机制表现为抗利尿激素的分泌减少，使水在肾小管内的再吸收减少，尿量排出增多，从而提高细胞外液的渗透压。但这样会使细胞外液总量更为减少，于是细胞间液进入血液循环，以部分地补偿血容量。为避免循环血量的再减少，机体将不再顾及渗透压的维持。肾素—醛固酮系统发生兴奋，使肾减少排钠，增加 Cl^- 和水的再吸收。血容量下降又会刺激垂体后叶，使抗利尿激素分泌增多，水的再吸收增加，出现少尿。如血容量继续减少，当上述代偿功能无法维持血容量时，将出现休克。

（二）临床表现

低渗性缺水的临床表现随缺钠程度不同而不同。一般均无口渴感，常见症状有恶心、呕吐、头晕、视觉模糊、软弱无力、起立时容易晕倒等。当循环血量明显下降时，肾的滤过率相应减少，以致体内代谢产物潴留，可出现淡漠、肌痉挛性疼痛、腱反射减弱和昏迷等。

低渗性缺水可分为 3 度：

1. 轻度缺钠　每公斤体重缺钠 0.5g，或血清 Na^+ 浓度低于 135mmol/L，表现为疲乏、头晕、手足麻木，但口渴不明显，尿 Na^+ 以及 Cl^- 减少。

2. 中度缺钠　每公斤体重缺钠 0.5~0.75g，或血清 Na^+ 浓度低于 130mmol/L，除有上述症状外，还有恶心、呕吐、脉细数、血压不稳或下降、脉压变小、浅静脉瘪陷、视力模糊、直立性晕倒。尿少，尿 Na^+ 以及 Cl^- 明显减少。

3. 重度缺钠　每公斤体重缺钠 0.75~1.25g，或血清 Na^+ 浓度在 120mmol/L 以下，神志不清，肌肉抽痛，腱反射减弱或消失，木僵，甚至昏迷，并出现周围循环衰竭，血压明显下降或测不出，出现休克，尿中几乎不含 Na^+ 以及 Cl^- 减少。

（三）辅助检查

尿液检查：尿比重常在 1.010 以下，尿 Na^+ 以及 Cl^- 明显减少。血清钠测定：血钠浓度低于 135mmol/L，表明有低钠血症，血钠浓度越低，病情越重。红细胞计数、血红蛋白量、血细胞比容及血尿素氮值均有增高。

（四）处理原则

积极处理致病原因。针对低渗性缺水时细胞外液缺钠多于缺水、血容量不足的情况，应静脉输注含盐溶液或高渗盐水，以纠正细胞外液的低渗状态和补充血容量。静脉输液原则：输注速度应先快后慢，总输入量应分次完成。每8~12小时根据临床表现及监测资料，包括血Na^+、Cl^-浓度、动脉血血气分析和中心静脉压等，随时调整输液计划。低渗性缺水的补钠量可按下列公示计算：

需补充的钠量（mmol）=[血钠的正常值（mmol/L）−血钠测得值（mmol/L）] × 体重（kg）× 0.6（女性为0.5）

例如1名男性患者，体重65kg，血清钠浓度为131mmol/L，

补钠量 =（142−131）× 65 × 0.6=429mmol

以17mmol Na^+相当于1g钠盐计算，补充氯化钠量约为25g。当天先补1/2量，即12.5g，再加每天正常需要量4.5g，共计17g。以输注5%葡萄糖氯化钠注射液（GNS）1 700ml即可基本完成。此外还应补给日需液体量2 000ml。其余的一半钠，应在第2天补给。

必须强调，绝对依靠任何公式决定补钠量是不可取的，公式仅作为补钠安全剂量的估计。一般总是先补充缺钠量的一部分，以解除急性症状，使血容量有所纠正，肾功能亦有望得到改善，为进一步纠正创造条件。如果将计算的补钠总量全部快速输入，则可能造成血容量过高，对心功能不全者将非常危险。所以应采取分次纠正并监测临床表现及血钠浓度的方法。

重度缺钠出现休克者，应先补足血容量，以改善微循环和组织器官的灌注。晶体溶液（复方乳酸氯化钠溶液、等渗盐水）和胶体溶液（羟乙基淀粉、右旋糖酐和血浆）都可应用。但晶体溶液的用量一般要比胶体溶液用量大2~3倍。然后可静脉滴注高渗盐水（一般为5%氯化钠溶液）200~300ml，尽快纠正血钠过低，以进一步恢复细胞外液量和渗透压，使水从水肿的细胞中外移。但输注高渗盐水时，应严格控制滴速，每小时不应超过100~150ml。以后根据病情及血钠浓度再决定是否需再继续输给高渗盐水或改用等渗盐水。

三、高渗性缺水

高渗性缺水（hypertonic dehydration），也称原发性缺水。失水多于失钠，血清Na^+浓度高于150mmol/L。常见于水分摄入不够，如食管癌的吞咽困难或危重患者的给水不足，或摄入大量高渗液体（如要素饮食、静脉高能营养）等；水分丧失过多，如高热大量出汗，尿崩症患者的排尿过多等。

（一）病理生理

机体对高渗性缺水的代偿机制是高渗状态刺激位于视丘下部的口渴中枢，患者感到口渴而饮水，使体内水分增加，以降低细胞外液渗透压。另外，细胞外液的高渗状态可引起抗利尿激素分泌增多，使肾小管对水的再吸收增加，尿量减少，使细胞外液的渗透压降低和恢复其容量。如缺水加重致循环血量显著减少，又会引起醛固酮分泌增加，加强对钠和水的再吸收，以维持血容量。

（二）临床表现

缺水程度不同，症状也不同。高渗性缺水可分为3度：

1. 轻度缺水　失水量占体重的2%~4%，主要表现为口渴、尿少、尿比重增高等。
2. 中度缺水　失水量占体重的4%~6%，除有上述症状外，还可出现皮肤弹性减低、眼

窝明显凹陷、唇舌干燥、软弱无力、声音嘶哑等。

3. 重度缺水　失水量占体重的 6% 以上，可出现脑细胞功能障碍的一些症状，如狂躁、精神错乱、幻觉、谵妄、高热，甚至昏迷。

（三）辅助检查

尿比重高；红细胞计数、血红蛋白量、血细胞比容轻度升高；血清钠浓度升高，在 150mmol/L 以上；血浆渗透压增高。

（四）处理原则

去除病因。无法口服的患者，可静脉滴注 5% 葡萄糖溶液或低渗的氯化钠（0.45%）溶液，以补充已丧失的液体。所需补充液体量的估计方法：成人每丧失体重的 1%，需补液 400~500ml。例如轻度缺水患者的缺水量是体重的 2%~4%，则补液量为 1 000~1 500ml；中度缺水患者的缺水量是体重的 4%~6%，则补液量为 2 500~3 000ml。为避免输入过量液体而致血容量的过分扩张及水中毒，计划的补水量一般不宜在当日 1 次输入，一般可分在 2 天内补给。治疗 1 天后应监测全身情况及血钠浓度，必要时可酌情调整次日的补给量。此时患者的总补液量中还应包括每天的正常需要量 2 000ml。

四、水中毒

水中毒（water intoxication），又称稀释性低血钠、水过多，临床上较少发生。是指机体所摄入水总量大大超过了排出水量，以致水分在体内潴留，引起血浆渗透压下降和循环血量增多。常见于各种原因所致的抗利尿激素分泌过多；肾功能不全，排尿能力下降；机体摄入水分过多或接受过多的静脉输液。

（一）病理生理

细胞外液量明显增加，血清钠浓度降低，渗透压亦下降。由于渗透压低于细胞内液的正常渗透压，水分则由细胞外移向细胞内，使细胞内、外液的渗透压降低，同时体液量亦增加。此外，已增大的细胞外液量又抑制了醛固酮的分泌，使远曲小管减少对 Na^+ 的重吸收，使 Na^+ 从尿中排出增多，血清钠浓度则进一步降低。

（二）临床表现

按照水中毒的表现可分为急性和慢性两类。急性水中毒，发病急骤，水过多致使脑细胞肿胀、颅压增高，引起一系列神经、精神症状，如头痛、嗜睡、躁动、精神紊乱、定向能力失常和谵妄等，甚至昏迷。若发生脑疝则出现相应的神经定位体征。慢性水中毒的表现往往被原发疾病的症状所掩盖，可有软弱无力、恶心、呕吐、嗜睡等。体重明显增加，皮肤苍白而湿润，有时唾液、泪液也增多。

（三）辅助检查

红细胞计数、血红蛋白量、血细胞比容和血浆蛋白量均降低，血浆渗透压降低，以及红细胞平均容积增加和红细胞平均血红蛋白浓度降低。

（四）处理措施

立即停止水分摄入。程度较轻者，在机体排出多余的水分后，水中毒即可解除。程度严重者，除禁水外还需用利尿剂以促进水分的排出，一般可用渗透性利尿剂，如 20% 甘露醇或 25% 山梨醇 200ml 静脉内快速滴注（20min 内滴完），可增加水分排除和减轻脑细胞水肿。静脉注射袢利尿剂，如呋塞米和依他尼酸等也有效。静脉滴注高渗的 5% 氯化钠溶液，可迅速改善体液的低渗状态和减轻脑细胞肿胀。

五、护理措施

（一）非药物治疗护理

1. 防止患者意外损伤

（1）血压低的患者，应注意监测血压，指导患者在改变体位时动作要慢，避免发生直立性低血压造成眩晕而跌倒受伤。

（2）对于水钠代谢紊乱导致的意识障碍者，应加强安全保护措施，如加床栏保护、适当约束及加强监护，以免发生意外。

2. 保持皮肤完整性　对于缺水的患者，注意观察皮肤的弹性、口唇干裂等脱水的表现；对于水中毒的患者，注意观察患者水肿的部位、程度及发生的时间。长期卧床的患者，应加强生活护理，定时翻身，避免局部皮肤长期受压，经常按摩受压部位以促进血液循环，防止压疮发生。指导患者养成良好的卫生习惯，避免发生口腔黏膜炎症或溃疡。

3. 准确记录液体出入量　准确记录各次饮食、饮水量和静脉补液量、大小便量、呕吐以及引流液量等。准确记录24小时出入水量可供临床医生参考，以便及时调整补液方案。

4. 健康教育

（1）出汗较多时，及时补充水分及含盐饮料。

（2）急性肾功能不全时，应严格限制摄入水量。

（二）药物治疗护理

1. 补充液体　对已发生缺水的患者，依其生理状况和各项实验室检查结果，遵医嘱及时补充液体。补液时严格遵循定量、定性和定时的原则。

（1）定量：包括生理需要量、已经损失量和继续损失量3部分。

①生理需要量：每日生理需水量的简易计算方法，体重的第一个 $10kg \times 100ml/(kg \cdot d)$ ＋体重的第2个 $10kg \times 50ml/(kg \cdot d)$ ＋其余体重 $\times 20ml/(kg \cdot d)$。对于65岁以上或心脏疾病患者，实际补液量应少于上述计算所得量；婴儿及儿童的体液量与体重之比高于成人，故每公斤体重所需数量也较大。此外，还应补给每日需要水分2 000ml，氯化钠4.5g，在血容量补充使尿量达40ml/h后开始补钾。②已经损失量：或称累积失衡量，指在制订补液计划前估计已经丢失的体液量。一般将估计量分2日补足。③继续损失量：或称额外损失量，包括外在性和内在性失液。外在性失液应按不同部位消化液中所含电解质的特点，尽可能等量和等质地补充。内在性失液，如腹（胸）腔内积液、胃肠道积液等，虽症状严重但并不出现体重减轻，故补液量必须根据病情变化估计。此外，体温每升高1℃，将自皮肤丧失低渗液 3~5ml/kg，成人体温达40℃时，需多补充 600~1 000ml 液体；中度出汗丧失 500~1 000ml 体液（含钠1.25~2.5g）；出汗湿透1套衣裤时约丧失体液 1 000ml；气管切开者每日经呼吸道蒸发的水分为 800~1 200ml。

（2）定性：等渗性缺水时应补充等渗盐溶液。

（3）定时：每日及单位时间内的补液量及速度取决于体液丧失的量、速度及脏器功能状态。若各脏器代偿功能良好，应按先快后慢的原则进行分配，即第一个8小时补充总量的1/2，剩余1/2总量在后18小时内均匀输入。

2. 观察疗效　补液过程中，应密切观察治疗效果，如生命体征、精神状态、口渴、皮肤弹性、眼窝下陷等的恢复情况，以及尿量、尿比重，血液常规检查结果，血清电解质及肝肾功能，心电图及中心静脉压的变化情况。

（楼数慧）

第三节　钾代谢异常患者的护理

一、高钾血症

高钾血症（hyperkalemia），即血清钾浓度超过 5.5mmol/L。引起高钾血症的原因有很多，其中一个重要的关键因素是肾功能不良导致排钾能力的减退。常见的原因为进入体内（或血液内）的钾量太多，如口服或静脉输入氯化钾，使用含钾药物，以及大量输注保存期较久的库存血等；肾排钾功能减退，如急性及慢性肾衰竭，应用保钾利尿药如螺内酯、氨苯蝶啶等，以及盐皮质激素不足等；细胞内钾的移出，如溶血、组织损伤（如挤压综合征），以及酸中毒等。

（一）临床表现

高钾血症的临床表现无特异性，可有神志模糊、感觉异常和肢体软弱无力等。严重高钾血症者可有微循环障碍，表现为皮肤苍白、发冷、青紫、低血压等。常有心动过缓或心律不齐，最严重者可致心搏骤停。高钾血症，特别是血清钾浓度超过 7mmol/L，都会有心电图的异常变化。

（二）辅助检查

血清钾 > 5.5mmol/L。典型的心电图改变为早期 T 波高而尖，Q-T 间期延长，随后出现 QRS 波增宽，P-R 间期延长，心电图具有辅助诊断价值。

（三）处理原则

1. 停止一切含钾的药物或溶液。

2. 降低血清钾浓度

（1）促使 K^+ 转入细胞内：①输注碳酸氢钠溶液：先静脉注射 5% 碳酸氢钠溶液 60~100ml，再继续静脉滴注碳酸氢钠溶液 100~200ml。这种高渗性碱性溶液输入后可使血容量增加，不仅可使血清 K^+ 得到稀释，降低血清钾浓度，又能使 K^+ 移入细胞内或由尿排出。同时，还有助于酸中毒的治疗。注入的 Na^+ 可使肾远曲小管的 Na^+、K^+ 交换增加，使 K^+ 从尿中排出。②输注葡萄糖溶液及胰岛素：用 25% 葡萄糖溶液 100~200ml，每 5g 糖加入胰岛素 1 单位，静脉滴注。可使 K^+ 转入细胞内，从而暂时降低血清钾浓度。必要时，可以每 3~4 小时重复用药。③对于肾功能不全，不能输液过多者，可用 10% 葡萄糖酸钙 100ml、11.2% 乳酸钠溶液 50ml、25% 葡萄糖溶液 400ml，加入胰岛素 20 单位，24 小时缓慢静脉滴入。

（2）阳离子交换树脂的应用：可口服，每次 15g，每日 4 次。可从消化道排出钾离子。为防止便秘、粪块堵塞，可同时口服山梨醇或甘露醇以导泻。

（3）透析疗法：有腹膜透析和血液透析两种。经上述治疗仍无法降低血清钾浓度时，可采用透析疗法。

3. 对抗心律失常　钙与钾有对抗作用，故静脉注射 10% 葡萄糖酸钙溶液 20ml，能缓解 K^+ 对心肌的毒性作用。此法可重复使用，也可将 10% 葡萄糖酸钙溶液 30~40ml 加入静脉补液内滴注。

二、低钾血症

低钾血症(hypokalemia),即血清钾浓度低于 3.5mmol/L。常见的原因有:长期进食不足;应用呋塞米、依他尼酸等利尿剂,肾小管性酸中毒,急性肾衰竭的多尿期,以及盐皮质激素(醛固酮)过多等,使钾从肾排出过多;补液患者长期接受不含钾盐的液体,或静脉营养液中钾盐补充不足;呕吐、持续胃肠减压、肠瘘等,钾从肾外途径丧失;钾向组织内转移,见于大量输注葡萄糖和胰岛素或代谢性、呼吸性碱中毒时。

(一)临床表现

最早的临床表现是肌无力,先是四肢软弱无力,以后可延及躯干和呼吸肌。一旦呼吸肌受累,可致呼吸困难或窒息,还可有软瘫、腱反射减退或消失。患者有厌食、恶心、呕吐和腹胀、肠蠕动消失等肠麻痹表现。心脏受累主要表现为传导阻滞和节律异常。低钾血症的临床表现有时可以很不明显,特别是伴有严重的细胞外液减少的患者。这时的临床表现主要是缺水、缺钠所致的症状。但当缺水被纠正之后,由于钾浓度被进一步稀释,此时即会出现低钾血症的症状。此外,低钾血症可致代谢性碱中毒,这一方面是由于 K^+ 由细胞内移出,与 Na^+、H^+ 的交换增加(每移出 3 个 K^+,即有 2 个 Na^+ 和 1 个 H^+ 移入细胞内),使细胞外液的 H^+ 浓度降低;另一方面,远曲肾小管 Na^+、K^+ 交换减少,Na^+、H^+ 交换增加,使排 H^+ 增多。这两方面的作用就导致了低钾性碱中毒的发生。此时,由于尿中 H^+ 量增多,尿呈酸性反应(反常性酸性尿)。

(二)辅助检查

血清钾 < 3.5mmol/L。典型心电图改变为早期出现 T 波降低、变平或倒置,随后出现 ST 段降低、Q-T 间期延长和 U 波。但并非每个患者都有心电图改变,故心电图检查仅作为辅助性诊断手段。

(三)处理原则

寻找和去除病因,减少或终止钾的继续丧失,根据缺钾的程度,采用口服或静脉补钾。注意分次补钾,边治疗边观察,临床常用 10% 氯化钾经静脉补给。

三、护理措施

(一)非药物治疗护理

1. 加强监测 如发现有低钾或高钾血症的征象,应立即通知医生并配合处理。

2. 对症护理

(1)高钾血症:①告知患者禁食含钾高的食物、饮料和药物。②大量输血时,避免输入久存的库存血。③注意保证患者足够的热量摄入,防止体内蛋白质、糖原的大量分解释放钾离子。

(2)低钾血症:①遵医嘱予止吐、止泻等,以减少钾的继续丢失。②若病情允许,指导患者进食含钾丰富的食物(如新鲜水果、蔬菜、蛋、奶、肉类、橘子汁、番茄汁等)和口服氯化钾。口服氯化钾虽然安全,但会刺激胃黏膜引起恶心、呕吐等反应,服药时需大量饮水或在饮水后服用为宜。

3. 防止意外伤害 患者因肌无力特别是四肢软弱而易发生受伤的危险。专科护士应协助患者完成生活自理,同时使用床挡防止患者坠床。为避免长期卧床致失用性肌萎缩,除指导患者床上主动活动外,也可由他人协助在床上做被动运动。

4. 预防并发症　监测患者的血钾情况、心电图以及意识状况,以及时发现并发症的发生。一旦出现心律失常应立即通知医生,积极配合抢救治疗;如患者出现心搏骤停,立即给予心肺复苏和复苏后的护理。

5. 健康教育　长期禁食、限制饮食或频繁呕吐、持续胃肠减压者,应注意钾的补充,以防发生低钾血症。肾功能减退、长期使用抑制排钾利尿剂者,应严格限制含钾食物和药物,同时监测血钾浓度,以防发生高钾血症。

(二)药物治疗护理

1. 高钾血症　遵医嘱降低血钾。

2. 低钾血症

(1)禁止静脉推注:以免血钾骤然升高,导致心脏骤停。

(2)见尿补钾:一般以尿量超过40ml/h或500ml/d,方可补钾。

(3)总量不能过多:根据血清钾浓度,每天需补充氯化钾3~6g。

(4)浓度不能过高:输入液体中氯化钾的浓度不能超过0.3%,即1L液体中最多能加入10%氯化钾30ml,即3g氯化钾。

(5)滴注速度不能过快:静脉补钾时如速度过快,可使血清钾浓度在短期内升高过多,将有致命危险。一般为20~40mmol/h(每克氯化钾相当于13.4mmol钾)。

(楼数慧)

第四节　钙、镁和磷代谢异常患者的护理

一、钙代谢异常

机体内钙的绝大部分(99%)以磷酸钙和碳酸钙的形式贮存于骨中,细胞外液钙仅占总钙量的0.1%。血清钙浓度为2.25~2.75mmol/L,相对恒定。其中50%钙以离子形式存在,有维持神经肌肉稳定性的作用。依血清钙浓度不同,钙代谢异常可分低钙血症(hypocalcemia)、高钙血症(hypercalcemia),以前者多见。

(一)低钙血症

血清钙浓度低于2.25mmol/L。常见于急性重症胰腺炎、坏死性筋膜炎、肾衰竭、消化道瘘和甲状旁腺功能受损的患者。后者是指由于甲状腺切除手术(尤其是双侧手术)影响了甲状旁腺的血供或甲状旁腺被一并切除,或是颈部放射治疗使甲状旁腺受累。这些情况均可导致甲状旁腺功能低下,产生低钙血症。

1. 临床表现　与血清钙浓度降低后的神经肌肉兴奋性增强有关,有容易激动、口周和指(趾)尖麻木及针刺感、手足抽搐、肌肉痛、腱反射亢进以及面神经叩击征(Chvostek征)。

2. 辅助检查　血清钙<2.0mmol/L;部分患者可伴有血清甲状旁腺素低于正常。

3. 处理原则　纠治原发疾病,同时用10%葡萄糖酸钙10~20ml或5%氯化钙10ml做静脉注射,以缓解症状,必要时可8~12小时后重复注射。纠治可能同时存在的碱中毒,将有利于提高血清中离子化钙的含量。对需长期治疗的患者,可口服钙剂及补充维生素D,以逐步减少钙剂的静脉用量。

（二）高钙血症

血清钙浓度高于 2.75mmol/L。主要发生于甲状旁腺功能亢进症，如甲状旁腺增生或腺瘤形成者。其次是骨转移性癌，特别是在接受雌激素治疗的骨转移性乳癌。转移至骨的肿瘤细胞可致骨质破坏，骨钙释放，使血清钙升高。

1. 临床表现　主要表现为便秘和多尿。初期患者可出现疲乏、软弱、厌食、恶心、呕吐和体重下降，血清钙浓度进一步增高时，可出现严重头痛、背和四肢疼痛、口渴和多尿等，甚至出现室性期前收缩和自发性室性节律。

2. 辅助检查　血清钙＞2.75mmol/L，血清甲状旁腺素明显升高，部分患者可伴尿钙增加。

3. 处理原则　处理原发病，促进钙排泄。通过给予低钙饮食、补液、应用乙二胺四乙酸（EDTA）、类固醇和硫酸钠等措施降低血清钙浓度。甲状旁腺功能亢进者须接受手术治疗，切除腺瘤或增生的腺组织即可治愈。

二、镁代谢异常

体内的镁一半以上存在于骨骼中，其余几乎都存在于细胞内，仅有 1% 存在于细胞外液。镁具有多种生理功能，对神经活动的控制、神经肌肉兴奋性的传递、肌肉收缩、心脏兴奋性及血管张力等方面均具有重要作用。正常血清镁浓度为 0.7~1.1mmol/L。镁代谢异常主要指细胞外液中镁浓度变化，包括低镁血症（hypomagnesemia）和高镁血症（hypermagnesemia）。

（一）低镁血症

血清镁浓度低于 0.75mmol/L。饥饿、吸收障碍综合征、长时期的胃肠道消化液丧失（如肠瘘），是导致机体内镁缺乏的主要原因。其他原因还有长期肠外营养液中未加适量镁制剂，以及急性重症胰腺炎等。

1. 临床表现　神经、肌肉及中枢神经系统功能亢进，其症状及体征与钙缺乏较相似。低镁血症的常见表现为：面容苍白、肌肉震颤、手足搐搦及面神经叩击征（Chvostek 征）阳性、记忆力减退、精神紧张、易激动，严重者有烦躁不安、谵妄及惊厥。

2. 辅助检查　血清镁低于正常水平，常伴血清钾和钙的缺乏。心电图示 QT 间期延长。镁负荷试验阳性。正常人在静脉输注氯化镁或硫酸镁 0.25mmol/L 后，注入量的 90% 很快从尿中排出；而镁缺乏者尿镁很少，注入量的 40%~80% 被保留于体内。

3. 处理原则　症状轻者口服镁剂。严重者经静脉输注含硫酸镁的溶液，但避免过量和过速，以防急性镁中毒和心搏骤停。完全纠正镁缺乏需要较长时间，故症状消失后应继续补充镁剂 1~3 周。治疗低镁血症应兼顾补钾和补钙。

（二）高镁血症

血清镁浓度高于 1.25mmol/L。主要发生于肾功能不全时，偶见于应用硫酸镁治疗子痫的过程中。烧伤、广泛性外伤或外科应激反应、严重细胞外液量不足和严重酸中毒也可致血清镁增高。

1. 临床表现　常有乏力、疲倦、腱反射消失和血压下降等。血清镁浓度明显增高时，心脏传导功能可发生障碍，心电图改变与高钾血症相似。晚期可出现呼吸抑制、嗜睡和昏迷，甚至心搏骤停。

2. 辅助检查　血清镁高于正常水平，常伴血清钾升高。心电图改变与高钾血症相似，可见 PR 间期延长，QRS 波增宽和 T 波增高。

3. 处理原则　立即停用镁剂。静脉缓慢推注 2.5~5mmol/L 葡萄糖酸钙或氯化钙，以对抗镁对心脏和肌肉的抑制。同时要积极纠正酸中毒和缺水。如血清镁浓度仍无下降或症状仍不减轻,可考虑采用透析治疗。

三、磷代谢异常

成人体内含磷 700~800g,约 85% 存在于骨骼中,细胞外液中含量很少。正常血清无机磷浓度为 0.96~1.62mmol/L。磷对机体代谢有十分重要的作用。磷是核酸、磷脂等的基本成分;是高能磷酸键的成分之一,在能量代谢中有重要作用;参与蛋白质的磷酸化过程;以磷脂形式参与细胞膜的组成;是某些凝血因子的成分;以及磷酸盐参与酸碱平衡等。磷代谢紊乱包括低磷血症(hypophosphatemia)与高磷血症(hyperphosphatemia)。

(一)低磷血症

血清无机磷浓度低于 0.96mmol/L。常见于甲状旁腺功能亢进症、严重烧伤或感染;大量葡萄糖及胰岛素输入使磷进入细胞内;磷摄入不足,特别是长期肠外营养支持时未补充磷制剂。

1. 临床表现　缺乏特异性。可有神经肌肉症状,如头晕、厌食、肌肉无力等。重症可有抽搐、精神错乱、昏迷,甚至可因呼吸肌无力而危及生命。

2. 辅助检查　血清无机磷低于正常,常伴血清钙升高。

3. 处理原则　治疗原发病。对长期禁食而需静脉输液者,溶液中应补充磷 10mmol/d,可给予甘油磷酸钠 10ml。有严重低磷者,可酌情增加磷制剂用量,但需注意密切监测血清磷水平。对甲状旁腺功能亢进者,手术治疗可使低磷血症得到纠正。

(二)高磷血症

血清无机磷浓度高于 1.62mmol/L。临床上很少见,主要见于急性肾衰竭、甲状旁腺功能低下等;酸中毒或淋巴瘤等化疗时可使磷从细胞内逸出,导致血清磷升高。

1. 临床表现　不典型,由于继发地导致低钙血症的发生,可出现一系列临床症状。

2. 辅助检查　血清无机磷高于正常,常伴血清钙降低。

3. 处理原则　一经诊断,应积极处理病因,利尿以加快磷的排出;服用能与磷结合的抗酸剂,如氢氧化铝凝胶;同时针对低钙血症进行处理。出现急性肾衰竭,必要时可用透析治疗。

四、护理措施

(一)非药物治疗护理

1. 加强监测　了解血清钙、血清镁、血清无机磷的动态变化,一旦发现监测指标低于或高于正常值,应及时通知医生。

2. 饮食护理

(1)指导高钙血症患者采取低钙饮食,多饮水降低血清钙水平。鼓励患者进食膳食纤维丰富的食物,以利排便,便秘严重者,给予导泻或灌肠。

(2)低磷血症患者若长期禁食,每日经静脉补充磷 10mmol,起预防作用。

3. 防止窒息　严重的低血钙会累及呼吸肌,应加强呼吸频率和节律的观察,做好气管切开的准备。

4. 心理护理　低镁血症因完全纠正镁缺乏需较长时间,再加之低镁血症所致的神经系统和肌肉功能亢进,患者易出现精神紧张及激动,故应加强鼓励和安慰,帮助患者调整情绪,正确面对疾病。

5. 健康教育 肾功能减退的患者,应定期监测血镁浓度,以防再次发生高镁血症。

(二)药物治疗护理

1. 低钙血症 静脉输注钙剂速度宜慢,以免引起血压过低或心律不齐,避免局部渗漏。口服补钙患者指导其正确补充钙剂及维生素D。

2. 低镁血症 静脉滴注或肌内注射镁剂。肌内注射时应作深部注射,并经常更换注射部位,以防局部形成硬结而影响疗效。补镁过程中密切观察有无呼吸抑制、血压下降、腱反射减弱等镁中毒征象。

3. 高镁血症 静脉缓慢推注钙剂,以对抗镁对心脏和肌肉的抑制作用,必要时行透析治疗。

（楼数慧）

第五节　酸碱平衡失调患者的护理

一、代谢性酸中毒

代谢性酸中毒(metabolic acidosis)是内外科临床上最常见的酸碱平衡紊乱,指体内酸性物质积聚或产生过多,或HCO_3^-丢失过多。

(一)病因

1. 代谢性产酸过多 严重损伤、腹膜炎、休克等,失血性或感染性休克致急性循环衰竭,组织缺血缺氧,可使丙酮酸及乳酸大量产生,出现乳酸性酸中毒。糖尿病或长期不能进食,体内脂肪分解过多,形成大量酮体,引起酮症酸中毒;抽搐、心脏骤停等也可引起体内有机酸形成过多而致代谢性酸中毒。

2. 碱性物质丢失过多 见于腹泻、肠瘘、胆瘘、胰瘘等,经粪便、消化液丢失的HCO_3^-过多;输尿管乙状结肠吻合术、回肠代膀胱术后,尿在肠道内潴留时间过长,Cl^-与HCO_3^-交换,尿中的Cl^-进入细胞内,HCO_3^-留在肠道内被排出。

3. 肾功能不全 由于肾小管功能障碍,不能将体内产生的H^+排出而积聚在体内,或造成HCO_3^-再吸收减少。

(二)病理生理

血浆中HCO_3^-不足,而H_2CO_3相对过多。机体出现呼吸代偿,呼吸加深加快,加速CO_2的呼出。同时,肾小管上皮细胞中的碳酸酐酶和谷氨酰胺酶活性升高,增加H^+和NH_3的生成,从而使H^+排出增加,Na^+及HCO_3^-吸收增加。

(三)临床表现

1. 呼吸代偿 肺代偿加强,加速CO_2呼出,使$PaCO_2$下降,呼吸深快(库斯莫尔呼吸)是最突出的表现,有时呼吸中带有酮味。

2. 心血管功能改变 酸中毒时氢离子浓度增高,且常伴高血钾,二者均抑制心肌收缩功能,故多见心律失常、心音低弱、血压下降。氢离子浓度增高,刺激毛细血管扩张,患者面部潮红,口唇樱红色。

3. 中枢神经功能障碍　酸中毒抑制脑细胞代谢活动,可有头痛、头昏、嗜睡等现象,甚至出现昏迷。

（四）辅助检查

血气分析可见 pH 下降,HCO_3^- 明显下降,$PaCO_2$ 正常或下降。尿液呈强酸性,但合并高血钾时可出现反常性碱性尿。

（五）处理原则

1. 治疗原发病　去除引起代谢性酸中毒的原因是最根本的治疗。

2. 矫正 HCO_3^- 的不足　轻症（血浆 HCO_3^- 16~18mmol/L）可自行代偿,不必纠正。重症（$HCO_3^- < 10$mmol/L）时,需补充碱性液。

HCO_3^- 需要量（mmol/L）=[HCO_3^- 正常值（mmol/L）–HCO_3^- 测得值（mmol/L）]× 体重（kg）× 0.4。一般将计算值的半量在第一个 24 小时内输入,以后根据病情决定是否继续补充。目前 $NaHCO_3$ 是临床上最常用的纠正酸中毒的药物,此外还可用乳酸钠、氨丁三醇（THAM）等。但肝功能不良、休克、组织缺氧时不宜使用乳酸钠。

二、代谢性碱中毒

体内 H^+ 丢失或 HCO_3^- 增多,可引起代谢性碱中毒（metabolic alkalosis）。

（一）病因

1. 酸性胃液丧失过多　如幽门梗阻、严重呕吐、长期胃肠减压等,可丧失大量的 H^+ 及 Cl^-。

2. 碱性物摄入过多　长期服用碱性药物,可中和胃内盐酸,使肠液中的 HCO_3^- 增多;大量输注库存血,抗凝剂入血后可转化成 HCO_3^-,致碱中毒。

3. 缺钾　钾缺乏时,K^+ 从细胞内移至细胞外,引起细胞内的酸中毒和细胞外的碱中毒。

4. 利尿剂的作用　呋塞米、依他尼酸抑制肾近曲小管对 Na^+ 和 Cl^- 的重吸收,可引发低氯性碱中毒。

（二）病理生理

血浆 H^+ 浓度降低使呼吸中枢受到抑制,呼吸变浅变慢,使 CO_2 的呼出减少。同时,肾小管上皮细胞中的碳酸酐酶和谷氨酰酶活性降低,H^+ 和 NH_3 的生成减少,从而使 H^+ 排出减少,HCO_3^- 重吸收也减少。

（三）临床表现

一般无明显症状,有时可有呼吸变浅变慢,或神经、精神方面的异常,如谵妄、精神错乱或嗜睡等。严重时,可因脑和其他器官的代谢障碍而发生昏迷。可伴低钾血症、低钙血症表现。

（四）辅助检查

血气分析提示 pH 和 HCO_3^- 值升高,$PaCO_2$ 正常或升高。

（五）处理原则

1. 治疗原发病。

2. 积极处理并发症　如低渗性脱水、低钾血症、低钙血症等。

3. 纠正碱中毒　HCO_3^- 轻度减少只需补充等渗盐水、氯化钾即可纠正碱中毒。对重度患者,能口服者,可给予氯化铵 1~2g,每日 3~4 次。紧急情况下可使用 0.1mmol/L 盐酸溶液。注意纠正碱中毒不宜过于迅速,也不要求完全纠正。

三、呼吸性酸中毒

呼吸性酸中毒(respiratory acidosis)是因肺部通气或换气功能减弱,致使体内产生的CO_2不能充分排出,或CO_2吸入过多而引起的高碳酸血症。

(一)病因

一切引起肺泡通气或换气功能减弱的疾病,如呼吸道梗阻、肺广泛纤维化、肺气肿、呼吸机使用不当、中枢神经系统损伤、全麻过深、镇静剂过量。

(二)病理生理

呼吸性酸中毒时机体主要通过血液缓冲系统进行调节,其次,肾也可以发挥一定的代偿作用,增加H^+和NH_3的生成,从而使H^+排出增加,Na^+及HCO_3^-吸收增加。

(三)临床表现

1. 患者可有呼吸困难、乏力、气促、发绀、头痛、胸闷,严重者可有血压下降、谵妄、昏迷等。

2. 持续性头痛多见于高碳酸血症患者,尤以夜间、清晨为重,高浓度CO_2引起脑血管扩张,继而使颅内血流量增多,导致颅内压增高所致。

3. 严重酸中毒时,血钾浓度升高,导致心肌应激性改变而出现心律失常、心室颤动等。

(四)辅助检查

血气分析可见血pH降低,二氧化碳结合力(CO_2-CP)增高,血$PaCO_2$增高,HCO_3^-升高或正常。

(五)处理原则

1. 治疗原发病。

2. 改善患者的通气功能　如解除呼吸道梗阻、辅助呼吸、使用呼吸兴奋剂等。酸中毒较重者,适当使用氨丁三醇(THAM),既可增加HCO_3^-浓度,也可降低$PaCO_2$。

四、呼吸性碱中毒

呼吸性碱中毒(respiratory alkalosis)系肺泡通气过度,体内生成的CO_2排出过多,以致血中$PaCO_2$减低,引起低碳酸血症。

(一)病因

凡可导致通气过度的疾病均可引起呼吸性碱中毒,如休克、高热、昏迷刺激呼吸中枢发生过度换气;用呼吸机辅助通气或手术麻醉期辅助呼吸时,呼吸过深过快,潮气量过大,且持续时间过长;中枢神经系统外伤或疾病也可引起换气过度。

(二)病理生理

血中$PaCO_2$减低虽可抑制呼吸中枢,使呼吸变浅、变慢,血中H_2CO_3代偿性升高,但此代偿需要时间较长,故主要为肾发挥代偿作用,肾小管上皮细胞分泌H^+减少,HCO_3^-重吸收也减少。

(三)临床表现

1. 呼吸不规则,呼吸由快而深转为快而浅或短促,有时出现叹气样呼吸。

2. 手足、面部麻木,感觉异常,肌肉颤动、强直、抽搐,低钙束臂征阳性,昏厥。

3. 因$PaCO_2$下降、HCO_3^-下降而致血管收缩,脑缺氧,出现头昏、眩晕、意识障碍。

（四）辅助检查

血气分析可见血 pH 升高，$PaCO_2$ 下降，HCO_3^- 下降或正常，CO_2-CP 降低。

（五）处理原则

治疗原发病的同时，进行对症治疗，力求减少 CO_2 呼出，如用长筒、长袋罩住口鼻，以便增加呼吸道无效腔，减少 CO_2 直接呼出，或吸入含 5% CO_2 的氧气，可以改善症状。适量应用镇静剂也可减少通气。属呼吸机使用造成的过度通气则应调整其相应参数。

五、护理措施

（一）非药物治疗护理

1. 消除过度换气的原因　指导呼吸性碱中毒的患者用纸袋罩住口鼻进行呼吸，以增加呼吸道无效腔，减少 CO_2 的丧失；或吸入含 5% CO_2 的氧，可提高血中 CO_2 张力以改善症状。如果呼吸机使用不当造成过度通气，则应调整呼吸机参数。

2. 改善通气和换气功能　对呼吸性酸中毒患者，关键措施是解除呼吸道梗阻，恢复有效通气，同时改善换气功能，并给予吸氧。必要时行气管插管或切开，进行机械辅助呼吸。

3. 密切监测心、肺功能状况　随时注意观察患者意识及心、肺功能情况，以便及时处理。酸中毒时常合并钾代谢异常、心律失常等。

4. 避免受伤　做好细致的安全护理工作，防止意外损伤，酌情使用床栏、约束带、开口器、舌钳等，以防止抽搐、意识障碍患者坠床及避免舌咬伤等。

5. 心理护理　患者易产生紧张、焦虑、烦躁等心理变化，应向患者及家属提供心理上的支持，加强对患者和家属的心理疏导，减少患者的不适感，增强其信心。

6. 健康教育

（1）疾病预防：帮助患者了解导致酸碱失衡的相关知识，预防电解质紊乱发生。

（2）自我护理：注意均衡饮食，补足生理需要量及丧失量。

（3）疾病监测：合理用药，定期体检。

（二）药物治疗护理

1. 及时恢复血容量　补充因呕吐或胃肠减压导致的体液丢失。代谢性酸中毒患者常有缺水、休克等情况存在，应注意及时恢复血容量。

2. 纠正酸中毒　通过补液可纠正轻度代谢性酸中毒。较重代谢性酸中毒须用碱性溶液治疗。常用的碱性溶液为 5% 碳酸氢钠，一般可稀释成 1.25% 溶液后使用。治疗时，可根据血 HCO_3^- 值计算碱性溶液的用量。其公式为：

所需 HCO_3^- 的量（mmol）=[HCO_3^- 正常值（mmol/L）−HCO_3^- 测得值（mmol/L）] × 体重（kg）× 0.4。

首次输入全量的 1/2，以后根据临床表现和复查 HCO_3^- 情况，再酌情补给。

（楼数慧）

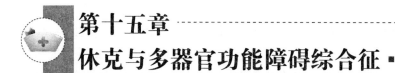

第十五章
休克与多器官功能障碍综合征

第一节　休克的概述

休克(shock)是由于机体受到强烈的致病因素侵袭后,导致有效循环血容量骤减、组织灌注不足所引起的以微循环障碍、代谢紊乱和细胞受损为主要病理生理改变的综合征。休克发病急,进展快,若未能及时发现及治疗,可发展至多器官功能障碍综合征(multiple organ dysfunction syndrome, MODS)或多器官衰竭(multiple organ failure, MOF)而引起死亡。为了防止器官衰竭,降低病死率,需要立即采取措施恢复组织灌注。

一、分类

根据休克原因的不同,大致可分为五类:低血容量性休克、感染性休克、心源性休克、过敏性休克和神经源性休克。

二、病理生理

有效循环血容量锐减和组织灌注不足是各类休克的共同病理生理基础。

(一)微循环障碍

1. 微循环收缩期　休克早期,由于人体有效循环血量锐减,导致组织灌注不足和细胞缺氧,同时血压下降。这些变化可刺激主动脉弓和颈动脉窦压力感受器引起血管舒缩中枢加压反射,交感神经—肾上腺轴兴奋,大量儿茶酚胺释放及肾素—血管紧张素分泌增加等,使心跳加快,心排出量增加;又可选择性地使外周(皮肤、骨骼肌)和内脏(肝、脾、胃肠)小血管、微血管平滑肌收缩,以保证重要器官的供血。由于毛细血管前括约肌强烈收缩,动静脉短路和直捷通道开放,增加了回心血量;毛细血管前括约肌收缩和后括约肌相对开放有助于组织液回吸收和血容量得到部分补偿,故此期称为休克代偿期。

2. 微循环扩张期　休克继续发展,组织灌注不足进一步加重,细胞因严重缺氧处于无氧代谢状态,大量乳酸类酸性代谢产物堆积,组胺等血管活性物质释放。这些物质引起毛细血管前括约肌扩张,而后括约肌由于对其耐受性较大,仍处于收缩状态,致大量血液淤滞于毛细血管,管内静水压升高、通透性增加,血浆外渗至第三间隙;血液浓缩,血黏稠度增加;回心血量进一步减少,血压下降,重要脏器灌注不足,休克进入抑制期。

3. 微循环衰竭期　微循环内的黏稠血液在酸性环境中处于高凝状态,红细胞与血小板易发生凝集,在血管内形成微血栓,甚至发生弥散性血管内凝血(DIC)。随着各种凝血因子消耗,激活纤维蛋白溶解系统,临床出现严重出血倾向。由于组织缺少血液灌注,细胞处于严重缺氧和缺乏能量的状态,使细胞内溶酶体膜破裂,释放多种水解酶,造成组织细胞自溶、死亡,引起广泛的组织损害甚至多器官功能受损。

（二）代谢变化

休克时，交感神经—肾上腺髓质系统和下丘脑—垂体—肾上腺皮质轴兴奋，儿茶酚胺和肾上腺皮质激素大量释放，从而抑制蛋白合成、促进蛋白分解，以便为机体提供能量和合成急性期蛋白的原料。上述激素水平的变化还可促进糖异生、抑制糖降解，导致血糖升高。此外，应激时脂肪分解代谢明显增强，成为患者获取能量的主要来源。

在微循环失常、组织灌注不足和细胞缺氧的情况下，体内葡萄糖以无氧酵解供能，产生的三磷酸腺苷（ATP）大大减少。同时，无氧酵解使丙酮酸和乳酸产生过多，加之肝脏因灌注量减少，处理乳酸的能力减弱，使乳酸在体内的清除率降低而血液内含量增多，引起代谢性酸中毒。

（三）炎症介质释放和细胞损伤

严重创伤、感染、休克可刺激机体释放大量炎症介质，包括白介素、肿瘤坏死因子、集落刺激因子、干扰素和一氧化氮等，形成"瀑布样"级联放大反应。活性氧代谢产物可引起脂质过氧化和细胞膜破裂。

能量不足和代谢性酸中毒可影响细胞各种膜的屏障功能。细胞膜受损后除通透性增加外，还出现细胞膜上离子泵（Na^+-K^+泵、钙泵）的功能障碍，导致细胞内外离子及体液分布异常。细胞外钾离子无法进入细胞内，而细胞外液却随钠离子进入细胞内，造成细胞外液减少及细胞过度肿胀、变性、死亡。大量钙离子进入细胞内后除激活溶酶体外，还导致线粒体内钙离子浓度升高，并从多方面破坏线粒体。线粒体膜、溶酶体膜等细胞器受到破坏时，除了释放出大量引起细胞自溶和组织损伤的水解酶外，还可产生心肌抑制因子（MDF）和血栓素、白三烯等毒性产物，对机体产生不利影响，从而进一步加重休克。

（四）内脏器官的继发性损害

休克持续时间超过10小时，容易继发内脏器官的损害，有两个或两个以上的重要器官或系统同时或序贯发生功能障碍或衰竭，称为多器官功能障碍综合征或多器官衰竭（MODS or MOF），是休克的重要致死原因。

1. 肺　低灌注和缺氧可损伤肺毛细血管的内皮细胞和肺泡上皮细胞。前者可致血管壁通透性增加而造成肺间质水肿；肺泡上皮细胞受损后可引起肺泡表面活性物质的生成减少，使肺泡表面张力升高，继发肺泡萎陷并出现局限性肺不张。进而出现氧弥散障碍，通气/血流比例失调，临床表现为进行性呼吸困难和缺氧等症状，称为急性呼吸窘迫综合征（ARDS），常发生于休克期内或稳定后48~72小时内。

2. 肾　正常生理状况下，85%的肾脏血流供应肾皮质的肾单位。休克时肾血管收缩，肾血流量减少，肾小球滤过率锐减。随着抗利尿激素、醛固酮分泌增加，水钠重吸收增加。同时，肾内血流重新分布，主要转向髓质，近髓动静脉短路大量开放，结果不但尿量减少，还导致肾皮质肾小管上皮细胞大量坏死，引起急性肾衰竭（ARF），临床表现为少尿、无尿。

3. 心　冠状动脉灌流量的80%来源于舒张期，由于休克时心率过快、舒张期过短或舒张压降低，冠状动脉灌流量减少，心肌因缺血缺氧而受损。一旦心肌微循环内血栓形成，可引起局灶性心肌坏死。此外，休克时的缺血—再灌注损伤、酸中毒和高血钾等均可加重心肌功能的损害，进一步发展为心力衰竭。

4. 脑　休克早期，儿茶酚胺释放增加对脑血管作用不大。但休克晚期，持续性的血压下降，使脑灌注压和血流量下降而出现脑缺氧并丧失对脑血流的调节作用，毛细血管周胶质细胞肿胀，血管壁通透性升高，血浆外渗，出现继发性脑水肿和颅内压增高。

5. **胃肠道** 胃肠道黏膜缺血、缺氧可使黏膜上皮细胞屏障功能受损,并发急性胃黏膜糜烂或应激性溃疡,临床表现为上消化道出血。肠黏膜缺血缺氧,可致肠的屏障结构和功能受损、肠道内细菌及毒素易位,并发肠源性感染或毒血症。

6. **肝** 休克时,肝因肝细胞缺血、缺氧和血流淤滞而受损。肝血窦及中央静脉内微血栓形成,导致肝小叶中心区坏死。因此,肝脏的解毒及代谢能力减弱,易发生内毒素血症,加重代谢紊乱及酸中毒。临床可出现黄疸、转氨酶升高,严重时出现肝性脑病。

三、临床表现

按照休克的病程演变,一般可分为休克代偿期和休克抑制期,或称休克早期和休克期。

1. **休克代偿期** 患者表现为精神紧张或烦躁不安、皮肤苍白、四肢发凉、心率加快、脉压减小、呼吸加快、尿量正常或减少等。此时,如处理及时得当,休克可较快得到纠正。否则,病情继续发展,进入休克抑制期。

2. **休克抑制期** 表现为神情淡漠,反应迟钝,甚至可出现意识模糊或昏迷;皮肤和黏膜发绀,四肢厥冷,脉搏细数或摸不清,血压下降,脉压缩小;尿量减少甚至无尿。若皮肤黏膜出现瘀斑或消化道出血,则表示病情发展至 DIC 阶段。若出现进行性呼吸困难、烦躁、发绀,虽给予吸氧仍不能改善者,应考虑并发急性呼吸窘迫综合征(ARDS)。至此期患者常继发多器官功能衰竭而死亡。表 15-1 列出休克不同时期的临床表现。

表 15-1　休克的临床表现和程度

分期	程度	神志	口渴	皮肤黏膜		脉搏	血压	体表血管	尿量	*估计失血量
				色泽	温度					
休克代偿期	轻度	清楚,伴痛苦表情,精神紧张	明显	开始苍白	正常,发凉	100 次/min 以下,尚有力	收缩压正常或稍升高,脉压小	正常	正常	<20%(<800ml)
休克抑制期	中度	尚清楚,表情淡漠	很明显	苍白	发冷	100~120 次/min	收缩压为 70~90mmHg,脉压小	表浅静脉塌陷,毛细血管充盈迟缓	尿少	20%~40%(800~1 600ml)
	重度	意识模糊,昏迷	非常明显,可能无主诉	显著苍白,肢端青紫	厥冷,肢端更明显	速而细弱,或摸不清	收缩压<70mmHg或测不到	表浅静脉塌陷,毛细血管充盈更迟缓	少或无尿	>40%(>1 600ml)

*成人低血容量性休克

四、辅助检查

(一)实验室检查

1. **血、尿和粪常规检查** 红细胞计数、血红蛋白值降低表明出现失血情况;血细胞比容增高提示血浆丢失;白细胞计数和中性粒细胞比例升高提示存在感染。尿比重增高常提示血液浓缩或血容量不足。粪便隐血试验阳性或黑便常表明消化道出血。

2. 血生化检查　包括肝、肾功能、血糖、血电解质等检查,可了解患者是否合并多器官功能障碍综合征(MODS)、细胞缺氧及代谢失衡的程度等。

3. 动脉血气分析　动脉血氧分压(PaO_2)的正常值为 10.7~13kPa(80~100mmHg),反映血液携氧状态,PaO_2 低于 60mmHg,吸入纯氧后仍无改善,可能是 ARDS 的先兆。通过监测二氧化碳分压($PaCO_2$)可以判断呼吸性酸中毒或呼吸性碱中毒。

4. 动脉血乳酸盐测定　反映细胞缺氧程度,正常值为 1~1.5mmol/L。休克时间越长,血流灌注障碍越严重,动脉血乳酸盐浓度也越高,提示病情严重,预后不良。此外,还可以结合其他参数判断病情,例如乳酸盐/丙酮酸盐(L/P)比值在无氧代谢时明显升高。

5. 胃肠黏膜内 pH(intramucosal pH,pHi)　监测正常值为 7.35~7.45。休克时胃肠道较早处于缺血、缺氧状态,测量胃肠 pHi,不但能反映该组织局部灌注和供氧的情况,也可以发现隐匿性休克。

6. 凝血机制检测　疑有 DIC 时,应测血小板、出凝血时间、纤维蛋白原、凝血酶原时间及其他凝血因子。当下列五项检查出现三项以上异常,结合临床上有休克、微血管栓塞症状和出血倾向时,便可诊断 DIC。包括:①血小板计数低于 80×10^9/L。②血浆纤维蛋白原低于 1.5g/L 或呈进行性降低。③凝血酶原时间比对照组延长 3 秒以上。④血浆鱼精蛋白副凝试验(3P 试验)阳性。⑤血涂片中破碎红细胞超过 2% 等。

(二)血流动力学监测

1. 中心静脉压(CVP)　中心静脉压代表了右心房或胸段腔静脉内的压力,其变化反映全身血容量和右心功能。正常值为 5~12cmH$_2$O。当 CVP < 5cmH$_2$O,表示血容量不足;CVP > 15cmH$_2$O 表示心功能不全;CVP > 20cmH$_2$O 则提示存在充血性心力衰竭。

2. 肺毛细血管楔压(PCWP)　可应用 Swan-Ganz 漂浮导管测得,反映肺静脉、左心房和左心室的功能状态。PCWP 的正常值为 6~15mmHg。PCWP 小于 6mmHg 反映血容量不足;大于 15mmHg 提示肺循环阻力增加,如肺水肿。因此,临床上发现 PCWP 增高,即使 CVP 尚属正常,也应限制输液量以免发生或加重肺水肿。

3. 心排出量(CO)和心脏指数(CI)　可应用 Swan-Ganz 漂浮导管应用热稀释法测得。CO= 心率 × 每搏心排出量,成人正常 CO 值为 4~6L/min;单位体表面积上的心排出量便称为心脏指数,正常值为 2.5~3.5L/(min·m^2)。

五、治疗原则

尽快去除病因,迅速恢复循环血容量,纠正微循环障碍,恢复机体正常代谢,防止多器官功能衰竭。

(一)急救措施

1. 积极处理引起休克的原发伤、病。如创伤制动、大出血止血等。

2. 保持呼吸道通畅,给氧 6~8L/min,病情危重者,可考虑行气管插管或气管切开。

3. 采取休克体位,头和躯干抬高 20°~30°,下肢抬高 15°~20°,以增加回心血量及减轻呼吸困难。

4. 注意保暖,尽量减少搬动,骨折处临时固定,必要时应用镇痛剂等。

(二)补充血容量

补充血容量是纠正休克引起的组织低灌注和缺氧的关键。输液的原则是及时、快速、足量。晶体液主要是平衡盐溶液、等渗盐水，胶体液主要是低分子右旋糖酐、羟乙基淀粉、血浆等；近年也有用 3%~7.5% 的高渗盐溶液用于休克复苏治疗的。通常先快速输入扩容作用迅速的晶体液，再输入扩容作用持久的胶体液。

（三）积极处理原发病

由外科疾病引起的休克，如内脏大出血、消化道穿孔、肠绞窄坏死等，在尽快恢复有效循环血量后，及时手术处理原发病变。有些情况下，需要在积极抗休克的同时施行手术，以免延误抢救时机。

（四）纠正酸碱平衡失调

休克患者由于组织缺氧，常有不同程度的酸中毒。当机体获得充足血容量和微循环改善后，轻度酸中毒即可缓解；而且扩容治疗时输入的平衡盐溶液，使一定量的碱性物质进入体内，故休克早期轻度酸中毒者无需再应用碱性药物。但重度休克、酸中毒明显、扩容治疗效果不佳时，需用 5% 碳酸氢钠溶液治疗。

（五）应用血管活性药物

1. 血管收缩剂　常见的血管收缩药物有多巴胺、去甲肾上腺素、间羟胺等。大剂量多巴胺可收缩小血管，增加外周血管阻力，小剂量多巴胺可增强心肌收缩力和增加心排出量，并扩张肾和胃肠道等内脏器官血管；抗休克治疗时，多采用小剂量多巴胺 20~40mg。去甲肾上腺素是最常用的血管收缩药之一，能兴奋心肌，收缩血管，升高血压，扩张冠状动脉，增加冠状动脉血流，其作用时间短。间羟胺（阿拉明）对心脏和血管的作用同去甲肾上腺素，但作用弱，维持时间长约 30min。

2. 血管扩张剂　常见的血管扩张药有酚妥拉明、酚苄明、东莨菪碱等。血管扩张剂可以解除小动脉痉挛，改善微循环，增加组织灌流量。但可使血管容量增大而导致血压下降，故只有当血容量已基本补足，而患者发绀、四肢厥冷、毛细血管充盈不良等循环状态未见好转时才考虑使用。

3. 强心药　最常用的是毛花苷丙，可增强心肌收缩力，增加心搏出量，减慢心率。当 $CVP > 15cmH_2O$，但动脉压仍低时，可缓慢静脉推注毛花苷丙，有效时可再给维持量。

（六）DIC 的治疗

DIC 阶段需应用肝素抗凝，用量为 1.0mg/kg，每 6 小时一次。在 DIC 晚期，纤维蛋白溶解系统功能亢进，应使用抗纤溶药，如氨甲苯酸、氨基乙酸，以及抗血小板黏附和聚集的药物，如阿司匹林、双嘧达莫和低分子右旋糖酐等。

（七）皮质类固醇的应用

皮质类固醇一般用于严重休克和感染性休克的患者。主要作用是：①扩张血管，降低外周血管阻力，改善微循环。②保护细胞内溶酶体。③增强心肌收缩力，增加心排血量。④增进线粒体功能。⑤促进糖异生，减轻酸中毒。一般主张大剂量静脉滴注，只用 1~2 次，以防过多应用引起不良反应。

六、护理措施

（一）药物治疗护理

1. 迅速扩充血容量

（1）建立静脉通路：立刻建立 2 条以上静脉输液通道，以便及时补充循环血容量。若周围血管萎陷或肥胖患者静脉穿刺困难，应立即采取中心静脉穿刺插管，并同时监测 CVP。

（2）合理补液：根据动脉血压及中心静脉压综合分析，采取相应的处理措施（表15-2）。当血压及中心静脉压均低时，应快速大量补液；当中心静脉压升高而血压降低时，应减慢速度，限制补液，以防肺水肿及心功能衰竭。

表15-2　中心静脉压与补液的关系

中心静脉压	血压	原因	处理原则
低	低	血容量严重不足	充分补液
低	正常	血容量不足	适当补液
高	低	心功能不全或血容量相对过多	给强心药，纠正酸中毒，舒张血管
高	正常	容量血管过度收缩	舒张血管
正常	低	心功能不全或血容量不足	补液试验*

*补液试验：取等渗盐水250ml，于5~10min内经静脉滴入。如血压升高而CVP不变，提示血容量不足；如血压不变而CVP升高3~5cmH_2O，则提示心功能不全。

（3）记录出入量：准确记录输入液体的种类、数量、时间、速度等，并详细记录24h出入量为后续治疗提供依据。

（4）严密观察病情变化：每15~30min测生命体征1次，观察患者的意识、皮肤色泽和温度、尿量等。若患者从烦躁转为平静，淡漠迟钝转为对答自如；肢端温暖，皮肤黏膜红润；尿量＞30ml/h，则提示休克好转。

（5）尿量及尿比重：是反映肾血流灌注情况的重要指标。应留置尿管并监测每小时尿量和尿比重，每小时尿量＞30ml时，则表明休克有改善。

2. 血管活性药物的护理　①应从低浓度、慢速度开始，每5~10min测1次血压。血压平稳后每15~30min测1次，并按药物浓度严格控制滴速。②严防药物外渗，若注射部位红肿、疼痛，应立即更换滴注部位，用0.25%普鲁卡因局部封闭。③停药时，应逐步降低药物浓度，减慢速度，然后才可撤除，以防突然停药引起不良反应。

（二）非药物治疗护理

1. 休克体位　使患者头和躯干抬高20°~30°，下肢抬高15°~20°，以增加静脉回心血量和改善重要脏器的血供。

2. 促进气体正常交换

（1）给氧：鼻导管给氧，40%~50%的氧浓度，每分钟6~8L的氧流量，以提高肺静脉血氧浓度。严重呼吸困难时可协助医生行气管插管或气管切开，尽早使用呼吸机以辅助呼吸。若已发展到ARDS，必须经机械通气给予呼气末正压（PEEP），使肺泡内保持正压，使萎陷的肺泡扩张。

（2）保持呼吸道通畅：在病情允许的情况下，鼓励患者作深呼吸和有效咳嗽，协助叩背，及时清除气道分泌物。神志不清或昏迷患者，头应偏向一侧或置入通气管，以免舌后坠或呕吐物、气道分泌物误吸，观察呼吸变化，及时清理呼吸道分泌物。

3. 维持正常体温

（1）监测体温：每4小时测一次，密切观察其变化。

（2）保暖：可采用加盖棉被、毛毯，喝热饮料，调高病室内温度等措施。禁止使用热水袋、电热毯等进行体表加温，容易造成烫伤，还可使末梢血管扩张，增加局部组织耗氧量，加重组织缺氧,从而使重要器官的血流灌注进一步减少。

（3）降温:感染性休克患者高热时,应予物理降温,必要时遵医嘱用药物降温等方法;及时更换被汗液浸湿的衣被,做好皮肤护理,保持床单位的清洁干燥。

4. 预防潜在并发症

（1）预防感染:一方面,休克时机体处于应激状态,抵抗力减弱,易继发感染;另一方面,针对休克患者的检查和操作繁多,如中心静脉置管、穿刺、导尿等,增加了感染机会,因此各项操作严格执行无菌技术原则。为预防肺部感染,应协助患者咳嗽、咳痰,及时清除呼吸道分泌物,必要时遵医嘱行超声雾化吸入,有利痰液稀释和排出;保持创面或伤口的清洁干燥;遵医嘱合理应用抗生素。

（2）预防皮肤受损:保持床单位的清洁、平整、干燥。病情许可时,每2h翻身、叩背1次,按摩受压部位皮肤,评估局部皮肤状况,以预防压疮。

（3）预防意外损伤:休克时,患者会出现神志不清、烦躁不安,甚至意识错乱,易发生坠床、拔除输液管等意外,应加床旁护栏并予以适当约束。

（王俊杰）

第二节 低血容量性休克

一、概述

低血容量性休克（hypovolemic shock）主要由各种原因引起短时间内大量出血或体液积聚在组织间隙,导致有效循环血量降低引起。大血管破裂或脏器破裂出血引起的休克称为失血性休克（hemorrhagic shock）;各种损伤及大手术使血液、血浆同时丧失引起的休克称为创伤性休克（traumatic shock）。

二、病因与危险因素

（一）失血性休克

1. 病因 失血性休克多见于大血管破裂、腹部损伤引起的实质性内脏器官（肝、脾）破裂、胃及十二指肠出血、门静脉高压所致的食管、胃底静脉曲张出血、胸主动脉瘤破裂出血、腹膜后出血、大咯血、产后大出血等。通常迅速失血超过全身总血量的20%时,即出现休克。此外,严重的体液丢失,如腹膜炎、剧烈呕吐、腹泻、大汗、肠梗阻、尿崩症等,可造成大量的细胞外液和血浆的丧失,也可导致有效循环血量减少,引起休克。

2. 危险因素

（1）近期有外伤史,如车祸、摔倒、受碰撞等。有时外伤十分轻微,并未引起患者的注意或已忘却。

（2）具有可能导致失血或失液的病史。如胃、十二指肠溃疡,食管、胃底静脉曲张,支气管扩张症,尿崩症,糖尿病酮症酸中毒等。

（3）存在凝血功能障碍或正在接受抗凝治疗。如血友病、再生障碍性贫血、严重的肝病致凝血因子产生减少。

（二）创伤性休克

创伤性休克多见于严重创伤，如大面积撕脱伤、严重烧伤、挤压伤、全身多发性骨折或大手术等，战争时期可见于枪弹伤、烧伤、冲击伤及核武器伤等。创伤性休克相对复杂，患者不仅存在大量血液、血浆的丧失，同时创伤处还出现炎性肿胀和体液渗出。受损组织产生的血管活性物质可致微血管扩张和通透性增高，进一步降低有效循环血量。另外，创伤刺激引起剧痛和神经—内分泌反应，影响心血管功能。有些部位的创伤则直接影响心血管功能，如胸部伤可直接累及心、肺，颅脑外伤可导致血压下降等。

三、预防和筛查

首先，避免或积极干预各种危险因素。其次，早期发现有效循环血量减少的征象，并给予有效处理。

四、诊断要点

（一）失血性休克

1. 多由大血管破裂或脏器破裂出血所致，应结合原发病的相应病史和临床表现。

2. 失血征象，如咯血、呕血、便血等，特别警惕内出血的可能，如脾破裂、腹膜后出血等。

3. 实验室检查和血流动力学监测提示休克，尤其是氧代谢与组织灌注指标对早期诊断有重要参考价值。

4. 出现休克的临床表现。

（二）创伤性休克

1. 有严重创伤的病史。

2. 实验室检查和血流动力学监测提示休克，尤其是氧代谢与组织灌注指标对早期诊断有重要参考价值。

3. 出现休克的临床表现。

五、护理措施

低血容量性休克的主要死因是组织低灌注、大出血、感染及再灌注损伤等所导致的多器官功能障碍综合征（MODS）。提高救治成功率的关键在于尽早去除休克的病因，同时尽快恢复有效循环，维持组织灌注，以改善组织细胞氧供，重建氧的供需平衡及恢复正常的细胞功能。

（一）失血性休克

失血性休克的处理原则是补充血容量与控制出血并重。

1. 快速补充血容量　补液护理是纠正失血性休克的重要措施。补液的种类、量和速度是纠正休克的关键，应迅速建立 2 条以上静脉通路，遵医嘱快速补充平衡盐溶液等，改善组织灌注。但有研究认为对于存在活动性出血的失血性休克患者，补液过多会稀释血液，影响机体内环境，破坏凝血机制，导致新形成的凝血块脱落，不利于止血。因此，出血未控制时，仅需将平均动脉压维持在略高于 60mmHg，在彻底止血后再进行充分的液体复苏，可减少出血量，提高早期存活率。此外，患者的血红蛋白浓度低于 70g/L 时，考虑输浓缩红细胞或全血，护士应做好输血护理。

2. 协助止血　若患者存在活动性出血，应迅速控制出血。首先协助医生采用一些有效的临时止血措施,如止血带止血、三腔二囊管压迫止血、纤维内镜止血等,为手术治疗赢得时间。

3. 做好术前准备 若患者为大血管破裂或实质性内脏器官破裂,应在快速补充血容量的同时积极做好各项术前准备。

(二)创伤性休克

创伤性休克的处理原则是补充血容量及对症处理。

1. 快速补充血容量 积极快速补充血容量是创伤性休克患者的首要措施,但补液量及种类应根据患者的症状、体征、血流动力学指标、创伤情况等综合评估。

2. 急救护理 对危及生命的损伤,如张力性气胸、连枷胸等,协助医生紧急处理。骨折患者应妥善固定,现场急救中简单而有效地固定骨折部位是为了缓解疼痛,避免血管、神经的进一步损伤,不必强行将开放性骨折的断端复位,以免污染。

3. 镇痛护理 创伤后疼痛是患者的主要症状之一,可加重休克,应及时予以止痛。遵医嘱给予镇痛剂,但应注意休克患者的外周循环较差,肌内注射止痛药的效果并不理想,因此,可考虑静脉注射。若患者存在呼吸障碍,禁用吗啡。

4. 监测血糖 创伤性休克后部分患者因胰岛素抵抗而表现出高血糖症,从而导致严重的感染、多发性神经损伤、MODS,甚至死亡。因此,应严密监测血糖变化,遵医嘱及时予以胰岛素治疗。

5. 预防感染 休克患者抵抗力常降低,必要时遵医嘱使用抗生素等药物,护理操作中注意无菌原则和手卫生等。

6. 术前准备 需手术治疗者积极做好各项术前准备。

（王　莹）

第三节　感染性休克

一、概述

感染性休克(septic shock),又称脓毒性休克,是指严重感染导致的低血压持续存在,经充分的液体复苏难以纠正的急性循环衰竭,可迅速导致严重组织器官功能损伤,主要死亡原因为多器官功能衰竭。感染性休克是外科多见但治疗相对困难的一类休克,病死率平均高达42.9%。

感染性休克的血流动力学改变有两种类型,临床特点各异(表15-3)。

1. 低动力型休克(低排高阻型休克) 较常见,也较严重,常见于革兰氏阴性杆菌严重感染或休克晚期。外周血管收缩使外周血管阻力增高,心排出量减少。由于皮肤血管收缩、血流量减少,使皮肤温度降低,又称"冷休克"。

2. 高动力型休克(高排低阻型休克) 外周血管扩张使外周血管阻力降低,心排出量正常或增加。由于皮肤血管扩张、血流量增多,使皮肤温度升高,又称"暖休克"。

表 15-3　感染性休克的临床特点

临床表现	冷休克（低动力型）	暖休克（高动力型）
神志	躁动、淡漠或嗜睡	清醒
皮肤色泽	苍白、发绀或花斑样发绀	淡红或潮红
皮肤温度	湿冷或冷汗	温暖、干燥
脉搏	细速或摸不清	搏动清楚、不增快
血压	正常或低	稍低
脉压	＜ 20mmHg	＞ 30mmHg
尿量	＜ 25ml/h	＞ 30ml/h

二、病因与危险因素

（一）病因

感染是感染性休克的起始原因，常继发于释放内毒素的革兰氏阴性杆菌和释放外毒素的革兰氏阳性杆菌为主的感染。常见于弥漫性腹膜炎、大面积烧伤、绞窄性肠梗阻、急性梗阻性化脓性胆管炎、败血症、泌尿系统感染及医源性感染等。

（二）危险因素

2016 年中国急诊感染性休克临床实践指南总结了感染性休克的多种危险因素（表 15-4）。

表 15-4　感染性休克的危险因素

一般因素	解剖结构异常或介入治疗	药物因素	基础疾病
年龄＞ 65 岁	中心静脉导管	长期使用抗生素	免疫功能缺陷
营养不良	近期侵入性手术	近期使用类固醇激素	恶性肿瘤或白血病
体温过低或＞ 38.2℃	血液透析	化疗药物	急性胰腺炎、胆道系统
ECOG 身体评分低（＜ 2 分）	胆道系统异常	非甾体抗炎药	疾病
住院时间长	气管内插管或机械通气	其他	糖尿病
长期卧床		放疗	肾衰竭
心率＞ 120 次 /min			肝功能衰竭
SBP ＜ 110mmHg 或低于基础值的 60%~70%			存在易出血的感染灶
			病毒感染
			器官移植
			中性粒细胞缺乏

注：ECOG：美国东部肿瘤协作组；SBP：收缩压；AIDS：获得性免疫缺陷综合征。

三、预防和筛查

（一）预防

1. 积极防治感染，识别并合理干预各种危险因素。

2. 做好外伤的现场处理,如及时止血、镇痛、保温等。

3. 对失血或失液过多(如呕吐、腹泻、咯血、消化道出血、大量出汗等)的患者,应及时补液或输血。

(二)筛查

有指南建议对有潜在感染的重症患者进行常规脓毒症筛查,脓毒症是指明确或可疑的感染引起的全身炎症反应综合征(systemic inflammatory response syndrome, SIRS),可发展为严重脓毒症和脓毒性休克。《拯救脓毒症运动:脓毒症与感染性休克治疗国际指南 2021 版》更新了脓毒症的定义,指机体因感染而失控的宿主反应所致的危及生命的器官功能障碍。推荐医疗卫生系统对脓毒症患者采取医疗质量改善程序,包括对急症、高危患者进行脓毒症筛查,并采用标准方案进行治疗。不建议单独使用快速序贯器官衰竭评分(quick sequential organ failure assessment, qSOFA)作为脓毒症或感染性休克的筛查工具,但建议对疑似的患者测量血乳酸。

四、诊断要点

感染性休克的诊断是一个综合评估的过程,包括基础生命体征的监测、感染病原学诊断,以及对心血管、呼吸、消化、肝脏、肾脏等各器官系统功能的评估。此外,还需要对微循环功能状态进行评估。2016 年中国急诊感染性休克临床实践指南明确了其诊断标准。

(一)感染的诊断标准

存在感染的临床表现、实验室或影像学证据。

(二)SIRS 的诊断标准

1. 体温 > 38℃或 < 36℃。

2. 心率 > 90 次/min。

3. 过度通气 呼吸 > 20 次/min 或 PCO_2 < 32mmHg。

4. 白细胞增多(> 12×10^9/L);或白细胞减少(< 4×10^9/L);或有超过 10% 的幼稚白细胞。

(三)低血压诊断标准

成人收缩压(SBP) < 90mmHg,平均动脉压(MAP) < 70mmHg,或 SBP 下降 > 40mmHg,或低于正常年龄相关值的 2 个标准差。

(四)组织低灌注诊断标准

1. 高乳酸血症 血清乳酸 > 2mmol/L;

2. 毛细血管再充盈时间延长、皮肤花斑或瘀斑。

(五)器官功能障碍的诊断标准

1. 低氧血症 氧分压(PaO_2)/吸氧浓度(FiO_2) < 300mmHg。

2. 急性少尿 即使给予足够的液体复苏,尿量仍然 < 0.5ml/(kg·h),且至少持续 2h 以上。

3. 血肌酐升高 > 44.2μmol/L(0.5mg/dl)。

4. 凝血功能异常 国际标准化比值 > 1.5 或 APTT > 60s。

5. 肠梗阻 肠鸣音消失。

6. 血小板减少 PLT < 100 000/μl。

7. 高胆红素血症 血浆 TBil > 70μmol/L(4mg/dl)。

五、护理措施

感染性休克的处理原则是休克未纠正前，在治疗休克的同时控制感染；休克好转后，着重治疗感染。有时由于感染灶未及时去除，致病菌和毒素仍不断释放，使休克难以好转或好转后再度恶化。此时，应在积极抗休克的同时及时进行手术，行切开减压、引流脓液等治疗。同时改善呼吸、循环、中枢神经系统和代谢等功能。护理重点如下：

（一）感染的防治与护理

1. 正确采集标本　在抗生素给药前恰当地留取病原学培养，但绝不能因为留取标本而延误抗生素治疗。如果无法立即获取血培养标本，抗生素的及时应用更为重要。考虑脓毒症或感染性休克时，要留取所有可疑感染部位标本进行培养，包括血培养、尿培养、脑脊液、伤口渗液、呼吸道分泌物等，但并不推荐进行无目的的广泛培养。如果临床提示感染部位明确，其他部位的培养（除血培养外）通常是不需要的。血培养至少留取双份标本（需氧瓶＋厌氧瓶）。

2. 液体复苏　最新指南建议感染性休克患者的液体复苏应尽早开始；对脓毒症所致的低灌注，推荐在拟诊为感染性休克起 3h 内输注至少 30ml/kg 的晶体溶液进行初始复苏；完成初始复苏后，评估血流动力学状态以指导下一步的液体使用。专科护士应充分意识到早期开始液体复苏的重要性，维护好静脉通路，确保液体复苏的有效实施。

3. 早期抗微生物治疗　感染性休克确诊后，在控制感染源的基础上，推荐尽早开始（1 小时内）静脉使用有效的抗菌药物治疗。专科护士应在遵医嘱合理用药的同时严密监测抗菌药物的疗效和不良反应。

4. 有效预防感染　各项治疗和护理严格执行无菌操作原则和手卫生原则。基于最新的循证护理措施，预防呼吸机相关性肺炎、血管内导管相关性感染及导尿管相关性感染的发生，如严格掌握各类留置导管和侵入性操作的适应证，尽量减少导管的留置时间，操作中严格遵守规范和流程，监测和及时发现感染征象等。

（二）并发症的观察与护理

应激性溃疡是脓毒症和感染性休克的并发症之一，对有出血危险因素的感染性休克患者，应使用 H_2 受体阻滞剂或质子泵抑制剂，观察有无呕血、黑便等症状，监测生命体征，建议清淡、流质、低纤维饮食。脓毒症和感染性休克的患者发生深静脉血栓和肺栓塞的风险高，严重感染者应使用皮下注射低分子肝素预防深静脉血栓，密切观察下肢的动脉搏动、皮肤温度、色泽和感觉，禁止热敷、按摩，宜低脂饮食，联合使用药物和间歇充气加压装置。

MODS 是脓毒症和感染性休克最严重的并发症，应做好各器官、系统的观察和支持，及时发现器官功能障碍的表现，并配合医生进行处理，预防疾病恶化，改善预后。

其余护理措施参见本章第一节。

（王　莹）

第四节　心源性休克

一、概述

心源性休克（cardiogenic shock）是由各种不同的严重心脏疾病所致的急性心泵功能衰

竭,以致不能维持最低限度的心排出量,导致动脉收缩压下降、组织器官灌流不足、全身组织缺氧等一系列代谢与功能障碍的临床综合征。心源性休克的原发障碍是急性泵衰竭,有别于其他原因如感染、失血、过敏等所引起的周围性休克。不过,其他机制如血容量下降等也可能引起进行性心功能恶化。

二、病因与危险因素

(一)病因

心源性休克最常见的原因是急性心肌梗死。此外,也可见于急性心肌炎、严重心肌疾病、严重心律失常、瓣膜口阻塞、乳头肌断裂引起的急性二尖瓣反流、感染性心内膜炎并发瓣膜穿孔所致的急性主动脉瓣反流、流出道梗死及心脏直视手术。

(二)危险因素

除去病因中提及的多种心脏疾病,心源性休克的危险因素还包括:

1. 糖尿病、高血压、高脂血症、感染性休克等。
2. 嗜烟、嗜酒。
3. 其他　如肥胖、便秘、紧张、劳累、情绪激动等。

三、预防和筛查

避免或积极干预前述各种危险因素。

四、诊断要点

心源性休克的诊断要点包括:①持续性低血压,收缩压降至90mmHg以下,且持续30分钟以上,需要循环支持。②血流动力学障碍:肺毛细血管楔压(PCWP)≥18mmHg,心脏指数≤2.2L/(min·m²)(有循环支持时)或1.8L/(min·m²)(无循环支持时)。③组织低灌注状态,可有皮肤湿冷、苍白和发绀;尿量显著减少(<30ml/h),甚至无尿;意识障碍;代谢性酸中毒。

五、护理措施

心源性休克一旦发生,往往病情危重,恰当及时的治疗和护理,可延缓病情恶化,降低病死率。

1. 急救护理　以处理致命性症状和纠正休克为第一原则。取平卧位,下肢可稍抬高,伴有心力衰竭的患者气急不能平卧时,采用半坐卧位,给予镇静、镇痛和保暖,绝对卧床、避免搬动;保持呼吸道通畅与给氧;心电监护;遵医嘱给予急救药物,并监测患者对药物的效果及反应等。

2. 针对不同治疗措施的相应护理　如溶栓治疗的护理、经皮冠状动脉成形术(PTCA)的护理。

其余护理措施参见本章第一节。

（王　莹）

第五节 过敏性休克

一、概述

过敏性休克（anaphylactic shock）是由于过敏原与相应的抗体相互作用引起的一种全身性反应，如未及时治疗，可导致死亡。大部分患者曾有过敏史，当机体第一次接触过敏原后，在体内产生相应的抗体（多属 IgE），吸附在循环血中的嗜碱性粒细胞和位于血管周围的肥大细胞上，使之"致敏"，当机体再次接触相同的过敏原后，则发生抗原与抗体的快速过敏反应或超敏反应，引起机体一系列的反应。

二、病因与危险因素

过敏性休克是由过敏原引起的，能成为过敏原的抗原又称变应原。变应原的种类很多，常见的有花粉，屋尘，某些食物（如鱼类、虾、牛奶、蛋类、芒果等），某些药物（如青霉素、头孢菌素类、链霉素、磺胺类、含碘造影剂等），动物的皮屑和异种血清（如破伤风抗毒素、白喉抗毒素大都是免疫马血清制取），被昆虫或动物咬伤或螫伤（如虎头蜂、蜘蛛等的毒素），蠕虫及其代谢产物等。以青霉素为例，青霉素本身不具有抗原性，其降解产物青霉素噻唑和青霉素烯酸为半抗原，能与人体内的蛋白质结合而具有抗原性。此外，在青霉素制备过程中所残留的不纯物质也可能具有抗原性。

三、预防和筛查

（一）预防

预防过敏性休克最根本的方法是明确过敏原，并进行有效的预防，但在临床中往往难以做出特异性过敏原诊断，而且不少患者属于并非由免疫机制发生的过敏样反应。所以还应注意：

1. 用药前详细询问过敏史，阳性患者应在病史首页等医疗文件中做醒目而详细的标记。

2. 尽量减少不必要的用药，尽量采用口服制剂。

3. 对过敏体质的患者在注射用药后密切观察 15~20 分钟；在必须接受有诱发本症可能的药品前，宜先遵医嘱给予抗过敏药物。

4. 用药前先做过敏试验，避免使用阳性的药物，如必须使用，则可试行"减敏试验"或"脱敏试验"，其原则是在抗组胺等药物的保护下，对患者从极小剂量逐渐增加被减敏药物的用量，直至患者产生耐药性，但此过程中医护人员必须密切观察，准备好急救药品和设备。

（二）筛查

必要时进行过敏原检测。

四、诊断要点

（一）疾病诊断

1. 有过敏原接触史   于休克出现前用药，尤其是药物注射史，以及其他特异性过敏原接触史，如有蜂类叮咬病史。

2. 出现过敏性休克的临床表现

（1）早期症状：最早的症状为皮肤瘙痒、焦虑不安、有轻度头痛和感觉异常，在眼睑、唇、舌、手、足、生殖器等处可出现血管性水肿。皮肤出现皮疹、荨麻疹，伴瘙痒感，皮肤温度降低，伴出冷汗。

（2）呼吸系统症状：因腭垂和喉头水肿，产生声音嘶哑和喘鸣；因支气管痉挛产生哮喘；患者自觉喉痒、喉头阻塞感、胸闷、有窒息感。

（3）循环系统症状：由于周围血管扩张而导致有效循环血量不足，表现为面色苍白或发绀、出冷汗、脉搏细弱、血压下降、尿少。

（4）中枢神经系统症状：由脑组织缺氧所致，表现为头晕、四肢麻木、烦躁不安、抽搐、意识丧失、大小便失禁等。

（5）消化系统症状：因消化道平滑肌发生痉挛，有恶心、呕吐、腹痛、腹泻等症状。

（6）泌尿生殖系统症状：膀胱平滑肌强烈收缩可导致尿失禁，女性子宫平滑肌痉挛可导致阴道出血。

上述表现可单独或联合出现，应注意过敏性休克有时发生极其迅速，甚至呈闪电状，迅速出现上述全身反应，此时应考虑到过敏性休克的可能。

（二）病因诊断

对于过敏性休克的特异性病因诊断应慎重，因为当患者发生休克时，患者往往在同时使用多种药物或接触多种可能致敏的物质，故很难贸然断定。此外，在进行证实过程中，也可能出现假阳性结果或再致休克等严重后果，故应慎重。

五、护理措施

（一）急救护理

一旦发生过敏性休克，应分秒必争，紧急抢救。

1. 立即停药或移开可疑的过敏原，协助患者平卧，就地抢救，也可采用中凹卧位。如为虫咬部或蜇伤，协助医生快速局部处理，以减缓毒素的吸收。

2. 立即皮下注射 0.1% 盐酸肾上腺素 1ml，患儿酌情减量。如症状不缓解，可每隔半小时再遵医嘱皮下或静脉注射 0.5ml，直至脱离危险期。盐酸肾上腺素是抢救过敏性休克的首选药物，具有收缩血管、提高血压、兴奋心肌、松弛支气管平滑肌等作用。注意维持静脉通路。

3. 给予氧气吸入，改善缺氧症状。当呼吸受抑制时，应立即进行口对口人工呼吸，并肌内注射尼可刹米或洛贝林等呼吸兴奋剂。喉头水肿导致窒息时，应立即行气管插管控制呼吸或配合施行气管切开术。

4. 根据医嘱立即静脉注射地塞米松 5~10mg，或将氢化可的松 200~400mg 加入 5%~10% 葡萄糖溶液 500ml 内静脉滴注；纠正酸中毒；给予抗组胺药，如肌内注射盐酸异丙嗪 25~50mg 或苯海拉明 40mg。

5. 及时静脉滴注 10% 葡萄糖溶液或平衡溶液以扩充血容量，如血压仍不回升，可遵医嘱给予多巴胺或去甲肾上腺素静脉滴注。

6. 如发生心跳呼吸骤停，立即施行体外心脏按压，同时施行人工呼吸等急救措施。

（二）病情观察

密切观察患者的神志、生命体征、尿量及其他病情变化，并做好病情动态记录；不断评价治疗和护理效果；患者未脱离危险期间，不宜搬动。

其余护理措施参见本章第一节。

（王　莹）

第六节　神经源性休克

一、概述

神经源性休克（neurogenic shock）是指在强烈的神经刺激下，引起血管神经调节功能障碍，血管张力下降，血管扩张，有效循环血容量相对不足所致的休克。主要临床表现是血压下降，心率减慢，且一般与体位有关。骤然的血压下降引起脑供血不足，患者表现为头晕，突然倒地，面色苍白，甚至昏迷抽搐、呕吐、脉搏细弱。

二、病因与危险因素

多见于严重创伤、剧痛、脑脊髓损伤、穿刺时（如脑、胸腔、心包、腹腔穿刺）、麻醉意外、过量使用神经节阻滞剂类降压药等。

三、预防和筛查

避免或积极干预前述各种危险因素，如进行预防创伤的教育等。

四、诊断要点

诊断主要包括有强烈的神经刺激的病史及休克的临床表现。

五、护理措施

（一）急救护理

神经源性休克者如不及时纠正，可造成暂时性或永久性脑损害，因此一旦发现应及时处理。

1. 取休克体位。
2. 立即给予盐酸肾上腺素。
3. 开通静脉通路，补充血容量。
4. 保持呼吸道通畅，给予氧疗。
5. 如因剧烈疼痛引起的神经源性休克应遵医嘱使用镇痛药物，如吗啡、哌替啶等；情绪紧张者应给予镇静药物，如地西泮或苯巴比妥钠等。
6. 遵医嘱使用其他药物，如糖皮质激素等。

（二）针对病因的护理

根据导致患者神经源性休克的不同病因进行相应的治疗和护理。

其余护理措施参见本章第一节。

（王　莹）

第七节　多器官功能障碍综合征

一、概述

多器官功能障碍综合征（multiple organ dysfunction syndrome，MODS）是指机体遭受到严重创伤、感染、休克等因素，导致器官功能急性损伤，同时或序贯出现两个或两个以上系统或器官的可逆性功能障碍。该概念形成于 20 世纪 70 年代。1967 年 Tilney 提出了"序贯性系统衰竭"的概念。1975 年 Baue 在此基础上提出了多器官衰竭（multiple organ failure，MOF）。1991 年美国胸科医师学会和危重病医学会共同倡议将 MOF 更名为 MODS，而 MOF 则视为 MODS 的终末阶段。目的在于表明从早期的器官功能障碍到晚期的功能衰竭是一个动态发展的过程，通过恰当的救护有望逆转，强调了对危重患者器官衰竭前的观察和救护。

MODS 具有如下特征：①原发致病因素是急性的，且较严重，但不包括慢性疾病器官退化失代偿期。②表现为多发的、序贯的器官功能障碍，肺和消化器官最易受累。③发病前器官功能正常或器官功能受损但处于相对稳定的生理状态。④器官功能障碍是可逆的，一旦阻断发病机制、及时救治，功能可望恢复。另外，MODS 与休克关系复杂，休克本身可以表现出多系统或器官的衰竭，也是 MODS 的诱因，此时需要根据多器官衰竭发生的时间进行区分。在休克 24 小时内出现两个或两个以上器官衰竭，认为是休克引起的组织和器官的缺血性损害；在休克 24 小时后出现两个或两个以上器官衰竭则认为是休克导致的 MODS。

MODS 的发病机制复杂，涉及神经、体液、内分泌、免疫、营养代谢等多方面，不同的学说试图从不同侧面阐明其发病机制。目前较一致的看法是：组织缺血—再灌注和 / 或全身炎症反应是其共同的病理生理基础。全身炎症反应失控可能是形成 MODS 最重要的原因，不仅伴随始终，而且是 MODS 的前驱。

二、流行病学

MODS 病情危重，病死率高。一般情况，患者年龄越大，病死率越高，有研究表明若年龄＞65 岁，病死率增高约 20%；患者功能障碍的器官数目越多，病死率越高，据统计患者两个器官功能障碍时平均病死率为 59%，三个器官功能障碍时平均病死率为 75%，四个或四个以上器官功能障碍时平均病死率几乎达到 100%；从功能障碍的器官来看，有肾衰竭者多死亡，无肾衰竭者即使有三个器官衰竭往往可存活。

三、病因与危险因素

（一）病因

1. 组织损伤　见于严重创伤、大手术、大面积深部烧伤等。

2. 严重感染　严重感染为主要病因，常见于脓毒血症、腹腔脓肿、急性坏死性胰腺炎、肠道功能紊乱、肠道感染及肺部感染等。

3. 休克　见于低血容量性休克和感染性休克等。可导致组织器官灌注不良，缺血缺氧等均可引起 MODS。

4. 心跳呼吸骤停　心跳呼吸骤停本身可造成各脏器缺血、缺氧，功能受损，而复苏后又可引起再灌注损伤,亦可诱发MODS。

5. 医源性因素　大量输血和输液、某些药物或诊疗措施不当、机械通气使用不当等均可诱发MODS。

（二）危险因素

MODS的发生主要取决于致病原因,但下述危险因素常可诱发MODS,主要包括:年龄≥55岁;复苏不完全或延迟复苏;感染病灶持续存在或双重感染;重要脏器功能异常(如肾衰竭等);嗜酒;严重创伤或重大手术;消耗体质(如恶性肿瘤、营养不良等);治疗不当(如使用抑制胃酸药物、糖皮质激素应用量大或时间长、反复大量输血等);代谢紊乱(如高钠血症、高渗血症、高乳酸血症、糖尿病等)。

四、预防和筛查

一旦发生MODS,抢救比较困难,病死率高,所以预防其发生是提高危重患者生存率的重要措施。

1. 识别MODS的病因,避免或积极干预各种危险因素。如纠正休克、防治再灌注损伤、防治感染、防治机体内环境的紊乱等。

2. 及早处理最先发生功能障碍的器官,阻断病理的连锁反应,以免形成MODS。因为治疗单一器官功能障碍的效果,胜过治疗MODS,而且MODS的病死率与器官功能障碍的数目密切相关。

五、评估

（一）病史

存在严重创伤、感染、休克、心跳呼吸骤停、延迟复苏等可能导致MODS的病史或征象。

（二）各器官、系统功能障碍的评估

MODS受损的器官往往不是原发因素直接损伤的器官,而且发病前器官功能相对良好。

1. 肺功能障碍　肺是MODS最先受累的器官之一。一般24~72小时即可出现肺水肿、肺出血、肺不张和肺泡内透明膜形成等病理生理变化,呈现急性肺损伤(ALI),以后发展为急性呼吸窘迫综合征(ARDS)。ARDS的临床表现以进行性呼吸困难和顽固性低氧血症为特征。

2. 肾功能障碍　肾脏是另一个容易受累的器官。由多种原因导致双肾功能在短时间内(几小时至几日)急剧下降,出现血中氮质代谢产物积聚,水电解质紊乱和酸碱平衡失调及全身并发症,称为急性肾衰竭(ARF)。辅助检查可见血浆肌酐持续高于177μmol/L(20mg/dl),尿素氮大于18mmol/L(500mg/ml)。此外,还存在水电解质紊乱,如血钾浓度常升高,可大于5.5mmol/L,少数可正常或偏低;血钠可正常或偏低;血磷升高;血钙降低。血pH常低于7.35,血浆HCO_3^-浓度多低于20mmol/L,甚至低于13.5mmol/L。

3. 胃肠功能障碍　可引起应激性溃疡,其发病主要与胃肠黏膜缺血和胃酸存在有关,多发生在胃底和胃体。本病无明显胃肠道症状,重症患者可出现呕血或排柏油样大便,反复、大量出血可导致休克。如溃疡并发穿孔,可有腹膜炎的表现。

4. 肝功能障碍　急性肝功能衰竭在MODS中出现较早。临床表现为黄疸或肝功能不全,血清总胆红素 > 34.2μmol/L(2mg/100ml),血清谷丙转氨酶、谷草转氨酶、乳酸脱氢酶或碱性磷酸酶在正常值上限的2倍以上,有或无肝性脑病。

5. 心功能障碍　心功能障碍在 MODS 中的发生率较其他器官、系统为最低。急性心功能不全或衰竭的临床表现因心排血量减少的速度、程度和维持时间以及代偿功能的差异而不同。临床上常表现为心脏功能减低及组织灌注减少所致的一系列表现。表现为突然发生低血压，心指数 $< 2L/min \cdot m^2$，对正性肌力药物不起反应。左心舒张末压上升，肺小动脉楔压 $> 10mmHg$；血 pH < 7.24，伴 $PaCO_2 < 49mmHg$ 等。

6. 凝血功能障碍　MODS 常激活凝血系统，消耗大量血小板和凝血因子，使循环内广泛形成微血栓，导致弥散性血管内凝血（DIC），由于组织缺血、缺氧，同时激活纤维蛋白溶解系统，产生继发性纤溶。当出现各器官和皮肤、黏膜的广泛出血，应高度怀疑 DIC 的发生，常有休克、微血管栓塞和溶血症状。

7. 脑功能障碍　在创伤、休克以及感染等情况下，组织因缺血缺氧、电解质紊乱和酸碱平衡失调等均可导致脑功能严重受损。其他器官、系统受累时，如心脏、肝脏功能受损时也可导致心源性脑缺血发作、肝性脑病等。患者表现为反应迟钝、意识和定向力障碍，甚至出现昏迷。不用镇静药物情况下患者格拉斯哥昏迷评分 < 7 分，可诊断为急性脑功能衰竭。

8. 代谢功能障碍　应激状态下机体处于高代谢状态，持续性高代谢，耗能往往大于实际需要，代谢率可达正常的 1.5 倍以上，而且是通过大量分解蛋白，主要是肌蛋白获得能量，大量支链氨基酸被消耗，胰岛素抵抗与三羧酸循环障碍导致糖利用障碍。此外，组织缺氧严重，氧需远远大于氧供。

六、诊断要点

有关 MODS 的诊断标准国内外尚未完全统一。一般认为，在剧烈的全身炎症反应过程中出现或加重的器官功能障碍才可诊断为 MODS，其诊断应具备两点：全身炎症反应综合征（SIRS）并有两个或两个以上的器官功能障碍。此外，还应结合病史。

1. SIRS 的诊断参见本章第三节。

2. 器官功能障碍的诊断随着研究者对 MODS 认识的不断深入，其诊断标准也在不断发生变化。国内多采用参照 Fry 诊断标准的综合修订标准（见表 15-5）。

表 15-5　MODS 的诊断标准

器官或系统	诊断标准
循环系统	收缩压 $< 90mmHg$，持续 1 小时以上，或循环需要药物支持维持稳定
呼吸系统	急性起病，$PaO_2/FiO_2 \leq 200$（已用或未用 PEEP），X 线胸片见双肺浸润，PCWP $\leq 18mmHg$，或无左房压升高的证据
肾脏	血肌酐浓度 $> 177\mu mol/L$，伴有少尿或多尿，或需要血液透析
肝脏	血清总胆红素 $> 34.2\mu mol/L$，血清转氨酶在正常值上限的 2 倍以上，或有肝性脑病
胃肠道	上消化道出血，24 小时出血量 $> 400ml$，或不能耐受食物，或消化道坏死或穿孔
血液系统	血小板计数 $< 50 \times 10^9/L$ 或减少 25%，或出现 DIC
代谢功能	不能为机体提供所需能量，糖耐量降低，需用胰岛素；或出现骨骼肌萎缩、无力
中枢神经系统	GCS < 7 分

器官功能障碍是一个动态变化的过程,动态评价有助于早期诊断及早期干预,目前常采用评分制,评分分数与病死率呈显著正相关,临床可根据具体情况选择评分标准,如Marshall标准、我国"庐山会议"标准等。

七、护理措施

MODS 的救治原则包括控制原发病,加强器官功能支持和保护,合理应用抗生素,免疫和炎症反应调节治疗等。

(一)非药物治疗护理

1. 急救护理   按照各器官功能改变时的紧急抢救流程,配合医生进行抢救。如呼吸功能障碍患者应保持呼吸道通畅,必要时协助医生行气管插管、呼吸机支持通气等。急性左心衰竭患者立即予半卧位,吸氧,遵医嘱给予强心、利尿等药物治疗。

2. 环境   危重患者应及时转入重症监护室,以利于开展有效的监护和救治。加强病室管理,提供安静、舒适、整洁的环境。保持病室空气新鲜,室温 20℃左右,湿度 50%~60%。有完整的消毒隔离设施,限制探视,减少院内感染的机会。

3. 基础护理   尤其应注意口腔护理和皮肤护理。

4. 心理护理   MODS 患者由于病情危重,极易产生恐惧、焦虑、悲观等不良情绪。专科护士应与患者及家属建立良好的护患关系,提供专业的护理技术,增强患者的信任,关心和体贴患者,并耐心疏导,使患者积极配合治疗。

5. 病情观察   MODS 患者器官功能改变早期常无特异性或典型表现,出现明显或典型症状时往往器官功能已严重受损。因此,早期识别 MODS 十分必要。专科护士应熟悉MODS 的专业知识,协助医生尽早发现病情变化,预防器官功能障碍的发生和发展。

6. 器官功能监测   严密监测患者的呼吸系统、中枢神经系统、循环系统、肾功能、肝功能、胃肠功能、凝血功能、代谢功能等方面,遵医嘱做好各器官的功能支持和护理,尽早发现各器官功能的变化,协助医生减少器官损害的数量和程度,从而改善预后,降低病死率。

7. 防治感染   防治感染对阻断 MODS 的发生和发展具有重要意义。MODS 患者由于免疫功能低下、抵抗力差、实施有创监测等原因,极易发生院内感染。专科护士应严格执行手卫生、无菌原则等预防院内感染的流程及制度;给予口腔护理、气道护理、尿路护理、导管护理等;正确采集血、尿、痰等标本进行细菌培养和药敏试验;关注相关辅助检查的结果,发现异常及时报告医生。

(二)药物治疗护理

遵医嘱合理使用抗生素等各类药物,监测药物疗效和可能出现的不良反应,协助医生进行抗感染治疗、免疫与炎症反应调节治疗、激素治疗、营养与代谢支持及中医中药治疗等。

八、随访

(一)预期目标

(1)患者体液维持平衡,表现为生命体征平稳、面色红润、四肢温暖、尿量正常。

(2)患者有效循环血量恢复,组织灌注不足得到改善。

(3)患者呼吸道通畅、呼吸平稳,血气分析结果维持在正常范围内。

（4）患者未发生感染或感染发生后被及时发现并处理。

（5）患者未发生意外受伤。

（二）并发症

除去各系统的并发症，MODS 最严重的结局是发展为 MOF，最终导致死亡。

（王　莹）

第二部分

疾病护理理论与实践

第十六章
呼吸系统疾病患者的护理

呼吸系统疾病是严重危害人民健康的常见病、多发病,已成为影响公共健康的重大问题。《2020年中国卫生健康统计年鉴》数据表明,呼吸系统疾病占城市居民死亡原因第四位(10.36%),在农村占第四位(10.79%)。由于大气污染加重、吸烟等不良生活习惯增加、人群结构的老龄化等多种因素,呼吸系统疾病的流行病学和疾病谱分布正在发生改变。支气管哮喘患病率出现明显增高趋势,肺癌发病的年递增率居各种恶性肿瘤之首;慢性阻塞性肺疾病患病率居高不下(15岁以上人群中超过9.6%)。目前,肺结核在我国仍属于高发传染病。尽管新的抗菌药物不断问世,但由于病原体的变化和免疫功能受损的宿主增加,肺部感染的发病率和病死率仍有增无减。

第一节 概　　述

一、解剖生理概要

呼吸系统与体外环境相通,成人在静息状态下,每天约有10 000L的气体进出呼吸道。吸入氧气,排出二氧化碳,这种气体交换是肺最重要的功能。肺具有广泛的呼吸面积,成人的总呼吸面积约有100m²,在呼吸过程中,外界环境中的有机或无机粉尘,包括各种微生物、蛋白变应原、有害气体等,皆可进入呼吸道及肺引起各种疾病,因而呼吸系统的防御功能至关重要。

（一）解剖概要

1. 呼吸道　从鼻开始,以喉头环状软骨为界,分为上呼吸道和下呼吸道。

（1）上呼吸道:包括鼻、咽、喉,是气体进出肺的通道,兼有湿化和净化空气的作用;会厌、声门、声带的保护性反射可防止口腔分泌物和食物误入呼吸道。

（2）下呼吸道：包括气管、支气管和终末呼吸性细支气管，是连接喉与肺之间的管道部分。气管上端起自喉环状软骨下缘，向下至胸骨角平面分为左、右主支气管；右主支气管短促而走向陡直，因而气管插管、误吸物易进入右侧支气管。气管和支气管均以"C"形的软骨为支架，以保持其持续张开状态，软骨缺口向后，由平滑肌和结缔组织构成；随着支气管向外周分支，管腔逐渐变小，平滑肌逐渐替代软骨，因此，各种原因使支气管平滑肌收缩可引起广泛支气管痉挛，导致阻塞性呼吸困难。黏膜上皮为假复层纤毛柱状上皮，夹有分泌黏液的杯状细胞，纤毛具有清除呼吸道分泌物和异物的作用，是气道重要的防御机制之一。其活动可因黏液分泌减少、吸烟、吸入有害气体及病原体感染而受到不同程度的损害，活动能力减弱导致呼吸道防御功能下降，诱发细菌感染。

2. 肺　成人总呼吸面积约 $100m^2$（3~7.5 亿肺泡）。肺泡的上皮细胞包括 Ⅰ 型细胞、Ⅱ 型细胞和巨噬细胞。Ⅰ 型细胞为扁平细胞，与毛细血管内皮细胞和其间的基底膜融合而成肺泡 - 毛细血管膜，有利于气体的弥散。Ⅱ 型细胞产生表面活性物质，维持肺泡表面张力。

3. 胸膜　胸膜是平滑光泽的浆膜，覆盖在肺表面的部分，成为胸膜脏层；覆盖在胸壁内面和膈肌上面等处的部分，称为胸膜壁层。脏、壁层间的狭窄间隙叫做胸膜腔，腔内含有极少量液体，以减少呼吸运动时两层胸膜间的摩擦。胸部两侧的胸膜腔互不相通。

4. 纵隔　纵隔是夹在两侧纵隔胸膜之间的器官及结缔组织总称。纵隔上部主要含有胸腺、上腔静脉、主动脉弓及其分支、气管、食管、胸导管和迷走神经、膈神经等。纵隔中部主要有心包、心脏。后纵隔则包含有胸主动脉、奇静脉、支气管、食管、胸导管等。

（二）生理概要

1. 呼吸功能　呼吸系统完成外呼吸的功能，即肺通气和肺换气。肺通气是肺与外界环境之间的气体交换过程，肺换气是肺泡与肺毛细血管之间的气体交换过程。

2. 防御功能　呼吸系统的防御功能通过物理机制（包括鼻部加温过滤、咳嗽、喷嚏、支气管收缩、纤毛运动等）、化学机制（如溶菌酶、乳铁蛋白、蛋白酶抑制剂、抗氧自由基的谷胱甘肽和氧化物歧化酶等）、细胞吞噬（如肺泡巨噬细胞及多形核粒细胞等）和免疫机制（B 细胞分泌抗体，介导迟发型变态反应，从而杀死微生物）等而得以实现。

（三）代谢功能

肺对于肺内生理活性物质、脂质、蛋白、结缔组织及活性氧等物质，具有代谢功能。某些病理情况能导致肺循环代谢异常，从而导致肺部疾病的恶化，或导致全身性疾病的发生。

（四）神经内分泌功能

肺组织内存在一种具有神经内分泌功能的细胞，称为神经内分泌细胞或 K 细胞，与肠道的嗜银细胞相似，因此，起源于该细胞的良性或恶性肿瘤临床上常表现出异常的神经内分泌功能，如皮质醇增多症、肥大性骨病、ADH 分泌过多症和成年男性乳腺增生等。

二、常见症状与体征

呼吸系统疾病的常见症状主要有咳嗽、咳痰、咯血、气急（促）、喘鸣以及胸痛等，在不同的肺部疾病中有各自不同的特点。

1. 咳嗽　急性发作的刺激性干咳伴有发热、声音嘶哑常为急性喉、气管、支气管炎。常年咳嗽，并且秋冬季节加重则提示慢性阻塞性肺疾病。若是急性发作的咳嗽并伴有胸痛，可能是肺炎。发作性干咳,且夜间较为多发者,则可能是咳嗽变异性哮喘。音调高亢的干咳伴有呼吸困难可能是支气管肺癌累及气管或主支气管。若为持续且逐渐加重的刺激性干咳伴有气促则多考虑为特发性肺纤维化或支气管肺泡癌。

2. 咳痰　痰的量、性质以及气味可对诊断起到一定的作用。痰液由白色泡沫样或者黏液状转为脓性则多为细菌性感染,大量的黄脓痰常见于肺脓肿或支气管扩张;铁锈样痰可能是肺炎链球菌的感染,红棕色胶冻样痰可能是肺炎克雷伯杆菌感染。当存在大肠杆菌感染时,则痰有恶臭味。有肺阿米巴病史患者的痰液呈咖啡样,肺吸血虫病则为果酱样痰液。肺水肿患者则可能会咳出粉红色稀薄的泡沫痰。痰量的增减则可以反映感染的加剧或者炎症的缓解,如若痰液突然减少,并且出现了体温升高,则可能与支气管引流不畅有关。

3. 咯血　痰液中若经常带有血是肺结核、肺癌的常见症状。咯鲜血多见于支气管扩张的患者,也见于肺结核、急性支气管炎、肺炎和肺血栓栓塞症患者,若二尖瓣狭窄也可引起不同程度的咯血。

4. 呼吸困难　呼吸困难表现在呼吸的频率、深度以及节律方面的一些改变。通常按照呼吸困难发作的快慢分为急性、慢性和反复发作性的呼吸困难。突发胸痛后出现气急则应考虑气胸的发生,若后续再出现咯血则需要警惕肺梗死。出现夜间阵发性的端坐呼吸则提示左心衰或者支气管哮喘。慢性进行性的呼吸困难常见于慢性阻塞性肺疾病和弥漫性肺纤维化。存在反复发作性的呼吸困难且伴有哮鸣音则多见于支气管哮喘患者。

5. 胸痛　外伤、炎症以及肿瘤等均可能引起胸痛。呼吸系统中引起胸痛最常见的病因有胸膜炎、肺部炎症、肿瘤和肺梗死。自发性气胸是由于胸膜粘连处撕裂而产生突发性胸痛。肋间神经痛、肋软骨炎、带状疱疹、柯萨奇病毒等感染引起的胸痛表现则为胸壁浅部位的疼痛。非呼吸系统疾病引起的胸痛中,最重要的是心绞痛以及心肌梗死,其疼痛特点是胸骨后或左前胸部位的胸痛,也可放射至左肩。同时需要鉴别的是腹部脏器疾病引起的胸痛,如胆石症和急性胰腺炎等有时也会表现为不同部位的胸痛。

三、特殊检查

1. 血液检查　呼吸系统存在感染时,会出现中性粒细胞增加,有时还会伴有中毒颗粒;嗜酸性粒细胞增加则提示存在过敏性因素或寄生虫感染。

2. 痰液检查　痰液检查对肺部微生物感染的病因诊断和药物选用有重要的价值。反复做痰脱落细胞学检查,有助于肺癌的诊断。

3. 抗原皮肤试验　哮喘的变应原皮肤试验阳性有助于变应性体质的确定和相应抗原的脱敏治疗。

4. 胸腔积液检查和胸膜活检　常规胸液检查可明确是渗出性或漏出性胸液。

5. 影像学检查　胸部 X 线摄片和 CT 对明确肺部病变部位、性质以及有关气管、支气管通畅程度有重要价值。

6. 支气管镜和胸腔镜　纤维支气管镜能深入亚段支气管,窥视气管黏膜水肿、充血、溃疡、肉芽肿、新生物及异物等,可以做黏膜刷检和活检;并且可以经纤维支气管镜做支气管肺泡灌洗,对灌洗液进行相关检验,有助于明确病原和病理诊断。借助纤支镜的引导还可以做气管插管。胸腔镜已经广泛用于胸膜及肺活检。

7. 放射性核素扫描　使用放射性核素作为肺通气/灌注显像检查,对肺栓塞和血管病变的诊断有较高的价值,对肺部肿瘤及骨转移、弥漫性肺部病变的诊断也有较高的参考价值。

8. 肺活体组织检查　是确诊疾病的重要方法。可通过以下几种方法获取组织标本:①经纤支镜、胸腔镜或纵隔镜等内镜方法。②在 X 线、CT 引导下进行经皮肺活检。③在 B 超引导下进行经皮肺活检。④开胸肺活检或电视辅助胸腔镜肺活检。

9. 呼吸功能测定　通过对呼吸功能的测定可以了解呼吸系统疾病对肺功能损害的程度及性质,对某些肺部疾病的早期诊断具有重要价值(见表 16-1)。①肺总容量(total lung capacity,TLC):指肺所能容纳的总气量,是用力肺活量与残气量的总和,正常成年男性约为 5 000ml,女性约为 3 500ml。TLC 主要取决于呼吸肌收缩能力、肺和胸廓的弹性及有效通气的肺泡数量等。②用力肺活量(forced vital capacity,FVC):指最大能力吸气后用力呼出的气体量,是补吸气容积、潮气容积和补呼气容积之和,正常成年男性约为 3 500ml,女性约为 2 500ml。③残气量(residual volume,RV):指最大呼气末气道内所残留的气量,正常成年男性约为 1 500ml,女性约为 1 000ml。功能残气量(functional residual capacity,FRC)指平静呼气末肺内残留的气体量,正常成年人约为 2 300ml。

表 16-1　阻塞性和限制性通气功能障碍的肺容量和通气功能的特征性变化

检测指标	阻塞性	限制性
VC	减低或正常	减低
RV	增加	减低
TLC	正常或增加	减低
RV/TLC	明显增加	正常或略增加
FEV_1	减低	正常或减低
FEV_1/FVC	减低	正常或增加
MMFR	减低	正常或减低

注:VC 为肺活量,RV 为残气量,TLC 为肺总量,FEV_1 为第一秒用力呼气容积,FVC 为用力肺活量,MMFR 为最大呼气中期流速。

四、最新进展

(一)2018 年 GOLD 慢性阻塞性肺疾病非药物治疗策略

1. 戒烟干预　戒烟作为慢阻肺的一级预防和二级预防,除个体主动戒烟外,《慢性阻塞性肺疾病全球倡议》(GOLD)2018 指出立法戒烟可有效增加戒烟率和减少二手烟暴露。电子烟作为烟草替代物,近年来在吸烟或不吸烟的年轻人中得到广泛应用。大家普遍认为电子烟无害,在一些医疗机构中甚至将其作为戒烟辅助措施。研究数据显示,电子烟可以改变吸烟者的肺固有免疫反应,增加中性粒细胞炎性反应和粘蛋白的分泌,吸电子烟者出现了与吸烟者气道类似的病理改变。这对使用电子烟作为辅助戒烟策略提出了挑战。

2. 肺康复　慢阻肺肺康复在国内受到重视。不同国家出版了相应的肺康复指南。GOLD2018 指出:肺康复可在很多场所进行。对慢阻肺患者而言,家庭康复可以替代门诊康复。家庭康复可能是许多远离康复设施场所患者的一种解决方案。另一个挑战是,随着时间的推移,康复的获益往往会减少,虽然一项研究显示,在随访期间肺康复获益减少,但在初次完成肺康复计划后长期维持肺康复可以持续获益。目前,国内需要建立慢阻肺全程肺康复干预策略研究,开展从轻度至极重度,从稳定期至急性加重期,从医院至居家康复的模式、方法及技术研究。

3. 氧疗　长期氧疗的适应证已非常明确:①静息时氧分压＜ 55mmHg。②静息时二氧化碳分压为 55~60mmHg,伴缺氧导致的下列问题:肺动脉高压 / 肺源性心脏病、充血性心力衰竭 / 心律失常、红细胞增多(血细胞比容＞ 55%)。氧疗对于静息状态下中度缺氧(氧饱和度 89%~93%)或运动诱发的中度缺氧(6 分钟步行试验中氧饱和度为 80% 持续 5 分钟及以上,或氧饱和度＜ 90% 持续 10 分钟及以上)的患者是否获益有不同观点。但也有研究显示,氧疗不会改善日常生活中出现的呼吸困难,对健康相关的生活质量也没有任何获益。因此,在临床实践中需要根据患者情况,选择个性化的治疗策略。

4. 无创正压通气(NPPV)　GOLD2018 指出对于合并阻塞性睡眠呼吸暂停的慢阻肺患者,进行连续气道正压通气有明显获益,可改善患者的生存质量,降低住院风险。当应用 NPPV 时,应在有经验的医务人员指导下实施并进行监测。

(二)成人重症呼吸衰竭通气管理的最佳证据

根据 2016 年英国胸科协会、英国重症监护协会发布的《成人急性呼吸衰竭通气管理指南》建议,成人重症呼吸衰竭通气管理最佳证据总结如下:

1. 机械通气的模式　急诊无创通气应选择定压型呼吸机(B 级)。

2. 无创通气的接口选择　全面罩通常作为无创通气首选接头(D 级)。

3. 无创通气的监测　所有类型的急性高碳酸血症型呼吸衰竭接受无创通气治疗时,氧浓度应调节到使动脉血氧饱和度维持在 88%~92%(A 级);氧源到面罩的距离应尽可能短(C 级)。

4. 无创通气镇静　无创通气时,并非常规要求湿化(D 级);无创通气时,镇静药只能在密切监护下使用(D 级);无创通气时,静脉输注的镇静或抗焦虑药物只能在高依赖病房(HDU)或 ICU 中应用(D 级);对于疼痛或者躁动的患者,若不打算插管,但无创通气又难以实施,可使用镇静 / 抗焦虑药物控制症状(D 级)。

5. 痰液潴留处理　对于无法咳嗽导致痰液潴留的神经肌肉疾病的患者,除了标准的物理治疗外,还须机械辅助咳嗽(B 级);对于咳痰困难(神经肌肉疾病、胸廓疾病)或痰液大量分泌(COPD、囊性肺纤维化)患者,气管切开可能有助于痰液清除(D 级)。

6. 有创机械通气的模式　对于所有类型的急性高碳酸血症型呼吸衰竭患者,都应尽快使患者建立自主呼吸(C 级)。对于一些严重气道梗阻患者,由于肌力弱导致无法触发,慢性高碳酸血症难以纠正,此时有创控制通气仍须继续进行(C 级)。

7. 有创通气策略　控制通气是为了防止动态性肺过度通气,可延长呼气时间(吸呼比 1 : 3 或更高)并设置较低通气频率(10~15 次 /min)(C 级)。当气道阻塞严重时,为避免较高气道压力,可能需要采用允许性高碳酸血症(目标 pH7.2~7.25)通气策略(C 级)。碳酸酐酶抑制剂不建议常规用于急性高碳酸血症型呼吸衰竭患者(C 级)。

8. 呼气末正压通气(PEEP)　外源性 PEEP 通常不应超过 $12cmH_2O$(C 级)。

9. 有创机械通气的镇静　镇静应滴定到一个恰当的水平(B 级)。所有的躁动患者都应该考虑呼吸机不同步情况,包括无创通气(C 级)。

10. 气管切开的作用和气切时机选择　不推荐启动有创通气 7 天内常规行气管切开(A 级);是否需要气管切开以及气管切开时机的选择应个体化(D 级)。

11. 脱机方法　准备脱机时应每日进行评估（B 级）；对于急性高碳酸血症型呼吸衰竭患者，脱机之前，应保证急性高碳酸血症型呼吸衰竭急性加重的病因已经解除、pH 正常、慢性高碳酸血症被纠正以及容量过负荷已处理（D 级）；准备中断机械通气前的评估：拔管前应进行 30 分钟自主呼吸试验（B 级）；拔管前应考虑的因素包括气道是否通畅、延髓功能、痰液分泌量和呛咳能力（D 级）。

12. 拔管的预后　应谨慎识别那些会增加拔管失败风险的因素，并相应采取一些辅助治疗措施，如无创通气或辅助咳痰（B 级）。

（三）成人呼吸窘迫综合征机械通气的最佳证据

根据美国胸科协会（ATS）、欧洲重症医学会（ESICM）、重症医学会（SCCM）临床实践指南，机械通气治疗成人急性呼吸窘迫综合征，最佳证据总结如下：

1. ARDS 患者接受限制潮气量（4~8ml/kg 理想体重）和吸气压（平台压 < 30cmH$_2$O）的通气策略（强推荐，疗效评价为中等信度）。

2. 推荐严重 ARDS 患者接受俯卧位通气应超过 12h/ 天（强推荐，疗效评价为中 - 高等信度）。

3. 不推荐高频振荡通气常规用于中重度 ARDS 患者（强推荐，疗效评价为中 - 高等信度）。

4. 推荐中重度 ARDS 患者接受较高而不是较低水平的 PEEP（条件性推荐，疗效评价为中等信度）。

5. 建议成人 ARDS 患者接受肺复张（条件性推荐，疗效评价为低 - 中等信度）。

6. 对于重度 ARDS 患者，目前需要额外证据来推荐或反对使用 ECMO 给出明确推荐意见。推荐继续进行研究，以评估 ECMO 对重度 ARDS 患者临床预后的影响。

（李益民）

第二节　慢性阻塞性肺疾病

一、概述

慢性阻塞肺疾病（chronic obstructive pulmonary disease，COPD）简称慢阻肺，是一种可以预防和可以治疗的常见疾病，其特征是持续存在的气流受限。气流受限呈进行性发展，伴有气道和肺对有害颗粒或气体所致慢性炎症反应的增加。急性加重和合并症影响患者整体疾病的严重程度。COPD 主要累及肺部，但也可以引起肺外各器官的损害。

二、流行病学

COPD 是呼吸系统疾病中的常见病和多发病，患病率和病死率居高不下。我国对 7 个地区 20 245 名成年人进行调查，40 岁以上人群中慢阻肺患病率高达 8.2%。全球 COPD 发病率在 0.23%~18.3%。《慢性阻塞性肺疾病的诊断、管理和预防的全球战略（2020 年）》指出，随着发展中国家吸烟人群的增多和高收入国家人口的老龄化，COPD 的发病率与病死率持续上升，预计到 2060 年，每年可能有超过 540 万人死于慢阻肺。

三、病因与危险因素

(一)病因

确切的病因尚不清楚。但认为与肺部对香烟烟雾等有害气体或有害颗粒的异常炎症反应有关。这些反应存在个体易感因素和环境因素的相互作用。

1. 吸烟　香烟、斗烟、雪茄等各种类型的烟草产生的烟雾,吸烟量越大,COPD患病率越高。

2. 环境污染　采用生物燃料取暖和烹饪所引起的室内污染,是发展中国家贫穷地区女性COPD的重要危险因素。室外空气污染加重肺部可吸入颗粒的累积。

3. 职业粉尘　长时间且大量的职业性粉尘和化学烟雾的暴露,包括蒸汽烟雾、刺激性毒气和烟熏等。

4. 遗传因素　遗传性 α_1-抗胰蛋白酶的缺乏是最重要的基因易感危险因素。

(二)危险因素

引起慢阻肺的危险因素包括个体易感因素和环境因素,两者相互影响。

1. 个体因素　某些遗传因素可增加慢阻肺发病的危险性,即慢阻肺有遗传易感性。已知的遗传因素为 α_1-抗胰蛋白酶缺乏,重度 α_1-抗胰蛋白酶缺乏与非吸烟者的肺气肿形成有关,但我国尚未见先天性 α_1-抗胰蛋白酶缺乏的正式报道。哮喘和气道高反应性是慢阻肺的危险因素,气道高反应性可能与机体某些基因和环境因素有关。任何可能影响胚胎和幼儿肺部发育的原因,如低体重儿、呼吸道感染等,也是潜在导致COPD的危险因素。

2. 环境因素　与吸烟、空气污染、职业性粉尘等有关,详见病因部分。

四、预防和筛查

(一)预防

1. 戒烟是预防慢阻肺最重要的措施,在疾病的任何阶段戒烟都有助于防止慢阻肺的发生和发展。

2. 控制职业和环境污染,减少有害气体或有害颗粒的吸入。

3. 积极防治婴幼儿和儿童期的呼吸系统感染。

4. 接种流感疫苗等。

5. 加强体育锻炼,增强体质,提高机体免疫力。

(二)筛查

1. 美国预防服务工作组(USPSTF)确定,在症状发生之前早期检诊慢阻肺,不能改变疾病进程及改善预后,对无症状人群进行筛查不能获益。因此,不推荐对无症状的疑似慢阻肺人群进行筛查检测。

2. 根据慢性阻塞性肺疾病全球倡议(GOLD),年龄超过40岁并存在以下症状或暴露于以下危险因素的人群应进行筛查及肺功能测定。

(1)存在进行性加重、持续性存在或在运动后加重的呼吸困难;

(2)伴随有痰或无痰的慢性咳嗽;

(3)慢性咳痰;

(4)有香烟烟雾或生物燃料接触史,毒素、粉尘、工业性化学物质等职业接触史;

(5) α_1-抗胰蛋白酶缺乏。

五、评估

（一）病史

1. 危险因素　询问患者有无吸烟史、职业性或环境有害物质接触史等。

2. 既往史　包括哮喘史、过敏史、儿童时期呼吸道感染及其他呼吸系统疾病。

3. 家族史　慢阻肺有家族聚集倾向。

4. 发病年龄和好发季节　多于中年以后发病，症状好发于秋冬寒冷季节，常有反复呼吸道感染及急性加重史，随着病情进展，急性加重愈渐频繁。

5. 心理-社会状况

（1）疾病知识评估：评估患者对慢性阻塞性肺疾病的性质、过程、预后及防治知识的了解程度。

（2）心理状态评估：慢性阻塞性肺疾病为慢性反复发作，缓解率低，反复出现的护理困难、咳嗽等长期困扰患者，影响患者的工作甚至日常生活自理能力，降低了患者的生活质量，易产生负性情绪反应。因此应注意评估患者是否存在焦虑、抑郁、悲观等负性情绪及程度。

（3）社会支持系统评估：主要评估患者的家庭成员组成，家庭经济、文化、教育背景，家属对患者的关怀和支持程度，对患者所患的疾病是否有认识；患者的工作单位是否能提供支持；患者出院后的继续就医条件；患者居住地的初级卫生保健设施等资源。

（二）体格检查

1. 生命体征评估　评估呼吸类型、频率、节律，呼吸是否费力；体温是否升高；脉搏是否增快。

2. 一般状态　检查意识、营养状态，是否有发绀，皮肤弹性。

3. 胸部检查　典型慢阻肺患者可有桶状胸，呼吸运动减弱，触诊语颤减弱，叩诊过清音，肺下界下移，呼吸音减弱，呼气延长；合并肺部感染可闻及干、湿啰音。

（三）辅助检查

1. 肺功能检查　肺功能检查是判断气流受限的重复性较好的客观指标，对慢阻肺的诊断、严重程度评价、疾病进展、预后及治疗反应等均有重要意义。气流受限是以使用支气管扩张剂后 FEV_1（第一秒用力呼气容积）和 FEV_1/FVC（第一秒用力呼气容积占用力肺活量的比值）降低来确定的。FEV_1/FVC 是慢阻肺的一项敏感指标，可检出轻度气流受限。FEV_1 占预计值百分比是评价中、重度气流受限的良好指标，因其变异性小，易于操作，应作为慢阻肺肺功能检查的基本项目。目前已经认识到，正常情况下随着年龄的增长，肺容积和气流可能受到影响，应用 $FEV_1/FVC < 70\%$ 这个固定比值可能导致某些健康老年人被诊断为轻度慢阻肺，也会对 < 45 岁的成年人造成慢阻肺的诊断不足。因此，目前很难科学地确定用哪项标准诊断慢阻肺更合适。应用固定比值造成个别患者产生慢阻肺的误诊和诊断过度，其风险有限。因为肺功能仅仅是确立慢阻肺临床诊断的一项参数，其他参数包括症状和危险因素。肺总量（TLC）、功能残气量（FRC）和残气量（RV）增高，肺活量（VC）减低，表明肺过度充气，有参考价值。一氧化碳弥散量（D_LCO）及其肺泡通气量比值下降，对诊断有参考价值。肺功能是诊断慢阻肺的金标准，但不能仅依赖一次肺功能检查，需要动态随访，轻、中度慢阻肺患者经常会出现诊断波动。因此，2018GOLD 指出，评估是否存在气流受限时，单次使用支气管扩张剂后 FEV_1/FVC 为 0.6~0.8 时，应在另一场所重复肺功能检查以确诊。

2. 胸部 X 线检查　X 线检查对确定肺部并发症及与其他疾病（如肺间质纤维化、肺结核等）的鉴别具有重要意义。慢阻肺早期 X 线胸片可无明显变化，以后出现肺纹理增多和紊乱等非特征性改变；主要 X 线征象为肺过度充气：肺容积增大，胸腔前后径增长，肋骨走向变平，肺野透亮度增高，横膈位置低平，心脏悬垂狭长，肺门血管纹理呈残根状，肺野外周血管纹理纤细稀少等，有时可见肺大疱形成。并发肺动脉高压和肺源性心脏病时，除右心增大的 X 线特征外，还可有肺动脉圆锥膨隆，肺门血管影扩大及右下肺动脉增宽等。

3. 胸部 CT 检查　CT 检查一般不作为常规检查。但是在进行鉴别诊断时，CT 检查则有益，高分辨率 CT 对辨别小叶中心型或全小叶型肺气肿及确定肺大疱的大小和数量，有着很高的敏感性和特异性，对预计肺大疱切除或外科减容手术等的效果判定有一定价值。

4. 脉搏氧饱和度（SpO_2）监测和血气分析　慢阻肺稳定期患者如果 FEV_1 占预计值百分比 < 40%，或临床症状提示有呼吸衰竭或右侧心力衰竭时应监测 SpO_2。如果 SpO_2 < 92%，应进行血气分析检查。呼吸衰竭的血气分析诊断标准为海平面呼吸空气时 PaO_2 < 60mmHg（1mmHg=0.133kPa），伴或不伴 $PaCO_2$ > 50mmHg。

5. 其他实验室检查　低氧血症（PaO_2 < 55mmHg）时血红蛋白和红细胞可以增高，血细胞比容 > 0.55 可诊断为红细胞增多症，有些患者表现为贫血。患者合并感染时，痰涂片中可见大量中性粒细胞，痰培养可检出各种病原菌。

（四）慢阻肺病情程度评估

1. 呼吸困难程度评估　采用改良版英国医学研究委员会呼吸问卷（breathlessness measurement using the Modified British Medical Research Council, mMRC）对呼吸困难严重程度进行评估（表 16-2），或采用慢阻肺患者自我评估测试（COPD assessment test, CAT）问卷（表 16-3）进行评估。

表 16-2　改良版英国医学研究委员会呼吸问卷

呼吸困难评价等级	呼吸困难严重程度
0 级	只有在剧烈活动时感到呼吸困难
1 级	在平地快步走或步行爬小坡时出现气短
2 级	由于气短，平地走时比同龄人慢或者需要停下来休息
3 级	在平地走约 100m 或数分钟后需要停下来喘气
4 级	因为严重呼吸困难而不能离开家，或在穿脱衣服时出现呼吸困难

表 16-3　慢阻肺患者自我评估测试问卷

症状	分值						自觉症状
我从不咳嗽	1	2	3	4	5	6	我总是在咳嗽
我一点痰也没有	1	2	3	4	5	6	我有很多很多痰
我没有任何胸闷的感觉	1	2	3	4	5	6	我有很严重的胸闷感觉
当我爬坡或上 1 层楼梯时，没有气喘的感觉	1	2	3	4	5	6	当我爬坡或上 1 层楼梯时，感觉严重喘不过气来

症状	分值						自觉症状
我在家能够做任何事情	1	2	3	4	5	6	我在家里做任何事情都很受影响
尽管我有肺部疾病,但对外出很有信心	1	2	3	4	5	6	由于我有肺部疾病,对离开家一点信心都没有
我的睡眠很好	1	2	3	4	5	6	由于我有肺部疾病,睡眠相当差
我的精力旺盛	1	2	3	4	5	6	我一点精力都没有

注:数字 0~5 表示严重程度,请标记最能反映目测者当前情况的选项,在数字上打 ×,每个问题只能标记 1 个选项。

2. 肺功能损害程度评估　可使用 GOLD 分级,慢阻肺患者吸入支气管扩张剂后 $FEV_1/FVC < 0.70$;再依据 FEV_1 下降程度进行气流受限的严重程度分级(表 16-4)。

表 16-4　慢阻肺患者气流受限严重程度功能分级

肺功能分级	患者肺功能 FEV_1 占预计值的百分比
GOLD1 级:轻度	$FEV_1\%pred \geqslant 80\%$
GOLD2 级:中度	$50\% \leqslant FEV_1\%pred < 80\%$
GOLD3 级:重度	$30\% \leqslant FEV_1\%pred < 50\%$
GOLD4 级:极重度	$FEV_1\%pred < 30\%$

注:为吸入支气管舒张剂后的 FEV_1 值。

3. 急性加重风险评估　上一年发生 ≥2 次急性加重史者,或上一年因急性加重住院 1 次,预示以后频繁发生急性加重的风险大。

4. 慢阻肺综合评估　了解慢阻肺病情对患者的影响,应综合症状评估、肺功能分级和急性加重的风险,综合评估(图 16-1,表 16-5)的目的是改善慢阻肺的疾病管理。目前临床采用英国医学研究委员会呼吸问卷(mMRC)分级或慢阻肺评估测试(CAT)评分作为症状评估方法,mMRC 分级 ≥2 级或 CAT 评分 ≥10 分表明症状较重,通常没有必要同时使用 2 种评估方法。临床评估慢阻肺急性加重风险常用方法有 2 种:①应用气流受限分级的肺功能评估法,气流受限分级 Ⅲ 级或 Ⅳ 级表明具有高风险。②根据患者急性加重的病史进行判断,在过去 1 年中急性加重次数 ≥2 次或上一年因急性加重住院 ≥1 次,表明具有高风险。当肺功能评估得出

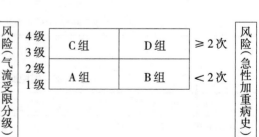

图 16-1　慢阻肺综合评估示意图

的风险分类与急性加重史获得的结果不一致时,应以评估得到的风险最高结果为准,即就高不就低。

表 16-5　慢阻肺的综合评估

组别	特征		肺功能分级（级）	急性加重（次/年）	呼吸困难分级（级）	CAT 评分（分）
	风险	症状				
A 组	低	少	I ~ II	< 2	< 2	< 10
B 组	低	多	I ~ II	< 2	≥ 2	≥ 10
C 组	高	少	III ~ IV	≥ 2	< 2	< 10
D 组	高	多	III ~ IV	≥ 2	≥ 2	≥ 10

六、诊断与鉴别诊断

（一）诊断要点

主要根据吸烟等高危因素、临床症状、体征及肺功能检查等综合分析确定。不完全可逆的气流受限是 COPD 诊断的必备条件。吸入支气管舒张药后 $FEV_1/FVC < 70\%$ 及 $FEV_1 < 80\%$ 预计值可确定为不完全可逆性气流受限。少数患者无咳嗽、咳痰症状，仅在肺功能检查时 $FEV_1/FVC < 70\%$，而 $FEV_1 \geq 80\%$ 预计值，在排除其他疾病后，亦可诊断为 COPD。

（二）鉴别诊断

慢阻肺应与哮喘、支气管扩张症、充血性心力衰竭、肺结核和弥漫性泛细支气管炎等相鉴别（表 16-6），尤其要注意与哮喘进行鉴别。

表 16-6　慢阻肺与其他疾病的鉴别诊断要点

疾病	鉴别诊断
慢阻肺	中年以后发病，症状缓慢进展，有长期吸烟史或其他烟雾接触史
哮喘	早年发病（通常在儿童期），每日症状变化快，夜间和清晨症状明显，也可有过敏史、鼻炎和/或湿疹，有哮喘家族史
充血性心力衰竭	X 线胸片示心脏扩大、肺水肿，肺功能检查提示有限制性通气障碍而非气流受限
支气管扩张症	大量脓痰，常伴有细菌感染，粗湿音，杵状指，X 线胸片或 CT 示支气管扩张、管壁增厚
肺结核	所有年龄均可发病，X 线胸片示肺浸润性病灶或结节状、空洞样改变，微生物检查可确诊，流行地区高发
闭塞性细支气管炎	发病年龄较轻，不吸烟，可能有类风湿关节炎病史或烟雾接触史，呼气相 CT 显示低密度影
弥漫性泛细支气管炎	主要发生在亚洲人群中，多为男性非吸烟者，几乎均有慢性鼻窦炎，X 线胸片和高分辨率 CT 示弥漫性小叶中央结节影和过度充气征

注：这些临床表现均为相应疾病的特征性表现，但并非绝对。例如，从不吸烟的患者也有可能患有 COPD（尤其是在发展中国家，其他的危险因素的影响较吸烟更为显著）；哮喘也可成年或老年起病。

七、护理措施

(一)非药物治疗护理

1. **休息** 患者应采取舒适的体位休息,呼吸困难明显者采取身体前倾位,安排适当的活动,以不加重症状、不感到疲劳为度。保持室内适宜的温、湿度,避免直接吸入冷空气。

2. **病情观察** 观察咳嗽、咳痰的情况及呼吸困难的程度,监测动脉血气分析和水、电解质酸碱平衡情况。

3. **保持呼吸道通畅** 嘱痰多黏稠、难以咳出的患者多喝水。指导患者有效咳痰,咳嗽时患者取坐位,头略前倾,双肩放松,屈膝,前臂垫枕,如能使双足着地最好,可有利于胸腔的扩张,增加咳痰的有效性。咳痰后患者应进行放松性深呼吸,并采取舒适体位充分休息。家属或护士应协助给予患者胸部叩击,以利于分泌物的排出。

4. **氧疗护理** 氧疗是治疗慢阻肺急性加重期住院患者的一个重要方法,氧流量调节以改善患者的低氧血症、保证88%~92%氧饱和度为目标,流量1~2L/min,避免吸入氧浓度过高引起二氧化碳潴留和抑制呼吸,一般采用鼻导管持续低流量给氧。经济条件允许的情况下,极重度慢阻肺患者可应用长期家庭氧疗,具体指征:① $PaO_2 \leqslant 55mmHg$ 或 $SaO_2 \leqslant 88\%$,有或无高碳酸血症。② PaO_2 为 55~60mmHg 或 $SaO_2 < 89\%$,并有肺动脉高压、心力衰竭水肿或红细胞增多症(血细胞比容 > 0.55)。与鼻导管相比,Venturi面罩提供的氧流量更精准和可控。长期家庭氧疗一般采用鼻导管吸氧;护理人员应告知患者及家庭氧疗的目的、必要性及氧疗注意事项;条件允许情况下,应当选择个体化的治疗策略。

5. **呼吸功能锻炼** 指导患者进行呼吸功能锻炼,如缩唇呼吸、腹式呼吸。

6. **饮食护理** 呼吸困难可使热量和蛋白质消耗增加,应为患者制定高热量、高蛋白、高维生素的饮食计划,但不能进食或输注过多的糖类,以免产生大量 CO_2,加重通气负担。

7. **心理护理** COPD 患者存在焦虑与抑郁,常发生于较年轻、女性、吸烟、FEV_1 较低、咳嗽的患者,应分别按照焦虑和抑郁及慢阻肺指南进行常规治疗护理,应重视肺康复对这类患者的潜在效应,体育活动对抑郁患者通常有一定的疗效,引导患者以积极的心态面对疾病。

(二)药物治疗护理

药物治疗用于预防和控制症状,减少急性加重的频率和严重程度,提高运动耐力和生命质量。根据疾病的严重程度,逐步增加治疗,如没有出现明显的药物不良反应或病情恶化,则应在同一水平维持长期的规律治疗。

1. **支气管舒张剂** 短期按需应用可缓解症状,长期规则应用可预防和减轻症状,增加运动耐力,但不能使所有患者的 FEV_1 得到改善。与口服药物相比,吸入剂的不良反应小,因此首选吸入治疗。主要的支气管舒张剂有 β_2 受体激动剂、抗胆碱药及甲基黄嘌呤类。

(1)β_2 受体激动剂:主要有沙丁胺醇和特布他林等,为短效定量雾化吸入剂,数分钟内起效,每次剂量 100~200μg(每喷 100μg),24 小时内不超过 8~12 喷。主要用于缓解症状,按需使用。福莫特罗(Formoterol)为长效定量吸入剂,作用持续 12 小时以上,较短效 β_2 受体激动剂更有效且使用方便,吸入福莫特罗后 1~3 分钟起效,常用剂量为 4.5~9μg,每日 2 次。茚达特罗(Indacaterol)是一种新型长效 β_2 受体激动剂,该药起效快,支气管舒张作用长达 24 小时,每日 1 次,吸入 150 或 300μg 可以明显改善肺功能和呼吸困难症状,提高生命质量,减少慢阻肺急性加重。长效 β_2 受体激动剂 / 长效 M 受体阻断剂双支气管扩张剂联合使用可极大改善患者的生活质量,同时减少急救药物使用,降低急性加重风险。

（2）抗胆碱药：主要品种有异丙托溴铵（Ipratropium）气雾剂，可阻断 M 胆碱受体，定量吸入时开始作用时间较沙丁胺醇等短效 β_2 受体激动剂慢，但其持续时间长，30~90 分钟达最大效果，可维持 6~8 小时，使用剂量为 40~80μg（每喷 20μg），每日 3~4 次，该药不良反应小，长期吸入可改善慢阻肺患者的健康状况。噻托溴铵（Tiotropium）是长效抗胆碱药，可以选择性作用于 M_3 和 M_1 受体，作用长达 24 小时以上，吸入剂量为 18μg，每日 1 次，长期使用可增加深吸气量，减低呼气末肺容积，进而改善呼吸困难，提高运动耐力和生命质量，也可减少急性加重频率。

（3）茶碱类药物：该药有改善心搏出量、舒张全身和肺血管、增加水盐排出、兴奋中枢神经系统、改善呼吸肌功能及某些抗炎作用。缓释型或控释型茶碱每日口服 1~2 次可以达到稳定的血浆浓度，对治疗慢阻肺有一定效果。监测茶碱的血浓度对估计疗效和不良反应有一定意义，血液中茶碱浓度＞5mg/L 即有治疗作用，＞15mg/L 时不良反应明显增加。吸烟、饮酒、服用抗惊厥药和利福平等可引起肝脏酶受损并缩短茶碱半衰期，老年人、持续发热、心力衰竭和肝功能损害较重者，以及同时应用西咪替丁、大环内酯类药物（红霉素等）、氟喹诺酮类药物（环丙沙星等）和口服避孕药等均可增加茶碱的血浓度。

2. 激素　慢阻肺稳定期长期应用吸入激素治疗并不能阻止 FEV_1 的降低趋势。长期规律地吸入激素适用于 FEV_1 占预计值百分比＜50%（Ⅲ级和Ⅳ级）且有临床症状及反复加重的慢阻肺患者。吸入激素和 β_2 受体激动剂联合应用较分别单用的效果好，目前已有氟地卡松 / 沙美特罗、布地奈德 / 福莫特罗两种联合制剂。FEV_1 占预计值百分比＜60% 的患者规律吸入激素和长效 β_2 受体激动剂联合制剂，能改善症状和肺功能，提高生命质量，减少急性加重频率。不推荐对慢阻肺患者采用长期口服激素及单一吸入激素治疗。

3. 磷酸二酯酶 -4（PDE-4）抑制剂　PDE-4 抑制剂的主要作用是通过抑制细胞内环腺苷酸降解来减轻炎症。每日 1 次口服罗氟司特虽无直接舒张支气管的作用，但能够改善应用沙美特罗或噻托溴铵治疗患者的 FEV_1。对于存在慢性支气管炎、重度至极重度慢阻肺、既往有急性加重病史的患者，罗氟司特可使需用激素治疗的中重度急性加重发生率下降 15%~20%。最常见的不良反应有恶心、食欲下降、腹痛、腹泻、睡眠障碍和头痛，发生在治疗早期，可能具有可逆性，并随着治疗时间的延长而消失。

4. 其他药物

（1）祛痰药（黏液溶解剂）：慢阻肺患者的气道内产生大量黏液分泌物，应用祛痰药有利于气道引流通畅，改善通气功能，但其效果并不确切，仅对少数有黏痰的患者有效。常用药物有盐酸氨溴索（Ambroxol）、乙酰半胱氨酸等。

（2）抗氧化剂：慢阻肺患者的气道炎症导致氧化负荷加重，促使其病理生理变化。应用抗氧化剂（N- 乙酰半胱氨酸、羧甲司坦等）可降低疾病反复加重的频率。

（3）免疫调节剂：该类药物对降低慢阻肺急性加重的严重程度可能具有一定作用，但尚未得到证实，不推荐作为常规使用。

（4）疫苗：按期接种流行性感冒（流感）疫苗，该疫苗可降低慢阻肺患者的严重程度和病死率。

总之，慢阻肺稳定期的处理原则根据病情的严重程度不同，选择的治疗方法也有所不同。慢阻肺分级治疗药物推荐方案见表 16-7。

表 16-7　慢阻肺稳定期起始治疗药物推荐方案

组别	首选方案	次选方案	替代方案
A组	SAMA(需要时); 或 SABA(需要时)	LAMA;或 LABA; 或 SAMA+SABA	茶碱类药物
B组	LAMA;或 LABA	LAMA+LABA	SABA 和/或 SAMA; 茶碱类药物
C组	ICS+LABA;或 LAMA	LAMA+LABA; 或 LAMA+PDE-4 抑制剂; 或 LABA+PDE-4 抑制剂	
D组	ICS+LABA;或 LAMA	ICS+LAMA; 或 ICS+LABA 和 LAMA; 或 ICS+LABA+PDE-4 抑制剂; 或 LAMA+LABA; 或 LAMA+PDE-4 抑制剂	羧甲基半胱氨酸 SABA 和/或 SAMA 茶碱类药物

注:SAMA:短效抗胆碱药;SABA:短效 β_2 受体激动剂;LAMA:长效抗胆碱药;LABA:长效 β_2 受体激动剂;ICS:吸入激素;PDE-4:磷酸二酯酶-4

替代方案中的药物可单独应用或首选方案和次选方案中的药物联合应用;各栏中药物并非按照优先顺序排序。

(三)手术治疗护理

1. **肺大疱切除术**　对有指征的患者可减轻呼吸困难程度和改善肺功能,目前多为腔镜下手术。手术后,6h 内保持去枕平卧位,严密监测生命体征,关注引流管是否固定良好、是否通畅,观察引流液的颜色、性状和量,指导患者进行呼吸训练。

2. **肺减容术**　通过切除部分肺组织,减少肺过度充气,改善呼吸肌做功,可以提高患者的运动能力和健康状况,但不能延长寿命,主要适用于上叶明显非均质肺气肿、康复训练后运动能力无改善的部分患者,但其费用较高,属于试验性、姑息性外科手术的一种,不建议广泛应用。肺减容术后,应严密监测生命体征,观察切口情况,进行导管护理,缓解疼痛,鼓励患者早期下床活动,开展呼吸锻炼。

3. **肺移植术**　该手术对适宜的慢阻肺晚期患者,可以改善肺功能和生命质量,但手术难度和费用较高,难以推广应用。

(四)特别关注

1. 随着患者 FEV_1 的下降,患者 5 年生存率下降。

2. 戒烟可以降低肺功能的下降率。

3. 咳嗽、咳痰与轻中度慢阻肺患者病死率增加及肺功能下降相关。

4. 他汀类药物可以降低有心血管并发症的慢阻肺患者急性加重的发生风险。

5. 慢阻肺急性加重全身激素治疗可以缩短恢复时间和住院时间,改善肺功能和动脉氧合,降低早期复发及治疗失败的风险。

6. 慢性缺氧可导致肺动脉高压和肺心病,并且与不良预后相关。

7. 戒烟并减少有害气体或有害颗粒的吸入;传染病流行期间,避免去人多拥挤的场所;加强体育锻炼;每年按时接种流感疫苗等。

8. 极低体重、运动能力低等是导致不良预后的相关因素。

八、随访

(一)预期目标

1. 患者能有效地进行呼吸肌功能锻炼,呼吸功能改善。
2. 患者能进行有效咳嗽、排痰,呼吸道通畅。
3. 患者能够学习并采取节约能量的行为,以完成日常生活活动。
4. 患者能够掌握并可以及时识别病情加重症状,并能够及时就医。
5. 患者能够了解基本的营养知识,遵循饮食计划,营养状况改善。

(二)并发症

1. 心血管疾病　心力衰竭、高血压、缺血性心脏病、心房颤动等。
2. 其他　焦虑和抑郁、骨质疏松、肺癌、代谢综合征和糖尿病、重症感染等。

（李益民）

第三节　气　　胸

一、概述

胸膜腔是不含气体的密闭的潜在性腔隙,当气体进入胸膜腔造成积气状态时,称为气胸(pneumothorax)。气胸是胸外科及呼吸内科常见的病症。气胸可分为外伤性、自发性和医源性三类。外伤性气胸临床多见,占气胸的 50%~60%,多由外力损伤引起,常伴有肺挫伤、胸壁损伤、肋骨骨折、血胸等,一般需外科处理。而自发性气胸相对少见,占 25%~50%,根据有无基础肺疾病,可分为原发性气胸(primary spontaneous pneumothorax,PSP)和继发性气胸(secondary spontaneous pneumothorax,SSP),原发性气胸较为多见,多发生于青壮年(16~35岁),男性居多,多为单侧,一般无外伤或人为因素,甚至有 2/3 的患者可无明显诱因,多数自发性气胸患者症状短暂而不剧烈,以胸闷、胸痛为主,大多能自我代偿耐受,一般不需要外科紧急处理;继发性气胸相对少见,患者多为老年人(55 岁以上),常合并有 COPD、肺纤维化等基础疾病,继发性气胸患者因高龄、基础肺功能较差等原因,多数病情复杂严重。医源性气胸则是由诊断和治疗操作所致。

二、流行病学

原发自发性气胸的发生率,每年在男性中的发病率 7.4~18 例 /10 万;在女性中的发病率1.2~6 例 /10 万。低体重指数是原发自发性气胸的独立危险因素。典型的发病人群多为瘦高体型,年龄在 15~35 岁的男性。继发自发性气胸的发生率同原发自发性气胸相近,每年男性约 6.3 例 /10 万,女性约 2.0 例 /10 万。继发性气胸的高峰发病年龄迟于原发自发性气胸,年龄一般在 60~65 岁,与慢性肺部疾病的发病高峰相平行。在 COPD 患者中,每年继发自发性气胸发病率大约 26 例 /10 万。英国每年因气胸住院为 8 000 人次,每人次因气胸住院的平均住院日为 1 周左右,故气胸消耗了整个国家约 50 000 床日数的医疗资源,住院患者引起的经济负担达 1 365 万英镑;美国每年用于气胸治疗的费用也高达 1.3 亿美元。

三、病因与危险因素

（一）病因

多由于肺组织、气管、支气管、食管破裂，空气逸入胸膜腔，或因胸部伤口穿破胸膜，胸膜腔与外界沟通，外界空气进入所致。

1. 原发自发性气胸

（1）肺跨压增大：多见于瘦高体型的男性，因胸腔狭长使跨肺压的区域性差别变得更大，肺尖部位的肺泡因承受相当大的平均扩张压可破裂，其空气沿着肺小叶间隔进入肺周围形成肺大疱。

（2）非特异性炎症：炎性浸润分别使细支气管及周围发生活瓣样阻塞和纤维增殖病变，使肺泡或肺间质发生肺气肿样改变。

（3）其他：肺泡壁弹力纤维先天发育不良、吸烟等，男性吸烟增加原发自发性气胸的危险。吸烟与原发自发性气胸有明显的相关性，多数原发自发性气胸的患者是吸烟者或者有吸烟史，而且吸烟者肺部可见较为广泛的呼吸性细支气管炎病变，原发性自发性气胸的复发率也更高。

2. 继发自发性气胸

（1）COPD是继发性气胸的最常见病因。

（2）也可见于囊性纤维化、嗜酸性粒细胞肉芽肿、肺脓肿、卡氏肺囊虫肺炎等。

3. 特殊类型气胸

（1）月经性气胸：与月经周期有关的反复发作性气胸，约占女性自发性气胸患者的5.6%，其发生机制可能是由于子宫内膜异位引起。

（2）妊娠期气胸：可因每次妊娠而发生，可能与激素变化和胸廓的顺应性改变有关。

（3）新生儿气胸：新生儿自发性气胸常与肺透明膜病、肾畸形、双侧肾不发育综合征、胎粪吸入等有关。

（二）气胸复发相关因素

1. 原发自发性气胸　吸烟是目前唯一证明的原发性气胸复发相关因素。一项回顾性研究显示。经过4年的随访，戒烟患者的复发率为40%，而未戒烟患者则高达70%。另外，男性原发性气胸患者复发率随身高增加而增加，开胸或胸腔镜手术治疗则可降低复发率。

2. 继发自发性气胸　继发性气胸因合并基础肺疾病，较原发性气胸易复发。调查研究显示，经胸腔镜或腋下小切口开胸等手术治疗可显著降低继发性气胸的复发率。

3. 原发自发性气胸与继发自发性气胸的复发率总体相近，在39%~47%。

四、预防

气胸患者禁止乘坐飞机，因为高空可加重病情，导致严重后果，需肺完全康复后1周才可乘坐飞机。英国胸科学会（BTS）则建议，如气胸患者未接受外科手术治疗，气胸发生后一年内不要乘坐飞机，因为有复发的危险。诱发因素有抬举中用力过猛、剧咳、屏气甚至大笑等。

五、评估

（一）病史

1. 一般情况　了解患者的年龄、性别、职业、经济状况、社会因素、文化素养等。

2. 受伤史　了解患者受伤经过与时间、受伤部位、暴力大小,有无恶心、呕吐、昏迷等;是否接受过处理。

3. 既往史　有无胸部手术史、服药史和过敏史等。

4. 心理 - 社会状况　了解患者有无恐惧或焦虑,程度如何。患者及家属对损伤及预后的认知、心理承受能力及对本次损伤相关知识的了解程度。

（二）体格检查

1. 局部检查　评估受伤部位及性质;有无开放性伤口,有无活动性出血,伤口是否肿胀;是否有肋骨骨折、反常呼吸运动或呼吸时空气进出伤口的吸吮样音,气管位置是否有偏移;有无颈静脉怒张或皮下气肿,肢体活动情况。

2. 全身检查　评估生命体征是否平稳,是否有呼吸困难或发绀,有无休克或意识障碍;是否有咳嗽、咳痰,痰量和性质;有无咯血,咯血次数和量等。

（三）辅助检查

1. X 线胸片　立位后前位 X 线胸片检查是诊断气胸的重要方法,可显示肺受压的程度,肺内病变情况以及有无胸膜粘连、胸腔积液及纵隔移位等。气胸的典型表现为外凸弧形的细线,肺脏向肺门回缩,条形阴影,成为气胸线,线外透亮度增高,无肺纹理,线内为压缩的肺组织。大量气胸时,肺脏向肺门回缩,呈圆球形阴影。大量气胸或张力性气胸常显示纵隔及心脏移向健侧。合并纵隔气肿者,在纵隔旁和心缘旁可见透光带。气胸容量的大小可通过测后前位胸片胸壁至肺缘的距离估算:从侧胸壁与肺边缘的距离 ≥ 2cm 为大量气胸, < 2cm 为小量气胸。也可从肺尖气胸线至胸腔顶部估计气胸的大小,距离 ≥ 3cm 为大量气胸, < 3cm 为小量气胸。

2. CT　对于诊断气胸具有较高的特异性和敏感性,特别是诊断气胸合并其他复杂肺部病变,如肺组织与壁层胸膜粘连形成的局限性气胸。CT 能够鉴别巨大肺大疱和气胸。

（四）气胸类型评估

破口的愈合状况是决定治疗方法以及预后的关键因素。自发性气胸根据破口的闭合情况,可分为三种:完全闭合不与外界连通,为闭合性气胸;破口不闭合,保持与外界连通,为交通性气胸;破口呈活瓣状态,只进不出,为张力性气胸。目前临床上判定气胸类型,破口是否闭合的方法主要有三种:①气胸箱测定胸内压法。②胸腔内气体分压测定,参照 Light 的标准,根据胸腔内氧分压、二氧化碳分压以及两者的比值判定。③经口吸入示踪剂,经胸腔穿刺针收集患侧胸腔内气体,通过测定胸腔内气体是否存在示踪剂,判定破口是否闭合。其中,吸入示踪剂法临床使用少。根据胸内压及胸腔内气体分析判定气胸类型的方法如表（表 16-8 ）。

表 16-8　根据胸内压及胸腔内气体分析判定气胸类型的方法

判定方法	判定标准	气胸类型
胸内压（cmH_2O ）	吸气压 > 10	张力性气胸
	呼气压 < 10	闭合性气胸
	其他	抽气实验*稳定为闭合性气胸;回复为交通性气胸
气体分析结果	$PO_2 \approx 8kPa$, $PCO_2 < 5.33kPa$, PCO_2/PO_2 为 0.4~1	张力性气胸

续表

判定方法	判定标准	气胸类型
	$PO_2 > 13.33kPa$，$PCO_2 < 5.33kPa$，$PCO_2/PO_2 < 0.4$	交通性气胸
	$PO_2 < 5.33kPa$，$PCO_2 > 5.33kPa$，$PCO_2/PO_2 > 1$	闭合性气胸

*抽气实验：抽取 200~400ml 气体或使胸内压下降 2~4cmH$_2$O，5min 后复测胸内压。

六、诊断与鉴别诊断

（一）诊断要点

1. 大部分气胸患者可通过典型的临床特征诊断，小部分气胸患者的症状并不明显，则需要依靠影像学进行检查诊断。

2. 气胸患者的主要体征为呼吸运动减弱、叩诊鼓音、听诊患侧呼吸音减弱或消失，心动过速和低血压提示患者可能存在张力性气胸。大部分患者可以通过胸片确诊，但因胸片不能提高气胸的诊断率，故不推荐常规的胸透检查。

3. 仰卧位胸片气胸线往往表现不明显，需要积气量较大才能看到，而深沟征则可能是仰卧位时的唯一气胸征象，表现为胸膜积气导致肋膈角加大加深。

4. CT 对于诊断气胸有较高的特异性与敏感性，尤其是诊断气胸合并其他复杂肺部病变。

（二）鉴别诊断

自发性气胸有时与其他心、肺疾患相似，应予以鉴别。

1. 支气管哮喘和阻塞性肺气肿　有气急和呼吸困难，体征亦与自发性气胸相似，但肺气肿呼吸困难是长期缓慢加重的，支气管哮喘患者有多年哮喘反复发作史。当哮喘和肺气肿患者呼吸困难突然加重且有胸痛，应考虑并发气胸的可能，X 线检查可作出鉴别。

2. 急性心肌梗死　患者亦有急性胸痛、胸闷，甚至呼吸困难、休克等临床表现，但常有高血压、动脉粥样硬化、冠心病史。体征、心电图和 X 线胸透有助于诊断。

3. 肺栓塞　有胸痛、呼吸困难和发绀等相似于自发性气胸的临床表现，但患者往往有咯血和低热，并常有下肢或盆腔栓塞性静脉炎、骨折、严重心脏病、心房纤颤等病史，或发生在长期卧床的老年患者。体检和 X 线检查有助于鉴别。

4. 肺大疱　位于肺周边部位的肺大疱有时在 X 线下被误认为气胸。肺大疱可因先天发育形成，也可因支气管内活瓣阻塞而形成张力性囊腔或巨型空腔，起病缓慢，气急不剧烈，从不同角度做胸部透视，可见肺大疱或支气管源囊肿为圆形或卵圆形透光区，在大疱的边缘看不到发线状气胸线，疱内有细小的条纹理，为小叶或血管的残遗物。肺大疱向周围膨胀，将肺压向肺尖区、肋膈角和心膈角，而气胸则呈胸外侧的透光带，其中无肺纹可见。肺大疱内压力与大气压相仿，抽气后，大疱容积无显著改变。

其他如消化性溃疡穿孔、膈疝、胸膜炎和肺癌等，有时因急性胸痛、上腹痛和气急等表现，亦应注意与自发性气胸相鉴别。

七、护理措施

（一）非手术治疗护理

1. 休息　对于肺被压缩面积＜20%、单纯性、首次发病、无明显症状的闭合性气胸，患者需卧床休息；同时，注意避免用力、屏气、咳嗽等增加胸腔内压的活动，并加强观察。

2. 吸氧　高浓度的吸氧，降低毛细血管内氮的分压，增加氮气吸收梯度，进而加速气胸的吸收，缩短肺复张时间，临床常用40%左右浓度的氧气吸入，一般用于症状轻微的少量气胸。目前的共识是，胸膜腔每日可自行吸收约1.5%的气体，吸氧可加快吸收率至少约4倍。对于病程小于24小时的中等量气胸，也有破口未愈或者愈合不稳定再破裂的可能性，所以，保守治疗也可能会延误治疗的时机。

3. 病情观察　观察血压、心率、意识等变化；观察患者呼吸的频率、节律和幅度；有无气促、呼吸困难、发绀和缺氧等症状；有无气管移位或皮下气肿的情况；是否发生低血容量性休克等。

4. 心理护理　对于存在过度紧张焦虑情绪的自发性气胸患者，护士应态度亲切，主动与患者交谈，了解患者的心理活动，并用积极的语言鼓励患者，解释不良情绪对康复的不利影响，给予患者非语言支持，帮助其调节情绪以利于康复。

（二）排气疗法护理

1. 胸腔穿刺抽气　肺被压缩＞20%，且存在呼吸困难症状者，以及张力性气胸病情危急者，可给予胸腔穿刺抽气治疗。

（1）穿刺过程中协助医生做好准备工作。向患者解释告知排气疗法的目的、过程、注意事项，并取得患者的理解和配合。

（2）行胸腔穿刺抽气操作中，严密观察患者的病情变化，发现异常情况及时告知医生，停止操作并配合医生进行处理。操作后协助患者予以舒适体位、分类处理操作用物、完成护理记录。

2. 胸腔闭式引流　治疗自发性气胸常用的方法，适用于不稳定型气胸，呼吸困难明显、肺压缩程度较重、交通性或张力性气胸、反复发生气胸的患者。无论其气胸容量多少，均应尽早行胸腔闭式引流。

（1）检查引流管是否通畅和整套胸腔闭式引流装置是否密闭；引流瓶内注入适量生理盐水或无菌蒸馏水，并标记液面水平。

（2）引流瓶应放置于低于患者胸部的地方，防止踢倒。

（3）防止引流管堵塞，必要时根据病情定期由胸腔端向引流瓶端挤压引流管。

（4）注意观察引流液的色、质、量及水波波动情况，并做好记录。若水柱波动不明显，液面无气体逸出，患者无胸闷、呼吸困难，可能患者的肺组织已复张。

（5）操作过程中遵循无菌原则。

（6）每日更换引流瓶，伤口敷料1~2日更换一次。

（7）鼓励患者每2小时进行一次深呼吸和咳嗽练习，加速胸腔内气体排出，促使因受压萎陷的肺组织扩张，但避免用力咳嗽。

（8）拔管后注意观察患者病情变化，发现异常及时通知医生处理。

3. 胸膜固定术　自发性气胸具有反复发作的特点。大部分复发在同一侧，对侧较少。其中，一年内复发率约有70%。若CT等影像学检查提示存在肺微小疱或肺大疱，则复发率更高。针对已复发气胸患者，为预防其再次复发，可采用物理的、化学性的或者生物学的方法，使胸膜产生无菌性的炎症而发生脏层和壁层胸膜相互粘连，以达到消除胸膜腔、减少气体和液体渗出的治疗目的。化学性的胸膜固定术则是采用往胸腔内注入硬化剂，产生无菌性胸膜炎症，使脏层和壁层胸膜粘连，消灭胸膜腔间隙。目前常采用的胸膜粘连剂有：理化刺激剂如滑石粉、红霉素；生物刺激剂如白介素、卡介苗等。主要适用于拒绝手术的下列患者：①持续性或复发性气胸；②合并肺大疱；③肺功能不全者。

4. **手术治疗护理**　经内科治疗无效的气胸可为手术适应证，主要适用于长期气胸、血气胸、双侧气胸、复发性气胸、张力性气胸引流失败者、胸膜增厚致肺膨胀不全或影像学有多发性肺大疱者。

根据英国胸科协会（BTS）指南，关于血流动力学稳定的气胸患者处理策略（图16-2）如下：

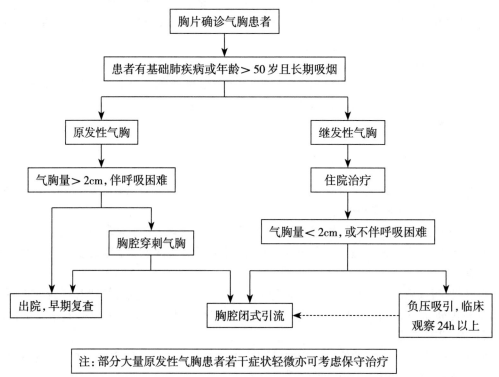

注：部分大量原发性气胸患者若干症状轻微亦可考虑保守治疗

图16-2　气胸患者处理策略

（三）特别关注

1. BTS指南推荐所有患者在气胸初发2~4周后需在呼吸科就诊，复查气胸吸收情况，检查是否存在基础肺疾病，以及是否需要进一步的治疗。

2. 由于水下活动可增加气胸复发率，且在潜水上升过程气胸量又会加大，增加张力性气胸发生风险，因此BTS指南建议对于未行确切方法（如胸膜部分切除术）治疗的患者应终生避免潜水。而对于专业潜水员，气胸发作后需行胸膜部分切除术等治疗，方可重新开始潜水。

3. 虽然乘坐飞机本身并不增加气胸发生风险，但在高空可加重气胸病情，后果严重，故对于未行胸腔闭式引流的气胸患者应避免乘坐飞机，需经治疗或者影像学资料提示气胸吸收消失后方可乘坐飞机。

4. 戒烟可显著降低原发性气胸的复发,相对危险降低约40%,应帮助患者成功戒烟。

5. 稳定情绪,注意劳逸结合,尤其在气胸痊愈后的1个月内,应避免剧烈运动。

6. 避免诱发气胸的因素,如提重物、剧烈咳嗽、屏气等。

7. 教会患者识别气胸复发症状,一旦复发及时就诊。

八、随访

(一)预期目标

1. 患者能维持正常的呼吸功能,呼吸平稳。

2. 患者疼痛得到缓解或控制,自述疼痛减轻。

3. 患者病情变化能被及时发现和处理,避免发生胸腔或肺部感染。

(二)并发症

1. 切口感染。

2. 肺部感染和胸腔内感染。

(李益民)

第四节　支气管哮喘

一、概述

支气管哮喘(bronchial asthma,BA)简称哮喘,是由多种细胞(如嗜酸性粒细胞、肥大细胞、T淋巴细胞、中性粒细胞、气道上皮细胞等)和细胞组分参与的气道慢性炎症性疾病。其特征包括气道慢性炎症,气道对各种刺激因素的高反应性,广泛而多变的可逆性气流受限及疾病后期气道结构的重构。哮喘的发病机制非常复杂,至今尚不完全清楚,可概括为免疫—炎症反应、神经机制和气道高反应性及其相互作用。其中气道慢性炎症是哮喘的本质,神经因素是哮喘发病的重要环节,气道高反应性表现为气道对各种刺激因子出现过强或过早的收缩反应,是哮喘发生发展的另一个重要因素。临床表现为反复发作性喘息、气促、胸闷和/或咳嗽等症状,多在夜间和/或凌晨发生或加重,可自行缓解或经治疗缓解。如治疗不当,可逐渐产生气道不可逆性挛缩,导致气道增厚与狭窄。

二、流行病学

哮喘是临床常见疾病之一,根据《全球疾病负担研究(2015年)》结果显示,全球哮喘患者达3.58亿,我国20岁以上患病人数约为4 750万,患病率为4.2%,其中26.2%的患者已存在气流受限(吸入支气管舒张剂后$FEV_1/FVC < 0.7$),约40%的患者有家族史。一般发达国家患病率高于发展中国家,城市高于农村,儿童高于青壮年。哮喘极大地威胁着人类健康,已成为较严重的社会卫生问题,给患者家庭和社会带来沉重的负担。

三、病因与危险因素

(一)病因

哮喘的病因复杂,认为过敏体质及环境因素是发病的危险因素。

1. 遗传因素　支气管哮喘的发生具有明显的遗传倾向。调查资料表明,哮喘患者亲属患病率高于群体患病率,并且亲缘关系越近,患病率越高。哮喘患者的特异性素质、气道高反应性和血清总 IgE 调节均与遗传因素有关。

2. 环境因素

(1)变应原因素:如吸入物(尘螨、花粉、真菌、动物毛屑等)、食物(鱼、虾、蟹、蛋类、牛奶等)、感染(细菌、病毒、寄生虫等)、药物(普萘洛尔、阿司匹林、抗生素)。

(2)非变应原因素:如大气污染、气候改变、吸烟、运动、肥胖、妊娠等。

(二)危险因素

哮喘容易反复发作,发作往往与诱发因素有关,常见的危险因素如下:

1. 缺乏对哮喘的防治知识　患者对哮喘的病因及预防、治疗措施不了解,在缓解期未能遵医嘱治疗,在气候变化(如秋季及冬春节)、运动、上呼吸道感染、吸烟、精神紧张等非变应原的作用下引起哮喘发作。

2. 接触变应原　哮喘患者 80% 可找到变应原,其发作均与吸入或进食变应原有关。由于患者对自身哮喘发作的变应原不了解,或知道变应原而未能有意识避免,从而导致哮喘反复发作。如春秋季节是鲜花盛开的时机,很多哮喘患者可因吸入某种花粉过敏;有些患者因进食蟹、虾、某种鱼等而过敏。

3. 其他　肥胖也是哮喘的危险因素之一,在怀孕期间和分娩后产妇吸烟、吸入污染的空气等,也可诱发哮喘发作。

四、预防和筛查

(一)预防

1. 保持房间空气流通,通风良好,避免灰尘、煤气、烟雾及其他一切刺激性物质。

2. 不宜在室内养花、铺地毯,擦拭门窗、家具尽量使用湿布,勿用干布或鸡毛掸子,以免扬起灰尘。

3. 家里尽量不养猫、狗、鸟类等动物,以免引起哮喘发作。

4. 避免接触容易引起过敏的尘螨、花粉、真菌、皮毛、食物、药物等,避免剧烈活动,避免冷空气刺激及吸入二氧化硫等。

5. 加强锻炼、适量进食,防止肥胖。

(二)筛查

1. 已知变应原者　避免接触已知变应原是控制哮喘发作的基本措施。

2. 变应原不明者　对于变应原不明患者,在无症状期,应积极筛查各种变应原,明确病因,以便针对性采取预防措施,如①尘螨、花粉、动物皮屑;②环境变化:热、冷;③烟草、强烈的气味或烟雾,如香水、涂料、发胶;④呼吸道感染等。

五、评估

(一)病史

1. 病因和诱因 详细询问与哮喘相关的病因和诱因,如是否接触花粉、虫螨、动物毛屑、工业粉尘、刺激性气体等变应原;有无细菌、病毒、寄生虫等感染史;发病前是否进食鱼、虾、蟹、奶、蛋等易致过敏的食物或服用普萘洛尔、阿司匹林等药物;有无气候变化等环境因素,受凉、剧烈运动、妊娠等生理因素和激动、烦躁不安、焦虑等精神因素;有无哮喘家族史等。

2. 患病及治疗经过 询问患者本次疾病发作的时间,发作时的表现,如喘息、呼吸困难、胸闷或咳嗽程度、诱发或缓解因素等。询问有无进行检查及检查结果,治疗经过和病情严重程度。了解患者所用药物的名称、剂量、用法、疗效、不良反应等,药物的治疗效果,患者能否掌握药物吸入技术等。了解疾病对患者日常生活的影响程度。询问患者过去有无哮喘反复发作史,发作的诱因及每次发作的表现,检查治疗情况,是否进行长期规律的治疗等。

3. 主要症状评估

(1)评估患者有无呼吸困难、气喘、咳嗽、发绀等症状,注意这些症状的程度及其特点,有无其他伴随症状。

(2)典型哮喘症状:哮喘典型表现为发作性呼气性呼吸困难或发作性胸闷,伴有哮鸣音,严重者呈强迫坐位或端坐呼吸,可伴有发绀。干咳或咳白色泡沫样痰,常在夜间及凌晨发作和加重,哮喘症状可在数分钟内发作,经数小时至数天,用支气管舒张药可缓解或自行缓解。

(3)非典型哮喘症状:有些青少年患者哮喘症状在运动时出现,称为运动性哮喘。此外,咳嗽为唯一症状的不典型哮喘称为咳嗽变异性哮喘。对以胸闷为唯一症状的不典型哮喘称为胸闷变异性哮喘。

4. 心理 - 社会状况评估 由于发作时出现呼吸困难和濒死感,患者常有焦虑、恐惧、烦躁不安等情绪,因此极易产生对医护人员、家人或平喘药的依赖心理;症状缓解后,患者还会担心病情对工作生活的影响;反复发作会使患者对治疗失去信心,产生悲观情绪。

(二)体格检查

1. 一般状态 测量患者的生命体征,评估精神状态,注意有无嗜睡、烦躁、意识模糊等精神状态的改变,观察呼吸频率、深度及脉率的变化。

2. 皮肤和黏膜 观察口唇、面颊、耳郭等皮肤有无发绀,唇舌是否干燥、皮肤有无多汗、弹性降低等。

3. 胸部检查 主要采用视诊和听诊。观察胸部有无过度充气、有无辅助呼吸肌参与呼吸和三凹征出现;听诊有无哮鸣音、啰音等。哮喘发作时胸部呈过度充气征象,双肺可闻及广泛的哮鸣音,呼气音延长。严重哮喘发作时,哮鸣音减弱或消失,称之为"沉默肺",是病情危重的表现。病情严重者常伴有心率加快、奇脉、胸腹反常运动和发绀。非发作期无异常体征。

4. 支气管哮喘的分期及控制水平分级

(1)急性发作期:喘息、呼吸困难、胸闷、咳嗽等症状突然发生或原有症状加重,以呼气流量降低为特征,常因接触变应原、刺激物或呼吸道感染诱发。急性发作时严重程度可分为轻度、中度、重度和危重4级(表16-9)。

表 16-9　哮喘急性发作时病情的严重程度分级

病情程度	临床表现	血气分析	血氧饱和度	支气管舒张剂
轻度	对日常生活影响不大,可平卧,说话连续成句,步行、上楼时有气短。呼吸频率轻度增加,呼吸末期散在哮鸣音。脉率< 100 次 /min,可有焦虑	PaO_2 正常 $PaCO_2 < 45mmHg$	＞95%	能被控制
中度	日常生活受限,稍事活动便有哮喘,喜坐位,讲话常有中断。呼吸频率增加,哮鸣音响亮而弥漫。脉率 100~120 次 /min,有焦虑和烦躁	PaO_2 60~80mmHg $PaCO_2 \leqslant 45mmHg$	91%~95%	仅有部分缓解
重度	日常生活受限,喘息持续,只能单字讲话,端坐呼吸,大汗淋漓。呼吸脉率> 30 次 /min,哮鸣音响亮而弥漫。脉率> 120 次 /min,常有焦虑和烦躁	$PaO_2 < 60mmHg$ $PaCO_2 > 45mmHg$	≤ 90%	无效
危重	患者不能讲话,出现嗜睡、意识模糊,呼吸时,哮鸣音明显减弱或消失。脉率> 120 次 /min 或变慢和不规则	$PaO_2 < 60mmHg$ $PaCO_2 > 45mmHg$	＜90%	无效

（2）非急性发作期:又称慢性持续期,是指在相当长的时间内,有不同频度和 / 或不同程度地出现喘息、咳嗽、胸闷等症状,可伴有肺通气功能下降。非急性期哮喘严重性评估方法为哮喘控制水平。根据控制情况不同可分为控制、部分控制和未控制 3 个等级(表 16-10)。

表 16-10　哮喘控制水平分级

临床特征	完全控制 (满足以下所有条件)	部分控制(任何 1 周出现 以下 1~2 项特征)	未控制(任何 1 周内)
白天症状	无(或≤ 2 次 /周)	＞2次 /周	出现≥ 3 项部分控制特征
活动受限	无	有	
夜间症状 / 憋醒	无	有	
需要使用缓解药物的次数	无(或≤ 2 次 /周)	＞2次 /周	
肺功能(PEF 或 FEV_1)	正常或≥ 80% 预计值	＜ 80% 正常预计值或本人最佳值	
急性发作	无	≥1次 /年	任何 1 周出现 1 次

(三)辅助检查

1. 痰液检查　痰涂片可见嗜酸性粒细胞增多。

2. 肺功能检查

（1）通气功能检测:发作时呈阻塞性通气功能障碍,呼气流速指标显著下降,主要检测指标有 FEV_1、$FEV_1/FVC\%$ 及最高呼气流量(PEF)均下降;残气量及残气量与肺总量比值增加,而在缓解期会逐渐恢复。

（2）支气管激发试验：用以测定气道反应性，激发试验只适用于 FEV_1 在正常预计值的 70% 以上的患者。吸入激发剂（乙酰甲胆碱、组胺）后，在设定的激发剂量范围内，如 FEV_1 下降 ≥ 20%，可诊断为激发试验阳性，表明气道处于高反应状态。

（3）支气管舒张试验：用以测定气道可逆性，当吸入支气管舒张剂（沙丁胺醇、特布他林等）20 分钟后重复测定肺功能，结果 FEV_1 较用药前增加 ≥ 12%，且其绝对值增加 > 200ml，可判断舒张试验阳性。表明可逆性气流受限。

（4）PEF 及其变异率测定：PEF 可反映气道通气功能的变化，哮喘发作时 PEF 下降。昼夜 PEF 变异率 ≥ 20%，则符合气道气流受限可逆性改变的特点。

3. 动脉血气分析　哮喘发作时，可有 PaO_2 降低，$PaCO_2$ 降低或正常，出现呼吸性碱中毒；严重时 PaO_2 降低，$PaCO_2$ 增高，出现呼吸性酸中毒。

4. 胸部 X 线检查　哮喘发作时双肺透亮度增高，呈过度充气状态。合并感染时，可见肺纹理增加和炎性浸润阴影。缓解期多无异常。

5. 特异性变应原的检测　大多数哮喘患者对众多的变应原和刺激物敏感。结合病史测定变应性指标有助于病因诊断，可避免或减少对该致敏因素的接触。

六、诊断与鉴别诊断

（一）诊断要点

1. 反复发作喘息、气急、胸闷或咳嗽，多与接触变应原、冷空气、物理或化学性刺激、病毒性上呼吸道感染、运动等有关。

2. 发作时在双肺可闻及散在或弥漫性、以呼气相为主的哮鸣，呼气相延长。

3. 上述症状可经治疗缓解或自行缓解。

4. 除外其他疾病所引起的喘息、气急、胸闷或咳嗽。

5. 临床表现不典型者（如无明显喘息或体征）至少应有下列三项中的一项：①支气管激发试验或运动试验阳性。②支气管舒张试验阳性。③昼夜 PEF 变异率 ≥ 20%。

符合上述 1~4 条或 4、5 条者，可以诊断为支气管哮喘。

（二）鉴别诊断

支气管哮喘须与以下疾病进行鉴别。

1. 慢性心力衰竭　左心衰竭因肺淤血可引起呼吸困难，称心源性哮喘。患者多有冠状动脉粥样硬化性心脏病和高血压等病史；呈阵发性咳嗽，常咳出粉红色泡沫样痰；两肺可闻及广泛的湿啰音，左心界扩大，心率增快，心尖部可闻及奔马律。胸部 X 线检查可见心脏增大，肺淤血征，有助于鉴别。

2. 上气道阻塞　中央型支气管肺癌、气管支气管结核、复发性多软骨炎等气道疾病或异物气管吸入，导致支气管狭窄或伴发感染时，可出现喘鸣或类似哮喘样呼吸困难，肺部可听到哮鸣音。但根据病史，尤其是出现吸气性呼吸困难、痰细胞学或细菌学检查，胸部 CT、纤维支气管镜检查等，常可明确诊断，易与哮喘鉴别。

3. 慢性阻塞性肺疾病　多见于中老年，有长期反复发作的咳嗽、咳痰病史，喘息长年存在，有加重期。胸部检查有典型的肺气肿表现，肺部听诊两肺呼吸音减低，呼气延长，部分患者可闻及湿性啰音和哮鸣音。对于中老年患者严格将慢阻肺和哮喘区别有时有困难，可用支气管舒张剂或口服或吸入糖皮质激素作治疗性试验。如患者同时具有哮喘和慢阻肺的特征，可诊断哮喘合并慢阻肺或慢阻肺合并哮喘。

4. 肺栓塞 多为不明原因的呼吸困难,活动时明显,伴有烦躁不安、胸痛、咯血,甚至晕厥。肺部听诊可闻及哮鸣音和/或细湿啰音。易与哮喘鉴别。

5. 变态反应性支气管肺曲菌病 常以反复哮喘发作为特征,可咳出棕褐色黏稠痰块或咳出树枝状支气管管型。痰嗜酸性粒细胞数增多,痰镜检或培养可有曲菌。胸部 X 线呈游走性或固定性浸润病灶,CT 可显示近端支气管呈柱状或囊状扩张。曲菌抗原皮肤试验呈双相反应,曲菌抗原特异性沉淀抗体阳性,血清总 IgE 显著升高。

七、护理措施

(一)非药物治疗护理

1. 脱离并减少危险因素的接触 对已明确变应原或其他非特异刺激因素的患者,应立即使其脱离变应原,长期避免接触危险因素是防治哮喘最有效的方法。

2. 环境护理 保持室内空气新鲜和流通,维持室温 18~22℃,湿度 50%~60%,每天开窗通风。尽量减少病室内的变应原,如不放鲜花,不使用陈旧被褥,打扫卫生时使用湿法或吸尘器。

3. 休息与体位 哮喘发作时应绝对卧床休息,极度气急时予以高枕卧位或半坐位,有条件时放床头桌,使患者上身尽量前倾,有利于呼吸肌和膈肌运动,减少体力消耗。严重哮喘生活不能自理的患者,应及时帮助擦干汗水,更换衣服和床单,保持皮肤的干燥、清洁和舒适。

4. 饮食护理

(1)哮喘发作时,勿勉强进食。

(2)在发作缓解后,即应给予营养丰富的清淡饮食和补充水分,多吃新鲜水果蔬菜,忌食辛辣生冷的食物,以及避免进食鱼、虾、蟹等可诱发哮喘的食物。

5. 心理护理 因哮喘严重发作时可有濒死感,患者常有精神紧张、恐惧多虑的心理反应,与病情的发生发展也有很大的相关性。应向患者解释病情,消除顾虑,减轻负担,有利于缓解哮喘发作。

6. 病情观察

(1)观察咳嗽、咳痰的情况,包括痰液的色、质、量、气味、性状等,以及咳痰是否顺畅。密切监测患者的生命体征、神志、尿量、SaO_2、水、电解质、酸碱平衡等情况。

(2)哮喘发作时,注意观察患者的意识状态、呼吸频率、节律,监测呼吸音、哮鸣音变化,监测动脉血气分析和肺功能情况。

(3)加强夜班巡视,做好晨间护理,哮喘的特点之一是好发于夜间和入睡后,应严密观察,注意避免突发意外。

(4)严重发作时应密切观察有无并发自发性气胸、纵隔气肿、肺不张及呼吸衰竭等。

(二)药物治疗护理

哮喘治疗药物分为控制性药物和缓解性药物。控制性药物是指需要长期每天使用的药物,使哮喘维持临床控制;缓解性药物是指按需使用的药物,能迅速解除支气管痉挛,从而缓解哮喘症状。

1. 糖皮质激素 糖皮质激素是治疗支气管哮喘的一线药物,是目前控制哮喘最有效的药物。其主要机制是干扰花生四烯酸代谢,减少白三烯和前列腺素的合成,抑制嗜酸性粒细胞的趋化与活化,抑制细胞因子合成,活化并提高气道平滑肌 β_2 受体的反应性,减少微血管渗漏等。

（1）吸入型糖皮质激素（ICS）：ICS通过吸入给药，药物直接作用于呼吸道，所需剂量较小，局部抗炎作用强，全身不良反应少，是目前哮喘长期治疗的首选药。ICS既可控制患者的症状，也可防止不可逆的气道阻塞即气道重塑的发生。临床上常用的吸入激素有倍氯米松、布地奈德、氟替卡松和环索奈德、莫米松等。

（2）全身应用糖皮质激素：①口服给药：适用于慢性持续哮喘吸入大剂量激素联合治疗无效的患者、中度哮喘发作和静脉应用激素治疗后的序贯治疗。一般使用半衰期较短的激素（如泼尼松龙、泼尼松或甲泼尼龙等）。②静脉给药：严重急性哮喘发作时，应经静脉及时给予琥珀酸氢化可的松或甲泼尼龙。无激素依赖倾向者，可在短期（3~5天）内减量或改用吸入剂型；有激素依赖倾向者应延长给药时间，控制哮喘症状后逐渐减量，然后改为口服和吸入剂维持。

（3）用药护理

1）大剂量全身应用后易致肥胖、多毛、皮肤菲薄、肌无力、低钾性碱中毒、水钠潴留、高血压、糖尿病、骨质疏松等。还可诱发或加重消化性溃疡，引起中枢神经系统兴奋，导致伤口不愈合。用药过程应注意观察副作用和预防口腔真菌感染。

2）常用气雾剂及其使用指导：定量气雾剂正确使用的步骤：①打开喷口的盖并用力震摇气雾瓶，使瓶内混悬液达到均匀状态。②患者轻轻地呼气直到不再有空气可以从肺内呼出，然后立即将喷口放进口内，并合上嘴唇包紧喷口。③患者开始用口深慢吸气，同时按下药罐将药物释放，并继续深吸气，尽可能使药物微粒能够从口咽部到达外周细支气管。④吸气后立即将气雾剂喷口撤出，并屏气10秒钟，或在没有不适感觉下尽量延长屏气时间，然后才缓慢地呼气，以增加药物微粒在气道和肺内的沉积量。⑤在吸入药物后，随即用温开水漱口，不要做吞咽动作，将漱口水吐出。⑥患者如果需要连续吸两次时，则两次之间的时间间隔应至少1分钟，以减少患者连续吸入造成的疲劳，并可增加药物微粒在周围气道的沉积。

注意事项：①掌握好按压与吸气同步，并在吸入药物后要尽可能长时间屏气。②吸入药物后要用清水漱口，以避免或减少药物从口腔黏膜吸收产生副作用。

2. β_2受体激动剂　是目前应用最广泛的支气管舒张剂，主要作用机制是通过选择性结合β_2肾上腺素受体，激活腺苷酸环化酶，将三磷酸腺苷转化为环磷酸腺苷，从而松弛气道平滑肌，舒张支气管；抑制炎症细胞释放炎性介质；增强黏膜纤毛的摆动速度，增加杯状细胞的分泌量，促进排痰，从而增加气道黏膜的清除能力；降低肺血管阻力，增加心排出量，具有小静脉抗渗漏作用，抑制渗出性水肿。

（1）短效β_2受体激动剂：为治疗哮喘急性发作的首选药物。常用药物有沙丁胺醇和特布他林等。①吸入给药：吸入剂包括定量气雾剂、干粉剂和雾化溶液。②口服给药：通常在服药后15~30分钟起效，疗效可维持4~6小时；缓释剂和控释剂可维持8~12小时，适用于夜间哮喘发作患者的预防和治疗。③静脉用药：严重哮喘发作时，经静脉给予琥珀酸氢化可的松（每日100~400mg）或甲泼尼龙（每日80~160mg）。这类药物应按需间歇使用，不宜长期单一使用，也不宜过量应用。

（2）长效β_2受体激动剂：舒张支气管平滑肌的作用可维持12小时以上。目前常用的有2种：①沙美特罗：经气雾剂给药，给药后30分钟起效，可维持12小时以上。②福莫特罗：给药后3~5分钟起效，可维持8小时以上。目前长效β_2受体激动剂与吸入型糖皮质激素联合是最常用的哮喘控制性药物。

（3）用药护理：使用初及剂量过大时有心悸、心律失常、手指颤抖、头痛、兴奋、低血钾，部分有失眠、尿潴留、恶心、呕吐等，大部分不良反应随用药时间延长可减轻。单一、长期使用，可引起 $β_2$ 受体功能下降和气道的反应性增高，易产生耐药性。冠心病、老年患者和低血钾者在使用中应加强心率、心律的监测。

3. 茶碱类药物　主要有舒张支气管平滑肌、增强呼吸肌收缩、提高气道纤毛清除功能和气道抗炎作用；还具有利尿、强心、扩张冠状动脉、兴奋呼吸中枢和呼吸肌等作用。常用药物有二羟丙茶碱、氨茶碱，可通过口服和静脉给药。

（1）口服给药：包括氨茶碱和控（缓）释型茶碱。用于轻、中度哮喘发作和维持治疗。一般剂量为每日 6~10mg/kg。口服控（缓）释型茶碱后血药浓度平稳，平喘作用可维持 12~24 小时，尤适用于夜间哮喘症状的控制。联合激素和抗胆碱药物具有协同作用。

（2）静脉给药：氨茶碱加入葡萄糖溶液中，缓慢静脉注射，注射速度不宜超过 0.25mg/（kg·min）或静脉滴注，适用于哮喘急性发作且 24 小时内未用过茶碱类药物的患者。

（3）用药护理：常见的副作用包括恶心、呕吐、头痛、神经过敏以及失眠，当其达到中毒浓度时会出现低血钾、心动过速、高血糖、心律失常、神经肌肉兴奋性升高，诱发癫痫发作甚至死亡。因此，在有条件的情况下应监测其血药浓度，对心、肝、肾功能不全和甲状腺功能亢进者需注意药物浓度不宜过高，及时调整滴速，静脉注射浓度不宜过高，速度不宜过快，注射时间应在 10 分钟以上。不宜与大环内酯类抗生素、喹诺酮类抗生素、避孕药、西咪替丁等药合用，以免降低茶碱的清除率。如必须同时应用，需减少茶碱类药物的剂量。

4. 抗胆碱药物　该类药物具有降低迷走神经张力，减少黏液的分泌，舒张支气管的作用。舒张支气管的作用比 $β_2$ 受体激动剂弱，起效较慢，长期应用不易产生耐药，不良反应少。但两者联合吸入治疗，具有协同、互补作用，可提高临床疗效。吸入抗胆碱药物有溴化异丙托品和溴化泰乌托品等。

用药护理：大量吸入抗胆碱药物可诱导支气管反常收缩，产生头痛、头晕、恶心、呕吐、口干、面部潮红、心动过速、食欲下降、乏力、低血压等症状，连续应用一段时间后副作用可逐渐减少。

5. 急性发作期的护理　急性发作的治疗目的是尽快缓解气道阻塞，恢复肺功能，纠正低氧血症，预防进一步恶化或再次发作，防止并发症，一般根据病情的程度，进行综合性治疗。

（1）急性发作期的治疗要点：①轻度：经定量气雾剂（NDI）吸入短效 $β_2$ 受体激动剂，第 1 小时内每 20 分钟吸入 1~2 喷，效果不佳时可加缓释茶碱片，或加用短效抗胆碱药气雾剂吸入。②中度：持续雾化吸入 $β_2$ 受体激动剂，联合雾化吸入短效抗胆碱药、激素混悬液。也可联合静脉注射茶碱类药物。③重度至危重度：在中度治疗的基础上吸氧，尽早静脉应用激素。注意维持水、电解质平衡，纠正酸碱失衡。经上述治疗病情继续恶化者，应及时给予机械通气治疗。

（2）哮喘重度、危重发作的护理：发生该情况应紧急采取以下应对措施：①专人护理，消除患者紧张、恐惧心理及准备好抢救用物。②缓解缺氧、失水、排除并发症，应给予吸氧，氧流量 2~3L/min；鼓励患者多饮水，防止脱水造成痰液黏稠不易咳出，必要时根据医嘱给予输液。③严密观察病情变化，对口唇或手指明显发绀、心率快，超过 120 次/min、咳痰十分困难、神志模糊或恍惚不清、手足发冷、脉搏细弱、血压下降、高热不退、哮喘持续 48 小时以上，症状不见好转反而更加严重者应视为危重信号，应与医生密切配合，做好气管切开或插管及抢救准备,随时掌握病情变化。

（3）哮喘轻度、中度发作的护理:①遵医嘱立即给予解痉平喘药物。②立即给予吸氧,同时注意气道湿化保温。氧气浓度为 40%~50%,有二氧化碳潴留宜持续低流量给氧,氧浓度为 30%,氧疗可改善通气,并防止肺性脑病的发生。吸氧前应清除呼吸道分泌物。③促进排痰,稀释痰液,除补液外,可用帮助祛痰的药物,如氯化铵、鲜竹沥水等口服,痰液阻塞气道是急症哮喘病情难以缓解的重要原因之一,因此,加强排痰,保持气道通畅甚为重要。用超声雾化吸入（生理盐水 40ml、α- 糜蛋白酶 5mg、地塞米松 5mg 等）,每日 2 次,有稀释痰液、湿化气道、消炎的作用,超声雾化后拍背,鼓励咳嗽、排痰。

6. 哮喘长期治疗的护理　一般哮喘经过急性期治疗症状得到控制,但哮喘的慢性炎症改变仍然存在,因此根据哮喘的病情持续状况需要制定合适的长期治疗方案。哮喘患者长期治疗方案分为 5 级,未经规范治疗的初诊患者可选择 2 级治疗方案,哮喘症状明显者直接选择第 3 级治疗方案,具体方案详见表 16-11。

表 16-11　根据哮喘病情控制分级制定治疗方案

治疗级别				
第1级	第2级	第3级	第4级	第5级
哮喘控制、环境教育				
按需使用短效 β_2 受体激动剂				
控制性药物	选用1种 （1）低剂量的 ICS （2）LT 调节剂	选用1种 （1）低剂量的 ICS 加长效 β_2 受体激动剂 （2）中高剂量的 ICS （3）低剂量 ICS 加 LT 调节剂 （4）低剂量的 ICS 加缓释茶碱	加用1种或以上 （1）中剂量的 ICS 加长效 β_2 受体激动剂 （2）LT 调节剂 （3）缓释茶碱	加用1种或2种 （1）口服最小剂量的糖皮质激素 （2）抗 IgE 治疗

（三）特别关注

1. 哮喘反复发作可影响患者日常生活功能,尤其是儿童时期发病者,应注意预防。
2. 长期口服糖皮质激素副作用多,应注意观察。

八、随访

（一）预期目标

1. 患者通气功能恢复正常,FEV_1 达到正常预计值的 80% 以上。
2. 患者能正确使用各种药物吸入器,并理解每种药物吸入器的作用。
3. 患者能避免诱发自身哮喘发作的各种因素。
4. 患者能识别哮喘发作的先兆表现,如鼻、咽、眼部发痒,咳嗽、流鼻涕等黏膜过敏症状;哮喘发作时应用一般平喘药物,若 24 小时仍不能缓解者,应及时就医。
5. 患者能掌握峰流速仪的使用方法。峰流速仪是哮喘患者不可缺少的检测工具。方法:取站立位,尽可能深吸一口气,用唇齿包住口含器,以最快的速度,用一次最有力的呼气吹动游标滑动,游标最终停止的刻度就是此次峰流速值。学会利用峰流速仪监测最大呼气峰流速(PEFR),监测 PEFR 可准确地反应哮喘的病情严重程度和变化趋势,并可作为一个早期警告系统。因为患者 PEFR 值的改变,可能在症状出现前几小时或几天即已出现,实时监测使患者有足够的时间采取措施预防发作,将哮喘发作控制在初期。

(二)并发症

1. 发作时的并发症　发作时可并发气胸、纵隔气肿、肺不张。

2. 长期反发作的并发症　长期反复发作和感染可并发慢性支气管炎、肺气肿、支气管扩张症、间质性肺炎、肺纤维化和肺源性心脏病。

(沈翠珍)

第五节　肺　栓　塞

一、概述

肺栓塞(pulmonary embolism,PE)是指以各种栓子阻塞肺动脉系统或其分支为发病原因的一组疾病或临床综合征的总称,包括肺血栓栓塞症(pulmonary thromboembolism,PTE)、脂肪栓塞综合征、羊水栓塞、空气栓塞等。其中 PTE 是肺栓塞最常见的类型。

PTE 是来自静脉系统或右心的血栓阻塞肺动脉或其分支所导致的以肺循环和呼吸功能障碍为主要临床和病理生理特征的一种疾病。引起 PTE 的血栓主要来源于深静脉血栓形成(deep venous thrombosis,DVT)。DVT 与 PTE 是一种疾病过程在不同部位、不同阶段的表现,两者合称为静脉血栓栓塞症(venous thromboembolism,VTE)。PTE 患者血栓可来源于上腔静脉径路或右心腔、下腔静脉径路,其中大部分来源于下肢深静脉,特别是腘静脉上端到髂静脉段的下肢近端深静脉(占 50%~90%)。外周深静脉血栓形成后,一旦脱落,即可随血流移行至肺动脉内,形成 PTE。急性肺栓塞发生后,由于血栓机械性堵塞肺动脉及由此引发的神经、体液因素的作用,可以导致一系列呼吸和循环功能的改变。

二、流行病学

PTE 和 VTE 是世界性的重要医疗保健问题,其发病率和病死率均较高。西方国家 DVT 和 PTE 的年发病率分别为 1.0‰和 0.5‰。美国每年肺栓塞发病例数达到 65 万,其中 PTE 患者 23.7 万,DVT 患者 37.6 万,因 VTE 死亡的病例超过 29 万,每 1 秒钟就有一人发生肺栓塞。欧盟国家 VTE 的年新发病例数超过 150 万,其中 PTE 患者 43.5 万,DVT 患者 68.4 万,因 VTE 死亡的病例数超过 54 万。未经治疗的 PTE 的病死率为 25%~30%。我国目前尚无 PTE 的流行病学资料,但据国内部分医院的初步统计资料显示,近年来随着诊断意识和检查技术的提高,诊断例数明显增加,对此应当给予高度重视。

三、病因与危险因素

任何可以导致静脉血液瘀滞、静脉系统内皮损伤和血液高凝状态的因素,都可以使 DVT 和 PTE 发生的危险性增高,各因素可单独存在,也可同时存在,有协同作用。

1. 原发性因素　由遗传变异引起，包括 V 因子突变、蛋白 C 缺乏、蛋白 S 缺乏和抗凝血酶缺乏等，发病呈家族聚集倾向，常以反复静脉血栓形成和栓塞为主要临床表现。如患者特别是 40 岁以下的年轻患者无明显诱因反复发生 DVT 和 PTE，或发病具有家族聚集倾向，应注意做相关原发性危险因素的检查。

2. 继发性因素　指后天获得的易发生 DVT 和 PTE 的多种病例和病理生理改变，包括骨折、创伤、手术、恶性肿瘤和口服避孕药等。

3. 年龄因素　为独立的危险因素，年龄越大 DVT 和 PTE 发病率越高。

四、预防和筛查

1. 活动指导　早期发现，早期预防是关键。对存在遗传性危险因素的人群应加强监护。已存在 DVT 危险因素的人应避免可能增加静脉血流瘀滞的行为，如长时间站立不活动、长时间保持坐位或穿束膝长筒袜等，特别是盘腿而坐。下肢外伤或长期卧床患者鼓励在床上进行肢体活动，不能自主活动的患者协助其在床上被动活动肢体。可用加压弹力袜、下肢间歇序贯加压充气泵和腔静脉滤器，以促进下肢静脉回流。

2. 用药指导　血栓形成危险性明显的患者，应按医嘱使用抗凝剂防止血栓形成；对存在 DVT 危险因素者，如无心功能不全可适当增加水分摄入量，以降低血液黏滞度。

3. 饮食指导　鼓励患者多进食低钠、清淡易消化、富营养、富含纤维素的食物，少量多餐。少食速溶性易发酸食物，以免引起腹胀。

4. 定期随访　无明显原因出现下肢肿胀、疼痛或压痛、皮肤色素沉着，应及时就诊。

五、评估

（一）病史

1. 病因和诱因　询问患者既往有无类似发作史，过去 4 周内有无手术、外伤史，家族成员有无气短、咳嗽、咯血、胸痛、晕厥等病史。

2. 患病及治疗经过　询问患者患病后检查治疗的经过以及用药情况。

3. 主要症状评估　PTE 的症状多样，缺乏特异性。可以从无症状、隐匿，到血流动力学不稳定，甚或发生猝死。常见的症状如下：①不明原因的呼吸困难及气促：栓塞后立即出现，尤其在活动后明显，为 PTE 最常见的症状。②胸痛：PTE 引起的胸痛包括胸膜炎性胸痛或心绞痛样胸痛。胸膜炎性胸痛，咳嗽或深呼吸时疼痛加重。心绞痛样胸痛，由冠状动脉血流减少、心肌耗氧量增加引起，疼痛与呼吸运动无关。③晕厥：可为 PTE 的唯一或首发症状。④烦躁不安、惊恐甚至濒死感：由严重的呼吸困难和剧烈的胸痛引起，为 PTE 的常见症状。⑤咯血：常为小量咯血，大咯血少见。⑥咳嗽、胸闷、心悸：早期为干咳或伴有少量白痰，可伴有胸闷、心悸等。临床上以上症状不一定同时出现，可有不同的组合。当同时出现呼吸困难、胸痛和咯血时称为"三联征"，但仅见于约 20% 的患者。

4. 心理 - 社会状况评估　PTE 患者因急性发病，症状重，患者常可表现为恐惧、焦虑等负性情绪。

（二）体格检查

1. 一般状态　检查患者的生命体征、意识状态。患者可出现呼吸急促，心率加快；体温多为低热，少数患者的体温可达 38℃ 以上。可出现意识模糊甚至丧失。

2. 皮肤黏膜　观察皮肤、黏膜的颜色，可表现为皮肤发绀。若有 DVT 者，约半数患者可有患肢肿胀、周径增粗、疼痛或压痛、皮肤色素沉着和行走后患肢易疲劳或肿胀加重。

3. 颈部及胸部检查 肺部可闻及哮鸣音和/或细湿啰音；合并肺不张和胸腔积液时出现相应的体征。颈静脉充盈或异常搏动，心动过速；肺动脉瓣区第二心音（P_2）亢进或分裂，三尖瓣区收缩期杂音，严重时可出现血压下降甚至休克。

（三）辅助检查

1. 血浆 D-二聚体（D-dimer） 是交联纤维蛋白在纤溶系统作用下产生的可溶性降解产物，为一具有特异性的纤溶过程标记物。因其敏感性高而特异性差，可作为 PTE 的初步筛选指标，急性 PTE 时 D-dimer 升高，若其含量低于 $500\mu g/L$，可基本除外急性 PTE。酶联免疫吸附法是较为可靠的检测方法。

2. 动脉血气分析 表现为低氧血症、低碳酸血症、肺泡-动脉血氧分压差 $[P(A\text{-}a)O_2]$ 增大，部分患者的血气分析结果可以正常。

3. 心电图检查 大多数可出现非特异性心电图异常，以窦性心动过速最常见。当有肺动脉右心压力升高时，可出现 $V_1\sim V_2$ 或 V_4 的 T 波倒置和导联 ST-T 异常、$S_I Q_{III} T_{III}$ 征（即 I 导联出现明显的 S 波，III 导联出现 Q/q 波及 T 波倒置）、心电轴右偏、完全或不完全右束支传导阻滞、肺型 P 波及顺钟向转位等。心电图的异常改变需作动态观察。

4. X 线检查 区域性肺纹理变细、稀疏或消失，肺野透亮度增加是肺动脉阻塞的表现；肺组织继发改变为肺野局部片状阴影，尖端指向肺门的楔形阴影，肺不张或膨胀不全等；肺动脉高压征及右心扩大征。

5. 超声心动图 右心房或右心室发现血栓，同时患者临床表现符合 PTE 可以诊断。如发现肺动脉近端血栓可直接确诊。一般表现为右心室和/或右心房扩大、室间隔左移和运动异常、近端肺动脉扩张、三尖瓣反流和下腔静脉扩张等。

6. 放射性核素 肺通气/灌注扫描（V_A/Q）是 PTE 的重要诊断方法。PTE 的典型征象为 2 个或多个肺段的局部灌注缺损，而通气良好或 X 线胸片无异常。

7. 肺动脉造影检查 包括 CT 肺动脉造影（CTPA）、磁共振肺动脉造影（MRPA）和肺动脉造影。CT 肺动脉造影是采用螺旋 CT 或电子束 CT 进行肺动脉造影（CTPA、EBCT），是目前最常用的 PTE 确诊手段，是可靠、安全、简便、无创的检查方法。MRPA 是一种新型的无创性的诊断技术，无需注射碘造影剂，适用于碘过敏的患者。

六、诊断与鉴别诊断

（一）诊断

PTE 的临床表现多样，缺乏特异性，确诊需寻找 PTE 的成因和危险因素，出现突发的、原因不明的呼吸困难和气促、胸痛、晕厥、咯血、休克、下肢肿胀疼痛，需特殊检查以明确诊断。

（二）鉴别诊断

1. 冠状动脉粥样硬化性心脏病（冠心病） 部分 PTE 患者因血流动力学变化，可出现冠状动脉供血不足，表现为胸闷、胸痛，心电图有心肌缺血样改变，易误诊为冠心病所致心绞痛或心肌梗死。冠心病有其自身发病特点，冠脉造影可见冠状动脉粥样硬化、管腔阻塞的表现，心肌梗死时可见心电图和心肌酶谱发生特征性的动态变化。

2. 肺炎 当 PTE 有咳嗽、咯血、呼吸困难、胸痛，出现肺不张、肺部阴影，尤其同时合并发热时，易被误诊为肺炎。肺炎有相应肺部和全身感染的表现，如咳脓性痰，伴寒战、高热，外周血白细胞和中性粒细胞比例增高等，抗生素治疗有效。

3. 主动脉夹层　PTE 出现胸痛,常需与主动脉夹层进行鉴别。后者多有高血压,疼痛较剧烈,胸片可显示纵隔增宽,心血管超声和胸部 CT 造影检查可见主动脉夹层征象。

4. 表现为晕厥的鉴别　PTE 有晕厥时,需与迷走神经反射性、脑血管性晕厥及心律失常等其他原因所致晕厥相鉴别。

七、护理措施

(一)非药物治疗护理措施

1. 环境　保持环境安静,限制探视。

2. 活动与体位　①急性期患者一般在充分抗凝的前提下卧床时间为 2~3 周,绝对卧床休息,抬高床头。②为预防下肢血栓形成,恢复期患者仍需卧床,下肢须进行适当的活动或被动关节活动,穿抗栓袜或气压袜;腿下不宜放置垫子或枕头,以防加重循环障碍。③心衰患者采取坐位,双腿下垂,以减少静脉回流,减轻心脏负荷。

3. 饮食护理　给予低盐、清淡、易消化、富营养、富含纤维素的食物,少量多餐。少食速溶性易发酸食物,以免引起腹胀。心衰患者控制液体摄入,一般每日入水量控制在 1 500ml 以内。

4. 心理护理　在对危重患者抢救过程中宜保持冷静,避免慌乱,在各项操作过程中做到快而不乱,操作的同时简明扼要地解释各种监护设备和治疗措施,以减轻患者的恐惧心理。指导患者进行深慢呼吸、采用放松术等方法减轻恐惧心理,以降低耗氧量。加强与患者沟通,对于病情相对较轻的患者,多与其交流,尽量让患者表达出内心的感受,用专业知识解释病情发展及配合治疗的重要性,减轻患者的焦虑和恐惧。

5. 病情观察　①病情较重的患者,不管是否确诊均需住 ICU 病房,对患者进行严密监测。密切观察呼吸困难的病情变化和动脉血气分析结果,如患者出现呼吸节律异常、发绀加重、动脉血氧分压及血氧饱和度下降,应及时向医生报告并协助处理。②密切观察心率、血压的变化及有无心功能不全的症状和体征,如患者出现呼吸困难加重,下肢水肿,颈静脉充盈、肝大、肝-颈静脉回流征阳性,可能预示急性右心衰竭。上述表现同时出现血压下降、肺底部闻及湿啰音,可能预示伴有左心衰竭。③注意观察下肢深静脉血栓形成的征象。测量双下肢腿围,观察下肢深静脉血栓形成的征象,测量点于距髌骨上缘 15cm 处和距髌骨下缘 10cm 处,如双侧下肢周径差超过 1cm,应引起重视,可行下肢超声检查,及时发现下肢深静脉血栓;备好溶栓药和急救物品及药品,如除颤器、鱼精蛋白等,保证急救用品处于备用状态。④严密监测心电活动的改变。肺动脉栓塞可导致心电图的改变,当监测到心电图的动态改变时,有利于肺栓塞的诊断。严重缺氧的患者可导致心动过速和心律失常,需严密监测患者的心电改变。溶栓治疗后如出现胸前导联 T 波倒置加深可能是溶栓成功、右心室负荷减轻、急性右心扩张好转的反应。⑤密切观察意识状态的变化,如患者出现烦躁不安、嗜睡、意识模糊、定向力障碍等,提示脑缺氧。

(二)药物治疗护理措施

1. 溶栓制剂　常用的溶栓药物有尿激酶(UK)、链激酶(SK)和重组组织型纤溶酶原激活剂(rt-PA)。① UK:负荷量 4 400IU/kg,静注 10 分钟,随后以 2 200IU/(kg·h)持续静滴 12 小时或以 20 000IU/kg 剂量,持续静滴 2 小时。② SK:负荷量 250 000IU,静脉注射 30 分钟,随后以 100 000IU/h 持续静滴 24 小时。SK 具有抗原性,故用药前需肌内注射苯海拉明或地塞米松,以防过敏反应,且 6 个月内不宜再次使用。③ rt-PA:50mg 持续静滴 2 小时。使用 UK 或 SK 溶栓治疗后,应每 2~4 小时测定 1 次凝血酶原时间(PT)或活化部分凝血活酶时间(APTT),当降至正常值的2倍(≤60秒)时,开始规范的肝素治疗。如果以rt-PA溶栓时,当rt-PA注射结束后,应继续使用肝素。

溶栓治疗的主要并发症是出血,最常见的出血部位为血管穿刺处,最严重的是颅内出血。因此溶栓治疗患者应:①用药前应充分评估危险性,积极与患者及家属沟通。②溶栓治疗前宜留置外周静脉套管针,以方便溶栓过程中取血监测,避免反复穿刺血管。③溶栓治疗过程中密切观察皮肤有无青紫、血管穿刺处出血、牙龈及鼻腔出血、血尿、腹部或背部疼痛、严重头痛、视觉障碍、意识障碍等。④治疗中如需拔针,穿刺部位压迫止血需加大力量并延长压迫时间。

2. 抗凝剂

(1)普通肝素或低分子肝素:间接凝血酶抑制剂,主要通过激活抗凝血酶Ⅲ发挥抗凝血作用。普通肝素静脉注射或皮下注射给药。80IU/kg或3 000~5 000IU静脉注射,继之以18IU/(kg·h)持续静滴或者先静注负荷量3 000~5 000IU然后每12小时250IU/kg皮下注射一次。应用前应测定基础APTT、PT及血常规(含血小板计数、血红蛋白)。肝素治疗的不良反应包括出血和血小板减少症。若出现血小板迅速或持续降低达30%以上,或血小板计数<100×10^9/L,应停用肝素。出血的观察见"溶栓治疗"。

(2)华法林:通过抑制肝脏合成的凝血因子Ⅱ、Ⅶ、Ⅸ、Ⅹ的活化发挥凝血作用。在肝素开始应用后的第1~3天加用华法林口服,初始剂量为3.0~5.0mg。口服期间必须定期测定国际标准化比值(INR,正常值为0.8~1.2),INR达到目标值(2.0~3.0)并稳定后(连续两次治疗的目标范围)每四周查一次INR。口服华法林应注意观察鼻衄、牙龈出血、皮肤瘀斑、血尿、子宫出血、便血、伤口及溃疡处出血等不良反应,尽量避免与阿司匹林联合应用,因其能增强抗凝血作用,从而增加出血倾向。发生出血时用维生素K拮抗。此外,华法林有可能引起血管性紫癜,导致皮肤坏死,多发生于治疗的前几周,需注意观察。

3. 镇静剂　对烦躁不安、过度紧张及胸痛较重的患者按医嘱适当使用镇静、止痛剂,并注意观察疗效和不良反应。

(三)特别关注

大约25%的患者会有小腿静脉血栓形成,如不及时治疗,会扩展到腘静脉或更高,形成静脉栓塞的风险更大。

八、随访

(一)预期目标

1. 患者保持血流动力学稳定和心肺组织灌注。
2. 患者保持良好的通气和氧合状态。
3. 患者了解并会用语言表达出血的预防措施。

(二)并发症

1. 如果栓子阻碍动脉供血,可发生肺栓塞。
2. 大块肺栓塞能引起右心衰竭、休克、成人呼吸窘迫综合征(ARDS)。
3. 25%的PE患者可猝死或死于诊断的30天内(因为通常不能正确诊断),死亡患者中仅为2%~8%的患者得到适当治疗。

(沈翠珍)

第六节 肺 炎

一、概述

肺炎(pneumonia)是指终末气道、肺泡和肺间质的炎症,可由病原微生物、免疫损伤、理化因素、过敏及药物等所致,其中以细菌性肺炎为最常见。

由于细菌学检查阳性率低,培养结果滞后,病因分类在临床上应用较为困难,目前多根据肺炎的获得环境分成社区获得性肺炎和医院获得性肺炎两类。①社区获得性肺炎(community acquired pneumonia, CAP):也称院外肺炎,是指在医院外罹患的感染性肺实质炎症,包括具有明确潜伏期的病原体感染而在入院后平均潜伏期内发病的肺炎。常见病原体为肺炎链球菌、支原体、衣原体、流感嗜血杆菌和呼吸道病毒等。②医院获得性肺炎(hospital acquired pneumonia, HAP):亦称医院内肺炎,是指患者入院时不存在,也不处于潜伏期,而于入院48小时后在医院(包括老年护理院、康复院等)内发生的肺炎,HAP还包括呼吸机相关性肺炎和卫生保健相关性肺炎。常见病原体为肺炎链球菌、铜绿假单胞菌、流感嗜血杆菌、大肠杆菌、肺炎克雷伯菌、金黄色葡萄球菌等,其中金黄色葡萄球菌的感染有明显增加的趋势。

二、流行病学

在抗菌药物应用以前细菌性肺炎对儿童及老年人的健康威胁极大,抗菌药物的使用曾经明显降低肺炎病死率,但近年来总的病死率不降甚至有所上升。流行病学调查显示:2009—2014年CAP年平均增长率为8.8%,2019年基于全球204个国家和地区数据的全球疾病负担研究报告显示,下呼吸道是引起伤残调整寿命年的第四大原因。CAP和HAP年发病率分别为12/1 000人口和5/1 000~10/1 000住院患者。门诊患者肺炎病死率<1%~5%,住院患者平均为12%,入住重症监护病房者约为40%。肺炎在美国是感染死亡的主要原因,每年有超过300万的人发病,有60多万人住院,被列为导致死亡的第七大原因,死亡患者中老年人占90%。我国CAP处于较高发病水平,人群中男性发病率高于女性,且在成人中随着年龄的增长发病率升高。2019年研究显示:60岁以上老年人CAP的总发病率每年高达34.68/1 000。

发病率和病死率高的原因与社会人口老龄化、吸烟、伴有基础疾病和免疫功能低下有关,如慢性阻塞性肺疾病、心力衰竭、肿瘤、糖尿病、尿毒症、艾滋病、大型手术、应用免疫抑制剂等。另外,亦与病原体变迁、新病原体出现、医院获得性肺炎发病率增加、病原学诊断困难、不合理使用抗生素导致细菌耐药性增加,尤其是多耐药病原体增加有关。

三、病因与危险因素

(一)病因

肺炎根据病因主要分为细菌性肺炎、非典型病原体所致肺炎、病毒性肺炎、肺真菌病、其他病原体所致肺炎和理化因素所致肺炎(表16-12)。

表 16-12   肺炎的常见病因

病因	常见病原体或其他
细菌性	肺炎链球菌、金黄色葡萄球菌、甲型溶血性链球菌、肺炎克雷伯菌、流感嗜血杆菌、铜绿假单胞菌肺炎等
非典型病原体	军团菌、支原体和衣原体等
病毒性	冠状病毒、腺病毒、呼吸道合胞病毒、流感病毒、麻疹病毒、巨细胞病毒、单纯疱疹病毒等
真菌	白念珠菌、曲霉菌、隐球菌、肺孢子菌等
其他病原体	立克次体（如 Q 热立克次体）、弓形虫（如鼠弓形虫）、寄生虫（如肺包虫、肺吸虫、肺血吸虫）等
理化因素	放射性损伤、胃酸吸入、吸入或内源性脂类物质产生炎症反应

（二）危险因素

肺炎的发生取决于病原体和宿主两方面的因素。如果病原体数量多、毒力强和 / 或宿主呼吸道局部和全身免疫防御系统损害，即可发生肺炎。病原体常通过空气吸入、血行播散、邻近感染部位蔓延、上呼吸道定植菌的误吸等途径引起肺炎，误吸胃肠道的定植菌（胃食管反流）和通过人工气道吸入环境中的致病菌也可导致肺炎。高龄、酗酒、精神状态改变、吸烟、慢性肺部疾病、不良口腔卫生、上呼吸道感染、神经功能缺损、长期使用胃管等均是发生肺炎的高危因素。

四、预防和筛查

1. 知识宣教   向患者介绍肺炎的基本知识，强调预防的重要性。指导患者注意随气候变化增减衣服，防止受凉。避免诱发因素如受寒、醉酒、感冒、疲劳、淋雨等。呼吸道疾病高发季节尽量少去公共场所。年龄大于 65 岁者可注射流感疫苗；对于年龄大于 65 岁或不足 65 岁，但有心血管疾病、肺疾病、糖尿病、酗酒、肝硬化和免疫抑制者可注射肺炎疫苗。一旦发生上呼吸道感染，尤其是老年人，应及时治疗。

2. 饮食指导   加强饮食调理，给予高蛋白、高热量、高维生素等富含营养的食物，增加营养摄入。保持口腔卫生，对使用胃管者应给予正确指导，以防误吸。

3. 运动指导   平时注意锻炼身体，尤其是加强耐寒锻炼，以增强机体抵抗力。如冷水洗脸和洗冷水浴等，协助制定和实施锻炼计划。保证充足的休息时间，以增加机体对感染的抵抗能力。

五、评估

（一）病史

1. 病因与诱因   询问患者起病前是否有诱因，如受凉、淋雨、饥饿、劳累、醉酒、使用免疫抑制剂、使用激素等；是否有基础疾病，如 COPD、糖尿病、恶性肿瘤等慢性病。

2. 患病及治疗经过   询问患者患病后检查治疗的经过以及用药情况。

3. 主要症状评估   肺炎常见症状为咳嗽、咳痰，或原有呼吸道症状加重，并出现脓性痰或血痰，伴或不伴胸痛。肺炎病变范围大者可有呼吸困难、呼吸窘迫。大多数患者有发热。

肺炎症状的轻重决定于病原体和宿主的状态。

由于患者的身体状态和感染病原体的不同,其临床表现差异也较大。①革兰氏阳性球菌肺炎的特点:起病急骤,常伴随寒战高热。肺炎链球菌感染可见铁锈色痰,金黄色葡萄球菌感染可见脓血痰。②革兰氏阴性杆菌肺炎的特点:起病隐匿,全身中毒症状较重,可早期出现肺脓肿、心包炎、休克等并发症;肺炎杆菌感染可见红棕色胶冻样痰,绿脓杆菌感染可见绿色脓痰。③肺炎支原体肺炎的特点:起病缓慢,全身乏力低热,伴随咽痛、头痛、肌痛,咳嗽多为阵发刺激性呛咳,咳黏液痰。④病毒性肺炎的特点:起病急,症状轻,发热、头痛、全身肌肉酸痛等全身症状明显,咳白色黏痰,小儿与老年人容易发展成为重症肺炎,表现为呼吸困难、发绀、嗜睡,甚至发生呼吸衰竭、心力衰竭。⑤真菌性肺炎的特点:好发于免疫力低下的人群,如艾滋病、器官移植后、特别是长期应用广谱抗生素、激素、免疫抑制剂、放疗、化疗的人群,有畏寒、发热、贫血、消瘦等症状,但无特异性,诊断需要依靠培养结果的真菌形态辨认。

4. 心理 - 社会状况评估　肺炎往往起病急骤,患者在短时间内病情加重,导致患者和家属难以接受,往往对身体状况以及预后感到焦虑或恐惧。

(二)体格检查

1. 一般状态　测量患者的生命体征,观察面容、表情及皮肤黏膜情况。肺炎链球菌肺炎多为先寒战后高热,体温在数小时内可高达39~41℃,呈稽留热;表现为急性病面容,面部绯红、鼻翼煽动,呼吸浅快,口角和鼻周可有单纯疱疹;肺部病变广泛者可有发绀。

2. 胸部检查　早期肺部无明显体征,肺实变期视诊患侧呼吸运动减弱,触诊语颤增强,叩诊呈浊音,听诊呼吸音减弱,可闻及支气管呼吸音,消散期可闻及湿啰音,累及胸膜时可闻及胸膜摩擦音。并发胸腔积液者,患侧胸部叩诊浊音,语颤减弱,呼吸音减弱。

(三)辅助检查

1. 血液检查　细菌性肺炎,白细胞计数及中性粒细胞比例多明显增高,并有核左移现象,肺炎链球菌肺炎血白细胞计数多为(10~20) × 10^9/L,中性粒细胞在80% 以上。支原体肺炎与病毒性肺炎外周血白细胞正常;真菌感染性肺炎早期有白细胞增高和嗜酸性粒细胞增高。

2. X 线检查　肺炎链球菌肺炎患者早期仅见肺纹理增粗,或受累的肺段、肺叶稍模糊;随着病情进展,肺泡内充满炎性渗出物,表现为大片炎症浸润阴影或实变影,在实变阴影中可见支气管充气征,肋膈角可有少量胸腔积液;在消散期,X 线显示炎性浸润逐渐吸收,可有片状区域吸收较快,呈现"假空洞"征,多数病例在起病3~4 周后才完全消散;老年患者肺炎病灶消散较慢,容易出现吸收不完全而成为机化性肺炎。金黄色葡萄球菌肺炎胸部 X 线以多发性和易变性为特征;多发性指病变呈大片絮状、浓淡不均的阴影,可发展至肺段或肺叶实变或空洞;易变性则表现为一处炎性浸润消失而在另一处出现新的病灶。

3. 病原学检查　包括痰涂片、培养及药敏试验、血液及胸腔积液培养等。肺炎链球菌肺炎痰直接涂片作革兰氏染色及荚膜染色镜检,如发现典型的革兰氏染色阳性、带荚膜的双球菌或链球菌,即可初步作出病原诊断;痰涂片检查见革兰氏阴性杆菌,则提示革兰氏阴性杆菌肺炎;痰中细胞核内有包涵体提示病毒性感染,真菌性肺炎血培养和痰培养可分离到念珠菌;分泌物培养肺支原体和衣原体技术要求高,比较困难,因此病原学检查不适用。

4. 免疫学检查　对支原体肺炎和病毒性肺炎的诊断有重要作用。血清冷凝集试验≥ 1∶40 或血清抗体检测可作为支原体肺炎的临床诊断参考,微量免疫荧光法测定血清

抗体效价升高 ≥ 4 倍对衣原体感染诊断有意义。病毒性肺炎可采用免疫荧光和酶联免疫吸附试验,检测到病毒特异性抗原 IgG、IgM,其阳性率可达 85%~90%。

六、诊断与鉴别诊断

(一)诊断

肺炎的诊断程序包括:

1. 确定肺炎诊断　首先必须把肺炎与上、下呼吸道感染相区别。其次,结合肺炎的症状和体征,将肺炎与其他类似肺炎的疾病相区别。

2. 评估严重程度　评价病情严重程度对于决定治疗方式至关重要。肺炎严重性决定于三个主要因素:局部炎症程度、肺部炎症的播散和全身炎症反应程度。美国感染疾病学会 / 美国胸科学会(IDSA/ATS)于 2007 年制定了重症肺炎标准,分为主要标准和次要标准。其主要标准为:①需要有创机械通气。②感染性休克需要血管收缩剂治疗。次要标准:①呼吸频率 ≥ 30 次 /min。②氧合指数(PaO_2/FiO_2) ≤ 250。③多肺叶浸润。④意识障碍 / 定向障碍。⑤氮质血症(BUN ≥ 20mg/dl)。⑥白细胞减少(白细胞 < 4.0×10^9/L)。⑦血小板减少(血小板 < 10.0×10^9/L)。⑧低体温(T < 36℃)。⑨低血压,需要强力的液体复苏。符合 1 项主要标准或 3 项次要标准以上者可诊断为重症肺炎,考虑收入 ICU 治疗。

3. 确定病原体　痰标本采集、经纤维支气管镜或人工气道吸引、支气管肺泡灌洗、经皮细针吸检和开胸肺活检等方法是确定病原体的主要方法。为避免标本污染,最常采用的是下呼吸道标本。采集呼吸道标本行细菌培养时尽可能在抗菌药物应用前采集,避免污染,及时送检。同时做血培养和胸腔积液培养,当肺炎患者血和痰培养分离到相同细菌时,可确定为肺炎病原菌。

(二)鉴别诊断

1. 肺血栓栓塞症　常有静脉血栓的危险因素,如血栓性静脉炎、心肺疾病、创伤、手术和肿瘤等病史,可发生咯血、晕厥,呼吸困难较明显。X 线胸片示区域性肺血管纹理减少,有时可见尖端指向肺门的楔形阴影。动脉血气分析常见低氧血症和低碳酸血症。D- 二聚体、CT 肺动脉造影、放射性核素肺通气 / 灌注扫描及 MRI 等检查有助于鉴别。

2. 肺癌　常无急性感染中毒症状,有时痰中带血丝,血白细胞计数不高。但肺癌也可伴发阻塞性肺炎,经抗生素治疗炎症消退后肿瘤阴影渐趋明显,或可见肺门淋巴结肿大,有时出现肺不张。若抗生素治疗后肺部炎症不消散,或消散后于同一部位再次出现肺炎,应密切随访。

3. 肺结核　常有全身中毒症状,如午后低热、盗汗、疲乏无力、体重减轻、失眠、心悸,女性患者可有月经失调或闭经等。X 线胸片见病变多在肺尖或锁骨上下,密度不匀,消散缓慢,且可形成空洞或肺内播散。痰中可找到结核杆菌,一般抗菌治疗无效。

七、护理措施

(一)非药物治疗护理措施

1. 环境　提供整洁舒适、安静的休息环境,经常开窗通风,保持室内空气新鲜洁净,温、湿度适宜,温度保持在 18~22℃,湿度在 50%~70%,避免烟雾及灰尘的刺激,吸烟者劝其戒烟。

2. 活动与体位　发热患者应卧床休息,以减少氧耗量,防止继发感染。减少探视,安置患者有利于呼吸的体位(半卧位或高枕卧位)。患者出现呼吸困难、发绀及感染性休克时应绝对卧床休息。

3. 饮食护理　给予高热量、优质高蛋白、高维生素、易消化的流质或半流质饮食,如肉末粥、鱼片粥、萝卜排骨汤、水蒸蛋等,多饮水,以补充机体消耗,促进病灶修复。鼓励患者多饮水,1~2L/d,补充高热消耗的水分,利于痰液的排出。

4. 心理护理　向患者及家属介绍疾病有关知识,关心和帮助患者;举止应冷静稳重,从容不迫,耐心倾听患者诉说,掌握其心理变化,帮助患者消除焦虑、烦躁等不良情绪,使其心情愉快地配合治疗和护理。

5. 病情观察　①生命体征:监测患者生命体征,每2~4小时测量1次。体温的变化是反映肺部感染变化的重要指标之一,应密切观察发热的热型及波动情况,及时记录体温的变化;注意观察呼吸的频率、节律、型态、深度及有无呼吸困难。②痰液:注意痰的颜色、性状、量和气味的变化,能否顺利排痰,注意有无咯血等,观察用药前后的变化,并作好记录。③胸痛:在肺炎的治疗过程中出现体温下降后再度上升,并有胸痛或呼吸困难加重,应警惕胸膜炎的发生。密切观察患者胸痛的性质、程度及与呼吸的关系。并发胸膜炎随着渗出液的增多,胸痛有所减轻,但呼吸困难反而加重。④休克:注意皮肤黏膜、神志、尿量及尿比重、肢端末梢温度等变化,当出现皮肤黏膜发绀,肢端湿冷,神志不清,尿量减少、血压下降等休克征象,立即通知医生并作好相关急救处理。⑤化验检查:密切注意患者血象、痰检及血气分析变化,及时向医生汇报检查结果。细菌性感染者白细胞计数增加,痰培养及药敏试验能确定病原体和药物敏感性,可为临床治疗提供重要依据。血气分析是判断缺氧程度、血电解质变化,反映病情变化的重要指标。

(二)药物治疗护理措施

1. 药物治疗原则　抗感染是治疗肺炎的主要环节。

(1)细菌性肺炎:应早期使用足量的敏感抗生素,轻症患者可选择肌内注射,重症患者应静脉给药,必要时联合用药;肺炎链球菌肺炎首选青霉素 G;肺炎杆菌肺炎在未明确致病菌的院内感染性肺炎,可先选择氨基糖苷类抗生素联合半合成青霉素或第二、三、四代头孢菌素。

(2)支原体肺炎:病程自限性,多数病例不治自愈,早期使用抗生素可减轻症状,缩短病程。首选大环内酯类抗生素,如红霉素、罗红霉素、阿奇霉素,也可选择喹诺酮类抗生素。

(3)病毒性肺炎:以对症治疗为主,目前尚无特效抗病毒药物,已被证实有一定抑制病毒效果的药物有利巴韦林(病毒唑)、阿昔洛韦(无环鸟苷)、阿糖腺苷、金刚烷胺等,可辅助性使用中草药和生物制剂治疗。原则上不用抗生素预防继发性细菌感染,对已合并细菌感染的病例,应根据临床表现和药敏试验及时选择有效的抗生素。

(4)真菌性肺炎:治疗仍无理想药物,两性霉素对多数肺部真菌感染有效,但其毒性反应大,副作用较多,使其应用受限制;也可以选择其他抗真菌药物,如酮康唑、氟康唑、氟胞嘧啶等。

2. 药物治疗的护理　抗生素是肺炎治疗的主要药物,应做好各种不同抗生素的用药护理。

(1)用药前:详细询问过敏史,有药物过敏的患者在病历中、病床卡上作好显著标记。严格按医嘱准确使用抗生素,注意药物浓度、配伍禁忌、滴速和用药间隔时间。

(2)用药中:严密观察不良反应和疗效。使用头孢类药物可出现发热、皮疹、胃肠道不适等不良反应；喹诺酮类药物（氧氟沙星、环丙沙星）偶见皮疹、恶心等；氨基糖苷类抗生素有肾、耳毒性，老年人或肾功能减退者特别注意观察有无耳鸣、头昏、唇舌发麻等不良反应。

（3）用药后：药物治疗48~72小时后对病情进行评价，如出现体温下降、症状改善、白细胞降低或恢复正常等为治疗有效，如用药72小时后仍无改善，应及时报告医生处理。

（三）特别关注

老年人尤其是认知功能低下的患者，气道清除能力及机体免疫功能下降，发生呼吸道感染的风险增加。早期经验性使用抗生素可减少呼吸道感染的发生率。

八、随访

（一）预期目标

1. 患者将重新恢复正常的血气值。
2. 患者将按照规定完成抗生素治疗。
3. 患者将维持充足的营养和体液平衡。

（二）并发症

肺炎常可并发感染性休克、胸膜炎、脓胸、呼吸衰竭、脑膜炎、心包炎等。

（沈翠珍）

第七节　肺　结　核

一、概述

肺结核（Pulmonary Tuberculosis，PTB）是由结核分枝杆菌感染引起的肺部慢性传染性疾病，可侵犯全身各个组织器官，如肾、骨骼、皮肤、生殖器官等，其中以肺结核最常见，是全球流行的传染性疾病之一。在20世纪结核病是危害人类健康的重要传染性疾病，20世纪60年代以来，结核病的化学治疗大大提高了结核病的治愈率，而从20世纪80年代开始，结核病疫情在全球又出现明显回升趋势，此后，WHO积极推广全程督导短程化疗治疗策略，结核病疫情得到较好的控制。但由于结核菌耐药性的出现、人类免疫缺陷病毒和结核杆菌的双重感染、人口流动难以控制等因素，结核病仍是一个严峻的危害人类健康的公共卫生问题。

二、流行病学

全球约四分之一的人曾受到结核分枝杆菌感染，结核病的流行状况与经济水平大致相关。2019年，全球报告新发结核病患者710万，病死率为16/10万，仍是全球前10位死因之一。每年近90%的新发肺结核患者来自全球30个结核病高负担国家，其中印度、印度尼西亚、中国、菲律宾、巴基斯坦、尼日利亚、孟加拉国和南非等8个国家的新发患者约占全球患者数的2/3。

近年来我国结核病总的疫情呈下降趋势。疫情特点是高感染率、高患病率、死亡人数多和地区患病率差异大。城市人群的患病率高于农村，西部地区患病率明显高于全国平均水平,而东部地区低于全国平均水平。2018年的统计数字显示,我国结核病年新发病例数86.6万,在30个结核病高负担国家中,结核病发病率排第28位。结核病防治工作任重道远,必须坚持不懈地加强结核病的防治工作。

三、病因与危险因素

(一)结核分枝杆菌

结核病由结核分枝杆菌感染引起。典型的结核分枝杆菌是细长稍弯曲两端圆形的杆菌,分为人型、牛型、非洲型和鼠型4类。人肺结核的致病菌90%为人型结核分枝杆菌,其余型少见。结核分枝杆菌的生物学特性有:①抗酸性:结核分枝杆菌抗酸染色呈红色,可抵抗盐酸、酒精的脱色作用,故又称抗酸杆菌。②生长缓慢:增殖一代需14~20小时,培养时间一般为2~8周。结核分枝杆菌为需氧菌,5%~10%CO_2的环境能刺激其生长,其生长适宜温度为37℃左右。③抵抗力强:结核分枝杆菌对干燥、酸、碱、冷的抵抗力强。在阴湿环境或低温条件下能生存数月至数年。杀菌剂中,70%酒精2分钟,煮沸5分钟,阳光直射2~7小时可杀菌。结核分枝杆菌对紫外线比较敏感,紫外线照射30分钟有明显的杀菌作用。将痰吐在纸上直接焚烧是最简易的灭菌方法。④菌体结构复杂:主要是蛋白质、多糖和类脂质。菌体蛋白可诱发皮肤变态反应,多糖类参与某些免疫应答,类脂质中的蜡质与结核病的组织坏死、干酪液化、空洞发生以及结核变态反应有关。

(二)肺结核在人群中的传播

1. 传染源　肺结核的主要传染源是结核病患者,即痰直接涂片阳性者,主要通过咳嗽、喷嚏等方式把结核分枝杆菌的微滴排到空气中而传播。传染性的大小除取决于患者排出结核分枝杆菌的数量多少外,与空间含结核分枝杆菌微滴的密度及通风情况,接触的密切程度、时间长短及个体免疫状况有关。

2. 传播途径　飞沫传播是肺结核最重要的传播途径;其他传播途径,如消化道或皮肤等途径极为罕见。

3. 易感人群　婴幼儿细胞免疫功能不完善,营养不良、老年人、器官移植、静脉吸毒、HIV感染、恶性肿瘤,慢性肾衰竭、糖尿病、慢性肺疾病等慢性疾病患者等都是结核病的易感人群。

(三)肺结核在人体的发生与发展

1. 原发感染　人体首次吸入结核分枝杆菌,是否感染取决于入侵结核分枝杆菌的数量和毒力及人体肺泡内巨噬细胞固有的吞噬杀菌能力。如果结核分枝杆菌能够存活下来,并在肺泡巨噬细胞内生长繁殖,这部分肺组织即出现炎性病变,称为原发病灶。原发病灶中的结核分枝杆菌沿着肺内引流淋巴管到达肺门淋巴结,引起淋巴结肿大。原发病灶、引流淋巴管炎和肿大的肺门淋巴结形成典型的原发综合征。原发病灶内的病菌可直接侵入或经血流播散到邻近组织和器官。大多数人因为机体具有一定的免疫力,使原发病灶、肺门淋巴结和播散到各个组织器官的结核分枝杆菌停止繁殖,病灶可自行吸收或钙化。但常有少量结核分枝杆菌没有被完全消灭,长期处于休眠状态,可成为继发性肺结核的潜在来源。

2. 结核病的免疫和迟发性变态反应

(1)免疫力:结核病主要的保护机制是细胞免疫。人体受结核分枝杆菌感染后,通过巨噬细胞和T淋巴细胞的协同作用,限制结核分枝杆菌的扩散并杀灭结核分枝杆菌。结核病免疫保护机制十分复杂,确切机制尚需进一步研究。机体免疫力强可防止发病或使病情减轻,而机体免疫功能低下时,容易受结核分枝杆菌感染而发病,或使原已稳定的病灶重新活动。

(2)变态反应:结核分枝杆菌侵入人体后4~8周,身体组织对结核分枝杆菌及其代谢产物所发生的敏感反应称为变态反应。此种细胞免疫反应属第Ⅳ型(迟发型)变态反应,可通过结核菌素试验来测定。

(3)科赫(Koch)现象:给未感染的豚鼠皮下注射一定量的结核分枝杆菌,10~14日后注射局部红肿、溃烂,形成深的溃疡,不愈合,最后结核分枝杆菌全身播散,造成豚鼠死亡。对3~6周前已受少量结核分枝杆菌感染和结核菌素皮肤试验阳性的豚鼠,给同等剂量的结核分枝杆菌皮下注射2~3日后,注射局部皮肤出现红肿、浅表溃疡,但不久即愈合,无全身结核播散,亦不致死亡。这种机体对结核分枝杆菌初感染和再感染所表现出不同反应的现象称为Koch现象。

3. 继发性结核 继发性结核病的发病有两种方式。一种方式是指原发性结核感染时遗留下来的潜在病灶中的结核分枝杆菌重新活动而发生的结核病,此为内源性复发。另一种方式是由于受到结核分枝杆菌的再感染而发病,称为外源性重染。继发性肺结核的发病有两种类型,一种发病慢,临床症状少而轻,多发生在肺尖或锁骨下,痰涂片检查阴性,预后良好。另一种发病快,几周时间即出现广泛的病变、空洞和播散,痰涂片检查阳性。这类患者多发生在青春期女性、营养不良、抵抗力弱的群体以及免疫功能受损者。

四、预防和筛查

(一)预防

1. 控制传染源 关键是早期发现和彻底治愈肺结核患者。对确诊的结核病患者,应及时转至结核病防治机构进行统一管理。

2. 切断传播途径 应指导患者及家属了解肺结核的传播途径及消毒、隔离的重要性,并指导采取积极的预防措施。具体措施包括:痰涂片阳性患者需住院治疗,并进行呼吸道隔离,室内保持良好通风,每天用紫外线消毒;严禁随地吐痰,在咳嗽或打喷嚏时,用双层纸巾遮住口鼻,将纸巾放入污物袋中焚烧处理;留置于容器中的痰液须经灭菌处理再弃去;接触痰液后用流水清洗双手;排菌患者使用过的餐具煮沸消毒或用消毒液浸泡消毒,同桌共餐时使用公筷,以预防传染;患者使用的被褥、书籍在烈日下暴晒6小时以上;排菌患者尽量不外出,如需外出必须戴口罩。

3. 保护易感人群 给未受过结核分枝杆菌感染的新生儿、儿童及青少年接种卡介苗,使人体产生对结核分枝杆菌的特异性免疫力;密切接触者应定期到医院进行相关检查,必要时予预防性治疗;对受结核分枝杆菌感染易发病的高危人群如HIV感染者、糖尿病等,可应用预防性化学治疗。常用异烟肼300mg/kg,顿服6~9个月,儿童用量为4~8mg/kg;或利福平和异烟肼,每日顿服3个月;或利福喷汀和异烟肼每周3次,3个月。

(二)筛查

按《中华人民共和国传染病防治法》,肺结核属于乙类传染病。各级医疗机构要专人负责,做到及时、准确、完整地报告肺结核疫情。由于肺结核具有病程较长、易复发和具有传染性等特点,必须长期随访,掌握患者从发病、治疗到治愈的全过程。对于可疑结核感染患者,可通过结核菌素(PPD)试验来筛查有无结核杆菌感染(详见辅助检查)。

五、评估

(一)病史

1. 病因和诱因　询问患者的生活环境、疫苗接种史及结核病患者接触史等；是否患有基础疾病，如糖尿病、艾滋病、肺尘埃沉着症；是否使用过免疫抑制剂、糖皮质激素、化疗药物等；是否有营养不良和睡眠异常。

2. 患病及治疗经过　询问患者患病后的检查、治疗经过以及用药情况等。

3. 主要症状评估

(1)全身症状：发热最常见，多数患者为长期的午后低热，病变严重的患者可出现高热。同时伴有乏力、盗汗、食欲不振、体重下降，女性患者可出现月经失调等自主神经功能紊乱的症状。

(2)呼吸系统症状：①咳嗽咳痰：早期多为干咳，或仅有少量的黏液痰，当合并感染或形成空洞时痰量增多，还可出现脓性痰。②咯血：约1/3患者可出现不同程度的咯血。病灶的炎症引起毛细血管扩张、血管壁通透性增加，可导致痰中带血；病灶损坏小血管可导致中等量咯血；空洞壁上的大血管或动脉瘤破裂可导致大咯血，可能引起失血性休克或窒息。③胸痛：当炎症累及壁层胸膜时可出现针刺样疼痛，随呼吸、咳嗽加重。④呼吸困难：重症肺结核、胸膜粘连增厚、大量胸腔积液以及病灶范围大的患者可出现呼吸困难，甚至发绀。

4. 心理-社会状况　患者对结核病缺乏正确的认识，担心疾病传染，或被他人歧视，可出现自卑情绪。由于隔离治疗，不能与家人密切接触，可出现孤独、抑郁情绪。由于病程长、长期服药，病后怕影响生活和工作，可出现焦虑、悲观情绪。

(二)体格检查

1. 一般状况　测量患者的生命体征，注意营养状况等。

2. 胸部检查　早期或轻症患者可无明显体征。当病变范围较大时，可表现为患侧呼吸运动减弱、叩诊浊音、触觉语颤增强、听诊肺泡呼吸音减弱、出现支气管肺泡呼吸音和湿啰音等。成人继发性肺结核好发于肺尖，在锁骨上下、肩胛间区可闻及湿啰音。慢性纤维空洞型肺结核可有患侧胸廓塌陷、气管移向患侧、叩诊浊音等体征。

(三)临床类型

1. 原发型肺结核　结核菌初次感染人体后在肺内发生的病变，多见于儿童或初次进入城市的边远地区的成人。症状轻而短暂，类似感冒，有发热、咳嗽、食欲减退等症状。好发于肺上叶底部、中叶或下叶上部。X线可见哑铃型阴影，即肺部的原发病灶、淋巴管炎和淋巴结炎，统称原发综合征。此种类型绝大多数患者的原发病灶可自行吸收，不留任何痕迹，亦可钙化。

2. 血行播散型肺结核　可分为急性、亚急性和慢性血行播散性肺结核。急性多见于婴幼儿和青少年，由原发型肺结核发展而来，成人也可发生，多由肺或肺外结核病灶破溃入血引起。当机体免疫力明显低下时，结核菌短时间内大量进入血液并在肺内播散，患者起病急，全身毒血症状严重，可并发结核性脑膜炎。X线可见两肺布满大小相等、密度均匀的粟粒状阴影。当免疫力较强时，结核菌少量分批经血液进入肺内，形成亚急性或慢性血行播散型肺结核，患者起病缓，可无明显中毒症状，X线可见两肺上、中部分布大小不等、密度不同的结核病灶，新鲜渗出、陈旧结节和钙化灶同时存在。

3. 继发型肺结核　其临床特点由病灶的范围、性质及机体的反应而定，包括浸润性肺结核、结核球、干酪性肺炎、纤维空洞性肺结核等。①浸润性肺结核：是最常见的继发性肺结核，病灶多位于肺尖和锁骨下，既有浸润渗出性结核病变，又有纤维干酪增殖病变。X线可见小片状或斑点状阴影，也可融合和形成空洞。②空洞性肺结核：是由于干酪渗出病变溶解形成，有多个空腔，形态不一，洞壁不明显。患者可有发热、咳嗽、咳痰、咯血，且痰中常有结核菌。③结核球：是由纤维组织包裹干酪性坏死灶而形成，内有钙化灶或液化坏死物。④干酪性肺炎：是由于机体免疫力低下同时又受到大量结核杆菌感染，或有淋巴结支气管瘘，肺内出现大面积干酪性坏死引起。患者可有高热、咳痰、呼吸困难、发绀等，痰中可有结核杆菌。X线可见大叶密度均匀磨玻璃状阴影，可逐渐出现虫蚀样空洞，或小叶斑片状播散病灶。⑤纤维空洞性肺结核：是由于治疗不当，导致空洞长期不愈，空洞壁增厚和广泛纤维化。随着机体免疫力的强弱变化，病灶损伤也反复进展，吸收、修复与恶化交替发生。患者长期反复咳嗽、咳痰、咯血、呼吸困难，痰中常有结核杆菌，是重要传染源。X线可见单侧或双侧上、中肺野有单个或多个厚壁空洞和广泛的纤维增生，导致肺纹理呈垂柳状，纵隔向患侧移位，健侧呈代偿性肺气肿，严重者可导致肺叶或全肺收缩形成"毁损肺"；常并发支气管扩张、肺气肿、肺心病等。

4. 结核性胸膜炎　可分为干性胸膜炎、渗出性胸膜炎、结核性脓胸三种。多见于青壮年，起病缓，有低热、食欲下降、体重减轻等症状。①干性胸膜炎：以干咳和胸痛为主要症状，可闻及胸膜摩擦音。②渗出性胸膜炎：全身症状明显，有高热、胸闷、呼吸困难等症状，随着积液的增多，胸痛逐渐减轻，而呼吸困难逐渐加重；X线可见少量积液时肋膈角变钝，中等量积液时中下肺野呈均匀致密阴影，上缘呈外高内低的弧形积液线，大量积液时一侧肺野呈致密阴影，纵隔被推向健侧。③结核性脓胸：以畏寒和高热为主要症状，积脓量大时症状体征与渗出性胸膜炎相似。

（四）辅助检查

1. 影像学检查　胸部X线检查是早期诊断肺结核的重要方法，可以早期发现肺结核病变，确定病变的部位、范围、性质等，并可以判断有无活动性、有无空洞、空洞大小及洞壁厚薄等。肺结核X线特点：结核病灶多发生在上叶的尖后段和下叶的背段，密度不均匀、边界清楚、变化较慢。肺部CT检查可早期发现微小或隐藏性病灶，能清晰显示各型肺结核病变的特点和性质，对于肺结核的诊断以及与其他胸部疾病的鉴别诊断意义较大。

2. 痰结核分枝杆菌检查　是确诊肺结核、制定化疗方案和考核治疗效果的主要依据。痰涂片抗酸染色镜检是快速、简便、易行和可靠的方法。若抗酸杆菌阳性，只能说明痰中含有抗酸杆菌，不能确定含有结核分枝杆菌，但由于非结核性分枝杆菌少见，故痰中检出抗酸杆菌，肺结核诊断基本可成立。痰培养结核分枝杆菌常作为结核病诊断的金标准，还可做药物敏感试验与菌种鉴定提供菌株。

3. 结核菌素试验　用于检出结核分枝杆菌感染，不能检出结核病。世界卫生组织和国际防痨和肺病联合会推荐使用的结核菌素为纯蛋白衍化物（PPD）PPD-RT23，便于国际间结核感染率的比较。试验方法：在前臂屈侧中下部皮内注射0.1ml（5IU），48~72小时后观察局部反应并记录结果。测量皮肤硬结横径和纵径，记录平均直径=（横径+纵径）/2，而不是红晕的直径。硬结是特异性变态反应，红晕是非特异性变态反应。硬结直径≤4mm为阴性，5~9mm为弱阳性，10~19mm为阳性，≥20mm或局部有水疱和淋巴管炎为强阳性。

结核菌素试验用于检出结核分枝杆菌感染，对于未接种卡介苗的儿童、少年和青年的结核病诊断有参考意义。结核菌素试验阳性见于曾有过结核分枝杆菌感染或接种卡介苗者,并不一定是现症患者;结核菌素试验强阳性,对结核病的诊断意义较大,特别是对婴幼儿的诊断(表16-13)。结核菌素试验阴性者见于机体未感染结核分枝杆菌;结核分枝杆菌感染后4~8周以内;严重营养不良、癌症、HIV感染、水痘、百日咳、重症肺结核、免疫力下降或免疫受抑制等。

4. 纤维支气管镜检查　对支气管结核和淋巴结支气管瘘诊断有重要价值。

表16-13　结核菌素试验的分类

硬结测量	考虑结核可能
≥5mm	HIV感染患者
	近期接触过肺结核患者
	结核病前期
	器官移植患者
	使用免疫抑制者
≥10mm	高发地区的新移民(5年以内)者
	静脉注射毒品者
	营养不良、糖尿病、慢性肾衰竭、癌症、胃切除术等患者
	居民或高风险人群聚集地(如监狱、医院等)
	分枝杆菌实验室人员
	小于4岁的儿童
≥15mm	所有人

六、诊断与鉴别诊断

(一)诊断

根据结核病的主要症状和体征、肺结核接触史、结合结核菌素试验、影像学检查、痰结核分枝杆菌检查和纤维支气管镜检查多可做出诊断。肺结核的诊断程序如下。

1. 可疑症状患者筛选　主要可疑症状包括:咳嗽持续2周以上、咯血、午后低热、乏力、盗汗、月经不调或闭经,有肺结核接触史或肺外结核,有上述情况应考虑肺结核的可能性,需进行痰抗酸杆菌检查和胸部X线检查。

2. 是否肺结核　凡X线检查肺部发现有异常阴影者,必须通过系统检查,确定病变是结核性或是其他性质。若难以确定,可经2周短期观察后复查,大部分炎症病变会有所变化,而肺结核变化不大。

3. 有无活动性　如果诊断为肺结核,应进一步明确有无活动性,活动性病变必须给予治疗。活动性病变在胸部X线上通常表现为边缘模糊不清的斑片状阴影,可有中心溶解和空洞,或出现播散病灶。胸片表现为钙化、硬结或纤维化,痰检查不排菌,无任何症状,为无活动性肺结核。

4. 是否排菌　确定活动性后必须明确是否排菌,是确定传染源的唯一方法。

(二)鉴别诊断

1. 慢性阻塞性肺疾病　多表现为慢性咳嗽、咳痰,少有咯血;冬季容易发作,急性加重期可伴有发热;肺功能检查提示阻塞性通气功能障碍。

2. 肺炎　主要与继发性肺结核鉴别。各种肺炎因病原体不同而临床特点各异,但大多起病急,伴有发热、咳嗽、咳痰明显,血白细胞和中性粒细胞增高。胸片可见密度较淡且较均匀的片状或斑片状阴影,抗生素治疗后体温迅速下降,1~2周左右阴影有明显吸收。

3. 肺癌　多有长期吸烟史,表现为刺激性咳嗽,痰中带血,胸痛和消瘦等症状。胸部X线或CT可见肿块呈分叶状,有毛刺、切迹;若癌组织坏死、液化后,可形成偏心厚壁空洞。多次痰脱落细胞、结核分枝杆菌及病灶活体组织检查有助于鉴别。

七、护理措施

(一)非药物治疗护理措施

1. 环境　①开窗通风,保持病室空气新鲜,可有效降低结核病传播。②有条件的患者应单居一室,痰涂片阳性肺结核患者住院治疗期间应进行呼吸道隔离,每天紫外线消毒病室。

2. 活动与体位　保证充足的睡眠和休息。①病情严重者:如大量胸腔积液、干酪性肺炎、急性粟粒型肺结核或有咯血、高热等严重结核中毒症状者必须卧床休息。②痰菌阴性的轻症患者:可在坚持化疗的同时进行正常的工作或参与社会活动,但应注意劳逸结合、保证充足睡眠及休息时间,活动量以不引起疲劳为度。③恢复期患者:不必严格限制活动,但要避免劳累及过度兴奋。可适当增加户外活动,加强体质锻炼,如散步、打太极拳、做保健操等,以提高机体的抗病能力。

3. 饮食护理　肺结核是慢性消耗性疾病,并需长期化学治疗,因此,饮食营养的护理尤为重要。肺结核患者应给予高蛋白、高热量、富含维生素的易消化饮食,忌烟酒及辛辣刺激食物。饮食中动、植物蛋白应合理搭配,如鱼、肉、蛋、牛奶、豆制品等,成人每日蛋白质摄入量为1.5~2.0g/kg,其中优质蛋白应大于50%;为刺激食欲应调配好食物的色、香、味,进食时应心情愉快、细嚼慢咽,促进食物的消化吸收。每日摄入一定量的新鲜蔬菜和水果,食物中的维生素C可以减轻血管渗透性、促进渗出病灶的吸收;维生素B对神经系统及胃肠神经有调节作用,可促进食欲。鼓励患者多饮水,每日不少于1.5~2.0L,以保证机体代谢的需要和体内毒素的排泄。

4. 心理护理　肺结核病程长、易复发、具有传染性。当患者被诊断为肺结核后,一时难以接受从正常人到传染病患者这种角色的转变,加上需要隔离等原因,多数患者往往产生焦虑、抑郁、孤独、自卑等心理。护理人员应充分理解和尊重患者,主动与患者沟通,了解患者内心感受并给予安慰。通过介绍结核病有关知识,告知患者只有按医嘱坚持合理、全程化疗,才可完全康复。要求患者做到既要重视疾病,树立战胜疾病的信心,又要进行自我心理调节,乐观对待生活。鼓励患者选择力所能及的适合自己身体状态的娱乐、锻炼方式进行调整,以最佳的心理状态接受治疗。同时做好家属的工作,既要注意消毒隔离,又要关心和爱护患者,给予患者精神支持。

5. 病情观察　①呼吸系统:注意观察患者咳嗽、咳痰的情况,咯血患者尤其密切注意观察咯血的量、颜色、性质及出血的速度,一旦发现窒息的先兆,应及时报告医生并积极配合抢救;病情严重患者需注意观察呼吸状况、呼吸困难类型、是否发绀、气促等。②全身症状:注意观察患者有无高热、食欲减退、盗汗、乏力等情况。如出现高热持续不退,脉搏增快,呼吸急促,提示病情加重。每周测体重一次并记录,监测有关营养指标的变化,以判断患者营养状况。

（二）药物治疗护理措施

1. 药物治疗原则 早期、规律、联合、适量、全程是化学治疗的原则。整个治疗方案分为强化和巩固两个阶段。

（1）早期：一旦检出和确诊肺结核的患者均应立即给予化学治疗。早期化疗有利于迅速发挥化疗药的杀菌作用，使病变吸收和减少传染性。

（2）规律：严格按照化学治疗方案规定的用药方法，按时服药，不许擅自停用，以免产生耐药性。

（3）全程：必须严格按治疗方案，保证坚持完成规定疗程，是提高治愈率和减少复发率的重要措施。

（4）适量：严格遵照适当的药物剂量用药。用药剂量过低不能达到有效血药浓度，影响疗效，易产生耐药性，剂量过大易发生药物不良反应。

（5）联合：联合使用多种抗结核药物，以增强和确保疗效，同时通过交叉杀菌作用，减少或防止耐药性的产生。

2. 用药护理 向患者及家属介绍有关药物治疗的知识，特别强调早期、规律、联合、适量、全程治疗的重要性，使患者树立治愈疾病的信心，积极配合治疗。督促患者按医嘱服药、避免漏服，不要自行停药，养成按时服药的习惯。常用抗结核药物的主要不良反应及注意事项详见表16-14。

表 16-14　常用抗结核药物的主要不良反应及注意事项

药名（缩写）	主要不良反应	注意事项
异烟肼（H，INH）	周围神经炎、偶有肝损害	避免与抗酸药同服，注意消化道反应、肢体远端感觉及精神状态
利福平（R，RFP）	肝损害、过敏反应	加速口服避孕药、降糖药、茶碱、抗凝血剂等药物的排泄，使药效降低或失效
链霉素（S，SM）	听力障碍、眩晕、肝损害、过敏性皮疹	进行听力检查，注意听力变化及有无平衡失调（用药前、后每1~2个月检查一次）
吡嗪酰胺（Z，PZA）	胃肠不适、肝损害、高尿酸血症、关节痛	警惕肝脏毒性反应，监测肝功能；注意关节疼痛、皮疹、监测血清尿酸
乙胺丁醇（E，EMB）	视神经炎	检查视觉灵敏度和颜色的鉴别力（用药前、后每1~2个月检查一次）

（三）特别关注

如果患者存在结核病的高危险因素（如 HIV 感染、3 岁以下儿童、接触过结核患者）建议采用直接观察治疗。

八、随访

（一）预期目标

1. 结核活动阳性的患者将恢复正常的通气和氧合功能。
2. 患者能了解用药的重要性并坚持规律用药。
3. 患者会及时报告身体各系统器官功能障碍的症状和体征。

（二）并发症

可并发支气管扩张、肺心病、自发性气胸、脓气胸。当结核菌发生血行播散，可并发脑膜、心包、骨和泌尿生殖系统结核。

（沈翠珍）

第八节　肺　癌

一、概述

肺癌（lung cancer，LC）多数起源于支气管上皮细胞，也称支气管肺癌（bronchopulmonary carcinoma），右肺多于左肺，上叶多于下叶。起源于主支气管、肺叶支气管的肺癌，位置靠近肺门者称为中央型肺癌；起源于肺段支气管以下的肺癌，位置在肺的周围部分者称为周围型肺癌。

二、流行病学

肺癌的发病率呈逐年上升趋势，居恶性肿瘤之首。据《全球疾病负担研究》（global burden of disease study 2016，GBD）调查数据显示，从 2006 年到 2016 年，肺癌从 144 万死亡人数上升到了 171 万，年龄标化病死率下降了 9.31%。其中在中国地区，肺癌在导致过早死亡损失寿命年（YLLs）的原因排名中位于第四位。最新数据显示，我国 2013 年肺癌发病数和死亡数分别为 73.3 万例和 59.1 万例，粗发病率和粗病死率分别为 53.86/10 万和 43.41/10 万，发病和死亡均居恶性肿瘤第 1 位。2014 年我国城镇居民肺癌病死率为 47.88/10 万，其中男性肺癌病死率为 65.32/10 万，女性肺癌病死率为 29.9/10 万；农村居民肺癌病死率为 40.76/10 万，男、女性肺癌患者病死率分别为 55.66/10 万、25.18/10 万。无论从发病、死亡还是预后看，肺癌都是一个严重威胁人民健康和生命的疾病，为 21 世纪癌症防治的难中之难、重中之重。

三、病因与危险因素

（一）病因

肺癌的病因至今尚未明确，可能与以下因素有关。

1. 吸烟　研究表明，吸烟对全球 80% 男性肺癌患者及至少 50% 女性肺癌患者产生直接影响，且呈现一定的剂量 - 效应关系，吸烟量越多，吸烟年限越长，开始吸烟年龄越早，肺癌的致病风险越高；被动吸烟同样如此。

2. 遗传　研究发现肺癌先证家系一级亲属风险是对照家系一级亲属的 1.88 倍，具有家族史的女性亲属患肺癌的风险比男性更高。通过大规模的全基因组相关联（GWA）研究，已经确定了一些新的染色体，如 5p15.33、6p21、15q24-25.1、GYP1A1 基因的高表达、谷胱甘肽转移酶 M1（QSTM1）突变、p53 突变都增加了罹患肺癌的风险。

3. 环境污染　包括室内和室外污染。室内污染主要指的是烟草烟雾、生活燃料和烹调时油烟所致的污染。大气和环境污染是导致肺癌发生的另一个重要危险因素，城市空气污染主要来源于机动车辆废气、采暖及工业燃烧废物等。已查明的致癌物有多环芳烃、脂肪族巯基化合物和一些镍化合物等。

4. **职业暴露**　已有证据证明能增加肺癌风险的职业接触因素包括石棉、粉尘、电离辐射、无机砷化合物、铬及其化合物、氡及氡子体、二氯甲醚、氯化乙烯、芥子气以及煤烟、焦油和石油中的多环芳烃类等,尚有多种金属及非金属化合物具有致癌作用。

5. **饮食**　酒精是否作为肺癌独立的危险因素,目前仍有争议。

(二)危险因素

环境因素是肺癌发生的始动因素,但机体的自身因素,如遗传、年龄、免疫和营养状况等,在肺癌的发生过程中,同样具有不可忽视的重要作用。另外,肺部疾病如慢性阻塞性肺疾病(包括肺气肿、慢性支气管炎)、肺炎和肺结核也显著提高了肺癌发生的相对危险度。

四、预防和筛查

(一)预防

1. **肺癌的一级预防**　是首选的预防措施。

(1)控制吸烟:是肺癌一级预防措施的中心内容。

(2)远离空气污染和工作环境中的致癌物质。

(3)化学预防:摄入抗氧化类维生素,如维生素 A、维生素 E、维生素 C 等。

2. **肺癌的二级预防**　主要通过胸部 X 线检查、痰细胞学检查和 CT 等手段早期诊断肺癌患者。

3. **肺癌的三级预防**　通过有效的综合治疗,减少复发和并发症,防止肿瘤转移,减轻疼痛,并提供社会、心理和精神上的支持,以提高生存质量、延长生存期为目标。

(二)筛查

肺癌患者在早期阶段(尤其是Ⅰ期)进行手术治疗,预后将显著改善。因此,多年来国内外一直致力于通过筛查来实现肺癌的早期诊断和早期治疗,从而降低病死率。目前筛查的方法主要有以下几类。

1. **痰液检测**　包括痰细胞学检查、免疫标记和 PCR 技术等。痰液检查适合累及大气道的肿瘤,敏感性及特异性不高,尤其对于周围型肺癌阳性率更低。

2. **血清肿瘤标志物检测**　通过对血液中特有的病变分泌物的检测来间接判断恶性病灶的存在,包括糖类抗原 125(carbohydrate antigen 125,CA125)、糖类抗原 153(carbohydrate antigen 153,CA153)等。

3. **X 线检查**　是经典的普查方法,优势是经济实惠、方便有效,但对于 1cm 以内的病灶难以发现和定性。

4. **低剂量螺旋 CT**　是目前敏感性和特异性最高的肺癌普查手段。研究显示运用低剂量 CT(LDCT)进行肺癌筛查可使肺癌的病死率显著下降。

五、评估

(一)病史

1. **评估病因和诱因**　详细询问与肺癌有关的病因和诱因,如是否长期吸烟,是否患有慢性呼吸道疾病,是否具有肿瘤家族史及致癌职业接触史等。

2. 患病与治疗经过　询问患者疾病发生的时间和表现,如咳嗽、痰中带血或咯血等。询问有无进行相关辅助检查及检查结果,治疗经过和病情严重程度,了解患者所用药物的名称、剂量、用法、疗效、不良反应等。

3. 症状评估　评估患者咳嗽的程度、有无痰中带血、评估有无声音嘶哑、胸痛等症状等。

4. 心理 - 社会状况　肺癌患者由于受家庭、社会因素的影响,同时接受化疗等漫长的治疗过程,昂贵的医药费,使患者易产生负性心理。

(二)体格检查

1. 一般状态　测量患者的生命体征,注意评估体重、营养状况等。

2. 胸部检查　胸部听诊有无单侧局限性哮鸣音或湿啰音。

(三)辅助检查

1. 影像学检查　X线、CT检查、MRI、PET-CT等。其中PET-CT是肺癌诊断、分期、疗效评价和预后评估的最佳方法。

2. 痰脱落细胞学检查　找到癌细胞,可以明确诊断,多数病例还可判别肺癌的病理类型。

3. 支气管镜检查　对中央型肺癌诊断的阳性率较高,可在支气管腔内直接看到肿瘤,并可取小块组织(或穿刺病变组织)做病理切片检查,亦可经支气管刷取肿瘤表面组织或吸取支气管内分泌物进行细胞学检查。

4. 纵隔镜检查　可直接观察气管前隆突下及两侧支气管区淋巴结情况,并可取组织作病理切片检查,明确肺癌是否已转移到肺门和纵隔淋巴结。

5. 放射性核素肺扫描检查　静脉注射放射性核素后做肺扫描,在癌变部位显现放射核素浓集影像,阳性率可达90%左右。

6. 经胸壁穿刺活检组织检查　对周围型肺癌阳性率较高,但可能产生气胸、胸膜腔出血或感染,以及癌细胞沿针道播散等并发症,故应严格掌握检查适应证。

7. 转移病灶活组织检查　晚期病例可取转移病灶组织做病理切片检查,或穿刺抽取组织做涂片检查,以明确诊断。

8. 胸水检查　抽取胸水经离心处理后,取其沉淀做涂片检查,寻找癌细胞。

9. 剖胸检查　经多种方法检查仍未能明确病变的性质,而肺癌的可能性又不能排除时,如患者全身情况许可,应做剖胸探查术。

世界卫生组织按照肿瘤的大小(T),淋巴结转移的情况(N)和有无远处转移(M)将肺癌加以分类。

肺癌TNM分期,可分为原发肿瘤(T)、Tx、T0、Tis(原位癌)、T1(T1aT1b)、T2(T2a、T2b)、T3、T4。根据区域淋巴结(N)有无转移,分为NX、N0、N1、N2、N3。根据有无远处转移(M),分为MX、M0、M1(M1a、M1b)。

六、诊断与鉴别诊断

(一)诊断要点

早期诊断需要医务人员对肺癌早期征象提高警惕性,详细询问病史,根据肺癌的症状、体征、影像学检查特点,及时进行细胞学及纤维支气管镜检查,80%~90%的患者可确诊。

（二）鉴别诊断

肺癌的临床症状如咳嗽、咳痰、血痰、胸痛、气急等无特异性，肺癌X线表现也是多种多样，所以诊断肺癌需与肺结核、肺部良性肿瘤、炎性假瘤、肺转移癌、肺脓疡、纵隔肿瘤等相鉴别。

七、护理措施

（一）手术治疗护理

1. 术前护理

（1）改善肺泡的通气与换气功能，预防术后感染。

1）戒烟：术前应戒烟2周以上。

2）维持呼吸道通畅：支气管分泌物较多者，行体位引流；痰液黏稠不易咳出者，行超声雾化，必要时经支气管镜吸出分泌物。

3）机械通气治疗。

4）控制感染：如患者合并有慢性支气管炎、肺内感染者，应及时采集痰液及咽部分泌物做细菌培养，遵医嘱给予抗生素及雾化治疗控制感染。

5）指导呼吸训练：指导患者做腹式深呼吸、有效咳嗽和翻身，以促进肺扩张，减轻术后伤口疼痛。

（2）纠正营养和水分的不足。

（3）减轻焦虑等不良情绪。

2. 术后护理

（1）密切观察生命体征：术后每15分钟测量生命体征，麻醉清醒、生命体征平稳后改为0.5~1小时一次。术后24~36小时，血压常有波动现象，须严密观察。若血压持续下降，应考虑是否存在心功能不全、出血、疼痛或循环不足等情况。定时观察呼吸并呼唤患者，防止因麻醉副作用引起的呼吸暂停。

（2）予以合适体位

1）一般体位：患者未清醒前去枕平卧位，头偏向一侧，以免呕吐物、分泌物吸入而致窒息或并发吸入性肺炎。清醒且生命体征稳定者，改为半卧位。避免采用头低足高仰卧位。

2）特殊情况下患者体位：肺段切术或楔形切除术者，尽量选择健侧卧位；一侧肺叶切除者，如呼吸功能尚可，可取健侧卧位；如呼吸功能较差，则取平卧位；全肺切除术者，避免过度侧卧，可取1/4侧卧位；血痰或支气管瘘管者，取患侧卧位。

（3）维持呼吸道通畅

1）给氧：常规给予鼻导管吸氧，可根据血气分析ABG结果调整给氧浓度。

2）观察呼吸频率、幅度及节律，听诊双肺呼吸音；观察有无气促、发绀等缺氧征象及动脉血氧饱和度情况。

3）深呼吸及咳嗽：患者清醒后鼓励并协助其深呼吸和有效咳嗽，咳嗽前给患者叩背，由下向上、由外向内轻叩震荡，而后嘱患者做数次深呼吸，再慢慢轻咳，将痰咳出。患者咳嗽时，固定胸部伤口，减轻震动引起的疼痛。

4）稀释痰液：呼吸道分泌物黏稠者，可用药物行超声雾化。

5）吸痰：对于咳嗽无力、呼吸道分泌物滞留的患者行深部吸痰。全肺切除术后，吸痰管进入长度以不超过气管的1/2为宜。支气管袖式切除术后的患者，在协助患者咳嗽后仍不能将呼吸道分泌物清除者,尽早行纤维支气管镜吸痰。

(4)维持胸腔引流通畅

1)病情观察:妥善固定引流管,密切观察胸腔引流是否通畅,定期挤压,防止堵塞,观察引流量、色和性状。

2)全肺切除术后胸腔引流管的护理:一侧全肺切除术后的患者,胸腔引流管一般呈钳闭状态,随时观察患者的气管是否居中,有无呼吸或循环功能障碍。若气管明显向健侧移位,应立即听诊呼吸音,在排除肺不张后,可酌情放出适量的气体或引流液,气管、纵隔即可恢复中立位。但每次放液量不宜过多,速度宜慢,避免快速放液引起纵隔突然移位,导致心搏骤停。

3)拔管:术后24~72小时患者病情平稳,暗红色血性引流液逐渐变淡、无气体及液体引流,X线提示肺复张,可考虑拔除胸腔引流管。

(5)伤口护理:检查敷料是否干燥、有无渗血。

(6)维持液体平衡和补充营养:①严格掌握输液量和速度,防止前负荷过重而导致急性肺水肿。②补充营养:饮食宜高蛋白、高热量、丰富维生素、易消化。

(7)活动与休息:①早期下床活动。②手臂和肩关节的运动:目的是预防术侧胸壁肌肉粘连、肩关节强直及失用性萎缩。

(8)并发症的观察与护理

1)出血:手术时胸膜粘连紧密、止血不彻底或血管结扎线脱落,胸腔内大量毛细血管充血等因素均可导致胸腔内出血。当引流的血性液体量多、呈鲜红色、有血凝块,患者出现烦躁不安、血压下降、脉搏增快、尿少等血容量不足的表现时,应考虑有活动性出血,需立即通知医生,遵医嘱给予止血药,加快输血、补液速度,保持胸腔引流管的通畅。必要时做好开胸探查止血的准备。

2)肺炎和肺不张:由于麻醉药的副作用使患者的膈肌受抑制,患者术后软弱无力及疼痛、胸带包扎过紧等,限制了患者的呼吸运动,不能有效咳嗽、排痰,导致分泌物滞留堵塞支气管,引起肺炎、肺不张。鼓励患者咳嗽排痰,痰液黏稠者予以超声雾化,必要时行深部吸痰或协助医生行支气管镜吸痰,病情严重时可行气管切开,以确保呼吸道通畅。

3)心律失常:多发生在术后4日内。与缺氧、出血、水电解质酸碱失衡有关。患者术前合并糖尿病、心血管疾病者,术后更易并发心律失常。术后应持续心电监护,如有异常,立即报告医生。

4)支气管胸膜瘘:是肺切除术后严重的并发症之一,多发生在术后1周,多数由于支气管缝合不严密、支气管残端血运不良或支气管缝合处感染、破裂等引发。表现为术后3~14日仍可从胸腔引流管引出大量气体,患者有发热、刺激性咳嗽、痰中带血或咳血痰、呼吸困难、呼吸音减低等症状。一旦发生,立即报告医生,并安置患者于患侧卧位,以防漏液流向健侧,继续行胸腔闭式引流。小瘘口可自行愈合,但应延长胸腔引流时间。必要时再次行开胸手术修补。

5)肺水肿:与患者原有心脏疾病或肺切除、余肺膨胀不全或输液过多、速度过快,使肺泡毛细血管床容积明显减少有关,尤以全肺切除患者更为明显。

(二)化学治疗的护理

许多非小细胞肺癌(NSCLC)患者在诊断时已为晚期,丧失了手术机会,需要进行化疗。即使手术切除的患者,除Ⅰa期外,化疗也有一定价值,对小细胞肺癌(SCLC)化疗更是其主要的治疗手段。

1. 心理护理　由于疼痛、咳嗽、咯血等肺癌症状的出现，加之患者对疾病的恐惧，常导致患者出现焦虑不安、恐惧紧张等不良情绪，心理护理能有效缓解患者的种种不适，提高生命质量，促进康复。

2. 化疗不良反应的护理

（1）胃肠道不良反应的护理：恶心、呕吐、腹泻、便秘、口腔炎是化疗中最常见的不良反应。遵医嘱给予止吐药物，呕吐后及时漱口等口腔护理，化疗前2小时避免进食，少食多餐，进清淡易消化、刺激性小的高蛋白、高维生素饮食。腹泻时记录大便次数，检查大便常规；便秘患者嘱多食蔬菜水果，必要时予开塞露或缓泻剂。检查有无口腔溃疡，指导患者使用软毛牙刷刷牙。

（2）骨髓抑制的护理：化疗药对骨髓有抑制作用，表现为粒细胞减少、血小板降低，应定期检查血常规，观察皮肤黏膜有无出血征象。如果发现血小板低于$50 \times 10^9/L$，应嘱患者卧床休息，避免磕碰，协助做好生活护理，注意观察有无出血情况；若白细胞低于$3 \times 10^9/L$时应暂停放疗，进行保护性隔离，预防感染，遵医嘱给升白细胞药物治疗。嘱患者加强营养，减少机体消耗。病室应定期消毒。

（3）皮肤毒性反应及护理：化疗药物可影响皮肤代谢，引起脱发，向患者解释脱发原因，脱发以后可以再生新发，未长出新发前戴帽子或假发。

（4）心、肝、肾毒性护理：化疗药经肝肾代谢、排泄，在化疗前必须检查肝肾功能，结果正常才能进行化疗。

（5）神经毒性护理：有些化疗药物如顺铂在体内达到一定累积量即能引起末梢神经病变，短时高浓度给药可损伤耳蜗和前庭神经，引起耳鸣、听力下降。故在输注顺铂时需关注输注速度。

（三）放射治疗的护理

放射治疗（简称放疗）是消灭局部肺癌病灶的一种手段。各类型的肺癌中，小细胞癌对放疗敏感性较高，鳞癌次之，腺癌和细支气管肺泡癌最低。通常是将放疗、手术与药物疗法综合应用，以提高治愈率。

1. 心理护理　应贯穿于患者放疗的整个过程之中，处于不同的治疗时期，其心理干预也不尽相同。

2. 口腔护理　放疗患者机体免疫力较低，唾液腺分泌也减少，溶菌酶的杀菌作用下降，容易引起感染。指导患者注意口腔清洁卫生，叮嘱坚持早晚用软毛牙刷刷牙，并给予0.02%的氯己定溶液在饭后及睡前漱口。

3. 疼痛护理　由于部分患者癌肿本身的刺激加上放射造成的伤害会产生疼痛，因此当患者出现疼痛时应对其进行有效的心理疏导，当疼痛难忍时，遵医嘱给予相应的镇痛药物。

4. 放射性食管炎护理　在放射治疗大约2周后，部分患者会出现进食疼痛、吞咽困难伴梗阻感等放射性食管炎的情况，应给患者做好解释工作，遵医嘱给抗生素、激素等药物对症治疗。严重进食困难者，可采用静脉补充营养物质如脂肪乳、氨基酸等维持体内水电解质的平衡及营养供应。

5. 放射性肺炎护理　放射性肺炎是肺癌放疗过程中常见的不良反应之一，多发生在患者开始放疗后的一到两个月内，其主要临床表现为咳嗽、胸闷、气促、呼吸困难等，听诊肺部可闻及干、湿啰音。

6. 放射性皮炎护理 由于射线对正常皮肤的过度照射，皮肤可出现局部红斑，有轻微瘙痒、灼热感，继之色素沉着，皮肤干燥脱屑，伴有刺痛等。所以在治疗前要保持皮肤清洁，穿柔软衣服；瘙痒者不能抓挠，有脱皮时切勿撕扯；损伤较重时，不可自行处理，应报告医生，遵医嘱进行处理；在患者外出时应极力避免阳光的直接照射，以免加重皮肤的损伤。

（四）分子靶向治疗的护理

分子靶向治疗是近年肺癌治疗上的重大突破之一。针对 NSCLC 有效的药物较多，主要为抑制表皮生长因子受体（EGFR）和血管内皮生因子（VEGF）的药物，有吉非替尼（Gefitinib，Iressa）、厄洛尼（Erlotinib，Tarceva）、西妥昔单抗（Cetuximab，Erbitux）、伐单抗（Bevacizumab）等。其中吉非替尼（Gefitinib）应用较为广泛，可以抑制肿瘤细胞的生长、促其凋亡，其不良反应轻，一般状况较差及老年患者同样有较好的耐受性。

1. 皮肤反应的护理 表皮生长因子受体抑制剂（EGFRI）相关皮肤不良反应按美国国立癌症研究所常见毒性事件标准 3.0 版（NCI-CTCAEv3.0）分为Ⅰ、Ⅱ、Ⅲ度皮疹。皮疹处可予丁酸氢化可的松乳膏（尤卓尔）、复方醋酸地塞米松乳膏（皮炎平）或林可霉素凝胶外涂，并口服大环内酯类抗生素 2 周。指导患者保持局部皮肤清洁，剪短指甲，避免因瘙痒抓伤，睡眠时取健侧卧位。宣教患者避免碱性肥皂清洗皮肤；指导患者着柔软、宽松的棉质衣服；严重皮肤反应需注意避光。

2. 腹泻的护理 在靶向治疗 2~3 周后部分患者会出现腹泻，可遵医嘱予盐酸洛哌丁胺片口服，直到腹泻症状停止 12h 后停药。告知患者此类腹泻多为一过性，缓解患者紧张情绪。治疗期间，清淡饮食，避免食用油腻难消化及刺激性的食物，适当多饮水并监测排便情况，如有异常，留标本送检，疑有感染需行培养。做好肛周皮肤护理，指导患者排便后温水冲洗和氧化锌软膏外涂。防止腹泻引起突然晕倒而致不良后果，增加巡视次数，及时发现并处理意外情况发生。

（五）介入治疗的护理

介入治疗主要包括经血管介入化疗及介入栓塞、射频消融治疗、支气管内镜治疗、放射性粒子植入治疗等，主要应用于中晚期肺癌患者，是一种姑息性局部治疗。

（六）其他治疗护理

肺癌的其他治疗方法包括免疫、中医药、光动力学、基因、支持等治疗。

1. 中医中药治疗 按患者临床症状、脉象、舌苔等表现，应用辨证论治法则治疗肺癌，一部分患者的症状能得到改善，延长生命。

2. 免疫治疗 近年来，通过实验研究和临床观察，发现人体的免疫功能状态与癌肿的生长发展有一定关系，从而促使免疫治疗的应用。

八、随访

（一）预期目标

1. 患者能够了解基本的营养知识，遵循饮食计划，营养状况改善。

2. 患者知晓在免疫功能低下时，防止感染的措施。

（二）并发症

1. 肺部感染。

2. 大量咯血。

3. 自发性气胸。

4. 肺癌转移并发症：胸腔积液、脓胸、心律失常等。

（庄素芳）

第九节　呼　吸　衰　竭

一、概述

呼吸衰竭简称呼衰，指各种原因引起的肺通气和/或换气功能严重障碍，以致在静息状态下亦不能维持足够的气体交换，导致低氧血症伴/或不伴高碳酸血症，进而引起一系列病理生理改变和相应临床表现的综合征。由于呼吸衰竭临床表现缺乏特异性，明确诊断需依据动脉血气分析。若在海平面、静息状态、呼吸空气条件下，动脉血氧分压（PaO_2）<60mmHg，伴或不伴二氧化碳分压（$PaCO_2$）>50mmHg，并排除心内解剖分流和原发于心排血量降低等因素所致的低氧血症，即可诊断为呼吸衰竭。呼吸衰竭有多种分类方法。

（一）按动脉血气分析分类

1. Ⅰ型呼吸衰竭　又称缺氧性呼吸衰竭，无 CO_2 潴留。血气分析特点：PaO_2<60mmHg，$PaCO_2$ 降低或正常，见于换气功能障碍（通气/血流比例失调、弥散功能损害和肺动-静脉分流）疾病。

2. Ⅱ型呼吸衰竭　又称高碳酸性呼吸衰竭，既有缺氧，又有 CO_2 潴留，血气分析特点为：PaO_2<60mmHg，且 $PaCO_2$>50mmHg，系肺泡通气不足所致。

（二）按发病急缓分类

1. 急性呼吸衰竭　由于多种突发致病因素使通气或换气功能迅速出现严重障碍，在短时间内发展为呼吸衰竭，因机体不能很快代偿，如不及时抢救，将危及患者生命。

2. 慢性呼吸衰竭　由于呼吸和神经肌肉系统的慢性疾病，导致呼吸功能损害逐渐加重，经过较长时间发展为呼吸衰竭。由于缺氧和 CO_2 潴留逐渐加重，在早期机体可代偿适应，多能耐受轻工作及日常活动，此时称为代偿性慢性呼吸衰竭。若在此基础上并发呼吸系统感染或气道痉挛等，可出现急性加重，在短时间内 PaO_2 明显下降、$PaCO_2$ 明显升高，则称为慢性呼衰急性加重，其临床情况兼有急性呼吸衰竭的特点。

（三）按发病机制分类

1. 泵衰竭　由呼吸泵（驱动或制约呼吸运动的神经、肌肉和胸廓）功能障碍引起，以Ⅱ型呼吸衰竭表现为主。

2. 肺衰竭　由肺组织及肺血管病变或气道阻塞引起，可表现Ⅰ型或Ⅱ型呼吸衰竭。

二、流行病学

急性或慢性呼吸衰竭是临床危重患者死亡的一个重要原因，慢性阻塞性肺疾病患者晚期常死于呼吸衰竭。肺炎患者的死亡原因 7% 以上由呼吸衰竭所致。美国重症监护室患者中，每年约有 34% 患者因呼吸衰竭而接受机械通气治疗，人数达 50 万人之多。急性呼吸衰竭患者如果无心肺疾病或系统疾病,存活率可超过85%,健康老年人患急性呼吸衰竭后,生存率也接近85%,然而有多器官功能障碍综合征或原先有肝、肾或慢性肠胃疾病伴有营养不良患者,其预后较差。

三、病因与危险因素

(一)病因

引起呼吸衰竭的病因很多,参与肺通气和肺换气的任何一个环节的严重病变,都可导致呼吸衰竭,大致包括以下几种。

1. 气道阻塞性病变 如慢性阻塞性肺疾病、重症哮喘等,引起气道阻塞和肺通气不足,导致缺氧和CO_2潴留,发生呼吸衰竭。

2. 肺组织病变 如严重肺炎、肺气肿、肺水肿等,均可导致有效弥散面积减少、肺顺应性减低、通气/血流比例失调,造成缺氧或合并CO_2潴留。

3. 肺血管疾病 如肺栓塞可引起通气/血流比例失调,导致呼吸衰竭。

4. 胸廓与胸膜病变 如胸外伤造成的连枷胸、胸廓畸形、广泛胸膜增厚、气胸等,造成通气减少和吸入气体分布不均,导致呼吸衰竭。

5. 神经肌肉病变 如脑血管疾病、脊髓颈段或高位胸段损伤、重症肌无力等均可累及呼吸肌,造成呼吸肌无力或麻痹,导致呼吸衰竭。

(二)危险因素

各种原因引起低氧血症和高碳酸血症是呼吸衰竭的主要危险因素。各种病因通过引起肺泡通气不足、弥散障碍、肺泡通气/血流比例失调、肺内动 - 静脉解剖分流增加和氧耗量增加五个主要机制,使肺通气和/或肺换气过程发生障碍,导致呼吸衰竭。

研究表明,某些人群存在高碳酸血症的风险——COPD 氧疗的高碳酸血症效应。在这类人群中,当及时补充合适的氧气,大多数患者无二氧化碳潴留。然而,小部分患者由于补充氧气引起或加剧了高碳酸血症性呼吸性酸中毒。

四、预防和筛查

(一)预防

1. 减少能量消耗 解除支气管痉挛,消除支气管黏膜水肿,减少支气管分泌物,排除黏痰,降低气道阻力,减少能量消耗。

2. 改善机体的营养状况 增强营养,提高碳水化合物、蛋白质及各种维生素的摄入量,必要时可静脉滴注复合氨基酸、血浆、白蛋白等营养物质。

3. 坚持每天做呼吸体操 增强呼吸肌的活动功能。

4. 使用体外膈肌起搏器 呼吸肌疲劳时,可以使用体外膈肌起搏器,改善肺泡通气,锻炼膈肌,增强膈肌功能。

(二)筛查

有导致呼吸衰竭的病因或诱因;有低氧血症或伴高碳酸血症的临床表现;在海平面大气压下,静息状态呼吸空气时,$PaO_2 < 60mmHg$,或伴 $PaCO_2 > 50mmHg$,在排除心内解剖分流或原发性心排血量降低后,呼吸衰竭的诊断即可成立。

五、评估

(一)病史

1. 评估与呼吸衰竭有关的病因和诱因　　详细询问与呼吸衰竭有关的病因和诱因,是否有慢性阻塞性肺疾病、重症哮喘等气道阻塞性病变;是否有严重肺炎、肺气肿、肺水肿等肺组织病变;是否有连枷胸、胸廓畸形、气胸等胸廓与胸膜病变;是否有脑血管病变、重症肌无力等神经肌肉病变。

2. 患病与治疗经过　　询问患者本次疾病发作的时间,发作时的表现,如呼吸困难、发绀的程度,是否有精神 - 神经症状等。询问有无进行检查及检查结果,治疗经过和病情严重程度。了解患者所用药物的名称、剂量、用法、疗效、不良反应等。了解疾病对患者日常生活的影响程度。

3. 症状评估　　除呼吸衰竭原发疾病的症状外,主要为缺氧和 CO_2 潴留所致的呼吸困难和多脏器功能障碍。

(1)呼吸困难:多数患者有明显的呼吸困难,急性呼吸衰竭早期表现为呼吸频率增加,病情严重时出现呼吸困难,辅助呼吸肌活动增加,出现三凹征。慢性呼吸衰竭表现为呼吸费力伴呼气延长,严重时呼吸浅快,并发 CO_2 麻醉时,出现浅慢呼吸或潮式呼吸。

(2)发绀:是缺氧的典型表现。当 SaO_2 低于90%时,出现口唇、指甲和舌发绀。另外,发绀的程度与还原型血红蛋白含量相关,因此红细胞增多者发绀明显,而贫血患者则不明显。

(3)精神 - 神经症状:急性呼吸衰竭可迅速出现精神紊乱、躁狂、昏迷、抽搐等症状。慢性呼吸衰竭随着 $PaCO_2$ 升高,出现先兴奋后抑制症状。兴奋症状包括烦躁不安、昼夜颠倒甚至谵妄。CO_2 潴留加重时导致肺性脑病,出现抑制症状,表现为表情淡漠、肌肉震颤、间歇抽搐、嗜睡甚至昏迷等。

(4)循环系统表现:多数患者出现心动过速,严重缺氧和酸中毒时,可引起周围循环衰竭、血压下降、心肌损害、心律失常甚至心脏骤停。CO_2 潴留者出现体表静脉充盈、皮肤潮红、温暖多汗、血压升高;慢性呼吸衰竭并发肺心病时可出现体循环淤血等右心衰竭表现。因脑血管扩张,患者常有搏动性头痛。

(5)消化和泌尿系统表现:严重呼吸衰竭时可损害肝、肾功能,并发肺心病时出现尿量减少。部分患者可引起应激性溃疡而发生上消化道出血。

4. 心理 - 社会状况评估　　呼吸衰竭的患者常对病情和预后有顾虑、心情忧郁,对治疗失去信心,应多了解和关心患者的心理状况,特别是对建立人工气道和使用机械通气的患者,应经常巡视,让患者说出或写出引起或加剧焦虑的因素,教会患者自我放松等各种缓解焦虑的方法,以缓解呼吸困难,改善通气。部分患者过度依赖呼吸机,一旦脱机,可能出现呼吸紧张,对自主呼吸缺少信心。由于患者长期受慢性疾病折磨,加上病情突然加重,患者及家属可能出现焦虑、恐惧等心理。

(二)体格检查

1. 呼吸衰竭体征　　测量患者的生命体征,观察患者神志改变、面容、表情、唇色、指甲和舌发绀情况,以及呼吸频率和节律。多数患者有明显的呼吸困难,观察是否有端坐呼吸、张口呼吸、三凹征,是否有潮式呼吸或浅慢呼吸。精神状态方面,观察有无精神紊乱、躁狂、昏迷、抽搐或者表情淡漠、肌肉震颤、间隙抽搐、昼夜颠倒等。

2. 基础疾病体征　　桶状胸常提示患者可能患有 COPD;两肺哮鸣音可能提示患者是支

气管哮喘或 COPD；一侧肢体偏瘫提示脑血管意外。

3. 诱发因素体征　发热伴肺部湿啰音往往提示肺部感染；一侧胸廓饱满、叩诊为鼓音并伴呼吸音减低或消失可能发生气胸。

4. 并发症体征　有无休克、心律失常、心力衰竭和肺性脑病，有无黄疸、水肿、皮肤瘀斑和脏器出血等。

5. 伴发症体征　如贫血、高血压、脑梗死后遗症表现等。

（三）辅助检查

1. 动脉血气分析　$PaO_2 < 60mmHg$，伴或不伴 $PaCO_2 > 50mmHg$，pH 值可正常或降低。

2. 影像学检查　胸部 X 线、胸部 CT 和放射性核素肺通气 / 灌注扫描等可协助分析呼吸衰竭的原因。

3. 其他检查　肺功能的检测能判断通气功能障碍的性质及是否合并有换气功能障碍，并对通气和换气功能障碍的严重程度进行判断。纤维支气管镜检查可以明确大气道情况和取得病理学证据。

六、诊断与鉴别诊断

（一）诊断要点

1. 有导致呼吸衰竭的病因、基础疾患及诱因。

2. 有缺氧或缺氧伴 CO_2 潴留的临床表现。

3. 动脉血气分析检查是诊断呼吸衰竭的主要依据，诊断标准是在海平面静息状态，呼吸空气时，$PaO_2 < 60mmHg$，伴或不伴 $PaCO_2 > 50mmHg$。单纯 $PaO_2 < 60mmg$ 为 I 型呼吸衰竭；若伴有 $PaCO_2 > 50mmHg$ 为 II 呼吸衰竭。

（二）鉴别诊断

在确立呼吸衰竭的诊断时，应注意与心源性肺水肿、重症自发性气胸相鉴别，同时急性呼吸衰竭还应注意与慢性呼吸衰竭相鉴别。

1. 心源性肺水肿　心源性肺水肿时的呼吸困难与体位有关，咳泡沫样血痰，用强心、利尿剂等治疗效果较好，肺水肿的啰音多在肺底部。

2. 重症自发性气胸　重症自发性气胸出现呼吸困难症状常突然发作，伴一侧胸痛，患者紧张、胸闷，甚至心率增快、心律失常，强迫坐位，发绀，大汗，意识不清等。患侧有局部隆起，呼吸运动和语颤减弱，叩诊呈鼓音，听诊呼吸音减弱或消失。X 线检查显示气胸征为确诊依据。

3. 急性呼吸衰竭与慢性呼吸衰竭　急性呼吸衰竭常因脑外伤、脑炎、电击、化学中毒等引起，呈突然发作；慢性呼吸衰竭常因支气管 - 肺疾患加重引起，临床上应当有原发病史与体征，故二者不难鉴别。

七、护理措施

（一）非药物治疗护理

1. 体位、休息与活动　帮助患者取舒适且有利于改善呼吸状态的体位，一般呼吸衰竭的患者取半卧位或坐位，趴伏在床桌上，借此增加辅助呼吸肌的效能，促进肺膨胀。为减少体力消耗，降低耗氧量，患者需卧床休息，并尽量减少自理活动和不必要的操作。

2. 给氧　氧疗能提高肺泡内氧分压，使 PaO_2 和 SaO_2 升高，从而减轻组织损伤，恢复脏器功能;减轻呼吸做功,减少耗氧量;降低缺氧性肺动脉高压,减轻右心负荷。因此,氧疗是低氧血症患者的重要护理措施,应根据其基础疾病、呼吸衰竭的类型和缺氧的严重程度选择适当的给氧方法和吸入氧浓度。Ⅰ型呼吸衰竭患者需吸入较高浓度氧气($FiO_2 >$ 50%),使 PaO_2 迅速提高到 60mmHg 或 $SaO_2 > 90\%$。Ⅱ型呼吸衰竭的患者一般在 $PaO_2 <$ 60mmHg 时才开始氧疗,应予低浓度持续吸氧($FiO_2 < 35\%$),使 PaO_2 控制在 60mmHg 或 SaO_2 在 90% 或略高,以防反而加重缺氧和 CO_2 潴留。

（1）给氧方法:常用的给氧方法有鼻导管、鼻塞和面罩给氧。鼻导管和鼻塞法使用简单方便,不影响咳痰和进食;但吸入氧浓度不稳定,高流量时对局部黏膜有刺激,故氧流量不能 > 7L/min,用于轻度呼吸衰竭和Ⅱ型呼吸衰竭的患者。面罩包括普通面罩(simple face mask)、储氧面罩(包括部分重复吸入和非重复吸入)和文丘里面罩(Venturi mask)。使用普通面罩以 5~8L/min 的氧流量给氧,用于低氧血症比较严重的Ⅰ型呼吸衰竭。非重复吸入吸氧面罩带有储氧袋,在面罩和储氧袋之间有一单向阀,面罩上还有数个呼吸孔,并有单向皮瓣,允许患者呼气时将废气排入空气中,并在吸气时阻止空气进入面罩内,这种面罩的吸入氧浓度最高,可达 90% 以上,常用于有严重低氧血症、呼吸状态极不稳定的Ⅰ型呼衰。文丘里面罩能够提供准确的吸入氧浓度,能够按需要调节吸入氧浓度,对于慢性阻塞性肺疾病引起的呼吸衰竭尤其适用。

（2）效果观察:氧疗过程中,应注意观察氧疗效果,如吸氧后呼吸困难缓解、发绀减轻、心率减慢,表示氧疗有效;如果意识障碍加深或呼吸过度表浅、缓慢,可能为 CO_2 潴留加重。应根据动脉血气分析结果和患者的临床表现,及时调整吸氧流量或浓度,保证氧疗效果,防止氧中毒和 CO_2 麻醉。如通过普通面罩或非重复吸入吸氧面罩进行高浓度氧疗后,不能有效改善患者的低氧血症,应做好气管插管和机械通气的准备,配合医生进行气管插管和机械通气。

（3）注意事项:氧疗时应注意保持吸入氧气的湿化,以免干燥的氧气对呼吸道产生刺激作用,并促进气道黏液栓形成。输送氧气的导管、面罩、气管导管等应妥善固定,使患者舒适;保持其清洁与通畅,定时更换消毒,防止交叉感染。向患者及家属说明氧疗的重要性,嘱其不要擅自停止吸氧或变动氧流量。

3. 保持呼吸道通畅　注意观察痰的色、质、量、味,促进痰液引流,采取各种措施,使呼吸道保持通畅。具体方法包括:①指导并协助患者进行有效的咳嗽、咳痰。②每 1~2 小时翻身 1 次,并给予拍背。③饮水、口服或雾化吸入祛痰药湿化和稀释痰液。④病情严重、意识不清的患者,咳嗽无力,分泌物黏稠不易咳出,应取仰卧位,头后仰,托起下颌,并用多孔导管经鼻或口进行机械吸引。如有气管插管或气管切开,则给予气管内吸痰,必要时也可用纤维支气管镜吸痰并冲洗,吸痰时应注意无菌操作。

4. 机械通气(MV)护理　机械通气患者的护理目标应始终考虑到患者的反应和感受。护理的重点应从患者的利益出发做好病情观察,针对患者接受 MV 治疗的方式不同做好相应的护理。

（1）有创机械通气患者的护理:包括检测和评价患者对呼吸机的反应、安全管理机械通气系统、预防并发症、满足患者的基本需求。

1）患者监护:①呼吸系统:检测血氧饱和度以了解机械通气的效果。检测有无自主呼吸,自主呼吸与呼吸机是否同步,呼吸的频率、节律、幅度、类型及两侧呼吸运动的对称性;开始应每隔 30~60 分钟听诊肺部,如一侧胸廓起伏减弱、呼吸音消失,可能为气管插管过伸造成单侧肺(常为右侧)通气;也可能为并发气胸。保持呼吸道通畅,观察分泌物的色、质、量和黏稠度。胸部 X 线检查:可及时发现肺不张、呼吸机相关性肺损伤(VILI)、呼吸机相关性肺炎(VAP)等机械通气引起的并发症,亦可了解气管插管的位置。血气分析:是检测机械通气治疗效果最重要的指标之一,有助于判断血液的氧合状态、指导呼吸机参数的合理调节和判断机体的酸碱平衡情况,结合呼吸状态的监测可判断肺内气体交换的情况。呼吸末 CO_2 浓度:用于评价通气效果。如呼吸末 CO_2 浓度为 4.5%~5%,表示通气恰当;< 4.5% 为通气过度;> 5% 则表示通气不足。②循环系统:正压通气使肺扩张可反射性引起副交感神经兴奋,心排出量下降,导致血压下降,心率加快,甚至心律失常。因此,机械通气的患者应注意监测心率、心律和血压的变化。③体温:机械通气的患者因感染机会增加,常可并发感染使体温升高。发热又可增加氧耗和 CO_2 的产生,故应根据体温升高的程度酌情调节通气参数,并适当降低湿化器的温度以增加呼吸道的散热作用。④意识状态:机械通气后患者意识障碍程度减轻,表明通气状况改善;若有烦躁不安、自主呼吸与呼吸机不同步,多为通气不足;如患者病情一度好转后突然出现兴奋、多语甚至抽搐应警惕呼吸性碱中毒。⑤皮肤、黏膜:观察气管插管或气管切开周围皮肤、黏膜的颜色、疼痛情况、皮肤刺激征象和局部引流情况,及时发现并处理口腔溃疡、继发性真菌感染或伤口感染。注意皮肤的色泽、弹性及温度,了解缺氧和 CO_2 潴留改善情况,如皮肤潮红、多汗、浅表静脉充盈,提示仍有 CO_2 潴留;观察有无皮下气肿,出现时常与气胸、气管切开有关。⑥腹部情况:可因气囊漏气使气体反流入胃或长时间卧床不动、使用镇静剂或低钾血症等造成肠蠕动减慢,导致腹胀,应观察有无腹部胀气和肠鸣音减弱。腹胀严重需遵医嘱给予胃肠减压。同时要观察呕吐情况,若呕吐咖啡色胃内容物或出现黑便,要警惕应激性溃疡引起上消化道出血。⑦液体出入量:观察和记录 24 小时液体出入量,如尿量增多,水肿逐渐消退,说明经机械通气后低氧血症和高碳酸血症缓解,肾功能改善。若尿量减少或无尿,要考虑体液不足、低血压和肾功能不全等原因。

2)呼吸机参数及功能监测:定时检查呼吸机各项通气参数是否与医嘱要求设定的参数值相一致、各项报警参数的设置是否恰当,报警器是否处于开启状态。及时分析报警的原因并进行有效的处理。如气道压力突然升高常见于咳嗽、痰液过多或黏稠阻塞气道,或输入气体管道扭曲、受压等;气道压力过低报警多与气体管道不紧、气囊漏气或充盈不足有关。

3)气道管理:①吸入气体的加温和湿化:机械通气时加温加湿器内的水温维持在 32~36℃,相对湿度 100%。湿化罐内只能加无菌蒸馏水,禁用生理盐水或加入药物,罐内水量要恰当,尤其要注意防止水蒸干。②吸痰:应及时通过机械吸引清除气道内分泌物,吸引频率根据分泌物量决定。每次吸痰前后应给予高浓度(FiO_2 > 70%)氧气吸入 2 分钟,1 次吸痰时间不超过 15 秒。③气道护理:通过呼吸机本身雾化装置雾化吸入或经气道雾化;气管内滴入生理盐水或蒸馏水,每次注入液体量不超过 3~5ml,每 30~50 分钟 1 次;定期翻身叩背,促进痰液引流,预防肺部并发症的发生。④气囊充、放气:如气管插管不使用高容低压套囊,需定时放气,一般每 6~8 小时放气 1 次。放气时,先抽气道内分泌物,再缓慢抽吸囊内气体,尽量减轻套囊压力,每次放气 5~10 分钟后再次充气。气囊充气要维持在 20~25mmHg。充、放气时应注意防止插管脱出,充气完成后应确保固定良好,测量末端到门齿的距离,并与原来的数据相比较。⑤气管切开护理:每天更换气管切开处敷料和清洁气管内套管 1~2 次,防止感染。⑥防止意外:妥善固定,防止移位、脱出,每天测量和记录气管插管外露的长度。及时倾倒呼吸机管道中的积水,防止误吸入气管内引起呛咳和肺部感染。

4)生活护理：机械通气的患者完全失去生活自理能力，需随时评估并帮助患者满足各项生理需要，如采用鼻饲供给足够的热量，不限水的患者需补充足够的水分，做好口腔护理、皮肤护理和排泄护理。

5)心理-社会支持：机械通气患者常会产生无助感，可以加重焦虑，降低对机械通气的耐受性和人机协调性，易发生人机对抗。对意识清醒的患者，应主动关心患者，与其交流，帮助患者学会应用手势、写字等非言语沟通方式表达其需求，以缓解焦虑和无助感，促进人机协调。

（2）无创机械通气（NPPV）护理

1)患者教育：NPPV需要患者的合作才能达到治疗效果，因此治疗前应做好患者教育，以消除恐惧，取得配合，提高依从性，同时也可以提高患者的应急能力，以便在紧急情况下（如咳嗽、咳痰或呕吐时）患者能够迅速拆除连接，提高安全性。患者教育的内容包括：①治疗的作用和目的。②连接和拆除的方法。③治疗过程中可能出现的各种感觉和症状，帮助患者正确区分正常和异常情况。④NPPV治疗过程中可能出现的问题及相应措施，如鼻/面罩可能使面部有不适感，使用鼻罩时要闭口呼吸，注意咳痰和减少漏气等。⑤指导患者有规律地放松呼吸，以便与呼吸机协调。⑥鼓励患者主动排痰并指导吐痰的方法。⑦嘱咐患者（或家人）如出现不适应及时告诉医护人员。

2)连接方法的选择：由于患者脸形的不同和对连接方法偏好的不同，因此选择合适的连接方法至关重要，可以提高患者的耐受性。通常轻症患者可先试用鼻罩、鼻囊管或接口器；比较严重的呼吸衰竭患者多需用口鼻面罩；老年或无牙齿的患者口腔支撑能力较差，主张用口鼻面罩。佩戴连接器的具体步骤是：①协助患者摆好体位，选择好给氧的通路。②选择适合患者脸形的面罩并正确置于患者面部，鼓励患者扶持面罩，用头带将面罩固定。③调整好罩的位置和固定带的松紧度，使之佩戴舒适且漏气量最小。对于自理能力较好的患者，应鼓励患者自己掌握佩戴和拆除的方法。

3)密切监测：①病情监测：注意监测患者的意识、生命体征、呼吸困难和呼吸窘迫的缓解情况、呼吸频率、脉搏、血氧饱和度、血气分析、心电图、面罩舒适程度和对呼吸机设置的依从性。如患者气促改善、呼吸频率减慢、辅助呼吸机运动减少、反常呼吸消失、血氧饱和度增加、心律改善；血气分析中pH值、$PaCO_2$和PaO_2改善，表示治疗有效。②通气参数的监测：包括潮气量、通气频率、吸气压力、呼气压力等参数的设置是否合适，是否有漏气以及人机同步性等。

4)并发症的预防：①口咽干燥：多见于使用鼻罩又有经口漏气时，寒冷季节尤为明显。注意要选择合适的连接器以避免漏气，在用NPPV治疗过程中要协助患者定时饮水，严重者可使用加温湿化器。②罩压迫和鼻梁皮肤损伤：在开始进行NPPV通气时即在鼻梁上贴保护膜和使用额垫以减少鼻梁皮肤损伤的风险；注意罩的形状和大小要合适、位置放置良好、固定松紧度适中，以头带下方可插入1~2根手指为宜。在治疗过程中可间歇松开罩让患者休息或轮换使用不同类型的罩，以避免同一部位长时间受压，可减轻压迫感和避免皮肤受损。③胃胀气：在保证疗效的前提下应尽量避免吸气压力过高（保持吸气压力<25cmH_2O）。如患者出现明显胃胀气时，可留置胃管进行持续开放式或负压吸引进行胃肠减压。④误吸：发生率较低，但后果严重，因此对于反流和误吸的高危患者应避免使用NPPV。另外NPPV治疗应避免饱餐后进行，治疗过程中协助患者取半卧位并按医嘱使用促进胃动力的药物。⑤排痰障碍：多见于咳嗽排痰能力较差的患者，应鼓励患者定时主动咳嗽排痰，必要时经鼻

导管吸痰或纤维支气管镜吸痰后再进行 NPPV 治疗。⑥漏气：是 NPPV 的常见问题，发生率可达 20%~25%。在治疗过程中应经常检查是否存在漏气并及时调整罩的位置和固定带的张力，用鼻罩时使用下颌托协助口腔的封闭，可以避免明显漏气。⑦不耐受：是指患者自觉 NPPV 治疗造成了不适，并无法耐受治疗的现象。预防措施包括：准备多个连接器让患者试戴以选择合适的连接方式；规范操作程序，使患者有一个逐渐适应的过程；采用同步触发性能较好的呼吸机（如流量触发、容量触发、流量自动追踪等）、应用同步性能较好的模式（如压力支持通气、压力调节容量控制通气等）、合理使用 PEEP。⑧恐惧（幽闭症）：部分患者对戴罩，尤其是口鼻面罩有恐惧心理，有效的患者教育和合适的解释通常能减轻或消除恐惧，也可请患者观察其他患者成功应用 NPPV 治疗的案例。⑨睡眠性上气道阻塞：由于睡眠时上气道肌肉松弛所致，应注意观察患者入睡后的呼吸情况，如出现上气道阻塞，可采用侧卧位或在睡眠时增加 PEEP 的方法防止发生睡眠性上气道阻塞。

（3）撤机护理：是指从准备停机开始，直至完全停机、拔除气管插管（气管切开除外）和拔管后一段时间的护理。长期接受呼吸机治疗的患者，由于治疗前病情重，经治疗后病情缓解，患者感觉舒适，对呼吸机产生依赖心理，故非常担心停用呼吸机后病情会加重反复，精神十分紧张。为此，撤机前要向患者（必要时包括家属）解释撤机的重要性、必要性和安全性。

呼吸机的终末消毒与保养：呼吸机使用后要按要求进行拆卸，彻底清洁和消毒，然后再按原结构重新安装调试备用。

5. 心理护理　呼吸衰竭和 ARDS 患者因呼吸困难、预感病情危重、可能危及生命等，常会产生紧张焦虑情绪。应多了解和关心患者的心理状况，特别是对建立人工气道和使用机械通气的患者，应经常巡视，让患者说出或写出引起或加剧焦虑的因素，指导患者应用放松、分散注意力和引导性想象技术，以缓解紧张和焦虑情绪。

6. 饮食护理　给予高热量、高蛋白质、富含多种维生素、易消化、少刺激性的流质或半流质饮食。对昏迷患者应给予鼻饲或肠外营养。

7. 病情观察　观察呼吸困难的程度、呼吸频率、节律和深度。观察有无发绀、球结膜充血、水肿、皮肤温暖多汗及血压升高等缺氧和 CO_2 潴留表现。监测生命体征和意识状态。监测并记录出入量、血气分析和血生化检查、电解质和酸碱平衡状态。观察呕吐物和粪便性状。评估有无神志恍惚、烦躁、抽搐等肺性脑病表现，一旦发现，应立即报告医生并协助处理。

（二）药物治疗护理

按医嘱及时准确给药，并观察疗效及不良反应。常用药物有尼可刹米、洛贝林、多沙普仑等，以尼可刹米最常用，常规 0.375~0.75g 静注。患者使用呼吸兴奋剂时应保持呼吸道通畅，适当提高吸入氧浓度，静脉点滴时速度不宜过快，注意观察呼吸频率、节律、神志变化以及动脉血气的变化，以便调节剂量。如出现恶心、呕吐、烦躁、面色潮红、皮肤瘙痒等现象，需减慢滴速。若经 4~12 小时未见疗效，或出现肌肉抽搐等严重不良反应时，应及时通知医生。

感染是慢性呼吸衰竭急性加重最常见诱因，一些非感染性因素诱发的呼吸衰竭加重也常继发感染，因此需进行积极抗感染治疗。应用抗生素的护理：按医嘱正确使用抗生素，以控制肺部感染，密切观察药物的疗效及不良反应。

（三）特别关注

任何类型的呼吸衰竭都存在低氧血症，故氧疗是呼吸衰竭患者的重要治疗措施，但不同类型的呼吸衰竭其氧疗的指征和给氧方法不同。原则是 II 型呼吸衰竭应给予低浓度

（<35%）持续吸氧；Ⅰ型呼吸衰竭则给予较高浓度（>35%）吸氧。急性呼吸衰竭的给氧原则：在保证 PaO_2 迅速提高到 60mmHg 或 SpO_2 达 90% 以上的前提下，尽量降低吸氧浓度。

八、随访

（一）预期目标

1. 呼吸困难缓解，发绀减轻或消失。
2. 血气分析指标得到改善。
3. 气道通畅，痰能咳出，痰鸣音消失。
4. 焦虑减轻或消失。
5. 意识状态好转。
6. 教会患者掌握有效呼吸和咳嗽咳痰技术，如缩唇呼吸、腹式呼吸、体位引流、拍背等方法，提高患者的自我护理能力，延缓肺功能恶化。
7. 患者及家属能合理进行家庭氧疗并清楚注意事项。

（二）并发症

常见并发症有水、电解质和酸碱平衡失调，消化道出血，肺性脑病，肾衰竭，弥散性血管内凝血（DIC）等。

（庄素芳）

第十节　急性呼吸窘迫综合征

一、概述

急性呼吸窘迫综合征（acute respiratory distress syndrome，ARDS）是在严重感染、休克、创伤及烧伤等非心源性疾病过程中，肺毛细血管内皮细胞和肺泡上皮细胞损伤造成的弥漫性肺间质及肺泡水肿，以肺容积减少、肺顺应性降低、严重通气/血流比例失调为病理生理特征，临床表现为进行性低氧血症和呼吸窘迫，肺部影像学表现为非均一性的渗出性病变。其实质是一种急性炎症渗出性的肺损伤，伴随着肺血管的渗出和肺重量的增加以及充气的肺组织减少。

二、流行病学

近期报道的 ARDS 的发生率在每年（7.2~78.9）/10 万人，近五年报道的病死率在 32.3%~41.1%。一项在明尼苏达州进行的历时 8 年的观察性研究显示 ARDS 的发病率从 2001 年的 81/10 万下降到 2008 年的 38.3/10 万。

ARDS 除了高病死率外，对存活患者生理、心理和认知的影响也不容忽视，虽然大部分存活患者的肺功能多在 1 年内可以恢复正常，但是很多患者甚至 5 年后的 6 分钟步行试验结果仍低于预计值的 30%，生活质量测量结果持续偏低，且只有半数的存活者可以在 1 年后返回工作，提示 ARDS 所造成的生理损害并没有完全消失。认知功能的损害也很常见，一项调查显示约有半数的 ARDS 患者在出院 2 年后表现出了不同程度的记忆和注意力损害。

三、病因与危险因素

引起 ARDS 的原因或危险因素很多,可以分为肺内(直接)和肺外(间接)因素,但是这些直接和间接因素及其所引起的炎症反应、影响改变及病理生理反应常常相互重叠。

1. 肺内因素　指对肺的直接损伤,包括:①化学性因素,如吸入胃内容物、毒气、烟尘及长时间吸入纯氧等。②物理性因素,如肺挫伤、放射性损伤、淹溺等。③生物性因素,如重症肺炎。

2. 肺外因素　包括各种类型的休克、败血症、严重的非胸部创伤、大面积烧伤、大量输血、急性重症胰腺炎、药物或麻醉品中毒等。

近年来国外一些流行病学报道脓毒症、直接肺损伤是 ARDS 的最常见的病因,55%~75% 的 ARDS 病例是由肺部原因导致的。约 1/3 院内发生 ARDS 由误吸胃内容物引起。社区获得性肺炎可能是院外发生急性呼吸窘迫综合征的最常见原因。

其他可能危险因素包括吸烟、体外循环、胸部手术、肺切除术、急性胰腺炎、肥胖和溺水。

四、预防和筛查

(一)预防

一旦出现 ARDS,预后较为严重,处理也较为复杂和困难,因此,本病关键在于预防及早期治疗。ARDS 通常作为全身多器官功能障碍综合征的一部分,在临床上,很难看到单纯的不合并其他器官功能障碍的 ARDS 患者。对休克、重度创伤患者,尤应注意以下几点:①发生休克后迅速恢复循环血容量。②保留气道内导管,直至患者完全清醒及充分的通气。③积极鼓励患者进行深呼吸。④经常更换体位。⑤凡输血超过 4 个单位者,应使用标准的滤过器过滤,并尽量避免过多地输注陈旧的库存血液。⑥补充营养。⑦控制过量过快输液。⑧给纯氧不宜时间过长,最好应用小于 40% 浓度的氧气。⑨防止胃液误吸入肺,尤其对神志昏迷的患者。

(二)筛查

重症患者常并发 ARDS,一旦并发 ARDS,病死率高且治疗方法有限,因此,在医疗过程中如何预防重症患者并发 ARDS 至关重要。研究显示,内科或外科不良事件与住院期间发生 ARDS 密切相关。不恰当的抗菌药物治疗、院内误吸、输血量、累积输液量、谵妄等也与 ARDS 的发生相关。

五、评估

(一)病史

1. 评估与 ARDS 有关的病因和诱因　有无引起 ARDS 的各种高危致病因素,如严重肺内外感染、烧伤、肺脂肪栓塞等。了解既往有无慢性心肺疾病史等。

2. 患病及治疗经过　询问患者本次疾病发作的时间,发作时的表现。询问有无进行检查及检查结果、治疗经过。了解患者所用药物的名称、剂量、用法、疗效、不良反应等。评估患者病情严重程度。了解疾病对患者日常生活的影响程度。

3. 症状评估　评估患者有无呼吸增快或窘迫、发绀,且不能被通常氧疗改善;有无咳嗽、咳痰、烦躁、意识恍惚或淡漠等症状。

4. 心理 - 社会状况评估　了解患者心理感受、家庭社会支持等。

(二)体格检查

1. 生命体征评估　体温、呼吸、脉搏、血压。

2. 一般状态　皮肤颜色、末梢循环、肢体温度。

3. 胸部检查　胸廓活动幅度、双肺呼吸音、呼吸的节律、频率、类型等。

(三)辅助检查

1. X 线胸片　早期可无异常,或呈轻度间质改变,表现为边缘模糊的肺纹理增多,继之出现斑片状以至融合成大片状的磨玻璃或实变浸润影。其演变特点符合肺水肿的特点,快速多变;后期可出现肺间质纤维化的改变。

2. 动脉血气分析　典型的改变为 PaO_2 降低,$PaCO_2$ 降低,pH 值升高。根据动脉血气分析和吸入氧浓度可计算肺氧合功能指标,如肺泡 - 动脉氧分压差、肺内分流、呼吸指数、氧合指数等指标,对建立诊断、严重性分级和疗效评价等均有重要意义。

目前临床上以 PaO_2/FiO_2 最为常用,正常值为 400~500mmHg,$\leq$ 300mmHg 是诊断 ARDS 的必要条件。考虑到 ARDS 的病理生理特点,新的 ARDS 柏林定义对监测 PaO_2/FiO_2 时患者的呼吸支持形式进行了限制,规定在监测动脉血气分析时患者应用的呼气末正压(PEEP)/持续气道正压(CPAP)不低于 $5cmH_2O$。

3. 床边呼吸功能监测　ARDS 时血管外肺水增加、肺顺应性降低、出现明显的肺内右向左分流,但无呼吸气流受限。上述改变,对 ARDS 疾病严重性评价和疗效判断有一定的意义。

4. 心脏超声和 Swan-Ganz 导管检查　有助于明确心脏情况和指导治疗。考虑到心源性水肿和 ARDS 有合并存在的可能性,目前认为 PAWP > 18mmHg 并非 ARDS 的排除标准,如果呼吸衰竭的临床表现不能完全用左心衰竭解释时,应考虑 ARDS 诊断。

六、诊断与鉴别诊断

(一)诊断标准　参照 2012 年的柏林诊断标准。

1. 起病时间　高危者 1 周以内新发症状或症状加重,如气促、呼吸窘迫等。

2. 胸部影像学检查(胸部 X 线 /CT)　无法用胸腔积液、肺叶 / 全肺不张和结节影解释的双肺斑片状模糊影。

3. 水肿原因　无法完全由心力衰竭或容量负荷过重解释的呼吸衰竭。如果无危险因素,则需通过客观检查(如超声心动图)鉴别心源性肺水肿。

4. 氧合情况　根据 PaO_2/FiO_2 确立 ARDS 诊断,并将其严重程度分为轻度、中度和重度 3 种。需要注意的是上述氧合指数中 PaO_2 的监测都是在机械通气参数 PEEP/CPAP 不低于 $5cmH_2O$ 的条件下测得;所在地海拔超过 1 000m 时,需对 PaO_2/FiO_2 进行校正,校正后的 PaO_2/FiO_2=(PaO_2/FiO_2)(所在地大气压值 /760)。

轻度:200mmHg < PaO_2/FiO_2 $\leq$ 300mmHg 且呼气末正压(PEEP)或持续气道正压(CPAP)> $5cmH_2O$;

中度:100mmHg < PaO_2/FiO_2 $\leq$ 200mmHg 且 PEEP > $5cmH_2O$;

重度:PaO_2/FiO_2 $\leq$ 100mmHg 且 PEEP > $5cmH_2O$。

(二)鉴别诊断

上述 ARDS 的诊断标准是非特异的,建立诊断时必须排除大面积肺不张、心源性肺水肿、高原肺水肿等,通常能通过详细询问病史、体检和 X 线胸片、心脏超声及血液化验等鉴别。心源性肺水肿患者卧位时呼吸困难加重,咳粉红色泡沫样痰,肺湿啰音多在肺底部,对强心、利尿等治疗效果较好;鉴别困难时,可通过测定 PAWP、超声心电图检测心室功能等作出判断并指导治疗。

七、护理措施

(一)非药物治疗护理措施

1. 促进痰液引流　ARDS 患者的呼吸道净化作用减弱,炎性分泌物增多,痰液黏稠,引起肺泡通气不足。在氧疗和改善通气之前,必须采取各种措施,使呼吸道保持通畅。

2. 氧疗　ARDS 的患者都有不同程度的低氧血症,因此要进行一定的吸氧治疗,但是吸氧治疗要慎重,浓度要适宜,对于同时伴有二氧化碳分压升高的患者一定要进行低浓度的氧疗,避免加重患者的病情。

氧疗注意事项:保持吸入氧气的湿化;输送氧气的导管、面罩、气管导管等应妥善固定,使患者舒适;保持其清洁与通畅,定时更换消毒;向患者及家属说明氧疗的重要性,嘱其不要擅自停止或变动氧流量;同时观察氧疗效果,根据动脉血气分析结果和患者的临床表现,及时调整吸氧流量和浓度,保证氧疗效果,防止氧中毒和 CO_2 麻醉。如通过普通面罩等不能有效改善患者的低氧血症,应做好气管插管和机械通气的准备,并积极配合。

3. 机械通气　ARDS 的患者都有不同程度的呼吸窘迫、低氧血症,因此要改善通气和低氧血症,一般需要及时吸痰和机械通气治疗。对于早期的 ARDS 患者,气道分泌物不多,患者病情不是很严重,可以进行无创的机械通气,以减少相关感染和药物不良反应的发生。但是当患者病情加重,开始出现神志障碍等症状时,则需要尽早气管切开,进行有创的机械通气。目前主张的做法是在保证气道平台压不致过高(低于 $30\sim32cmH_2O$)的基础上调节潮气量。

机械通气注意事项:患者监护(呼吸系统、循环系统、体温、意识状态、皮肤黏膜、腹部情况、液体出入量等);安全管理机械通气系统;患者气道管理(加温和湿化、吸痰、呼吸治疗、气囊充放气、气切护理及防止意外);评价患者对呼吸机的反应、生活护理和心理 - 社会支持;撤机护理。

4. 环境　保持清洁,定期对病房消毒,保持病房内空气清新,避免交叉感染。

5. 活动与体位　帮助患者取舒适且有利于改善呼吸状态的体位,一般取半卧位或坐位。为了减少体力消耗,降低氧耗量,患者需卧床休息,并尽量减少自理活动和不必要的操作。必要时采用俯卧位辅助通气,以改善氧合,降低病死率。

6. 饮食护理　ARDS 时机体处于高代谢状态,应补充足够的营养,给流质或半流质饮食,必要时协助进食或给予早期胃肠外营养支持。

7. 心理护理　护理人员要善于引导,对患者进行心理干预,用温和的语言鼓励患者,用科学的话语对患者的病情进行解释,并鼓励患者要积极配合治疗。同时多为患者着想,多从患者的角度考虑问题,使患者感受到温暖。

8. 密切监测患者病情　ARDS 患者病情发展快,护理人员应对患者的病情进行密切观察,实时监测患者血压、呼吸、心率等基本的生命体征,还要注意患者的肝肾功能,以及意识是否清醒等问题。如果患者出现意识障碍以及尿量等病情恶化的表现,要及时向上级医生反映,及时处理,避免病情的极度恶化。

9. 液体管理　积极的液体管理,对改善 ARDS 患者的肺水肿具有重要的临床意义。为减轻肺水肿,需要以较低的血容量来维持有效循环,保持双肺相对"干"的状态。合理限制液体入量,在保证血容量、血压稳定的前提下,保持入量低于出量 500ml 左右。

10. 积极做好各种并发症的预防与控制　在机械通气时,应防止呼吸机并发症的发生,最常见的是呼吸机相关性肺炎(VAP)。应定期行气道内分泌物培养,及时调整抗生素,必要时加用抗真菌药,定时行床边 X 线胸片检查。所有患者进行积极有效的呼吸道护理,对有肺不张的患者应早期行支气管镜吸痰,根据药敏结果选用敏感抗生素。

(二)药物治疗护理

按医嘱及时准确给药(抗感染药、血管活性药、呼吸兴奋剂等),并观察疗效及不良反应。患者使用呼吸机兴奋剂时应保持呼吸道通畅,适当提高吸入氧浓度,静脉输液时速度不宜过快,注意观察呼吸频率、节律、神志变化以及动脉血气的变化,以便调整药物剂量。如出现恶心、呕吐、烦躁、面色潮红、皮肤瘙痒等现象,需减慢速度。若经 4~12 小时未见疗效,或出现肌肉抽搐等严重不良反应时,应及时通知医生。使用抗生素倡导"五策略",即起始及时、重拳出击、广谱联合应用抗生素;抗感染治疗的疗效评价;明确病原学诊断后的降阶梯治疗;短疗程治疗和抗生素循环用药治疗策略。

八、随访

(一)预期目标

1. 知晓疾病相关知识,避免劳累、情绪激动、感染、吸入刺激性气体等诱因,尽量少去人群拥挤的地方,避免与呼吸道感染患者接触,减少感染机会。

2. 制定合理康复保健、活动与休息计划并能严格遵循。

3. 合理安排膳食,加强营养,增强体质。

4. 养成良好生活习惯,戒烟酒。

5. 掌握用药、合理的家庭氧疗方法及注意事项。

6. 提高自我护理和监测能力,延缓肺功能恶化,遇病情变化能及时就医。

(二)并发症

1. 重要器官缺氧性损伤。

2. 多脏器功能不全／衰竭综合征。

3. 呼吸机相关性肺炎。

4. 呼吸机相关肺损伤。

(庄素芳)

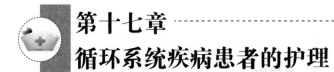

第十七章
循环系统疾病患者的护理

循环系统疾病包括心脏病和血管病,合称心血管病。随着我国经济的发展、生活水平的提高、饮食结构的改变及人口老龄化等原因,心血管病的发病率明显增高,大多数器质性心脏病病情严重,发展较快,影响患者的正常生活和工作,使患者丧失劳动能力,甚至猝死。《中国心血管健康与疾病报告 2019》指出,中国心血管病患病率处于持续上升阶段,推算心血管疾病患病人数有 3.30 亿,其中冠心病 1 100 万,心力衰竭 890 万,高血压 2.45 亿。城乡居民疾病死亡构成比中,心血管病占首位。2017 年农村和城市心血管病分别占死因的45.91% 和 43.56%。本章主要介绍常见循环系统疾病的防治要点和相关护理知识,以帮助专科护士对循环系统疾病患者实施科学、有效地护理。

第一节　概　　述

一、解剖生理概要

(一)解剖概要

1. 心脏　心脏是循环系统的主要动力器官,位于胸腔纵隔内,约本人拳头大小,绝大部分位于正中线左侧,心尖朝向左前下方,心底朝向右后上方。

(1)心脏结构:心脏由左、右心房和左、右心室 4 个心腔及相应部位的瓣膜组成。左心房室之间的瓣膜为二尖瓣,右心房室之间的瓣膜为三尖瓣,房室瓣均由腱索与心室乳头肌相连。位于左心室与主动脉之间的瓣膜为主动脉瓣,位于右心室与肺动脉之间的瓣膜为肺动脉瓣。心壁分 3 层,即心内膜、心外膜及心肌层。心内膜较薄,中间的肌层较厚,心室肌(尤其是左心室肌)较心房肌厚。心外膜即心包的脏层,与心包壁层之间构成心包腔,腔内含有 15~30ml 浆液,起润滑作用。

(2)心脏传导系统:心肌细胞可分为普通心肌细胞和特殊心肌细胞。前者构成心房壁和心室壁,主要功能为收缩;后者具有兴奋性、自律性、传导性,主要功能是产生和传导冲动。心脏的特殊心肌细胞中,窦房结的自律性最高,为心脏的正常起搏点。心脏传导系统包括窦房结、结间束、房室结、希氏束、左右束支、普肯耶纤维。窦房结形成冲动后经结间束先激动心房,后抵达房室结和希氏束,再通过左、右束支激动左、右心室。冲动在房室结内传导极为缓慢,而左、右束支及普肯耶纤维的传导速度极为快捷,使心室肌几乎同时被激动,完成一次心动周期。

(3)心脏血液供应:来自左、右冠状动脉。冠状动脉是主动脉的第一个分支,左冠状动脉分为前降支和回旋支,前降支供血范围为左室前壁、前乳头肌、心尖、室间隔前 2/3、右室前壁一小部分;回旋支供血范围为左房、左室侧壁、左室前壁一小部分、左室后壁的一部分或大部分和窦房结;右冠状动脉供血范围为右房、右室前壁大部分、右室侧壁和后壁的全部、左室后壁一部分、室间隔后 1/3，包括房室结和窦房结。

2. 血管　包括动脉、毛细血管和静脉。动脉的功能是输送血液到各个组织器官，管壁含有平滑肌和弹力纤维，具有一定的张力和弹性，又称为阻力血管；毛细血管连接小动、静脉，是血液与组织液进行物质交换的场所，又被称为功能血管；组织中的血液经静脉回流到右心房，静脉管壁较薄，管腔较大，容量亦大，又称为容量血管。

（二）生理概要

1. 调节循环系统的神经因素　调节循环系统的神经因素主要包括交感神经和副交感神经。①交感神经：通过兴奋肾上腺素能 β_1 受体，使心率加速、传导加快和心肌收缩力增强，兴奋 α 受体使周围血管收缩。②副交感神经：通过兴奋乙酰胆碱能受体，使心率减慢、传导抑制、心肌收缩力减弱和周围血管扩张。

2. 调节循环系统的体液因素　调节循环系统的体液因素包括激素、电解质和一些代谢产物。如肾素—血管紧张素—醛固酮系统、血管内皮因子等，儿茶酚胺、钠和钙等起正性心率和肌力作用；乙酰胆碱、钾和镁等起负性心率和肌力作用；儿茶酚胺、肾素—血管紧张素、精氨酸加压素、血栓素 A_2 等使血管收缩；激肽、环磷酸腺苷、前列环素（PGI_2）、组胺、酸性代谢产物等使血管扩张。这两类物质的平衡对维持正常的循环功能起主要作用。

二、常见症状和体征

（一）心源性呼吸困难

心源性呼吸困难（cardiogenic dyspnea）是指由于各种心血管疾病引起患者呼吸时感到空气不足、呼吸费力，并伴有呼吸频率、深度与节律异常。见于心力衰竭、心包积液、心脏压塞等疾病，其中最常见的病因是左心衰竭，其发病机制为肺淤血。心源性呼吸困难的特点：①劳力性呼吸困难：体力活动时呼吸困难出现或加重，休息时缓解或减轻。②夜间阵发性呼吸困难：患者夜间熟睡后突然因胸闷、气急而憋醒，被迫坐起，轻者数分钟至数十分钟后症状逐渐减轻或消失；重者伴有咳嗽、咳白色泡沫痰、气短、发绀、肺部出现哮鸣音等，称为"心源性哮喘"。③端坐呼吸：症状较重的患者常因卧位时呼吸困难加重而被迫采取半卧位或端坐位。

（二）心源性水肿

心源性水肿（cardiogenic edema）是指由于心血管疾病导致过多的液体积聚在组织间隙。见于心力衰竭、心包炎等疾病，最常见的病因是右心衰竭。其发病机制为体循环淤血，有效循环血量减少，肾血流量减少，继发性醛固酮增多引起水钠潴留；体循环淤血致静脉压和毛细血管静水压增高，组织液回吸收减少。心源性水肿的特点为：水肿首先出现在身体低垂的部位，常为凹陷性，重者可延及全身，休息后减轻或消失。

（三）胸痛

胸痛（chest pain）是指各种化学因素或物理因素刺激支配心脏、主动脉或肋间神经的感觉纤维引起的心前区或胸骨后疼痛。常见原因有各种类型的心绞痛、急性心肌梗死、梗阻性肥厚型心肌病、主动脉夹层、急性心包炎、心血管神经症等。根据疾病的不同，胸痛的表现也不同：①典型心绞痛位于胸骨后，呈阵发性压榨样痛，于体力活动或情绪激动时诱发，休息或含服硝酸甘油后可缓解。②急性心肌梗死时疼痛多无明显诱因，程度较重，持续时间较长，伴有心律、血压改变，含服硝酸甘油多不能缓解。③急性主动脉夹层患者可出现胸骨后或心前区撕裂样剧痛，可向背部放射。④急性心包炎引起的疼痛可因呼吸或咳嗽而加剧,呈刺痛,持续时间较长。⑤心血管神经症患者可出现心前区针刺样疼痛,但部位常不固定,与体力活动无关,且多在休息时发生,伴有神经衰弱症状。

(四)心悸

心悸(palpitation)是指患者自觉心跳或心慌的不适感。心悸常见的病因:①心律失常,如心动过速、心动过缓、期前收缩等。②心脏搏动增强,如各种心脏瓣膜病,如二尖瓣、主动脉瓣关闭不全等。③全身性疾病,如甲状腺功能亢进症、贫血、发热、低血糖反应等。④其他:生理性因素如健康人剧烈运动、精神紧张或情绪激动、过量吸烟、饮酒、饮浓茶或咖啡,应用某些药物如肾上腺素类、阿托品、氨茶碱等可引起心率加快、心肌收缩力增强而致心悸。心悸严重程度并不一定与病情成正比,初发、敏感性较强者、夜深人静或注意力集中时心悸明显,适应后则减轻。初发心悸时患者不适感明显,常引起紧张、焦虑或恐惧,此种不良情绪又使交感神经兴奋、心脏负荷加重,甚至诱发心律失常而使心悸加重。心悸一般无危险性,但少数由严重心律失常所致者可发生猝死。护理人员对上述情况均应有充分的认识。

(五)心源性晕厥

心源性晕厥(cardiogenic syncope)是指心血管疾病引起脑供血骤然减少或停止而出现的短暂意识丧失。常见病因包括严重心律失常(房室传导阻滞、室性心动过速等)和器质性心脏病(严重主动脉瓣狭窄、急性心肌梗死、急性主动脉夹层等)。心源性晕厥的程度与心脏供血暂停的时间有关。心脏供血暂停3秒以上出现一过性黑矇(近乎晕厥);超过5秒以上发生晕厥;超过10秒则可出现抽搐,称为阿-斯综合征(adams-stokes syndrome)。大部分晕厥预后良好,反复发作的晕厥是病情严重和危险的征兆,应引起重视。

三、特殊检查

(一)血液检查

血液检查包括血常规、血生化、肝肾功能、血培养等。与心血管系统密切相关的有心衰标志物检查、心肌坏死标志物检查,通过血液检查了解有无心血管病的危险因素,协助诊断,判断病情和疗效。

(二)心电图检查

心电图检查包括常规心电图、24小时动态心电图、心电图运动负荷试验、食管心电图、起搏电生理检查、心室晚电位和心率变异性分析等。心电图检查对各种心律失常诊断必不可少。特征性的心电图改变和动态改变是诊断心肌梗死的可靠依据;24小时动态心电图通过24小时(或更长时间)连续的心电活动记录,了解临床症状与心电图之间的关系,协助分析和查找症状的发生原因;心电图运动负荷试验可用于早期冠心病的诊断和心功能的评价。

(三)动态血压监测

动态血压监测采用特殊血压测量和记录装置,按设定的时间间隔测量并记录24小时血压,了解不同生理状态下血压的波动变化。动态血压监测对轻度高血压、阵发性高血压和假性高血压的检测具有重要意义。还可用于观察抗高血压药物的降压效果。

(四)X线检查

X线检查可显示心脏外观形态,了解大血管的外形,有助于先心病、高血压、肺动脉高压和心脏瓣膜病的诊断。

(五)超声心动图

超声心动图包括M型超声、二维超声、超声心动图三维重建、彩色多普勒血流显像等,可提供心脏结构、血流方向和速度、瓣膜结构及功能、心室收缩和舒张功能、粥样硬化斑块的性质等信息。

（六）放射性核素检查

利用心肌各部位放射性物质聚集的多少与该部位冠状动脉血液灌注量呈正相关的原理,评价心肌缺血的范围和程度,了解冠状动脉血流和侧支循环情况,检测存活心肌等。

（七）心导管检查和血管造影

采用自外周血管经皮穿刺技术,在 X 线透视下,将特制的导管送入右心或左心或分支血管内,测量不同部位的压力、血氧饱和度,测定心功能等。

四、最新进展

（一）心衰的整体治疗

1. 心脏康复治疗　内容包括:专门为心衰患者设计的以运动为基础的康复治疗计划;康复运动过程中仔细监测,以保证患者病情稳定,安全地进行运动;预防和及时处理可能发生的情况,如未控制的高血压、伴快速心室率的房颤等。

2. 多学科管理方案　主要通过心内科专科医师、心理医师、营养师、康复治疗师、基层医师、专科护士、患者及家属的共同努力制定方案,对患者进行整体(包括身心、运动、营养、社会和精神方面)的治疗和护理,以提高防治效果,改善预后,降低心衰患者的住院风险。

3. 姑息治疗　需采取姑息治疗的患者包括:①频繁住院或经优化治疗后仍处于严重失代偿状态,又不能进行心脏移植和机械循环辅助支持的患者。②心功能Ⅳ级,由于心衰症状导致长期生活质量下降的患者。③有心源性恶病质或低白蛋白血症,日常生活大部分无法独立完成的患者。④临床判断已接近生命终点的患者。

（二）冠心病的心脏康复

心脏康复具体内容包括:生活方式改变(戒烟、饮食、运动)、双心健康(心脏健康和心理健康)、循证用药、生活质量评估与改善、职业康复 5 个方面的内容。冠心病康复包括 3 个阶段,分别是:Ⅰ期康复(院内康复期)、Ⅱ期康复(院外康复早期)和Ⅲ期康复(家庭康复)。

1. Ⅰ期康复　主要为住院期的冠心病患者提供康复和预防服务。内容包括病情评估、患者教育、早期活动、睡眠管理、日常生活指导。Ⅰ期康复目标是缩短住院时间,促进日常生活能力及运动能力的恢复,减少心理痛苦;避免卧床带来的不利影响(如运动耐量减退、低血容量、血栓栓塞性并发症),并为Ⅱ期康复做准备。

2. Ⅱ期康复　主要内容包括:患者危险评估和常规运动康复程序;纠正不良生活方式;日常生活指导以及工作指导。运动康复是Ⅱ期心脏康复的重要内容,主要进行心电监护下的中等强度运动,推荐运动康复次数一般为 36 次,包括有氧运动、阻抗运动、柔韧性运动。启动Ⅱ期心脏康复的患者包括急性冠脉综合征恢复期、稳定型心绞痛、经皮冠状动脉介入治疗(percutaneous coronary intervention, PCI)和行冠状动脉旁路移植术(coronary artery bypass grafting, CABG)6 个月内的患者。急性冠脉综合征恢复期、稳定型心绞痛患者在出院后 1~6 个月进行,行 PCI 和 CABG 患者则于术后 2~5 周进行。以下人群应延缓进行:不稳定型心绞痛发作期、心功能Ⅳ级、未控制的严重心律失常及未控制的高血压患者。

3. Ⅲ期康复　主要为发生心血管事件 1 年后的院外患者提供预防和康复服务,Ⅲ期康复主要强调维持健康的生活习惯和坚持循证药物治疗的重要性,同时强调关注患者的社会心理状态。运动康复可在家中自行进行,不需要在医院监护下运动。

（杨莉莉）

第二节 心 力 衰 竭

一、慢性心力衰竭

（一）概述

慢性心力衰竭（chronic heart failure, CHF）是心脏泵血不足以满足代谢需求的临床综合征,其主要临床表现是呼吸困难、疲乏和液体潴留。常是器质性心脏病的最终归宿,也是导致患者死亡的主要原因。临床上左心衰竭较为常见,尤其是左心衰竭后继发右心衰竭而致的全心衰竭。

1. 类型（分类） 心衰按发病缓急分为慢性心衰和急性心衰;按发生部位分为左心衰竭、右心衰竭和全心衰竭;按生理功能分为收缩性心衰和舒张性心衰。

2. 分级

（1）纽约心脏病协会（NYHA）分级：Ⅰ级：早期,无症状;Ⅱ级：日常活动有轻微症状;Ⅲ级：加重;休息后缓解;Ⅳ级：严重;休息也有症状。

（2）美国心脏病学会／美国心脏协会（ACC/AHA）分级：

A级：患者有心脏病的风险因素;B级：患者有器质性心脏病但无症状;C级：患者有心衰的先兆;包括NYHA的Ⅰ、Ⅱ、Ⅲ级;D级：患者器质性心脏病加重,休息时都有症状,包括NYHA的Ⅳ级。

（二）流行病学

在美国,约每500万人中就有一人诊断为CHF,CHF患病率随着年龄的增长而增加,每年约有40万的新增病例,CHF是美国医疗保险中消费最大的病种。目前约570万美国人患有心衰,约50%的患者在诊断后5年内死亡。中国心血管健康多中心合作研究结果显示：我国心力衰竭发病率为0.9%,其中男性为0.7%、女性为10%,我国现有心力衰竭患者约为400万。

（三）病因与危险因素

1. 病因 主要由原发性心肌损害和长期容量和／或压力负荷过重导致心肌功能由代偿最终发展为失代偿。

（1）原发性心肌损害：①缺血性心肌损害：冠心病心肌缺血、心肌梗死是引起心衰最常见的原因之一。②心肌炎和心肌病：各种类型的心肌炎及心肌病均可导致心力衰竭,以病毒性心肌炎及原发性扩张型心肌病最为常见。③心肌代谢障碍性疾病：以糖尿病性心肌病最为常见,其他如继发于甲状腺功能亢进或减低的心肌病、心肌淀粉样变性等。

（2）心脏负荷过重：①压力负荷（后负荷）过重：见于高血压、主动脉瓣狭窄、肺动脉高压、肺动脉瓣狭窄等左、右心室收缩期射血阻力增加的疾病。心肌代偿性肥厚以克服增高的阻力,保证射血量,久之终致心肌结构、功能发生改变而失代偿。②容量负荷（前负荷）过重：见于心脏瓣膜关闭不全,血液反流及左、右或动、静脉分流型先天型心血管病。此外,伴有全身循环血量增多的疾病如慢性贫血、甲状腺功能亢进症、围生期心肌病等，也可致心脏容量负荷增加。早期心室腔代偿性扩大，心肌收缩功能尚能代偿，但当心脏结构和功能发生改变超过一定限度后即出现失代偿表现。

2. 危险因素　感染、心律失常、血容量增加、生理或心理压力过大、妊娠和分娩等；缺血性心脏病、高血压等任何能够导致疾病进展的风险因素；植入式血流动力学监测得到的基线 ePAD 和从基线水平的 ePAD 变化值可以作为慢性心力衰竭患者病死率的独立预测因子。

(四)预防和筛查

1. 预防　CHF 的预防包括预防导致心肌功能下降的潜在疾病和危险因素。

2. 筛查　LVEF 降低、NYHA 分级恶化、VO_2max 降低、血细胞比容下降、QRS 波增宽、持续性低血压、心动过速、肾功能不全、传统治疗不能耐受、顽固性高血容量负荷、BNP 明显升高等均为心衰高风险及再入院率、病死率的预测因子。

(五)评估

2016 年，欧洲心脏病学会(ESC)颁布了新版心衰诊断治疗指南，指南提出了一种非紧急情况下诊断心衰的新方法，建议根据患者病史、体格检查、静息心电图、钠尿肽(NP)测量值及经胸超声心动图考虑罹患心衰的可能性。该推荐相对于 2012 年指南的新颖之处在于应用 NP 作为所有疑似心衰患者诊断的第一步。如果患者的病史、体格检查及心电图存在异常，则应对 NP 进行测量，以识别那些需要超声心动图检查的患者(若 NP 高于排除心衰的临界值水平或无法测量 NP 时则需要超声心动图检查)。NP 水平主要用于排除心衰，因为其阴性预测值很高。

1. 病史

(1)症状：活动耐受性下降，呼吸困难，端坐呼吸，夜间阵发性呼吸困难(PND)，咳喘，疲劳，下肢或腹部肿胀。

(2)既往史：高血压、糖尿病病史，高血脂、冠心病或心瓣膜病，外周血管病病史，风湿性疾病(风湿热)，毒性物暴露史(抗肿瘤药物)。

(3)个人史：非法药物使用，吸烟，饮酒。

(4)家族史：动脉粥样硬化家族倾向(心肌梗死史、卒中、外周动脉疾病)、不明原因的猝死、心肌病(难以解释的心衰)、传导系统疾病、骨骼肌疾病等。

2. 体格检查

(1)血压升高或降低：慢性心力衰竭(CHF)患者存在自主神经系统功能的紊乱，迷走神经调控作用减弱，导致血压波动大。

(2)体重增加：发生液体潴留导致体重增加，如果体重持续、快速地增加提示心衰加重。

(3)颈部：颈静脉充盈、怒张是右心衰的主要体征。

(4)肺：肺底可闻及破裂音或呼吸音减弱，伴有哮鸣音，甚至有肺部积液。

(5)心：S3 或 S4 奔马律，心动过速，脉搏细弱。

(6)腹部：肝大，肝颈静脉反流征阳性。

(7)泌尿生殖系统：尿量减少。

(8)皮肤：发绀或苍白。

(9)神经系统：精神状态改变。

3. 辅助检查

(1)全血细胞计数(CBC)：贫血可加重原有的心力衰竭。血细胞比容的升高提示气短可能源于肺部疾患、先天性心脏病或肺动静脉畸形。

（2）尿检：尿液分析用于检测蛋白尿和糖尿，警示存在肾病或糖尿病的可能性，这些疾病可以促发或并发心力衰竭。

（3）脑利钠肽（BNP）：心室肌分泌的一种体液因子，在心室压力增高时分泌增加；在对疑似心衰患者的紧急处理中，指南推荐测量患者血浆利钠肽水平（I级推荐，LOEA）。

（4）肾功能和肝功能的检测：慢性心力衰竭者会发生肝肾功能不全。

（5）甲状腺功能检测：慢性心力衰竭患者可合并慢性甲状腺功能减退综合征。

（6）胸片：血管充血，心脏肥大，胸腔积液。

（7）12导联心电图：心力衰竭并无特异性心电图表现，但能帮助诊断心肌缺血、既往心肌梗死、传导阻滞及心律失常等。

（8）心脏超声心电图：比X线检查更能准确地提供各心腔大小变化及心瓣膜结构及功能状况。以收缩末及舒张末的容量差计算左室射血分数（LVEF值），可反映心脏收缩功能，正常LVEF值＞50%，当LVEF＜50%提示收缩功能障碍；超声多普勒可显示心动周期中舒张早期和舒张晚期（心房收缩）心室充盈速度最大值之比（E/A），是临床上最实用的判断舒张功能的方法，正常人（E/A）不应小于1.2，舒张功能不全时E/A值降低。

（9）射血分数（EF）检测：用于判断心脏收缩和舒张功能，室壁肌运动力。若心室收缩力下降，则射血分数＜50%；若心室舒张力下降，则射血分数＞50%。（如表17-1）

表17-1 左心室射血分数（LVEF）

正常LVEF	高LVEF	低LVEF
EDV=100ml	EDV=60ml	EDV=120ml
SV=60ml	SV=50ml	SV=25ml
EF=60%	EF=85%	EF=20%
HR=70	HR=70	HR=70
CO=4.2L/min	CO=3.5L/min	CO=1.7L/min

注：EDV：舒张期末容积，舒张末期血充盈心室的总量；SV：每搏输出量，心室收缩每次射出血液总量；EF：射血分数，每次心脏收缩射出血的百分比；HR：心率；CO：心排出量，1分钟血液输出总量；HR×SV。

（六）诊断与鉴别诊断

1. 诊断要点　心力衰竭需综合病史、症状、体征及辅助检查作出诊断。主要诊断依据为原有基础心脏病的证据及循环淤血的表现。症状、体征是早期发现心衰的关键，完整的病史采集及详尽的体格检查非常重要。左心衰竭有不同程度呼吸困难、肺部啰音；右心衰竭有颈静脉征、肝大、水肿，以及心尖部闻及奔马律、瓣膜区杂音等，这些症状和体征是诊断心衰的重要依据。但症状的严重程度与心功能不全程度无明确相关性，需行客观检查并评价心功能。BNP测定也可作为诊断依据，并能帮助鉴别呼吸困难的病因。

判断原发病非常重要，某些引起左心室功能不全的疾病如心脏瓣膜病能够被治疗或逆转。另外，应明确是否存在可导致症状发生或加重的并发症。

2. 鉴别诊断　①心包积液、缩窄性心包炎：由于腔静脉回流受阻同样可以引起颈静脉怒张、肝脏肿大、下肢水肿等表现，应根据病史、心脏及周围血管体征进行鉴别，超声心动图、CMR可确诊。②慢性阻塞性肺疾病（COPD）。③左心衰竭者夜间阵发性呼吸困难，称为

"心源性哮喘"，应与支气管哮喘相鉴别。前者多见于器质性心脏病患者，后者多见于青少年有过敏史者，发作时双肺可闻及典型哮鸣音，咳出白色黏痰后呼吸困难常可缓解。测定血浆 BNP 水平对鉴别心源性和支气管性哮喘有较大的参考价值。④肺栓塞。⑤肾脏疾病。⑥肝硬化腹水伴下肢水肿：应与慢性右心衰竭鉴别，除基础心脏病体征有助于鉴别外，非心源性肝硬化不会出现颈静脉怒张等上腔静脉回流受阻的体征。

（七）护理措施

1. 非药物治疗护理　①健康的心脏病饮食（低脂肪、低钠、高纤维素）。②规律的活动锻炼（除非在失代偿期）。③戒烟。④限酒。⑤不服用来源不明的药物。⑥注射流感和肺炎球菌疫苗。⑦每日监测体重。⑧避免风险因素，控制慢性疾病或预防疾病加重（如糖尿病、缺血性心脏病）。

具体措施：患者取半卧位，减少回心血量，以降低前负荷；有计划地活动，为代偿期患者提供充足的休息时间。

2. 药物治疗护理

（1）血管紧张素转化酶抑制剂（ACEI）：目前治疗慢性心衰的首选用药，能抑制肾素 - 血管紧张素系统，达到扩张血管、抑制交感神经兴奋性的作用，在改善和延缓心室重塑中起关键作用，从而维护心肌功能、延缓心衰进展、降低远期死亡率。现主张对有心血管危险因素的 A 期患者即可开始使用，以更有效地预防心衰发生。ACEI 治疗应从小剂量开始，患者能够很好耐受后逐渐加量，至适量后长期维持终生用药，避免突然撤药。用药期间，注意监测血压变化和血清肌酐及血钾的变化，对发生刺激性干咳者需要加强症状观察并及时鉴别咳嗽类型，给予对症处理。

（2）β- 受体阻滞剂（BB）：β 受体阻滞剂是能选择性地与 β 肾上腺素受体结合；从而拮抗神经递质和儿茶酚胺对 β 受体的激动作用。肾上腺素受体分布于大部分交感神经节后纤维所支配的效应器细胞膜上，其受体分为 3 种类型，可激动引起心率和心肌收缩力增加、支气管扩张、血管舒张、内脏平滑肌松弛和脂肪分解等。这些效应均可被 β 受体阻滞剂所阻断和拮抗。该类药物必须与常规药物如地高辛、利尿药合用，从小剂量开始，慎重调整剂量，密切观察患者反应，以患者能够耐受为宜，不能用于抢救治疗急性失代偿性 CHF 患者。

（3）袢利尿剂：用于控制循环血容量过量；多用来快速缓解症状。应明确适应证及禁忌证，评估患者血压、体重、电解质、肝肾功能、用药情况；评估患者有无急性心肌梗死、红斑狼疮、前列腺肥大等病史，是否处于怀孕、哺乳期等。本品禁用于低钾血症、长期服用洋地黄、肝性脑病者。每日用药一次时，应早晨给药，以免夜间排尿次数增多，影响睡眠。用药期间应记录尿量。低血钾时应嘱患者进食香蕉、橙子、海带、紫菜、红枣等含钾高的食物，并根据医嘱给予口服补钾或静脉补钾；防止体位性低血压出现晕厥甚至跌倒；肝炎患者服用后，因电解质过度丢失，易产生肝性脑病，故肝病患者使用本药时应注意观察神志、肢体活动、行为习惯有无改变，防止肝性脑病发生。

（4）地高辛：多用于心房颤动或收缩功能障碍的患者；指南推荐，女性、高龄及肾功能不全患者需谨慎使用地高辛。窦性心律患者可考虑使用地高辛来降低住院风险；伴快速心室率的房颤患者无其他选择时也可考虑地高辛。

1）容易引起洋地黄中毒的因素：心脏本身因素如极度心脏扩大、心肌缺血、缺氧，水、电解质、酸碱平衡紊乱，尤其是低钾、低镁、高钙、酸中毒，甲状腺功能低下，肝肾功能不全，老年患者；禁用于有梗阻性肥厚型心肌病（如伴收缩功能不全或心房颤动仍可考虑）、预激综合征伴心房颤动或扑动、单纯二尖瓣狭窄合并急性肺水肿、室性心动过速、心室颤动、低钾、低镁所致尖端扭转性室速、Ⅱ度以上房室传导阻滞、单纯左室舒张功能不全、洋地黄中毒等患者，禁止与钙剂合用。慎用于急性心肌梗死、心肌炎、缺血性心肌病、甲状腺功能低下、不完全性房室传导阻滞、高心排血量心衰、慢性肺心病、低钾血症、高钙血症、肾功能损害患者。

2）用药护理：①用药前详细评估病情，了解患者是否存在容易引起洋地黄中毒的各种促发因素，正确掌握用法用量。用药过程中严密观察患者临床表现，警惕中毒信号，严密观察心率、心律变化，对洋地黄中毒诊断特异性最高的是室性期前收缩二联律、非阵发性房室交界性心动过速和伴房室传导阻滞的房性自律性增加的心动过速。室性心动过速、心室颤动是洋地黄类毒性作用致死的主要原因，应予以重视。②住院患者服用地高辛，护士发药前常规数脉搏、听心律，应耐心给患者做好用药指导，要求患者严格遵照医嘱服药，按时按量服用，不随意更改用药次数和剂量，教会患者自测心率、心律，记出入量，并告知患者相关注意事项及警惕中毒信号。③门诊患者服用地高辛注意随访检查：血压、心率及心律、心电图，心功能监测，电解质尤其钙、钾、镁，肾功能等；疑有洋地黄中毒时，应作地高辛血药浓度测定。④老年人对强心苷比较敏感，长期应用地高辛者必须警惕中毒信号，一般会出现食欲缺乏、恶心、呕吐、头痛、眩晕、幻视等。其中厌食是洋地黄中毒最早期的表现，由于心功能不全加重时也会出现上述反应，因此应准确鉴别是否为地高辛中毒所致。过量时，由于蓄积性小，一般停药后1~2天中毒可以消退。用药中应注意观察相关的中枢神经系统的不良反应，嗜睡者可将用药时间调整为睡觉前给药，必要时予以停药。

（5）醛固酮拮抗剂：一般用于上述药物治疗后仍有顽固性体征的患者。用药期间应注意监测电解质浓度、肝肾功能、尿量，询问患者有无月经失调、乳房增大等；注意监测血清钾、准确记录尿量；用药期间出现高钾血症应立即停药，停止一切含钾食物。密切观察患者有无四肢麻木、头晕、胸闷、感觉异常、腿沉重感等高钾血症表现，必要时检查心电图，注意心电图变化，严防心搏骤停。服药期间避免进食香蕉、橙子、蘑菇、红枣、紫菜、海带等含钾高的食物。

（6）血管紧张素Ⅱ受体阻滞剂（ARB）：不能耐受ACEI类药物的患者使用。用药期间应继续严密观察患者血压、心率的变化，如果发生低血压，须使患者仰卧，注意安全，必要时用生理盐水静脉注射。患者如发生不明原因的咳嗽，尤其是夜间阵发性刺激性干咳，予以止咳药物。本药可影响患者驾驶和操纵机器的能力，所以用药期间要对患者进行健康宣教，服药期间不宜从事危险作业。

（7）肼屈嗪和硝酸盐：治疗心衰的经典药物，常用于不能耐受ACEI类药物的患者；或肾功能不全患者；或容易药物性低血压患者；对于不能耐受ACEI或ARB的患者，指南推荐使用固定剂量的肼屈嗪和硝酸异山梨酯复方制剂治疗，以降低死亡风险（Ⅱb级推荐，LOE B）。用药后记录血压、心率、心律，用药中出现尿潴留，可予腹部按摩和热敷，必要时留置导尿。

（8）华法林：用于房颤患者和因严重左心室扩张型心肌病导致栓塞风险增高的患者。用药期间应严密观察口腔黏膜、鼻腔、皮下出血及大便隐血、血尿等，有异常及时报告医生。下列情况应及时报告医生：刷牙时或割伤后血流不止、无故皮肤出血且范围扩大、咯血、呕血、血尿、血便或黑便、严重头痛、胃痛、月经量过多等。女性若有怀孕应告知医生。

（9）维生素D_3：可改善慢性心衰患者的心功能。用药过程中定期复查血钙、血磷、肾功能等相关指标，避免同时使用钙、磷和维生素D制剂。出现高钙血症危象时需静脉注射氯化钠溶液,增加尿钙排出,必要时应用利尿药、皮质激素或降钙素,甚至做血液透析,直到血钙正常。

3. 特别关注

(1)重视钠的限制。

(2)避免过度利尿。

(3)维拉帕米和地尔硫草常用来增强心室舒张功能,这些药物有负性肌力作用,不能用于治疗收缩功能障碍的患者。

(4)房颤将进一步损害心室充盈力,应维持窦性心律。

(5)严格控制血压,防止左心室肥大。

(6)30%~50%的心衰患者因为突发心律失常而死亡,植入心脏除颤仪可以减少36%的死亡风险。心功能4级的年轻人将是心脏移植的首选对象或进行左心室辅助装置移植。

(7)双心室起搏或心脏再同步化治疗已经证明可以改善症状,减少仍有严重症状体征患者的发病率和病死率,欧洲心脏病学会发布的新版急慢性心衰诊疗指南中建议,当患者 QRS 持续时间 < 130ms 时,不应使用心脏再同步治疗(Ⅲ级推荐,证据水平 LOE A);当 QRS ≥ 150ms 时,Ⅰ级推荐,LOE A;当 130 ≤ QRS ≤ 149ms 时,Ⅰ级推荐,LOE B。磁悬浮心室辅助装置(CH-VAD)可用于晚期心衰患者的循环辅助治疗。

(八)随访

1. 预期目标

(1)患者熟知每种药物的功效和服用剂量。

(2)患者学会每日自我评估。

(3)患者熟知药物不良反应并及时住院治疗,提高生活质量,降低患病率和病死率。

(4)患者可以识别心脏疾病预警的症状和体征,及时就医。

(5)患者每日能积极适度运动锻炼。

2. 并发症

(1)心脏骤停:最严重的并发症。

(2)缺血性心肌病:心功能4级的患者在6个月内有50%会发生缺血性心肌病。

(3)其他:肺部感染、血栓与栓塞、心源性肝硬化、电解质紊乱。

二、急性心力衰竭

(一)概述

急性心力衰竭(acute heart failure, AHF)通常指初次发生的或慢性心力衰竭(CHF)的症状和体征迅速恶化,同时伴有脑利钠肽(BNP/NT-proBNP)升高的临床情况。

1. 类型(分类)

(1)急性左心衰竭:急性发作或加重的心肌收缩力明显降低、心脏负荷加重,造成急性心排血量骤降、肺循环压力突然升高、周围循环阻力增加,出现急性肺淤血、肺水肿并可伴组织器官灌注不足和心源性休克的临床综合征。包括慢性心衰急性失代偿、急性冠脉综合征、高血压急症、急性重症心肌炎、围生期心肌病和严重心律失常。

(2)急性右心衰竭:右心室心肌收缩力急剧下降或右心室的前后负荷突然加重,引起右心排血量急剧减低的临床综合征,常由右心室梗死、急性大面积肺栓塞、右心瓣膜病所致。

(3)非心源性急性心衰:常由高心排血量综合征、严重肾脏疾病(心肾综合征)、严重肺动脉高压所致。

2. 严重程度分类 Killip 分级适用于评价急性心肌梗死时心力衰竭的严重程度。

Ⅰ级：无心力衰竭的临床症状与体征。

Ⅱ级：有心力衰竭的临床症状与体征。肺部 50% 以下肺野湿性啰音，心脏第三心音奔马律，肺静脉高压，胸片见肺淤血。

Ⅲ级：严重的心力衰竭临床症状与体征。严重肺水肿，肺部 50% 以上肺野湿性啰音。

Ⅳ级：心源性休克。

（二）流行病学

中国流行病学资料显示，急性心衰每年总发病率为 0.23%~0.27%，其中仅 15%~20% 为首诊心衰，大部分为慢性心衰急性加重。急性心力衰竭已成为年龄＞65 岁患者住院的主要原因。急性心衰预后较差，住院病死率为 3%，6 个月再住院率约为 50%，5 年病死率高达 60%。

（三）病因与危险因素

1. 病因

（1）急性弥漫性心肌损害：如急性广泛前壁心肌梗死、急性心肌炎。

（2）严重而突发的心脏排血受阻：如重度二尖瓣狭窄、左房黏液瘤。

（3）严重心律失常：快速性心律失常、严重缓慢性心律失常。

（4）急性瓣膜反流：如感染性心内膜炎或急性心肌梗死引起的瓣膜穿孔、乳头肌断裂。

（5）其他：如高血压心脏病患者血压急剧升高、输液过快过多等。

2. 危险因素 增加心脏负荷的因素都有可能诱发心衰，低体温也是其中一个危险因素。急性心力衰竭患者入院时体温 ≤ 35.5℃是其住院后的短期病死率的独立预测因子。

（四）预防和筛查

1. 预防 预防措施包括低盐低脂饮食、生活规律、预防感冒等，并积极治疗原发病。

2. 筛查 应筛查有基础性心脏疾病的人群，如心肌梗死、风湿性心脏病、心律失常、输液过多过快等。

（五）评估

1. 病史评估 可能引起急性心衰的原因，了解既往病史。

2. 体格检查 强迫体位、血压、肺部听诊湿啰音和哮鸣音，心音减弱，疑似者可行 BNP/NT-proBNP 检测鉴别，阴性者几乎可排除急性心力衰竭诊断。

3. 辅助检查

（1）心电图：可表现心率＞120 次/min，ST 段压低或有左心室肥大等。

（2）X 线胸片：X 线胸片肺部阴影变化较快，多为一周内出现明显好转，所以在强心、利尿等治疗过程中，及时复查胸片，动态观察其演变情况。

（3）超声心动图：左室舒张末内径（left ventricular internal diameter at end-diastole，LVIDD）和左室射血分数（left ventricular ejection fraction，LVEF）值在正常范围内，甚至部分患者无症状，仅 LVEF 值有所降低，而利用经胸壁超声心动图检查实时评估心功能的敏感性不高。

（4）脑钠肽检测：阴性值可排除急性心衰，诊断急性心衰的参考值：NT-proBNP＞300ng/ml，BNP＞100ng/ml。

（5）心肌标志物检测：血清可溶性 ST2 蛋白（SST2）可能参与了心肌损伤的一些病理过程，目前认为血清中的 SST2 可以作为充血性心衰的生物标志物。

（6）有创的导管检查：严重急性心力衰竭患者往往血流动力学严重障碍，使用 PICCO 进行血流动力学监测，不需床旁拍 X 光片确定导管位置，且疾病的治疗可在血流动力学监测下进行，对及时调整药物、判断疗效提供了有效的帮助，减轻了患者的痛苦及负担。

（7）其他实验室检查：动脉血气分析、常规检查。

（六）诊断与鉴别诊断

根据典型的症状和体征，可作出诊断。疑似者可行 BNP/NT-ProBNP 检测鉴别，阴性者可排除。

（七）护理措施

1. 非药物治疗护理

（1）体位护理：立即协助患者半卧位或端坐卧位，端坐卧位时双腿下垂，以减少静脉回流，减轻心脏负荷。

（2）高流量吸氧：给予 6~8L/min 鼻导管吸氧，湿化瓶中加入 20%~30% 的乙醇湿化，使肺泡内泡沫的表面张力减低而破裂，以利于改善肺泡通气；病情特别严重者应采用面罩呼吸机持续加压（CPAP）或双水平气道正压（BiPAP）给氧。

（3）管道护理：迅速开放两条静脉通路，遵医嘱正确用药，留置导尿观察尿量。

（4）心电监护：严密监测血压、呼吸、血氧饱和度、心率等变化。

2. 药物治疗护理

（1）镇静：吗啡 3~5mg 静脉注射，必要时每隔 15min 重复 1 次。吗啡为国家特殊管理的麻醉药品，务必严格遵守国家对麻醉药品的管理条例，医院和病室的贮药处均应加锁，应该用麻醉专用处方。各级负责保管人员均应遵守交接班制度。连续使用 3~5 天即产生耐药性，一周以上可成瘾。

（2）快速利尿：呋塞米 20~40mg 于 2 分钟内静脉注射，4 小时后可重复 1 次。用药护理详见慢性心力衰竭。

（3）氨茶碱：解除支气管痉挛，并有一定的增强心肌收缩、扩张外周血管作用。给药期间监测血药浓度，还应监测心律和心率，并注意观察患者反应及肺功能。活动期消化性溃疡者禁用。

（4）洋地黄类药物：毛花苷丙静脉给药，最适用于有快速心室率的心房颤动并心室扩大伴左心室收缩功能不全患者，首剂 0.4~0.8mg，2 小时后可酌情再给予 0.2~0.4mg。用药护理详见慢性心力衰竭。

（5）血管扩张剂：如硝普钠、硝酸酯类、α 受体阻滞剂等。通过扩张动静脉血管，降低心脏前后负荷，改善心力衰竭症状。应用血管扩张剂时容易引起血压下降，出现头痛、面色潮红等症状。用药前评估有无高血压、主动脉瓣狭窄、肾功能不全、甲状腺功能低下、贫血、颅内压增高或维生素 B_{12} 缺乏等病史。用药期间定期监测血压，防止体位性低血压发生。硝普纳作为高血压急症、急性心力衰竭和急性肺水肿的常用药物，使用时应注意从小剂量开始给药，酌情逐渐增加剂量。硝普纳见光易分解，应现配现用，并避光输注，药物保存和连续使用不应超过 24h，因其代谢产物含氰化物，通常疗程不超过 72h。停药时注意缓慢停药，并监测停药后的血压，防止出现血压反跳现象。

（6）正性肌力药物：β 受体激动剂，磷酸二酯酶抑制剂，如肾上腺素等。应密切观察患者意识、面色、血压、脉搏、心律变化。用药后每 2~5 分钟测量血压、脉搏一次，稳定后改每 15~30 分钟一次，直至完全稳定。

根据 2017 中国急性心力衰竭急诊临床实践指南,不同临床分型的 AHF 患者治疗策略流程图如下(图 17-1)。

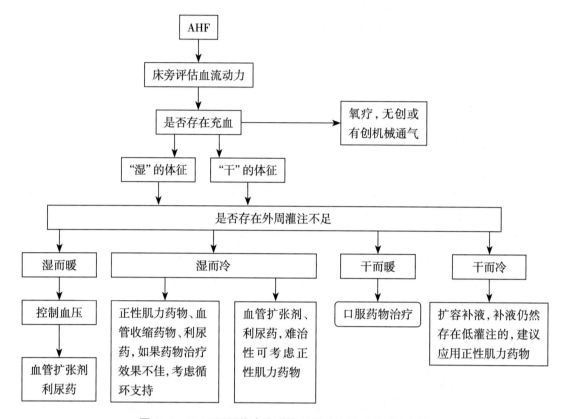

图 17-1 2017 不同临床分型的 AHF 患者治疗策略流程图

3. 机械辅助治疗 主动脉内球囊反搏(IABP)可用于冠心病急性左心衰患者。

4. 特别关注 经年龄及肾功能分层校正后的 NT-proBNP 水平可作为良好的观察指标,对 AHF 患者进行诊断,并能指导治疗、判断预后。

(八)随访

1. 预期目标

(1)患者能够主动避免增加心力衰竭危险的行为,如吸烟、饮酒。可以避免各种诱发因素,如感染、过度劳累、情绪激动等。

(2)患者能坚持遵医嘱服药,熟知药物不良反应,掌握自我监测方法。

(3)患者能够按期进行随访,病情加重时能够及时入院就诊治疗。

(4)教会患者主要照顾者 CPR 技术。

2. 并发症

(1)肾衰竭:早期进行肾功能损伤标志物检测,可尽早发现急性心力衰竭是否合并肾衰竭。

(2)肺部疾病:如肺部感染、慢性支气管炎或肺气肿等。

(3)心律失常:尤其是快速性心律失常。

（宁　丽）

第三节 心律失常

一、概述

心律失常(Cardiac Arrhythmia)是指心脏冲动的频率、节律、起源部位、传导速度或激动顺序的异常。

心律失常按其发生机制可分为冲动形成异常及冲动传导异常两大类。

1. 冲动形成异常

(1)窦性心律失常:①窦性心动过速。②窦性心动过缓。③窦性心律不齐。④窦性停搏。

(2)异位心律

1)被动性异位心律:①逸搏(房性、房室交界区性、室性)。②逸搏心律(房性、房室交界区性、室性)。

2)主动性异位心律:①期前收缩(房性、房室交界区性、室性)。②阵发性心动过速(房性、房室交界区性、室性)。③心房扑动、心房颤动。④心室扑动、心室颤动。

2. 冲动传导异常

(1)生理性:干扰和房室分离。

(2)病理性:①窦房传导阻滞。②房内传导阻滞。③房室传导阻滞。④室内传导阻滞。

(3)房室间传导途径异常:预激综合征。

按照心律失常发生时心率的快慢,可分为快速性心律失常和缓慢性心律失常。

二、流行病学

心房颤动是目前临床最常见的心律失常之一,全球患病率为 1%~2%,我国患病率约为 0.77%,随着社会老龄化的不断发展,其患病率进一步增长。心房颤动患者发生脑卒中与心力衰竭的风险分别是正常人群的 5 倍与 3 倍,同时其导致的住院率和病死率也在逐步上升,心房颤动的治疗已日益成为当今世界心血管领域的巨大挑战。房性期前收缩多为功能性,正常成人进行 24 小时动态心电图检查,约 60% 有房性期前收缩发生。

三、病因与危险因素

(一)病因

1. 器质性心脏病 如冠心病、高血压性心脏病、心脏瓣膜病、心肌病等。

2. 药物影响 如洋地黄类药物中毒易导致室性心律失常;应用肾上腺素、阿托品等药物亦可出现窦性心动过速。

3. 传导系统退行性变化 如硬化与退行性变、淀粉样变性、纤维化均可损害窦房结,导致窦房结起搏与窦房传导功能障碍。

4. 代谢障碍、电解质紊乱 如低钾血症、低镁血症等。

5. 其他 如健康人吸烟、饮茶或咖啡、饮酒、体力活动及情绪激动时亦可发生心律失常。

(二)危险因素

与冠心病、高血压的危险因素一致。

四、预防和筛查

主要以预防冠心病和高血压为预防目标。通常不进行常规筛查。动态监测或心律失常事件记录仪常用于患者监测。

五、评估

（一）病史

1. 评估诱发心律失常的因素　如吸烟、饮咖啡、运动及精神刺激等。

2. 患病及治疗经过　询问患者本次发作的时间,发作时的表现,如心悸、接近晕厥或晕厥、跌倒、呼吸短促、胸痛、乏力、虚弱等。询问检查、治疗经过。了解患者用药情况,药物治疗效果。

3. 家族史　如家庭成员是否有心律失常病史或心源性猝死的情况。

4. 心理 - 社会状况　如部分心律失常导致血流动力学不足时,出现头晕、胸闷、乏力等不适,患者常有焦虑等情绪,反复发作会使患者产生抑郁情绪。

（二）体格检查

1. 一般状态　测量患者的生命体征,观察心率、心律的变化。如房颤患者出现脉搏短绌。

2. 皮肤和黏膜　心排血量严重不足导致休克时可出现四肢湿冷、苍白。

3. 胸部检查　①心:心律不规则、异常心律;如房颤患者第一心音强弱不等,心律极不规则。一度房室传导阻滞可有第一心音减弱,二度Ⅰ型房室传导阻滞可有第一心音逐渐减弱,并有心搏脱落;二度Ⅱ型房室传导阻滞有间歇性心搏脱落,但第一心音恒定;三度房室传导阻滞第一心音强度经常变化,第二心音正常或反常分裂。②肺:呼吸频率加快,心律失常继发肺淤血时可闻及湿啰音。

（三）辅助检查

1. 12 导联心电图　心电图检查是诊断心律失常最重要的一项无创伤性检查技术。应记录 12 导联心电图,并记录 P 波清晰导联的长条心电图,如 V_1 或Ⅱ导联以备分析。

2. 运动心电图　运动方式主要采用逐步分期升级的分级活动平板。运动前、运动中每当运动负荷增加一次均应记录心电图,运动终止后即刻及此后每 2 分钟重复记录心电图,直至心率恢复至运动前水平。

3. 动态心电图(24 或 48 小时的 Holter)　是连续记录 24 或 48 小时心电图的一项检查,使用一种小型便携式记录仪,检查过程中患者活动及工作不受限制。此检查便于分析心悸、晕厥等症状与心律失常是否相关,明确心律失常与日常活动的关系及昼夜分布特征,帮助评价抗心律失常药物疗效,还可以评价起搏器的疗效以及是否出现故障等。

4. 事件记录仪　如果患者心律失常间歇发作且不频繁,有时难以用动态心电图检查发现。此时,可应用事件记录仪记录发生心律失常及其前后的心电图,通过直接回放或经手机、互联网将实时记录的心电图传输至医院。

六、诊断

心律失常的诊断需从详尽采集病史入手,让患者描述发生心悸等症状时的感受。心律失常时常出现心率、心律的异常。确诊心律失常主要通过心电图检查,如 12 导联心电图、动态心电图等。

七、护理措施

(一)非药物治疗护理

1. 环境　病室安静、整洁,温湿度适宜;空气要流通,适当开窗通风,每次15~30min。

2. 活动与体位

(1)功能性或轻度器质性心律失常且血流动力学改变不大的患者,应注意劳逸结合,可维持正常工作和生活,积极参加体育锻炼,以改善自主神经功能。

(2)有血流动力学不稳定的心律失常患者应绝对卧床休息,以减少心肌耗氧量,降低交感神经活性。

(3)患者感到心悸症状明显时尽量避免左侧卧位,因左侧卧位时患者感觉到心脏搏动而使不适感加重。

3. 饮食护理　进食低脂、富含纤维素、含钾丰富的清淡饮食,少食多餐,避免饱食。合并心衰者应限制钠盐的摄入。鼓励进食含钾丰富的食物,如豆类、鲜蘑菇、芋头、菠菜、腐竹、香蕉、荸荠、椰子、鲜枣等,以避免低血钾诱发心律失常。鼓励多食纤维素丰富的食物,保持大便通畅。避免咖啡、可乐、浓茶及刺激性食物。

4. 心理护理　经常与患者交流,倾听患者心理感受,给予必要的解释与安慰,加强巡视。鼓励家属安慰患者,酌情增减家属探视时间。

5. 病情观察

(1)心电监护:应注意有无引起猝死的严重心律失常征兆,如频发性、多源性或成对室性期前收缩、阵发性室性心动过速,密切监测高度房室传导阻滞、病态窦房结综合征等患者的心室率。发现上述情况应立即汇报医生,同时做好抢救准备。

(2)生命体征:密切监测患者的血压、脉搏及呼吸的变化。

(3)组织灌注不足的征象:观察患者神志、面色、四肢末梢循环情况,同时监测尿量。对行房颤电复律的患者,应注意有无栓塞征象的出现。

6. 对症护理

(1)心悸:①给氧:伴呼吸困难、发绀时,给予2~4L/min氧气吸入。②必要时遵医嘱服用β受体阻滞剂等药物。

(2)眩晕、晕厥:①评估眩晕、晕厥发生的原因,了解晕厥发生的诱因、持续时间、伴随症状及先兆症状等。②避免剧烈活动和单独活动,一旦出现症状,应立即平卧,以免跌倒。③晕厥或近似晕厥的患者改变体位时动作应缓慢。

(3)阿-斯综合征和猝死:①情绪激动、创伤、劳累、寒冷、失眠、用力排便等是诱发猝死的因素,正确指导患者休息和活动,注意心理疏导,保持安静、舒适的生活环境,减少干扰,以降低猝死的发生率。②准备好抗心律失常的药物(见表17-2)、抢救药品、除颤仪、临时起搏器等,对于突然发生心室扑动或心室颤动的患者,立即行非同步直流电除颤。

(二)药物治疗护理

1. 正确使用抗心律失常药物　口服药应按时按量服用,静脉注射及滴注药物应严格按医嘱给药,用药过程中及用药后要注意观察患者心律、心率、血压、呼吸及意识状况,以判断疗效。抗心律失常药物按照Vaughan Williams分类法根据药物作用的电生理特点分为四类,其中Ⅰ类还分为三个亚类。

(1)Ⅰ类阻断心肌和心脏传导系统的钠通道:①ⅠA药物减慢动作电位0相上升速度

（Vmax），延长动作电位的时限，药物包括奎尼丁、普鲁卡因胺、丙吡胺等。②ⅠB 药物不减慢 Vmax，缩短动作电位的时限，药物包括利多卡因、苯妥英钠、美西律等。③ⅠC 药物减慢 Vmax，减慢传导与轻微延长动作电位时限，药物包括普罗帕酮、恩卡尼、氟卡尼等。

（2）Ⅱ类药物阻断 β 肾上腺素能受体，药物包括美托洛尔、阿替洛尔、比索洛尔等。

（3）Ⅲ类药物抑制多种钾电流，延长动作电位复极，药物包括胺碘酮、索他洛尔等。

（4）Ⅳ类药物钙通道阻滞剂，药物包括维拉帕米、地尔硫草等。

2. 观察药物不良反应　常见不良反应见表 17-2。

表 17-2　常用抗心律失常药物的适应证及不良反应

药名	适应证	不良反应
利多卡因	急性心肌梗死或复发性室性快速性心律失常；心室颤动复苏后防止复发	①神经系统方面：眩晕、感觉异常意识模糊、谵妄、昏迷。②心血管方面：少数可引起窦房结抑制，房室传导阻滞
美西律	急、慢性室性快速性心律失常（特别是 QT 间期延长者）	①心血管方面：低血压（发生于静脉注射时）、心动过缓。②其他：呕吐、恶心、运动失调、震颤、步态障碍、皮疹
普罗帕酮	室性期前收缩；各种类型室上性心动过速，难治性、致命性室速	①心血管方面：窦房结抑制、房室传导阻滞、加重心力衰竭。②其他：眩晕、味觉障碍、视力模糊；胃肠道不适；可能加重支气管痉挛
β 受体阻滞剂	甲状腺功能亢进、麻醉、运动与精神疾病诱发的心律失常；房颤与房扑时减慢心室率；室上性心动过速；洋地黄中毒引起的心动过速、期前收缩等；长 QT 间期延长综合征；心肌梗死后	①心血管方面：低血压、心动过缓、心力衰竭、心绞痛患者突然撤药引起症状加重、心律失常、急性心肌梗死。②其他：加剧哮喘与慢性阻塞性肺疾病；间歇性跛行、雷诺现象、精神抑郁；糖尿病患者可能出现低血糖、乏力
胺碘酮	各种快速心律失常；肥厚性心肌病，心肌梗死后室性心律失常、复苏后预防室性心律失常复发	①最严重心外毒性为肺纤维化；转氨酶升高；光过敏，角膜色素沉着；甲状腺功能亢进或减退；胃肠道反应。②心血管方面：心动过缓
维拉帕米	各种折返性室上性心动过速；房颤与房扑时减慢心室率，某些特殊类型的室速	①增加地高辛浓度。②心血管方面：低血压、心动过缓、房室传导阻滞、心搏停顿
腺苷	房室结折返性心动过速的首选药物；心力衰竭、严重低血压者均适用	潮红、短暂的呼吸困难、胸部压迫感（通常持续 1 分钟左右），可有短暂的窦性停搏、室性期前收缩或短阵室性心动过速

（三）心内科技术

1. 安装起搏器

（1）常用于下列患者：①伴有临床症状的任何水平的完全或高度房室传导阻滞。②伴有症状的束支 - 分支水平阻滞，间歇性第二度Ⅱ型房室传导阻滞。③病态窦房结综合征或房室传导阻滞，有明显临床症状者。

（2）安装起搏器后患者的护理：①休息与活动：术后将患者平移至床上，安置植入式起搏器者需保持平卧位或略向左侧卧位 8~12 小时,避免右侧卧位。②监测:术后描记 12 导联心电图,进行心电监护,及时发现有无电极导线移位或起搏器起搏、感知障碍,观察有无腹壁肌肉抽动、心脏穿孔等表现,及时报告医生并协助处理。③伤口护理与观察:安置植入式起搏器者伤口局部以沙袋加压 6 小时,且每间隔 2 小时解除压迫 5 分钟。保持切口处皮肤清洁干燥,换药时严格无菌操作,术后 24 小时换药 1 次,伤口无异常可 2~3 天换药 1 次。及时发现出血、感染等并发症。如切口愈合良好,一般术后第 7 天拆线。

2. 植入型心律转复除颤器　具备除颤、复律、抗心动过速起搏及抗心动过缓等功能。护理措施同安装起搏器者。

3. 电复律

(1)常用于下列患者:①心室颤动和扑动者。②心房颤动和扑动伴血流动力学障碍者。③药物及其他方法治疗无效或有严重血流动力学障碍的阵发性室上性心动过速、室性心动过速、预激综合征伴快速性心律失常者。

(2)电复律后的护理:①患者卧床休息 24 小时,清醒后 2 小时内避免进食,以免恶心、呕吐。②持续心电监护 24 小时,注意心律、心率变化。③密切观察病情变化,如神志、瞳孔、呼吸、血压、皮肤及肢体活动情况,及时发现患者有无栓塞征象,有无因电击而致的各种心律失常及局部皮肤灼伤、肺水肿等并发症,并协助医生给予处理。

4. 导管射频消融术

(1)常用于下列患者:①预激综合征合并阵发性心房颤动和快速心室率。②室上性心动过速、房速和无器质性心脏病证据的室性期前收缩和室性心动过速呈反复发作性,或合并心动过速心肌病,或者血流动力学不稳定者。③发作频繁、症状重、药物治疗不能满意控制的合并器质性心脏病的室速。④发作频繁、心室率不易控制的心房扑动。⑤发作频繁、症状明显的心房颤动。

(2)导管射频消融术后的护理:①描记 12 导联心电图;监测患者的一般状态及生命体征。观察术后并发症,如心律失常、空气栓塞、出血、感染、热原反应、心脏压塞、心脏壁穿孔等。②静脉穿刺者应肢体制动 4~6 小时;动脉穿刺者应压迫止血 30 分钟后进行加压包扎,以 1kg 沙袋加压伤口 6~8 小时,肢体制动 24 小时。观察动、静脉穿刺点有无出血与血肿,如有异常立即通知医生。③房颤消融者因抗凝治疗,需适当延长卧床时间,防止出血。继续用低分子肝素 4 天后改用华法林继续抗凝,以防止血栓形成。必要时遵医嘱使用胺碘酮、美托洛尔等药物。

(四)特别关注

心房颤动的患者,由于心房失去规律的收缩活动,易导致血液停滞而形成血栓,老年人患病率高,尤其是那些器质性心脏病的患者。治疗目标:尽可能恢复规律的心跳节奏,控制心室率,预防血栓形成。通常用华法林治疗,维持 INR 在 2.0~3.0。Pradaxa(凝血酶抵制药)是一种近期研制的直接抗凝血酶抑制剂,一天两次,不需要监测,但费用较高。

八、随访

(一)预期目标

1. 患者能保持正常血压和组织的充足灌注。

2. 患者能通过改善生活方式的方法尽量减少导致心律失常的危险因素。

3. 患者能熟悉抗凝剂的使用注意事项、禁忌食物以及出血等并发症的观察。

（二）并发症

1. 血流动力学严重不足时可发生晕厥。
2. 严重心律失常发生阿 - 斯综合征时，可发生跌倒造成损伤。
3. 慢性心房颤动，可发生动脉栓塞，常见的是脑血管栓塞。

（杨莉莉）

第四节　冠状动脉粥样硬化性心脏病

冠状动脉粥样硬化性心脏病（coronary atherosclerotic heart disease）指冠状动脉发生粥样硬化引起管腔狭窄或闭塞，导致心肌缺血缺氧或坏死而引起的心脏病，简称冠心病（coronary heart disease，CHD），也称缺血性心脏病（ischemic heart disease）。

本病多发于 40 岁以上成年人，男性发病早于女性，经济发达国家发病率较高；近年来发病呈年轻化趋势，已成为威胁人类健康的主要疾病之一。

根据发病特点和治疗原则不同可分为两大类：①慢性冠脉病（chronic coronary artery disease，CAD），也称慢性心肌缺血综合征（chronic ischemic syndrome，CIS）。②急性冠状动脉综合征（acute coronary syndrome，ACS）。前者包括稳定型心绞痛、缺血性心肌病和隐匿性冠心病等；后者包括不稳定型心绞痛（unstable angina，UA）、非 ST 段抬高型心肌梗死（non-ST-segment elevation myocardial infarction，NSTEMI）和 ST 段抬高型心肌梗死（ST-segment elevation myocardial infarction，STEMI），也有将冠心病猝死包括在内。

一、稳定型心绞痛患者的护理

（一）概述

稳定型心绞痛（stable angina pectoris）也称劳力性心绞痛，是在冠状动脉固定性严重狭窄基础上，由于心肌负荷的增加引起心肌急剧的、暂时的缺血缺氧的临床综合征。其特点为阵发性的前胸压榨性疼痛和憋闷感觉，主要位于胸骨后部，可放射至心前区和左上肢尺侧，常发生于劳力负荷增加时，持续数分钟，休息或使用硝酸酯制剂后疼痛消失。疼痛发作的程度、频度、性质及诱发因素在数周及数月内无明显变化。

加拿大心血管病学会（CCS）把心绞痛严重度分为四级：

Ⅰ级：一般体力活动（如步行和登楼）不受限，仅在强、快或持续用力时发生心绞痛。

Ⅱ级：一般体力活动轻度受限。快步、饭后、寒冷或刮风、精神应激或醒后数小时内发作心绞痛。一般情况下平地步行 200m 以上或登楼一层以上受限。

Ⅲ级：一般体力活动明显受限，一般情况下平地步行 200m 内，或登楼一层引起心绞痛。

Ⅳ级：轻微活动或休息时即可发生心绞痛。

（二）流行病学

稳定性心绞痛是一种高度流行的缺血性心血管疾病，其特征是左前胸痛或临近区域的不适，已成为世界范围内的一个公共卫生问题。据欧洲心脏病协会报道，稳定型心绞痛患病率为 2~4 万人 / 百万，在美国每年影响超过 56 万人。在中国，稳定型心绞痛发病率估计为男性 2.4%，女性 3.2%。

（三）病因与危险因素

1. 病因　心绞痛最基本的原因是冠状动脉粥样硬化引起血管腔狭窄和／或痉挛。常因体力劳动、情绪激动、饱餐、寒冷、阴雨天气、吸烟而诱发。

2. 危险因素　包括体力劳动或情绪激动（如愤怒、焦虑、过度兴奋等）、饱食、寒冷、吸烟、心动过缓、休克等；研究表明，尿酸水平是冠状动脉血流减慢性心绞痛的独立危险因素。

（四）预防和筛查

1. 预防

（1）一级预防措施：提高公民的自我保健意识，避免或改变不良生活习惯，保持心理平衡，控制体重、血压、血脂和血糖等。

（2）二级预防：使用指南推荐药物或临床有效的药物，预防冠心病的复发和病情加重。

2. 筛查　重度主动脉瓣狭窄或关闭不全、肥厚型心肌病、先天性冠状动脉畸形、冠状动脉栓塞、严重贫血、休克、快速性心律失常、心肌氧耗量增加等人群，预防稳定型心绞痛的发生。

（五）评估

1. 病史

（1）胸痛部位：主要在胸骨体之后，可波及心前区，常放射至左肩、左臂内侧达无名指和小指，或至颈、咽或下颌部。

（2）胸痛性质：胸痛常为压迫、发闷或紧缩性，也可有烧灼感，但不像针刺或刀扎样锐性痛，偶伴有濒死的恐惧感。有些患者仅觉得胸闷不适而非胸痛。发作时，患者往往被迫停止正在进行的活动，直至症状缓解。

（3）持续时间：疼痛出现后常逐步加重，达到一定程度后持续一段时间，然后逐渐消失，心绞痛一般持续数分钟至十余分钟，多为 3~5 分钟，很少超过半小时。

（4）缓解方式：一般在停止原来诱发症状活动后即可缓解；舌下含用硝酸甘油等硝酸酯类药物也能在几分钟内缓解。

2. 体格检查　检查中可见患者心率增快、血压升高、表情焦虑、皮肤冷或出汗，有时出现第四或第三心音奔马律。

3. 辅助检查

（1）实验室检查：血糖、血脂可了解冠心病危险因素；胸痛明显者查血清心肌损伤标志物，包括心肌肌钙蛋白 I 或 T、肌酸激酶（CK）及同工酶（CK-MB），以与 ACS 相鉴别；查血常规注意有无贫血；必要时检查甲状腺功能。

（2）心电图检查：心绞痛发作时心电图显示 ST 段压低（≥ 0.1mV），发作缓解后恢复；有时出现 T 波倒置。

（3）心电图负荷试验：通过增加心脏负荷来激发心肌缺血，最常用的是运动负荷试验，主要为平板运动试验或踏车运动试验，前者较常用。逐渐加强运动强度，运动中出现典型心绞痛，心电图出现 ST 段水平型或下斜型压低 ≥ 0.1mV（J 点后 60~80ms）持续 2 分钟为负荷试验阳性标准。心肌梗死急性期、不稳定型心绞痛、明显心力衰竭、严重心律失常或急性疾病者禁做运动试验。

（4）心电图连续动态监测：Holter 检查可连续记录并自动分析 24 小时（或更长时间）的心电图（双极胸导联或同步 12 导联），可发现心电图 ST 段、T 波改变（ST-T）和各种心律失常,出现异常心电图表现的时间与患者的活动和症状相对照。胸痛发作时间的缺血性 ST-T 改变有助于确定心绞痛的诊断,也可检出无痛性心肌缺血。

(5)放射性核素检查:在冠状动脉供血不足时,明显的灌注缺损仅见于运动后心肌缺血区。

(6)多层螺旋 CT 冠状动脉成像(CTA):用于判断冠脉管腔狭窄程度和管壁钙化情况,对判断管壁内斑块分布范围和性质也有一定意义。

(7)超声心动图:多数稳定型心绞痛患者静息时超声心动图检查无异常,超声心动图可测定左心室功能,射血分数降低者预后差。

(8)冠状动脉造影:冠状动脉造影为有创性检查手段,目前仍然是诊断冠心病较准确的方法。冠状动脉狭窄程度根据直径变窄百分率分为四级:① Ⅰ 级:25%~49%。② Ⅱ 级:50%~74%。③Ⅲ级:75%~99%(严重狭窄)。④Ⅳ级:100%(完全闭塞)。一般认为,管腔直径减少70%~75%以上会严重影响血供,减少50%~70%者也有缺血意义。

(9)其他检查:X线、MRI 等。

(六)诊断和鉴别诊断

1. 诊断　根据典型心绞痛的发作特点,结合年龄和存在冠心病危险因素,除外其他原因所致的心绞痛一般可建立诊断。心绞痛发作时心电图检查可见 ST-T 改变,症状消失后心电图 ST-T 改变逐渐恢复,也可支持心绞痛诊断。未捕捉到发作时心电图者可行心电图负荷试验。冠状动脉 CTA 有助于无创性评价冠状动脉管腔狭窄程度及管壁病变性质和分布,冠状动脉造影可以明确冠状动脉病变的严重程度,有助于诊断和决定进一步治疗。

2. 鉴别诊断

(1)急性冠脉综合征:不稳定型心绞痛(UA)的疼痛部位、性质、发作时心电图改变等与稳定型心绞痛相似,但发作的劳力性诱因不如稳定型心绞痛典型,休息或轻微活动即可诱发,1 个月内新发的或明显恶化的劳力性心绞痛也属于 UA。心肌梗死的疼痛部位与稳定型心绞痛相仿,但性质更剧烈,持续时间多超过 30 分钟,可长达数小时,可伴有心律失常、心力衰竭或(和)休克,含用硝酸甘油多不能缓解,心电图常有典型的动态演变过程。实验室检查示心肌坏死标记物(肌红蛋白、肌钙蛋白 I 或 T、CK-MB 等)增高;可有白细胞计数增高和红细胞沉降率增快。

(2)其他疾病引起的心绞痛:包括严重的主动脉狭窄或关闭不全、风湿性冠脉炎、梅毒性主动脉炎引起冠脉口狭窄或闭塞、肥厚型心肌病、X 综合征等,应根据其他临床表现来进行鉴别。其中 X 综合征多见于女性,心电图负荷试验常阳性,但冠脉造影无狭窄病变且无冠脉痉挛证据,预后良好,被认为是冠脉系统微循环功能不良所致。

(3)肋间神经痛和肋软骨炎:前者疼痛常累及 1~2 肋间,但不一定局限在胸前,为刺痛或灼痛,多为持续性而非发作性,咳嗽、用力呼吸和身体转动可使疼痛加剧,沿神经走行处有压痛,手臂上举活动时局部有牵拉痛;后者则在肋软骨处有压痛。

(4)心脏神经症:患者常诉胸痛,但为短暂(几秒钟)的刺痛或持久(几小时)的隐痛,患者常喜欢不时地吸一大口气或做叹息性呼吸。胸痛部位多为左胸乳房下心尖附近,或经常变动。症状多于疲劳之后出现,而非疲劳时,做轻体力活动反觉舒适,有时可耐受较重的体力活动而不发生胸痛或胸闷。含服硝酸甘油无效或在 10 多分钟后才"见效",常伴有心悸、疲乏、头昏、失眠及其他神经症的症状。

(5)不典型疼痛:还需与反流性食管炎等食管疾病、膈疝、消化性溃疡、肠道疾病、颈椎病等相鉴别。

（七）护理措施

1. 稳定期

（1）休息：发作时立刻休息，一般患者在停止活动后症状即逐渐消失。

（2）药物治疗护理：较重的发作，可使用作用较快的硝酸酯制剂。①硝酸甘油（nitroglycerin）：可用 0.5mg，置于舌下含化，1~2 分钟即开始起作用，约半小时后作用消失。延迟见效或完全无效时提示患者并非患冠心病或为严重冠心病。副作用有头痛、面色潮红、心率反射性加快和低血压等，第一次含用硝酸甘油时，应注意可能发生体位性低血压。②硝酸异山梨酯（Isosorbide Dinitrate）：可用 5~10mg，舌下含化，2~5 分钟见效，作用维持 2~3 小时。还有供喷雾吸入用的制剂。

2. 缓解期

（1）一般护理：生活方式的调整，一次进食不宜过饱；戒烟限酒；调整日常生活与工作量；减轻精神负担；保持适当的体力活动，但以不致发生疼痛症状为度；一般不需卧床休息。

（2）药物治疗护理：常用药物有阿司匹林、氯吡格雷、β 受体阻滞剂、调血脂药物、硝酸酯制剂、钙离子通道阻滞剂。

（3）血管重建治疗护理

1）经皮冠状动脉介入治疗（percutaneous coronary intervention，PCI）：PCI 是指一组经皮介入技术，包括经皮球囊冠状动脉成形术（PTCA）、冠状动脉支架植入术和粥样斑块消融技术等。护理要点：妥善安置病人，查看静脉输液、伤口、末梢循环状况等，查看交接记录单，了解患者术中情况，如病变血管情况、植入支架个数、术中异常情况、抗凝血药用量等。对复杂病变或基础疾病严重的患者行心电、血压监护至少 2h。即刻做 12 导联心电图，与术前对比，有症状时再复查。做好不同穿刺部位的观察与护理，经桡动脉穿刺者，穿刺点局部应压迫 4~6h；经股动脉穿刺者，常规压迫穿刺点 15~20min 后，若穿刺点无活动性出血，可进行制动并加压包扎，1kg 沙袋压迫 6~8h，穿刺侧肢体限制屈曲活动 24h 后拆除弹力绷带自由活动。指导患者合理饮食，少食多餐，避免过饱；保持大便通畅；卧床期间加强生活护理，满足患者需求。植入支架的患者遵医嘱口服抗血小板聚集药物，并依据病情需要给予抗凝治疗，预防血栓形成和栓塞。抗血小板和抗凝治疗期间应定期监测血小板、出凝血时间的变化，严密观察有无出血倾向。

2）冠状动脉旁路移植术（coronary artery bypass grafting，CABG）：CABG 通过取患者自身的大隐静脉作为旁路移植材料，一端吻合在主动脉，另一端吻合在有病变的冠状动脉的远端；或游离内乳动脉与病变冠状动脉远端吻合，引主动脉的血流以改善病变冠状动脉所供血心肌的血流供应。术后心绞痛症状改善者可达 80%~90%，且 65%~85% 的患者生活质量有所提高。护理要点：术后给予呼吸机辅助呼吸、多参数心电监护，监测有创血压、静脉压和心律变化，观察神志、瞳孔、生命体征、皮肤的色泽及温度、静脉充盈度等。使用呼吸机期间床头抬高 30°~45°，拔除呼吸机后协助床上活动，给予定时翻身、叩背、雾化吸入，指导患者有效咳嗽、咳痰、深呼吸。保持心包内外引流管、胸管及尿管通畅，密切观察引流液及尿液的量、颜色、性状，并做好记录。妥善固定动静脉置管，保证测量的准确性。若循环系统已稳定、胸部引流管已拔除，应早期下床活动，逐渐增加活动量，鼓励深呼吸和有效咳嗽，促进肺膨胀。术后用弹力绷带包扎患肢，6h 松解弹力绷带，注意观察患肢的颜色、温度及末梢循环等情况，抬高患肢 15°~30°，患肢间断性进行被动或主动运动，防止血栓形成。遵医嘱给予抗凝、扩冠、降压等药物，观察药物的疗效及不良反应，监测有无电解质紊乱，做好血流动力学监测及容量补充。拔除气管插管后 4~6h 可尝试进食，逐渐指导患者低盐、低脂、高蛋白、高纤维素、易消化的饮食，少食多餐，勿暴饮暴食，早期适当控制饮水量，多吃含纤维素较多的食物，以防便秘。观察有无心律失常、心肌梗死、低心排、心包填塞等并发症，当胸腔积液量连续 3h > 200mL/h，考虑二次开胸止血。同时，帮助患者适应监护室环境，降低恐惧和焦虑情绪。

（八）随访

1. 预期目标

（1）患者对疾病相关知识的认知有提高并能积极配合治疗。

（2）患者学会心绞痛发作时的缓解方法，胸痛发作时立即停止活动或舌下含服硝酸甘油。

（3）患者能够按要求进行适量的活动，患者活动耐力增强，活动后无不适反应。

（4）患者能够遵医嘱服药，不擅自增减药量，并可以自我监测药物不良反应。

2. 并发症　心肌梗死、心律失常、心包填塞等，PCI 和 CABG 术后患者可能还会出现穿刺血管并发症、尿潴留、低血压、造影剂不良反应等并发症。

二、急性冠脉综合征的护理

急性冠脉综合征（ACS）是一组由急性心肌缺血引起的临床综合征，主要包括不稳定型心绞痛（UA）和非 ST 段抬高型心肌梗死（NSTEMI）及 ST 段抬高型心肌梗死（STEMI）。血小板激活在其发病过程中起着非常重要的作用。

（一）不稳定型心绞痛和非 ST 段抬高型心肌梗死

1. 概述　UA/NSTEMI 是由于动脉粥样斑块破裂或糜烂，伴有不同程度的表面血栓形成、血管痉挛及远端血管栓塞所致的一组临床症状，合称为非 ST 段抬高型急性冠脉综合征（non-ST segment elevation acute coronary syndrome，NSTEACS）。UA/NSTEMI 的病因和临床表现相似但程度不同，主要表现在缺血严重程度以及是否导致心肌损害。

根据 UA 临床表现可分为以下三种类型：①静息型心绞痛（rest angina pectoris）：发作于休息时，持续时间通常 > 20 分钟。②初发型心绞痛（new-onset angina pectoris）：通常在首发症状 1~2 个月内、很轻的体力活动可诱发（程度至少达 CCS Ⅲ级）。③恶化型心绞痛（accelerated angina pectoris）：在相对稳定的劳力性心绞痛基础上心绞痛逐渐增强（疼痛更剧烈、时间更长或更频繁，按 CCS 分级至少增加 Ⅰ级水平，程度至少达 CCS Ⅲ级）。

2. 流行病学　不稳定型心绞痛是属于急性冠脉综合征的一种。在美国每年有近 100 多万人因不稳定型心绞痛入院。我国不稳定性心绞痛患者发病率占总人群 1% 左右，占冠心病患者 60% 以上，不稳定性心绞痛发生后心肌梗死几率可达到 30% 以上。

3. 病因与危险因素

（1）病因：不稳定粥样斑块破裂或糜烂基础上发生血小板聚集、并发血栓形成、冠状动脉痉挛收缩、微血管栓塞导致急性或亚急性心肌供氧的减少和缺血加重。

（2）危险因素：少部分 UA 患者心绞痛发作有明显的诱发因素：①增加心肌耗氧：感染、甲状腺功能亢进或心律失常。②减少冠状动脉血流：低血压。③血液携氧能力下降：贫血和低氧血症。以上情况称为继发性 UA（secondary UA）。变异型心绞痛（vriant angina gectoris）特征为静息心绞痛，表现为一过性 ST 段动态改变（抬高），是 UA 的一种特殊类型，其发病机制为冠状动脉痉挛；部分冠状动脉痉挛导致的心肌缺血在心电图上可表现为 ST 段压低。

4. 预防和筛查

（1）预防：出院后应坚持长期药物治疗，控制缺血症状、降低心肌梗死和死亡的发生，包括服用双联抗血小板药物至少 12 个月，其他药物包括 β 受体拮抗剂、他汀类药物和 ACEI/ARB，严格控制危险因素，进行有计划及恰当的运动锻炼。根据住院期间的各种事件、治疗效果和耐受性，予以个体化治疗。ABCDE 方案对于指导二级预防有帮助：A. 抗血小板、抗心绞痛治疗和 ACEI；B. β 受体拮抗剂预防心律失常，控制血压，减轻心脏负荷等；C. 控制血脂和戒烟；D. 控制饮食和糖尿病治疗；E. 健康教育和运动。

（2）高危人群的筛查：①年龄 ≥ 65 岁。②至少三个冠心病危险因素（糖尿病、高血压、家族史、脂质异常、吸烟）。③冠状动脉血管造影狭窄 > 50%；以前有 PCI 或者 CABG 史。④ ST 段改变（偏离 ≥ 0.5mm）。⑤严重心绞痛症状（24 小时心绞痛 ≥ 2 次）。⑥ 7 天内应用过阿司匹林。⑦心肌酶升高（CK-MB 和 / 或 cTn）。TIMI 评分系统总分 0~7 分，低危：0~2 分；中危：3~4 分；高危：5~7 分。

5. 评估

（1）病史：UA 患者胸部不适的性质与典型的稳定型心绞痛相似，通常程度更重，持续时间更长，可达数十分钟，胸痛在休息时也可发生。以下临床表现有助于诊断 UA：诱发心绞痛的体力活动阈值突然或持久降低；心绞痛发生频率、严重程度和持续时间增加；出现静息或夜间心绞痛；胸痛放射至附近的或新的部位；发作时伴有新的相关症状，如出汗、恶心、呕吐、心悸或呼吸困难。常规休息或舌下含服硝酸甘油只能暂时甚至不能完全缓解症状。但症状不典型者也不少见，尤其在老年女性和糖尿病患者中多见。

（2）体格检查：一过性第三心音或第四心音，以及由于二尖瓣反流引起的一过性收缩期杂音。

（3）辅助检查：

1）心电图：大多数患者胸痛发作时有一过性 ST 段（抬高或压低）和 T 波（低平或倒置）改变，其中 ST 段的动态改变（ST 段 ≥ 0.1mV 的抬高或压低）是严重冠心病的表现，可能会发生急性心肌梗死或猝死。

2）连续心电监护：一过性急性心肌缺血并不一定表现为胸痛，出现胸痛症状说明可发生心肌缺血。连续 24 小时心电监测发现，85%~90% 的心肌缺血可不伴有心绞痛症状。

3）冠状动脉造影和其他侵入性检查：冠脉内超声显像和光学相干断层显像可以准确提供斑块分布、性质、大小和是否斑块破溃及血栓形成等斑块信息。

4）心脏标志物检查：心肌肌钙蛋白 cTnT 及 cTnI 较传统的 CK 和 CK-MB 更为敏感、更可靠，根据最新的欧洲和美国心肌梗死新定义，在症状发生后 24 小时内，cTn 的峰值超过正常对照值的 99 个百分点位需考虑 NSTEMI 的诊断。另外，cTn 阴性者需考虑由于骨骼肌损伤所导致的 CK-MB 升高。

5）其他：检查胸部 X 线，心脏超声和放射性核素检查的结果和稳定型心绞痛患者的结果相似，但阳性发现率会更高。

6. 诊断与鉴别诊断　　根据病史、典型的心绞痛症状、典型的缺血性心电图改变（新发或一过性 ST 段压低 ≥ 0.1mV，或 T 波倒置 ≥ 0.2mV），以及心肌损伤标记物（cTnT、cTnI 或 CK-MB）测定，可以做出 UA/NSTEMI 诊断。诊断未明确的不典型的患者而病情稳定者，可以在出院前做负荷超声心动图、核素心肌灌注显像、冠状动脉造影检查。尽管 UA/NSTEMI 的发病机制类似急性 STEMI，但两者的治疗原则有所不同，因此需要鉴别诊断。

7. 护理措施

（1）非药物治疗：患者应立即卧床休息，消除紧张情绪和顾虑，保持环境安静，可减轻或缓解心绞痛。对于发绀、呼吸困难或其他高危表现患者，给予吸氧，监测血氧饱和度（SaO_2），维持 $SaO_2 > 90\%$。同时积极处理可能引起心肌耗氧量增加的疾病，如感染、发热、甲状腺功能亢进、贫血、低血压、心力衰竭、低氧血症、肺部感染和快速型心律失常（增加心肌耗氧量）和严重的缓慢型心律失常（减少心肌灌注）。

（2）药物治疗：①抗心肌缺血药物：如硝酸酯类药物（硝酸甘油等）、β 受体拮抗剂（美托洛尔、比索洛尔等）、钙通道阻滞剂（血管痉挛性心绞痛的首选药物）；药物护理详见慢性心力衰竭的护理。②抗血小板治疗：阿司匹林（首剂 300mg，随后 75~100mg），每日一次长期维持；ADP 受体拮抗剂如氯吡格雷、替格瑞洛等；血小板糖蛋白（GPⅡb/Ⅲa）受体拮抗剂如替罗非班、依替巴肽、拉米非班等，主要用于计划接受 UA/NSTEMI 的患者。做好药物护理，为减少胃肠道损伤，最好在餐中或餐后立即服用阿司匹林；如出现皮肤瘀斑、齿龈出血、月经量多、便血或柏油样便等症状应及时停药处理。患者如出现皮疹、过敏反应及"水杨酸中毒"反应，应立即停药。③抗凝治疗：普通肝素、低分子肝素等；药物护理见慢性心力衰竭。④调脂治疗：无论基线血脂水平如何，UA/NSTEMI 患者均应尽早（24h 内）开始使用他汀类药物。LDL-C 的目标值为 < 70mg/dl。少部分患者会出现肝酶和肌酶（CK、CK-MM）升高等副作用。做好药物护理，使用本药前进行肝功能检测，并定期随访。做好药物宣教，指导患者应通过适当饮食、运动和减肥等方法控制高脂血症，开始治疗和增加剂量后应进行肝功能监测。⑤ ACEI 或 ARB：对 UA/NSTEMI 患者，长期应用 ACEI 能降低心血管事件发生率，如果不存在低血压（收缩压 < 100mmHg 或较基线下降 30mmHg 以上）或其他已知的禁忌证，如肾衰竭、双侧肾动脉狭窄和已知的过敏，应该在第一个 24 小时内给予口服 ACEI，不能耐受 ACEI 者可用 ARB 替代，药物护理见慢性心力衰竭。

（3）冠状动脉血运重建术：包括经皮冠状动脉介入治疗（PCI）和冠状动脉旁路搭桥术（CABG），但弥漫性冠状动脉远端病变的患者并不适合 PCI 或 CABG。

8. 随访

（1）预期目标：

1）患者能够树立终身治疗的观念，坚持做好危险因素的控制延缓疾病的进展，改善预后；遵医嘱服药，不擅自增减药量，并自我监测药物不良反应。

2）患者能够按要求进行适量的活动，患者活动耐力增强，活动后无不适反应。

3）患者心律失常、心源性休克、心力衰竭等并发症的发生率和病死率降低。

4）患者情绪稳定，恐惧情绪减轻，能够积极主动采纳健康的生活方式。

（2）并发症：心肌梗死或死亡等。

（二）急性 ST 段抬高型心肌梗死

1. 概述　心肌梗死（myocardial infarction, MI）是心肌长时间缺血导致的心肌细胞死亡。为在冠状动脉病变的基础上，发生冠状动脉血供急剧减少或中断，使相应的心肌严重而持久地急性缺血导致心肌坏死。急性心肌梗死（acute myocardial infarction, AMI）临床表现为持久的胸骨后剧烈疼痛、发热、白细胞计数和血清心肌酶升高、心电图进行性改变，可发生心律失常、休克或心力衰竭，属急性冠脉综合征的严重类型。

2. 流行病学　根据《中国心血管健康与疾病报告 2020》数据显示在中国 31 个省、自治区、直辖市随机抽样确定了 162 家二、三级医院，入选 13 815 份研究病历，发现 2001—2011 年间因 AMI 住院的患者中，86.8% 为 ST 段抬高型心肌梗死（STEMI），调查结果显示，因 STEMI 住院患者的人数增加显著。北京市冠心病监测数据显示，住院患者 AMI 亚型发生了明显改变。2007—2012 年，STEM 年龄标化住院率略有下降，而非 ST 段抬高型心肌梗死（NSTEMI）住院率增加了 3 倍。STEMI 与 NSTEMI 患者的数量比值从 6.9∶1 降至 1.5∶1。中国 94% 的 AMI 患者表现为胸痛或胸部不适，其他常见症状为大汗（67.2%）、乏力（31%）、恶心（30.7%）、呼吸短促（29.1%）、肩颈部放射性疼痛（27.9%）、心悸（22.3%）及胃部不适或疼痛（12.8%），0.2% 的患者无急性症状。

3. 病因与危险因素

（1）病因：冠状动脉粥样硬化，造成血管管腔严重狭窄和心肌供血不足，而侧支循环未充分建立。一旦血供进一步急剧减少或中断，使心肌严重而持久地急性缺血达 20~30 分钟以上，即可发生 AMI。

（2）危险因素

1）人口学因素：男性、老年人、高遗传风险者、种族（黑人、印第安人、西班牙裔比白种人更有可能发生）、绝经后女性。

2）伴发其他疾病：顽固性高血压、肥胖、糖尿病、高脂血症（根据美国国家胆固醇教育委员会指南对脂质异常进行的分级，见表 17-3）。

3）不良生活习惯：吸烟、缺乏身体锻炼、稳定的重度饮酒者。孤独、不可控的压力会增加脑卒中和冠心病的发病风险。

表 17-3　脂质异常分级

类别	量（mg/dl）	分级
总胆固醇分级	< 200	理想状态
	200~239	临界值
低密度脂蛋白分级	< 100	理想状态
	100~129	接近理想状态
	130~159	临界值
	160~189	高值
高密度脂蛋白分级	< 40	低
甘油三酯分级	≥ 60	高
	< 150	理想状态
	> 150	高值

4. 预防和筛查

（1）预防：心肌梗死的某些危险因素能够通过建立健康的生活方式或药物干预进行改变，从而减少该病的发病率和致死率。

二级预防措施包括：①非药物干预：严格戒烟、适当运动、减轻体重、控制其他危险因素。②药物治疗：抗血小板治疗，ACEI/ARB 类药物，β 受体阻滞剂。③控制心血管危险因素：控制血压，调脂治疗，患者出院后应坚持使用他汀类药物，血糖管理和糖尿病治疗。④其他：埋藏式心脏复律除颤器（ICD）的应用，多支血管病变的 PCI 策略。

（2）筛查：既往有心脏病史和高血压者，出现胸骨后疼痛，应及时筛查是否存在心肌梗死。

5. 评估

（1）症状：

1）先兆症状：在发病前数日或数周有乏力、胸部不适、活动时心悸、气急、烦躁、心绞痛等前驱症状，其中以新发心绞痛或原有心绞痛加重最为突出。

2）疼痛：最早出现的最突出症状，多发生于清晨。疼痛的性质和部位与心绞痛相似，但程度更剧烈，多伴有大汗、烦躁不安、恐惧及濒死感，持续时间可达数小时或数天，休息和服用硝酸甘油不缓解。部分患者疼痛可向上腹部放射而被误诊为急腹症或因疼痛向下颌、颈部、背部放射而误诊为其他疾病。少数病人无疼痛，一开始即表现为休克或急性心力衰竭。

3）全身症状：一般在疼痛发生后 24~48 小时出现，表现为发热、心动过速、白细胞增高和血沉增快等，由坏死物质吸收所引起。体温可升高至 38℃左右。

4）胃肠道症状：疼痛剧烈时常伴恶心、呕吐、上腹胀痛，与迷走神经受坏死心肌刺激和心排血量降低组织灌注不足等有关。肠胀气亦不少见，重者可发生呃逆。

5）心律失常：急性心肌梗死患者死亡的主要原因。75%~95% 的患者存在心律失常，多发生在起病 1~2 天，24h 内最多见。心律失常中以室性心律失常最多，尤其是室性期前收缩，若室性期前收缩频发（每分钟 5 次以上），成对出现或呈非持续性室性心动过速，多源性或落在前一心搏的易损期时（RonT），常为心室颤动的先兆。下壁 AMI 易发生房室传导阻滞及窦性心动过缓；前壁 AMI 易发生室性心律失常，如发生房室传导阻滞表明梗死范围广泛，情况严重。

6）低血压和休克：疼痛发作期间血压下降常见，但未必是休克，如疼痛缓解而收缩压仍低于 80mmHg，且患者表现为烦躁不安、面色苍白、皮肤湿冷、脉细而快、大汗淋漓、少尿、神志迟钝，甚至晕厥者则为休克表现，一般多发生在起病后数小时至 1 周内。

7）心力衰竭：主要为急性左心衰竭，发生率约为 32%~48%，可在起病最初几天内发生，或在疼痛、休克好转阶段出现，为 AMI 后心脏舒缩力显著减弱或不协调所致，表现为呼吸困难、咳嗽、发绀、烦躁等症状，重者可发生肺水肿和右心衰表现。

（2）体格检查

1）生命体征：血压升高或下降；脉搏减慢或加速；

2）皮肤：面色苍白或发绀；

3）高血压变化，进行眼底检查；

4）颈部：颈动脉杂音或颈静脉扩张；

5）胸部：触诊胸壁压痛；

6）心脏：心脏浊音界可正常或轻至中度增大，心率多增快，可有各种心律失常，心尖部第一心音减弱，可闻及 S3 或 S4 奔马律，触诊心脏搏动点（搏动强度和部位）。

（3）辅助检查

1）心电图：常有进行性的改变。STEMI 心电图特征性改变的特点为：ST 段抬高呈弓背向上型，在面向坏死区周围心肌损伤区的导联上出现；宽而深的 Q 波（病理性 Q 波），在面向透壁心肌坏死区的导联上出现；T 波倒置，在面向损伤区周围心肌缺血区的导联上出现。在背向 MI 区的导联则出现相反的改变，即 R 波增高、ST 段压低和 T 波直立并增高。ST 段抬高性 MI 心电图动态性改变的特点：起病数小时内，可尚无异常或出现异常高大两肢不对称的 T 波,为超急性期改变。数小时后,ST 段明显抬高,弓背向上,与直立的 T 波连接,形成单相曲线。数小时 ~2 日内出现病理性 Q 波,同时 R 波减低,为急性期改变。Q 波在 3~4 天内稳定不变,以后 70%~80% 永久存在。在早期如不进行治疗干预,ST 段抬高持续数日至两周左右,逐渐回到基线水平,T 波则变为平坦或倒置,为亚急性期改变。数周至数月后,T 波呈 V 形倒置,两肢对称,波谷尖锐,为慢性期改变。T 波倒置可永久存在,也可在数月至数年内逐渐恢复。

2)放射性核素检查:可显示 MI 的部位与范围,观察左心室壁的运动和左心室射血分数,有助于判定心室的功能、诊断梗死后造成的室壁运动失调和心室壁瘤。

3)超声心动图:二维和 M 型超声心动图也有助于了解心室壁的运动和左心室功能,诊断室壁瘤和乳头肌功能失调,检测心包积液及室间隔穿孔等并发症。

4)实验室检查:起病 24~48 小时后白细胞可增至 $(10~20) \times 10^9/L$,中性粒细胞增多,嗜酸性粒细胞减少或消失;红细胞沉降率增快;C 反应蛋白(CRP)增高,均可持续 1~3 周。起病数小时至 2 日内血中游离脂肪酸增高。

5)血清心肌坏死标记物:心肌损伤标记物增高水平与心肌坏死范围及预后明显相关。①肌红蛋白起病后 2 小时内升高,12 小时内达高峰;24~48 小时内恢复正常。②肌钙蛋白 I(cTnI)或 T(cTnT)起病 3~4 小时后升高,cTnI 于 11~24 小时达高峰,7~10 天降至正常,cTnT 于 24~48 小时达高峰,10~14 天降至正常。这些心肌结构蛋白含量的增高是诊断 MI 的敏感指标。③肌酸激酶同工酶 CK-MB 升高,在起病后 4 小时内增高,16~24 小时达高峰,3~4 天恢复正常,其增高的程度能较准确地反映梗死的范围,其高峰出现时间是否提前有助于判断溶栓治疗是否成功。对心肌坏死标记物的测定应进行综合评价,如肌红蛋白在 AMI 后出现最早,也十分敏感,但特异性不是很强;cTnT 和 cTnI 出现稍延迟,而特异性很高;若症状出现后 6 小时内测定为阴性,则 6 小时后应再复查;其缺点是持续时间可长达 10~14 天,对在此期间判断是否有新的梗死不利。CK-MB 虽不如 cTnT、cTnI 敏感,但对早期(< 4 小时)AMI 的诊断有较重要价值。以往沿用多年的 AMI 心肌酶测定,包括肌酸激酶(CK)、天冬氨酸氨基转移酶(AST)以及乳酸脱氢酶(LDH),其特异性及敏感性均远不如上述心肌坏死标记物,已不再用于诊断 AMI。

6. 诊断与鉴别诊断　根据典型的临床表现,特征性的心电图改变以及实验室检查可发现并诊断本病。

鉴别诊断:很多其他疾病也能造成胸痛,类似于冠状动脉缺血。为区别胸痛原因需要考虑疼痛的性质、特点、持续时间、疼痛强度和诱发因素。可能需要特殊试验来排除胸痛的原因。

1)胃食管反流病或食管痉挛:钡餐试验或胃镜检查;

2)心包炎:心电图显示所有导联 ST 段抬高;

3)胸壁痛:进行体格检查;

4)肺栓塞:CT 扫描或 V/Q 扫描;

5)主动脉夹层:胸部 CT;

6)支气管痉挛:肺活量测试;

7)自发性气胸:X 线胸片;

8)焦虑:详细询问病史可判断。

7. 护理措施

(1)非药物治疗护理

1）急性期卧床休息 12 小时，24 小时后床上肢体活动，第 3 天室内走动，第 4~5 天逐渐增加活动量，以不感到疲劳为限。

2）生活方式改变。①超重或肥胖的人减肥；②一周吃两次鱼，增加 ω-3 脂肪酸；③少吃反式脂肪酸、胆固醇含量高的食物；④减少乙醇的摄入；⑤增加身体锻炼，以来提高运动的耐受力；⑥戒烟。

3）定期评估心血管风险，如采用弗雷明汉评分 / 曼彻斯特大学量表。

4）监测空腹血脂，评价降胆固醇、降甘油三酯药物的疗效及副作用。

5）监测空腹血糖，口服糖耐量试验，保证血糖控制在正常范围。

6）定期监测血压，评价降压治疗的效果及副作用。

（2）药物治疗护理：

1）硝酸酯类：①增加冠状动脉血流，减少心肌耗氧量和外周阻力。②注意每天服用长效剂。③副作用包括头痛、直立性低血压和晕厥。

2）β 受体阻滞剂：①降低心率、心肌收缩力和收缩压，从而减少心肌耗氧量。②改善心肌梗死后的存活率。③副作用：包括心力衰竭患者射血分数减少，心动过缓、心肌梗死、支气管痉挛等。

3）钙通道阻滞剂：①减少进入心肌和血管平滑肌的钙离子通道，从而使血管舒张，预防冠状动脉痉挛。②副作用：头晕、面色潮红、头痛、低血压、周围水肿、便秘、腹泻、反射性心动过速、房室传导阻滞以及诱发心衰等。

4）抗血小板药物：①减少血小板凝集。②阿司匹林价格便宜，无禁忌证患者可使用。③氯吡格雷：适合于对阿司匹林过敏的患者，对经皮冠状动脉介入治疗的患者可联合使用阿司匹林。④可能会发生的副作用：增加出血和皮疹的风险等。

5）血管紧张素转化酶抑制剂：①减少心肌梗死后的致死率。②对左心室功能不全的患者效果更好。③可能发生的副作用：口干、干咳、高钾血症、神经性水肿、急性肾衰竭、胎儿畸形等。

6）还原酶抑制剂：①减少肝脏内胆固醇生成，从而减少低密度脂蛋白含量；也能减少甘油三酯并增加高密度脂蛋白含量。②他汀类药物能稳定小斑块和减少炎症的发生。③胆固醇治疗指南建议 LDL < 100mg/dl 是每个人的理想状态，但药物治疗最初是基于动脉粥样硬化的风险因素（见表 17-4）。④未达到 LDL 的目标值与多个危险因素未控制好有关，冠心病 LDL 应 < 70mg/dl。⑤甘油三酯正常应 < 150mg/dl。⑥高密度脂蛋白 > 40mg/dl。

（3）治疗措施

1）经皮冠状动脉介入治疗：用于治疗单根或多根血管疾病；促进冠状动脉扩张，减少术后再狭窄的可能性。

2）冠状动脉旁路移植术：该手术在左主干冠状动脉狭窄 > 50% 或射血分数减少到 35%~50% 的三支病变患者中最有效。

（4）特别关注

1）妇女、糖尿病患者、老年人更趋于非典型或症状不明显的缺血性心脏病。

2）有研究显示，女性心肌梗死患者比男性更容易接受治疗和改善不良的生活方式。

3）对患者就疾病治疗行为、重要性、药物的副作用进行健康教育，强调冠状动脉缺血是慢性疾病，有高致死率特点。最佳治疗要求坚持药物治疗和生活方式的调整。

4）贫血会加剧冠状动脉缺血，尤其是当血红蛋白 < 7g/dl 时。

8. 随访

（1）预期目标：同不稳定型心绞痛和非 ST 段抬高型心肌梗死的预期目标。

（2）并发症：心律失常、心源性休克、心力衰竭、乳头肌功能失调或断裂、心脏破裂、栓塞、心室壁瘤、心肌梗死后综合征等。

（宁　丽）

第五节　心脏瓣膜病

一、概述

心脏瓣膜疾病（valvular heart disease）是由于炎症、黏液样变性、退行性改变、先天性畸形、缺血性坏死、创伤等原因引起的单个或多个瓣膜结构（包括瓣叶、瓣环、腱索、乳头肌等）的结构或功能异常，导致瓣口狭窄和 / 或关闭不全。瓣膜的僵硬和打开不完全称为"瓣膜狭窄"；瓣膜的关闭不完全和血液回流称为"瓣膜关闭不全""心脏灌注不足"以及"反流"。狭窄的瓣膜将导致心肌病理性肥大，从而导致心脏泵血阻力增加。瓣膜的持续关闭不全会导致额外的血量充盈心腔，从而又极大地增加了心脏负荷，心腔进一步扩张。后天形成的心脏瓣膜疾病一般都会对动脉瓣和房室瓣膜有影响，应引起关注。

二、流行病学

风湿性心脏瓣膜疾病是由于风湿炎症导致的瓣膜损害，主要累及 40 岁以下的人群，女性多见。近年来，随着生活环境和医疗条件的改善，风湿性心脏瓣膜疾病的患病率有所下降。另外，随着人口的老龄化，瓣膜黏液样变性和瓣膜钙化退行性改变所致的心脏瓣膜疾病在我国逐渐增多。65 岁以上老年人中有 2%~4% 患有大动脉钙化狭窄，动脉瓣狭窄主要见于男性，占 1%~2%，女性患有房室瓣狭窄的比例是男性的 4~5 倍。

三、病因与危险因素

（一）病因

1. 风湿性心脏瓣膜疾病　①急性风湿热后形成二尖瓣狭窄估计至少需要 2 年，通常需要 5 年以上时间。风湿性心脏病患者中约 25% 为单纯二尖瓣狭窄，40% 为二尖瓣狭窄伴二尖瓣关闭不全。②风湿性炎症导致瓣叶交界处融合，瓣叶纤维化、钙化、僵硬和挛缩畸形，引起主动脉瓣狭窄。风湿性主动脉瓣狭窄常伴有关闭不全和二尖瓣病变。③约 2/3 主动脉瓣关闭不全由风湿性心脏病所致，多合并主动脉瓣狭窄和二尖瓣病变。

2. 缺血性心脏疾病　缺血性心脏病造成二尖瓣关闭不全的机制可能与左心室整体收缩功能异常、左心室节段性室壁运动异常以及心肌梗死后左心室重构有关。

3. 感染性心内膜炎　可导致瓣膜关闭不全，主动脉受损者常发生，其次为二尖瓣受损。

（二）危险因素

1. 年龄　风湿性炎症导致的瓣膜损害主要累及 40 岁以下人群，女性多见。瓣膜退行性改变所致的心脏瓣膜病主要见于老年人。

2. 风湿热　风湿热是 A 组 β 溶血性链球菌咽峡炎导致的一种反复发作的急性或慢性

全身性结缔组织炎症。可导致患者发生二尖瓣病变和主动脉瓣病变。

3. 瓣膜退行性病变　①二尖瓣退行性变和瓣环钙化,多见于老年女性,可导致瓣环扩大,引起二尖瓣关闭不全。②退行性主动脉瓣狭窄已成为老年人最常见的引起主动脉瓣狭窄的原因。据估计,约有 2% 的 65 岁以上老年人患有此病;超过 85 岁者则达 4%。

四、预防和筛查

年龄因素导致的瓣膜钙化是不可避免的,预防主要包括:①预防心肌缺血的发生。②通过多种方式保护瓣膜功能。筛查通常应用超声心动图作为一个指标,用于观察瓣叶的活动度、瓣叶的厚度、瓣叶是否钙化及瓣膜病变等。

五、评估

(一)病史

1. 症状评估　二尖瓣狭窄患者随着病情的加重,出现劳力性呼吸困难、夜间阵发性呼吸困难、端坐呼吸,常伴有咳嗽等症状。二尖瓣关闭不全轻者可以持续终身无症状,程度较重的患者可表现为疲乏无力,伴有不同程度的呼吸困难。典型的主动脉狭窄患者可出现心绞痛、晕厥和呼吸困难三联征。轻度或中度主动脉瓣关闭不全可无明显症状,随着病情进展,可出现不同程度的呼吸困难。

2. 既往史　评估患者既往是否有反复链球菌咽峡炎或扁桃体炎史。

3. 家族史　询问家庭成员是否有风湿热、心脏瓣膜疾病及其他器质性心脏病。

4. 个人史　评估患者患病前的生活习惯、居住条件、环境、经济水平等。特别注意询问既往居住环境是否拥挤、阴暗、潮湿等。

5. 心理 - 社会状况　评估患者对疾病的认识、心理状况、家庭经济状况及对患者的支持程度。

(二)体格检查

1. 一般状态　测量患者的生命体征,观察心率、心律的变化。

2. 皮肤和黏膜　重度二尖瓣狭窄患者常有双颊发绀,称为"二尖瓣面容"。

3. 心脏体征　①二尖瓣狭窄:心尖部可触及舒张期震颤,闻及低调的舒张中晚期隆隆样杂音。②二尖瓣关闭不全:心尖搏动增强,可见抬举性搏动,心尖区可闻及Ⅲ级以上全收缩期粗糙的吹风样杂音。③主动脉瓣狭窄:主动脉瓣区可闻及递增 - 递减型、粗糙的吹风样杂音。④主动脉瓣关闭不全:主动脉瓣第二听诊区可闻及高调叹气样递减型舒张期杂音;可出现水冲脉、毛细血管搏动征、股动脉枪击音等周围血管征。

(三)辅助检查

1. 二尖瓣狭窄

(1)X 线检查:心影显示左心房增大;心脏呈梨形。

(2)心电图:窦性心律者可见"二尖瓣型 P 波",提示左心房扩大。

(3)超声心动图:M 型超声心动图显示二尖瓣前叶呈"城墙样"改变,后叶与前叶同向运动,瓣叶回声增强。

2. 二尖瓣关闭不全

(1)超声心动图:脉冲多普勒超声可于收缩期在左心房内探及高速射流,从而确诊二尖瓣反流。彩色多普勒血流显像诊断二尖瓣关闭不全的敏感性可达 100%,并可对二尖瓣反流进行半定量及定量诊断。

（2）X 线检查：轻者可无明显异常；严重者左心房、左心室明显增大。

（3）心电图：轻者心电图可正常；严重者可有左心室肥厚和劳损。

3. 主动脉瓣狭窄

（1）超声心动图：多普勒超声心动图有助于显示心脏血流，通过测定主动脉瓣口的最大血流速度，可计算最大跨瓣压力阶差及瓣口面积，从而评估其狭窄程度。

（2）X 线检查：心影正常或左心室轻度增大，左心房可轻度增大。

（3）心电图：轻者心电图可正常；中度狭窄者有左心室肥厚伴 ST-T 继发性改变；严重者可出现左心室肥厚伴劳损和左心房增大的表现。

4. 主动脉瓣关闭不全

（1）超声心动图：多普勒超声心动图可探及全舒张期反流束，为诊断主动脉瓣反流最敏感、准确的方法，并且可通过计算反流血量与搏出血量的比例来判断其严重程度。

（2）X 线检查：早期心影可正常或稍大，后期左心室增大明显；升主动脉结扩张，呈"主动脉型"心脏，即靴形心。

（3）心电图：慢性者常见左心室肥厚劳损伴电轴左偏；急性者常见窦性心动过速和非特异性 ST-T 改变。

六、诊断与鉴别诊断

（一）诊断

1. 二尖瓣狭窄　心尖区隆隆样舒张期杂音伴有 X 线或心电图示左心房增大，提示二尖瓣狭窄。超声心动图检查可明确诊断。

2. 二尖瓣关闭不全　如出现以下情况，要考虑急性二尖瓣关闭不全：患者突然发生呼吸困难，心尖区出现典型收缩期杂音，X 线提示心影不大而肺淤血明显。慢性者，主要出现心尖区典型的收缩期吹风样杂音伴有左心房和左心室扩大。超声心动图检查可明确诊断。

3. 主动脉瓣狭窄　典型主动脉区射流样收缩期杂音，较易诊断主动脉瓣狭窄，确诊有赖于超声心动图。

4. 主动脉瓣关闭不全　有典型主动脉瓣关闭不全的舒张期杂音伴周围血管征，可诊断为主动脉关闭不全，超声心动图可明确诊断。

（二）鉴别诊断

1. 二尖瓣狭窄　心尖部隆隆样舒张期杂音尚可见于如下情况，应注意鉴别。如严重的主动脉瓣关闭不全常见于心尖部闻及舒张中晚期柔和、低调隆隆样杂音，系相对性二尖瓣狭窄所致。另外，左心房黏液瘤，瘤体阻塞二尖瓣口，产生随体位改变的舒张期杂音，其前可闻及肿瘤扑落音，超声心动图下可见左心房团块状回声反射。

2. 二尖瓣关闭不全　心尖区收缩期杂音应与下列情况的收缩期杂音相鉴别。如三尖瓣关闭不全，胸骨左缘第 4、5 肋间全收缩期杂音，少有震颤，杂音在吸气时增强，伴颈静脉收缩期搏动和肝脏收缩期搏动。主动脉瓣狭窄心底部射流性收缩期杂音，偶伴收缩期震颤，呈递增递减型，杂音向颈部传导。

3. 主动脉瓣狭窄　应与下列情况相鉴别，如梗阻性肥厚型心肌病，收缩期二尖瓣前叶前移，致左心室流出道梗阻，可在胸骨左缘第 4 肋间闻及中或晚期收缩期杂音，不向颈部和锁骨下区传导。超声心动图可有助于诊断。

4. 主动脉瓣关闭不全 心尖区闻及柔和低调的隆隆样舒张期杂音应与二尖瓣狭窄的心尖区舒张中晚期杂音鉴别。前者常紧随第三心音后，第一心音减弱；后者紧随开瓣音后，第一心音常亢进。

七、护理措施

（一）非药物治疗护理

1. 环境 保持病室适宜的温、湿度；保持环境安静，减少探视。

2. 活动与体位

（1）休息与活动：病情加重期患者应绝对卧床休息，减少心肌耗氧量。病情稳定后可根据患者的心功能分级适当安排活动。合并主动脉病变者需限制活动，风湿活动时应卧床休息。

（2）体位：患者胸闷气急时给予半卧位，必要时端坐位，下肢下垂，以减少回心血量，减轻心脏负担；血压下降的患者可采取中凹位，以增加回心血量，从而维持动脉压，保证重要脏器血液灌注；及时给予吸氧。

3. 饮食护理 给予低热量、低脂、低盐、高蛋白、高维生素、易消化饮食，宜少食多餐。

4. 心理护理 安慰、关心、帮助患者，稳定患者情绪，避免情绪激动，保持心态平和，以减轻心脏负荷。

5. 病情观察

（1）体温及风湿活动：定时监测体温，注意热型，超过 38.5℃给予物理降温。观察有无风湿活动表现，如皮肤红斑、皮下结节、关节红肿疼痛等。

（2）心功能：监测有无左心衰竭征象，如呼吸困难、咳嗽咳痰，观察痰液的性质，检查肺部湿啰音情况。观察有无右心衰竭的症状与体征，如食欲减退、腹部不适、水肿、颈静脉怒张、肝脏肿大等。

（3）栓塞：观察瞳孔、神志及肢体活动等。当患者出现头晕、失语、肢体功能障碍，甚至昏迷、脑疝等征象时应警惕脑栓塞的可能；当肢体突发剧烈疼痛、局部皮肤温度下降，应考虑外周动脉栓塞的可能。

6. 对症护理

栓塞护理：①预防血栓形成：鼓励与协助患者勤换体位，避免长时间蹲、坐位，经常按摩，用温水泡足，以防下肢静脉栓塞。②防止附壁血栓脱落：患者应绝对卧床休息，避免剧烈运动或体位突然改变，以防血栓脱落，形成栓塞。

（二）药物治疗护理

遵医嘱使用抗生素、抗风湿药物、抗凝药物等，观察药物疗效及副作用。应用抗凝药期间，应严密监测出血征兆。注意观察与预防口腔及肺部的二重感染。

（三）介入治疗护理

1. 二尖瓣狭窄经皮球囊二尖瓣成形术

（1）适应证：常用于下列患者：①中度至重度二尖瓣狭窄，瓣叶较柔软，无明显钙化，心功能Ⅱ~Ⅲ级者。②外科分离术后再狭窄。

（2）术后护理：①描记 12 导联心电图，监测患者的一般状态及生命体征。②穿刺肢体制动，观察穿刺点有无出血与血肿，如有异常立即通知医生。③术后第 2 天复查超声心动图评价扩张效果。④伴心房颤动者继续服用地高辛控制心室率及华法林等抗凝剂。⑤观察术后并发症，如二尖瓣反流、心脏压塞、体循环动脉血栓与栓塞等。

2. 主动脉瓣狭窄　经皮主动脉瓣球囊成形术,术后护理参照经皮球囊二尖瓣成形术后护理部分。

(四)特别关注

1. 所有接受瓣膜置换的患者常需进行6~12周的抗凝治疗。发生血栓栓塞的风险在术后第一天至一月内最高。一旦瓣膜成形,患栓塞概率就会降低,患者进行瓣膜置换要服用阿司匹林。

2. 接受机械瓣膜置换的患者需要进行长期华法林抗凝,因为有凝血风险。用药期间需要监测凝血酶原时间国际标准化比值(INR),使INR维持在2.0~3.0。

3. 瓣膜置换后会发生红细胞溶解,所以此类患者应严密监控贫血情况。

八、随访

(一)预期目标

1. 患有瓣膜疾病的患者要确保在任何侵入性手术或牙科治疗前进行抗凝治疗,以防止血栓形成。

2. 患有瓣膜狭窄或关闭不全的患者将依赖慢性药物来减轻心脏负荷和缓解症状。

3. 进行瓣膜置换的患者要定期回访(通常一月一次或更多),监测抗凝水平。

(二)并发症

1. 二尖瓣狭窄　①心房颤动:最常见,也是相对早期的常见并发症。②急性肺水肿:重度二尖瓣狭窄的严重并发症。③血栓栓塞:20%的患者可发生体循环栓塞,其中80%伴有房颤。④右心衰竭:晚期常见并发症。⑤感染性心内膜炎:较少见。

2. 二尖瓣关闭不全　急性者心力衰竭早期出现,慢性者出现较晚;心房颤动可见于3/4的慢性重度二尖瓣关闭不全患者;感染性心内膜炎较二尖瓣狭窄患者多见。

3. 主动脉瓣狭窄　①心律失常:10%患者可发生房颤,主动脉瓣钙化累积传导系统可导致房室传导阻滞。②心脏性猝死:无症状者发生猝死少见,多发生于先有症状者。③心力衰竭。④感染性心内膜炎:不常见。⑤体循环栓塞:少见,多见于钙化性主动脉狭窄者。

4. 主动脉瓣关闭不全　感染性心内膜炎较常见,常加速心力衰竭发生;慢性者常于晚期出现,急性者出现较早;室性心律失常多见,但心脏性猝死少见。

(杨莉莉)

第六节　高　血　压

一、概述

原发性高血压(primary hypertension)是以体循环动脉压持续升高为特征的心血管综合征,简称高血压。高血压的标准是根据临床及流行病学资料界定的,指在未使用抗高血压药物的情况下,非同日3次测量血压,收缩压≥140mmHg和/或舒张压≥90mmHg;收缩压≥140mmHg和舒张压<90mmHg为单纯收缩期高血压;根据血压升高水平,又进一步将高血压分为1级、2级和3级(表17-4)。高血压是常见的慢性病,也是心脑血管疾病发生和死亡的主要危险因素,其脑卒中、心肌梗死、心力衰竭及慢性肾脏病等主要并发症,不但致

残、致死率高,而且严重消耗医疗和社会资源。高血压的发病机制目前尚无完整统一的认识,包括神经机制、肾脏机制、激素机制、血管机制等。我国≥18岁成人高血压患病人数已达2.45亿,面临高发病率应采取预防为主、防治结合的方针,从控制危险因素、早诊早治和规范化管理入手,加强对公众的健康教育,强调高血压的自我管理,推进社区规范化管理,努力提高人群高血压的知晓率、治疗率和控制率。

表17-4　血压水平的定义和分级

级别	收缩压(mmHg)	/	舒张压(mmHg)
正常血压	<120	和	<80
正常高值血压	120~139	和/或	80~89
高血压	≥140	和/或	≥90
1级(轻度)	140~159	和/或	90~99
2级(中度)	160~179	和/或	100~109
3级(重度)	≥180	和/或	≥110
单纯收缩期高血压	≥140	和	<90

注:当收缩压与舒张压分属于不同级别时,以较高的级别作为标准。

二、流行病学

高血压是最常见的心血管疾病,其患病率和发病率在不同国家、地区或种族之间有差别,欧美等国家较亚非国家高,工业化国家较发展中国家高,美国黑人约为白人的2倍。我国高血压患病率和流行也存在地区、城乡和民族差别,北方高南方低的现象仍存在,但目前差异正在转变,呈现出大中型城市高血压患病率较高的特点,如北京、天津和上海居民的高血压患病率分别为35.9%、34.5%和29.1%。农村地区居民的高血压患病率增长速度较城市快。2012—2015年全国调查结果显示农村地区的患病率首次超越了城市地区。不同民族间比较,藏族、满族和蒙古族高血压的患病率较汉族人群高,而回、苗、壮、布依族高血压的患病率均低于汉族人群。《中国心血管健康与疾病报告2020》显示中国≥18岁成人高血压患病人数为2.45亿。2015年调查显示,18岁以上人群高血压的知晓率、治疗率和控制率分别为51.6%、45.8%和16.8%,较2002年明显增高。上述数据显示目前我国面临的高血压防治任务仍十分艰巨。

三、病因与危险因素

(一)病因

高血压的病因目前认为是多因素的,尤其是遗传与环境因素相互作用的结果。但是遗传因素与环境因素具体通过何种途径升高血压,还不十分清楚。

1. 遗传因素　高血压具有明显的家族聚集性,父母均有高血压,子女的发病概率高达46%,约60%高血压患者有高血压病家族史。在遗传表型上,不仅血压升高发生率体现遗传性,而且在血压升高程度、并发症发生以及其他有关因素方面如肥胖,均有遗传性。

2. 环境因素　环境因素包括膳食、烟、酒、精神应激等。

（二）危险因素

随着高血压危险因素聚集数目的增加,高血压的患病风险增加。

1. 高钠、低钾膳食　不同地区人群血压水平、高血压患病率与钠盐平均摄入量呈正相关,与钾盐摄入量呈负相关。膳食钠/钾与血压的相关性更强。我国 14 组人群研究表明,膳食钠盐摄入量平均增加 2g/d,收缩压和舒张压分别增高 2.0mmHg 和 1.2mmHg。

2. 超重和肥胖　高血压患者约 1/3 有不同程度肥胖,体重指数(BMI)是衡量肥胖程度的重要指标,BMI 与血压呈显著正相关,BMI 增加 $3kg/m^2$,4 年内发生高血压的风险,男性增加 50%,女性增加 57%。此外,腹型肥胖者更容易发生高血压,腰围男性 ≥ 90cm 或女性 ≥ 85cm,发生高血压的风险是腰围正常者的 4 倍以上。

3. 精神应激　长期反复的过度紧张与精神刺激可引起高血压。因此,城市脑力劳动者、从事精神紧张度高的职业者、长期在噪声环境中生活或工作者发生高血压的较多。

4. 饮酒　虽然少量饮酒后短时间内血压会有所下降,但长期少量饮酒可使血压轻度升高,过量饮酒则使血压明显升高。此外,饮酒还会降低降压治疗的效果。

5. 吸烟　吸烟可使交感神经末梢释放去甲肾上腺素增加而使血压升高,同时可以通过氧化应激损害一氧化氮(NO)介导的血管舒张引起血压升高。

6. 其他因素　包括年龄、缺乏体力活动、甘油三酯(TG)和总胆固醇(TC)偏高、高密度脂蛋白胆固醇(HDL-C)偏低等。

综上所述,高血压是多因素、多环节、多阶段和个体差异性较大的疾病。其中遗传、年龄、性别是不可改变的因素,其余为可改变的因素,可改变的因素较大程度上与生活方式有关。因此,保持健康的生活方式,如减少钠盐的摄入,合理饮食,戒烟限酒,控制体重,在紧张的工作生活之余参加适当的锻炼及各种娱乐活动,保持良好的心情等可在一定程度上降低高血压的发生。

四、预防和筛查

（一）预防

绝大部分高血压可以预防,可以控制,却难以治愈,因此,预防高血压的发生尤为重要。

1. 面对公众,发展政策、创建支持性环境、改变不良行为和生活习惯,针对高血压及其危险因素开展健康教育,防止高血压发生。倡导人人知晓自己的血压。

2. 面对易患人群,实施健康体检和健康指导与干预,早期发现和控制易患因素。

（1）健康体检:包括一般询问、身高、体重指数(BMI)、血压测量、尿常规,测定血糖、血脂、肾功能、心电图等指标。对检出的高危个体进行随访管理和生活方式指导。

（2）健康指导与干预:①通过社区宣传相关危险因素,提高易患人群识别自身危险因素的能力。②提高对高血压危险因素的认知,改变不良行为和生活习惯,采取健康的生活方式(详见护理措施),积极干预相关危险因素。③提高对定期监测血压重要性的认识,建议易患人群至少每半年测量血压 1 次。④利用社区卫生服务机构对高血压易患个体进行教育,给予个性化生活行为指导。

3. 面对高血压患者,定期随访和测量血压。长期甚至终生治疗高血压(药物治疗与非药物治疗并举),努力使血压达标,并控制并存的其他心血管病危险因素。减缓靶器官损害,预防心脑肾并发症的发生,降低致残率及病死率。

（二）筛查

1. 普通人群的高血压筛查

（1）健康成年人至少每 2 年测量 1 次血压，最好每年测量 1 次。

（2）充分利用各种机会性筛查：①单位组织的健康体检或各类从业人员体检。②计划性的辖区内成人高血压普查或建立健康档案。③利用特定场所，如老年活动站、单位医务室、居委会、血压测量站等测量血压；亦可利用公共场所放置的公益性血压计测量血压。④医疗机构对 35 岁以上患者实行首诊血压测量制度。

2. 易患人群的高血压筛查

（1）易患人群包括：①血压高值：收缩压 130~139mmHg 和 / 或舒张压 85~89mmHg。②超重（BMI24~27.9kg/m^2）或肥胖（BMI ≥ 28kg/m^2）；或腹型肥胖：腰围男性 ≥ 90cm（2.7 尺）或女性 ≥ 85cm（2.5 尺）。③高血压家族史（一、二级亲属）。④长期膳食高盐。⑤长期过量饮酒：每日饮白酒 ≥ 100ml（2 两）。⑥年龄 ≥ 55 岁。

（2）易患人群一般要求每半年测量血压 1 次。

（3）提倡家庭自测血压。

（4）利用各种机会筛查、测量血压。

五、评估

（一）病史

1. 家族史　询问有无高血压、糖尿病、脑卒中、血脂异常、冠心病的家族史。

2. 既往史　评估有无糖尿病、冠心病、心力衰竭、脑血管病、周围血管病、痛风、血脂异常、支气管痉挛、睡眠呼吸暂停综合征、肾脏疾病等病史。

3. 症状评估　高血压早期常无症状，仅在测量血压或发生心、脑、肾等器官并发症时才被发现。一般表现有头晕、头痛、颈项板紧、疲劳、耳鸣、心悸等，呈轻度持续性，多数休息后缓解，在紧张或劳累后加重，也可出现视力模糊、鼻出血等严重症状。典型的高血压头痛常在血压下降后即可消失。评估患者有无伴随症状。此外，还应了解高血压初次发病的时间，血压最高水平和一般水平，降压药使用情况及治疗反应。

4. 个人史　主要了解个人生活方式，包括饮食习惯（油脂、盐摄入）和嗜好（酒精摄入量、吸烟情况），体力活动量，体重指数变化；女性已婚患者，注意询问月经及避孕药使用情况。

5. 心理 - 社会状况　评估家庭、工作、文化程度及个人心理状况。

（二）体格检查

体格检查包括测量生命体征，尤其是准确测量血压，必要时测立、卧位血压和四肢血压；询问年龄、性别；测量体重指数及腰围等。高血压时体征较少，听诊可闻及主动脉瓣区第二心音亢进、主动脉瓣区杂音或收缩早期喀喇音，病程较长者可出现心脏扩大，可闻及第四心音。

如有以下症状和体征提示可能存在靶器官损害，需进一步行相关检查。①心脏：心悸、胸痛、心脏杂音、下肢水肿。②脑和眼：头晕、视力下降、感觉和运动异常。③肾脏：眼睑水肿、夜尿增多、血尿、泡沫尿、腹部肿块，腰部及腹部血管性杂音。④周围血管：间歇性跛行、四肢血压不对称、脉搏异常、血管杂音、足背动脉搏动减弱。

（三）辅助检查

辅助检查有助于进一步发现相关危险因素和靶器官损害。

1. 常规检查　包括血常规（血细胞计数和血红蛋白）、血生化（血钾、空腹血脂、空腹血糖、血肌酐、血尿酸、肝功能）、尿常规（尿蛋白、尿糖和尿沉渣镜检）、心电图。

2. 选择性检查　有条件且必要时推荐进行 24 小时动态血压监测、超声心动图、颈动脉超声、胸片、眼底、餐后 2 小时血糖（空腹血糖 ≥ 6.1mmol/L 时测定）、尿蛋白定量（尿常规检查蛋白阳性者测定）、血同型半胱氨酸、脉搏波传导速度（PWV）等检查。对怀疑为继发性高血压的患者根据需要进行其他相应检查如血浆肾素活性等。对有合并症的患者，进行相应心、脑及肾功能的检查。

六、诊断与鉴别诊断

（一）诊断

1. 诊断要点　采用经核准的水银柱或电子血压计，测量安静休息状态下坐位时上臂肱动脉部位血压。在未使用抗高血压药物的情况下，非同日 3 次测量，收缩压 ≥ 140mmHg 和 / 或舒张压 ≥ 90mmHg，可诊断为高血压，应排除其他疾病导致的继发性高血压；患者既往有高血压病史，正在服用抗高血压药物，血压虽低于 140/90mmHg，也诊断为高血压。目前仍以诊室血压作为高血压诊断和分级的主要依据，有条件者应同时测量家庭血压或动态血压。家庭血压 ≥ 135/85mmHg；动态血压白天 ≥ 135/85mmHg，或 24 小时平均值 ≥ 130/80mmHg 为高血压诊断的标准。

2. 高血压危险度分层　高血压的预后不仅与血压升高水平有关，而且与其他心血管危险因素和靶器官损害程度有关。为了判断预后和优化治疗，将血压升高患者按心血管风险水平分为低危、中危、高危和很高危四个层次（见表 17-5）。

（1）用于分层的其他心血管危险因素：①血压水平（1、2、3 级）。②年龄（男性 > 55 岁，女性 > 65 岁）。③血脂异常：血胆固醇（TC）≥ 5.2mmol/L（200mg/dl）或高密度脂蛋白胆固醇（HDL-C）< 1.0mmol/L（40mg/dl）或低密度脂蛋白胆固醇（LDL-C）≥ 3.4mmol/L（130mg/dl）。④吸烟或被动吸烟。⑤糖耐量受损和 / 或空腹血糖异常。⑥早发心血管疾病家族史（一级亲属发病年龄 < 50 岁）。⑦腹型肥胖（腹围：男性 ≥ 90cm，女性 ≥ 85cm）或体重指数 ≥ 28kg/m²。⑧高同型半胱氨酸血症（≥ 15μmol/L）。

（2）用于分层的靶器官损害：①左心室肥厚（心电图或超声心动图）。②微量白蛋白尿 30~300mg/24h 或血肌酐轻度升高（男性 115~133μmol/L，女性 107~124μmol/L）。③颈动脉超声证实有动脉斑块或内膜中层厚度 ≥ 0.9mm。

表 17-5　高血压患者心血管危险分层标准

其他危险因素、靶器官损害和病史	血压（mmHg）			
	SBP130~139 和（或）DBP 85~89	SBP140~159 和（或）DBP 90~99	SBP160~179 和（或）DBP 100~109	SBP ≥ 180 和 / 或 DBP ≥ 110
无其他危险因素		低危	中危	高危
1~2 个其他危险因素	低危	中危	中 / 高危	很高危
≥ 3 个其他危险因素，靶器官损害或慢性肾脏疾病 3 期，无并发症的糖尿病	中 / 高危	高危	高危	很高危
临床并发症，或慢性肾脏疾病 ≥ 4 期，有并发症的糖尿病	高 / 很高危	很高危	很高危	很高危

注：根据中国高血压防治指南（2018 年修订版）表格中增加了 130~139/85~89mmHg 范围。

（3）用于分层的并发症：①糖尿病（新诊断：空腹血糖 ≥ 7.0mmol/L，餐后血糖 ≥ 11.1mmol/L；已治疗但未控制：糖化血红蛋白（HbA1c）≥ 6.5%）。②心脏疾病（心绞痛、心肌梗死、冠状动脉血运重建、心力衰竭、心房颤动）。③脑血管疾病（脑出血、缺血性脑卒中、短暂性脑缺血发作）。④肾脏疾病（糖尿病肾病、血肌酐：男性 ≥ 133μmo/L，女性 ≥ 124μmol/L，临床蛋白尿 ≥ 300mg/24h）。⑤血管疾病（主动脉夹层、外周血管病）。⑥高血压性视网膜病变（出血或渗出、视乳头水肿）。

（二）鉴别诊断

原发性高血压应与继发性高血压相鉴别。继发性高血压常见于慢性肾脏病、睡眠呼吸暂停综合征、原发性醛固酮增多症、肾动脉狭窄、嗜铬细胞瘤、皮质醇增多症、大动脉疾病、药物引起的高血压等。

当出现以下情况时应警惕继发性高血压的可能：①高血压发病年龄 < 30 岁。②重度高血压（高血压 3 级）。③降压效果差，血压不易控制。④血尿、蛋白尿或有肾脏疾病史。⑤夜间睡眠时打鼾并出现呼吸暂停。⑥血压升高伴肢体肌无力或麻痹，常呈周期性发作，或伴自发性低血钾。⑦阵发性高血压，发作时伴头痛、心悸、皮肤苍白及多汗等。⑧下肢血压明显低于上肢，双侧上肢血压相差 20mmHg 以上，股动脉等搏动减弱或不能触及。⑨长期口服避孕药者。

七、护理措施

高血压治疗和护理的主要目标是降低心脑血管并发症的发生率和病死率，干预所有可逆性的心血管危险因素（如肥胖、血脂异常或吸烟等）、亚临床靶器官损害及各种并存的临床疾患。

（一）非药物治疗护理

1. 环境护理　保持环境安静、舒适、温暖，限制探视，护理操作轻柔、集中进行，减少各种刺激和干扰；避免室内光线暗、有障碍物、地面湿滑、缺少扶手等危险因素，用物放于患者伸手可及的位置。

2. 活动与体位　高血压初期可根据病情选择合适的运动（如步行、慢跑、游泳等），避免重体力活动，保证充足睡眠；血压较高、波动明显、症状较重或有并发症的患者应卧床休息，采取舒适体位，改变体位宜缓慢；高血压急症患者绝对卧床休息，抬高床头，避免一切不必要的活动和不良刺激。

3. 饮食护理

（1）减少钠盐摄入：应减少烹调用盐，食盐量 < 6g/d 为宜，建议在烹调时尽可能用量具称量加入的食盐量，如特制的控盐勺或普通啤酒瓶盖去掉胶皮垫后水平装满为 6g 食盐；少食或不食腌制品，如火腿、香肠、咸菜等；减少味精、酱油等含钠盐的调味品的摄入量，可用代用盐、食醋等替代产品。

（2）补充钙和钾盐：摄入含钾和钙丰富的食物，每日应吃新鲜蔬菜（如油菜、芹菜等）400~500g，水果 100g，喝牛奶 500ml 等。

（3）减少脂肪摄入：膳食脂肪控制在总热量的 25% 以下，限制动物脂肪、内脏、鱼卵、软体动物和甲壳类食物。

（4）增加粗纤维食物的摄入：如多吃芹菜、韭菜、水果，以预防便秘。

（5）限制饮酒：饮酒量每日不可超过相当于 50g 乙醇的量，以降低抗药性。

（6）戒烟：科学戒烟，并避免被动吸烟。

4. 对症护理

（1）头痛：①卧床休息，抬高床头，改变体位时动作宜慢，保证充足睡眠，减少探视。②避免头痛诱发因素，包括劳累、情绪激动、不规律服药、环境嘈杂等。③遵医嘱用药，保持心态平和，放慢生活节奏。④指导患者使用放松技术，如心理训练、音乐治疗、缓慢呼吸等。

（2）直立性低血压：①告知患者直立性低血压的表现：乏力、头晕、心悸、出汗、恶心、呕吐等。②指导预防方法：避免长时间站立（尤其在服药后 1~2 小时内），变换体位要缓慢，服药时间选在平静休息时，服药后休息一段时间再下床活动，避免洗澡水过热或蒸汽浴，不宜大量饮酒。③处理：立即平卧并抬高下肢，以促进血液回流。

5. 安全护理　高血压患者由于头晕、视物模糊、意识改变或直立性低血压等而容易受伤，所以应重视安全护理。避免室内光线过暗、有障碍物、地面湿滑、无扶手、迅速改变体位等危险因素；当患者出现头晕、耳鸣、视物模糊等症状时，嘱卧床休息，必要时加用床挡；如厕或外出时有人陪护，若头晕严重，应协助床上大小便；伴随恶心、呕吐时，应将呼叫器、痰盂等用物置于患者伸手可及的位置。

6. 心理护理　长期情绪激动或精神创伤、劳累可导致血压升高，严重者可诱发高血压急症。告知患者保持乐观而稳定的情绪尤为重要。根据患者的性格特点，指导患者自我调节的方法，如音乐疗法、缓慢呼吸、自律训练或气功等。对性格急躁、易激动的患者，让其经常听舒缓轻柔的音乐，充分调动家庭、社会支持系统，给予理解、疏导与支持，缓解心理、精神压力，有利于保持健康心态。

7. 病情观察

（1）血压监测：定期监测血压，并观察头痛、头晕等症状的改善情况。人体血压受季节、昼夜、情绪等因素影响波动较大。一般情况下冬季血压较夏季血压高；夜间血压较低，清晨血压较高。

（2）高血压急症监测：一旦发现血压急剧升高、剧烈头痛、呕吐、烦躁不安、大汗、视物模糊、意识障碍、肢体运动障碍等高血压急症症状，应立即通知医生并协助处理。

（二）药物治疗护理

药物治疗护理是血压达标的关键，降压药物选用的时机包括：①高危、很高危或 3 级高血压患者，应立即开始降压药物治疗。②确诊的 2 级高血压患者，应考虑开始药物治疗。③1 级高血压患者，可在生活方式干预数周后，血压仍 ≥ 140/90mmHg 时，再开始降压药物治疗。目前临床常用的降压药物有 5 大类，即利尿剂、β 受体阻滞剂、钙通道阻滞剂（CCB）、血管紧张素转化酶抑制剂（ACEI）和血管紧张素 Ⅱ 受体拮抗剂（ARB）。

1. 利尿剂

（1）作用特点：利尿剂通过利钠排水、减少细胞外容量、降低外周血管阻力发挥降压作用，包括噻嗪类利尿剂（如氢氯噻嗪）、保钾利尿剂（如氨苯蝶啶）及袢利尿剂（如呋塞米）。各种利尿剂的降压效果相仿，起效较平稳、缓慢，作用时间持久，服用 2~3 周后作用达高峰。适用于轻、中度高血压，对盐敏感性高血压、合并肥胖或糖尿病、更年期女性和老年高血压有较强的降压效果。

（2）用药护理：噻嗪类使用最多，但可引起血钾减低、血钠减低、血尿酸升高，长期应用者应定期监测血钾，并适量补钾，痛风者禁用，对高尿酸血症，以及明显肾功能不全者慎用；保钾利尿剂在利钠排尿的同时不增加钾的排出，主要不良反应是血钾增高，不宜与 ACEI、

ARB合用,肾功能不全者禁用;袢利尿剂主要用于肾功能不全时,主要不良反应是血钾减低。

2. β受体阻滞剂

(1)作用特点:通过抑制过度激活的交感神经活性、抑制心肌收缩力、减慢心率发挥降压作用,起效迅速、强力,适用于各种不同严重程度的高血压,尤其是心率较快的中、青年患者或合并心绞痛者,对老年人高血压疗效较差。

(2)用药护理:用药过程中注意观察不良反应,主要有心动过缓、乏力、四肢发冷,影响生活质量,突然停药导致撤药综合征,增加胰岛素抵抗,抑制心肌收缩力、房室传导、窦性心律,增加气道阻力;急性心衰、支气管哮喘、房室传导阻滞和外周血管病患者禁用。

3. 钙通道阻滞剂

(1)作用特点:通过阻断血管平滑肌细胞上的钙离子通道,发挥扩张血管、降低血压的作用,起效迅速,降压疗效和降压幅度相对较强,短期治疗一般能降低血压10%~15%,剂量与疗效呈正相关,疗效的个体差异性较小,与其他类降压药物联用能明显增强降压作用,对血脂、血糖代谢无明显影响。钙通道阻滞剂对老年患者有较好的降压效果,高钠摄入不影响降压效果,对嗜酒患者也有显著降压效果,不受非甾体抗炎药的干扰,可用于合并糖尿病、冠心病或外周血管病患者,长期使用还具有抗动脉粥样硬化作用,依从性较好。

(2)用药护理:常见不良反应有反射性增强交感活性,心率增快,面部潮红,头痛,下肢水肿;禁忌证为心力衰竭、窦房结功能低下或心脏传导阻滞。

4. 血管紧张素转化酶抑制剂(ACEI)

(1)作用特点:通过抑制血管紧张素转化酶阻断肾素—血管紧张素系统发挥降压作用,起效缓慢,逐渐增强,3~4周时达最大作用,限盐或加用利尿剂可增加ACEI的降压效应。ACEI对高血压患者具有良好的靶器官保护和心血管终点事件预防作用。对肥胖、糖尿病和靶器官(如心脏、肾脏)受损的高血压患者有较好的疗效,特别适用于心力衰竭、心肌梗死后、糖耐量减退或糖尿病肾病的高血压患者。

(2)用药护理:最常见不良反应有刺激性干咳,多见于用药初期,症状较轻者可坚持服药,无法耐受者可改用ARB;其他不良反应有低血压、皮疹,偶见血管神经性水肿及味觉障碍;长期应用可能导致血钾升高。高钾血症、双侧肾动脉狭窄者及妊娠妇女禁用。

5. 血管紧张素Ⅱ受体拮抗剂(ARB)

(1)作用特点:通过阻断血管紧张素Ⅱ受体发挥降压作用,起效缓慢,但持久而平稳,一般在6~8周时达最大作用,持续时间能达24小时以上,低盐饮食或联用利尿剂能明显增强疗效。适用于伴左室肥厚、心力衰竭、蛋白尿、糖尿病肾病,以及不能耐受ACEI的患者。

(2)用药护理:不良反应很少,持续治疗的依从性高。

除了上述五大类主要降压药物外,还有交感神经抑制剂(利血平、可乐定)、直接血管扩张剂(肼屈嗪)、α₁受体阻滞剂(哌唑嗪、特拉唑嗪)等,不主张单独使用,但在复方制剂或联合治疗时仍在使用。应根据患者的危险因素、亚临床靶器官损害以及合并临床疾病情况,合理选择药物,并遵循小剂量开始、优先选择长效制剂、联合用药及个体化4项基本原则。

(三)特别关注

1. 非药物治疗护理中特别提倡生活方式的干预。健康的生活方式,在任何时候,对任何高血压患者(包括正常高值血压),都是有效的治疗方法,可降低血压,控制其他危险因素和临床情况。生活方式干预的措施包括:减少钠盐摄入,增加钾盐摄入;合理饮食;规律运动;控制体重(BMI < 24kg/m², 腰围:男性 < 90cm, 女性 < 85cm);戒烟限酒;减轻精神压

力，保持心理平衡。这些措施是高血压治疗和护理的基石。

2. 原发性高血压目前尚无根治方法，大多数患者需长期、甚至终生坚持治疗。专科护士应向患者说明长期药物治疗的重要性，即使血压降至正常水平仍应继续服药，尤其是无症状患者。用药过程中定期监测血压，遵医嘱服药，不能擅自增减药量，更不能突然停药，以维持血压稳定，更有效地预防心脑血管并发症的发生。

3. 提倡和引导高血压患者进行有效的自我管理。

4. 关注高血压急症。高血压急症是指原发性或继发性高血压患者，在某些诱因作用下，血压突然和明显升高（一般超过 180/120mmHg），同时伴有进行性心、脑、肾等重要靶器官功能不全的表现。高血压急症包括高血压脑病、颅内出血（脑出血和蛛网膜下腔出血）、脑梗死、急性心力衰竭、肺水肿、急性冠状动脉综合征（不稳定型心绞痛、急性非 ST 段抬高和 ST 段抬高心肌梗死）、主动脉夹层、子痫等。但应注意血压水平的高低与急性靶器官损害的程度并非成正比。及时正确处理高血压急症十分重要，可在短时间内缓解病情，预防靶器官损害，降低病死率。

（1）处理原则：持续监测血压，尽快应用适宜的降压药进行控制性降压。由于已经存在靶器官的损害，过快或过度降压容易导致组织灌注压降低，诱发缺血事件。所以起始的降压目标并非使血压正常，而是渐进地将血压调控至不太高的水平，最大限度地防止或减轻心、脑、肾等靶器官损害。起始阶段（一般数分钟至 1 小时内）平均动脉压的降低幅度不超过治疗前水平的 25%；在随后的 2~6 小时内将血压降至安全水平，一般为 160/100mmHg。如果临床情况稳定，在随后的 24~48 小时血压逐步降至正常水平。降压过程中严密观察靶器官功能状况，如神经系统症状和体征的变化，胸痛是否加重等。

（2）常用降压药：①硝普钠：为首选药，能同时扩张动脉和静脉，降低心脏前、后负荷。②硝酸甘油：扩张静脉和选择性扩张冠状动脉与大动脉。③尼卡地平：二氢吡啶类降压药，降压同时可改善脑血流量。④拉贝洛尔：是兼有 α 受体阻滞作用的 β 受体阻滞剂。

（3）护理：①患者绝对卧床休息，抬高床头，减少搬动，避免一切不必要的活动和不良刺激，协助生活护理。②保持呼吸道通畅，给予氧气吸入，安定患者情绪。③给予心电监护，密切观察生命体征及意识变化。④必要时遵医嘱给予镇静剂稳定患者情绪。⑤迅速建立静脉通路，遵医嘱尽早应用降压药物，用药过程中注意监测血压变化，密切观察药物不良反应。

八、随访

（一）预期目标

1. 患者能主动采纳健康的生活方式，最大限度地控制可逆性危险因素。

2. 患者认识到高血压需长期、甚至终生治疗，能坚持用药，且药物治疗对患者的副作用小，在其耐受范围内。

3. 一般高血压患者应降至 < 140/90mmHg，能耐受者和部分高危及以上的患者可进一步降至 < 130/80mmHg。

4. 患者心脑血管及肾脏等并发症的发生率和病死率降低。

（二）并发症

1. 脑血管并发症　最常见，包括脑出血、脑血栓形成、腔隙性脑梗死、短暂性脑缺血发作等。

2. 心脏并发症

（1）高血压性心脏病：与持续左心室后负荷增加有关，主要表现为活动后心悸气促、心尖抬举样搏动等，随着病情加重，最终可导致心力衰竭、心律失常等。

（2）急性左心衰竭：多在持续高血压的基础上，因某些诱因而诱发，典型表现为急性肺水肿。

（3）冠心病：高血压继发和／或加重冠状动脉粥样硬化的结果，主要表现为心绞痛、心肌梗死。

3. 肾脏并发症 高血压肾病及慢性肾衰竭。早期主要表现为夜尿增多、轻度蛋白尿、镜下血尿或管型尿等，长期持久高血压可导致进行性肾小球硬化，并加速肾动脉粥样硬化的发生，肾功能减退，晚期出现肾衰竭。

4. 其他并发症

（1）眼底改变、视力及视野异常。

（2）鼻出血。

（3）主动脉夹层：严重高血压促使主动脉夹层形成，血液深入主动脉壁中膜形成夹层血肿，并沿着主动脉壁延伸剥离，常可致死。

（王　莹）

第七节　心　肌　病

心肌病（cardiomyopathy）是一组异质性心肌疾病，由不同病因（多数为遗传性）引起的心肌病变导致心肌的机械和／或心电功能障碍，通常表现为心室肥厚或扩张。按照形态和功能特点可将心肌病分为 5 种类型：扩张型心肌病、肥厚型心肌病、限制型心肌病、致心律失常型右室心肌病和未定型心肌病。按照病因可将心肌病分为 3 种类型，具体如下：

1. 遗传性心肌病 如肥厚型心肌病、右心室发育不良心肌病、左心室致密化不全、糖原贮积症、先天性传导阻滞、线粒体疾病、离子通道病。

2. 混合性心肌病 如扩张型心肌病、限制型心肌病。

3. 获得性心肌病 如感染性心肌病、心动过速心肌病、心脏气球样变、围生期心肌病。其中扩张型心肌病、肥厚型心肌病、限制型心肌病是 3 种常见的类型，三者比较见表 17-6。本节重点阐述扩张型心肌病和肥厚型心肌病。

表 17-6　三种常见心肌病的比较

	扩张型心肌病	限制型心肌病	肥厚型心肌病
左心室射血分数	症状明显时 < 30%	25%~50%	> 60%
左心室舒张末期内径	≥ 60mm	< 60mm	缩小
心室壁厚度	变薄	正常或增厚	明显增厚
左心房	增大	增大，甚至巨大	增大
瓣膜反流	先二尖瓣后三尖瓣	有，一般不严重	二尖瓣反流

续表

	扩张型心肌病	限制型心肌病	肥厚型心肌病
常见首发症状	耐力下降	耐力下降、水肿	耐力下降、可有胸痛
心衰症状	左心衰先于右心衰	右心衰显著	晚期出现左心衰
常见心律失常	室速、传导阻滞、房颤	传导阻滞、房颤	室速、房颤

一、扩张型心肌病

（一）概述

扩张型心肌病（dilated cardiomyopathy，DCM）是以左心室或双心室扩大，伴心肌收缩功能障碍为主要病理特征的心肌病，常伴有心律失常、心力衰竭等，发病机制不详，是临床心肌病中最常见的一种类型。

（二）流行病学

扩张型心肌病在我国发病率为（13~84）/10 万不等，近年发病率呈上升趋势，男性多于女性（2.5：1），好发于青中年男性。本病病死率较高，死亡原因多为心力衰竭、严重心律失常，确诊后 5 年生存率约为 50%。

（三）病因与危险因素

病因迄今未明。DCM 中 30%~50% 有基因突变和家族遗传背景。近年来认为持续病毒感染是继发性 DCM 的重要原因，常见病毒有柯萨奇病毒、流感病毒、腺病毒、巨细胞病毒、人类免疫缺陷病毒等，病毒对心肌组织的直接损伤引发慢性炎症和免疫反应，继而造成心肌损伤，导致和诱发扩张型心肌病。此外，酒精中毒（嗜酒是我国常见病因）、抗癌药物、围生期、硒缺乏、系统性红斑狼疮、嗜铬细胞瘤、心肌能量代谢紊乱和神经激素受体异常等多因素亦可引起本病。

（四）预防和筛查

1. 预防

（1）积极防治相关病毒感染，在病毒感染时密切关注心脏情况并及时治疗。

（2）严格限酒及戒烟。

（3）治疗相应的内分泌疾病及自身免疫性疾病。

（4）避免其他可能引起 DCM 的危险因素。

（5）积极干预，尽早识别和预防 DCM 的各种合并症，如心力衰竭、栓塞、各种心律失常、心脏性猝死等。

2. 筛查　DCM 具有明显的遗传特性，因此建议对扩张型心肌病患者的亲属特别是一级亲属进行 DCM 的筛查。

（五）评估

1. 病史

（1）病因与诱因评估：评估患者有无扩张型心肌病的家族遗传史；有无相关病毒的感染史；是否嗜酒、嗜烟；是否具有其他的危险因素。

（2）患病及治疗经过：询问本次就诊的情况及既往的治疗经过。

（3）主要症状评估：DCM 患者早期可无明显的症状或仅在活动时出现心悸、呼吸困难和活动耐力下降。随着病情进展可出现夜间阵发性呼吸困难和端坐呼吸等左心衰竭的表现,逐渐出现食欲下降、腹胀、下肢水肿、肝大等右心衰竭的表现。常出现各种心律失常,表现为心悸、头昏、黑矇等,部分患者可发生栓塞或猝死。

(4)心理-社会状况评估:评估患者的家庭、工作、文化程度及个人心理状况等方面。

2. 体格检查

(1)一般状态:为患者测量生命体征;观察呼吸的频率、节律及深浅度,有无呼吸困难;观察脉率、心率及有无心律失常的各种表现;评估意识、精神状态及活动耐力等。

(2)主要体征:DCM 的心脏体征为心界扩大,心音减弱,常可闻及第三或第四心音,心率快时呈奔马律。随着心力衰竭加重可出现肺循环和体循环淤血的表现。

3. 辅助检查

(1)胸部 X 线检查:心影明显增大,心胸比例>50%,肺淤血征。

(2)心电图:可见多种心律失常如室性心律失常、心房颤动、房室传导阻滞等,此外尚有 ST-T 改变、低电压、R 波减低,严重者可见病理性 Q 波,QRS 波增宽,常提示预后不良。

(3)超声心动图:诊断及评估 DCM 最常用的重要检查。表现为心脏各腔均扩大,以左心室扩大早而显著,室壁运动减弱,左心室射血分数显著降低,提示心肌收缩力下降;彩色血流多普勒显示二尖瓣、三尖瓣反流;左心室心尖部附壁血栓等。

(4)其他:心导管检查和心血管造影、心脏放射性核素检查、心内膜心肌活检等均有助于诊断及评估。

(六)诊断与鉴别诊断

1. 诊断　扩张型心肌病缺乏特异性的诊断指标。超声心动图检查见心腔扩大及心脏搏动减弱,有心力衰竭和心律失常表现时应考虑 DCM 的可能。

2. 鉴别诊断　应除外各种病因明确的器质性心脏病,如冠心病、急性病毒性心肌炎、风湿性心脏病、先天性心血管病及各种继发性心肌病,才能确立 DCM 的诊断。

(七)护理措施

1. 非药物治疗护理

(1)环境护理:保持环境安静,减少探视,避免各种不良刺激。

(2)休息与体位:扩张型心肌病患者应避免劳累,宜长期卧床休息;合并严重心力衰竭、心律失常及阵发性晕厥的患者应卧床休息,根据病症选取合适体位。此外,对长期卧床及水肿患者应注意保持皮肤清洁干燥,定时翻身,防止压疮的发生;采取促进排痰、保持呼吸道通畅的措施,防止呼吸道感染,以免加重病情。

(3)饮食护理:提倡少食多餐;给予低脂、低盐、高蛋白、高维生素的易消化饮食,避免刺激性食物;多食白菜、海带等富含纤维素的食物,少食易产气食物,如葱、薯类等;严格限酒及戒烟。

(4)对症护理

1)胸痛:嘱患者立即停止活动,卧床休息;安慰患者,解除紧张情绪;遵医嘱使用药物;持续吸氧;避免剧烈运动、屏气、持重、情绪激动、饱餐、寒冷等诱发因素。

2)心悸、呼吸困难:嘱患者停止活动,卧床休息,以减少心肌耗氧量,休息时采用半卧位,尽量避免左侧卧位;必要时予以吸氧,根据缺氧程度及心功能状态调节氧流量。

3)栓塞:合并栓塞的患者,须长期抗凝治疗,在此期间应密切观察凝血功能的改变,注意有无皮肤及黏膜出血、黑便、尿血等。发现异常及时通知医生。

4)晕厥:立即协助患者平躺于空气流通处,将头部放低;松开衣领、腰带;注意保暖;吸氧;做好急救准备。

(5)心理护理:患者对病程、疾病预后、治疗费用及疾病的严重程度充分认识后,往往有焦虑、担心,甚至恐惧和绝望的感觉,所以专科护士应关心体贴患者,逐步帮助其解除顾虑和消除异常情绪,增强治疗信心,积极配合治疗。

(6)病情观察

1)观察血压、心率、心律及心电图变化,必要时进行心电监护。准确记录出入量。

2)密切观察有无心力衰竭、心律失常、栓塞、胸痛、呼吸困难、晕厥的征象,如发现异常,及时联系医生。

2. 药物治疗护理

(1)治疗原则:阻止基础病因介导的心肌损害,控制心力衰竭、预防栓塞,防治各种心律失常及预防猝死。

1)病因处理:寻找病因并积极干预,如控制感染、严格限酒及戒烟、治疗相应的内分泌疾病及自身免疫性疾病等。

2)控制心力衰竭:在心衰的早期阶段积极进行药物干预。选用β受体阻滞剂、血管紧张素转化酶抑制剂(ACEI),减少心肌损伤和延缓病情,β受体阻滞剂宜从小剂量开始,根据病情调整用量;慎用洋地黄;有适应证者可植入起搏器行心脏再同步化治疗。

3)预防栓塞:对心脏明显扩大、有心房颤动或深静脉血栓形成等发生栓塞风险且没有禁忌证的患者,口服阿司匹林,预防附壁血栓的形成;对已有附壁血栓形成和/或发生栓塞的患者,长期口服华法林抗凝治疗。

4)防治心律失常及预防猝死:控制诱发室性心律失常的可逆因素,如纠正低钾、低镁血症,选用β受体阻滞剂和ACEI改善神经激素功能紊乱,选用辅酶Q10改善心肌代谢;针对性选择抗心律失常药物,如胺碘酮。

5)其他:中药黄芪、生脉散等有抗病毒、调节免疫、改善心功能等作用,长期使用对改善症状及预后有一定作用;对长期严重心力衰竭、内科治疗无效的患者,可考虑进行心脏移植;免疫学治疗、骨髓干细胞移植、基因治疗是正在研究的新方法。

(2)用药护理:遵医嘱用药,监测药物的疗效及可能出现的不良反应。DCM患者对洋地黄的耐受性差,易发生中毒,使用过程中密切观察并监测血清药物浓度,警惕发生中毒;应用利尿剂期间注意观察尿量,记录出入量,监测血清电解质;抗凝治疗期间密切观察凝血功能的改变,注意有无皮肤及黏膜出血、黑便、尿血等;静脉用药严格控制输液的量与速度,以免发生急性肺水肿。

(八)随访

1. 预期目标

(1)患者的症状明显改善,病情得到有效控制。

(2)患者对疾病正确认知,能积极配合预防、治疗和护理。如能主动避免相关的危险因素,预防感染,戒烟酒等。能遵医嘱坚持服用抗心力衰竭、抗心律失常的药物,能进行药物的自我监测,以提高存活年限。

(3)并发症的发生率和病死率降低。

2. 并发症　DCM的病程长短不等,常并发心力衰竭、心律失常,预后常不良。此外,还可并发栓塞和心脏性猝死。

二、肥厚型心肌病

(一)概述

肥厚型心肌病(hypertrophic cardiomyopathy, HCM)是一类由常染色体显性遗传造成的原发性心肌病,以心室壁非对称性肥厚、心室腔缩小、左心室血液充盈受阻为主要病理特征,临床主要表现为劳力性呼吸困难、胸痛、心悸、心律失常,严重者并发心力衰竭、心脏性猝死。根据左心室流出道有无梗阻可分为梗阻性和非梗阻性肥厚型心肌病。HCM 为青少年和运动员心脏性猝死的最常见原因之一。

(二)流行病学

肥厚型心肌病国外报道人群患病率为 200/10 万,我国患病率为 180/10 万。本病自然病程长,呈良性进展,一般成人病例 10 年存活率为 80%,小儿病例为 50%。死亡高峰年龄在儿童和青少年。主要死亡原因是心脏性猝死(51%)、心力衰竭(36%)、卒中(13%)。16% 猝死患者发生在中等至极量体育活动时。

(三)病因与危险因素

HCM 常有明显的家族史,是常染色体显性遗传疾病,肌节收缩蛋白基因(如心脏肌球蛋白重链、心脏肌钙蛋白 T 基因等)突变是主要的致病因素。欧洲心脏病学会(ESC)肥厚型心肌病指南认为,HCM 的病因不仅包括了肌节收缩蛋白基因异常,还包括了代谢性疾病、线粒体心肌病、神经肌肉性疾病、畸形综合征、渗出性疾病/炎症、内分泌紊乱以及药物性损害。还有研究认为儿茶酚胺代谢异常、细胞内钙调节机制异常、高血压、高强度运动等均可作为本病发病的促进因子。

(四)预防和筛查

1. 预防

(1)预防各种危险因素及发病的促进因子。

(2)预防心脏性猝死(SCD):HCM 为青少年和运动员猝死最常见的原因之一,因此有效预防 SCD 对 HCM 患者有重要意义。HCM 患者尤其是随时可能猝死或突发左心室流出道梗阻者应限制运动量,避免参加竞技性活动和剧烈的体力活动。欧洲心脏病学会(ESC)肥厚型心肌病指南推出了一种新的 HCM 患者心脏性猝死风险评估预测模型,即 HCM Risk-SCD 方程式,为安装植入型心律转复除颤器(ICD)有效预防心脏性猝死和延长 HCM 患者的生命等方面提出了更科学的循证医学证据。

2. 筛查 绝大多数 HCM 患者是由于常染色体显性遗传而患病,约 60% 的 HCM 患者存在肌球蛋白基因突变,有家族史的患者检获致病基因的概率极高。因此,应对 HCM 患者的家族成员进行筛查,特别是基因学筛查有重要意义。

(五)评估

1. 病史

(1)病因与诱因评估:评估患者有无阳性家族史(猝死、心脏增大等);是否具有发病的促进因子,如儿茶酚胺代谢异常、细胞内钙调节机制异常、高血压、高强度运动等。

(2)患病及治疗经过:询问本次就诊的情况及既往的治疗经过。

(3)主要症状评估:部分患者可无自觉症状,因猝死或体检时才被发现。最常见的症状是劳力性呼吸困难和乏力,其中有劳力性呼吸困难可达 90% 以上。除此之外,患者有心悸、胸痛、头晕、晕厥甚至猝死。

（4）心理 - 社会状况评估：评估患者的家庭、工作、文化程度及个人心理状况等方面。

2. 体格检查

（1）一般状态：为患者测量生命体征；观察呼吸的频率、节律及深浅度，有无呼吸困难、胸痛等；观察血压、脉率、心率及有无心律失常的各种表现；评估意识、精神状态及活动耐力等。

（2）主要体征：非梗阻性肥厚型心肌病患者的体征不明显，梗阻性肥厚型心肌病患者体检可见心脏轻度增大，胸骨左缘第 3、4 肋间可闻及较粗糙的喷射性收缩期杂音，心尖部也常可闻及吹风样的收缩期杂音。凡能影响心肌收缩力，改变左心室容量及射血速度的因素均可影响杂音的响度。如使用 β 受体阻滞剂、取下蹲位或举腿，可使左心室容量增加或心肌收缩力减弱，杂音可减轻；反之，含服硝酸甘油、使用强心剂、运动或取站立位，可使左心室容量减少或心肌收缩力增强，杂音可增强。

3. 辅助检查

（1）胸部 X 线检查：早期心影增大多不明显，后期出现心力衰竭时则心影明显增大。

（2）心电图：因心肌肥厚的类型不同而有不同的表现。最常见的表现是左心室肥大。可有 ST-T 改变、深而不宽的病理性 Q 波。此外，室内传导阻滞和期前收缩亦常见。

（3）超声心动图：是临床最主要的诊断和评估手段。检查特征是心室壁非对称性肥厚而无心腔增大。舒张期室间隔厚度与左心室后壁厚度之比 ≥ 1.3，室间隔运动低下。

（4）心导管检查和心血管造影：心导管检查显示左心室舒张末期压力上升，有梗阻者在左心室腔与流出道间有收缩期压力差；心室造影显示左心室腔变形，呈香蕉状、犬舌状或纺锤状（心尖部肥厚时）；冠状动脉造影多无异常。

（5）心内膜心肌活检：当临床提示心肌浸润、炎症或淀粉样变而不能由其他方法确认时，可考虑心内膜心肌活检。呈现心肌细胞畸形肥大，排列紊乱、间质纤维化等改变，有助于诊断。

（6）其他：磁共振对诊断有重要价值。此外，建议 HCM 患者及家族成员进行遗传咨询和遗传检测。

（六）诊断与鉴别诊断

1. 诊断　对临床和心电图表现类似冠心病的患者，如患者较年轻，诊断冠心病依据不充分而又不能用其他心脏病来解释，应考虑 HCM 的可能。根据病史、体格检查，结合超声心动图、心电图、心室造影可作出诊断。如有猝死、心脏增大等阳性家族史更有助于诊断。在临床诊断基础上应进一步行基因表型确定和基因筛选，评估心脏性猝死的风险。

2014 版欧洲心脏病学会（ESC）肥厚型心肌病指南对 HCM 的诊断标准分为了成人、儿童和亲属三类人群，见表 17-7。

表 17-7　2014ESC 肥厚型心肌病指南诊断标准

人群	诊断标准
成人	任意成像手段（超声心动图、心脏磁共振成像或计算机断层扫描）检测显示，并非完全因心脏负荷异常引起的左室心肌某节段或多个节段室壁厚度 ≥ 15mm。 遗传或非遗传疾病可能表现出来的室壁增厚程度稍弱（13~14mm），对于这部分患者，需要评估其他特征以诊断是否为 HCM，评估内容包括家族病史、非心脏性症状和迹象、心电图异常、实验室检查和多模式心脏成像。

续表

人群	诊断标准
儿童	与成人中一样,诊断 HCM 需要保证 LV 室壁厚度≥预测平均值 +2SD（即 Z 值＞ 2,Z 值定义为所测数值偏离平均值的 SD 数量）。
亲属	对于 HCM 患者的一级亲属,若心脏成像（超声心动图、心脏磁共振或 CT）检测发现无其他已知原因的 LV 室壁某节段或多个节段厚度≥ 13mm,即可确诊 HCM。 在遗传性 HCM 家族中,未出现形态学异常的突变携带者可能会出现心电图异常,这种异常的特异性较差,但在有遗传性 HCM 的家族成员身上,可视为 HCM 疾病的早期或温和表现,其他多种症状也可以提高对这部分人群诊断的准确性。

2. 鉴别诊断　本病通过超声心动图、心血管造影及心内膜心肌活检可与高血压性心脏病、冠心病、先天性心血管病、主动脉瓣狭窄等相鉴别。

（七）护理措施

1. 非药物治疗护理　参见扩张型心肌病的非药物治疗护理。此外,对于肥厚型心肌病患者应避免剧烈运动、竞技性活动、情绪激动、突然用力或提取重物等,以免出现梗阻症状或加重原有的梗阻症状,甚至导致心脏性猝死等。

2. 药物治疗护理

（1）治疗原则:减轻流出道梗阻,改善心室顺应性,减少合并症和预防猝死。药物治疗是 HCM 的基础。目前主张应用 β 受体阻滞剂及钙通道阻滞剂,以减慢心率,降低心肌收缩力,减轻流出道梗阻。常用药物有普萘洛尔、美托洛尔、维拉帕米等。避免使用增强心肌收缩力的药物（如洋地黄）和减轻心脏容量负荷的药物（如硝酸甘油）,以减少加重左室流出道梗阻。对药物治疗效果不佳的重症梗阻性患者可考虑采用介入或手术治疗,植入 DDD 型起搏器、安装植入型心律转复除颤器（ICD）、消融或切除肥厚的室间隔心肌。

（2）用药护理:HCM 患者出现心绞痛时不宜用硝酸酯类药物,应遵医嘱使用 β 受体阻滞剂及钙通道阻滞剂,注意观察药物疗效及有无心动过缓等不良反应。

（八）随访

1. 预期目标　参见扩张型心肌病的预期目标。

2. 并发症

（1）心律失常:HCM 患者易发生多形性室上性心律失常、室性心动过速、心室颤动、心房颤动、心房扑动等房性心律失常也多见。

（2）心脏性猝死:HCM 是青少年和运动员猝死最常见的原因之一。恶性心律失常、左室壁或室间隔厚度≥ 30mmHg、流出道压力阶差≥ 50mmHg 易导致猝死。

（3）栓塞:心房颤动者,易发生栓子脱落,发生栓塞。

（王　莹）

第八节　周围血管疾病

一、血栓闭塞性脉管炎

(一)概述

血栓闭塞性脉管炎(thrombo angitis obliterans,TAO)又称 Buerger 病,是血管的炎性、节段性和反复发作的慢性闭塞性疾病。主要累及四肢远端中动脉、小动脉、静脉,以下肢多见。

(二)流行病学

血栓闭塞性脉管炎是一种世界性的疾病,其患病率有明显的地区差异。在北美洲的患病率是 11.6/10 万人,占周围血管病患者的 0.75%;东欧的患病率为 3.3%;日本曾高达16.6%。在太平洋地区都曾有大量的病例报道,而黑人的患病率却很低。我国各地都有血栓闭塞性脉管炎发病的报道,但以黄河以北,特别是东北地区最为多见。多发于 20~40 岁男性青壮年,女性少见,男女之比为 29∶1。多在冬季发病。

(三)病因与危险因素

1. 病因　该病的病因尚未明确。

2. 危险因素　一般认为与以下两方面因素有关:

(1)外来因素:如吸烟、寒冷与潮湿的生活环境、慢性损伤和感染等。其中,主动或被动吸烟是本病发生和发展的重要因素。

(2)内在因素:自身免疫功能紊乱,性激素和前列腺素失调以及遗传因素。在患者的血清中有抗核抗体存在,罹患动脉中发现免疫球蛋白(IgM、IgG 和 IgA)及 C3 复合物,提示免疫功能紊乱与本病的发生发展相关。

(四)预防和筛查

1. 预防

(1)绝对戒烟,消除烟碱对血管的收缩作用。

(2)患肢保温,避免受寒、受潮湿。避免穿紧硬鞋袜,常修剪趾甲,防止损伤。

(3)足部运动练习,平躺,患肢抬高 45°,维持 1~2 分钟后将足垂下,同时做足踝的内翻、外翻、背屈、背伸运动,足趾做上、下运动,每运动 10 次,休息 2 分钟。如此反复运动,每日次数不限。

(4)注意饮食卫生,口味宜清淡,食易消化食物。

2. 筛查　男性青壮年,有重度吸烟史者。长期在寒冷与潮湿环境生活者。如果出现肢体怕冷、皮肤温度降低或苍白、发绀等情况,应及时就诊。

(五)评估

1. 病史

(1)病因与诱因:评估患者有无吸烟、寒冷与潮湿的生活环境、慢性损伤和感染等外来因素。有无自身免疫功能紊乱,性激素和前列腺素失调以及遗传因素。

(2)患病及治疗经过:本病起病隐匿,进展缓慢,多次发作后症状逐渐明显和加重。

(3)主要症状:患肢怕冷,皮肤温度降低,苍白或发绀。患肢感觉异常及疼痛,早期起因于血管壁炎症刺激末梢神经,后因动脉阻塞造成缺血性疼痛,即间歇性跛行或静息痛。长期慢性缺血导致组织营养障碍改变。严重缺血者,患肢末端出现缺血性溃疡或坏疽。患肢的远侧动脉搏动减弱或消失。发病前或发病过程中出现复发性游走性浅静脉炎。

（4）心理 - 社会状况评估：由于患肢疼痛和病情反复,患者备受病痛折磨,甚至对治疗失去信心。医护人员应关心、体贴患者,给患者以心理支持,帮助其树立战胜疾病的信心,积极配合治疗和护理。

2. 体格检查

（1）一般状态：测量患者的生命体征,评估精神状态,注意有无嗜睡、烦躁、意识模糊等精神状态的改变。

（2）主要体征：可出现皮肤温度降低,苍白或发绀。患肢的远侧动脉搏动减弱或消失。肢体抬高试验（Buerger 试验）阳性：患者平卧,患肢抬高 45°,3 分钟后,观察足部皮肤色泽变化,然后让患者坐起,下肢垂于床旁,观察肤色变化。若抬高后足趾和足底皮肤呈苍白或蜡黄色,下垂后足部皮肤为潮红或出现斑块状发绀,为阳性结果。

3. 辅助检查

（1）皮肤温度测定：在一定室温条件下,肢体温度较对侧相应部位下降 2℃以上,表示该侧肢体血供不足。

（2）红外线热象图：红外线热象仪能探测到肢体表面辐射的红外线,并转换成热象图。同时,可用数字表示各采样点的温度。血栓闭塞性脉管炎的肢体红外线热象图可显示患肢缺血部位辉度较暗,出现异常的"冷区"。

（3）节段性测压和应激试验：节段性测压可了解肢体各节段的动脉收缩压。血栓闭塞性脉管炎常表现为患肢腘动脉或肱动脉以下血压降低。如病变仅限于下肢,踝 / 肱指数（正常值 ≥ 1）可反映患肢缺血的严重程度。节段性测压正常者,可采用应激试验,如运动试验、反应性充血试验,早期血栓闭塞性脉管炎患者应激试验后踝压明显下降,踝压恢复时间延长。

（4）脉波描记：采用多普勒血流流速仪和各种容积描记仪均可描记肢体各节段的动脉波形。血栓闭塞性脉管炎的患肢远端动脉波形常表现为单向波,波幅低平,波峰低钝。病变严重时动脉波形呈一直线。

（5）动脉造影：可以明确患肢动脉阻塞的部位、程度、范围及侧支循环建立情况。患肢中、小动脉多节段狭窄或闭塞是本病的典型 X 线征象。最常累及小腿的 3 支主干动脉（胫前、胫后及腓动脉）,或其中 1~2 支,后期可以波及腘动脉和股动脉。动脉滋养血管显影,形如细弹簧状,沿闭塞动脉延伸,是重要的侧支动脉,也是本病的特殊征象。

（六）诊断与鉴别诊断

1. 诊断要点

（1）大多数患者为青壮年男性,多数有吸烟嗜好；

（2）患肢有不同程度的缺血性症状；

（3）有游走性浅静脉炎病史；

（4）患肢足背动脉或胫后动脉搏动减弱或消失；

（5）一般无高血压、高脂血症、糖尿病等易致动脉硬化的因素。

2. 鉴别诊断　　血栓闭塞性脉管炎的临床分期与动脉硬化性闭塞症相同,两者的鉴别诊断要点如表17-8。同样需与非血管疾病引起的下肢疼痛及其他动脉疾病作鉴别诊断。

表 17-8 动脉硬化性闭塞症与血栓闭塞性脉管炎的鉴别

	动脉硬化性闭塞	血栓闭塞性脉管炎
发病年龄	多见于 45 岁以上	青壮年常见
血栓性浅静脉炎	无	常见
高血压、冠心病、高脂血症、糖尿病	常见	常无
受累血管	大、中动脉	中、小动静脉
其他部位动脉病变	常见	无
受累动脉钙化	可见	无
动脉造影	广泛性不规则狭窄和阶段性闭塞、硬化动脉扩张、扭曲	阶段性闭塞，病变部位近、远侧血管壁光滑

（七）护理措施

1. **非手术治疗患者的护理** 除了选用抗血小板聚集与扩张血管药物、高压氧舱治疗外，可根据中医辨证论治原则予以治疗。

（1）疼痛护理

1）有效镇痛：对早期轻症患者，可遵医嘱用中医中药、血管扩张剂缓解疼痛。对疼痛剧烈的中、晚期患者常需使用麻醉性镇痛药。若疼痛难以缓解，可采用连续硬膜外阻滞进行止痛。

2）肢体保暖：告知患者应注意肢体保暖，避免受寒冷刺激，但禁止用热水袋或热水给患肢直接加温。寒冷可使血管收缩，而温度升高会使局部组织耗氧量增加，加重局部缺血、缺氧。

3）戒烟：告知患者吸烟的危害，消除烟碱对血管的收缩作用。

（2）运动指导：指导患者适当活动，促进侧支循环形成。

1）步行：鼓励患者坚持每天走路，以不出现疼痛为度。

2）指导患者进行 Buerger 运动：先取平卧位，抬高患肢 45°，维持 2~3 分钟；后坐位，双足自然下垂 2~5 分钟，作足背屈、跖屈和旋转运动；最后取平卧位 2 分钟，行踝关节屈伸、内外翻、旋转、分趾、并趾运动。患肢平放休息 2 分钟，再进行下一个循环，如此重复练习 5~6 次，每日数次。

3）若有以下情况不宜运动：①腿部发生溃疡及坏死，运动将增加组织耗氧。②动脉或静脉血栓形成，运动可致血栓脱落造成栓塞。

（3）控制感染：预防组织损伤：皮肤瘙痒时，可涂止痒药膏，避免用手搔抓，以免皮肤破溃形成溃疡。患者有皮肤溃疡或组织坏死时应卧床休息，减少损伤部位的耗氧量；保持溃疡部位清洁、避免受压及刺激；加强创面换药，并遵医嘱应用抗生素。

2. **手术治疗患者护理措施** 目的是重建动脉血流通道，增加肢体血供，改善缺血引起的后果。在闭塞动脉的近侧和远侧仍有通畅的动脉时，可施行旁路转流术。例如仅腘动脉阻塞，可作股 - 胫动脉旁路转流术；小腿主干动脉阻塞，而远侧尚有开放的管腔时，可选择股、腘 - 远端胫（腓）动脉旁路转流术。鉴于血栓闭塞性脉管炎主要累及中、小动脉，不能施行上述手术时，尚可选用腰交感神经节切除术或大网膜移植术、动静脉转流术，或腔内血管成形术(PTA),对部分患者有一定疗效。

已有肢体远端缺血性溃疡或坏疽时,应积极处理创面,选用有效抗生素治疗。组织已发生不可逆坏死时,应考虑不同平面的截肢术。

(1)病情观察

1)术后严密观察生命体征及切口、穿刺点渗血或血肿情况。

2)观察肢体远端血运情况,包括双侧足背动脉搏动、皮肤温度、颜色及感觉,并作记录。若动脉搏动消失、皮肤温度降低、颜色苍白、感觉麻木,提示有动脉栓塞;若动脉重建术后出现肿胀、皮肤颜色发紫、温度降低,可能为重建部位的血管发生痉挛或继发性血栓形成,应立即通知医生并配合采取相应措施。

3)血管造影术后患者应平卧位,穿刺点加压包扎 24 小时,患肢制动 6~8 小时,患侧髋关节伸直、避免弯曲,否则会降低加压包扎的效果。鼓励患者多饮水,促进造影剂的排泄,必要时可给予补液。

4)静脉手术后抬高患肢 30°,制动 1 周;动脉手术后患肢平放、制动 2 周。自体血管移植术后愈合较好者,卧床制动时间可适当缩短。患者卧床制动期间应做足部运动,促进局部血液循环。

(2)预防术后切口感染:密切观察患者体温和切口情况,若发现伤口红肿、渗出和体温升高,应及早处理,并遵医嘱合理使用抗生素。

3. 特别关注 该疾病容易反复发作,并可能进行性加重。需对患者进行有效的健康指导:

(1)健康知识宣教:①保护患肢:注意患肢保暖,避免受寒;避免外伤;鞋子必须合适,不穿高跟鞋;作好足部卫生,预防真菌感染。②劝告患者坚持戒烟。③指导患者进行患肢功能锻炼,促进侧支循环建立,改善局部缺血症状。

(2)生活起居指导:睡觉或休息时取头高脚低位,促进下肢血液灌流;避免长时间维持同一姿势不变,影响血液循环;坐时避免将一腿放在另一腿膝盖上,防止腘动脉、腘静脉受压和血流受阻。

(八)随访

1. 预期目标

(1)防止病变进展,改善和增进下肢血液循环。

(2)重建动脉血流通道,增加肢体血供,改善缺血引起的后果。

(3)患者能掌握疾病预防相关的健康知识。

2. 并发症 患者可能并发感染、缺血性溃疡或坏疽等。

二、下肢动脉硬化闭塞症

(一)概述

下肢动脉硬化闭塞症(arteriosclerosis obliterans, ASO)指由于动脉硬化造成的下肢供血动脉内膜增厚、管腔狭窄或闭塞,病变肢体血液供应不足,引起下肢间歇性跛行、皮温降低、疼痛,乃至发生溃疡或坏死等临床表现的慢性进展性疾病,常为全身性动脉硬化血管病变在下肢动脉的表现。

(二)流行病学

男性多见,发病年龄多在 45 岁以上,发病率随年龄增长而上升,70 岁以上人群的发病率在 15%~20%。男性发病率略高于女性。发生率有增高趋势。

（三）病因与危险因素

1. 吸烟　吸烟和下肢 ASO 的发生明显相关。吸烟可以减少运动试验时的间歇性跛行距离，增加外周动脉缺血、心肌梗死、卒中和死亡的危险，增加严重肢体缺血和截肢的危险。疾病的严重程度和吸烟量呈正相关。

2. 糖尿病　糖尿病使本病发生率增加 2~4 倍，女性糖尿病患者发生本病的风险是男性患者的 2~3 倍。糖尿病患者的糖化血红蛋白每增加 1%，相应 ASO 风险增加 26%。糖尿病患者发生严重下肢动脉缺血的危险高于非糖尿病患者，截肢率较之高 7~15 倍。

3. 高血压　高血压是下肢 ASO 的主要危险因子之一，收缩期血压相关性更高，危险性相对弱于吸烟和糖尿病。

4. 高脂血症　高脂血症使下肢 ASO 的患病率增高，出现间歇性跛行的危险增加。

5. 高同型半胱氨酸血症　相对于普通人群，ASO 患者中高同型半胱氨酸的合并概率明显增高。同型半胱氨酸是动脉粥样硬化的独立危险因素，约 30% 的 ASO 患者存在高同型半胱氨酸血症。

6. 慢性肾功能不全　有研究表明慢性肾功能不全与 ASO 相关，对于绝经后女性，慢性肾功能不全是 ASO 的独立危险预测因素。

7. 炎性指标　动脉粥样硬化是涉及多种炎性细胞和因子的慢性炎性反应。与同龄无症状人群相比，炎性指标（如 C 反应蛋白）增高的人群 5 年后发展为下肢动脉硬化闭塞症的概率明显增高。

（四）预防和筛查

1. 预防　预防并及时治疗高脂血症、高血压、糖尿病、肥胖等高危因素，戒烟。

2. 筛查　年龄 > 45 岁，出现肢体慢性缺血的临床表现，均应考虑本病。早期症状为患肢冷感、苍白，进而出现间歇性跛行。

（五）评估

1. 病史　本病好发于中老年人。大部分早期下肢 ASO 病例没有间歇性跛行等典型的肢体缺血症状，有时仅表现为下肢轻度麻木不适，但是这部分患者可以检测到动脉功能的异常（如运动后踝 / 肱指数降低），且心血管缺血性事件的风险增加。下肢 ASO 的主要症状有间歇性跛行、静息痛等。下肢 ASO 的体征主要有肢端皮温下降、皮肤菲薄、毛发脱落等营养障碍性改变，下肢动脉搏动减弱或消失，动脉收缩压下降，肢体溃疡、坏疽等。

2. 体格检查　本症为全身性疾病，应作详细检查，包括血脂测定，心、脑、肾、肺等脏器的功能与血管的检查及眼底检查。下列检查有助于诊断及判断病情。四肢和颈部动脉触诊及听诊，记录间歇性跛行时间与距离，对比测定双侧肢体对应部位皮温差异，肢体抬高试验（Buerger 试验）。

（1）间歇性跛行：下肢动脉供血不足往往会导致下肢肌群缺血性疼痛，症状在运动过程中尤为明显，即出现间歇性跛行，通常表现为小腿疼痛。当血管病变位于近心端时（如主髂动脉闭塞、髂内或股深动脉病变），间歇性跛行也可发生于大腿或臀部，即臀肌跛行。症状的严重程度从轻度到重度不等，可严重影响患者的生活质量，部分患者因其他病变导致日常活动受限时症状可不典型。

（2）严重下肢缺血：下肢出现缺血性静息痛、溃疡、坏疽等症状和体征，病程超过 2 周，严重程度取决于下肢缺血程度、起病时间以及有无诱发加重的因素。

静息痛为在间歇性跛行基础上出现的、休息时仍然持续存在的肢体缺血性疼痛。疼痛部位多位于肢端,通常发生于前足或足趾。静息痛在夜间或平卧时明显,患者需将患足置于特定位置以改善症状,如屈膝位或者将患足垂于床边。

静息痛应与周围神经病变产生的疼痛相鉴别,后者常见于糖尿病和椎管狭窄患者。存在糖尿病周围神经病变的患者,振动觉和位置觉受损,反射减弱。椎管狭窄压迫神经根所引起的疼痛,在直立或后伸等体位变化时会进一步加重。

患肢缺血持续加重可出现肢端溃疡,严重者发生肢体坏疽,合并感染可加速坏疽。缺血性溃疡多见于足趾或足外侧,任一足趾都可能受累,常较为疼痛。少数病例的溃疡可发生在足背。缺血性足部受损,如不合脚的鞋子导致的摩擦或热水袋导致的烫伤,也可使溃疡发生在不典型的部位。

(3)急性下肢缺血:下肢 ASO 的起病过程一般较缓慢,但当其合并急性血栓形成或动脉栓塞时,由于肢体动脉灌注突然迅速减少,可出现急性下肢缺血。急性下肢缺血既可发生在已有 ASO 临床表现的患者,也可发生在既往无典型症状的患者。

急性肢体缺血的典型表现为"5P"症状,即疼痛(pain)、苍白(pallor)、无脉(pulselessness)、麻痹(paralysis)和感觉异常(paresthesia),也有将冰冷(poikilothermia)作为第 6 个"P"。症状的严重程度常取决于血管闭塞的位置和侧支代偿情况。

疼痛是患者急诊就医的最常见症状。患者通常会主诉足部及小腿疼痛感。体检脉搏消失并可能出现患肢感觉减退。轻触觉、两点间辨别觉、振动觉和本体感觉的受累常早于深部痛觉。与足外侧相比,足内侧肌群在发病早期受下肢缺血的影响相对较小,如出现持续静息痛、感觉丧失和内侧足趾活动障碍则提示患肢存在极为严重的缺血。在患肢缺血程度评估过程中,与对侧肢体进行比较非常重要。

3. 辅助检查

(1)超声多普勒:应用多普勒听诊器,根据动脉音的强弱判断血流强弱。超声多普勒血流仪记录动脉血流波形,正常呈三相波,波峰低平或呈直线状,表示动脉血流减少或已闭塞。对比同一肢体不同节段或双侧肢体同一平面的动脉压,如差异超过 20~30mmHg,提示压力降低侧存在动脉阻塞性改变。计算踝/肱指数(ABI,踝部动脉压与同侧肱动脉压比值),正常值 0.9~1.3,< 0.9 提示动脉缺血,< 0.4 提示严重缺血。此检查还可显示管壁厚度、狭窄程度、有无附壁血栓及测定流速。

(2)X 线平片与动脉造影:平片可见病变段动脉有不规则钙化影,而动脉造影、DSA、MRA 与 CTA 等,能显示动脉狭窄或闭塞的部位、范围、侧支及阻塞远侧动脉主干的情况,以确定诊断,指导治疗。

(六)诊断与鉴别诊断

1. 诊断　年龄 > 45 岁,出现肢体慢性缺血的临床表现,均应考虑本病。结合前述检查的阳性结果,尤其是大、中动脉为主的狭窄或闭塞,诊断即可确立。病情严重程度,可按 Fontaine 法分为四期。

Ⅰ期:患肢无明显临床症状,或仅有麻木、发凉自觉症状,检查发现患肢皮肤温度较低,色泽较苍白,足背和/或胫后动脉搏动减弱;踝/肱指数< 0.9。但是,患肢已有局限性动脉狭窄病变。

Ⅱ期:以间歇性跛行为主要症状。根据最大间跛距离分为:Ⅱa,> 200m;Ⅱb,< 200m。患肢皮温降低、苍白更明显,可伴有皮肤干燥、脱屑、趾(指)甲变形、小腿肌萎缩。足背和/或胫后动脉搏动消失。下肢动脉狭窄的程度与范围较Ⅰ期严重,肢体依靠侧支代偿而保持存活。

Ⅲ期：以静息痛为主要症状。疼痛剧烈且持续，夜间更甚，迫使患者辗转或屈膝抚足而坐，或借助肢体下垂以求减轻疼痛。除Ⅱ期所有症状加重外，趾（指）腹色泽暗红，可伴有肢体远侧水肿。动脉狭窄广泛、严重，侧支循环已不能代偿静息时的血供，组织濒临坏死。

Ⅳ期：症状继续加重，患肢除静息痛外，出现趾（指）端发黑、干瘪、坏疽或缺血性溃疡。如果继发感染，干性坏疽转为湿性坏疽，出现发热、烦躁等全身毒血症状。病变动脉完全闭塞，踝/肱指数＜0.4。侧支循环所提供的血流，已不能维持组织存活。

2. 鉴别诊断　本病除了需排除非血管疾病如腰椎管狭窄、椎间盘脱出、坐骨神经痛、多发性神经炎及下肢骨关节疾病等引起的下肢疼痛或跛行外，尚应与下列动脉疾病作鉴别：

（1）血栓闭塞性脉管炎：多见于青壮年，主要为肢体中、小动脉的节段性闭塞，往往有游走性浅静脉炎病史，不常伴有冠心病、高血压、高脂血症与糖尿病。

（2）多发性大动脉炎：多见于青年女性，主要累及主动脉及其分支起始部位，活动期常见红细胞沉降率增高及免疫检测异常。

（3）糖尿病足：与糖尿病及其多脏器血管并发症同时存在为特点，除了因糖尿病动脉硬化引起肢体缺血的临床表现外，由感觉神经病变引起肢体疼痛、冷热及振动感觉异常或丧失，运动神经病变引起足部肌无力、萎缩及足畸形，交感神经病变引起足部皮肤潮红、皮温升高与灼热痛。感染后引起糖尿病足溃疡或坏疽，多见于趾腹、足跟及足的负重部位，溃疡常向深部组织（肌腱、骨骼）潜行发展。

（七）护理措施

1. 非手术治疗患者的护理　主要目的为降低血脂，稳定动脉斑块，改善高凝状态，扩张血管与促进侧支循环。方法：控制体重、禁烟、适量锻炼。应用抗血小板聚集及扩张血管药物，如阿司匹林、双嘧达莫（潘生丁）、前列腺素E1、妥拉苏林等。高压氧舱治疗可提高血氧量和肢体的血氧弥散，改善组织缺氧状况。出现继发血栓形成时，可先溶栓治疗，待进一步检查后决定后续治疗方案。

（1）心理护理：由于肢端疼痛和坏死使患者产生痛苦和抑郁心理，医护人员应关心体贴患者，讲解疾病有关知识，改变患者认知，使其情绪稳定，主动配合治疗和护理。

（2）患肢护理：主要原则是改善下肢血液循环。注意肢体保暖，勿使肢体暴露于寒冷环境中，以免血管收缩。保暖可促进血管扩张，但应避免用热水袋或热水给患肢直接加温，因热疗使组织需氧量增加，将加重肢体病变程度。取合适体位，患者睡觉或休息时取头高脚低位，使血液容易灌流至下肢。

（3）皮肤护理：保持足部清洁干燥，每天用温水洗脚，告诉患者先用手试水温，勿用足趾试水温，以免烫伤。皮肤瘙痒时，可涂拭止痒药膏，但应避免用手抓痒，以免造成开放性伤口和继发感染。如有皮肤溃疡或坏死，保持溃疡部位的清洁、避免受压及刺激；加强创面换药，可选用敏感的抗生素湿敷，并遵医嘱应用抗感染药物；ASO患者为老年人，因患肢疼痛，患者大多采取被迫体位，骶尾部皮肤极易发生压疮，应加强皮肤护理，必要时应用气垫床。

（4）疼痛护理：早期轻症患者可用血管扩张剂、中医中药治疗等。对疼痛剧烈的中、晚期患者常需使用麻醉性镇痛药。若疼痛难以缓解，可用连续硬膜外阻滞方法止痛。

（5）术前准备：指导患者戒烟、备皮、检查足背动脉搏动情况并标记。

2. 手术治疗患者的护理　目的在于通过手术或血管腔内治疗方法，重建动脉通路。主要手术方式有：经皮腔内血管成形术（percutaneous transluminal angioplasty，PTA）、内膜剥脱术、旁路转流术、腰交感神经节切除术、大网膜移植术等。

（1）执行局麻后护理常规。

（2）体位取平卧位，术肢肢体制动24小时，动脉血管重建术后应卧床制动2周。自体血管移植者若愈合较好，卧床制动时间可适当缩短。

（3）病情观察

1）监测生命体征的变化，尤其是合并其他重要脏器疾病的患者，糖尿病患者还应监测血糖的变化。

2）观察切口渗血情况：出血是术后早期最常见的并发症，观察腹股沟及耻骨上区是否肿胀、瘀斑、疼痛、发热，若发现应及时报告医生处理。

3）观察术后患肢血管再通情况：观察患肢远端的皮肤温度、色泽、感觉和足背动脉搏动强度以判断血管通畅度；若动脉重建术后出现肢体肿胀、剧烈疼痛、麻木、皮肤颜色发紫、皮温降低，应考虑重建部位的血管发生痉挛或继发性血栓、栓塞形成，及时报告医生，协助处理或做好再次手术的准备工作。

4）术后抗凝治疗：注意监测出、凝血时间，保护患者，防止血栓形成，做好抗凝护理。

5）饮食护理：术后嘱患者大量饮水以促进造影剂的排泄，进食低脂饮食，多进食新鲜蔬菜、水果等富含纤维素食物，防止便秘。

6）功能锻炼：卧床制动患者，鼓励其在床上作足背伸屈活动，以利小腿深静脉血液回流；康复期鼓励患者每天步行，指导患者进行Buerger运动，促进侧支循环的建立，以疼痛的出现作为活动量的指标。

7）术后并发症：出血、人工血管血栓形成、人工血管感染、肢体肿胀、再灌注损伤。

3. 特别关注

（1）心理护理：提供细致的心理护理，清除患者顾虑，使患者树立战胜疾病的信心，了解治疗方法、如何配合等。

（2）健康指导：高血压、高脂血症、糖尿病者，应积极治疗原发病；注意保暖；保持脚部清洁干燥；可进行适当运动，但走路步伐不宜过快，以免引起缺血症状发作；密切观察皮肤温度、肢体末端疼痛情况，发现异常及时通知医护人员。饮食要注意合理调节，防止脂质代谢紊乱和血胆固醇过高。尽量避免高糖、不易消化及刺激性食物，饮食宜清淡。

（八）随访

1. 预期目标　患者能够做到绝对戒烟、饮酒适量；参加适宜的运动；出院后定期复诊，发现病情变化及时就医。

2. 并发症　可能发生的并发症，如感染、缺血性溃疡或坏疽等。

三、深静脉血栓形成

（一）概述

深静脉血栓形成（deep venous thrombosis，DVT）是指血液在深静脉腔内不正常凝结，阻塞静脉腔，导致静脉回流障碍，如未予及时治疗，急性期可并发肺栓塞，后期则因血栓形成后综合征，影响生活和工作能力。全身主干静脉均可发病，尤其多见于下肢。

（二）流行病学

DVT主要发生于成年人，发病率随着年龄增长而增加。男女性别发病率无明显差异。

发病部位以左下肢为最常见,右下肢次之。

(三)病因与危险因素

1946 年,Virchow 提出:静脉损伤、血流缓慢和血液高凝状态是造成深静脉血栓形成的三大因素。

1. 静脉内壁损伤　损伤可造成内皮脱落及内膜下层胶原裸露,或静脉内皮及其功能损害,引起多种具有生物活性物质的释放,启动内源性凝血系统,同时静脉壁电荷改变,导致血小板聚集、黏附,形成血栓。

2. 血流缓慢　造成血流缓慢的外因:久病卧床,术中、术后以及肢体制动状态及久坐不动等。此时,因静脉血流缓慢,在瓣窦内形成涡流,使瓣膜局部缺氧,引起白细胞黏附分子表达,白细胞黏附及迁移,促成血栓形成。

3. 血液高凝状态　见于妊娠、产后或术后、创伤、长期服用避孕药、肿瘤组织裂解产物等,使血小板数增高,凝血因子含量增加而抗凝血因子活性降低,导致血管内异常凝结形成血栓。

(四)预防和筛查

1. 预防　手术、制动、血液高凝状态是发病的高危因素,给予抗凝药物,鼓励患者作四肢的主动运动和早期离床活动,是主要的预防措施。

2. 筛查　通过评估患者静脉损伤,血流缓慢和血液高凝状态等 DVT 相关的危险因素,筛查高危患者。

(五)评估

1. 病史

(1)病因与诱因:评估患者有无肢体制动受压、长期卧床、妊娠、产后或术后、创伤、长期服用避孕药等 DVT 形成的高危因素。

(2)患病及治疗经过:具有以上高危因素的患者,如果突然发生一侧肢体的肿胀,伴有胀痛、浅静脉扩张,都应考虑下肢深静脉血栓形成的可能。

(3)主要症状:深静脉血栓可形成于不同的肢体部位,其临床表现分别如下:

1)上肢深静脉血栓形成:局限于腋静脉,前臂和手部肿胀、胀痛。发生在腋 - 锁骨下静脉,整个上肢肿胀,患侧肩部、锁骨上和前胸壁浅静脉扩张。上肢下垂时,肿胀和胀痛加重;抬高后减轻。

2)上、下腔静脉血栓形成:上腔静脉血栓形成大多数起因于纵隔器官或肺的恶性肿瘤。除了有上肢静脉回流障碍的临床表现外,并有面颈部肿胀,球结膜充血水肿,眼睑肿胀。颈部、前胸壁、肩部浅静脉扩张,往往呈广泛性并向对侧延伸,胸壁的扩张静脉血流方向向下。常伴有头痛、头胀及其他神经系统症状和原发疾病的症状。下腔静脉血栓形成,多系下肢深静脉血栓向上蔓延所致。其临床特征为双下肢深静脉回流障碍,躯干的浅静脉扩张,血流方向向头端。当血栓累及下腔静脉肝段,影响肝静脉回流时,则有布加综合征(Budd-Chiari syndrome)的临床表现。

3)下肢深静脉血栓形成:最为常见,根据发病部位及病程,可作如下分型:

根据急性期血栓形成的解剖部位分型:①中央型,即髂 - 股静脉血栓形成。起病急骤,全下肢明显肿胀,患侧髂窝、股三角区有疼痛和压痛,浅静脉扩张,患肢皮温及体温均升高。左侧发病多于右侧。②周围型,包括股静脉或小腿深静脉血栓形成。局限于股静脉的血栓形成,主要特征为大腿肿痛,由于髂 - 股静脉通畅,故下肢肿胀往往并不严重。局限在小腿部的深静脉血栓形成,临床特点为:突然出现小腿剧痛,患足不能着地踏平,行走时症状加重；小腿肿胀且有深压痛，作踝关节过度背屈试验可致小腿剧痛（Homans 征阳性）。③混合型，即全下肢深静脉血栓形成。主要临床表现为：全下肢明显肿胀、剧痛，股三角区、腘窝、小腿肌层都可有压痛，常伴有体温升高和脉率加速（股白肿）。如病程继续进展，肢体极度肿胀，对下肢动脉造成压迫以及动脉痉挛，导致下肢动脉血供障碍，出现足背动脉和胫后动脉搏动消失，进而小腿和足背往往出现水疱，皮肤温度明显降低并呈青紫色（股青肿），如不及时处理，可发生静脉性坏疽。

下肢深静脉血栓形成后，随着病程的延长，从急性期逐渐进入慢性期。根据病程可以分成以下四型：①闭塞型：疾病早期，深静脉腔内阻塞，以下肢明显肿胀和胀痛为特点，伴有广泛的浅静脉扩张，一般无小腿营养障碍性改变。②部分再通型。病程中期，深静脉部分再通。此时，肢体肿胀与胀痛减轻，但浅静脉扩张更明显，或呈曲张，可有小腿远端色素沉着出现。③再通型：病程后期，深静脉大部分或完全再通，下肢肿胀减轻但在活动后加重，明显的浅静脉曲张、小腿出现广泛色素沉着和慢性复发性溃疡。④再发型：在已再通的深静脉腔内，再次急性深静脉血栓形成。

（4）心理 - 社会状况评估：患者可能出现不同程度的精神紧张、恐惧、焦虑或烦躁、易怒等情绪。专科护士应给予主动关心和安慰，缓解其紧张焦虑情绪。

2. 体格检查

（1）一般状态：评估患者生命体征，精神状态，肢体活动功能。重点观察患者呼吸状态，及时发现肺栓塞等严重并发症的发生。

（2）主要体征：深静脉血栓形成早期体征并不明显，随着病程进展，可能出现相应部位肢体的肿胀、疼痛、浅静脉扩张、远端动脉搏动减弱或消失等表现。

3. 辅助检查

（1）超声多普勒检查：采用超声多普勒检测仪，利用压力袖阻断肢体静脉，放开后记录静脉最大流出率，可以判断下肢主干静脉是否有阻塞。彩色超声可显示静脉腔内强回声、静脉不能压缩、或无血流等血栓形成的征象。如重复检查，可观察病程变化及治疗效果。

（2）下肢静脉顺行造影：主要征象有：①闭塞或中断：深静脉主干被血栓完全堵塞而不显影，或出现造影剂在静脉某一平面突然受阻的征象。常见于血栓形成的急性期。②充盈缺损：主干静脉腔内持久的、长短不一的圆柱状或类圆柱状造影剂密度降低区域，边缘可有线状造影剂显示形成"轨道症"，是静脉血栓的直接征象，为急性深静脉血栓形成的诊断依据。③再通：静脉管腔呈不规则狭窄或细小多枝状，部分可显示扩张，甚至扩张扭曲状。上述征象见于血栓形成的中、后期。④侧支循环形成：邻近阻塞静脉的周围，有排列不规则的侧支静脉显影。大、小隐静脉是重要的侧支，呈明显扩张。

（六）诊断与鉴别诊断

1. 诊断要点　一侧肢体突然发生肿胀，伴有胀痛、浅静脉扩张，都应怀疑有深静脉血栓形成，结合超声多普勒检查、下肢静脉顺行造影和放射性核素检查等不难作出诊断。

2. 鉴别诊断

（1）肢体动脉栓塞：主要表现为突发性疼痛，感觉异常，脉搏消失，皮肤颜色苍白，皮温降低。

（2）急性弥漫性淋巴管炎：发病较快，肢体肿胀，无浅静脉曲张，可有高热、皮肤发红、皮温升高。

（3）其他疾病：淋巴水肿、急性小腿肌炎等。

（七）护理措施

1. 非手术治疗患者的护理

（1）一般护理

1）防止血栓脱落：急性期患者应绝对卧床休息 10~14 天，床上活动时避免动作幅度过大，禁止按摩患肢，以防血栓脱落或导致其他部位的栓塞。

2）抬高患肢，促进回流：患肢宜高于心脏平面 20~30cm，可促进静脉回流并降低静脉压，减轻疼痛与水肿。

（2）饮食护理：进食低脂、富含纤维素的食物，以保持大便通畅，尽量避免因排便引起腹内压增高从而影响下肢静脉回流。

（3）病情观察：密切观察患者肢体疼痛的部位、程度、动脉搏动、皮肤温度、色泽和感觉。每日测量、比较并记录患肢不同平面的周径。疼痛剧烈的患者，可遵医嘱给予有效止痛措施。

2. 手术治疗患者的护理　常用的手术方式包括取栓术（thrombectomy）和经导管直接溶栓术（catheter-directed thrombolysis，CDT）。护理措施包括：

（1）一般护理：术后抬高患肢 30°，鼓励患者尽早活动，以免再次血栓形成。恢复期患者逐渐增加活动量，如增加行走距离和锻炼下肢肌肉，以促进下肢深静脉再通和侧支循环的建立。按时换药，预防患肢感染。

（2）病情观察：术后严密观察患肢伤口，包括有无深静脉通畅、出血等情况。

（3）取栓术后抗凝治疗的护理措施同术前。

3. 特别关注　应用抗凝药物最严重的并发症是出血，因此，在抗凝治疗时要严密观察患者有无出血倾向。每次用药后都应在专用记录单上记录药名、用药时间、剂量、给药途径、凝血时间、凝血酶原时间的检查化验结果，并签名。若因肝素、香豆素类药物用量过多引起凝血时间延长或出血，应及时报告医生并协助处理。包括立即停用抗凝药、遵医嘱给予硫酸鱼精蛋白或静脉注射维生素 K_1 作为拮抗剂，必要时给予输新鲜血。

肺动脉栓塞是深静脉血栓患者最严重的并发症：若患者出现胸痛、呼吸困难、血压下降等异常情况，提示可能发生肺动脉栓塞，应立即嘱患者平卧、避免做深呼吸、咳嗽、剧烈翻动，同时给予高浓度氧气吸入，并报告医生，配合抢救。

（八）随访

1. 预期目标

（1）患者能识别相关危险因素，避免深静脉血栓的形成。

（2）正确护理患肢，避免严重并发症的发生。

（3）通过治疗消除或去除血栓，恢复血管通畅。

2. 并发症　深静脉血栓形成患者，在治疗期间最主要的并发症有出血和肺动脉栓塞等。如不能及时发现和处理，均可能造成严重后果。

四、原发性下肢静脉曲张

（一）概述

原发性下肢静脉曲张（primary lower extremity varicose veins，PLEVV）指仅涉及隐静脉、浅静脉伸长、迂曲而呈曲张状态。

（二）流行病学

下肢静脉曲张是最常见的血管疾病，占各种血管疾病的 96.19%。我国 15 岁以上人群中下肢静脉曲张的发病率在 10% 左右。多见于从事长久站立的职业及体力劳动者,以青壮年时期发病者居多,严重影响患者的工作及生活。

(三)病因和危险因素

静脉壁软弱、静脉瓣膜缺陷及浅静脉内压升高,是引起浅静脉曲张的主要原因。静脉壁薄弱和静脉瓣膜缺陷,与遗传因素有关。长期站立、重体力劳动、妊娠、慢性咳嗽、习惯性便秘等后天性因素,使瓣膜承受过度的压力,逐渐松弛,不能紧密关闭。循环血量经常超负荷,亦可造成压力升高,静脉扩张,而形成相对性瓣膜关闭不全。

(四)预防和筛检

1. 预防

(1)改变习惯姿势。改变生活习惯,减少长期站立和长期的坐姿,特别是静止性站立的时间,平卧和坐下时可以将下肢适当抬高,帮助增加下肢静脉的回流。

(2)着装宽松衣物。减肥,并避免穿过紧的衣裤。

(3)加强体育锻炼。对于生活或工作中需要长期站立的患者,可以多进行行走性的锻炼,以增加小腿肌肉泵的作用,也可以帮助下肢静脉回流。

(4)穿医疗弹力袜。站立时使用压力治疗袜,一般只要小腿范围的即可,压力在 20~30mmHg。

(5)避免患肢外伤。保护有静脉曲张的下肢,避免其受伤。

(6)使用适量药物。适当使用增进静脉回流的药物。

2. 筛查　长期从事站立或久坐工作者,如出现患肢小腿沉重、乏力和疼痛,应及时就诊。

(五)评估

1. 病史

(1)病因与诱因:遗传因素有关的静脉壁薄弱和静脉瓣膜缺陷和长期站立、重体力劳动、妊娠、慢性咳嗽、习惯性便秘等后天性因素共同作用,使静脉瓣膜承受过度的压力,逐渐松弛而关闭不全。

(2)患病及治疗经过:早期疾病进展缓慢,主要表现为长时间站立后,患肢小腿沉重、乏力和疼痛。当大隐静脉瓣膜遭到破坏而关闭不全后,可影响远侧和交通静脉的瓣膜。由于离心愈远的静脉承受的静脉压愈高,因此,疾病的后期进展要比初期迅速。

(3)主要症状:以大隐静脉曲张多见,常见于左下肢,但双下肢可先后发病。早期主要表现为长时间站立后,患肢小腿沉重、乏力和疼痛。后期曲张静脉明显隆起、蜿蜒扩张、迂曲成团,可出现踝部轻度肿胀和足靴区皮肤营养不良,包括皮肤萎缩、脱屑、瘙痒、色素沉着、皮下脂质硬化和溃疡形成,表现为皮下淤血或皮肤破溃时出血。

(4)心理 - 社会状况评估:评估患者下肢静脉曲张是否影响生活与工作;慢性溃疡、创面经久不愈是否造成其紧张不安和焦虑;患者对本病预防知识的了解程度。

2. 体格检查

(1)一般状况:测量患者的生命体征,评估精神状态、营养状态、肢体活动功能等。

(2)主要体征:该疾病患者体征并不明显。通常做以下两项检查判断下肢静脉瓣膜功能和深静脉通畅程度。

1)大隐静脉瓣膜功能试验(Trendelenburg test):患者平卧,抬高下肢排空静脉,在大腿根部扎止血带阻断大隐静脉,然后让患者站立,迅速放开止血带,若出现自上而下的静脉逆向充盈,提示瓣膜功能不全。若未放开止血带前,止血带下方的静脉在 30s 内已充盈,则表明交通静脉瓣膜关闭不全。根据同样原理在腘窝部扎止血带,可检测小隐静脉瓣膜功能。

2)深静脉通畅试验(Perthes test):用止血带阻断大腿浅静脉主干,嘱患者连续用力踢腿或作下蹲活动10余次,迫使浅静脉血向深静脉回流,使曲张静脉排空。若在活动后浅静脉曲张更为明显、张力增高,甚至出现胀痛,提示深静脉不通畅。

3. 辅助检查　可采用下肢静脉造影、超声多普勒、下肢静脉压测定等,进一步判断病变性质。

(六)诊断与鉴别诊断

1. 诊断要点　下肢浅静脉曲张、蜿蜒扩张、迂曲,下肢沉重、乏力和疼痛,甚至出现皮肤萎缩、脱屑、瘙痒、色素沉着、皮下脂质硬化和溃疡形成等症状;结合大隐静脉瓣膜功能试验、深静脉通畅试验和下肢静脉造影及超声多普勒检查可确诊。

2. 鉴别诊断　原发性下肢静脉曲张的诊断,应注意与以下疾病鉴别:

(1)原发性下肢深静脉瓣膜功能不全:症状相对严重,超声或下肢静脉造影,观察到深静脉瓣膜关闭不全的特殊征象。

(2)下肢深静脉血栓形成后综合征:有深静脉血栓形成病史,浅静脉扩张伴有肢体明显肿胀。如鉴别诊断仍有困难,应作超声或下肢静脉造影。

(3)动-静脉瘘:患肢皮肤温度升高,局部有时可扪及震颤或有血管杂音,浅静脉压力明显上升,静脉血的含氧量增高。

(七)护理措施

1. 非手术治疗患者的护理

(1)促进下肢静脉回流,减轻下肢静脉血液淤滞及水肿。

1)穿弹力袜或缚扎弹力绷带:指导患者行走时穿弹力袜或使用弹力绷带,促进静脉回流。穿弹力袜时应抬高患肢,排空曲张静脉内的血液后再穿,注意弹力袜的薄厚、压力及长短应符合患者的腿部情况。弹力绷带应自下而上包扎,包扎不应妨碍关节活动,并注意保持松紧度合适,以能扪及足背动脉搏动和保持足部正常皮肤温度为宜。

2)保持正确体位:采取正确坐姿,坐时双膝勿交叉过久,以免压迫腘窝、影响静脉回流;卧床时抬高患肢30°~40°,以利静脉回流。

3)避免引起腹内压和静脉压增高的因素:预防和治疗便秘,避免长时间站立,肥胖者应有计划地减轻体重。

(2)预防和处理创面感染。

1)观察患肢情况:观察患肢远端皮肤的温度、颜色、有无肿胀、渗出,局部有无红、肿、热、痛等感染征象。

2)加强下肢皮肤护理:预防下肢创面感染,做好皮肤湿疹和溃疡的治疗和换药,促进创面愈合。

(3)并发症的预防和护理:保护好患肢,活动时避免外伤引起曲张静脉破裂出血。

2. 手术治疗患者的护理

(1)一般护理:卧床休息,抬高患肢(高于心脏平面20~30cm)。手术后患肢应用弹力绷带加压包扎,一般维持2周后拆除。

(2)病情观察:术后严密观察患肢伤口情况,并记录各项生命体征,如有异常应及时向医生汇报并协助处理。

（3）并发症的预防和护理

1）术后早期活动：患者卧床期间指导其做足部伸屈和旋转运动，术后 24 小时鼓励患者下地行走，促进下肢静脉回流，预防深静脉血栓形成。

2）注意保护患肢：活动时避免外伤引起伤口出血；及时对伤口进行换药。

3. 特别关注　非手术疗法仅能改善症状，适用于：①症状轻微又不愿手术者。②妊娠期发病，鉴于分娩后症状有可能消失，可暂行非手术疗法。③手术耐受力极差者。

（八）随访

1. 预期目标

（1）患者能进行适当的体育锻炼，增强血管壁弹性。非手术治疗患者应坚持长期使用弹力袜或弹力绷带，术后宜继续使用 1~3 个月。

（2）平时应保持良好的坐姿，避免久站；坐时避免双膝交叉过久，休息时注意抬高患肢。去除影响下肢静脉回流的因素，如避免用过紧的腰带和紧身衣物。

2. 并发症

（1）血栓性浅静脉炎：曲张静脉易引起血栓形成及静脉周围炎，常遗留局部硬结与皮肤粘连，可用抗凝及局部热敷治疗，伴有感染时应用抗生素。炎症消退后，应施行手术治疗。

（2）溃疡形成：踝周及足靴区易在皮肤损伤破溃后引起经久不愈的溃疡，愈合后常复发。处理方法：创面湿敷，抬高患肢以利回流，较浅的溃疡一般都能愈合，接着应采取手术治疗。较大或较深的溃疡，经上述处理后溃疡缩小，周围炎症消退，创面清洁后也应作手术治疗，同时作清创植皮，可以缩短创面愈合期。

（3）曲张静脉破裂出血：大多发生于足靴区及踝部。可以表现为皮下淤血，或皮肤破溃时外出血，因静脉压力高而出血速度快。抬高患肢和局部加压包扎，一般均能止血，必要时可以缝扎止血，以后再作手术治疗。

（汪国建）

第十八章
消化系统疾病患者的护理

　　消化系统疾病主要包括食管、胃、肠、肝、胆、脾等脏器的器质性或功能性疾病,病变可局限于消化系统或累及其他系统,其他系统或全身性疾病也可引起消化系统疾病或症状。消化系统疾病种类多,且多为常见病和多发病。我国居民慢性疾病患病率的前十种疾病中包括胃肠炎、胆结石和胆囊炎、消化性溃疡 3 种疾病;消化系统疾病是我国城市居民住院治疗的第二位原因;在我国,肝癌和胃癌分别是恶性肿瘤患者死亡的第二位和第三位疾病,食管癌、结直肠癌和胰腺癌也在恶性肿瘤患者死亡的前十位疾病之列。近年来,随着社会发展和医学科学的发展,我国消化系统疾病谱发生了变化。幽门螺杆菌的发现和研究进展,使消化性溃疡已有可能被彻底治愈,其发病率已趋下降。而由于人们生活方式、饮食习惯的改变,一些以往我国较少见的疾病的发病率有逐年增高的趋势,如胃食管反流病、急慢性胰腺炎、功能性胃肠病、炎症性肠病、酒精性和非酒精性脂肪性肝病等,恶性肿瘤如结直肠癌和胰腺癌的发病率也在增加。在诊疗手段方面,消化系统内镜技术的发展为消化系统疾病的诊断和治疗带来了革命性改变。目前的消化内镜几乎可以到达消化系统的所有脏器,不仅可观察到病变部位的外观变化、直接取组织标本进行病理学检查及分子生物学诊断与研究,还可在消化内镜下行局部治疗,实现微创治疗。胶囊内镜的应用及小肠镜的改进成为小肠疾病的诊断与研究的全新技术手段。新一代人工肝支持系统及肝干细胞移植技术将成为肝功能衰竭患者除肝移植外的又一治疗选择。上述诊疗技术的发展相应地对消化系统疾病患者的护理提出了新的要求。

第一节　概　　述

一、解剖生理概要

　　消化系统由消化管、消化腺以及腹膜、肠系膜、网膜等脏器组成。消化管包括口腔、咽、食管、胃、小肠和大肠等部分,消化腺包括唾液腺、肝、胰、胃腺、肠腺等。消化系统的主要生理功能是摄取和消化食物、吸收营养和排泄废物。肝脏是体内物质代谢最重要的器官。胃肠道的运动、分泌功能受神经内分泌调节。此外,消化系统还具有免疫功能。

　　（一）胃肠道

　　1. 食管　食管是连接咽和胃的通道,全长 25cm。食管的功能是把食物和唾液等运送到胃内。食管壁由黏膜、黏膜下层和肌层组成,无浆膜层,故食管病变易扩散到纵隔。食管下括约肌(lower esophageal sphincter, LES)是食管下端 3~4cm 长的环行肌束。正常人静息时 LES 压力为 10~30mmHg,此高压带可防止胃内容物逆流入食管,其功能失调可引起反流性食管炎和贲门失弛缓症。门静脉高压症时食管下段静脉曲张,破裂时可引起大出血。

　　2. 胃　胃分为贲门部、胃底、胃体和幽门部四部分。上段与食管连接处为贲门,下端与十二指肠相接处为幽门。胃壁由黏膜层、黏膜下层、肌层和浆膜层组成。胃的外分泌腺主要有贲门腺、泌酸腺和幽门腺，其中泌酸腺分布在胃底和胃体部，主要由 3 种细胞组成。

（1）壁细胞：分泌盐酸和内因子。壁细胞表面分布着组织胺 H_2 受体、胃泌素受体、乙酰胆碱受体，当组织胺、胃泌素、乙酰胆碱与其相应受体结合后，就会激活壁细胞内的 H^+-K^+-ATP 酶（又称质子泵 / 酸泵），生成盐酸，由壁细胞内排入胃腔。盐酸激活胃蛋白酶原使其转变为具有活性的胃蛋白酶，并且为其生物活性提供必要的酸性环境；盐酸还能杀灭随食物进入胃内的细菌。盐酸分泌过多对胃十二指肠黏膜有侵袭作用，是消化性溃疡发病的决定因素之一。内因子与食物中的维生素 B_{12} 结合，使维生素 B_{12} 被回肠末端吸收。慢性萎缩性胃炎时内因子缺乏，可发生巨幼细胞贫血。

（2）主细胞：分泌胃蛋白酶原。胃蛋白酶原被盐酸或已活化的胃蛋白酶激活后，参与蛋白质的消化。

（3）黏液细胞：分泌碱性黏液，可中和胃酸和保护胃黏膜。

3. 小肠　小肠由十二指肠、空肠和回肠构成。十二指肠始于幽门，下端至十二指肠空肠曲与空肠相连，全长约 25cm，呈 "C" 形弯曲并包绕胰头。十二指肠分为球部、降部、水平部、升部共四段。球部为消化性溃疡好发处。胆总管与胰管分别或汇合开口于降部内后侧壁十二指肠乳头，胆汁和胰液由此进入十二指肠。升部与空肠相连，连接处被屈氏韧带固定，此处为上、下消化道的分界处。空肠长约 2.4m，回肠长约 3.6m，其间无明显分界。

4. 大肠、肛管　大肠由盲肠、阑尾、结肠和直肠组成。

结肠包括升结肠、横结肠、降结肠和乙状结肠，下接直肠。正常成人的结肠总长约150cm。在末端回肠进入盲肠处，有黏膜和环形肌形成的回盲瓣，阻止大肠内容物反流入小肠，并控制食物残渣进入大肠的速度。升结肠与横结肠交界处称为肝曲；横结肠与降结肠交界处称为脾曲。升结肠与降结肠前面和两侧有腹膜覆盖，当结肠后壁受外伤穿破时，可引起严重的腹膜后感染。盲肠、横结肠和乙状结肠均有系膜，活动性大。结肠的肠壁由黏膜、黏膜下层、肌层和浆膜构成。右半结肠的血液供应来自肠系膜上动脉，分出回结肠动脉、结肠右动脉和结肠中动脉；左半结肠由肠系膜下动脉供应，分出结肠左动脉和数支乙状结肠动脉。结肠的静脉分布与动脉相似，分别经肠系膜上、下静脉汇入门静脉。结肠的淋巴结分为结肠上淋巴结、结肠旁淋巴结、中间淋巴结和中央淋巴结四组。中央淋巴结位于结肠动脉根部及肠系膜上、下动脉的周围，再引流至腹主动脉周围的腹腔淋巴结。

结肠的主要生理功能是吸收水分，储存和转运粪便，还能吸收部分电解质和葡萄糖，吸收功能主要在右侧结肠。结肠黏膜表面的柱状上皮细胞及杯状细胞能分泌碱性的黏液以保护黏膜和润滑粪便。结肠内的大量细菌能分解和发酵食物残渣，利用肠内物质合成维生素K、维生素 B 复合物和短链脂肪酸等，供体内代谢需要。

直肠位于盆腔的后部，上接乙状结肠，下与肛管相连，长 12~15cm。上部直肠与结肠大小相似，下端扩大成直肠壶腹，是粪便排出前的暂存部位。以腹膜返折为界，上段直肠的前面和两侧有腹膜覆盖，前面的腹膜返折成直肠膀胱陷凹。下段直肠全部位于腹膜外。直肠的肌层分为两层：外层纵肌，下端与肛提肌和内、外括约肌相连；内层环肌，在直肠下端增厚成为肛管内括约肌，有协助排便的功能。直肠黏膜较厚，在壶腹部形成上、中、下三个半月状皱襞称为直肠瓣，有阻止粪便排出的作用。

直肠下端与口径较小的肛管相连，其黏膜呈现 8~10 个隆起的纵行皱襞，称为肛柱。相邻两个肛柱基底之间有半月形皱襞，成为肛瓣。肛瓣与直肠柱下端黏膜围成袋状小窝，称为肛窦,窦口向上,深3~5mm,底部有肛腺开口。在肛管与直肠柱连接的部位有三角形乳头隆起,称为肛乳头。肛瓣边缘和肛柱下端共同在直肠和肛管交界处形成一锯齿状环形线,称齿状线。齿状线是直肠与肛管的交界线,其上、下的组织结构、血液供应、神经来源都不同,有重要的临床意义。

肛管上接直肠,下至肛门缘,长3~4m。肛管括约肌分为内括约肌和外括约肌,内括约肌为直肠下端的环肌增厚而成,属不随意肌,外括约肌是围绕肛管的环形横纹肌,属随意肌,分为皮下部、浅部和深部三部分。内括约肌与外括约肌的皮下部交界处在肛管内形成一浅沟,称肛管白线。肛管内括约肌、直肠纵肌的下部、肛管外括约肌的深部和耻骨直肠肌共同组成直肠环,具有收缩肛门的功能,若手术切断,可引起大便失禁。

直肠与肛周有数个间隙,其内充满脂肪结缔组织,是容易发生感染、形成肛周脓肿的常见部位。①骨盆直肠间隙:位于直肠两侧、肛提肌以上、盆腔腹膜之下。②直肠后间隙:位于直肠与骶骨之间、肛提肌之上。③坐骨肛管间隙:位于肛提肌以下,坐骨肛管横膈以上。④肛门周围间隙:在坐骨肛管横膈与肛门周围皮肤之间,左右两侧于肛管后相通。

直肠肛管有两个静脉丛:①直肠上静脉丛,位于齿状线以上的黏膜下,经直肠上静脉、肠系膜下静脉回流至门静脉。②直肠下静脉丛,位于齿状线下方,汇集成直肠下静脉和肛管静脉,分别通过髂内静脉和阴部内静脉回流到下腔静脉。

齿状线以上的直肠黏膜由自主神经系统支配,无痛觉;而齿状线以下的肛管皮肤则由体内神经系统的阴部内神经支配,痛觉敏感。

直肠的主要功能是排便,也能吸收少量水、电解质、葡萄糖和部分药物,还能分泌黏液以利排便。粪便储存于乙状结肠。直肠下端是排便反射的主要发生部位,是排便功能中的重要环节。

(二)肝

肝脏是人体最大的实质性器官,大部分位于右上腹部的膈下和季肋深面,可随呼吸上下移动,上界相当于右锁骨中线第5~6肋间,下界与右肋缘平行,正常肝脏位于右肋缘下不能触及。肝脏以正中裂为界,分成左、右两半;左右半肝又以叶间隙为界,分成左外叶、左内叶、右前叶、右后叶和尾状叶;左外叶和右后叶又分成上下两段,尾状叶也分成左右两段。

肝脏呈一不规则楔形,右侧钝厚而左侧偏薄,分为脏、膈两面。膈面光滑隆凸与横膈相贴附;脏面较平,与胃、十二指肠、胆囊、结肠肝曲及右侧肾和肾上腺毗邻。肝的脏面和前面经左右三角韧带、冠状韧带、镰状韧带与膈肌和前腹壁固定;肝脏面还有肝胃韧带和肝十二指肠韧带,后者包含门静脉、肝动脉、胆总管、淋巴管、淋巴结和神经,又称肝蒂。肝脏面由两个纵沟和一个横沟构成H形。横沟连接于两纵沟之间,为第一肝门,门静脉、肝动脉和肝总管在此各自分出左、右侧支进入肝实质。右纵沟的后上端为肝静脉系统汇入下腔静脉,称为第二肝门。

肝脏由肝实质和两个管道系统组成,分别为门静脉和肝静脉系统。前者包含门静脉、肝动脉和肝胆管,三者在肝实质内的分布行径大致相同,且被Glisson纤维鞘包裹,称为门静脉系统。后者是肝内血液输出道,与门静脉系统分布不一致;三条主要的肝静脉在第二肝门处注入下腔静脉后入心脏。肝脏血液供应丰富,25%~30%来自肝动脉,70%~75%来自门静脉。肝动脉压力大、血液含氧量高,供给肝脏所需氧量的40%~60%。门静脉主要汇集来自肠道的血液,供给肝脏营养。

　　肝脏的显微结构为肝小叶，系肝脏结构和功能的基本单位。小叶中央是中央静脉，单层细胞索在其周围呈放射状排列。肝细胞索之间为肝窦，肝窦实际上是肝的毛细血管网，它一端与肝动脉和门静脉的小分支相通，另一端与中央静脉连接。肝窦壁上有 Kupffer 细胞，具有吞噬功能。肝小叶之间为结缔组织构成的汇管区，其中包括肝动脉、门静脉的小分支和胆管，胆管又可分为胆小管和毛细胆管，后者位于肝细胞之间。

　　肝的生理功能包括：

　　1. 分泌胆汁　肝脏每天分泌 600~1 000ml 胆汁，经胆管流入十二指肠，帮助消化脂肪及脂溶性维生素 A、维生素 D、维生素 E、维生素 K 的吸收。胆汁排入肠道，参与肝肠循环。

　　2. 代谢功能　①肝脏能将由肠道吸收、经门静脉系统进入的碳水化合物和脂肪等转化为糖原，储存于肝内，当血糖降低时，将肝糖原分解为葡萄糖释放入血以维持血糖浓度的恒定。②在蛋白质代谢中，肝脏起合成、脱氨和转氨作用。肝脏利用经消化道吸收或体内蛋白质分解产生单位氨基酸重新合成人体代谢所需的多种蛋白质，如清蛋白、纤维蛋白原和凝血酶原等。若肝脏严重受损，可出现低蛋白血症和凝血功能障碍。代谢过程中产生的氨大部分经肝脏合成尿素，由肾排出；若肝细胞受损，脱氨和转氨作用减退，血氨即可升高。肝细胞内有多种转氨酶，能将一种氨基酸转化为另一种氨基酸，在肝细胞受损时释放入血液，故血中转氨酶含量升高常提示肝功能受损和肝脏疾病。③肝脏在脂肪代谢中可维持体内各种脂质，如磷脂和胆固醇的恒定，并保持一定的浓度和比例。④肝脏参与多种维生素如维生素 B 族、维生素 C、维生素 D、维生素 E 和维生素 K 的合成代谢。⑤肾上腺皮质醇和醛固酮的中间代谢过程大部分在肝内进行。肝脏对雌激素和抗利尿激素具有灭能作用，肝硬化时该作用减退，可引起蜘蛛痣、肝掌和男性乳房发育等；抗利尿激素和醛固酮的增多，促使体内水钠潴留，导致腹水和水肿。

　　3. 合成凝血物质　包括纤维蛋白原、凝血酶原和凝血因子 V、VII、VIII、IX、X、XI 和 XII。此外，肝内储存的维生素 K 对凝血酶原和凝血因子 VII、IX、X 的合成是必不可少的。

　　4. 解毒作用　肝脏通过分解、氧化和结合等方式使体内代谢过程中产生的毒素或外来有毒物质失去毒性或排出体外。

　　5. 吞噬和免疫作用　肝脏通过 Kupffer 细胞的吞噬作用，将细菌、色素和其他碎屑从血液中排出。

　　6. 造血和调节血液循环　肝脏内含有铁、铜及维生素 B_{12}、叶酸等造血因子，能间接参与造血。肝脏存着大量血液，当急性失血时，有一定调节血液循环的作用。

　　肝再生能力很强，因此，当肝有局限性病变时，可实行肝段、肝叶乃至更大范围肝切除术。但肝细胞对缺氧又非常敏感，常温下阻断肝脏血流超过一定时限，就会导致肝细胞不可逆的缺氧、坏死。

　　(三)胆道系统

　　包括肝内和肝外胆管、胆囊及 Oddi 括约肌，可分为肝内和肝外两大系统。

　　1. 肝内胆管　起始于肝内毛细胆管，汇集成小叶间胆管，肝段、肝叶胆管和肝内左右肝管。其行径与肝内门静脉和肝动脉分支基本一致，三者由同一结缔组织鞘（Glisson 鞘）所包裹。

　　2. 肝外胆管　包括肝外左右肝管、肝总管、胆囊、胆囊管和胆总管。

　　(1)左右肝管和肝总管：肝内左右肝管出肝后形成肝外左右肝管，两者在肝门下方汇合成肝总管。肝总管沿十二指肠韧带右前缘下行，与胆囊管汇合成胆总管。

（2）胆总管：长 7~9cm，直径 0.6~0.8cm。有 80%~85% 个体的胆总管下端与主胰管在十二指肠壁内汇合成一共同通道，并膨大形成壶腹，称为乏特（Vater）壶腹。其周围有 Oddi 括约肌围绕，具有调节和控制胆汁和胰液的排放，防止十二指肠液反流的作用。

（3）胆囊：位于肝脏脏面的胆囊窝内，外观呈梨形，分为底、体、颈三部分。底部圆钝，为盲端；体部向上弯曲形成胆囊颈，颈上部呈囊性膨大，称 Hartmann 袋，是胆囊结石易嵌顿的部位。

（4）胆囊管：由肝总管、胆囊管与肝脏下缘构成的三角区称为胆囊三角（Calot 三角），其中有胆囊动脉、副右肝管等穿行，是手术时易误伤的部位。

3. 胆汁的形成、生理功能、分泌和代谢

（1）胆汁的生成和成分：肝细胞、胆管每日分泌胆汁为 600~1 000ml，以肝细胞分泌为主。

（2）胆汁的生理功能：①乳化脂肪，胆盐与食物中的脂肪结合使之形成能溶于水的脂肪微粒，有利于肠黏膜吸收。②协助脂溶性维生素的吸收，刺激胰酶的分泌和使其被激活，促进脂肪、胆固醇和维生素 A、维生素 D、维生素 E、维生素 K 的吸收。③抑制肠内致病菌生长和内毒素生成。④刺激小肠和结肠蠕动。⑤中和胃酸。

（3）胆汁分泌的调节：受神经内分泌调节，迷走神经兴奋、促胰液素、胃泌素、胰高血糖素、肠血管活性肽等可促进胆汁分泌。

（4）胆汁的代谢：胆汁中的胆汁酸（盐）由胆固醇在肝内合成，随胆汁分泌至胆囊内储存并浓缩。进食时，胆盐随胆汁排至肠道，其中 95% 的胆盐能被肠道重新吸收至肝脏，以保持胆盐池的稳定，称为肝肠循环。正常胆汁中胆盐、磷脂酰胆碱、胆固醇三种成分按一定的比例组成微胶粒溶液。

4. 胆囊的生理功能

（1）浓缩和储存胆汁：由肝细胞和胆管分泌的胆汁部分直接进入肠道，绝大部分进入胆囊。胆囊黏膜有很强的选择性吸收胆汁中的水和电解质功能，胆汁中 90% 的水分被胆囊吸收后，能使胆汁浓缩 5~10 倍并储存于胆囊。

（2）排出胆汁：随进食而断续进行，每次排胆汁的时间长短和量与进食的食物种类和量有关，并受体液因素和神经系统的调节。

（3）分泌功能：胆囊黏膜每天能分泌稠厚的黏液 20ml，保护胆道黏膜，不受浓缩胆汁的侵蚀和溶解。

（四）胰

1. 胰腺的结构　胰腺是人体第二大腺体，属腹膜后器官，分头、颈、体、尾四部。胰管是胰腺的输出管道，约 85% 的人胰管近端与胆总管汇合成 Vater 壶腹，共同开口于十二指肠乳头。此共同通路或开口是胰腺疾病和胆道疾病互相关联的解剖学基础。在胰头内胰管上方有一条副胰管，通常与主胰管相连，副胰管一般较细且短，在主胰管的上方单独开口于十二指肠。胰的动脉与静脉伴行，最后汇入肝门静脉。

2. 胰腺功能　胰腺主要有外分泌和内分泌两大功能。它的外分泌主要成分是胰液，内含碱性的碳酸氢盐和各种消化酶，其功能是中和胃酸，消化糖、蛋白质和脂肪。内分泌主要成分是胰岛素、胰高血糖素，其次是生长激素释放抑制激素、肠血管活性肽、胃泌素等。

（五）胃肠的神经内分泌调节

1. 胃肠的神经调节　胃肠的运动、消化腺的分泌功能都受自主神经 - 肠神经系统的支配,而下丘脑是自主神经系统的皮层下中枢,是中枢神经系统和低位神经系统之间的重要环节,故中枢神经系统直接或间接调节着胃肠功能,使精神因素与消化功能之间密切联系。由于精神状态的变化可影响胃肠道黏膜的血液灌注和消化腺的分泌,亦能引起胃肠道运动功能的变化,所以消化系统的身心疾病较常见,且患者常有抑郁、焦虑等表现。

2. 胃肠的内分泌调节   胃肠道从食管到直肠,以及胰腺分布着大量内分泌细胞。胃肠道内分泌细胞和 ENS 的神经系统细胞分泌的各种具有生物活性的化学物质统称为胃肠激素。研究表明,某些肽类激素,既存在于胃肠道,也存在于中枢神经系统内,这些双重分布的肽类激素统称为脑-肠肽,已知的有促胃液素、生长抑素等 20 余种,提示神经系统和消化系统之间的内在联系。这些激素的主要作用是调节消化器官的运动和分泌功能。

二、常见症状和体征

(一)恶心与呕吐

恶心、呕吐可单独发生,但多数患者先有恶心,继而呕吐。引起恶心与呕吐的病因很多,其中消化系统的病因有:①胃炎、消化性溃疡并发幽门梗阻、胃癌。②肝、胆囊、胆管、胰、腹膜的急性炎症。③胃肠功能紊乱引起的心理性呕吐。

(二)腹痛

临床上一般将腹痛按起病急缓分为急性与慢性腹痛。急性腹痛多由腹腔脏器的急性炎症、扭转或破裂,空腔脏器梗阻或扩张,腹腔内血管阻塞等引起;慢性腹痛的原因常为腹腔脏器的慢性炎症、腹腔脏器包膜的张力增加、消化性溃疡、胃肠神经功能紊乱、肿瘤压迫及浸润等。

(三)腹泻

腹泻是指排便次数多于平日习惯的频率,粪质稀薄。腹泻多由肠道疾病引起,其他原因有药物、全身性疾病、过敏和心理因素等。

(四)便秘

便秘是指排便频率减少,1 周内排便次数少于 2~3 次,排便困难,大便干结。便秘常见于全身性疾病、身体虚弱、不良排便习惯,以及结肠、直肠、肛管疾病等。

(五)黄疸

黄疸是由于血清中胆红素升高,致使皮肤、黏膜和巩膜发黄的体征。常分为肝细胞性黄疸、胆汁淤积性黄疸和溶血性黄疸。

(六)呕血与黑便

呕血与黑便是上消化道出血的特征性表现。见于上消化道疾病(如食管、胃、十二指肠、胆和胰腺疾病)或全身性疾病导致的上消化道出血,常见病因为消化性溃疡、急性糜烂出血性胃炎、食管胃底静脉曲张破裂和胃癌。上消化道出血者均有黑便,但不一定有呕血。出血部位在幽门以上者常有呕血和黑便,在幽门以下者可仅表现为黑便。

三、特殊检查

1. 实验室检查   常用的检查如:①肝功能检查用于肝胆疾病的诊断。②血、尿胆红素检查提示黄疸的性质。③血沉可反映炎症性肠病的活动性。④肝炎病毒标志物测定用于确定病毒性肝炎的类型。⑤血、尿淀粉酶测定用于急性胰腺炎的诊断。⑥肿瘤标志物如,甲胎蛋白(AFP)用于原发性肝癌的诊断,癌胚抗原(CEA)、糖链抗原 19-9(CA_{19-9})等用于胃癌、结直肠癌和胰腺癌的诊断和疗效评估。

2. 脏器功能试验

（1）胃液分析是用五肽促胃液素刺激胃液分泌，以测定壁细胞的泌酸功能。

（2）D- 木糖试验、脂肪平衡试验、维生素 B_{12} 试验、氢呼吸试验用于小肠吸收功能。

（3）Lundh 试验、胰泌素和胰酶泌素刺激试验等可测试胰腺外分泌功能。

（4）胃肠功能运动检查，包括食管、胃、胆道、直肠等处的压力测定，食管下端和胃内 pH 值测定或 24h 持续监测，胃排空测定等。

3. 内镜检查　内镜包括胃镜、十二指肠镜、胆道镜、胰管镜、小肠镜、结肠镜和腹腔镜等。其中最常用的是胃镜和结肠镜，可检出大部分的常见胃肠道疾病。内镜检查不仅能直视黏膜病变，还能取活检。

（1）胃镜是食管、胃、十二指肠疾病的最常用和最准确的检查方法，结肠镜则主要用于观察从肛门到回盲瓣的所有结直肠的病变。

（2）胶囊内镜由胶囊、信号接收系统及工作站构成。检查时，患者吞下一个含有微型照相装置的胶囊，随胃肠道蠕动，以 2 帧 / 秒的速度不间断拍摄，所获取的消化道腔内图像信息被同时传给信号接收系统，然后在工作站上读片。胶囊内镜能动态、清晰地显示小肠腔内病变，突破了原有的小肠检查盲区，且具有无痛苦、安全等优点，成为疑诊小肠疾病的一线检查方法。

（3）推进式小肠镜与胶囊内镜不同的是，推进式小肠镜因具有吸引及注气的功能，对病变的观察更清晰，发现病变后可以取活检及内镜下治疗；但推进式小肠镜难以观察整个小肠，小肠病变的阳性检出率低于胶囊内镜；且由于检查耗时长，患者较痛苦。因此，多在胶囊内镜初筛发现小肠病变后，需要活检或内镜下治疗时才采用推进式小肠镜。

（4）经内镜逆行胰胆管造影术（endoscopic retrograde cholangio-pancreatography，ERCP）是在十二指肠镜直视下，经十二指肠乳头向胆总管或胰管内插入造影导管，逆行注入造影剂后，在 X 线下显示胆系和胰管形态的诊断方法。除诊断外，目前 ERCP 技术已更多地用于治疗胆胰管疾病，治疗性 ERCP 包括内镜下乳头肌切开、胆总管取石、狭窄扩张、置入支架、鼻胆管引流术等，其微创、有效及可重复的优势减少了对传统外科手术的需求。

（5）超声内镜（endoscopic ultrasonography，EUS）将微型高频超声探头安置在内镜顶端或通过内镜孔插入微型探头，在内镜下直接观察腔内病变同时进行实时超声扫描，了解病变来自管道壁的某个层次及周围邻近脏器的情况，与体表超声相比较，它缩短了超声源与成像器官之间的距离及声路，降低了声衰减，并排除了骨骼、脂肪、含气部位的妨碍。可以获得最清晰的回声成像。在 EUS 的引导下，可对病灶穿刺活检、肿瘤介入治疗、囊肿引流及施行腹腔镜神经丛阻断术。

4. 活组织和脱落细胞检查

临床上常用以下方法取活组织进行病理检查：

（1）各种经皮穿刺，包括超声或 CT 引导下细针穿刺，对肝、胰或腹腔肿块取材。

（2）在消化道内镜的直视下，用活检针或活检钳，采取食管、胃、结肠、直肠黏膜的病变组织，或通过腹腔镜取肝、腹膜等组织。

（3）外科手术时取材。脱落细胞检查是在内镜直视下冲洗或擦刷消化道管腔黏膜收集脱落细胞；以及收集腹水查找癌细胞等。

5. 影像学检查

（1）超声检查：腹部 B 超可观察肝、胆囊、脾、胰等脏器，发现这些脏器的肿瘤、脓肿、囊肿、结石等病变，以及腹腔内肿块、腹水。彩色多普勒超声可显示门静脉、肝静脉及下腔静脉，协助门静脉高压的诊断。

（2）X 线检查：腹部平片可观察腹腔内游离气体，肝、脾、胃等脏器的轮廓，钙化的结石或组织，以及肠内气体和液体。

（3）计算机体层显像（CT）和磁共振显像（MRI）：因其敏感度和分辨率高，可显示轻微的密度改变而发现病变。CT 扫描主要用于对肝、胆囊、胰的囊肿、脓肿、肿瘤、结石等占位性病变及对脂肪性肝病、肝硬化、胰腺炎等弥漫性病变的诊断，对消化道肿瘤的临床分期均很有价值。MRI 因能反映组织的结构，对占位性病变的定性诊断尤其有价值。

（4）正电子射线计算机体层显像（PET）和放射性核素检查：PET 可根据示踪剂的摄取水平将生理过程形象化和数量化，故其反映的是生理功能而不是解剖结构，与 CT 和 MRI 互补，PET 可提高消化系统肿瘤诊断的准确性。

四、最新进展

随着内镜设备的不断改进，对病变的观察逐渐增加了色素内镜、放大内镜、窄带光成像及激光共聚焦内镜等技术，有效提高了早期肿瘤的检出率。

近年来，消化内镜领域进入了发展最为迅速的时期，各种新理念、新技术层出不穷，对消化系统疾病的诊治产生了革命性的影响。如消化道早期癌症的微创治疗：内镜下黏膜切除术（endoscopic mucosal resection，EMR）和内镜下黏膜下剥离术（endoscopic submucosal dissection，ESD）为代表的内镜下切除技术应运而生，对消化道癌前病变及早期癌症的治疗产生了深远的影响。

（俞国红）

第二节　常见胃肠道功能紊乱

一、功能性消化不良

（一）概述

功能性消化不良（functional dyspepsia，FD）是指由胃和十二指肠功能紊乱引起的症状，而无器质性疾病的一组临床综合征。病因和发病机制至今尚未清楚，可能与下列因素有关：胃肠道动力障碍、内脏感觉过敏、胃底对食物的容受性舒张功能下降及精神和社会因素等。研究显示，在 FD 患者生活中，特别是童年期应激事件的发生频率高于正常人。功能性消化不良主要症状包括餐后腹胀、早饱感、上腹胀痛、上腹灼热感、嗳气、恶心、食欲不振等，不少患者同时伴有失眠、焦虑、抑郁、注意力不集中等精神症状。

（二）流行病学

功能性消化不良是临床上最常见的一种功能性胃肠病，欧美国家的流行病学调查表明，普通人群中有消化不良症状者占 19%~41%，我国的调查资料显示，FD 占胃肠病专科门诊患者的 50% 左右。

（三）病因与危险因素

1. 病因

（1）胃肠道动力障碍：包括胃排空延迟、胃十二指肠运动协调失常。

（2）内脏感觉过敏：FD 患者胃的感觉容量明显低于正常人。

（3）胃底对食物的容受性舒张功能下降：这一改变常见于有早饱症状的患者。

（4）特定基因型改变与遗传易感性：FD 的发病受遗传因素的影响，研究发现 G- 蛋白 β_3 亚族基因 825、5- 羟色胺转运体、白介素 -17F 等与 FD 的发生有一定相关性。

2. 危险因素

（1）精神和社会因素：FD 患者存在个性异常，焦虑、抑郁积分显著高于正常人。

（2）感染与炎症：相关因素胃肠道感染后可能会引起 FD，沙门氏菌、大肠埃希菌、空肠弯曲菌、诺如病毒均可能诱发 FD。

（四）预防和筛查

1. 预防   建立良好的生活习惯，饮食规律，避免辛辣刺激、过期变质食物；保持乐观的生活态度和自信平稳的情绪。

2. 筛查   先排除有无下列提示器质性疾病的"报警症状和体征"：45 岁以上，近期出现消化不良症状，有贫血、消瘦、呕血、黑便、吞咽困难、腹部肿块、黄疸等。对年龄在 45 岁以下且无"报警症状和体征"者，可选择胃镜检查。

（五）评估

1. 病史

（1）评估与功能性消化不良有关的病因和诱因：详细询问患者的日常生活、饮食习惯，评估患者精神情绪状态及社会支持情况。

（2）患病及治疗经过：询问患者疾病发生发展过程，发病前有无诱因，疾病发作与进食的关系，腹胀、嗳气、恶心等发生时间、程度及规律，持续时间及缓解情况。询问有无进行检查及检查结果，治疗经过。了解患者所用药物的名称、剂量、用法、疗效、不良反应等，药物的治疗效果等。

（3）主要症状评估

1）评估患者饮食、睡眠情况及精神情绪状态。

2）腹痛腹胀的部位、程度，是否与进食有关系，嗳气的频率，恶心呕吐的症状，呕吐物的颜色、量等。

（4）心理 - 社会状况评估：评估患者对疾病的了解程度；评估患者的性格、精神状态，患病对患者日常生活、工作的影响。

2. 体格检查

（1）一般状态：测量患者的生命体征。

（2）腹部检查：上腹部压痛程度，振水音是否阳性。

3. 辅助检查

（1）胃镜、X 线钡餐检查。

（2）胃排空试验，近 50% 的患者出现胃排空延缓。

（六）诊断与鉴别诊断

1. 诊断要点

（1）上腹痛，上腹烧灼感，餐后饱胀和早饱感，症状一种或多种，病程超过 6 个月，近 3

个月症状持续。

（2）上述症状排便后不能缓解。

（3）排除器质性疾病。

2. 鉴别诊断　本病需要鉴别的疾病包括：

（1）食管、胃和十二指肠的各种器质性疾病，如消化性溃疡、胃癌等。

（2）肝胆胰疾病、其他全身性疾病引起的症状，如糖尿病、风湿免疫性疾病和精神神经性疾病等。

（3）药物引起的上消化道症状，如服用非甾体抗炎药。

（4）其他功能性胃肠病，如胃食管反流病、肠易激综合征等。

（七）护理措施

1. 非药物治疗护理措施

（1）环境：保持室内空气新鲜和流通，维持室温 18~22℃，湿度 50%~60%，每天开窗通风。保持病室安静整洁。

（2）活动与体位：指导患者参加适当的锻炼，如散步、八段锦练习等，以促进胃肠蠕动及消化腺的分泌。

（3）饮食护理：改变不良的生活习惯，戒烟忌酒，强调饮食规律的重要性，定时定量，进食时勿做其他事情，睡前不要进食，利于胃肠道的吸收及排空。不宜极渴时饮水，一次饮水量不宜过多。注意饮食卫生，选择新鲜易消化食物，少吃易产气的食品和寒凉刺激食物。

（4）心理护理：评估患者身心状况，及时发现存在的问题，及时给予心理疏导，耐心回答患者的疑问，避免各种不良刺激；对患者进行心理放松治疗，用通俗易懂的语言向患者解释病情，改善患者的认知水平及应对能力，保持乐观的生活态度。

（5）病情观察：观察患者腹痛腹胀及嗳气等症状的缓解情况，进食、睡眠有无改善。

2. 药物治疗护理措施

（1）抑制胃酸药，可选择 H_2 受体拮抗剂或质子泵抑制剂，一般适用于以上腹痛、上腹灼热感为主要症状的患者。指导患者按时服药。

（2）促胃肠动力药，一般适用于以餐后饱胀、早饱为主要症状的患者，可选用莫沙必利和伊托必利。指导患者进餐前 15~30 分钟服药。

（3）助消化药，消化酶制剂可作为治疗功能性消化不良的辅助用药，改善与进餐相关的上腹胀、食欲差等症状。

（4）失眠、焦虑者可适当服用镇静或抗焦虑的药物，宜从小剂量开始，向患者宣教药物的作用与副作用，消除患者的顾虑。

（5）进行中医辨证施护，利用穴位按摩、穴位贴敷等技术，缓解症状，调节情志。

3. 特别关注　关注患者的心理状态、精神症状，根据患者不同特点进行心理治疗。

（八）随访

1. 预期目标　患者能够认识和理解病情，建立良好的生活和饮食习惯，避免烟、酒及服用非甾体抗炎药。避免食用可能诱发疾病的食物。患者能够长期随访，不适时及时就诊。

2. 并发症　病程长，易反复发作，不少患者同时伴有失眠、焦虑、抑郁、头痛、注意力不集中等精神症状。

二、肠易激综合征

（一）概述

肠易激综合征（irritable bowel syndrome，IBS）是一种以腹痛或腹部不适伴排便习惯改变为特征而无器质性病变的常见功能性肠病。临床上，根据排便特点和粪便的性状可分为腹泻型、便秘型和混合型。目前认为遗传因素、精神心理因素、食物过敏或不耐受、内脏高敏感、肠道感染、黏膜免疫和炎性反应、肠道动力异常、脑 - 肠轴功能紊乱等多种因素和多种发病机制共同作用导致疾病发生。

（二）流行病学

全球范围内 IBS 的发病率为 7%~21%，我国为 10% 左右，发病以中青年居多，男女比例约 1∶2。西方国家便秘型多见，我国则以腹泻型为主。

（三）病因与危险因素

1. 病因

（1）胃肠动力学异常：结肠电生理研究显示，IBS 以便秘、腹痛为主者，3 次 /min 的慢波频率增加，腹泻型 IBS 高幅收缩波明显增加。

（2）内脏感觉异常：直肠气囊充气试验表明，IBS 患者充气疼痛阈值明显低于对照组。IBS 患者对胃肠道充盈扩张、肠平滑肌收缩等生理现象敏感性增强，易产生腹胀、腹痛。

（3）脑 - 肠轴功能紊乱：脑 - 肠轴可将来自大脑的情感和认知中心的信息通过神经递质与胃肠道功能相联系，反之亦然。心理应激对胃肠运动产生明显影响，诱发或加重病情。

2. 危险因素

（1）某些食物如奶制品、海鲜，通常是 IBS 患者症状加重或促发的因素。

（2）肠道感染其感染的严重性及抗生素应用时间均与 IBS 的发生有一定相关性。

（四）预防和筛查

1. 预防　建立良好的生活习惯，避免辛辣刺激、过期变质食物，对于不耐受的食物应尽量不吃，饮食上避免诱发疾病的食物；保持情绪乐观稳定，避免不良刺激。

2. 筛查　IBS 起病隐匿，一般无明显体征，直肠指检可感到肛门痉挛、张力较高，有时可有触痛。

（五）评估

1. 病史

（1）评估与肠易激综合征有关的病因和诱因：详细询问患者的日常生活、饮食习惯、敏感食物、排便习惯、服药史等，评估患者情绪状态及社会支持情况。

（2）患病及治疗经过：询问患者疾病发生发展过程，发病前有无诱因，排便性状及规律。询问有无进行检查及检查结果和治疗经过。了解患者所用药物的名称、剂量、用法、疗效、不良反应及治疗效果等。

（3）主要症状评估

1）评估患者饮食、二便、睡眠情况及精神情绪状态。

2）询问腹痛及腹部不适的时间、部位，排便次数及粪便性状。几乎所有的 IBS 患者都有不同程度的腹痛或腹部不适，部位不定，以下腹部和左下腹多见，排便或排气后缓解，极少有睡眠中痛醒者。腹泻型 IBS 常排便较急，粪便呈糊状或稀水便，可带有黏液，但无脓血；便秘型 IBS 常有排便困难，粪便干结、量少，呈羊粪状或细杆状，表面可有黏液。部分患者腹泻与便秘交替发生。

3）询问伴随症状,患者常伴腹胀、排便不尽感,部分患者有失眠、焦虑、头痛等精神症状。

（4）心理-社会状况评估：评估患者对疾病的了解程度；评估患者的性格、精神状态,患病对患者日常生活、工作的影响。

2. 体格检查

（1）一般状态：测量患者的生命体征。

（2）腹部检查：患者可在腹部相应部位有轻压痛。

3. 辅助检查

（1）大便常规检查多为正常或仅有少量黏液。

（2）结肠镜检查无确切炎症或其他器质性损害,操作中插镜时呈激惹现象,具有提示意义。

（3）结肠腔内压力测定、肌电图检查可提示压力波及肌电波异常变化,是客观评估 IBS 患者疗效的方法。

（六）诊断与鉴别诊断

1. 诊断要点

（1）病程 6 个月以上且近 3 个月持续存在腹部不适或腹痛,并伴有下列特点中至少 2 项。①症状在排便后改善。②症状发生伴随排便次数改变。③症状发生伴随粪便性状改变。

（2）以下症状不是诊断所必备,但属常见症状,这些症状越多越支持 IBS 的诊断。①排便频率异常（每天排便＞3 次）。②粪便性状异常（块状/硬便或稀水样便）。③粪便排出过程异常（费力、急迫感、排便不尽感）。④黏液便。⑤胃肠胀气或腹部膨胀感。

（3）缺乏可解释症状的形态学改变和生化异常。

2. 鉴别诊断　腹痛为主者应与引起腹痛的疾病鉴别。腹泻为主者应与引起腹泻的疾病鉴别,其中要注意与常见的乳糖不耐受症鉴别。以便秘为主者应与引起便秘的疾病鉴别,其中功能性便秘及药物不良反应引起的便秘常见,应注意详细询问病史。总之,对于存在警报症状的患者不应轻易诊断 IBS,这些警报症状包括体重下降、持续性腹泻、夜间腹泻、粪便中带血、顽固性腹胀、贫血、低热等,特别是 50 岁以上出现新发症状者要高度警惕器质性疾病。

（七）护理措施

1. 非药物治疗护理措施

（1）环境：保持室内空气新鲜和流通,维持室温 18~22℃,湿度 50%~60%,每天开窗通风。保持病室安静整洁。

（2）活动与体位：患者腹痛时卧床休息,双下肢屈曲,可避免腹肌紧张。

（3）饮食护理：对腹泻型患者,饮食上应避免进食生冷、辛辣刺激性食物,避免进食含大量不易吸收的食物,包括脂肪、小麦及含麸质的面粉制品,避免碳酸饮料、马铃薯等易产气食物,严重腹泻期间应禁食,使肠道得到休息,但必须保证足够的水分和电解质的摄入。对于便秘型患者,指导食用充足的纤维素,有加强通便的作用。

（4）心理护理：评估患者身心状况,详细进行疾病知识宣教；对患者进行心理暗示疗法和心理行为治疗,告诉患者正常的检查结果,消除恐惧和焦虑,调动患者的主观能动性,从而使干预治疗产生最佳的生理效应。也可采取催眠疗法、生物反馈治疗等手段。

（5）病情观察：观察患者腹痛的性质、部位、持续时间及排便习惯、粪便性状，保持肛周皮肤清洁干燥。

2. 药物治疗护理措施

（1）解痉药：抗胆碱药可作为缓解腹痛的短期对症治疗，观察药物疗效及副作用。得舒特为选择性作用于胃肠道平滑肌的钙通道阻滞剂，对腹痛有一定疗效，且不良反应少。

（2）止泻药：洛哌丁胺止泻效果好，适用于腹泻症状较重者，但不宜长期使用。轻症者宜使用吸附止泻药如蒙脱石等。

（3）泻药：对便秘型患者酌情使用泻药，宜使用作用温和的轻泻剂，以减少不良反应和药物依赖性。

（4）失眠、焦虑者可适当服用镇静或抗焦虑的药物，宜从小剂量开始，向患者宣教药物的作用与副作用，消除患者的顾虑。

（5）肠道微生态制剂：如双歧杆菌、乳酸菌，可纠正肠道菌群失调，对腹泻、腹胀有一定疗效。

（6）进行中医辨证施护，利用穴位按摩、穴位贴敷等技术，缓解症状，调节情志。

3. 特别关注　症状严重而顽固，经一般治疗和药物治疗无效者应考虑予以心理行为治疗，包括心理治疗、认知疗法、催眠疗法和生物反馈疗法等。

（八）随访

1. 预期目标　患者排便型态恢复正常；能够建立良好的生活习惯，自觉避免诱发疾病的食物；患者能够定期随访，积极治疗原发病；睡眠状态良好，紧张焦虑情绪缓解。

2. 并发症　IBS病程长，症状可反复或间歇发作，影响生活质量，但一般不会严重影响全身情况。部分患者同时有消化不良症状和失眠、焦虑、抑郁、头昏、头痛等精神症状。

（俞国红）

第三节　胃食管反流病

一、概述

胃食管反流病（gastroesophageal reflux disease，GERD）指胃十二指肠内容物反流入食管引起反酸、烧心等症状，可引起反流性食管炎，以及咽喉、气道等食管邻近的组织损害。内镜下无食管炎表现的称为非糜烂性反流病。本病不是一个疾病，而是一种慢性症状。

二、流行病学

根据2020年中国胃食管反流病多学科诊疗共识，胃食管反流病在西方国家很常见，北美的患病率为18.1%~27.8%，欧洲的患病率为8.8%~25.9%。我国发病率低于西方国家，流行病学调查显示，每周至少1次烧心症状的患病率为2.5%~7.8%，且近年来呈上升趋势。40~60岁为发病高峰，男女发病无显著差异。

三、病因与危险因素

（一）病因

1. 食管抗反流防御机制减弱

（1）抗反流屏障功能减弱：食管下括约肌是食管和胃连接处抗反流的高压带，能防止胃内容物反流入食管。当该括约肌功能异常时，可导致胃食管反流。常见的导致食管下括约肌压降低的因素包括贲门失弛缓症、某些激素（如胆囊收缩素、胰高血糖素等）、食物（如高脂肪、巧克力等）、药物（如钙拮抗剂、地西泮等）等。另外，腹内压增高及胃内压增高也会导致食管下括约肌压相对降低。

（2）食管对胃反流物的廓清能力障碍：正常情况下，吞咽后食管体部出现由上向下蠕动，将食物向胃内推进。一旦发生胃食管反流，大部分反流物通过食管蠕动性收缩将内容物排入胃内。当这种食管廓清能力异常时，可导致胃食管反流病。

（3）食管黏膜屏障作用下降：反流物进入食管后，食管借助上皮表面黏液、不移动水层和表面 HCO_3^-、复层鳞状上皮等构成的上皮屏障，以及黏膜下丰富的血液供应构成的后上皮屏障，发挥其抗反流物对食管黏膜损伤的作用。因此，任何导致食管黏膜屏障作用下降的因素（如长期吸烟、饮酒以及抑郁等），将削弱食管黏膜抵御反流物损害的功能。

2. 反流物对食管黏膜的攻击作用 在上述防御机制减弱的基础上，反流物刺激和损害食管黏膜，其中胃酸和胃蛋白酶是造成损害的主要成分。当胃内 pH 为碱性时，胆汁和胰酶成为主要的攻击因子。

（二）危险因素

1. 肥胖 肥胖是较为公认的胃食管反流病危险因素。BMI 增加与胃食管反流病患病率升高呈正相关。

2. 吸烟 经常吸烟是胃食管反流病的危险因素，且戒烟可改善患者的反流症状。

3. 饮酒 有研究显示，胃食管反流病与饮酒相关，尤其大量饮酒是胃食管反流病发病的高危因素。

4. 精神因素 研究发现，离婚、丧偶和有沉重生活压力的人群易患本病。另有研究显示，应激、精神心理异常与胃食管反流病的症状密切相关，提示精神因素可能会是其危险因素。

5. 生活方式和饮食习惯 调查发现，饱餐、中等劳动强度、浓茶、油腻饮食、便秘、辛辣饮食、进餐后平卧等生活方式和饮食习惯为胃食管反流病发病的危险因素。

6. 食管裂孔疝 食管裂孔疝可降低胃食管交界处的张力，引起食管下括约肌松弛。大的食管裂孔疝常伴有中、重度的反流性食管炎。

四、预防和筛查

（一）预防

1. 改变吸烟、饮酒等生活方式，控制体重。

2. 少食多餐，避免睡前进食过晚，两餐间进食流质以减少胃扩张。避免油腻、辛辣等刺激性饮食，避免饱餐。

3. 减少增加腹内压的活动，如过度弯腰、穿紧身衣裤等。

（二）筛查

1. 内镜检查 诊断反流性食管炎最准确的方法，能直接察见黏膜病变，判定反流性食管炎的严重程度和有无并发症。

2. 24 小时食管 pH 测定 诊断胃食管反流病的重要检查方法，可了解食管内是否存在过度酸反流。

五、评估

（一）病史

1. 病因和诱因评估 详细询问与胃食管反流病有关的病因和诱因，如是否存在吸烟、饮酒、饱餐等不良的生活方式和饮食习惯，是否有妊娠、呕吐等增加腹内压的诱因。

2. 患病及治疗经过 询问患者本次发病的主要症状，症状出现的时间，有无导致症状加重的因素。询问患者检查情况，是否进行长期规律的治疗等。了解患者所用药物的名称、剂量、用法、疗效、不良反应等。了解疾病对患者日常生活的影响。

3. 症状评估

（1）典型症状：包括烧心和反流，常在餐后 1 小时出现，卧位、弯腰或腹压增高时加重，部分患者可在夜间入睡时发生。

（2）非典型症状：主要有胸痛和吞咽困难。胸痛发生在胸骨后，可放射至后背、胸部、颈及耳后。吞咽困难呈间歇性发作，进食固体或液体食物均可发生。由食管狭窄引起的吞咽困难呈持续性并进行性加重，有严重食管炎或并发食管溃疡者还可伴吞咽疼痛。

（3）食管外症状：可发生咳嗽、哮喘及咽喉炎等食管外症状，少部分患者甚至以咳嗽、哮喘为首发或主要表现。受反流物刺激，部分患者还可有咽部异物感、棉团感或堵塞感，但无吞咽困难。

（4）并发症：主要有上消化道出血、食管狭窄、Barrett 食管（食管上皮化生）。其中，Barrett 食管是食管腺癌的癌前病变。

4. 社会状况评估 由于发作时出现烧心、反流等症状，患者常有焦虑、抑郁、烦躁等情绪，担心疾病对工作生活的影响等。

（二）体格检查

1. 一般状况 包括生命体征、精神状态、营养状态等。

2. 胸部检查 评估呼吸道症状，包括气喘、咳嗽、呼吸困难、咽痛等。有无哮喘发作时的体征即胸部呈过度充气征象，双肺可闻及广泛的哮鸣音，呼气音延长。

（三）辅助检查

1. 内镜与活组织检查 内镜是诊断反流性食管炎最准确的方法，可判定疾病严重程度和有无并发症。活组织检查可区分本病与胃癌、食管癌等病变。

2. 24 小时食管 pH 测定 可了解食管内的 pH 情况，是否存在过度酸反流。

3. 食管吞钡 X 线检查 可排除食管癌等其他食管疾病，发现严重反流性食管炎阳性 X 线征。

4. 食管滴酸试验 在滴酸过程中，出现胸骨后疼痛或烧心的患者为阳性，且多于滴酸的最初 15min 内出现。

5. 食管测压 可测食管下括约肌的长度、部位和压力。如食管下括约肌压 < 6mmHg 易导致反流。

六、诊断与鉴别诊断

(一)诊断要点

患者出现典型的烧心和反流症状可作出初步诊断。如内镜检查发现有反流性食管炎并能排除其他原因引起的食管病变,可确诊。对有典型症状而内镜检查阴性者,行 24 小时食管 pH 监测,证实有食管过度酸反流,则诊断成立。对疑诊为本病而内镜检查阴性者做质子泵抑制剂试验性治疗(如奥美拉唑每次 20mg,每天 2 次,连用 7~14 天),如有明显效果,本病诊断一般可成立。

(二)鉴别诊断

胃食管反流病须与以下疾病相鉴别。

1. 有烧心症状的患者在质子泵抑制剂试验性治疗无效时多考虑功能性烧心。

2. 以胸痛为主要症状的应与心绞痛鉴别。

3. 吞咽困难应考虑是否有食管癌、贲门失弛缓症、嗜酸性粒细胞性食管炎。

4. 内镜显示有食管炎的患者,注意与药物性食管炎、霉菌性食管炎、腐蚀性食管炎、免疫相关的食管病变以及食管癌、克罗恩病鉴别。

5. 不典型症状的患者应排除原发性的咽喉及呼吸道疾病。

七、护理措施

(一)非药物治疗护理

1. 一般护理　将床头抬高 15~20cm,取左侧卧位,可有效防止或减轻夜间胃食管反流。

2. 饮食护理

(1)减少进食量,避免饱餐,尤其晚餐不宜过饱,睡前 2h 避免进食。饱餐和快速进食可增加胃内压力,加重胃食管的反流。

(2)避免进食酸性饮料及刺激性调料、烟、酒等。碳酸饮料、烟、酒可导致食管下括约肌张力下降,加重反流。

(3)避免进食使食管下括约肌张力降低的食物,如高脂肪、巧克力、咖啡、浓茶等。烹饪以煮、炖、烩为主,尽量不用油、炸、煎。

(4)增加蛋白质摄入,刺激胃泌素分泌,使食管括约肌压力增加,减轻反流。

(5)进食粗纤维饮食,保持大便通畅,避免增加腹内压力。

3. 改变不良的生活习惯

(1)鼓励患者积极运动,注意减少一切使腹压增高的因素,如肥胖、便秘、咳嗽、穿紧身衣服、餐后弯腰、搬重物等,避免诱发或加重反流。

(2)改变生活习惯,每餐后散步,避免餐后立即坐位不动或卧床,此时最易出现反流。

4. 心理护理　讲解本病的相关知识,使患者对病因及发病机制有所认识,加深对诱发因素的了解,提高自我保健意识。

(二)药物治疗护理

1. 促胃肠动力药　如多潘立酮、西沙必利等。此类药物可增加食管下括约肌压力、改善食管蠕动功能、促进胃排空,从而减少胃内容物食管反流及减少其在食管的暴露时间。用于轻、中症状患者或作为抑酸药的辅助治疗药物。

2. 抑酸药

（1）H$_2$受体拮抗剂：如西咪替丁、法莫替丁等。此类药物能减少胃酸分泌，但不能有效抑制进食刺激引起的胃酸分泌，适用于轻、中症状患者。

（2）质子泵抑制剂（PPI）：包括奥美拉唑、潘妥拉唑等。此类药物抑酸作用强，适用于症状重、有严重食管炎的患者。

（3）抗酸药：如氢氧化铝、铝碳酸镁等，仅用于症状轻、间歇发作的患者临床缓解症状。

（三）抗反流手术护理

1. 评估呼吸频率和节奏、脉率和节律，观察有无气胸表现，如呼吸困难、胸痛、发绀等。

2. 指导患者深呼吸、有效咳嗽，尽早下床活动。

3. 逐步添加固态饮食，以免胃被过度膨胀。饮食应清淡，避免产气食物。

4. 记录出入量，维持体液和电解质平衡。

5. 用药以预防术后恶心、呕吐，控制疼痛，术后10天内避免使用非甾体抗炎药。

八、随访

（一）预期目标

1. 患者反流、烧心等症状得以控制。

2. 患者能正确使用各种药物，能严格按照医嘱规定的剂量、用法服药，了解药物的主要不良反应。

3. 患者能改变不良的生活习惯。进食低脂饮食，避免进食巧克力、咖啡、浓茶等饮食及辛辣刺激性食物，戒烟限酒，每餐后散步。

（二）并发症

胃食管反流病可导致食管炎，食管瘢痕、狭窄，吞咽困难，Barrett食管。呼吸系统并发症包括咳嗽、支气管痉挛、喉痉挛和环咽痉挛、慢性支气管炎、吸入性肺炎、牙齿的侵蚀等。

（周云仙）

第四节　食管裂孔疝

一、概述

食管裂孔疝（hiatus hernia，HH）是指腹腔内脏器通过膈食管裂孔进入胸腔所致的疾病。食管裂孔疝根据解剖分型可分为I~Ⅳ型。

1. I型疝（滑动型食管裂孔疝） 最常见，占90%以上。表现为胃食管连接部迁移至膈肌上方，胃保持在其正常的形态，胃底低于胃食管连接部。因系沿食管纵轴方向向上滑动，也称为轴性食管裂孔疝，由于食管-胃的夹角（His角）由正常的锐角变为钝角，且食管下括约肌（LES）的功能受到影响，食管正常的抗反流机制遭到破坏，可出现病理性胃食管反流。

2. Ⅱ型疝（食管旁裂孔疝） 胃食管连接部保持在其正常的解剖位置，一部分胃底通过膈肌裂孔食管旁疝进入胸腔，有完整的腹膜作为疝囊，有时可伴有结肠、大网膜的疝。因食管胃连接部仍然位于膈下并保持锐角，故很少发生胃食管反流。

3. Ⅲ型疝　是Ⅰ型和Ⅱ型的混合型疝，胃食管连接部和胃底一起通过食管裂孔疝进入胸腔，胃食管连接部和胃底均位于膈肌上方。Ⅲ型疝常为膈食管裂孔过大的结果，脾脏、结肠脾曲和小肠也可随同疝入胸腔，常出现胃扭转。

4. Ⅳ型疝　Ⅳ型食管裂孔疝的特点是除了胃以外，还有腹腔内其他脏器如大网膜、结肠或小肠在疝囊内。

二、流行病学

食管裂孔疝因多无症状或症状轻微，因而难以得出其确切的发病率。一般认为，亚洲、非洲国家的发病率远低于欧美国家。在美国，成年人发病率至少达 10%。本病可发生于任何年龄，但发病率随年龄而增加，本病在一般人群普查中发病率为 0.52%，而在有可疑食管裂孔疝症状者的常规胃肠 X 线钡餐检查中，食管裂孔滑疝的检出率为 11.8%。近年来在 X 线检查时采用特殊体位加压法，其检出率可达 80%。食管裂孔疝多见于 40 岁以上的患者，大多数为先天性，60~70 岁发病率为 40%，70 岁以上可达 70%。本病女性多于男性，为 1.5~3∶1。

三、病因与危险因素

（一）病因

食管裂孔疝的病因主要有先天性和后天性两种，后者占绝大多数。

1. 先天性食管裂孔疝　主要由于发育不良，如膈肌右脚部分或全部缺失，膈食管裂孔比正常人的宽大松弛所致。有些食管裂孔疝同时伴有先天性短食管。

2. 后天性食管裂孔疝

（1）年龄：随着年龄的增长，出现食管裂孔周围支持组织松弛和长期慢性疾病削弱了膈肌张力而使食管裂孔扩大。因此，老年人食管裂孔疝的发病率高。

（2）腹内压增高：肥胖、腹水、妊娠、慢性便秘、长期慢性咳嗽或过度剧烈咳嗽、频繁呕吐和呃逆、腹腔内巨大肿瘤等因素可使腹腔内压力增高或压力分布不均衡，从而诱发本病。

（3）食管挛缩：慢性食管炎、食管下段憩室、肿瘤浸润、胸椎后凸、强烈的迷走神经刺激可以引起食管挛缩、食管缩短，导致部分胃囊拉向胸腔而引起。

（4）手术和外伤：严重的胸腹部损伤、手术引起食管、胃与膈食管裂孔正常位置改变，或者由于手术牵引造成膈食管膜和膈食管裂孔的松弛，导致本病的发生。

（二）危险因素

后天性食管裂孔疝往往因膈食管膜、食管周围韧带的松弛和腹腔内压力增高等因素诱发，常见的危险因素有：

1. 增加腹内压的危险因素，如妊娠、便秘、肥胖、腹水、慢性咳嗽、负重弯腰及用力屏气等。

2. 手术或外伤，如严重的胸腹部损伤或手术。

3. 慢性食管炎、食管溃疡等病史。

四、预防和筛查

（一）预防

避免或消除引起后天性食管裂孔疝的各种危险因素。

（二）筛查

对于年龄＞40岁，伴有类似于胃食管反流的症状，如嗳气、消化不良、灼痛等可进行X线钡餐与内镜检查。

五、评估

（一）病史

1. 评估与食管裂孔疝有关的病因和诱因　询问有无引起腹内压增高的因素，如慢性便秘、腹水、长期咳嗽及负重弯腰等；评估患者是否肥胖、有无妊娠；询问既往有无胸腹部手术史、外伤史以及慢性食管炎等病史。

2. 患病及治疗经过　询问患者本次疾病发作的时间，发作的诱因，发作时的表现，如疼痛、嗳气、烧心、反胃等。询问有无进行X线钡餐、内镜等检查及检查结果。询问患者所用药物的名称、剂量、用法、疗效、不良反应等，是否进行长期规律的治疗。了解疾病对患者日常生活的影响程度。

3. 症状评估

（1）评估患者疼痛的性质及严重程度。食管裂孔疝的疼痛可表现为轻微的烧灼感到强烈的灼痛，多位于胸骨后、剑突下或双季肋区，常因体位而改变。常发生于餐后0.5~1h或就寝时发生，伴有嗳气或呃逆。平卧位、弯腰、下蹲、咳嗽、右侧卧位或饱食后用力屏气可以诱发或加重。

（2）评估患者有无食物停留感、吞咽障碍和吞咽困难等梗阻症状。

（3）评估患者有无嗳气、反酸、烧心、反胃等反流症状。

（4）评估患者有无消化道出血、缺铁性贫血相关症状，多由于食管炎、食管溃疡或疝内胃溃疡引起。

4. 心理-社会状况评估　症状明显的患者由于该病长期慢性存在，容易反复发作，往往存在焦虑不安等心理，同时会失去对治疗的信心。如需手术治疗，则会产生恐惧及对预后的担心。

（二）辅助检查

1. X线钡剂造影　检查简便，痛苦少，常作为首选方法。滑动性裂孔疝的X线直接征象包括膈上显示疝囊及胃黏膜皱襞，膈上出现Schatski环（即B环，正常人无此环）。间接征象包括His角增大（正常锐角＜30°）；食管裂孔增宽；胃食管反流。具备直接征象一项，或同时具备间接征象中两项者诊断亦成立。

2. 内镜检查　食管裂孔疝的内镜下表现有：①齿状线上移2cm或更多。②贲门口松弛。③胃体口移向食管纵轴线。④食管下段炎症表现时食管裂孔疝的诊断可以成立。

3. 食管测压　食管测压可显示膈肌水平，呼吸反转点和食管下括约肌的位置。特别是新的高分辨率食管测压技术的应用可计算食管裂孔疝滑动的尺寸。

4. 核医学、食管超声心动图和超声内镜　也可以显示食管裂孔疝，但不是常规用于诊断。

六、诊断与鉴别诊断

（一）诊断

食管裂孔疝患者可以无症状或症状轻微，确诊有赖于X线钡餐检查与内镜检查。

（二）鉴别诊断

1. 心绞痛　食管裂孔疝的发病年龄也是冠心病的好发年龄，伴有反流性食管炎患者的胸痛可与心绞痛相似，可放射至左肩和左臂，含服硝酸甘油亦可缓解症状。一般反流性食管炎患者的胸痛部位较低，同时可有烧灼感，饱餐后和平卧时发生。心绞痛常位于中部胸骨后，常在体力活动后发生，很少有烧灼感。不稳定型心绞痛也可在夜间发生，但此时心电图改变对两者的诊断更有帮助。

2. 慢性胃炎　可有上腹不适、反酸、烧心等症状，内镜及上消化道钡餐检查有助于鉴别。

3. 消化性溃疡　抑酸治疗效果明显，与有症状的食管裂孔疝治疗后反应相似，消化性溃疡上腹不适、反酸、烧心等症状通常与体位变化无关。通过内镜检查可明确诊断。

4. 胆道疾病　除上腹不适外，一般可有炎症性疾病的表现，如发热、血白细胞增高，若胆管结石伴胆管炎的患者多有黄疸，体检右上腹可有局限性压痛，血生化检查肝酶和胆系酶可有不同程度的增高，B超及CT检查有助于诊断。

5. 伴发疾病　①Saint三联征：指同时存在膈疝、胆石症和结肠憩室，此三联征与老年、饮食过细所致便秘、腹压增高有关。②Casten三联征：指同时存在滑动型裂孔疝、胆囊疾患和十二指肠溃疡或食管溃疡。上述两种三联征的因果关系尚不明了，在鉴别诊断时应予以考虑。

七、护理措施

（一）非药物治疗护理

1. 避免增加腹内压的因素　保持大便通畅，勿用力猛抬重物，避免裤带过紧，肥胖者应减轻体重，积极治疗慢性便秘、咳嗽等。

2. 饮食护理　食物应无刺激性、低脂肪，避免油腻、酸辣、难消化食物；进食宜缓慢，少食多餐，避免饱餐；应戒烟禁酒，避免咖啡、浓茶；养成餐后散步的习惯。

3. 体位与休息　反流症状严重者，卧位时床头应抬高20cm以上，白天进餐后亦不宜立即卧床。

4. 心理护理　多关心患者，向患者讲解疾病相关知识，减除患者焦虑紧张心理，积极配合治疗与护理。指导患者保持情绪稳定，焦虑的情绪容易引起疼痛的加重。

5. 病情观察　观察患者疼痛的部位、性质、程度及持续时间，注意有无嗳气、反酸、反胃及吞咽困难等症状，及时发现并处理异常情况。

（二）药物治疗护理

主要治疗胃食管反流，常用的药物有质子泵抑制剂（PPI）和H_2受体拮抗剂（H_2RA）。PPI优于H_2RA，是目前最为有效和首选的药物。

1. 质子泵抑制剂　常用的有奥美拉唑、兰索拉唑、泮托拉唑等。注意观察药物不良反应。如奥美拉唑可引起头晕，应嘱咐患者用药期间避免开车或其他必须高度集中注意力的工作；兰索拉唑的主要不良反应为皮疹、瘙痒、头痛、肝功能异常等，较为严重时应及时停药；泮托拉唑的不良反应较少，偶可引起头痛和腹泻。

2. H_2受体拮抗剂　常用的有西咪替丁、雷尼替丁、法莫替丁等。H_2RA应在餐中或餐后即刻服用，若静脉给药应注意控制速度，过快可引起低血压和心律失常。西咪替丁可导致男性乳腺发育、阳痿及性功能紊乱，同时还应监测肾功能。

3. 促胃肠动力药　如多潘立酮、莫沙必利、西沙必利等，这类药物可改善食管蠕动功能，促进胃排空。

（三）手术治疗护理

手术治疗没有绝对的适应证，若反流症状明显，并经消化内科正规治疗 1 年，疗效不明显或停药后短期复发者，应考虑手术治疗。手术目的在于恢复食管胃角，处理疝囊，修复扩大的食管裂孔，加强食管下括约肌的张力和防止胃食管反流。常用的手术方法为经胸或经腹的腹腔镜或开放手术。腹腔镜食管裂孔疝修补术较开放式经腹修补术更有优势，前者可减少围手术期并发症发生率并缩短住院时间。

1. **术前准备**　根据手术要求禁饮食，一般术前一天进流质，禁食 12 小时，遵医嘱给予缓泻剂。对伴有反流性食管炎患者，术前 3~4 天宜采取半卧位。手术当日根据医嘱留置胃管、导尿管。

2. **术后护理**

（1）体位与活动：全麻术后暂时平卧位，头偏向一侧；血压平稳后给予半卧位，有利于伤口的引流；病情稳定者可早期下床活动。

（2）引流管护理：妥善固定引流管，保持引流管通畅，观察并记录引流液的量、色以及性状。

（3）饮食护理：术后禁食，一般术后 48~72 小时可拔除胃管。胃管拔除行胃、食管造影，如无异常可进清淡流质饮食。指导患者饮食宜循序渐进、少量多餐，避免刺激性食物及进食过快、过饱。

3. **手术并发症观察及护理**　术后要及时处理呕吐、嗳气，避免因术后腹腔内压力增加导致患者早期胃底折叠术解剖失败和食管裂孔疝修补失败。术后早期吞咽困难常见，应注意充分的热量及营养的摄入，如果吞咽困难持续或体重减轻超过 9kg 应给予营养评估和干预。

八、随访

（一）预期目标

1. 患者疼痛、反流、反酸等症状轻微或无症状。
2. 患者能避免各种诱发食管裂孔疝的危险因素。
3. 患者能正确服用药物，无不良反应发生。
4. 患者手术治疗效果好，无并发症发生。

（二）并发症

1. **长期反复发作的并发症**　最常见的并发症是反流性食管炎、食管溃疡和狭窄、消化道出血。巨大裂孔疝扭转时可引起胃扭转、绞窄、穿孔、急性胃扩张和肠梗阻。疝囊中胃溃疡也可引起出血、穿孔，穿孔可破入胸膜腔、心包和右心室。

2. **手术治疗的并发症**　术后出血、吞咽困难等。

（柳春波）

第五节　胃　　炎

胃炎（gastritis）是多种不同病因引起的胃黏膜炎症，常伴有上皮损伤和细胞再生，是最常见的消化系统疾病之一。按照临床发病缓急和病程长短，一般将胃炎分为急性和慢性两大类。

一、急性胃炎

（一）概述

急性胃炎（acute gastritis）指多种病因引起的胃黏膜急性炎症。内镜检查可见胃黏膜充血、水肿、糜烂和出血等一过性病变。病理学为胃黏膜有大量中性粒细胞浸润。主要有 3 种：急性幽门螺杆菌胃炎、除幽门螺杆菌之外的急性感染性胃炎、急性糜烂出血性胃炎。

（二）病因与危险因素

1. 病因

（1）药物：主要包括阿司匹林等非甾体抗炎药、激素、某些抗肿瘤药、铁剂或氯化钾口服液等。这些药物可直接损伤胃黏膜上皮层，其中非甾体抗炎药可通过抑制胃黏膜生理性前列腺素的合成，削弱胃黏膜的屏障作用。

（2）急性应激：各种严重病变和创伤均可引起机体应激反应，导致急性胃炎的发生，如脏器功能衰竭、大面积烧伤、严重创伤、大手术、颅脑病变等。其发病机制尚不明确，但多数认为，应激的生理性代偿功能不足以维持胃黏膜微循环正常运行，使胃黏膜缺血、缺氧，前列腺素合成减少，导致胃黏膜屏障破坏和 H^+ 反弥散进入黏膜，引起胃黏膜糜烂和出血。

（3）微生物：常见致病菌为幽门螺杆菌、沙门菌、葡萄球菌等。

（4）其他：内镜检查、放置鼻胃管等创伤以及大剂量放射线照射均可导致胃黏膜糜烂，甚至溃疡。

2. 危险因素

（1）不良饮食习惯：过冷、过热的食物和饮料，浓茶、咖啡、辛辣等刺激性食物、过于粗糙的食物均可刺激胃黏膜，破坏黏膜屏障。

（2）吸烟：可直接或间接造成胃黏膜损伤，产生急性胃炎。

（3）饮酒：乙醇具有亲脂性和溶脂能力，高浓度乙醇可直接破坏黏膜屏障。

（4）精神因素：精神紧张可引起胃黏膜的急性炎症损害。

（三）预防

去除病因，避免危险因素是急性胃炎的主要预防方法。包括改变吸烟、饮酒等生活方式，避免长期精神过于紧张、舒缓情绪等。

（四）评估

1. 病史

（1）病因和诱因评估：详细询问与急性胃炎相关的病因和诱因，如是否存在吸烟、饮酒等不良生活方式，评估有无进食辛辣等刺激性食物。

（2）患病及治疗经过：询问患者本次发病的主要症状，了解疾病对患者日常生活的影响程度。询问患者的检查治疗情况，是否进行长期规律的治疗等。了解患者所用药物的名称、剂量、用法、疗效、不良反应等。

（3）症状评估：多数患者症状不明显，或症状被原发病掩盖。有症状者主要表现为上腹不适或隐痛。上消化道出血是该病突出的临床表现，突发的呕血和 / 或黑便为首发症状。

（4）心理 - 社会状况评估：由于发作时呕血等症状，患者常有焦虑、恐惧等情绪。

2. 体格检查

（1）一般状态：测量患者的生命体征，评估精神状态和营养状态。

（2）皮肤和黏膜：观察口唇、面色，有无贫血表现。

（3）腹部检查：是否有腹胀、上腹部压痛。

3. 辅助检查

（1）粪便检查：隐血试验可阳性。

（2）胃镜：因病变可在短期内消失，胃镜检查一般应在出血 24~48 小时内进行。镜下可见胃黏膜糜烂、出血和浅表溃疡，表面附有黏液和炎性渗出物。

（五）诊断与鉴别诊断

1. 诊断要点　近期服用 NSAID 等药物、严重疾病状态或大量饮酒者，如出现呕血和 / 或黑便应考虑本病，确诊有赖于胃镜检查。

2. 鉴别诊断

急性胃炎须与以下疾病进行鉴别。

（1）急性胆囊炎：本病的特点是右上腹持续性腹痛，可放射到右肩部，墨菲征阳性。腹部 B 超、CT 等影像学检查可确立诊断。

（2）急性胰腺炎：常有暴饮暴食史或胆道结石病史，突发性上腹部疼痛，重者呈刀割样疼痛，伴持续性腹胀和恶心、呕吐。可见血尿淀粉酶升高。B 超、CT 等辅助检查发现胰腺呈弥漫性或局限性肿大有利于诊断。

（3）空腔脏器穿孔：多起病急骤，表现为全腹剧烈疼痛，体检有压痛与反跳痛、腹肌紧张呈板样，叩诊肝浊音界缩小或消失。X 线透视或平片可见膈下游离气体。

（4）肠梗阻：呈持续性腹痛，阵发性加剧，伴剧烈呕吐，肛门停止排便排气。早期腹部听诊可闻及高亢的肠鸣音或气过水声，晚期肠鸣音减弱或消失。腹部 X 线平片可见充气肠襻及多个液平面。

（六）护理措施

1. 非药物治疗护理

（1）一般护理：应注意休息，症状严重者卧床休息。

（2）饮食护理：进食应定时有规律，不可暴饮暴食，避免辛辣刺激性食物。一般进食少渣、温凉半流质饮食。如有少量出血可给牛奶、米汤等流质以中和胃酸，以利于黏膜修复。急性大出血或呕吐频繁时应禁食。

（3）心理护理：做好患者的心理疏导，消除其精神紧张、恐惧心理。

2. 药物治疗护理

（1）止吐药：如甲氧氯普胺等。

（2）抑酸药：H_2 受体拮抗剂，如西咪替丁、雷尼替丁、法莫替丁等。质子泵抑制剂（PPI），包括奥美拉唑、潘妥拉唑等，这类药物抑酸作用强。

（3）解痉止痛药：如阿托品、山莨菪碱等。

（七）随访

1. 预期目标

（1）患者呕吐、腹痛等症状得以控制。

（2）患者能正确使用各种药物，严格按照医嘱规定的剂量、用法服药，了解药物的主要不良反应。

（3）患者能改变不良的生活习惯,避免过冷、过热、辛辣等刺激性食物及浓茶、咖啡等饮料,饮酒者戒酒。

2. 并发症 潜在并发症为上消化道出血、休克等。

二、慢性胃炎

（一）概述

慢性胃炎（chronic gastritis）指多种病因引起的胃黏膜慢性炎症。主要组织病理学特征为胃黏膜炎症、萎缩和肠化生。可分为非萎缩性（non-atrophic,以往称浅表性）、萎缩性（atrophic）和特殊类型（special form）三大类。

（二）流行病学

大多数慢性胃炎患者无任何症状,因此本病在人群中的确切患病率尚不清楚。由幽门螺杆菌引起的慢性胃炎呈世界范围分布,其感染率在发展中国家高于发达国家。我国估计人群中幽门螺杆菌的感染率达 40%~70%。2017 年的一项系统评价表明,我国人群中幽门螺杆菌的感染率达 52.2%。幽门螺杆菌感染几乎无例外地引起胃黏膜炎症,且感染后机体一般难以将其清除而变成慢性感染。

（三）病因与危险因素

1. 病因

（1）幽门螺杆菌感染:慢性非萎缩性胃炎的主要病因。其机制主要有以下几个方面:直接侵袭胃黏膜;分泌尿素酶,通过中和胃酸,形成有利于幽门螺杆菌繁殖的中性环境,损伤上皮细胞膜;产生细胞毒性,造成黏膜损害和炎症;诱发机体自身免疫反应,损伤胃上皮细胞。

（2）饮食和环境因素:饮食中高盐和缺乏新鲜蔬菜、水果与慢性胃炎的发生密切相关。另外,幽门螺杆菌感染可增加胃黏膜对环境因素损害的易感性。

（3）自身免疫:壁细胞损伤后作为自身抗原刺激机体免疫系统,产生壁细胞抗体和内因子抗体,攻击壁细胞,使其总数减少;阻碍维生素 B_{12} 吸收而导致恶性贫血。

（4）其他:胆汁和胰液反流会削弱胃黏膜屏障,使其易受胃酸 - 胃蛋白酶的损害。

2. 危险因素

（1）不良饮食习惯:长期饮浓茶、烈酒、咖啡,食用过冷、过热、过于粗糙的食物,均可损伤胃黏膜。

（2）药物:长期服用阿司匹林等非甾体抗炎药物可破坏胃黏膜屏障,引起慢性胃黏膜损害。

（四）评估

1. 病史

（1）病因和诱因评估:详细询问与慢性胃炎相关的病因和诱因,如是否有吸烟、饮酒史,有无长期服用非甾体抗炎药等。

（2）患病及治疗经过:询问患者本次发病的主要症状,询问患者的检查治疗情况、效果等。

（3）症状评估:慢性胃炎缺乏特异性症状。70%~80% 的患者无任何症状,部分有上腹痛或不适、食欲不振、饱胀、反酸、嗳气、恶心等。

（4）心理 - 社会状况评估:由于发作时出现上腹不适、食欲不振等症状,患者常有焦虑、烦躁等情绪。

2. 体格检查

（1）一般状况：评估患者的精神和营养状态。

（2）腹部检查：评估患者是否存在上腹部压痛。

3. 辅助检查

（1）胃镜和胃黏膜活组织检查：可在胃镜下观察黏膜病损，是诊断慢性胃炎最可靠的方法。活检标本作病理学检查，判断慢性浅表性胃炎、慢性萎缩性胃炎、肠上皮化生、异型增生。还可行病理活检组织快速尿素酶试验。

（2）幽门螺杆菌检测：可通过侵入性（如快速尿素酶测定、组织学检查等）和非侵入性（如 ^{13}C 尿素呼气试验等）方法检测。

（3）血清学检测：自身免疫性胃炎时，抗壁细胞抗体和抗内因子抗体可呈阳性，血清促胃泌素水平明显升高。

（4）胃液分析：自身免疫性胃炎时，胃酸缺乏；多灶萎缩性胃炎时，胃酸分泌正常或偏低。

（五）诊断与鉴别诊断

1. 诊断要点 慢性胃炎症状无特异性，体征很少，确诊有赖于胃镜及胃黏膜活组织病理学检查。我国有 40%~70% 患者在胃黏膜中可找到幽门螺杆菌。

2. 鉴别诊断 慢性胃炎须与以下疾病进行鉴别。

（1）胃癌：少数胃窦胃炎的 X 线征象与胃癌相似，需注意鉴别。胃镜检查及活检有助于鉴别。

（2）消化性溃疡：两者均有慢性上腹痛，但消化性溃疡以上腹部规律性、周期性疼痛为主，而慢性胃炎疼痛很少有规律性并以消化不良为主。鉴别依靠胃镜检查。

（3）慢性胆道疾病：如慢性胆囊炎、胆石症常有慢性右上腹痛、腹胀、嗳气等消化不良的症状，易误诊为慢性胃炎。但该病胃肠检查无异常发现，胆囊造影及 B 超可最后确诊。

（4）其他：如肝炎、肝癌及胰腺疾病亦可因出现食欲不振、消化不良等症状而延误诊治，全面查体及有关检查可防止误诊。

（六）护理措施

1. 非药物治疗护理

（1）一般护理：指导患者急性发作时卧床休息，病情缓解后，进行适当的锻炼，以增强机体抗病能力。

（2）饮食护理：鼓励患者少量多餐进食，以高热量、高蛋白、高维生素、易消化的食物为主。避免过咸、过甜、过辣的刺激性食物。胃酸低者食物应完全煮熟后食用，以利于消化吸收，并可给刺激胃酸分泌的食物，如肉汤、鸡汤等；高胃酸者应避免进酸性、高脂肪食物。

（3）心理护理：做好患者的心理疏导，解除其精神紧张。

2. 药物治疗护理

（1）保护胃黏膜药：常用的药物有胶体次枸橼酸铋（CBS）、硫糖铝、氢氧化铝凝胶等。

（2）胃肠动力药：对腹胀、反酸等症状有效，如多潘立酮或西沙必利等。

（3）抗生素：如出现幽门螺杆菌阳性，应服用抗生素，如克拉霉素、阿莫西林等，以根除幽门螺杆菌，一般可选用两种。常与胃黏膜保护剂和抑酸剂联合应用。

（4）制酸剂：常用的药物有雷尼替丁、法莫替丁等。

（5）止痛药：上腹疼痛较重者可口服阿托品、丙胺太林、颠茄片或山莨菪碱，以减少胃酸分泌,缓解腹痛症状。

(6)其他:可用助胰酶、酵母片、乳酶生等消化药。甲氧氯普胺等止吐药。

（七）随访

1. 预期目标

(1)患者呕吐、腹痛等症状得以控制。

(2)患者能正确使用各种药物,能严格按照医嘱规定的剂量、用法服药,了解药物的主要不良反应。

(3)患者能改变不良的生活习惯,避免过冷、过热、辛辣等刺激性食物及浓茶、咖啡等饮料,饮酒者戒酒。

2. 并发症　包括胃出血、贫血、胃溃疡、胃癌前期等。

（周云仙）

第六节　消化性溃疡

一、概述

消化性溃疡(pepticulcer)是指在各种致病因子的作用下,黏膜发生炎性反应与坏死、脱落、形成溃疡,溃疡的黏膜坏死缺损穿透黏膜肌层,严重者可达固有肌层或更深。病变可发生于食管、胃或十二指肠,也可发生于胃空肠吻合口附近或含有胃黏膜的麦克尔憩室内,其中以胃、十二指肠最常见。因溃疡的形成与胃酸/胃蛋白酶的消化作用有关,故称为消化性溃疡。

二、流行病学

消化性溃疡在全世界均常见,一般认为人群中约有 10% 在其一生中患过此病。我国人群中的发病率尚无确切的流行病学资料。根据消化性溃疡诊断与治疗规范(2016,西安),本病可见于任何年龄,以 20~50 岁居多,男性多于女性,其比例为 2~5：1,临床上十二指肠溃疡(duodenal ulcer)较胃溃疡(gastric ulcer)多见,两者之比约为 3：1。十二指肠溃疡好发于青壮年,胃溃疡多见于中老年。

三、病因与危险因素

（一）病因

1. 损害因素

(1)幽门螺杆菌感染:消化性溃疡的主要病因,具体机制尚未阐明。可能是幽门螺杆菌感染胃黏膜,使局部产生炎症,导致胃酸和胃蛋白酶分泌增多,导致溃疡。或十二指肠酸负荷增加,作为代偿反应,胃上皮化生,为幽门螺杆菌在十二指肠定植提供了条件。也可能是幽门螺杆菌感染,减少十二指肠碳酸氢盐分泌,削弱黏膜屏障,导致胃溃疡。还可能是幽门螺杆菌感染引起胃黏膜炎症,削弱了胃黏膜的屏障功能,使得胃酸对屏障受损的胃黏膜侵蚀,导致溃疡。

（2）药物因素：某些药物长期使用也会导致消化性溃疡的形成，其中，非甾体抗炎药的影响最为明显。国内外大量临床资料表明，长期服用非甾体抗炎药人群的消化性溃疡发病率明显高于普通人群。这是因为非甾体抗炎药会异常抑制环氧化酶，造成患者胃黏膜损伤，同时也削弱了胃黏膜的防御和修复功能，导致消化性溃疡的发生。

（3）胃酸/胃蛋白酶：胃酸/胃蛋白酶对黏膜自身消化是消化性溃疡形成的最终原因。无酸情况下溃疡极少发生，抑制胃酸分泌药物可促进溃疡愈合，而胃蛋白酶的活性取决于胃液 pH，当胃液 pH 在 4 以上时，胃蛋白酶便失去活性，因此胃酸在其中起决定性作用，是溃疡形成的直接原因。胃酸的这一损害作用一般只在正常黏膜防御和修复功能遭受破坏时发生。

（4）遗传因素：消化性溃疡有家庭聚集现象，研究发现 O 型血者易患十二指肠溃疡，可能与幽门螺杆菌感染有关。

2. 防御因素

（1）胃黏膜屏障：正常胃黏膜屏障是由胃黏膜上皮细胞顶端的脂蛋白层组成，可阻止 H^+ 反弥散入黏膜层。

（2）黏液 HCO_3^- 屏障：正常情况下，胃黏膜由其上皮分泌的黏液所覆盖，黏液与完整的上皮细胞膜及细胞间连接形成一道防线。十二指肠球部黏膜也具有这种屏障，可阻碍胃腔内 H^+ 反弥散入黏膜，使黏膜表面的 pH 维持在 7 左右。

（3）黏液的血液循环和上皮细胞的更新：胃、十二指肠黏膜的良好血液循环和上皮细胞强大的再生能力，对黏膜的完整性起着重要作用。

（4）前列腺素：外来及内在的前列腺素对黏膜细胞起保护作用，能促进黏膜的血液循环，促进胃黏膜上皮细胞分泌黏液及 HCO_3^-，是增强黏膜上皮更新、维持黏膜完整性的一个重要因素。

总之，尽管消化性溃疡的发病机制尚未完全阐明，但是胃酸过高，幽门螺杆菌感染和胃黏膜防御机制减弱被认为是产生溃疡病的最主要因素。胃溃疡着重于防御因素的削弱，而十二指肠溃疡侧重于损害因素的增强。

（二）危险因素

1. 吸烟　吸烟影响溃疡愈合，促进溃疡复发。吸烟者消化性溃疡发病率高于不吸烟者。其机制尚不明确，可能与吸烟增加胃酸分泌、减少十二指肠碳酸氢盐分泌、降低幽门括约肌张力和增加黏膜损害性氧自由基等因素有关。

2. 环境因素和个人习惯　环境因素也是消化性溃疡的一大诱因。统计表明，不同的环境因素（包括气候、地域、居住环境）下，消化性溃疡的发病率具有显著差异。如在我国，城市发病率明显高于农村，南方发病率高于北方，而且，在秋冬及冬春交界的季节，消化性溃疡的发病率会明显升高。

3. 应激　急性应激可引起应激性溃疡，长期精神紧张、焦虑或情绪波动，可通过神经内分泌途径影响胃十二指肠分泌、运动和黏膜血流调节，而使溃疡发作或加重。

四、预防和筛查

（一）预防

1. 避免使用阿司匹林等非甾体抗炎药，若必须使用，可考虑肠溶制剂，或同服质子泵抑制剂（PPI）或米索前列醇等药物。

2. 戒烟,忌辛辣、过冷或过热等刺激性食物。

3. 避免长期精神紧张、焦虑等不良的心理状态。

(二)筛查

1. 上消化道内镜检查及活检。

2. 幽门螺杆菌检测。

五、评估

(一)病史

1. **病因和诱因评估** 详细询问与消化性溃疡相关的病因和诱因,如是否吸烟、饮酒;是否进食辛辣、过冷或过热的食物;是否服用阿司匹林等药物;发病是否与气候变化等环境因素和紧张、焦虑等精神因素等有关;有无家族史等。

2. **患病及治疗经过** 询问患者的病程经过,例如首次疼痛发作的时间,疼痛与进食的关系,是餐后还是空腹出现,有无规律,疼痛的性质、程度、部位,缓解或加重的因素。询问此次发病与既往有无不同,是否伴有恶心、呕吐、嗳气、反酸等其他消化道症状,有无呕血、黑便、频繁呕吐等症状。日常休息与活动如何。询问有无进行检查及检查结果,治疗经过。了解患者所用药物的名称、剂量、用法、疗效、不良反应等。

3. **症状评估** 典型的消化性溃疡在临床上以慢性病程、周期性发作、节律性上腹痛为特点。

(1)腹痛:上腹部疼痛是消化性溃疡的主要症状,多为隐痛、胀痛、钝痛或饥饿样不适感,部位多为上腹中部。因为空腔内脏的疼痛在体表上的定位一般不十分确切,所以,疼痛的部位也不一定准确反映溃疡所在解剖位置。疼痛具有节律性,与饮食关系密切。胃溃疡疼痛常在进餐后 0.5~1 小时出现,持续 1~2 小时后逐渐缓解,至下次进餐后再次出现疼痛,典型节律为进食—疼痛—缓解。十二指肠疼痛为空腹痛,即进餐后 2~4 小时出现或夜间痛,典型节律为疼痛—进食—缓解。胃溃疡和十二指肠溃疡的鉴别见表 18-1。

表 18-1　胃溃疡与十二指肠溃疡的鉴别

	胃溃疡	十二指肠
常见部位	胃角或胃窦、胃小弯	十二指肠球部
胃酸分泌	正常或降低	增多
发病机制	主要是防御/修复因素减弱	主要是侵袭性因素增强
发病年龄	中老年	青壮年
疼痛特点	餐后 1 小时疼痛—餐前缓解—进餐后 1 小时再痛,午夜痛少见	餐前痛—进餐后缓解—餐后 2~4 小时再痛—进食后缓解,午夜痛多见

(2)其他:除腹痛外,还可有反酸、嗳气、恶心、呕吐等消化不良症状,还有部分患者无任何症状或症状不明显。

(3)全身症状:可表现为自主神经功能失调,如失眠、多汗等,也可表现为营养不良,如消瘦、贫血等。

4. **并发症评估**

(1)出血:是本病最常见的并发症,大约 50% 的上消化道大出血是由于消化性溃疡所致。出血引起的临床表现取决于出血的速度和量。轻者为呕血及黑粪,重者可出现周围循环衰竭,甚至低血容量性休克。

(2)穿孔:溃疡病灶向深部发展,穿透浆膜层则并发穿孔。临床上可分为急性、亚急性和慢性三种类型,以急性穿孔最常见。可表现为突发剧烈腹痛,自上腹开始,蔓延至全腹,腹肌强直,有明显压痛和反跳痛。

(3)幽门梗阻:大多由十二指肠溃疡或幽门管溃疡引起。急性梗阻多因炎性水肿或反射性幽门痉挛所致,梗阻为暂时性。慢性梗阻主要由于溃疡愈合,瘢痕收缩所致,梗阻为持久性。由于胃潴留,患者可感上腹饱胀不适,尤以饭后为甚,呕吐酸腐味宿食,体检可见胃型及胃蠕动波。

(4)癌变:一般来说,胃溃疡癌变的发生率为 2%~3%,但十二指肠球部溃疡并不引起癌变。对于长期胃溃疡的患者,年龄 45 岁以上,经严格内科治疗 4~6 周症状无好转,粪便隐血试验持续阳性,应怀疑癌变,需进一步检查和定期随访。

5. 心理 - 社会状况评估 本病病程长,有周期性发作和节律性疼痛的特点,如不重视预防和正规治疗,病情可反复发作,导致并发症,影响患者的工作和生活,使患者产生焦虑、急躁情绪。应评估患者及家属对疾病的认识程度,评估患者有无焦虑、恐惧等心理,了解患者家庭经济状况及社会支持情况等。

(二)体格检查

1. 一般状态 测量患者的生命体征,评估精神状态、营养状态,评估患者有无痛苦表情、有无消瘦。

2. 皮肤和黏膜 观察口唇、面色是否苍白,是否存在贫血貌。

3. 腹部检查 上腹部有无固定压痛点,如十二指肠溃疡患者右上腹可有压痛,常偏右;胃溃疡时压痛点常位于剑突与脐连线中点或略偏左。有无胃蠕动波,全腹有无压痛、反跳痛、腹肌紧张,有无空腹振水音,有无肠鸣音减弱或消失。

(三)辅助检查

1. 胃镜和胃黏膜活组织检查 确诊消化性溃疡的首选检查方法。胃镜检查可直接观察溃疡部位、病变大小、性质,并可在内镜直视下取活组织做病理检查。

2. X 线钡餐检查 适用于胃镜检查有禁忌或不愿接受胃镜检查者。溃疡的 X 线直接征象是龛影,有确诊价值。

3. 幽门螺杆菌检测 消化性溃疡的常规检测项目。可作为根除幽门螺杆菌治疗方案的依据。可通过侵入性或非侵入性方法检测。

4. 粪便隐血试验 隐血试验阳性提示溃疡有活动,若胃溃疡患者持续阳性,应怀疑有癌变的可能。

六、诊断与鉴别诊断

(一)诊断要点

慢性病程、周期性发作的节律性上腹疼痛,且服用抗酸药可缓解,可做出初步诊断。确诊需胃镜检查,X 线钡餐检查发现龛影也有确诊价值。

(二)鉴别诊断

1. 胃癌 胃良性溃疡与恶性溃疡的鉴别十分重要。以下情况应当特别重视:①中老年人近期内出现中上腹痛、出血或贫血。②胃溃疡患者的临床表现发生明显变化或抗溃疡药物治疗无效。③胃溃疡活检病理有肠化生或不典型增生者。临床上,对胃溃疡患者应在内科积极治疗下,定期内镜检查随访,密切观察直至溃疡愈合。

2. 慢性胃炎 本病亦有慢性上腹部不适或疼痛,其症状类似消化性溃疡,但发作的周期性与节律性一般不典型。胃镜检查是主要的鉴别方法。

3. 功能性消化不良 本病可有上腹部不适、恶心呕吐,但常伴有明显的全身神经症表现,情绪波动与发病有密切关系。内镜检查与 X 线检查未发现明显异常。

4. 胆囊炎、胆石病 多见于中年女性,常呈间隙性、发作性右上腹痛,可放射到右肩胛区,可有胆绞痛、发热、黄疸、墨菲征。进食油腻食物常可诱发。B 超检查可以作出诊断。

5. 胃泌素瘤 有顽固性多发性溃疡,或有异位性溃疡,胃次全切除术后容易复发,多伴有腹泻和明显消瘦。胰腺有非 β 细胞瘤或胃窦 G 细胞增生,血清胃泌素水平增高,胃液和胃酸分泌显著增多。

七、护理措施

(一)非药物治疗护理

1. 休息与活动 溃疡活动期且症状较重者,嘱其卧床休息几天至 1~2 周,可使疼痛等症状缓解。病情较轻者则应鼓励其适当活动,以分散注意力。

2. 饮食护理

(1)进食方式:有规律地定时进食,以维持正常消化活动节律。溃疡活动期少食多餐,细嚼慢咽。

(2)食物选择:选择营养丰富刺激性小的食物,如面食、米粥等。脱脂牛奶和脂肪摄取应适量。避免机械性和化学性刺激性强的食物,如生、冷、硬、粗纤维食物,忌食油炸食品及浓咖啡、浓茶、辣椒、酸醋等。烹饪方法以蒸、煮、炖、烩等为主,各种食物应切细、煮软。

3. 疼痛的护理

(1)帮助患者认识和去除病因,对服用非甾体抗炎药者,若病情允许,应立即停药;避免暴饮暴食和进食刺激性食物;对嗜烟酒者,制定戒烟酒计划。

(2)指导患者缓解疼痛的方法,如十二指肠溃疡表现为空腹痛或夜间痛时,应指导患者进食碱性食物,或遵医嘱服用制酸剂;也可采用局部热敷或针灸止痛等方法。

4. 病情观察 评估患者腹痛的性质、程度、部位,并注意有无改变。如突发的剧烈疼痛可考虑穿孔。观察患者呕吐物的性状及粪便情况,以便及时掌握有无并发上消化道出血及出血量。观察患者腹胀情况,有无频繁呕吐,呕吐物是否有酸性宿食等幽门梗阻迹象。此外应注意胃溃疡患者的全身状态及治疗反应的变化,以便尽早发现癌变的可能。

5. 心理护理 紧张、焦虑的心理可增加胃酸分泌,诱发和加重溃疡。要向患者和家属说明经过正规治疗,溃疡是可以痊愈的,帮助患者树立信心。指导患者采取放松技术,保持良好心态,积极争取家庭和社会的支持,帮助其缓解紧张、焦虑心理。

(二)药物治疗护理

1. 制酸药 制酸药可中和胃酸,缓解疼痛,促进溃疡愈合。具体见表 18-2。

2. 胃黏膜保护类药物 这一类药物主要用于胃酸较低的消化性溃疡患者。患者通过服用这类药物,可以在溃疡处形成保护,防止胃蛋白酶或者胃酸对溃疡处的侵蚀。同时,这种药物对于促进溃疡愈合具有较好的效果,是比较理想的消化性溃疡治疗药物。具体见表 18-3。

表 18-2　常用制酸药物

药物种类	常用药物	不良反应	注意事项
碱性抗酸药	氢氧化铝 铝碳酸镁	骨质疏松、食欲不振、软弱无力、便秘	餐后1小时和睡前服用,避免与奶制品同服,不宜与酸性食物及饮料同服
H₂受体拮抗剂	西咪替丁 雷尼替丁 法莫替丁 尼扎替丁	偶有精神异常、性功能紊乱、一过性肝损害、头痛腹泻、皮疹等	餐中或餐后即刻服用,或将一日剂量在睡前服用,与抑酸药联用时,两药间隔1小时以上,静脉给药应控制速度,避免低血压和心律失常
质子泵抑制剂	奥美拉唑 兰索拉唑 泮托拉唑	头晕、荨麻疹、皮疹、瘙痒及头痛等,偶有腹泻	避免从事高度集中注意力的工作,有较为严重不良反应时应及时停药

表 18-3　常用胃黏膜保护药

药物种类	常用药物	不良反应	注意事项
硫糖铝	硫糖铝	便秘、口干、皮疹、眩晕、嗜睡	宜在进餐前1小时服用,不能与多酶片同服,以免降低两者的效价(糖尿病患者禁服)
前列腺素类药物	米索前列醇	腹泻、子宫收缩	孕妇忌用
胶体铋	枸橼酸铋钾	舌苔发黑、便秘、粪便呈黑色、神经毒性	餐前半小时口服,吸管直接吸入,不宜长期使用

3. 根治幽门螺杆菌的治疗　质子泵抑制剂或胶体铋为基础加上克拉霉素、阿莫西林、甲硝唑和呋喃唑酮等抗生素中的两种,组成三联治疗方案。阿莫西林服用前应询问患者有无青霉素过敏史,服用过程中注意有无迟发性过敏反应的出现,如皮疹。甲硝唑可引起恶心、呕吐等胃肠道反应,应在餐后半小时服用,可遵医嘱用甲氧氯普胺等拮抗胃肠道反应。呋喃唑酮可引起周围神经炎和溶血性贫血等不良反应,应密切观察。初次治疗失败者,可用质子泵抑制剂、胶体铋合用两种抗生素的四联疗法。

（三）并发症的护理

1. 出血　大出血时立即通知医生,患者取平卧位,建立静脉通路,观察脉搏、血压和出血情况,禁食,补充血容量,积极配合抢救,并做好记录,呕血后做好口腔护理,以减轻不适感。小量出血可给温冷流质饮食。出血期间密切观察患者大便颜色、性状、量。

2. 穿孔　立即禁食、置胃管行胃肠减压,迅速建立静脉通路并输液、备血。作好术前准备,争取6~12小时内手术。

3. 幽门梗阻　轻度者可进流质饮食,重者应禁食,置胃管行胃肠减压,连续72小时抽吸胃内容物。静脉补液,每日2 000~3 000ml,维持水电解质平衡。记录24小时出入液量,胃内潴留物的颜色、气味、性质。内科治疗无效时行外科手术治疗。

（四）术后护理

1. 一般护理　血压平稳后取低半卧位,禁食、胃肠减压、输液及应用抗生素。观察生命体征以及胃肠减压和引流管吸出液的量和性质。肠蠕动恢复后可拔除胃管,当日可少量饮水或米汤,第2日进半量流质饮食,鼓励患者术后早期活动。

2. 并发症的观察和护理

(1)术后胃出血:术后短期内从胃管引流出大量鲜血,甚至呕血和黑便。多采用非手术疗法,包括禁食、应用止血药物和输新鲜血。若非手术疗法不能达到止血效果时,应手术止血。

(2)十二指肠残端破裂:是毕Ⅱ式胃大部切除术后近期的严重并发症。一般多发生在术后3~6天。表现为右上腹突发剧痛和局部明显压痛、腹肌紧张等急性弥漫性腹膜炎症状,应立即手术处理。

(3)胃肠吻合口破裂或瘘:为胃大部切除术后早期并发症,常发生在术后1周左右。表现为高热、脉速、腹痛及弥漫性腹膜炎,需立即手术处理。若已形成外瘘,还应及时清洁瘘口周围皮肤并保持干燥,局部涂以氧化锌软膏加以保护,以免皮肤被腐蚀而继发感染。

(4)胃排空障碍:术后拔除胃管后,患者出现持续上腹饱胀、钝痛,伴呕吐带有食物和胆汁的胃液。多数患者经禁食、胃肠减压、肠外营养支持等治疗后好转;若经上述治疗不能好转,考虑合并机械性梗阻。

(5)术后梗阻:按梗阻部位分为输入袢梗阻、输出袢梗阻、吻合口梗阻。输入袢梗阻可分为急性和慢性两类。急性完全性输入袢梗阻表现为上腹部剧烈疼痛、呕吐频繁但量少,多不含胆汁,呕吐后症状不缓解,上腹部有时可扪及压缩性包块。慢性不完全性输入袢梗阻也称"输入袢综合征",表现为进食后出现上腹部胀痛或绞痛,伴大量呕吐,呕吐物为胆汁,几乎不含食物,呕吐后症状缓解。输出袢梗阻表现上腹部饱胀,呕吐大量含胆汁的胃内容物。吻合口梗阻表现为上腹部饱胀和呕吐,呕吐物为食物,不含胆汁。一般采取禁食、胃肠减压、输液等治疗与护理措施后,病情可缓解,如不缓解则需配合医生做好再手术解除梗阻的术前准备。

(6)倾倒综合征:早期倾倒综合征多于术后1~3周开始进食时发生,症状出现在餐后0.5小时之内,而禁食状态下则无症状出现,流质以及富含糖类的食物尤其不易耐受,症状的程度轻重不同,可分为全身性躯体症状和胃肠道症状。全身性躯体症状包括头晕、心悸、心动过速、极度软弱、大量出汗、颤抖、面色苍白或潮红,重者有血压下降、晕厥;胃肠道症状包括上腹部温热感、饱胀不适、恶心、呕吐、嗳气、肠鸣、腹泻,有时有排便急迫感。重症患者可因惧怕进食而体重下降,常有营养不良的表现。术后早期应加强饮食指导,主要采用低糖饮食,少食多餐,宜给脂肪、蛋白含量较高的膳食,并选用较干的饮食;进食后立即平卧20~30分钟可减轻症状,禁忌食用高渗的饮食,如加糖牛奶;若饮食调整后症状不能缓解者可用生长抑素治疗。晚期倾倒综合征多于术后半年以上发病,于餐后2~4小时出现低血糖症状,如软弱无力、饥饿感、心慌、出汗、头晕、焦虑甚至精神错乱、晕厥。绝大部分患者具有早发性倾倒表现,或早发性倾倒和晚发性倾倒表现同时存在。少数患者仅表现为晚发性倾倒。

(7)残胃癌:临床症状与一般胃癌相似,对消化性溃疡手术多年之后,又出现上腹部无规律疼痛、饱胀不适、食欲减退、疲乏无力、体重减轻、上消化道出血、贫血症状者,应考虑残胃癌的可能。残胃癌一旦确诊,尽早手术切除,手术中应尽量切除病灶及周围淋巴结。

(8)营养性并发症:营养性并发症是胃大部切除术后较多见的远期并发症。在住院及出院后长期及正确的营养指导是防治的关键所在。宜给予富含多种维生素、铁质、少渣、高蛋白质、低脂肪、含钙质丰富的饮食,少吃多餐,多吃肝、肉蛋类及新鲜蔬菜、水果,必要时给予药物补充。

（五）特别关注

胃造口术或广泛胃手术的患者需要长期肠内营养,需留置胃管。当出现穿孔、梗阻等并发症时应进行胃肠减压。

1. **放置胃管评估** 评估胃管的位置,具体方法如下:吸取胃内容物,并检查胃吸出物的 pH 值;用注射器快速注入 10~20cm 空气,同时在胃区用听诊器听气过水声;置管末端置于水中,看有无气泡逸出,在胃内不应有气泡。

2. **保持胃管的通畅** 胃管防止打折,避免脱出。搬动或翻动患者时应防止胃管脱出。定时冲洗、抽吸胃液,每 2~4 小时一次。

3. **腹部评估** 评估有无腹胀,肠鸣音情况,胃肠蠕动情况。

4. **引流液观察** 注意引流液的颜色、性状、量,并作好记录。

5. **加强口腔护理** 预防口腔和呼吸道感染,必要时给予雾化吸入,以保持口腔和呼吸道的湿润及通畅。

6. **拔管的护理**

（1）拔管指征:术后 3~4 天,引流液减少,腹胀消失,肠蠕动恢复,肛门排气,肠鸣音正常,可根据医嘱拔出胃管。

（2）拔管方法:拔管前先将吸引装置与胃管分离,捏紧胃管末端,嘱患者吸气并屏气,迅速拔出,以免在拔管中因胃液反流入气管内,防止患者误吸,引起吸入性肺炎。

（3）拔管后处理:协助患者清洁鼻腔、漱口及面部清洁,取舒适卧位休息,并做好记录。

八、随访

（一）预期目标

1. 患者慢性、周期性、节律性腹痛缓解,症状有所改善。

2. 患者能正确使用各种药物,并了解药物的作用及不良反应。

3. 患者能避免诱发消化性溃疡的各种诱因。

4. 患者能识别出血、梗阻、穿孔等并发症的先兆表现,出现上述并发症及时就医。

（二）并发症

1. **消化性溃疡的并发症** 出血、穿孔、幽门梗阻、癌变。

2. **手术后的并发症** 术后出血、十二指肠残端破裂、吻合口破裂或瘘、胃排空障碍、术后梗阻、倾倒综合征、残胃癌等。

（周云仙）

第七节 炎症性肠病

一、概述

炎症性肠病（inflammatory bowel disease, IBD）是一组病因尚不十分清楚的慢性非特异性肠道炎症性疾病,包括溃疡性结肠炎（ulcerative colitis, UC）和克罗恩病（Crohn's disease,

CD），两者在临床和病理特征方面既有重叠又有区别。临床表现为腹痛、腹泻、便血等肠道症状，多伴有乏力、体重下降等全身症状。因其病程迁延、并发症复杂、治疗困难，部分治疗药物费用昂贵，患者生活质量下降。

二、流行病学

炎症性肠病是消化系统的常见疾病，该病好发于 15~35 岁的青年人，60 岁左右出现第二个发病高峰。不同人种的发病率不同，其中白种人比其他人种的发病率高 4 倍，故北美、欧洲等发达西方国家发病率较高，每年的发病率为 20~30 例 /1 万人不等。亚洲国家的发病率增长较快。据报道，中国 2005—2014 年炎症性肠病的总病例约为 35 万。近 20 年来，随着我国工业化发展及生活方式的西化，发病率逐年增高，年发病率约为 3.64 例 /10 万人，到 2025 年，预计中国的炎症性肠病患者将达到 150 万例。

三、病因与危险因素

（一）病因

炎症性肠病的病因复杂，发病机制尚不明确，认为是基因、环境和免疫因素共同作用于易感个体的结果。

1. 遗传因素　炎症性肠病具有遗传易感性，其主要证据来源于不同人种的发病率、家族聚集现象、双生子研究等。

2. 环境因素　炎症性肠病发病率有明显的地区差异，以社会经济高度发达的北美、欧洲最高，亚洲发病率相对较低。有研究认为克罗恩病可能与副结核杆菌及麻疹病毒感染有关。以上提示环境因素在其发病中起重要作用。

3. 免疫因素　免疫调节异常学说认为，感染、病毒及药物等可破坏肠上皮屏障，使肠黏膜通透性增加，肠腔内摄入大量抗原，肠组织暴露于大量的抗原中，可诱发遗传易感宿主的黏膜反应，反复的刺激使肠道免疫系统过度反应和错误识别，激活巨噬细胞和淋巴细胞，释放一系列的细胞因子和炎症介质，导致机体的细胞免疫反应和体液免疫反应。免疫过程一旦被启动，免疫炎症反应就会逐级放大，最终导致组织损伤，出现临床表现和病理改变。

（二）危险因素

炎症性肠病常见的危险因素如下：

1. 饮食　高糖、高纤维素、高不饱和脂肪酸等饮食与炎症性肠病的发病呈正相关。

2. 药物使用　长期使用口服避孕药与非甾体抗炎药等可增加患病风险。

3. 其他　阑尾切除将增加克罗恩病发病风险。婴幼儿期的一些感染性疾病或母亲围生期感染可能影响发病率。

四、预防和筛查

炎症性肠病病因不明，没有特效的预防方法。鉴于一些流行病学调查结果，有些预防措施可能有效。比如：减少西式的生活方式（减少垃圾食物的摄入，减少各种加工饮料的摄入等），尽量母乳喂养孩子，少吃油炸食物，多吃有机食物，多吃蔬菜水果，减少不必要的抗生素的使用等。炎症性肠病没有有效的筛查手段，常通过内镜和病理检查确诊。

五、评估

(一)病史

1. 病因和诱因评估　评估患者有无细菌、病毒、寄生虫等感染史；有无非甾体抗炎药、抗菌药物、口服激素等用药史；有无阑尾手术切除史；有无家族史等。

2. 患病及治疗经过　询问患者本次症状出现的时间，症状的具体情况：如腹泻的次数、腹痛的程度与部位、体重有无变化等。询问有无进行检查及检查结果，治疗经过和病情严重程度。了解患者所用药物的名称、剂量、用法、疗效、不良反应等。

3. 症状评估

(1)肠道症状的评估：评估患者有无腹泻、便血、腹痛等肠道症状，注意这些症状的程度及其特点，有无其他伴随症状。评估肛周情况，有无渗血渗液。

(2)全身症状的评估：评估患者有无贫血、乏力、发热、体重下降等全身症状。

(3)肠外表现的评估：评估有无口腔、皮肤、关节、眼等肠外表现。

4. 心理 - 社会状况评估　由于腹泻、便血、腹痛等症状，患者常有焦虑、抑郁、烦躁不安；而手术、长期口服激素、免疫抑制剂等治疗使患者担心药物的副作用及手术并发症；反复发作会使患者对治疗失去信心，产生悲观情绪。即使症状缓解，患者还会担心病情对工作、生活的影响。

(二)体格检查

1. 一般情况　测量患者的生命体征，评估其营养状态，包括身高、体重、皮褶厚度等。

2. 骨骼和皮肤　观察口唇、黏膜等皮肤是否苍白，有无皮疹、结节性红斑等肠外表现。

3. 腹部检查　观察腹部有无包块、手术瘢痕、肠造口等。评估手术瘢痕的愈合情况及肠造口的黏膜等情况。听诊肠鸣音是否正常，触诊局部有无压痛、反跳痛等。

4. 会阴部及肛门检查　观察肛周有无脓肿，是否有肛瘘挂线，评估挂线处的渗血渗液情况。

5. 直肠指检　局部是否有触痛。

(三)辅助检查

1. 实验室检查　血常规检查常见血红蛋白水平下降、白细胞增高；红细胞沉降率增快；低蛋白血症；粪便隐血试验常呈阳性。

2. 影像学检查　是诊断本病的主要方法。根据临床表现做钡剂小肠造影或钡剂灌肠。B超、CT、MRI检查可显示肠壁增厚、腹腔或盆腔脓肿等。

3. 内镜检查　结肠镜和小肠镜是本病诊断和鉴别诊断的最重要手段之一。

4. 黏膜病理学检查　固有膜内弥漫性急慢性炎症细胞浸润，隐窝结构改变，裂隙状溃疡，个别隐窝脓肿，可见幽门腺化生或潘氏细胞化生；非干酪样坏死性肉芽肿等。

5. 手术切除标本检查　节段性或者局灶性病变；融合的线性溃疡；卵石样外观、瘘管形成；肠壁增厚和肠腔狭窄等特征。

六、诊断与鉴别诊断

(一)诊断要点

溃疡性结肠炎是一种直肠和结肠慢性非特异性炎症性肠病。病变部位主要局限在大肠的黏膜和黏膜下层。临床表现为腹泻、黏液脓血便和腹痛。中重型患者活动期常有低热、中等热,高热多提示并发症或急性爆发型。重症患者可出现衰弱、消瘦、贫血等表现。常见的肠外表现包括口腔黏膜复发性溃疡、虹膜睫状体炎、结节性红斑、坏疽性脓皮病、外周关节炎等。可并发中毒性巨结肠、直肠结肠癌变、肠梗阻等。具有上述典型临床表现者为临床疑诊,安排进一步检查;同时具备上述结肠镜和/或放射影像特征者,可临床拟诊;如再加上上述黏膜活检和/或手术切除标本组织病理学特征者,可以确诊;初发病例如临床表现、结肠镜及活检组织学改变不典型者,暂不确诊UC,应予随访。

克罗恩病是一种胃肠道慢性炎性肉芽肿性疾病。病变可累及消化道各部位,但以末端回肠和邻近结肠多见,呈节段性或跳跃式分布,临床上以腹痛、腹泻、腹块、瘘管形成和肠梗阻为特点。全身表现包括发热、乏力、营养不良等,部分患者有虹膜睫状体炎、葡萄膜炎、关节炎、结节性红斑、坏疽性脓皮病、口腔黏膜溃疡、硬化性胆管炎等肠外表现。本病有终身复发倾向,发作和缓解交替出现,重症患者迁延不愈,常有肠梗阻、腹腔内脓肿等各种并发症,预后不良。具备上述临床表现者可临床疑诊,安排进一步检查;同时具备上述结肠镜或小肠镜(病变局限在小肠者)特征以及影像学(CTE或MRE,无条件者采用小肠钡剂造影)特征者,可临床拟诊;如再加上活检提示克罗恩病的特征性改变且能排除肠结核,可做出临床诊断;如有手术切除标本(包括切除肠段及病变附近淋巴结),可根据标准做出病理确诊;对无病理确诊的初诊病例,随访6~12个月以上,根据对治疗的反应及病情变化判断,符合CD自然病程者,可作临床确诊。

两者鉴别见表18-4。

表18-4 溃疡性结肠炎和克罗恩病的鉴别

	溃疡性结肠炎	克罗恩病
症状	脓血便多见	腹泻多见,但脓血便少见
病变分布	连续性	节段性
范围	黏膜及黏膜下层	全层
部位	大肠	小肠为主,可累及整个消化道
内镜	溃疡浅,黏膜弥漫充血水肿,灶性出血,炎性息肉	纵行溃疡,鹅卵石样外观,病变间黏膜外观正常
病理	隐窝脓肿,浅溃疡,杯状细胞减少	裂隙状溃疡
瘘管	无	多见
肠腔狭窄	少见	多见

(二)鉴别诊断

炎症性肠病须与以下疾病进行鉴别。

1. **急性感染性肠炎** 各种细菌感染如志贺菌、空肠弯曲菌、沙门菌、产气单孢菌、大肠埃希氏菌、耶尔森菌等。常有流行病学特点(如不洁食物史或疫区接触史),急性起病常伴发热和腹痛,具自限性(病程一般数天至1周,不超过6周);抗菌药物治疗有效;粪便检出病原体可确诊。

2. **阿米巴肠病** 有流行病学特征,果酱样大便,结肠镜下见溃疡较深、边缘潜行,间以外观正常黏膜,确诊有赖于粪便或组织中找到病原体,非流行区患者血清抗阿米巴抗体阳性有助诊断。高度疑诊病例抗阿米巴治疗有效。

3. 肠道血吸虫病 有疫水接触史，常有肝脾肿大。确诊有赖粪便检查见血吸虫卵或孵化毛蚴阳性；急性期肠镜检查：直肠乙状结肠见黏膜黄褐色颗粒，活检黏膜压片或组织病理见血吸虫卵。免疫学检查有助鉴别。

4. 其他 肠结核、真菌性肠炎、抗生素相关性肠炎（包括假膜性肠炎）、缺血性结肠炎、放射性肠炎、嗜酸性粒细胞性肠炎、白塞综合征等应与本病鉴别。

七、护理措施

（一）非药物治疗护理

1. 一般护理 注意休息，以减轻疲劳。

2. 饮食护理 观察患者进食情况，定期监测患者的体重，监测血红蛋白、血清电解质和清蛋白变化，了解营养状况。指导患者平衡膳食。有肠道狭窄的，避免摄入粗纤维食物、坚果类食品等。建议患者戒烟、限酒，避免饮用含咖啡因的饮料。

3. 病情观察 严密观察腹痛的性质、部位以及生命体征的变化，了解病情进展。如果腹痛性质突然改变，应注意是否发生大出血、肠梗阻、中毒性巨结肠、肠穿孔等并发症。观察患者腹泻的次数、性质、伴随症状等，保持肛周皮肤清洁，以减少对皮肤的刺激。

4. 对症护理 控制腹泻，对频繁腹泻的患者及时补充水分。记录出入水量，包括腹泻的次数、量以及尿量。明显摄入不足者，给予肠内、外营养支持。

5. 心理护理 帮助炎症性肠病患者识别压力源和减轻压力的方法，鼓励患者表达自己的感受，鼓励其学习解决问题的策略，培养其自尊、自立的思想。教育患者及家属正确对待疾病，保持情绪稳定，树立战胜疾病的信心。

（二）药物治疗护理

1. 氨基水杨酸制剂 柳氮磺胺吡啶（SASP）和 5- 氨基水杨酸（5-ASA）适用于慢性期和轻、中度活动期患者。一般认为 SASP 不能预防克罗恩病复发。对不能耐受 SASP 或过敏者可改用 5-ASA。对直肠和乙状结肠、降结肠病变可采用 SASP 或 5-ASA 制剂灌肠，经肛门用药。严重肝、肾疾患，婴幼儿，出血性体质以及对水杨酸制剂过敏者不宜应用 SASP 及5-ASA 制剂。常见副作用包括腹泻、头痛、恶心、腹痛等。

2. 糖皮质激素 是目前控制病情活动最有效的药物。常用于中、重症或暴发型患者。一般予以口服泼尼松 30~40mg/d，重症患者予以 60mg/d，病情好转后每周将日量减 5~10mg，减至 20mg/d 时加用氨基水杨酸制剂，并将减量的速度改为每 10~14 天将日量减 5mg 直至停药，如病情变重应立即加量。对不能耐受口服者，可静滴氢化可的松或甲基强的松龙，14 天后改口服泼尼松维持。对直肠、乙状结肠、降结肠病变可采用药物保留灌肠。糖皮质激素用于治疗本病须特别注意：用药前必须排除腹腔内脓肿等感染的存在；初始剂量要足；减量慢、疗程足；相当部分患者表现为激素依赖，每于减量或停药而复发；长期激素治疗应同时补充维生素 D 及钙片以预防骨病发生。副作用还包括睡眠障碍、情绪紊乱、血糖增高、痤疮、满月脸、水潴留、感染风险等。

3. 免疫抑制剂 对激素或氨基水杨酸制剂治疗无效者，可改用或加用硫唑嘌呤、氨甲蝶呤、环孢素等其他免疫抑制剂。该类药物显效时间 3~6 个月，故宜在激素使用过程中加用，继续使用激素 3~4 个月后再将激素逐渐减量至停用。副作用包括血细胞三系减少、肝功能受损等。

4. 抗生素 预防或治疗感染,如甲硝唑、环丙沙星、克拉霉素等对控制病情活动也有一定疗效。

5. 生物制剂 类克(英夫利西单抗)、阿达木等生物制剂可用于接受传统治疗效果不佳的中重度活动性克罗恩病患者。类克的剂量根据患者的体重计算,必须现配现用。将每瓶药品用10ml无菌注射用水溶解,避免长时间或用力摇晃,严禁振荡。溶药过程中可能出现泡沫,放置5分钟后,溶液应为无色或淡黄色,泛乳白色光。由于类克是一种蛋白质,溶液中可能会有一些半透明微粒。如果溶液中出现不透明颗粒、变色或其他物质,则不能继续使用。输液时间不得少于2小时,一般用微泵泵注,输液装置上应配有一个内置的、无菌、无热源、低蛋白结合率的滤膜。输液过程中严密观察患者是否有皮疹等不良反应。

6. 铁剂和维生素 硫酸亚铁、葡萄糖酸亚铁、右旋糖酐铁注射液、叶酸等纠正缺铁性贫血,促进愈合。

(三)特别注意

约75%的克罗恩病患者需要手术治疗来诱导缓解,但其术后复发率较高。25%~40%的溃疡性结肠炎患者需要手术。手术治疗适应证包括保守治疗无效、瘘管、肠梗阻、大量出血、穿孔、严重肛肠疾病和肿瘤等。溃疡性结肠炎的手术方式包括全结肠切除术、可控式回肠造口术、回肠储袋肛管吻合术等。克罗恩病的手术方式包括肛瘘切除挂线术、部分肠段切除术、肠扩张术等。

八、随访

(一)预期目标

1. 患者能维持平衡饮食,营养状况良好。

2. 患者能正确服用药物,不存在擅自停药或更改剂量的情况。

3. 患者能识别肠穿孔的先兆表现,如伴有剧烈腹痛、全腹有明显的压痛、肌紧张板样强直、腹胀应及时就医。

(二)并发症

包括肠穿孔、肠梗阻、中毒性巨结肠、直肠结肠癌变等。

(周云仙)

第八节 大肠息肉

一、概述

大肠息肉(colorectal polyp,CP)广义上指任何突出于大肠管腔内的隆起性病变,但一般所指息肉为来源于肠黏膜上皮的局限性隆起。它可以单发或多发,也可形成息肉病,与其他病变并存时可构成特殊的息肉病综合征。

在组织学上,国内外广泛以 Morson 分类为基础将大肠息肉分为肿瘤性、错构瘤性、增生性和炎症性四类(表18-5)。

表18-5　大肠息肉的组织学分类

	单发	多发
肿瘤性	腺瘤	腺瘤病
	管状	家族性结肠腺瘤病
	绒毛状	多发性腺瘤病
	管状绒毛状	Cardner 综合征
		Turcot 综合征
错构瘤性	幼年性息肉	幼年性息肉综合征
	Peutz-Jeghers 息肉	Peutz-Jeghers 综合征
		Cronkhite-Canada 综合征
增生性（化生性）	增生性息肉	多发性增生性息肉
	黏膜肥大性赘生物	
炎症性	炎症性息肉	炎症性息肉及假息肉病
	血吸虫卵性息肉	血吸虫卵性息肉病
	良性淋巴样息肉	良性淋巴样息肉病

二、流行病学

大肠息肉约占肠道息肉的 80%，其中大多数（50%~75%）位于乙状结肠或直肠，单发多见，男性多于女性。发病率随年龄的增长而增加，40 岁以下人群的发病率为 20%~30%，而 40 岁以上则上升为 25%~50%。另外，大肠腺瘤患者的直系亲属的发病率是正常人群发病率的 4 倍。大肠息肉患者发生大肠癌的危险度是非息肉人群的 22 倍，因此认为大肠息肉与大肠癌关系密切。

三、病因与危险因素

（一）病因

1. 饮食习惯　高脂肪、高蛋白和低纤维素饮食，热量摄入过多、肥胖，钙与维生素 D 摄入不足等。

2. 遗传因素　常见的有家族性腺瘤性息肉病及遗传性非息肉病性结肠癌。

（二）危险因素

1. 饮食方式　高脂饮食、饮食中动物脂肪（如红肉每周超过 7 份）、酒精（饮用超过 4 次/周）、亚硝胺类化合物均是引起大肠息肉的危险因素。

2. 其他因素　如年龄的增加、炎症性肠病等。

四、预防和筛查

（一）预防

避免或消除危险因素。

（二）筛查

为早期发现大肠癌，对于一些无明显症状但具有大肠癌高危因素者应定期结肠镜检查。

1. 年龄超过 50 岁者。

2. 本人患过溃疡性结肠炎或 Crohn 结肠炎。

3. 曾患结直肠癌、结直肠腺瘤、女性生殖系癌或乳腺癌。

4. 有家族史如家族性多发性息肉综合征和遗传性非息肉性大肠癌。

五、评估

（一）病史

1. 评估与大肠息肉有关的病因　了解家族成员中有无家族腺瘤性息肉病、遗传性非息肉病性结肠癌、大肠癌或其他肿瘤患者；评估患者是否有过腺瘤病、溃疡性结肠炎、克罗恩病等疾病史或手术史。

2. 症状评估　评估患者粪便的性状及有无排便习惯的改变；评估患者全身营养状况。

3. 心理 - 社会状况评估　由于大肠息肉发生大肠癌的危险度增加，而且良性息肉与恶性肿瘤的临床表现相似，不易鉴别，患者容易出现焦虑、恐惧心理。评估患者及家属对所患疾病的认知程度；了解患者家庭经济状况及家属对患者的支持程度。

（二）体格检查

直肠指诊：发生在直肠中下段的息肉可通过指诊触及质软肿物，有蒂或无蒂，多发者可及葡萄串样大小不等肿物，指套染血或附有血性黏液。

（三）辅助检查

1. 大便隐血试验　为最早被推广应用的大肠肿瘤筛检试验方法，可用于大肠息肉和肿瘤普查的初筛手段。大便隐血试验对大肠良性肿瘤的早期诊断意义不大，对用于病变发现后的动态随访、判断恶性潜能有一定的帮助。

2. 内镜检查　结肠镜检查目前是大肠息肉和肿瘤性病变诊断最有效的手段。一般认为，直径小于 5mm 为小息肉，大于 20mm 为大息肉。

3. 钡剂灌肠或气钡双重对比造影　结肠充钡时，息肉表现为团型充盈缺损，光滑整齐；有蒂息肉可稍活动，加压有利于病变显示，可见带状透明型存在，并且始终与蒂相连。钡灌肠造影是诊断大肠良性肿瘤的重要方法，但直径小于 1cm 的小息肉比结肠镜更容易漏诊，对可疑病变不能取组织活检明确诊断也是其不足。

六、诊断与鉴别诊断

（一）诊断要点

大肠息肉诊断多无困难，发生在直肠中下段的息肉，直肠指检可以触及；发生在乙状结肠镜能达到的范围内者，也容易确诊；位于乙状结肠以上的息肉需做钡剂灌肠或气钡双重对比造影或纤维结肠镜检查确认。

（二）鉴别诊断

1. 早期大肠癌　大肠癌早期中的 I 型即息肉型及 II 型即扁平隆起型，与息肉的外形相似，内镜下应特别注意加以鉴别。

2. 黏膜下肿物　黏膜下肿物隆起的起始部界限不分明，表面黏膜光整，常可见桥形皱襞。活检时常可见黏膜在肿物表面滑动而肿物不与黏膜一同被提起。

3. 乳头型回盲瓣　初看乳头型回盲瓣很像息肉，但其形态是可变的，有开口，内镜可由开口处进入回肠末端，其下方可见回肠的 Y 形皱襞与阑尾口。

七、护理措施

(一)药物治疗护理

目前对大肠息肉治疗没有特效药物。舒林酸(Sulindac)可能对家族性腺瘤性息肉病患者有效,但效果不一。有非甾体抗炎药(NSAIDS)用于治疗息肉的报道,但效果不佳,且副作用明显。现阶段对大肠息肉的西药治疗仅限于对症治疗而无法达到去除息肉的目的。

(二)内镜下治疗护理

内镜下息肉切除术现已广泛开展,并在基层医院普及,具体有电凝、电切术、激光气化法、微波透热法及内镜下氩气刀治疗。较大的息肉可采用内镜下黏膜切除术(EMR)。内镜下息肉摘除术的护理包括:

1. 术前护理

(1)术前检查血常规、出凝血时间、心电图等,评估患者心、脑、肺功能。

(2)饮食护理:术前三天进食无渣或少渣半流质饮食,术前一天进流质饮食,准备做电切术者禁食牛奶及乳制品。

(3)肠道准备:可选择复方聚乙二醇电解质 3 包溶于 3 000ml 温开水,检查当日晨起第一次服用 600~1 000ml,以后每隔 15 分钟服用 300~500ml,2 小时内喝完,服药时多走动以加快排泄速度。禁用 20% 甘露醇进行肠道准备,因其在肠道内被细菌分解产生易燃气体,如达到可燃浓度,进行高频电切时有可能引起爆炸。

(4)为减少肠蠕动,术前半小时可肌注抗胆碱能解痉剂阿托品 0.5mg 或山莨菪碱 10mg。

2. 术后护理

(1)休息:小息肉切除术后适当休息 1~2 日,切除较大息肉、有蒂息肉或凝固范围较大者,卧床休息 24 小时,3~4 日适当活动,避免剧烈运动。

(2)饮食护理:小息肉切除术后一般禁食 4~6 小时,大息肉切除术后一般禁食 24 小时,之后可给予流质、半流质饮食,食物以温凉、少渣为宜。

(3)并发症观察及护理:观察患者腹胀、腹痛及排便情况。如发现剧烈腹痛、腹胀、面色苍白、心率增快、血压下降、大便呈黑色,提示并发出血、肠穿孔,应及时报告医生,协助处理。

(三)手术治疗护理

对于有明显恶变的大肠息肉应行手术治疗。直径大于 2cm 的广基息肉,用圈套可能切不干净或有增加肠穿孔的危险,亦应手术治疗。对于诊断明确的家族性腺瘤性息肉病患者,建议手术切除。

1. 术前护理

(1)心理护理:关心体贴患者,讲解疾病相关知识,增加对疾病治疗与康复的信心。争取家人的积极配合,给患者多方面的心理支持。

(2)营养支持:术前补充高蛋白、高热量、高维生素、易消化且营养丰富的少渣饮食。

(3)肠道准备:术前 3 天进少渣半流质饮食,术前 1~2 天进无渣流质饮食。一般于术前 1 天进行肠道清洁,目前临床多主张采用全肠道灌洗法,若年老体弱无法忍受或存在心、肾功能不全或灌洗不充分时,可考虑配合灌肠法,应达到粪便清水样,肉眼无粪渣为止。口服肠道抗生素,如新霉素、甲硝唑、庆大霉素等,同时需适当补充维生素 K。

2. 术后护理

(1)体位与活动:术后待麻醉清醒,病情平稳后可给予半卧位,有利于腹腔引流。术后早期鼓励患者在床上多翻身活动,2~3天后病情许可时可协助患者下床活动,以促进肠蠕动的恢复,避免肠粘连。

(2)饮食护理:术后早期禁食、胃肠减压,经静脉补充水、电解质及营养物质。术后肛门排气后,若无腹胀、恶心、呕吐等不良反应即可拔除胃管,经口进食流质;术后一周进少渣半流质饮食,2周左右可进普食。

(3)引流管护理:保持引流管通畅,避免受压、扭曲及堵塞,观察引流液的量、色及性状变化。保持引流管口周围皮肤清洁干燥,定时更换敷料。

(4)肠造口护理:①造口开放前周围用凡士林纱条保护,一般术后三日予以拆除凡士林纱条,及时擦洗肠管分泌物及渗液,更换敷料,避免感染。②观察肠造口黏膜的血液循环,注意肠造口有无回缩、出血及坏死等现象。正常肠造口颜色呈新鲜牛肉红色,表面光滑湿润;如果肠造口出现暗红色或淡紫色,提示胃肠造口黏膜缺血;若局部或全部肠管变黑,提示肠管缺血坏死。③指导患者及家属正确使用与更换造口袋。④肠造口患者饮食以高热量、高蛋白、丰富维生素的少渣食物为主,避免洋葱、大蒜、豆类、山芋等可产生刺激性气味或胀气的食物,少吃辛辣刺激性食物,多饮水。

(四)特别关注

1. 定期进行大便隐血试验、纤维结肠镜检查,做到早发现、早治疗。

2. 根据患者情况调节饮食,一般患者应多吃新鲜蔬菜等高纤维、高维生素饮食;肠造口患者需注意控制过多的粗纤维食物摄入。

八、随访

(一)预期目标

1. 患者能了解大肠息肉发生的病因,知晓促进术后康复的知识,避免各种常见诱因。

2. 患者能够遵医嘱定期复查,需要通过肠镜检查完成随访。若属高危险组:年龄大于40岁,息肉直径大于1cm且有重度异型增生及多发性息肉者应在半年内首次复查,阴性者每年复查,连续2年,仍无病变者可延长为3年1次;年轻患者、息肉直径小于1cm及单发息肉可适当延长复查时间,减少复查次数;非肿瘤性息肉且无异型增生者,因无恶变可能,不必常规复查。

3. 患者大肠息肉切除术后复发率小,未发生恶变。

(二)并发症

1. 内镜治疗的并发症　肠出血、肠穿孔、肠管全层性灼伤、肠腔内气体爆炸。

2. 手术治疗的并发症　切口感染、吻合口瘘、复发。

(柳春波)

第九节　急　腹　症

一、概述

急腹症(acute abdomen)是指以急性腹痛为主要表现、需要早期诊断和及时治疗的腹部疾病的总称。具有起病急、变化多、进展快、病情重、病因复杂的共同特点。

二、病因与危险因素

(一)病因

急腹症的主要病因器官有：空腔脏器、实质性脏器和血管。

1. 空腔脏器急腹症　包括：①穿孔：常见的有胃十二指肠溃疡穿孔、阑尾穿孔、胃癌或结直肠癌穿孔、小肠憩室穿孔等。②梗阻：如幽门梗阻、小肠梗阻、肠扭转、肠套叠、胃肠道肿瘤引起的梗阻、炎性肠病的梗阻。③炎症感染：常见的有急性阑尾炎、急性胆囊炎等。④出血：胃癌或结直肠癌伴出血、胃肠道血管畸形引起的出血。

2. 实质性脏器的急腹症　包括：①破裂出血：如肝癌破裂出血、肝脾创伤性破裂出血。②炎症感染：如急性胰腺炎、肝脓肿。

3. 血管原因引起的急腹症　常见病因有腹主动脉瘤破裂、肠系膜静脉血栓形成或动脉栓塞、其他原因所致的器官血供障碍(如绞窄疝、肠扭转)。

(二)危险因素

急腹症发病常有诱因，如急性胆囊炎、胆石症发病常在进食油腻食物后；急性胰腺炎大多有过量饮酒或暴食史；胃或十二指肠溃疡穿孔常在饱餐后；肠扭转常有剧烈运动史。

三、评估

(一)病史

1. 评估患者的既往史及诱因　既往有消化性溃疡病史者，突发上腹部疼痛，要考虑溃疡穿孔可能；有胆囊结石病史者，出现腹痛、黄疸应考虑梗阻性胆管炎；既往有腹部手术史者出现阵发性腹痛可考虑粘连性肠梗阻的可能。此外，女性患者要注意询问月经史，有助于鉴别妇产科急腹症。询问患者有无饮食不当或剧烈运动等发病的诱因。

2. 症状评估

(1)评估患者腹痛的部位、性质、程度及发生的缓急：腹痛起始和最严重的部位通常是病变部位。转移性右下腹痛是急性阑尾炎的典型腹痛类型，先表现为脐周或上腹痛，随着病情发展，疼痛定位于右下腹。急性胆囊炎、胆石症患者主诉有右上腹或剑突下疼痛时，可有右肩或右腰背部的放射痛。急性胰腺炎或十二指肠后壁穿孔患者多伴有右侧腰背部疼痛。肾或输尿管上段结石患者的腹痛可放射到同侧下腹或腹股沟。持续性钝痛或隐痛多为炎症或出血引起，如胰腺炎、肝破裂等。持续性疼痛伴阵发性加剧则为炎症与梗阻并存。肠系膜动脉栓塞多见于高龄患者，通常腹痛症状和体征不显著，症状与严重的全身状况不相符，需要警惕。空腔脏器穿孔性疾病起病急，立即引起剧烈腹痛；炎症性疾病起病缓，腹痛随着炎症加重而逐渐加重。常见急性腹痛病因的比较见表18-6。

表18-6　常见急性腹痛病因的比较

急腹症	起病	部位	部位特点	疼痛描述	放射
阑尾炎	逐渐	开始脐周，后转为右下腹	开始弥漫后局限	钝痛	右下腹
胆囊炎	快速	右上腹	局限	收缩样	肩部
胰腺炎	快速	上腹部，后背	局限	钻样	后背正中
憩室炎	逐渐	左下腹	局限	钝痛	无

续表

急腹症	起病	部位	部位特点	疼痛描述	放射
消化性溃疡穿孔	突发	上腹部	开始局限后弥漫	烧灼样	无
小肠梗阻	逐渐	脐周	弥漫	压榨样	无
胃肠炎	逐渐	脐周	弥漫	痉挛性	无
肠系膜缺血或梗死	突发	脐周	弥漫	闷痛	无
腹主动脉瘤破裂	突发	腹部、背部、侧腹	弥漫	撕裂样	后背、侧腹
盆腔炎症性疾病	逐渐	下腹或盆腔	局限	单纯疼痛	大腿
异位妊娠破裂	突发	下腹或盆腔	局限	伴头晕	无

（2）评估患者有无恶心、呕吐等消化道症状：腹痛发生后常伴有恶心呕吐。病变位置高一般发生呕吐早而频繁，如急性胃肠炎、幽门或高位小肠梗阻；病变位置低则恶心、呕吐出现迟或无呕吐现象。评估呕吐物的量、色泽及气味。呕吐宿食且不含胆汁见于幽门梗阻；呕吐物含有胆汁说明病变部位位于胆总管开口以下；呕吐物为咖啡色提示伴有消化道出血；呕吐物如粪水状通常为低位梗阻所致。

（3）评估患者排便情况：消化道炎症患者常伴有排便次数增多或腹泻；消化道梗阻患者可表现为便秘，甚至停止排便、排气；上消化道出血，粪便色泽深或呈柏油样，而下消化道出血色泽较鲜艳。

（4）评估患者有无其他伴随症状：急性胆管炎患者可出现寒战、高热和黄疸；伴有尿频、尿急、尿痛症状者应考虑泌尿系疾患。

3. 心理-社会状况评估　评估患者的心理状况，急腹症患者由于病情急、疼痛明显、诊断不明确，患者可出现明显的焦虑紧张情绪。如需手术，由于对手术相关知识的缺乏，引起对手术的恐惧心理以及对预后的担心。

（二）体格检查

1. 全身情况　评估患者的面容、精神状态、体位及生命体征。腹腔出血患者通常面色苍白，呈贫血貌；腹膜炎患者面容痛苦，体位屈曲；脱水患者可表现眼眶凹陷、皮肤皱缩、弹性下降；胆道疾病患者可伴有巩膜和皮肤黄染。

2. 腹部检查　包括视诊、触诊、叩诊、听诊四个方面。

（1）视诊：充分显露整个腹部，观察腹部形态、皮肤色泽与弹性、腹壁浅静脉和其他异常表现。

（2）触诊：取仰卧屈膝体位，以放松腹壁肌肉。触诊时应从无腹痛或腹痛较轻部位开始，检查有无压痛、肌紧张和反跳痛。腹膜炎体征的程度能反映病变的轻重，压痛最明显的部位通常是病变部位。腹部触诊时还应注意肝脾是否肿大，腹腔是否有肿块以及肿块的形态、大小、质地及有无搏动。

（3）叩诊：也应从无痛区或轻痛区开始，叩痛明显区域是病变所在处。实质性器官或肿瘤叩诊为实音，鼓音表示该区域下为气体或肠祥，移动性浊音表明腹腔内有积液或积血。消化道穿孔时肝浊音界可消失。

（4）听诊：多选择脐部周围或右下腹开始，听诊肠鸣音有无亢进或减弱以及消失。幽门梗阻或胃扩张时上腹部可闻及振水音。

3. 直肠指检　急腹症患者均应行直肠指检,检查直肠内有无占位、直肠腔外有无压迫性肿块,还应注意直肠壁、子宫直肠凹有无触痛,观察指套上粪便性质和色泽、有无染血或黏液。

(三)辅助检查

1. 实验室检查　血白细胞计数和分类提示有无炎症,红细胞、血红蛋白和血细胞比容连续测定可以判断出血的速度。尿白细胞计数升高提示泌尿系感染,尿中出现红细胞提示有泌尿系出血,尿胆红素阳性表明黄疸为梗阻性。血、尿、腹腔穿刺液淀粉酶明显升高应考虑胰腺炎。如考虑异位妊娠可能,可测定 HCG,有助于判断。

2. 影像学检查

(1)超声:超声检查被推荐用于急腹症的筛查。可用于腹腔实质性脏器损伤、破裂和占位的诊断以及结石类强回声病变的诊断,也可用于输尿管、膀胱及妇科盆腔器官如子宫、卵巢的检查,还可用于腹腔积液和积血的定位和定量。

(2)X 线平片或透视:可协助了解横膈的高低、有无膈下游离气体,腹部立位平片可以了解肠道气液平面和肠袢分布,卧位片可以了解肠腔扩张程度,有助于判断肠梗阻部位和程度。腹部平片对诊断肠梗阻、穿孔、身体异物有意义,但对其他病因没有显示可增加其对诊断的益处。

(3)CT 或 MRI:可以帮助了解病变的部位、性质、范围以及与周边脏器的关系。CT 检查可用于所有急腹症患者,在急腹症诊断中的敏感性为 90%。超声和 CT 不能明确诊断的或妊娠期妇女的肝胆疾病和妇科疾病引起的急腹症,可以考虑 MRI 检查。

(4)选择性动脉造影:对于不能明确出血部位的病变,可采用选择性动脉造影。

3. 内镜检查　用于消化道病变的诊断和治疗。

4. 诊断性腹腔穿刺　如穿刺抽得不凝固血液可以判定为腹腔内脏器出血,如穿得脓性渗液可以明确腹膜炎诊断。

四、鉴别诊断

1. 胃十二指肠溃疡急性穿孔　患者既往有溃疡病史,突发上腹部刀割样疼痛,迅速蔓延至全腹,明显的腹膜刺激症状,典型的"板状腹",肝浊音界消失,X 线检查膈下游离气体可以确诊。

2. 急性胆囊炎　进食油腻食物后出现右上腹疼痛,向右肩和右腰部放射,体检时右上腹有压痛、反跳痛、肌紧张、墨菲征阳性。超声检查可见胆囊壁炎症、增厚、胆囊内结石,有助于诊断。

3. 急性胆管炎　上腹部疼痛伴高热、寒战、黄疸是急性胆管炎的典型表现,严重者可出现休克及精神症状。

4. 急性胰腺炎　常见于饮酒或暴饮暴食后发生腹痛,多位于左上腹,疼痛剧烈,呈持续性,可向肩背部放射,腹痛时伴有恶心、呕吐。血清和尿淀粉酶明显升高,增强 CT 可见弥漫性肿胀、胰周积液,胰腺坏死时可见皂泡征。

5. 急性阑尾炎　转移性右下腹痛和右下腹固定压痛是急性阑尾炎的典型表现。阑尾炎病变加重致化脓或坏疽时,可出现局限性的腹膜炎体征,一旦穿孔可发生弥漫性腹膜炎。

6. 小肠急性梗阻　小肠梗阻时通常有腹痛、腹胀、呕吐和停止排便排气四大典型症状。X 线平片可见气液平面、肠腔扩张,有助于诊断。

7. 腹部钝性损伤 腹部钝性损伤需鉴别有无合并腹腔实质性脏器破裂出血、空腔脏器破裂穿孔或血管损伤。

8. 妇产科疾病所致急性腹痛

（1）急性盆腔炎：多见于年轻人，表现为下腹部疼痛伴发热，腹部有压痛、反跳痛，一般压痛点比阑尾点偏内及偏下。阴道分泌物增多，直肠指检有宫颈提痛，后穹隆触痛，穿刺可抽得脓液。

（2）卵巢肿瘤蒂扭转：患者有卵巢囊肿病史，疼痛突然发作。

（3）异位妊娠：有停经史，突发下腹疼痛，腹部压痛和肌紧张不明显，但有明显反跳痛。阴道不规则流血，宫颈呈蓝色，后穹隆穿刺抽得不凝固血液可确诊。HCG 阳性以及盆腔超声检查有助于诊断。

五、护理措施

（一）非手术治疗护理

1. 病情观察 观察患者腹痛的部位、性质、程度及腹部体征变化，注意有无恶心、呕吐等伴随症状；严密观察患者神志、面色、生命体征，皮肤颜色、温度以及尿量变化，及时发现早期休克表现，并积极处理。

2. 诊断未明确前护理 严格禁食禁水、禁灌肠和泻药、禁止热敷、禁止使用吗啡类强镇痛剂；遵医嘱予抗感染、抗休克、抗水电解质紊乱及酸碱失衡等治疗。

3. 心理护理 了解患者的心理反应，做好解释安慰工作，稳定患者的情绪；如需手术，应讲解手术的必要性和重要性，使患者积极配合治疗与护理。

（二）手术治疗护理

若患者腹痛持续存在并进行性加重，伴有局限性或弥漫性腹膜炎；疑有腹腔内活动性出血；伴有休克征象经非手术治疗不能纠正等情况，应立即做好术前准备，行腹腔镜或剖腹探查手术。

手术后护理参照相关疾病的术后护理。

（柳春波）

第十节 肠 梗 阻

一、概述

肠梗阻（intestinal obstruction）是指肠内容物由于各种原因不能正常运行、顺利通过肠道，是常见的外科急腹症之一。肠梗阻发病后，病理生理可分为局部与全身性变化。机械性肠梗阻一旦发生，梗阻以上肠蠕动增加，肠腔内压力升高，肠腔内因气体和液体的积聚而膨胀。急性完全性梗阻时，肠腔内压力迅速增加，随着血运障碍的发展，肠内容物和大量细菌渗入腹腔，引起腹膜炎，最后，肠管因缺血坏死而溃破穿孔。当体液大量丢失、血容量减少、电解质紊乱、酸碱平衡失调以及肠腔内细菌大量繁殖、毒素释放，可引起严重的休克。最后导致呼吸、循环功能障碍，乃至多脏器功能障碍而死亡。

二、病因与分类

(一)按肠梗阻发生的原因分类

1. 机械性肠梗阻　是各种因素引起的肠腔缩窄、肠内容物通过障碍,是临床上最常见的类型。主要原因包括:①肠外因素,如肿瘤压迫、粘连引起肠管扭曲、疝嵌顿等。②肠壁因素,如肠套叠、肠扭转、肿瘤、先天性畸形等。③肠腔内因素,如蛔虫梗阻、异物、粪块或胆石堵塞等。

2. 动力性肠梗阻　是由于神经抑制或毒素刺激导致肠壁肌运动紊乱,本身无器质性肠腔狭窄,又分为麻痹性肠梗阻与痉挛性肠梗阻两类。麻痹性肠梗阻较为常见,多发生在腹腔手术后、腹部创伤或弥漫性腹膜炎患者;痉挛性肠梗阻较少见,可发生于急性肠炎、肠道功能紊乱或慢性铅中毒患者。

3. 血运性肠梗阻　由于肠系膜血管栓塞或血栓形成,使肠管血运障碍,肠失去蠕动能力,肠内容物停止运行,可迅速继发肠坏死。

4. 假性肠梗阻　与麻痹性肠梗阻不同,无明显的病因,属于慢性疾病,也可能是一种遗传性疾病。

(二)按肠壁血运有无障碍分类

1. 单纯性肠梗阻　只有肠内容物通过受阻,而无肠管血运障碍。

2. 绞窄性肠梗阻　伴有肠管血运障碍的肠梗阻,由于肠系膜血管或肠壁小血管受压、血管腔栓塞或血栓形成使相应肠段急性缺血,引起肠坏死。

(三)按梗阻部位分类

可分为高位梗阻(空肠)、低位小肠(回肠)和结肠梗阻。

(四)按梗阻程度分类

可分为完全性和不完全性肠梗阻。根据病程发展快慢,又分为急性和慢性肠梗阻。上述分类在病情不断变化中可以相互转化。单纯性肠梗阻如果治疗不及时可以转化为绞窄性肠梗阻;机械性肠梗阻时间过久后由于过度扩张可出现麻痹性肠梗阻。

三、评估

(一)病史

1. 评估与肠梗阻有关的病因与诱因　发病前有无饮食不当、体位不当、饱餐后剧烈活动等诱因;既往有无腹部手术史、外伤史、各种急慢性肠道疾病史。

2. 患病与治疗经过　询问患者本次疾病发作的时间,发作时的表现,如腹痛、腹胀、呕吐及排便等;询问有无进行相关检查及检查结果;了解疾病对患者日常生活的影响程度。

3. 症状评估

(1)评估患者腹痛的程度和特点:单纯性机械性肠梗阻患者表现为阵发性腹部绞痛;随着病情进展演变为绞窄性肠梗阻,表现为腹痛间歇期缩短,腹痛剧烈呈持续性。麻痹性肠梗阻患者表现为全腹持续性胀痛不适。肠扭转引起闭袢性肠梗阻时多表现为突发的腹部持续性绞痛并阵发性加剧。蛔虫堵塞引起的肠梗阻往往为不全性,以阵发性脐周疼痛为主。

(2)评估呕吐的量、颜色及性状:在肠梗阻早期,呕吐物以胃液和食物为主。高位肠梗阻呕吐发生早而频繁,呕吐物为胃及十二指肠内容物等。低位肠梗阻呕吐出现迟而少,呕吐物可为粪样。麻痹性肠梗阻呕吐呈溢出性,绞窄性肠梗阻呕吐物为血性或棕褐色液体。

（3）评估腹胀的程度及特点：腹胀发生时间较腹痛、呕吐晚。高位肠梗阻由于呕吐频繁，腹胀反而较轻；低位肠梗阻腹胀较明显。闭袢性肠梗阻腹胀多表现为不对称，麻痹性肠梗阻则表现为均匀性腹胀。

（4）评估患者有无停止排便排气：不全性肠梗阻可有少量排便排气，完全性肠梗阻多停止排便排气。绞窄性肠梗阻可排出血性黏液样便。

4. 心理 - 社会状况评估　评估患者的心理状况，有无焦虑情绪，是否对手术存在恐惧心理。评估家庭的经济状况及家属对患者是否支持和关心。

（二）体格检查

1. 腹部检查　腹痛的范围，有无腹膜刺激征，肠鸣音情况，有无移动性浊音。

2. 其他　有无眼窝凹陷、皮肤弹性降低等脱水体征，有无出现水、电解质、酸碱失衡或休克的征象。

（三）辅助检查

1. 影像学检查　X 线对诊断肠梗阻有很大价值。一般在肠梗阻发生 4~6 小时，腹部立位或侧卧位透视或摄片可见多个液平面及胀气肠袢。由于梗阻部位不同，X 线的表现也有不同特点：空肠梗阻时，空肠黏膜环状皱襞可显示"鱼肋骨刺"状改变；回肠扩张的肠袢多，可见阶梯状的液平面；结肠胀气位于腹部周边，显示结肠袋形。蛔虫堵塞者可见肠腔内成团的蛔虫成虫体阴影；肠扭转时可见孤立、突出的胀气大肠袢。当怀疑肠套叠、乙状结肠扭转或结肠肿瘤时，可行钡剂灌肠或 CT 检查，以明确梗阻的部位和性质。

2. 实验室检查　由于失水和血液浓缩，血红蛋白、血细胞比容、尿比重可增高。绞窄性肠梗阻多有白细胞计数和中性粒细胞比例显著升高。查血气分析、电解质、肌酐、尿素氮的变化，可了解酸碱失衡、电解质紊乱及肾功能的状况。呕吐物和粪便检查有大量红细胞或潜血试验阳性，提示肠管有血运障碍。

四、诊断与鉴别诊断

（一）诊断要点

根据腹痛、呕吐、腹胀、停止肛门排气排便四大症状和腹部可见肠型或蠕动波、肠鸣音亢进等体征可作出诊断，化验检查与 X 线检查有助于明确诊断。

（二）鉴别诊断

1. 机械性与动力性肠梗阻　机械性肠梗阻具有上述典型临床表现，早期腹胀可不明显；麻痹性肠梗阻腹胀明显，肠蠕动减弱或消失，无阵发性绞痛的表现。腹部 X 线平片也可作出鉴别诊断，麻痹性肠梗阻显示大、小肠全部充气扩张；机械性肠梗阻胀气限于梗阻以上的部分肠管，即使晚期并发肠绞窄和麻痹，结肠也不会全部胀气。

2. 单纯性与绞窄性肠梗阻　若出现以下情况，应考虑绞窄性肠梗阻的可能：①腹痛发作急骤，初始即为持续性剧烈疼痛，或在阵发性加重之间仍有持续性疼痛，有时还出现腰背部疼痛。②病情发展迅速，早期出现休克，抗休克治疗后改善不明显。③有腹膜炎的表现，出现体温升高、脉搏增快、白细胞计数升高。④腹胀不对称，腹部有局部隆起或触及有压痛的肿块。⑤呕吐出现早而频繁，呕吐物、胃肠减压抽出液、肛门排出物为血性。腹腔穿刺抽出血性液体。⑥腹部 X 线检查可见孤立扩大的肠袢。⑦经积极的非手术治疗症状体征无明显改善。

3. 高位与低位肠梗阻　高位小肠梗阻呕吐发生早而频繁，腹胀不明显；低位小肠梗阻腹胀明显,呕吐出现晚而次数少。结肠梗阻与低位小肠梗阻的临床表现很相似,可通过 X 线检查鉴别。低位小肠梗阻扩张的肠袢在腹中部,呈"阶梯状"排列;结肠梗阻时扩大的肠袢分布在腹部周围,可见结肠袋,胀气的结肠阴影在梗阻部位突然中断,盲肠胀气最显著。

4. 完全性与不完全性肠梗阻 完全性肠梗阻症状体征明显,不完全性肠梗阻症状体征均较轻。此外,完全性肠梗阻 X 线检查见梗阻以上肠袢明显充气扩张,梗阻以下结肠内无气体;不完全性肠梗阻 X 线检肠查肠袢充气扩张都较明显,结肠内可见气体存在。

五、护理措施

(一)非手术治疗护理

1. 缓解疼痛与腹胀

(1)胃肠减压:胃肠减压可减少胃肠道积存的气体、液体,减轻肠腔膨胀,利于肠壁血液循环的恢复;同时还可以降低腹内压,改善呼吸与循环障碍。胃肠减压期间应保持管道通畅,保证有效的负压;注意观察引流液的量、色及性状的变化,并正确记录。

(2)体位安置:低半卧位,减轻腹肌紧张,有利于呼吸。

(3)缓解疼痛:确定无肠绞窄后,可应用阿托品、山莨菪碱等抗胆碱类药物,以缓减胃肠道平滑肌的痉挛,减轻腹痛。若为不完全性、痉挛性或单纯蛔虫所致的肠梗阻,可适当按摩腹部,并配合针刺疗法。

(4)导管护理:近年来,肠梗阻导管开始广泛应用于单纯性肠梗阻的治疗,取得了良好的效果。肠梗阻导管置入后,应动态观察导管向下移行情况,观察患者的生命体征及腹部体征,引流液的色、量、性状,肠功能恢复情况,了解辅助检查结果,及时发现导管并发症。插管成功后,患者腹痛、腹胀减轻,恢复排气、排便,说明导管治疗有效;如插管后 3 天导管仍无明显下移,考虑导管治疗失败。置管期间,插管侧的鼻腔每日早晚 2 次滴入石蜡油,保持导管的润滑,以利于导管随着肠蠕动通过梗阻部位。

2. 维持体液与营养平衡

(1)补液:根据患者呕吐次数、量及性状,皮肤弹性、尿量、尿比重,血清电解质、血气分析结果等来决定补液的量与种类。

(2)饮食与营养支持:肠梗阻时需禁食,给予胃肠外营养。梗阻解除后,可进食流质,逐步过渡到半流质饮食、软食。避免容易产气的甜食、牛奶等。

3. 心理护理 向患者及家属讲解肠梗阻的相关知识,消除紧张焦虑情绪,配合治疗护理。

4. 病情观察 定时测量生命体征,注意腹痛、腹胀及腹部体征的变化。观察和记录呕吐物的量、颜色及性状,呕吐时坐起或头偏向一侧,以免误吸,呕吐后及时漱口,保持口腔清洁。严密观察病情,若考虑有绞窄性肠梗阻的可能,应在抗休克、抗感染的同时,积极做好术前准备。

(二)手术治疗护理

手术是治疗肠梗阻的一个重要措施,手术的方式可根据患者的情况及梗阻部位、病因加以选择。常用的手术方式有:①单纯解除梗阻的手术,如粘连松解术、肠切开取出肠石或蛔虫等、肠套叠或肠扭转复位术等。②肠段切除术,对肠管肿瘤、炎症性狭窄或局部肠袢已经失活坏死,应作肠切除。③肠短路吻合术,当梗阻的部位切除有困难时,可分离梗阻部远近端,作短路吻合,旷置梗阻部位。④肠造口或肠外置术,当肠梗阻部位的病变复杂或患者情况很差,不允许行复杂的手术,可用这类术式,主要适用于低位肠梗阻。

1. 术前准备　需做肠切除手术者，应按照要求做好肠道准备；急诊手术者，紧急做好备皮、配血、输液等术前准备。

2. 术后护理

（1）体位护理：全麻术后暂时平卧位，头偏向一侧；血压平稳后给予半卧位。

（2）饮食护理：术后暂禁食；待肠蠕动恢复、肛门排气后可开始进少量流质，然后逐步过渡到半流质。

3. 手术并发症观察及护理

（1）肠梗阻：鼓励患者术后早期活动，如病情平稳，术后当天即可开始在床上活动，次日可下床活动。一旦再次出现阵发性腹痛、腹胀、呕吐等症状，应及时处理。

（2）腹腔内感染及肠瘘：观察记录引流液颜色、性质和量，观察生命体征变化及切口情况。更换引流管时应严格无菌操作，引流管妥善固定并保持通畅。若术后 3~5 日出现体温升高、切口红肿时应怀疑切口感染。若出现弥漫性腹膜炎表现，腹腔引流管周围流出液体带粪臭味时，应警惕腹腔内感染及肠瘘的可能。

（三）特别关注

1. 肠梗阻患者饮食上宜进食高蛋白、高维生素及易消化的食物，避免暴饮暴食，饭后忌剧烈运动。

2. 注意保持排便通畅。

六、随访

（一）预期目标

1. 患者腹痛、腹胀、呕吐症状得以减轻或缓减，未发生绞窄性肠梗阻或肠坏死。

2. 患者了解肠梗阻发生的病因，知晓促进术后康复的知识，能避免各种诱因。

3. 患者术后未发生肠粘连、腹腔内感染、肠瘘等并发症。

（二）并发症

1. 非手术治疗的并发症　绞窄性肠梗阻、腹腔内感染、休克。

2. 手术治疗的并发症　肠粘连、腹腔内感染、肠瘘、短肠综合征等。

（柳春波）

第十一节　上消化道出血

一、概述

上消化道出血（upper gastrointestinal hemorrhage）是指屈氏韧带以上的消化道包括食管、胃、十二指肠、胆管和胰管等病变引起的出血。根据出血的病因分为非静脉曲张性出血和静脉曲张性出血两类。

上消化道大量出血一般指在数小时内上消化道出血量超过 1 000ml 或循环血容量的 20%，临床主要表现为呕血和 / 或黑便，常伴有血容量减少引起的急性周围循环衰竭，严重者导致失血性休克而危及生命，为临床常见急症。

二、流行病学

成年人急性上消化道出血每年发病率为 100/10 万 ~180/10 万。临床工作中大多数（80%~90%）急性上消化道出血是非静脉曲张性出血，其中最常见的病因包括胃十二指肠消化性溃疡（20%~50%）、胃十二指肠糜烂（8%~15%）、糜烂性食管炎（5%~15%）、贲门黏膜撕裂（8%~15%）、动静脉畸形/移植动静脉内瘘（GAVE）（5%），其他原因有 Dieulafoy 病变、上消化道恶性肿瘤等。男性患者明显多于女性患者，比例为 3.25：1。上消化道出血严重者导致失血性休克而危及患者生命，急性大量出血病死率约为 10%，在老年人中，伴有严重疾患的患者病死率可达 25%~30%。

三、病因与危险因素

消化性溃疡、食管 - 胃底静脉曲张破裂、急性糜烂性出血性胃炎和胃癌是最常见的病因。

（一）其他病因

1. 食管疾病　如食管贲门黏膜撕裂伤（Mallory-Weiss tear）、食管癌、食管损伤（器械检查、异物或放射性损伤；强酸、强碱等化学剂所致损伤）、食管炎、食管憩室炎、主动脉瘤破入食管等。

2. 胃十二指肠疾病　如息肉、恒径动脉破裂（Dieulafoy 病变）、胃间质瘤、门静脉高压性胃病、血管瘤、异物或放射性损伤、吻合口溃疡、十二指肠憩室、促胃液素瘤等。

3. 胆道出血　胆管或胆囊结石，胆道蛔虫病，胆囊或胆管癌，胆道术后损伤，肝癌、肝脓肿或肝血管瘤破入胆道。

4. 胰腺疾病　累及十二指肠，如胰腺癌或急性胰腺炎并发脓肿破溃。

（二）全身疾病

1. 血管性疾病　如过敏性紫癜、动脉粥样硬化、结节性多动脉炎、系统性红斑狼疮、遗传性出血性毛细血管扩张、弹性假黄色瘤及恶性萎缩性丘疹病（Degos 病）等。

2. 血液病　如血友病、原发性血小板减少性紫癜、白血病、弥散性血管内凝血及其他凝血机制障碍。

3. 其他　如尿毒症、流行性出血热或钩端螺旋体病等。

四、预防和筛查

（一）预防

1. 注意饮食卫生和饮食的规律；进营养丰富、易消化的食物；避免过饥或暴饮暴食；避免粗糙、刺激性食物，或过冷、过热、产气多的食物、饮料；应戒烟、戒酒，禁浓茶、咖啡等。

2. 生活起居有规律，劳逸结合，保持乐观情绪，保证身心休息。避免长期紧张过度劳累。

3. 在医生指导下用药，以免用药不当。

4. 患者及家属掌握自我护理的有关知识，包括相关疾病的病因、诱因、预防和自我护理知识，指导患者防止或减少诱发因素，减少再度出血的危险。

（二）筛查

早期识别出血征象及应急措施：出现头晕、心悸等不适，或呕血、黑便时，立即侧卧位，保持安静,减少身体活动并尽快与医院联系。入院后迅速补充血容量,纠正水电解质失衡,预防和治疗失血性休克,给予止血治疗,同时积极进行病因诊断和治疗。慢性病患者应门诊随访,如发现黑便或上腹部剧痛应立即就诊。

五、评估

(一)病史

1. 评估与上消化道出血有关的病因和诱因　详细询问与上消化道出血相关的病因和诱因,如是否有上胃肠道疾病,胃、十二指肠疾病和损伤,引起门静脉高压的疾病,上胃肠道邻近器官或组织的疾病等;发病前是否进粗纤维食物;是否未遵医嘱按时、按量服用药物;是否有烦躁不安、焦虑等精神因素等。

2. 患病及治疗经过　评估患病的起始情况与时间,主要症状及其特点;既往检查、治疗经过及效果,是否遵从医嘱治疗。询问用药史,包括药物的种类、剂量和用法,是否按医师处方用药还是自行购药使用,有无特殊饮食医嘱及患者是否遵从。

3. 心理 - 社会状况　评估患者对疾病的性质、过程、预后及防治知识的了解程度;评估患者的性格、精神状态,患病对患者日常生活、工作的影响,患者有无焦虑、抑郁、悲观等负性情绪及其程度。上消化道急性大量出血会导致患者及家属情绪紧张,精神压力大,故应注意评估患者的心理状况,以便有针对性地给予心理疏导和支持。

(二)体格检查

1. 一般状态　测量患者生命体征,评估精神状态。

2. 皮肤和黏膜　有无色素沉着、黄染、瘀点、瘀斑、蜘蛛痣、肝掌等。观察皮肤及甲床色泽,肢体温暖或是湿冷,周围静脉特别是颈静脉充盈情况。

3. 腹部检查　观察腹部外形,有无膨隆或凹陷;有无胃型、肠型及蠕动波;有无腹壁静脉显露及其分布与流向方向;肠鸣音是否正常;腹壁紧张度,肝脾是否肿大,若有肿大,应评估其大小、硬度和表面情况;有无腹块,有无移动性浊音。

(三)辅助检查

1. 实验室检查

(1)血常规检查:红细胞及血红蛋白下降,呈正细胞低色素性贫血,网织红细胞增多,白细胞常有轻度升高,血细胞压积降低。

(2)大便隐血试验:可呈阳性至强阳性。

(3)肝肾功能检查:尿素氮常轻度升高,持续 3~4 天。有肝硬化者肝功能可异常,凝血酶原时间延长。

2. 内镜检查

(1)胃镜和结肠镜:是目前诊断上消化道出血病因的首选检查方法。胃镜检查可以直接观察出血病变的部位、病因及出血情况,同时对出血灶进行止血治疗。内镜检查多主张在出血后 24~48 小时内进行检查,称急诊胃镜和结肠镜。这是因为急性糜烂出血性胃炎可在短短几天内愈合而不留痕迹,血管异常多在活动性出血或近期出血期间才易发现。急诊胃镜和结肠镜检查前,需先纠正休克、补充血容量、改善贫血及使用止血药物。

(2)胶囊内镜:十二指肠降段以远的小肠病变的消化道出血,因胃肠镜难以到达,一直是内镜诊断的"盲区"。该检查在出血活动期或静止期均可进行,对小肠病变诊断阳性率在60%~70% 左右,是目前小肠出血的一线检查方法。

3. 影像学检查

（1）消化道钡餐检查：目前多被胃镜检查所替代，主要适用于有胃镜检查禁忌证或不愿进行内镜检查者，或胃镜检查未能发现出血原因、疑病变在十二指肠降段以下的小肠段者。

（2）选择性血管造影：内镜未发现病灶，怀疑消化道动脉性出血时，可选择血管造影剂血管介入治疗。

4. 手术探查　各种检查不能明确出血灶、持续大出血未危及患者生命时，需行手术探查。有些微小病变特别是血管病变，手术探查亦不易发现，此时可借助术中内镜检查帮助寻找出血灶。

六、诊断与鉴别诊断

（一）诊断要点

根据呕血、黑粪、血便和失血性周围循环衰竭的临床表现，呕吐物或黑粪隐血试验呈强阳性，血红蛋白浓度、红细胞计数及血细胞比容下降的实验室证据，可诊断消化道出血。

（二）鉴别诊断

1. 明确消化道出血　根据临床表现诊断消化道出血，但应与消化道以外的出血进行鉴别。

（1）注意区别呕血与咯血（呼吸道出血）。

（2）询问病史，鉴别食物或药物引起的黑便。

（3）询问病史和局部检查，鉴别口腔、鼻、咽喉部出血。

（4）判断上消化道还是下消化道出血。

（5）及早发现出血，部分患者因出血速度快，急性周围循环衰竭可先于呕血与黑便前出现，如不能排除上消化道大量出血，应做直肠指检，以便及早发现尚未排出的黑便。

2. 出血病因的诊断　过去病史、症状、体征可为上消化道出血的病因提供重要线索。

（1）慢性、周期性、节律性上腹痛多提示出血来自消化性溃疡，冬春季多见，出血前有饮食失调、劳累、精神紧张等诱因，特别是有出血前疼痛加剧，出血后减轻或缓解，更有助于消化性溃疡的诊断。

（2）有服用阿司匹林、吲哚美辛等非甾体抗炎药或肾上腺糖皮质激素等损伤胃黏膜的药物，或酗酒史，或有严重创伤、大手术、休克、脓毒症、脑血管意外、严重脏器衰竭等应激史者，可能为急性胃黏膜糜烂所引起的出血。

（3）过去有慢性肝炎、血吸虫病或慢性酒精中毒史，并有肝硬化与门静脉高压的临床表现，出血以突然呕出大量鲜红色血液为特征，不易止血者，可能是食管-胃底静脉曲张破裂所致出血。大量出血使血氨升高，可诱发肝性脑病。但确诊肝硬化的患者，其上消化道出血病因不一定都是食管胃底静脉曲张破裂，临床约有 1/3 的肝硬化患者出血原因是消化性溃疡、急性糜烂性出血性胃炎或其他病变。

（4）对中年以上的患者出现渐进性食欲不振、腹胀、上腹持续疼痛、进行性贫血，伴有腹部肿块、消瘦，出血后上腹痛无明显缓解者，应警惕胃癌的可能性。

七、护理措施

(一)一般护理

1. 休息与卧位 少量出血者应卧床休息,大量出血者应绝对卧床休息,协助患者取平卧位并将下肢抬高,以促进静脉回流并保证脑部血供。烦躁不安的患者,应置床挡,防止坠床。定时变换体位,注意保暖。病情稳定后逐渐增加活动量。活动性出血者常在排便或便后起立时发生晕厥,嘱患者坐起或站起时动作缓慢,出现头晕、心慌、出汗应立即卧床休息并告知护士。

2. 保持呼吸道通畅 呕血时头偏向一侧,防止窒息或误吸;必要时用负压清除气道内的分泌物、血液或呕吐物;给予吸氧。

(二)饮食护理

急性大出血者应禁食,禁食期间应保证热量供给,维持水、电解质平衡,积极预防和纠正体液不足。少量出血、无呕吐者,可进温凉、清淡流质;出血停止后改为营养丰富、易消化、无刺激性半流质或软食,少量多餐,逐步过渡到正常饮食。食管胃底静脉曲张破裂出血者在活动性出血期间应禁食,止血后 1~2 天可进高热量、高维生素的温凉流质,限制钠和蛋白质摄入,以免加重腹水和诱发肝性脑病;避免粗糙、坚硬、刺激性的食物,且应细嚼慢咽,防止损伤曲张静脉而再次出血。

(三)心理护理

突然大量呕血或留置气囊压迫止血,常使患者极度紧张、恐惧。反复出血者,易产生悲观绝望的心理反应,对治疗失去信心。护士应观察患者心理变化,关心、安慰患者,解释病情及治疗方案,说明安静休息的重要性,耐心听取并解答患者或家属的提问,以减轻他们的疑惑。抢救工作应迅速而不忙乱,以减轻患者的紧张情绪。大出血时应陪伴患者,使其有安全感。呕血或便血后及时清除血迹、污物,以减少对患者的不良刺激。

(四)病情观察

1. 监测指标 ①生命体征:有无心率加快、心律失常、脉搏细弱、血压下降、脉压变小、呼吸困难、体温不升或发热,必要时心电监护。②精神和意识状态:有无精神疲惫、烦躁不安、嗜睡、表情淡漠、意识不清甚至昏迷。③观察皮肤和甲床颜色,肢体温暖或是湿冷,周围静脉特别是颈静脉充盈情况。④准确记录出入量,疑有休克时留置导尿,测每小时尿量,应保持尿量 > 30ml/h。⑤观察呕吐物和粪便的性质、颜色及量。⑥定期复查红细胞计数、血细胞比容、血红蛋白、网织红细胞计数、血尿素氮、粪便潜血,以了解贫血程度及出血是否停止。⑦监测血清电解质和血气分析:急性大出血时,由于呕吐、鼻胃管抽吸和腹泻,可丢失大量水分和电解质,应注意维持水、电解质、酸碱平衡。

2. 周围循环状态的观察 动态观察生命体征,尤其是心率和血压,可采用改变体位测量的方法观察出血情况,即先测平卧位时的心率和血压,再测平卧位改为半卧位时的心率和血压,如心率较平卧位时增快 > 10 次/min,血压下降 > 15mmHg,伴有头晕、心悸、出汗甚至晕厥,则表明出血量大,血容量已明显不足,是紧急输血的指征。如烦躁不安、面色苍白、皮肤湿冷,提示微循环灌注不足,须紧急抢救。若皮肤逐渐转暖、出汗停止则提示血液灌注好转。

3. 出血量估计 ①粪便潜血试验阳性者提示出血量 > 5ml/d。②黑便的出现一般出血量 > 50~70ml/d。1 次出血后黑便持续时间取决于患者排便次数,如每天排便 1 次,粪便颜色约在 3 天后恢复正常。③胃内积血量在 250~300ml 可引起呕血。④出血量每次＜400ml时，因轻度的血容量减少可由组织液与脾储血所补充，并不引起全身症状。⑤出血量超过 400~500ml，可出现头晕、心悸、乏力等症状。⑥出血量超过 1 000ml，出现急性周围循环衰竭的表现，严重者可引起失血性休克。

呕血与黑粪的频度与数量对出血量的估计有一定帮助，但在上消化道出血停止后仍有部分血液潴留在胃肠道内，且呕血与黑粪分别含有胃内容物与黑粪，因此很难据此对出血量做出精准的估计。此外，从患者的血常规检查包括血红蛋白测定、红细胞计数及血细胞比容虽可估计失血的程度，但并不能在急性失血后立即反映出来，因此也只能作为参考。出血量的估计应以周围循环衰竭的表现为主。

4. 出血是否停止的判断　有下列迹象者，应认为有继续出血或再出血，须予及时处理。①反复呕血，甚至呕吐物由咖啡色转为鲜红色。②黑便次数增多、粪质稀薄，颜色转为暗红色，伴有肠鸣音亢进。③周围循环衰竭的表现经补救、输血而未见明显改善，或虽暂时好转而又恶化，血压波动，中心静脉压不稳定。④红细胞计数、血红蛋白测定与血细胞比容不断下降，网织红细胞计数持续增高。⑤在补液足量、尿量正常的情况下，血尿素氮持续或再次增高。⑥门静脉高压的患者原有脾大，在出血后常暂时缩小，如不见脾恢复肿大也提示出血未止。

5. 原发病观察　如肝硬化并发上消化道出血的患者，应注意观察有无并发感染、腹水、黄疸加重、肝性脑病等情况发生。并按医嘱及时清除肠道内积血，以减少氨的产生和吸收。

（五）对症护理

呕血时协助患者头偏向一侧，防止误吸，迅速建立静脉通道，及时补充血容量，并做好输血准备。随时做好口腔护理，保持口腔清洁、无味。排便后及时清洗擦净，保持肛门周围清洁干燥，以免发生湿疹和压疮。注意保暖，污染被服及时更换，以免造成不良刺激。行胃管冲洗时，应观察有无新的出血。

（六）用药护理

1. 立即建立静脉通道　遵医嘱迅速、准确地实施输血、输液、各种止血治疗及用药等抢救措施，并观察治疗效果及不良反应。输液开始速度宜快，必要时测定中心静脉压作为调整输液、输血量和速度的依据，避免因输液、输血过多、过快而引起急性肺水肿，对老年患者和心功能不全者尤应注意。

2. 抑制胃酸分泌药物　临床上对消化性溃疡和急性胃黏膜损伤引起的出血，常规给予 H_2 受体拮抗剂或质子泵抑制剂，如法莫替丁 20mg，静脉滴注，每 12 小时一次；奥美拉唑 40mg，静脉注射或静脉滴注，每 12 小时一次。

3. 垂体后叶素　应注意观察有无头晕、面色苍白、恶心、呕吐、排便及肠绞痛等症状，静脉滴注速度不宜过快，否则易引起高血压、心律失常、心绞痛甚至心肌梗死，禁用于高血压、冠心病患者或孕妇。

4. 生长抑素及其类似物　醋酸奥曲肽注射液（善宁）和注射用生长抑素（施他宁）静脉泵入时需注意药物的连续性、速度、副反应等。使用奥曲肽应现配现用，用药过程中注意观察有无不良反应，严格控制静脉推注或滴注的速度，速度过快易引起恶心、呕吐，用药初期还可出现短暂的血糖下降。

（七）三腔二囊管的护理

1. 定时抽吸胃内容物，观察出血是否停止，记录抽吸液性状、颜色、量，若有鲜红色血液,提示仍有出血,若抽吸不畅,提示管腔堵塞,须及时处理。

2. 每日清洁口、鼻。做口腔护理,向鼻腔内滴液状石蜡。

3. 嘱患者勿咽唾液。及时吸出食管囊上液体。

4. 每12~24小时气囊应放松牵引,放气15~30分钟,避免食管胃底黏膜受压过久致糜烂、坏死。

5. 避免窒息,若患者突然呼吸困难,可能是食管囊上移,应立即放气,必要时剪断三腔二囊管,放气、拔管。

6. 拔管指征:三腔二囊管压迫2~3天后若无继续出血,可放气,观察24小时无出血,口服液体状石蜡20~30ml,10分钟后拔管。

7. 拔管后禁食24小时,逐渐过渡到流质饮食。

八、随访

(一)预期目标

1. 患者能够建立良好的生活习惯,自觉避免诱发出血的食物。

2. 患者能够识别黑便等出血症状,减少再度出血的危险。

(二)并发症

1. 出血时的并发症　血容量不足、创伤、窒息、误吸、恐惧等。

2. 持续或反复出血　其主要相关因素为:60岁以上的老年人伴有严重疾患,如心、肺、肝、肾功能不全、脑血管意外等;出血量大或短期内反复出血;食管胃底静脉曲张破裂导致的出血;内镜下见暴露血管或活动性出血的消化性溃疡。

（俞国红）

第十二节　腹　外　疝

一、概述

体内某个脏器或组织离开其正常解剖部位,通过先天或后天形成的薄弱点、缺损或孔隙进入另一部位,称为"疝"。疝多发生于腹部,以腹外疝多见。腹外疝是由腹腔内的脏器或组织连同腹膜壁层,经腹壁薄弱点或孔隙,向体表突出而致。典型的腹外疝由疝环、疝囊、疝内容物和疝外被盖组成。各种疝通常以疝环所在部位命名,常见的有腹股沟疝、脐疝、切口疝等。发生在腹股沟区域的腹外疝,统称为腹股沟疝,依据解剖学上的"肌耻骨孔"概念,腹股沟疝包括斜疝、直疝、股疝及较为罕见的股血管前、外侧疝,腹股沟斜疝是最常见的腹外疝。

腹外疝的临床分型有易复性疝、难复性疝、嵌顿性疝和绞窄性疝四种类型。

1. 易复性疝　疝内容物很容易回纳入腹腔的疝,最常见。疝常常在站立或活动时出现,平卧休息后或者用手推送后可回纳腹腔。

2. 难复性疝　疝内容物不能或不能完全回纳入腹腔内,但疝内容物未发生器质性病理改变。

3. 嵌顿性疝 疝内容物在疝环处受压,使其不能回纳。可有某些临床症状,如腹痛和消化道梗阻的表现,但未发生血运障碍。

4. 绞窄性疝 嵌顿如不能及时解除,肠管及其系膜受压情况不断加重,动脉血流减少至最后完全阻断,即为绞窄性疝。如果不及时处理,可发生严重的并发症。

二、流行病学

腹股沟斜疝是最多见的腹外疝,发病率占全部腹外疝的75%~90%,占腹股沟疝的85%~95%。腹股沟疝多见于男性,男女发病率之比约为15∶1,右侧比左侧多见。成人脐疝(包括脐旁疝)占腹外疝的6%,多发生于中年肥胖女性,男女比例为1∶3。腹壁切口疝发病率占腹外疝的1.5%。

三、病因与危险因素

(一)病因

1. 腹股沟疝的病因

(1)鞘状突未闭:为腹股沟疝发生的先天性因素。

(2)腹腔内压力:腹内压和瞬间腹内压变化是发生腹外疝的动力。

(3)腹壁局部薄弱:各种引起腹股沟区域腹壁的组织胶原代谢或成分发生改变所致的腹壁薄弱与腹股沟疝的发病有关。

(4)其他:遗传因素、长期吸烟、肥胖、下腹部低位切口等与腹股沟疝的发生有关。

2. 脐疝的病因 小儿脐疝为先天性,因脐环闭锁不全或脐部组织不够坚固,经常啼哭和便秘等导致腹内压增高而发生。成人脐疝为后天性,由于妊娠或腹水等原因腹内压长期增高,引起腹壁结构发生病理性变化,从而降低了腹壁强度。

3. 切口疝的病因 除腹直肌外,腹壁各层肌筋膜、鞘膜等组织的纤维大都是横向走形的,手术时采用腹部纵向切口必然切断上述纤维,容易发生切口裂开;手术操作不当引起切口感染所致腹壁组织破坏;高龄、肥胖、合并糖尿病、营养不良均可导致切口愈合不良引起切口疝。

(二)危险因素

1. 腹壁强度降低 腹壁外伤、手术切口愈合不良、感染、年老体弱或肥胖导致腹壁肌肉萎缩。

2. 腹内压力增高 慢性咳嗽、长期便秘、排尿困难、妊娠、举重、婴儿经常啼哭等引起腹内压力增高。

四、预防和筛查

(一)预防

避免或消除引起腹壁强度降低及腹内压力增高的各种危险因素。

(二)筛查

有腹外疝危险因素的人群,包括腹横肌和腹内斜肌发育不全、腹部外伤史、腹部手术史、切口感染史、中年肥胖女性、妊娠期女性、长期从事重体力劳动以及有肌肉劳损史等人群。

五、评估

(一)病史

1. 病因与诱因　询问患者有无慢性咳嗽、便秘、排尿困难、腹水等腹内压增高的情况；有无腹部外伤、手术、切口感染等病史；评估患者发育与营养情况。

2. 患病与治疗经过　询问本次腹外疝发生的状况及病情进展；评估疝块突出的部位、有无压痛、能否回纳。询问之前有无疝块突出发作史及治疗的情况。

3. 主要症状评估　评估有无腹痛、恶心、呕吐及肛门停止排便排气、腹胀等肠梗阻的表现；有无压痛、反跳痛、腹肌紧张等腹膜刺激征；评估患者有无发热等感染征象及生命体征变化；有无水、电解质平衡紊乱的症状体征。

4. 心理 - 社会状况评估　由于疝块长期反复突出会影响工作和生活，评估患者有无焦虑情绪，有无对手术恐惧心理。评估家庭的经济状况及家属对患者是否支持和关心。

(二)体格检查

通过腹部检查，观察疝块突出的途径、大小、质地、能否回纳；触诊腹部有无压痛、肌紧张及反跳痛。

(三)辅助检查

1. 透光试验　用透光试验检查肿块，疝块不透光，而鞘膜积液多为透光。

2. 实验室检查　疝内容物继发感染时，血常规检查白细胞计数和中性粒细胞比例升高；粪便检查显示隐血试验阳性或可见白细胞。

3. 影像学检查　X线检查可发现有无肠梗阻征象。

六、诊断与鉴别诊断

(一)诊断要点

腹股沟疝的诊断一般不难，表现为腹股沟区有一突出的肿块，但确定是腹股沟斜疝还是直疝，需要鉴别，详见表18-7。此外，股疝常在腹股沟韧带下方卵圆窝处有一半球形的突起；切口疝主要体征是腹壁切口瘢痕处逐渐膨隆，有肿块出现。

表 18-7　斜疝和直疝的鉴别

	斜疝	直疝
发病年龄	多见于儿童及青壮年	多见于老年
突出途径	经腹股沟管突出，可进阴囊	由直疝三角突出，很少进入阴囊
疝块外形	椭圆或梨形，上部呈蒂柄状	半球形，基底较宽
回纳疝块后压住深环	疝块不再突出	疝块仍可突出
精索与疝囊的关系	精索在疝囊后方	精索在疝囊前外方
疝囊颈与腹壁下动脉的关系	疝囊颈在腹壁下动脉外侧	疝囊颈在腹壁下动脉内侧
嵌顿机会	较多	较少

(二)鉴别诊断

腹股沟疝需与以下常见疾病进行鉴别。

1. 睾丸鞘膜积液 鞘膜积液呈现的肿块完全局限在阴囊内,其上界可以清楚地摸到,用透光试验检查肿块,鞘膜积液为透光阳性,而疝块则不能透光。

2. 交通性鞘膜积液 肿块的外形与睾丸鞘膜积液相似。起床后或站立活动时肿块缓慢地出现并增大,平卧或睡觉后肿块逐渐缩小,挤压肿块,其体积也可逐渐缩小。透光实验为阳性。

3. 精索鞘膜积液 肿块较小,在腹股沟管内,牵拉同侧睾丸可见肿块移动。

4. 隐睾 隐睾肿块较小,挤压时可出现特有的胀痛感觉。如果患侧阴囊内睾丸缺如,诊断更为明确。

5. 急性肠梗阻 肠管被嵌顿的疝可伴发急性肠梗阻,尤其是患者比较肥胖或疝块较小时,不能局限于肠梗阻的诊断而忽略了疝的存在。

七、护理措施

(一)非手术治疗护理

1. 休息与活动 疝块较大者需多卧床休息,减少活动,患者下床活动时可使用疝带压住疝环口,避免腹腔内容物脱出造成疝的嵌顿。

2. 避免引起腹内压增高的因素 有慢性咳嗽、腹水、排尿困难等症状的患者要积极治疗原发病,控制症状。指导患者多吃蔬菜等富含纤维素饮食,多饮水,保持大便通畅,养成良好的排便习惯。告知患者戒烟,注意保暖,避免呼吸道感染。妊娠期间在活动时可以使用疝带压住疝环口。

3. 病情观察 密切观察患者的病情变化,若出现明显腹痛,疝块突然增大、发硬且触痛明显,不能回纳,应高度警惕嵌顿疝发生的可能,立即报告医生予以及时处理。

4. 嵌顿性疝及绞窄性疝的护理 嵌顿性疝在以下情况可先行手术复位:①嵌顿时间在3~4小时内,局部压痛不明显,无腹部压痛、反跳痛等腹膜刺激征。②年老体弱或伴有其他严重疾病未发生肠袢绞窄坏死者。行手法复位的患者,可根据医嘱注射吗啡或哌替啶,以止痛、镇静并松弛腹肌。手法复位后24小时内严密观察患者生命体征及腹部体征情况,注意有无腹膜炎或肠梗阻表现。若发生疝的嵌顿甚至绞窄,出现急性肠梗阻的表现,应给予禁食、胃肠减压,及时纠正水电解质及酸碱平衡失调,同时做好急诊手术准备。

5. 棉线束带或绷带压深环的护理 1岁以内婴幼儿若疝较小或未发生嵌顿及绞窄,一般暂时不行手术治疗。可用棉线束带法或绷带压住腹股沟深环以防止疝块突出。在使用棉线或绷带时应注意局部皮肤的血运情况,睡觉时可取下不用。年老体弱或伴有其他严重疾病不适宜手术患者,可使用医用疝带,在回纳疝内容物后,将医用疝带的软压垫顶住疝环,防止疝块突出。长期使用可增加难复性疝及嵌顿疝的发病率。

(二)手术治疗的护理

腹股沟疝手术方法包括三种:①传统的疝修补术,其基本原则是高位结扎疝囊、加强或修补腹股沟管壁。②无张力疝修补术,在不打乱腹股沟区的正常解剖层次下,在腹股沟管的后壁或腹膜前间隙放置补片。③经腹腔镜疝修补术,常用的有经腹腔腹膜前疝修补术、完全腹膜外疝修补术。

1. 术前准备 非急诊手术患者,术前准备事项包括:

(1)术前加强腹肌锻炼,尤其对年老体弱、腹壁肌肉薄弱或复发疝的患者;同时需练习床上排便、使用便器。

（2）术前两周停止戒烟。

（3）服用阿司匹林的患者术前 7 日停药，需要抗凝治疗的患者术前根据医嘱停药，或选用合适的拮抗药。

（4）便秘者术前晚灌肠，防止术后腹胀及排便困难。

（5）做好会阴部的皮肤准备。

（6）嘱咐患者进手术室前排尿，避免术中损伤膀胱。

2. 术后护理

（1）休息与活动：术后当日取平卧位，膝下垫一软枕，使髋关节微屈，次日可取半卧位，以降低腹股沟区切口张力和减少腹腔内压力，有利于切口愈合和减轻切口疼痛，卧床期间鼓励床上翻身及活动肢体。传统疝修补术后需卧床 3~5 天后可下床活动，无张力疝修补术一般术后数小时即可下床活动，年老体弱、复发性疝、绞窄性疝、巨大疝等患者可适当推迟下床活动时间。下床活动时要注意有陪人陪护，尤其是卧床时间较长的患者第一次下床时动作要缓慢，防止跌倒发生。

（2）饮食护理：术后禁食 6~12 小时，若无恶心呕吐可进流质饮食，次日可进软食或普食。行肠切除吻合术患者术后应禁食，待肠功能恢复后方可进食。

（3）防止腹内压增高：注意保暖，防止感冒，指导患者在咳嗽时用手掌按压切口处以减轻切口疼痛。保持排便通畅，如有便秘可用缓泻剂，避免用力大便。

（4）并发症的预防：为避免阴囊内积血积液、促进淋巴回流，术后可用丁字带托起阴囊，预防阴囊水肿，并密切观察阴囊肿胀情况。切口感染是引起疝复发的主要原因之一，因此要预防切口感染的发生。术后保持切口敷料清洁干燥，不被粪尿污染，如有敷料脱落应立即更换；注意观察切口处有无红肿、疼痛现象，阴囊部有无出血、血肿，观察体温和脉搏的变化。绞窄性疝行肠切除、肠吻合术患者术后容易发生切口感染，术后需合理使用抗生素。一旦发现有感染征象，应尽早报告医生予以处理。

（三）特别关注

1. 活动指导   出院后逐渐增加活动量，3 个月内避免重体力劳动或提举重物等。

2. 饮食指导   多吃蔬菜、水果等富含纤维素饮食，保持排便通畅。

3. 预防复发   避免剧烈咳嗽、用力排便等增加腹内压的因素，积极治疗慢性疾病，减轻症状。如发生疝复发，及时到医院诊治。

八、随访

（一）预期目标

1. 患者疝块突出症状得以减轻或缓减，未发生嵌顿、绞窄引起肠梗阻或肠坏死。

2. 患者知晓预防腹内压增高及促进术后康复的知识，能避免引起复发的诱因。

3. 患者术后未发生切口感染、疝复发。

（二）并发症

1. 非手术治疗的并发症   绞窄性疝可并发肠梗阻、肠坏死。

2. 手术治疗的并发症   早期并发症包括手术部位血肿、阴囊血肿、阴囊积液、切口感染等；晚期并发症包括慢性疼痛、精索和睾丸并发症、迟发性补片感染、补片移位；疝复发。

（柳春波）

第十三节　肝　硬　化

一、概述

肝硬化（hepatic cirrhosis）是由一种或多种病因引起的，以广泛的肝细胞变性坏死、肝组织弥漫性纤维化、再生结节和假小叶形成为特征的慢性、进行性、弥漫性肝病，是各种慢性肝病发展的晚期阶段。肝硬化起病隐匿，病程发展慢，代偿期无明显症状，失代偿期以肝功能减退和门静脉高压为主要临床表现，晚期可出现上消化道出血、感染、肝性脑病等严重并发症。

二、流行病学

肝硬化是常见病，以青壮年男性多见，35~50岁为发病高峰期。在我国，病毒性感染是引起肝硬化的主要原因，在欧美国家，酒精性肝硬化占全部肝硬化的50%~90%，是导致死亡的第12个主要原因，是年龄25~64岁成人死亡的第6大原因，男性病死率是女性的两倍。

三、病因与危险因素

（一）病因

肝硬化可由多种病因引起。

1. 病毒性肝炎　多数由慢性肝炎引起，少数由急性或亚急性肝炎发展为肝硬化。最常见的病因为乙型肝炎，其次为丙型肝炎，甲型和戊型肝炎一般不演变为肝硬化，乙型和丙型或丁型肝炎病毒的重叠感染可加速发展至肝硬化。从病毒性肝炎发展为肝硬化短至数月，长达数十年。

2. 酒精中毒　长期大量饮酒，乙醇及其代谢产物（乙醛）的毒性作用，引起肝脂肪沉积，进而发展为酒精性肝炎、肝纤维化，最终导致酒精性肝硬化。饮酒的女性较男性更容易发生酒精性肝病。

3. 胆汁淤积　各种原因引起的肝内、外胆管阻塞，导致胆汁淤积持续存在，高浓度胆酸和胆红素可损伤肝细胞，引起原发性或继发性胆汁性肝硬化。

4. 肝静脉回流受阻　慢性充血性心力衰竭、缩窄性心包炎、肝静脉和/或下腔静脉阻塞等，引起肝脏长期淤血缺氧，最终发展为淤血性肝硬化。

5. 非酒精性脂肪性肝炎　伴随肥胖的流行，非酒精性脂肪性肝炎的发病率日益升高。研究表明，约20%的非酒精性脂肪性肝炎可发展为肝硬化。

6. 遗传代谢性疾病　遗传和代谢性疾病，如肝豆状核变性、血色病等先天性酶缺陷疾病，致使铜、铁等物质不能被正常代谢而沉积在肝脏，导致肝损害。

7. 化学毒物或药物　长期服用双醋酚汀、甲基多巴、异烟肼等或接触四氯化碳、磷、砷等可引起药物性或中毒性肝炎而演变为肝硬化。

8. 寄生虫感染　血吸虫感染在我国南方依然存在，虫卵及其毒性产物沉积于汇管区，引起纤维组织增生，导致门静脉高压。但由于再生结节不明显，称之为血吸虫性肝纤维化。华支睾吸虫寄生于肝内、外胆管，引起胆道梗阻及炎症，可逐渐发展为肝硬化。

9. 其他　5%~10%的病例病因仍不明。

（二）危险因素

1. 酒精摄取　长期大量饮酒（每天摄入乙醇 80g，10 年以上）是引起肝硬化的主要危险因素。

2. 病毒性肝炎　乙型病毒性肝炎的感染是公认的危险因素。

3. 使用药物　尤其是对肝脏损害明显的药物。

四、预防与筛查

（一）预防

1. 健康宣教　对患者及家属强调肝脏疾病和药物滥用的关系。教导患者过度乙醇摄入、注射毒品，会增加乙肝、丙肝和丁肝的风险，均可导致肝硬化。

2. 改变不良生活习惯，戒酒、控制体重。

（二）筛查

1. 对于已确诊为乙型肝炎的患者，定期复查 B 超。

2. 对于长期使用肝损药物的患者，及时复查肝功能。

五、评估

（一）病史

1. 病因与诱因　应询问既往有无肝炎、长期饮酒、循环障碍、血吸虫病等与本病相关的病因病史；此次发病有无过度劳累、饮食不调等诱因。

2. 患病及治疗经过　应了解患者目前的饮食、营养、休息、活动耐力等情况；评估患者有无食欲不振、肝区不适、双下肢水肿、上消化道出血、意识障碍等表现；询问发病后有无进行相关检查，有否采用保肝、利尿、止血、饮食指导等措施及效果。

3. 症状评估　肝硬化起病隐匿，进展缓慢，潜伏期可达 3~5 年或更长，甚至 10 年以上。早期可无症状或症状轻微，称为代偿期。当出现腹水或并发症时，称为失代偿期。

代偿期：多数患者无症状或症状轻且无特异性。可有乏力、腹胀不适、食欲减退等。患者营养状况一般，肝脏轻度肿大、质偏硬，脾轻、中度增大。肝功能正常或轻度异常。常在体检或手术中被偶然发现。

失代偿期：临床表现明显，主要为肝功能减退和门静脉高压所致的症状和体征。

（1）肝功能减退

1）全身症状和体征：呈肝病病容，一般状况较差，可有低热、消瘦、乏力、营养障碍。半数以上患者有轻度黄疸存在，表现为皮肤、巩膜黄染，尿色加深，黄疸呈持续性或进行性加深提示预后差。

2）消化道症状：食欲不振为常见症状，可伴恶心、呕吐。常有腹胀不适，与腹水、胃肠积气和肝脾肿大等有关。对脂肪和蛋白质耐受差，稍进油腻肉食即易发生腹泻。以上症状与门静脉高压所致胃肠道淤血水肿、消化吸收障碍等有关。

3）出血倾向和贫血：患者常有牙龈、鼻腔出血、皮肤紫癜，育龄女性月经过多等，这与肝脏合成凝血因子减少及脾功能亢进致血小板减少有关。可有不同程度贫血，与营养不良、肠道吸收障碍、脾功能亢进、胃肠道失血等有关。

4）内分泌紊乱：男性患者可有性功能减退、睾丸萎缩、乳房发育等；女性患者可发生月经失调、闭经、不孕等症状；部分患者可见蜘蛛痣、肝掌，主要与雌激素增多有关。肝功能减退对醛固酮和抗利尿激素的灭活作用减弱,患者可有尿少、水肿等水钠潴留症状。

（2）门静脉高压症:正常门静脉压力为 1.27~2.35kPa(13~24cmH$_2$O),当门静脉血流受阻、血液淤滞、压力＞24cmH$_2$O 时,称为门静脉高压症。表现为脾大、侧支循环的建立和开放、腹水的形成。

1)腹水:腹水为肝硬化肝功能失代偿时最突出的临床表现。患者常有腹胀,以饭后明显。腹水量多时,腹部隆起,腹壁绷紧发亮,腹胀难忍,行动困难,可发生脐疝;腹水使膈肌抬高,出现呼吸困难、心悸;部分患者伴下肢水肿,部分患者可伴肝性胸腔积液,以右侧多见。

腹水形成是门静脉高压和肝功能减退共同作用的结果,主要因素有:门静脉压力升高、血浆胶体渗透压下降、有效血容量不足、肝淋巴液生成增多及肝对醛固酮和抗利尿激素灭活减少。

2)侧支循环开放:正常情况下,门静脉收集腹腔脏器的静脉血,经肝静脉注入下腔静脉回心,与腔静脉之间的交通支细小,血流量很少。门静脉高压时门静脉回流受阻导致交通支开放,侧支循环建立。

临床上重要的侧支循环有:食管下段和胃底静脉曲张,曲张静脉破裂出血,是肝硬化合并上消化道出血的重要原因,因曲张静脉管壁薄、弹性差,难以止血,病死率高;腹壁静脉曲张,腹壁静脉以脐为中心显露,严重者脐周静脉突起呈水母状;痔静脉扩张,为门静脉系的直肠上静脉与下腔静脉系的直肠中、下静脉吻合扩张所致,可形成痔核,破裂时出现便血。

大量侧支循环的开放和建立,不仅可使曲张静脉破裂引起消化道大出血,还可因大量门静脉血不流经肝脏而直接流入体循环,致肠内吸收的有毒物质不经肝脏解毒而直接进入体循环,从而引起一系列的病理生理改变,如肝性脑病、肝肾综合征、自发性腹膜炎等的发生。

3)脾肿大、脾功能亢进:脾脏因淤血而肿大,出现脾功能亢进时,脾脏对血细胞破坏增加,外周血中红细胞、白细胞和血小板减少,易并发感染及出血。

（3）肝脏情况:肝脏早期肿大可触及,质中等硬而边缘钝;后期缩小,肋下常触不到;一般无压痛,在肝细胞进行性坏死或并发肝炎或肝周围炎时可有压痛和叩击痛。

（4）并发症:主要并发症有食管胃底静脉曲张破裂出血、感染、肝性脑病、电解质和酸碱平衡紊乱、原发性肝癌、肝肾综合征、肝肺综合征。其中食管胃底静脉曲张破裂出血为最常见并发症,病死率高;肝性脑病是最严重的并发症、最常见的死亡原因。

4. 心理 - 社会状况评估　评估患者的心理状态,注意有无焦虑、抑郁等不良心理反应;患者及家属对于疾病的认识和应对能力;单位及社会对患者的支持程度。

（二）体格检查

1. 一般状况　评估患者的生命体征及全身状态,注意有无肝病面容、营养不良、意识障碍等;注意观察患者的皮肤和黏膜有无黄疸、水肿、肝掌、蜘蛛痣等。

2. 腹部检查　评估腹部有无膨隆、有无腹壁静脉曲张,测量腹围,叩诊肝边界,触诊压痛和大小,脾肿大程度、质地,叩诊移动性浊音情况等。

（三）辅助检查

1. 血常规　代偿期多正常;失代偿期可有程度不等的贫血。脾功能亢进时白细胞、红细胞和血小板计数均减少。

2. 尿常规　代偿期尿液无明显异常;失代偿期尿中可有蛋白、管型和红细胞,有黄疸时可出现胆红素、尿胆原增加。

3. 肝功能试验　代偿期多正常或轻度的酶学异常,失代偿期多有异常。转氨酶升高常与肝脏炎症、坏死相关。血清清蛋白下降,球蛋白升高,清蛋白与球蛋白的比值(A/G)倒置。凝血酶原时间有不同程度延长。

4. 血清免疫学检查 免疫球蛋白 IgG 增高最为明显。乙、丙、丁病毒性肝炎血清标志物呈阳性反应,对分析肝硬化的病因有帮助。自身免疫性慢性肝炎引起的肝硬化可检出相应的自身抗体。

5. 腹水检查 多为漏出液,血清-腹水清蛋白梯度(SAAG)＞11g/L;合并原发性腹膜炎时则为渗出液。血性腹水应高度怀疑癌变。

6. 影像学检查 X 线钡餐检查可显示食管胃底静脉有无曲张及曲张的程度;B 超检查可示肝脏大小及外形、门静脉有无高压等;CT 和 MRI 对肝硬化合并原发性肝癌的诊断价值则高于 B 超。

7. 内镜检查 可确定有无食管胃底静脉曲张及其曲张的程度,并对其出血的风险性进行评估。并发上消化道出血时,急诊胃镜不仅可明确出血部位和病因,还可进行止血治疗。腹腔镜检查能直接观察肝、脾情况,并可在直视下取组织活检,对诊断困难者有帮助。

8. 肝穿刺活组织检查 具确诊价值。

9. 门静脉压力测定 经颈静脉插管测定肝静脉压力梯度。正常多小于 5mmHg,大于 10mmHg 则为门脉高压症。

六、诊断与鉴别诊断

(一)诊断要点

根据病毒性肝炎、长期大量饮酒、血吸虫病等相关病史,有肝功能减退和门静脉高压的症状体征,结合肝功能异常,能对肝硬化失代偿期做出诊断;代偿期肝硬化的临床诊断常较难,对慢性病毒性肝炎、长期大量饮酒者如发现肝硬度增加、脾大、肝功能异常变化或 B 超检查显示肝实质回声不均等变化,应定期随访,必要时肝穿刺活检可获确诊。

(二)鉴别诊断

肝硬化失代偿期出现的症状应与以下疾病相鉴别。

1. 肝脾肿大明显者应与血液病、代谢性疾病所引起的肝脾肿大相鉴别,必要时可作肝穿刺活检。

2. 腹水的鉴别,引起腹水的病因较多,如结核性腹膜炎、缩窄性心包炎、慢性肾小球肾炎等。根据病史、临床表现、腹水检查,与肝硬化腹水鉴别并不困难,必要时做腹腔镜检查常可确诊。

七、护理措施

护理的重点是对症处理,以缓解和延长代偿期,增加患者舒适感。

(一)非药物治疗护理

1. 一般护理 肝硬化患者应根据其精神和体力状况适当安排休息和活动,代偿期患者无明显的精神、体力减退,可从事较轻工作,注意睡眠充足、生活起居有规律、避免过度疲劳;失代偿期患者以卧位休息为主。轻度腹水者可取平卧位,有利于增加肝、肾的血流量,改善肝细胞的营养,提高肾小球滤过率。大量腹水患者取半卧位,使膈肌下降,有利于呼吸。若长期卧床易引起消化不良、情绪不佳等,应视病情安排适量的活动,活动量以不加重疲劳感、不加重症状为度。

2. 饮食护理　合理饮食是改善肝功能、延缓病情进展的基本措施。应向患者及家属说明导致营养状况下降的相关因素、饮食护理的意义及原则，与患者共同制定既符合治疗需要又为其接受的饮食计划。饮食原则为高热量、高蛋白、高维生素、适量蛋白、易消化，严禁饮酒，适当摄入脂肪，并根据病情变化及时调整。

（1）蛋白质：肝细胞修复和维持血浆清蛋白水平的重要物质基础，应保证其摄入量。蛋白质来源以鸡蛋、牛奶、鱼、鸡肉、瘦猪肉、豆制品为主。血氨升高时应限制或禁食蛋白质，病情好转后再逐渐增加其摄入量，并应选择含较多支链氨基酸的植物蛋白为主。

（2）维生素：新鲜蔬菜和水果含有丰富的维生素，如西红柿、柑橘等富含维生素 C，日常摄入可保证维生素的摄取。

（3）限制水钠：有腹水者应低盐或无盐饮食，钠限制在每日 500~800mg（氯化钠 1.2~2.0g），进水量限制在 1 000ml/d 左右。限钠饮食常使患者食而无味，可添加柠檬汁、食醋等调味。

（4）避免损伤曲张静脉：食管胃底静脉曲张者应选择进食菜泥、肉末等柔软食物，切勿混入糠皮、鱼刺、甲壳等坚硬、粗糙的食物，进餐时细嚼慢咽，以防损伤曲张的静脉导致出血。

3. 心理护理　向患者及家属介绍本病的相关知识，强调稳定情绪、良好的心态对疾病预后的影响。引导患者保持乐观心态，遇事豁达开朗，保持愉快的心情。对有明显焦虑、抑郁的患者，应加强巡视并积极干预，防止意外发生。

4. 病情观察　监测生命体征，注意观察腹水和下肢水肿的消长，准确记录 24h 出入量，每天测腹围一次，每周测体重一次。观察有无呕血、黑便、意识障碍等，病情变化及时报告医生，协助处理。

5. 对症护理　保持皮肤清洁、干燥，衣着柔软、宽大，半卧位休息者经常更换体位，以防发生压疮；下肢水肿者，可抬高双下肢，以减轻水肿；阴囊水肿者可用托带托起阴囊，以利于水肿消退；大量腹水时，可取半卧位，以使膈肌下降，利于呼吸运动，减轻呼吸困难；另外，应避免使腹内压突然剧增的因素，如打喷嚏、剧烈咳嗽、用力排便等。

（二）药物治疗护理

1. 用药护理　单独使用排钾利尿剂时应注意补钾，维持水电解质和酸碱平衡，利尿速度不宜过快，以每天体重减轻不超过 0.5kg 为宜，以免诱发肝性脑病、肝肾综合征等严重并发症。有稀释性低钠血症（< 125mmol/L）者，可适当放宽钠摄入量，同时限制水摄入，摄水量控制在 500~1 000ml/d。

2. 腹腔穿刺放腹水的护理　术前向患者说明注意事项，并测量体重、腹围、生命体征，嘱患者排空膀胱以免术中误伤；术中及术后注意监测生命体征，观察有无异常反应；术毕用无菌敷料覆盖穿刺部位，如有溢液用明胶海绵处置，缚紧腹带，以免腹内压骤然下降。

（三）术前护理

肝硬化失代偿期患者常存在侧支循环开放、脾功能亢进等并发症。为防止食管胃底静脉曲张破裂引起上消化道大出血，可行食管胃底静脉断流术；为缓解贫血症状可行脾切除术。术前护理除与非手术治疗患者相同的护理措施外，术前 2~3 天口服抗生素，以减少肠道氨的产生，预防术后肝性脑病；术前 1 日晚清洁灌肠，避免术后因肠胀气而致血管吻合口受压。

（四）术后护理

1. 一般护理　术后应予吸氧，因缺氧会加重肝脏损害；患者宜取平卧位或 15°低坡卧位,2~3 天后改为半卧位;避免过多活动,翻身时动作需轻柔;手术后一般需卧床 1 周,不宜过早下床活动,以防血管吻合口破裂出血。

2. 饮食护理 指导患者从流质开始逐步过渡到半流、软食、普食,保证热量的供给。

3. 心理护理 术后注意患者的情绪变化,多关心和安慰患者。

4. 病情观察 密切观察患者神志、脉搏、血压变化及胃肠减压引流和腹腔引流液的性状与量,若引流出的新鲜血液量较多,应考虑是否发生内出血。观察和预防并发症:①肝性脑病:分流术后部分门静脉血未流入肝脏解毒而直接进入体循环,因其血氨含量高,再加上术前肝功能已有不同程度受损及手术对肝脏的损害等,术后易诱发肝性脑病。若发现患者有神志淡漠、谵妄、嗜睡,应立即通知医师;遵医嘱测定血氨浓度,使用谷氨酸钠、谷氨酸钾;忌用肥皂水灌肠,减少血氨的吸收。②静脉血栓形成:脾切除后血小板迅速增高,因此有诱发静脉血栓形成的可能。术后 2 周内每日或隔日需复查 1 次血小板,若超过 $600 \times 10^9/L$,应立即通知医师,协助抗凝治疗。应注意抗凝药物使用前后的凝血时间变化。脾切除术后不宜用维生素 K 及其他止血药物,以防血栓形成。

5. 用药护理 禁用或少用巴比妥类、盐酸氯丙嗪、吗啡等有损肝脏的药物。

(五)特别关注

食管胃底静脉曲张破裂出血是肝硬化患者致命的并发症,应做好相应预防。

1. 一级预防 针对已有食管 - 胃底静脉曲张但尚未出血者,主要措施包括:①病因治疗。②口服 PPI 或 H_2 受体阻滞剂,减少胃酸对曲张静脉壁的损伤。③使用非选择性 β 受体阻滞剂,通过收缩内脏血管降低门静脉压力。④经内镜结扎治疗,适用于中度的食管静脉曲张,不伴胃底静脉曲张的患者。

2. 二级预防 对于有食管胃底静脉曲张出血史的患者,应预防其再次出血。首次出血后,再出血率可达 60%,病死率 33%。因此应重视二级预防。主要措施包括:①急性出血期间已行经颈静脉肝内门体分流术,止血后不予预防静脉出血的药物,但应每 3~6 个月行多普勒超声检查了解分流是否通畅。②急性期未行经颈静脉肝内门体分流术者,预防再出血的方法有行分流术或断流术并采用一级预防中的③④。

八、随访

(一)预期目标

肝硬化是渐进和不可逆的,是慢性肝病的终末阶段,死亡率高。根据需要为患者和家属提供家庭医疗服务、饮食指导,使患者舒适感增强,实现护理目标。

1. 患者知晓营养不良的原因,遵循饮食计划,保证各种营养物质的摄入。

2. 患者能了解腹水和水肿的主要原因,腹水和水肿有所减轻,身体舒适感增加。

3. 患者能做到劳逸结合,保持情绪稳定。

4. 患者能避免危险因素,预防并发症发生,并知晓相关并发症的征兆。

(二)并发症

1. 上消化道出血 为最常见的并发症。多表现为突然发生的呕血和 / 或黑便,常为大量出血,导致出血性休克,可诱发肝性脑病。多为食管胃底静脉曲张破裂所致,偶见于门脉高压性胃病、消化性溃疡引起。

2. 感染 由于肝硬化患者免疫功能低下、侧支循环开放等原因,易并发呼吸道、胃肠道、泌尿道等感染。

3. 肝性脑病　是最严重的并发症、最常见的死亡原因。

4. 电解质和酸碱平衡紊乱　常见的电解质和酸碱平衡紊乱有：①低钠血症：长期低钠饮食、利尿或大量放腹水致钠丢失、抗利尿激素增多使水潴留超过钠潴留而发生稀释性低钠。②低钾、低氯血症：进食不足、呕吐、腹泻、长期用利尿剂或高渗葡萄糖液、继发性醛固酮增多等，可使血钾和血氯降低；低钾、低氯血症可致代谢性碱中毒，诱发肝性脑病。③酸碱平衡紊乱：可发生各种酸碱平衡紊乱，最常见的是呼吸性碱中毒和代谢性碱中毒。

5. 原发性肝癌　患者出现肝区持续性疼痛、肝脏迅速增大、血性腹水、持续低热时要考虑此并发症。

6. 肝肾综合征（hepatorenal syndrome，HRS）　主要是肝硬化患者出现大量腹水时，由于有效血容量不足及肾内血流重新分布等原因，致肾皮质血管强烈收缩、肾小球滤过率下降，可发生肝肾综合征，又称功能性肾衰竭。表现为自发性少尿或无尿、氮质血症、稀释性低钠血症、低尿钠，肾脏本身无器质性损害。

7. 肝肺综合征（hepatopulmonary syndrome，HPS）　HPS是发生在严重肝病基础上的低氧血症，与肺内血管扩张相关而过去无心肺疾病基础。多表现为呼吸困难，尤以立位时加重。晚期肝硬化患者常有轻度低氧血症，主要与大量腹水致膈肌抬高引起的呼吸障碍有关，但当动脉氧分压明显下降并排除了心肺疾病时应考虑HPS。

（蔡华娟）

第十四节　胆　石　症

一、概述

胆石症（cholelithiasis）指发生于胆道系统的结石，是临床的常见病、多发病。按结石的化学成分不同可分为胆固醇结石、胆色素结石和混合型结石；按结石分布的不同可分为胆囊结石、肝外胆管结石和肝内胆管结石。

二、流行病学

世界成人胆石症发病率为 10%~20%，并有增加趋势。我国胆囊结石的发病率约为10%，与胆管结石的比例为 7.36：1；女性发病明显多于男性，女性与男性之比为 2.57：1；胆囊内胆固醇结石与胆管内胆色素结石的比例为 3.4：1；常与急性胆囊炎（acute cholecystitis）并存。

三、病因与危险因素

（一）病因

胆结石的成因十分复杂，是综合性因素作用的结果，主要与以下几个方面的因素有关。

1. 胆道感染　是形成结石的重要因素。各种原因所致的胆汁滞留，细菌或寄生虫入侵胆道而致感染。胆汁内的大肠埃希菌产生 β- 葡萄糖醛酸酶，使可溶性的结合胆红素水解为游离胆红素，后者与钙结合形成胆红素钙，促发胆红素结石的形成。虫卵（常见为蛔虫、华支睾吸虫）和成虫的尸体也可作为核心形成结石。

2. 胆道梗阻　胆道梗阻影响胆汁的排空，使胆汁中的胆盐减少，胆固醇浓度增高而析出结晶；胆汁淤积刺激 β- 葡萄糖醛酸酶活性升高，使非结合胆红素浓度增高，促成结石。

3. 代谢因素　胆汁内的主要成分胆盐、卵磷脂和胆固醇的适当比例是维持胆固醇呈溶解状态的必要条件。当胆汁中的胆固醇浓度增高，胆汁酸盐和卵磷脂的浓度下降时，胆固醇呈过饱和状态，析出结晶，沉淀成为胆固醇结石。此外，胆汁中的某些成核因子（糖蛋白、黏蛋白、钙离子等）有明显的促成核作用，使胆汁在排入肠道前即已形成胆固醇结晶。

（二）危险因素

1. 胆囊收缩功能减退　胃大部及全胃切除、长期禁食或完全肠外营养治疗的患者，可因胆囊收缩素释放减少，胆囊排空障碍，导致胆汁浓缩、淤滞、黏度增高，为结石的形成提供便利条件。

2. 雌激素水平增高　肥胖、多胎生产、妊娠、女性激素水平较高、应用某些药物（如甲地孕酮）等，可增加胆汁中胆固醇的含量，胆盐和胆酸的含量减少，与胆固醇结石成因有关；研究表明胆结石的成因还与遗传因素具有相关性。

四、预防与筛查

流行病学调查显示在我国经济发达城市及西北地区的胆结石发病率相对较高，可能与饮食习惯有关，故对于高风险患者可指导其进低脂饮食，定期进行腹部 B 超检查。

五、评估

（一）病史

1. 病因与诱因　询问患者的年龄、性别、婚姻、出生地、饮食习惯、妊娠史等。加强风险因素的评估，如肥胖、多胎生产、感染、癌症、长期禁食等；了解药物服用情况，如是否有雌激素及口服避孕药的使用；了解家族中有无类似疾病史；有无腹部手术史；有无传染病、药物过敏史；有无其他伴随疾病，如糖尿病、冠心病、高血压等。

2. 患病及治疗经过　询问患者有无腹痛，腹痛的性质、部位、诱因及有无肩背部反射痛等；有无恶心、呕吐、食欲减退、黄疸等症状；以往有无类似发作，有无进行治疗等。

3. 症状评估　饱餐、进食油腻使胆囊收缩，或睡眠中体位改变致结石移位并嵌入胆囊颈部或排入胆管引起梗阻时，致使胆汁排空障碍，囊内压力升高，刺激胆囊强力收缩发生绞痛。可因结石部位不同，临床症状亦不同。

（1）胆囊结石：30% 的胆囊结石患者可终身无症状，仅在体检、手术时发现结石，称为静止性胆囊结石。临床表现可因结石的大小、部位、性质，有无梗阻、感染等而不同。当结石嵌顿合并梗阻或感染时，可出现以胆绞痛为典型症状的临床表现。

1）胆绞痛：是胆囊结石的典型症状，常发生在饱餐、进食油腻后或睡眠体位改变时。疼痛位于上腹部或右上腹部，呈阵发性，可向右肩胛部和背部放射。可伴有恶心、呕吐。首次发生胆绞痛后，约 70% 的患者一年内会再发作。

2）上腹部隐痛：部分胆囊结石患者仅在饱餐、进食油腻、工作紧张时感到上腹部隐痛，或有饱胀不适、呃逆、嗳气等轻微消化道症状，常被误诊为"胃病"。

3）胆囊积液：胆囊结石长期嵌顿但未合并胆道感染时，胆囊中胆色素被黏膜吸收，分泌黏液性物质充满胆囊，积液呈无色透明，称为"白胆汁"。

4）其他：结石对胆囊反复刺激，可诱发胆囊癌；结石压迫可致胆囊十二指肠瘘，结石进入肠道引起肠梗阻；小结石通过胆囊管进入胆总管内，成为继发性胆总管结石，如结石嵌顿在壶腹部可引起胰腺炎。较大的胆囊结石持续嵌顿，压迫胆囊壶腹部和颈部，可引起胆总管狭窄和胆囊胆管瘘，患者反复出现胆囊炎、胆管炎，并伴有明显的梗阻性黄疸，称为Mirizzi 综合征。

（2）肝外胆管结石：一般平时无症状或仅有上腹部不适。当结石造成胆管梗阻，梗阻近侧胆管可有不同程度扩张。继发感染后患者出现急性胆管炎，表现为夏柯三联症（Charcot），即腹痛、寒战高热和黄疸，严重者出现急性梗阻性化脓性胆管炎，胆道内压力升高，化脓性胆汁逆流入血引起全身感染，患者可因感染性休克而死亡。胆管反复感染，可导致胆汁性肝硬化。结石嵌顿于壶腹部可引起急性胰腺炎。

（3）肝内胆管结石：可多年无症状或仅有上腹部和胸背部胀痛不适。合并肝外胆管结石时，临床表现与肝外胆管结石相似。未合并肝外胆管结石者，多无典型表现。如果发生梗阻和继发感染，患者有寒战高热、休克、肝脓肿等表现。长期梗阻可导致胆汁性肝硬化，表现为黄疸、腹水、门脉高压和上消化道出血。

4. 心理 - 社会状况　评估了解患者及家属对于疾病的认知程度，对手术有何顾虑；了解患者的社会支持程度及家庭对手术的经济承受能力等。

（二）体征检查

有时可触及肿大的胆囊，可有右上腹压痛，严重时有腹膜刺激征。检查者用左手平放于患者右季肋部，拇指压于右上腹肋缘下胆囊区，嘱患者腹式呼吸，如出现突然吸气暂停，称为墨菲征阳性。

（三）辅助检查

1. B 超检查　是首选辅助诊断方法，检出率接近 100%。可显示胆囊增大、囊壁增厚，结石的大小、部位，胆管结石时，可显示胆管内有结石、近端扩张等。PTC、ERCP 为有创性检查，仅用于诊断困难的患者。CT、MRI 可显示梗阻部位、程度及结石大小、数量等，可协助诊断。

2. 实验室检查　合并感染时，血白细胞计数升高，中性粒细胞比例明显升高；肝细胞损害时血清转氨酶、碱性磷酸酶升高也较常见；有黄疸时，总胆红素和直接胆红素升高。

六、诊断与鉴别诊断

（一）诊断要点

临床典型的胆绞痛病史及 B 超、PTC、ERCP、MRI 等影像学检查可明确诊断。

（二）鉴别诊断

1. 急性或慢性胃炎　可表现为由轻到重的各种不典型上腹部不适或疼痛。很多胆结石引起的疼痛不在右上腹，而在上腹部正中部位，因此可能被误诊为胃炎。

2. 消化性溃疡　如果有消化性溃疡的病史，上腹痛与饮食规律性有关。胆囊结石或慢性胆囊炎多发生在餐后疼痛或腹胀，尤其在油腻饮食后出现。

3. 慢性肝炎　当肝炎导致肝功能异常时，可以有右上腹疼痛或食欲不振等临床表现，可通过腹部 B 超及肝功能检验来区别。

七、护理措施

（一）非手术治疗护理

1. 病情观察 密切观察患者生命体征、腹部症状与体征的变化。若出现寒战、高热、腹痛加重、黄疸等情况，应考虑病情加重，及时报告医生并积极协助处理。

2. 饮食与补液 予低脂饮食、少量多餐、避免过饱。如腹痛剧烈、梗阻未解除者，应禁食，禁食期间予以静脉补液支持治疗，维持水、电解质、酸碱平衡。

3. 疼痛护理 疼痛患者协助其采取舒适体位，如侧卧位。必要时遵医嘱给予镇痛药物，常用哌替啶、阿托品等，禁用吗啡，以免胆道下端括约肌痉挛，加重梗阻。

4. 应用抗生素 遵医嘱应用敏感的抗生素。

5. 皮肤护理 黄疸明显者，告知患者引起黄疸的原因，协助剪短指甲，指导患者不可抓挠皮肤，防止抓破。每天用温水擦洗皮肤，保持皮肤清洁。瘙痒剧烈者，遵医嘱使用药物止痒。

（二）手术治疗护理

胆石症患者由于结石部位不同，手术治疗方法也各不相同。胆囊结石患者最佳治疗方法为胆囊切除术，手术方式有腹腔镜下胆囊切除术（laparoscopic cholecystectomy，LC）、开腹胆囊切除术。肝外胆管结石患者以胆总管切开取石术、"T"形管引流为首选方法。对于胆总管下端严重狭窄或梗阻，上端扩张明显者，应行胆总管空肠 Roux-en-Y 吻合术，同时切除胆囊。该术式因废除了 Oddi 括约肌，临床应用逐渐减少。随着微创外科的发展，ERCP 在胆管结石的诊断和治疗中应用越来越广泛。可在 ERCP 检查的同时行内镜下括约肌切开、取石，合并胆道感染时，可临时在内镜下安置鼻胆管引流或支撑，此法操作简便，创伤小。残余结石可在手术 6 周后用胆道镜取出。肝内胆管结石患者如无症状、无局限性胆管扩张，一般不治疗。对于反复发作胆管炎的肝内胆管结石患者，可考虑行手术治疗，手术方式包括肝叶切除术、胆管切开取石、胆肠吻合术等，以取净结石、去除病灶、通畅引流、防止复发为原则。

1. 术前护理 非急诊手术患者，术前护理包括：

（1）病情观察：同非手术治疗护理。

（2）饮食护理：同非手术治疗护理，准备手术者术前禁食 6~8 小时，禁饮 4 小时。

（3）心理护理：根据患者的具体情况给予详细解释，说明手术的重要性、疾病转归，以消除恐惧或焦虑心理，积极配合手术。耐心倾听患者及家属的诉说，关心安慰患者，提供舒适、安静的住院环境，必要时遵医嘱给予镇静药物，保证休息和睡眠。

（4）特殊准备：①拟行 LC 者，术前应做好呼吸道准备，指导患者进行呼吸功能锻炼；做好脐部清洁；术前晚灌肠。②拟行胆肠吻合术者，根据医嘱，术前 3 日口服卡那霉素、甲硝唑等药物，手术前晚行清洁灌肠；肌内注射维生素 K_1 以纠正凝血功能障碍。

2. 术后护理

（1）一般护理：患者取半卧位，鼓励患者早期下床活动。

（2）饮食护理：术后禁食，待患者胃肠功能恢复后逐渐恢复饮食。先给予流质，逐渐改为半流质，术后 5~7 天改为低脂普食。

（3）心理护理：协同患者家属对患者予以心理支持，消除术后焦虑。

（4）病情观察：密切观察生命体征、黄疸消退情况、腹部症状和体征、手术切口有无出血、渗液和胆汁渗出等。

（5）T管引流护理：胆总管探查或切开取石术后，在胆总管切开处放置T管引流，一端通向肝管，一端通向十二指肠，由腹壁戳口穿出体外，接引流袋。

1）妥善固定：术后除用缝线将T管固定于腹壁外，还可用胶布将其固定于腹壁皮肤上。引流管宜长，不能固定在床单上，以免翻身、活动时牵拉而脱出。对躁动不安的患者应有专人守护或适当加以约束，避免将T管拔出。

2）保持有效引流：平卧时引流管的高度不可高于腋中线，站立或下床活动时应低于腹部管口水平，以免胆汁逆流引起感染。引流管不可受压、扭曲、折叠等，需经常挤捏引流管，保持引流通畅。

3）观察、记录引流液的颜色、量和性状：正常成人每日胆汁分泌量为800~1 200ml，呈棕黄或黄绿色，清亮无沉渣。术后24小时内引流量为300~500ml，恢复饮食后量略增加，以后随着胆总管下端通畅，胆汁量逐渐减少至每日200ml左右。术后早期胆汁混浊，以后逐渐变清，如果患者胆汁清亮后又变混浊常提示有胆道感染的可能。若术后早期胆汁突然减少甚至无胆汁流出，有可能是T管受压、扭曲、折叠、阻塞或脱出，应立即检查，并通知医生及时处理。若术后晚期引流量多，常提示胆道下端有梗阻的可能。

4）预防感染：更换引流袋时注意无菌操作。术后行T管造影后立即接引流管引流，减少造影剂反应和继发感染。

5）拔管护理：一般在术后2周，患者无腹痛、发热，黄疸消退，血象、血清黄疸指数正常，胆汁引流量减少至200ml、清亮，胆管造影或胆道镜证实胆管无狭窄、结石、异物，胆道通畅，夹管试验无不适时，方可考虑拔管。拔管前引流管应开放2~3天，使造影剂完全排出。拔除后残留窦道用凡士林纱布填塞，指导患者左侧卧位，注意患者腹部体征的观察，防止胆汁性腹膜炎的发生。1~2天日内窦道可自行闭合。

（6）并发症的观察和预防：

1）黄疸：术前有肝硬化、慢性肝炎或肝功能损害者，术后可出现黄疸，一般术后3~5d减退；若术前有较重的肝功能损害、胆管狭窄或术中损伤胆管，术后黄疸时间较长，甚至有进行性加重趋势。应密切观察血清胆红素值，发现问题及时报告。加强皮肤护理，防止搔抓皮肤。

2）出血：包括腹腔内出血和胆管内出血。腹腔内出血多由于术中止血不彻底或结扎血管线脱落所致，多发生于术后24~48小时内；胆管内出血常由于结石、炎症刺激导致血管壁糜烂或术中操作不当所致，术后早期及晚期均可发生。严密观察，一般术后12~24小时腹腔引流管可有少量血性渗液，若引流液为血性且每小时大于100ml，持续3小时以上，患者伴有血压下降、脉搏细速、面色苍白等休克征象，应考虑腹腔内出血；若T管引出血性样胆汁或鲜血，并伴有柏油样大便时，应考虑胆道内出血。应立即报告医生，并配合进行抢救。肝部分切除患者术后绝对卧床3~5天，避免过早活动导致肝断面出血。积极纠正和改善凝血功能障碍，遵医嘱予以注射维生素$K_1$10mg，每日2次。

3）胆漏：由于胆管损伤、T管脱出所致。注意观察腹腔引流情况，若患者腹腔引流管引出液为黄绿色胆汁样，并伴有发热、腹痛等腹膜刺激征，应疑有胆漏，立即报告医生并协助处理。

（7）LC术后护理

1）一般护理：术后无特殊情况者，卧床休息6小时后可起床活动。4小时无特殊情况可进食流质饮食。

2）并发症观察：①出血：为手术后早期凶险的并发症，应严密观察患者的生命体征、腹部体征，各种引流管引流情况。②皮下气肿：常为气腹针穿刺错误，将 CO_2 气体注入腹膜外脂肪或皮下所致，或手术时腹腔内气体逸入组织所形成，由于 CO_2 弥散快，也无临床症状，因此一般无须特殊处理。③高碳酸血症：术中 CO_2 建立气腹，腹内压力升高，横膈上抬，呼吸运动受限，加之腹内 CO_2 弥散入血，可使 $PaCO_2$ 升高。术后常规予以低流量吸氧，鼓励患者深呼吸，有效咳嗽，促进体内 CO_2 排出，有利于解除和预防此并发症。④肩背部酸痛：腹腔中 CO_2 可聚集于膈下产生碳酸，刺激膈肌和胆囊创面引起术后不同程度的肩背部不适或疼痛，一般无需特殊处理，适当调整体位，放松心身，可自行缓解。

（8）药物护理：遵医嘱使用抗生素防止感染，使用镇痛剂缓解切口疼痛，进行护肝治疗，适当补液，维持水、电解质、酸碱平衡。

（9）特殊检查护理：术后单纯胆道镜检查应于术后 4 周、胆道镜取石于术后 6 周进行。检查后需观察患者有无发热、恶心、呕吐、腹泻和胆道出血；注意有无腹膜炎的症状和体征，发现异常，及时处理。

3. 出院指导

（1）生活起居指导：合理安排作息时间，劳逸结合，避免过度劳累、精神高度紧张。胆囊切除术后的患者，术后常有大便次数增多的现象，数周或数月后可恢复正常。

（2）饮食调养指导：宜低脂、富维生素、易消化饮食，忌油腻食物，少量多餐，避免过饱。

（3）病情监测指导：告知患者结石复发率高，出现腹痛、发热、黄疸等症状应及时来院治疗。

（4）T 管知识宣教：对带 T 管出院患者进行家庭护理指导。应避免举重物或过度活动，防止 T 管脱出；尽量穿宽松柔软的衣服，避免盆浴；保持置管皮肤及伤口清洁干燥，可涂氧化锌软膏保护，防止感染；指导患者及家属每天定时倾倒引流液，观察并记录引流液的量及性状；若有异常或 T 管脱出或突然无引流液流出时，应及时就医。

4. 特别关注　胆石症患者如慢性胆囊炎反复发作或合并胆囊息肉且息肉持续增大，有癌变可能，建议手术治疗。

八、随访

（一）预期目标

患者疼痛缓解，感觉舒适；能对胆石症的疾病知识及治疗等方面有一定的认识，并能配合治疗和护理，无并发症发生。

（二）并发症

1. 胆囊炎　结石嵌顿、梗阻发生时可并发胆囊炎。

2. 胰腺炎　结石嵌顿于胆总管壶腹部时，可致胰液排出受阻引起胰腺的急性和 / 或慢性炎症。

3. 肝胆管癌　胆道结石、胆道感染及胆汁中致癌物质长期刺激肝胆管，有引起癌变的可能。

4. 胆汁性肝硬化　长时间的胆道梗阻导致梗阻以上病变范围内肝组织纤维化和萎缩，最终引起胆汁性肝硬化及门脉高压。

（蔡华娟）

第十五节　胆道感染

胆道感染是指胆道系统受细菌侵袭而引起的炎症反应,按其发病急缓及病程长短,可分为急性、亚急性和慢性炎症;按其发生的部位可分为胆囊炎和胆管炎。胆道感染常与胆石症互为因果,胆道结石是导致胆道梗阻的最重要原因,胆道感染主要是胆道梗阻、胆汁淤滞后并发细菌感染而成,而胆道反复感染又是胆道结石形成的发病和促成因素。

一、胆囊炎

(一)概述

急性胆囊炎(acute cholecystitis)是在胆囊管梗阻和细菌感染的基础上引发的胆囊炎症反应,是一种常见的急腹症。根据患者是否合并胆囊内结石分为结石性胆囊炎和非结石性胆囊炎,后者较为少见。

慢性胆囊炎(chronic cholecystitis)大多数继发于急性胆囊炎,是急性胆囊炎反复发作的结果,70%~90% 合并胆囊结石。由于结石和炎症的反复刺激,胆囊壁各层有明显结缔组织增生、增厚,与周围组织粘连,最终造成胆囊萎缩,完全失去功能。

(二)流行病学

近年来,随着国人饮食习惯的改变,城市人的胆囊结石发病率明显升高,故急性胆囊炎以城市居民为多,主要见于成年人,以女性多见。据统计,女、男发病率约为 2∶1,肥胖女性发病率偏高。本病急性症状反复发作可转为慢性胆囊炎。

(三)病因与危险因素

1. 急性结石性胆囊炎

(1)胆囊管梗阻:80% 由胆囊结石引起,其他如蛔虫或胆囊管扭曲等。

(2)细菌感染:可经胆道逆行或血循环入侵。致病菌主要是革兰氏阴性杆菌,以大肠埃希菌最常见,常合并厌氧菌感染。

2. 急性非结石性胆囊炎　病因尚不清楚,多见于老年重病患者,如创伤、烧伤、长期胃肠外营养或腹部非胆道大手术等。此类患者较易发生胆囊坏死或穿孔。

(四)评估

1. 病因与诱因　询问患者的年龄、婚姻、出生地、饮食习惯等;询问疾病发作前有无进食油腻、过度疲劳等情况;了解家族中有无类似疾病史;有无腹部手术史;有无传染病、药物过敏史;有无其他伴随疾病,如糖尿病、冠心病、高血压等。

2. 患病及治疗　经过了解疼痛的部位、性质、程度;有无恶心、呕吐等消化道症状;以往有无类似发作,有无进行治疗等。

3. 症状评估　当结石或其他因素导致胆囊管梗阻时,胆囊内压力升高,胆囊肿大,黏膜充血、水肿,可出现明显的临床症状。慢性胆囊炎临床表现常不典型,大多数患者有胆绞痛史,伴有厌食油腻、上腹饱胀不适、嗳气等消化不良症状。

(1)腹痛:表现为右上腹阵发性剧烈绞痛或胀痛,可向右肩胛部或背部放射。常发生于饱餐、进食油腻后或夜间发作。右上腹可有不同程度的压痛或叩痛,炎症波及浆膜时可出现局部的反跳痛和肌紧张。若发生坏疽、穿孔时则会出现腹膜炎症状。

（2）消化道症状：常伴恶心、呕吐、食欲不振、腹胀、腹部不适等非特异性消化道症状。

（3）发热：根据胆囊炎症程度不同，可有轻度至中度发热。胆囊坏死、穿孔引起腹膜炎或合并急性胆管炎时，患者表现为寒战、发热等感染征象，严重者可出现感染性中毒症状。

4. 体格检查　墨菲征阳性是急性胆囊炎的典型体征。右上腹有压痛和肌紧张，有时可在右上腹部触及肿大而有触痛的胆囊。如果发生胆囊坏疽、穿孔，则会有弥漫性腹膜炎的体征。

5. 辅助检查　B超检查可见胆囊增大、囊壁增厚，并可探及囊内结石影。血常规检查可见白细胞计数增高及中性粒细胞比例升高，部分患者血清胆红素升高。

6. 心理 - 社会状况评估　了解患者及家属对于疾病的认知程度，对手术有何顾虑；了解患者的社会支持程度及家庭对手术的经济承受能力等。

（五）诊断与鉴别诊断

1. 诊断要点　急性胆囊炎的诊断较明确，包括：①症状：右上腹疼痛，常伴右肩背部放射痛，可有恶心、呕吐及发热。②体征：右上腹可有不同程度的腹膜刺激征，墨菲征阳性，有时可扪及肿大触痛的胆囊。③实验室检查：白细胞计数及中性粒细胞比例增高；有些患者可伴有血清转氨酶及胆红素的异常。④影像学检查：B超检查示胆囊增大，囊壁增厚，大部分患者可见胆囊结石影像。必要时可选择CT或MRI检查。

2. 鉴别诊断

（1）急性或慢性胃炎：可表现为由轻到重的各种不典型上腹部不适或疼痛。很多胆囊炎引起的疼痛不在右上腹，而在上腹部正中部位，因此可能被误诊为胃炎。

（2）消化性溃疡：如果有消化性溃疡的病史，上腹痛与饮食规律性有关。胆囊结石或慢性胆囊炎多发生在餐后疼痛或腹胀，尤其在油腻饮食后出现。

（六）护理措施

1. 非手术治疗护理

（1）病情观察：严密监测生命体征及腹部体征变化，如腹痛加重伴范围扩大，并出现寒战、高热，应考虑并发急性胆管炎，及时报告医生协助处理。

（2）缓解疼痛：协助患者取舒适卧位。对诊断明确且疼痛剧烈者，予以消炎、利胆、解痉、镇痛治疗。

（3）控制感染：遵医嘱合理使用抗生素。

（4）降温：根据患者的体温升高程度，采取合理的降温措施，如温水擦浴、冰敷等。

（5）饮食护理：病情严重、疼痛剧烈时需禁食，如炎症控制、腹痛症状缓解可予以清淡饮食，忌油腻食物，少量多餐，避免过饱。

（6）心理护理：急性胆囊炎患者发病急，常有焦虑、恐惧等心理，需耐心向患者解释疾病的相关知识，消除其不良情绪，增强对治疗的信心。

2. 手术治疗护理　急性胆囊炎发病48~72小时以内者；经非手术治疗无效且病情发展者；伴急性并发症，如胆囊穿孔或坏疽、弥漫性腹膜炎、急性化脓性胆管炎、急性坏死性胰腺炎等应积极手术治疗。手术方式为胆囊切除和胆囊造口术。如果病情允许应首选胆囊切除术，尤其是腹腔镜下胆囊切除术。如果患者病情危重不能耐受较长时间手术或局部炎症水肿、粘连严重者，则行胆囊造口术，减轻胆囊内压力，引流化脓性胆汁，3个月后待病情稳定后再行胆囊切除术。

慢性胆囊炎患者如临床症状明显或发作频繁应行胆囊切除术。对年老体弱或伴有重要器官功能障碍者,可选择非手术治疗,具体措施包括限制脂类饮食、口服胆盐和消炎利胆治疗,亦可采取中药治疗。

具体护理措施参见本章第十五节胆囊结石患者的手术治疗护理。

3. 出院指导 合理安排作息时间,注意劳逸结合;进食低脂饮食,忌油腻食物,宜少量多餐,避免暴饮暴食。如出现腹痛、发热及黄疸等症状应及时就诊。

4. 特别关注 目前本病以外科治疗为主,且治愈率高。病情轻的单纯性胆囊炎可选用药物治疗;对于化脓性或坏疽性胆囊炎应及时手术治疗,避免并发症发生。

(七)随访

1. 预期目标 患者疼痛缓解,感觉舒适;能对胆囊炎的疾病知识及治疗等方面有一定的认识,并能配合治疗和护理,无并发症发生。

2. 并发症 如胆囊壁缺血时间较长,可引起囊壁坏死、穿孔,导致胆汁性腹膜炎。

二、急性梗阻性化脓性胆管炎

(一)概述

急性胆管炎(acute cholangitis)是细菌感染引起的胆道系统的急性炎症,多在胆道梗阻基础上发生。

如急性胆管炎患者不能及时得到解除,将进一步发展为急性梗阻性化脓性胆管炎(acute obstructive suppurative cholangitis, AOSC),或称急性重症型胆管炎(acute cholangitis of severe type, ACST),泛指由阻塞引起的急性化脓性胆道感染,是胆道疾病患者死亡最重要、最直接的原因,多数继发于胆管结石和胆道蛔虫病。急性胆管炎和急性梗阻性化脓性胆管炎是同一疾病的不同发展阶段。其特点为病情重、进展快、病死率高。

(二)流行病学

本病在东南亚一带是地方性疾病,在中国(包括港台地区)、马来西亚、日本等国发病率高,欧美各国却异常罕见。在西方国家的亚洲移民中发病率亦有所增加。该病在我国是一种较为常见的胆管疾病,尤其西南地区发病率很高,占收治胆道疾病的 1/5~1/4,男女患者的发病率相近。发病的高峰年龄为 40~60 岁。本病大多数发生于农村低工资收入、较贫穷的人群中。近年来,由于卫生、健康和营养状况的不断改善,急性胆管炎总体的发病率已有明显减少趋势,而老年患者的比例则正在增加。国内报道其病死率为 4.5%~43.5%,国外为 20%~87.5%,仍是胆道良性疾病的首要死亡原因,其中,老年人的病死率明显高于其他年龄组。

(三)病因与危险因素

1. 胆道梗阻 引起胆道梗阻的最常见原因是肝外胆道结石,其次为蛔虫、胆道狭窄或胆管、壶腹部的肿瘤、胆肠吻合口狭窄、先天性胆道解剖异常等。

2. 细菌感染 细菌多来源于胃肠道,经十二指肠逆行进入胆道或经门静脉系统入肝到达胆道。引起胆道感染的致病菌有大肠埃希菌、变形杆菌、克雷伯菌、厌氧菌等;可为单一细菌感染,也可为两种以上细菌混合性感染。

(四)评估

1. 病因与诱因 询问患者的年龄、性别、饮食习惯等。患者是否有胆管疾病史和/或胆道手术史;了解家族中有无类似疾病史;有无传染病、药物过敏史;有无其他伴随疾病,如糖尿病、冠心病、高血压等。

2. 患病及治疗 经过询问腹痛的部位、性质、程度、持续时间等;了解有无发热、畏寒、恶心、呕吐等症状；既往有无类似发作，有无经过治疗等。

3. 症状评估　除了具有一般急性胆管炎的夏柯（Charcot）三联征（腹痛、寒战、高热、黄疸）外，还有休克及中枢神经系统受抑制的表现，即雷诺（Reynolds）五联征。

（1）腹痛：位于剑突下或右上腹部，为突发持续性胀痛或绞痛，阵发性加重，并向右肩背部放射。腹痛程度可因梗阻部位的不同而有差异，肝内梗阻者疼痛较轻，肝外梗阻时症状明显。

（2）寒战、高热：于剧烈腹痛后出现，体温持续升高达 39~40℃或更高，呈弛张热。

（3）胃肠道症状：多数患者伴有恶心、呕吐症状。

4. 体格检查

（1）腹部压痛或腹膜刺激征：剑突下或右上腹可有不同程度的压痛或腹膜刺激征，肝常伴肿大并有压痛和叩击痛，墨菲征阳性。

（2）黄疸：多数患者可出现黄疸；肝内胆管梗阻者黄疸较轻，肝外胆管梗阻者黄疸较明显。

（3）神志改变：多数患者可出现神经系统症状，如神志淡漠、烦躁、谵妄或嗜睡、神志不清，甚至昏迷。

（4）休克：烦躁不安、口唇发绀、出冷汗、脉搏细速，可达 120~140 次 /min 以上，血压迅速下降，可出现全身出血点或皮下瘀斑，若不及时救治可导致死亡。

5. 辅助检查

（1）实验室检查：白细胞计数急剧升高，可超过 20×10^9/L，中性粒细胞比例升高，胞浆内可出现中毒颗粒；肝功能有不同程度的损害，凝血酶原时间延长；动脉血气分析可有 PaO_2 下降、氧饱和度降低。

（2）影像学检查：首选简单、实用、方便的 B 超检查。了解胆道梗阻部位、肝内外胆管扩张情况及病变性质。必要时行 CT、ERCP、MRCP 以了解梗阻部位、程度、结石大小和数量，可帮助确诊。

6. 心理 - 社会状况评估　本病起病急骤、发展迅速，患者病死率高，评估患者及家属对该病的认识，了解家庭经济状况及亲属和社会对患者的支持情况。

（五）诊断与鉴别诊断

1. 诊断要点

（1）急性胆管炎有典型的腹痛、寒战、高热和黄疸的急性胆管炎症状，称为夏柯（Charcot）三联征。

（2）急性梗阻性化脓性胆管炎有典型的雷诺（Reynolds）五联征。

（3）实验室检查：血常规白细胞计数及中性粒细胞比例明显升高，可出现中毒颗粒。肝功能有不同程度的损害，血小板计数降低，凝血酶原时间延长。

（4）影像学检查：B 超、PTC 和 ERCP 检查有助于明确梗阻部位、原因和程度。

2. 鉴别诊断

（1）消化性溃疡穿孔或出血：消化性溃疡穿孔时腹痛剧烈，可出现感染性休克症状；溃疡出血时可出现失血性休克症状。可行腹部 X 线检查、腹腔穿刺等加以鉴别。

（2）重症急性胰腺炎：可出现剧烈腹痛、休克等症状，如因胆道结石引起，可出现黄疸，可检查患者血清淀粉酶加以鉴别。

（六）护理措施

1. 非手术治疗护理　急性重症胆管炎的关键措施是急诊手术解除胆管梗阻，有效降低胆管内压力，积极控制感染，抢救患者生命，故非手术治疗既是治疗手段，又是术前准备。具体措施如下。

（1）一般护理：绝对卧床休息，减少搬动。非休克患者取低半卧位，有利于改善呼吸及减轻疼痛；休克患者采取仰卧位或仰卧中凹卧位，有利于增加回心血量。加强基础护理，避免并发症的发生。

（2）严密观察病情：严密监测患者生命体征、神志、皮肤黏膜及腹部体征的变化；动态监测血常规、电解质、血气分析等指标的变化；密切观察患者有无神志淡漠、黄疸加深、PaO_2降低、代谢性酸中毒、肝功能异常、凝血酶原时间延长等MODS的表现，及时报告医生，积极协助处理。

（3）维持有效气体交换：根据患者呼吸频率、节律、深度及血气分析结果选择给氧方式和氧流量、浓度，以维持患者正常的血氧饱和度及动脉血氧分压，改善缺氧症状，保证组织器官的供氧。若患者出现呼吸急促、进行性呼吸困难、血氧饱和度降低、PaO_2下降，提示患者呼吸功能受损，严重呼吸困难者，可呼吸机辅助呼吸。

（4）维持体液平衡：对于休克患者应立即予以：①迅速建立静脉通道，补液扩容，尽快恢复血容量。②遵医嘱及时给予肾上腺皮质激素，必要时应用血管活性药物，以改善和保证组织器官的血流灌注。根据病情、CVP、胃肠减压及每小时尿量等情况确定补液种类和输液量，合理安排输液顺序和速度，必要时静脉输注5%碳酸氢钠溶液，纠正水、电解质及酸碱平衡失调。

（5）降低体温：根据患者体温升高的程度，采取物理降温或药物降温。

（6）用药护理：遵医嘱使用足量、联合、有效的抗生素控制感染，使用解痉、镇痛药物缓解疼痛，进行护肝治疗等。

（7）饮食护理：禁食和胃肠减压期间，予以肠外营养支持。

（8）心理护理：患者发病急、病情重，常产生焦虑、恐惧心理。向患者及家属解释病因、诱因、治疗方法、治疗目的及效果，以稳定患者情绪，使其配合治疗及抢救。鼓励患者表达自己的感受，消除其紧张情绪，增强对治疗的信心。

2. 手术治疗护理 手术力求简单、有效，常紧急采取胆总管切开减压、T管引流术，以解除梗阻、降低胆道压力，挽救患者生命，若病情允许也可采用经鼻内镜胆管引流术（ENBD）或经皮肝胆管引流术（PTCD）。胆管减压引流往往不能完全祛除病因，待患者基本情况恢复，可在1~3个月后根据病因选择彻底的手术治疗。

具体护理措施参见本章第十五节胆囊结石患者的手术治疗护理及出院指导。

3. 特别关注

（1）一级预防：该病的一级预防主要是针对肝胆管结石及胆道蛔虫的防治。

（2）二级预防：二级预防主要是早期诊断、早期治疗。根据反复发作的胆道病史，有高热、寒战、黄疸、全身中毒症状及腹膜炎体征，结合B超检查，诊断不难。一旦确诊，就应积极抗感染、抗休克，使用足量敏感抗生素、补充血容量、纠正酸中毒，防治胆源性败血症，同时准备急诊手术。对高龄、全身情况差的患者，可先行PTCD或经鼻胆管引流，待一般情况改善后再行手术。术后仍应行积极的全身支持疗法和抗感染措施。

（3）三级预防：急性梗阻性化脓性胆管炎早期即可出现中毒性休克和胆源性败血症，应及时治疗，否则病死率极高。

（七）随访

1. 预期目标 患者生命体征平稳，腹痛缓解；对于疾病知识和治疗有一定的认识，并能配合治疗和护理，无并发症发生。

2. 并发症 常见并发症有感染性休克、胆道出血、胆漏，如不及时抢救，最终可导致昏迷、死亡。

（蔡华娟）

第十六节 胰 腺 炎

一、急性胰腺炎

（一）概述

急性胰腺炎（acute pancreatitis，AP）是指多种病因使胰酶在胰腺内被激活，引起胰腺组织自身消化从而导致水肿、出血及坏死等炎性反应。临床主要表现为急性上腹痛、恶心、呕吐、发热、血和尿淀粉酶或脂肪酶增高，重症常继发感染、腹膜炎和休克等多种并发症。急性胰腺炎的发病机制比较复杂，大多数研究者认为与腺泡内胰酶异常激活有关，胆道疾病、急性酒精中毒、暴饮暴食是发病的常见原因。由于70%~80%的胰管与胆总管汇合成共同通道开口于十二指肠壶腹部，胆结石、蛔虫嵌顿在壶腹部，胆管内炎症或胆石移动时损伤 Oddi 括约肌等，将使胰管流出道不畅，胰管内高压，激活胰酶，引起急性胰腺炎；大量饮酒和暴饮暴食刺激胃酸、胆汁分泌，使胰腺外分泌增加，当胰管流出道不能充分引流大量胰液时，胰管内压升高，腺泡细胞内 Ca^{2+} 水平显著上升，溶酶体在腺泡细胞内提前激活酶原，大量活化的胰酶消化胰腺自身，引发腺泡细胞损伤。根据器官功能衰竭的有无和持续时间、并发症情况而分为轻症（mild acute pancreatitis，MAP）、中重症（moderate severe acute pancreatitis MSAP）和重症急性胰腺炎（severe acute pancreatitis，SAP）3种，后者占10%~20%。前者病情轻，有自限性，预后好；而后者可伴发多器官功能障碍、感染、休克及胰腺局部并发症，病死率高达 10%~30%。

（二）流行病学

目前，我国尚缺乏完整的急性胰腺炎流行病学资料。从世界范围来看，急性胰腺炎是常见的需住院治疗的消化系统急症，其发病率存在一定地区差异，为（4.9~73.4）/10 万；病因方面，在我国，胆石症仍是急性胰腺炎的主要原因，其次为高甘油三酯血症及过度饮酒。高甘油三酯血症性及酒精性急性胰腺炎更常发生于年轻男性患者，老年患者以胆源性居多。欧洲酒精性胰腺炎比例较我国高，尤其好发于青年男性，可能与中西文化差异有关。SAP比例占20%左右，死亡率6.5%~26.0%，SAP 发病前2周的病死率较高。SAP 患者死亡原因多为全身炎症反应综合征（systemic inflammatory response syndrome，SIRS）引发的多脏器功能衰竭。

（三）病因与危险因素

1. 病因

（1）国内以胆石症及胆道感染等胆道疾病为主要原因，占 50% 以上，称胆源性胰腺炎。

（2）过量饮酒和暴饮暴食也是常见病因之一。

（3）其他胰管阻塞、十二指肠降段疾病、高脂血症和高钙血症等代谢性疾病、腹腔手术和腹部钝挫伤等手术与创伤、内镜逆行胰胆管造影，都可能是胰腺炎的发病因素。急性胰腺炎也可继发于急性流行性腮腺炎、柯萨奇病毒感染等全身炎性反应。胰腺分裂是一种胰腺导管的先天性发育异常，容易发生胰液引流不畅，导致胰腺炎。

2. 危险因素

（1）缺乏对急性胰腺炎的防治知识：患者对急性胰腺炎的病因及预防、治疗措施不了解，没有及时治疗胆道疾病，聚会、过节时大量饮酒和暴饮暴食，往往是急性胰腺炎发作的重要危险因素。

（2）妊娠、尿毒症、感染等偶可诱发急性胰腺炎，应提高警惕，定期随访。

（3）某些药物如噻嗪类利尿药、糖皮质激素、硫唑嘌呤、磺胺类等可直接损伤胰腺组织，引起胰腺炎。

（四）预防和筛查

1. 预防

（1）积极治疗胆道结石等基础疾病，消除诱发胰腺炎的因素。

（2）告知患者饮酒与胰腺炎的关系，强调戒酒、避免油炸肥腻食品，养成合理饮食的良好习惯。

（3）指导患者严格按医嘱用药、复查，了解药物的副作用及注意事项。

（4）在急性胰腺炎早期，与患者共同分析其致病的高危因素，寻找并去除病因。

2. 筛查 腹部超声是急性胰腺炎的常规初筛影像学检查，也是胰腺炎胆源性病因的初筛方法。腹部 CT 平扫有助于确定有无胰腺炎、胰周炎性改变及胸腹腔积液，增强 CT 有助于确定胰腺坏死程度。

（五）评估

1. 病史

（1）评估与急性胰腺炎有关的病因和诱因：详细询问与胰腺炎相关的病因和诱因，如是否有胆结石等胆道疾病、饮酒史、饮食习惯、感染史、服药史，有无受凉、劳累等诱因。

（2）患病及治疗经过：询问患者本次疾病发作的时间，发作时的表现，如腹痛部位、程度、诱发或缓解因素等。询问有无进行检查及检查结果，治疗经过和病情严重程度。了解患者所用药物的名称、剂量、用法、疗效、不良反应，药物的治疗效果等。询问患者过去有无胰腺炎发作史，发作的诱因及检查治疗情况。

（3）主要症状评估

1）评估患者意识、尿量，有无寒战、高热、呼吸困难、大汗及四肢发凉、消化道出血症状。

2）腹痛的部位、性质、程度及规律，有无放射痛，腹痛是否持续不缓解、腹胀逐渐加重等。

3）恶心呕吐的颜色、量、性状。发生麻痹性肠梗阻时可出现持续性呕吐，呕吐物含黄绿色胆汁，甚至呈粪汁样。

4）关注 24 小时进出量，观察有无水、电解质、酸碱平衡及代谢紊乱。

（4）心理 - 社会状况评估：由于腹痛剧烈，患者常有恐惧、烦躁不安等情绪，极易产生对止痛药的期望值过高及依赖心理；症状缓解后，患者还会担心疾病的预后，容易产生悲观情绪。评估患者对疾病的预后及防治知识的了解程度；评估患者的性格、精神状态，患病对患者日常生活、工作的影响。针对性地给予心理疏导和支持。

2. 体格检查

（1）一般状态：测量患者的体温、血压、心率、呼吸、血氧饱和度及血气分析，评估精神状态，注意有无烦躁、意识模糊等精神状态的改变。

（2）腹部检查：主要采用视诊、听诊、叩诊、触诊。观察腹部胀满情况，重症急性胰腺炎患者腰腹部可出现格雷 - 特纳征（Grey-Turner 征）和卡伦征（Cullen 征）；肠麻痹者听诊肠鸣音减弱或消失；触诊轻症者仅为中上腹轻压痛，重症者腹部压痛、反跳痛和腹肌紧张等腹膜刺激征明显；叩诊因胃肠胀气可呈鼓音，腹腔内积液较多时可有移动性浊音。

（3）其他主要体征：是否有脱水貌，检查皮肤弹性，有无黄疸加重等。

（4）急性胰腺炎严重程度评估

1）急性胰腺炎严重程度评分（表 18-8）

表 18-8 改良 CT 严重指数（MCTSI）的评分标准

积分	胰腺炎症反应	胰腺坏死	胰腺外并发症
0	胰腺形态正常	无坏死	
2	胰腺 + 胰周炎性改变	坏死 ≤ 30%	胸、腹腔积液，胃管或胃肠道受累等
4	单发或多个积液区或胰周脂肪坏死	坏死 > 30%	

评分 ≥ 4 分为 SAP

2）急性胰腺炎严重程度分级（表 18-9）

表 18-9 急性胰腺炎分级诊断系统

分级系统	轻症	中度重症	重症	危重症
RAC 系统	无器官功能障碍和局部并发症	出现一过性（≤ 48h）器官功能障碍和 / 或局部并发症	出现持续性（> 48h）	无
DBC 系统	无器官功能障碍和胰腺（胰周）坏死	出现一过性（≤ 48h）器官功能障碍和 / 或无菌性坏死	出现持续性（> 48h）器官功能障碍或感染性坏死	出现持续性（> 48h）器官功能障碍和感染性坏死

注：RAC 分级示修订版 Atlanta 分级，依据改良 Marshall 评分进行器官功能障碍诊断；DBC 分级基于决定因素的分级，依据序贯器官功能衰竭评分系统进行器官功能障碍诊断

3. 辅助检查

（1）诊断急性胰腺炎的重要标志物

1）淀粉酶：急性胰腺炎时，血清淀粉酶于起病后 2~12 小时开始升高，48 小时开始下降，持续 3~5 天。

2）脂肪酶：血清脂肪酶于起病后 24~72 小时开始升高，持续 7~10 天，其敏感性和特异性均略优于血淀粉酶。

两种胰酶超过正常值 3 倍才可诊断急性胰腺炎。血清淀粉酶、脂肪酶的高低与病情程度无确切关联。

（2）反映SAP病理生理变化的实验室检测指标，详见表18-10。

表18-10　反映SAP病理生理变化的实验室检测指标

检测指标	病理生理变化
白细胞↑	炎症或感染
C反应蛋白＞150mg/L	炎症
血糖（无糖尿病史）＞11.2mmol/L	胰岛素释放减少、胰高血糖素释放增加、胰腺坏死
TB、AST、ALT↑	胆道梗阻、肝损伤
白蛋白↓	大量炎性渗出、肝损伤
BUN、肌酐↑	休克、肾功能不全
血氧分压↓	成人呼吸窘迫综合征
血钙＜2mmol/L	Ca^{2+}内流入腺泡细胞，胰腺坏死
血甘油三酯↑	既是急性胰腺炎的病因，也可能是其后果
血钠、钾、pH异常	肾功能受损、内环境紊乱

（六）诊断与鉴别诊断

1. 诊断要点　患者就诊后48小时内明确诊断，一般具备下列3条中任意2条，确诊急性胰腺炎。

（1）急性、持续中上腹痛。

（2）血清淀粉酶或脂肪酶超过正常值上限3倍。

（3）急性胰腺炎的典型影像学改变。

病因学诊断中，是否为胆源性胰腺炎必须明确，因其对后续是否行内镜治疗有指导意义，详见表18-11。

表18-11　急性胆源性胰腺炎病因诊断步骤

病史	酒精摄入史，病前进食情况，药物服用史，既往病史	当血甘油三酯＜1.29mmol/L，血钙不高，酒精、饮食、药物史、胆胰超声无阳性发现时
初筛检查	腹部超声、肝功能、血甘油三酯、血钙	
MRCP	无阳性发现，临床高度怀疑胆源性病因	
ERCP/EUS	胆源性病因多可明确	

2. 鉴别诊断　急性胰腺炎常需与以下疾病相鉴别：胆石症、消化性溃疡、心肌梗死、急性肠梗阻等。

（七）护理措施

1. 非药物治疗护理措施

（1）环境：保持室内空气新鲜和流通，维持室温18~22℃，湿度50%~60%，每天开窗通风。

（2）活动与体位：急性发作期卧床休息为主，以半坐位为宜，腹痛明显时协助弯腰屈膝使膝盖靠近胸部以缓解疼痛；注意安全，拉上双侧床栏保护，防止坠床；协助并鼓励床上活动，长期卧床者每两个小时翻身、叩背，帮助排痰；病情好转时，根据患者身体能耐受程度指导循序渐进活动。

（3）饮食护理：急性期禁食，必要时胃肠减压。恢复期先试验饮食，给予少量无脂米汤，根据病情逐渐给予低脂、低蛋白饮食，应少量多餐，恢复期忌食浓鸡汤、浓鱼汤、肉汤、蛋黄、豆浆等食物，禁食刺激、高脂肪食物，绝对禁酒。

（4）心理护理：应向患者解释病情，消除顾虑，减轻负担，同时说明禁食、戒酒的意义，强调胃肠减压的目的，取得患者配合，保持有效负压引流。指导疼痛评估法，缓解疼痛的技巧。帮助患者认识胰腺炎的特点，强调预防复发的重要性。

（5）病情观察及呼吸功能支持：严密观察体温、脉搏、呼吸、血压及意识变化，如出现体温不升、脉速、出冷汗、血压下降、尿量减少等休克危险，应立即通知医生，给予抢救用药。观察药物的作用及副作用。早期给予中、低流量持续氧气吸入，必要时面罩给氧，力争使动脉氧饱和度＞95%。

2. 药物治疗护理措施

（1）液体复苏：迅速建立静脉通道，有条件时进行深静脉置管，遵医嘱静脉补液，纠正组织缺氧，维持血容量及水、电解质平衡。最初的48小时静脉补液量及速度为200~250ml/h，最佳的液体组合可按晶体液/胶体液=3/1的比例给予，乳酸林格氏液复苏效果优于生理盐水。液体复苏应采取目标导向性策略，避免过度的液体复苏，否则可能加重组织水肿并影响脏器功能。早期液体复苏的目标是尿量＞0.5ml/（kg·h）、平均动脉压（MAP）＞65mmHg、心率＜120次/min、尿素氮（BUN）＜7.14mmol/L（如果BUN＞7.14mmol/L，在24小时内下降至少1.79mmol/L）、血细胞比积（Hct）在35%~44%之间。入院后的24~48h，应每隔8~12h评估液体需求。当出现急性肺损伤、呼吸窘迫时，总补液量＜2 000ml，且适当使用利尿剂。

（2）镇痛治疗：急性胰腺炎多伴有剧烈持续的腹痛，须予以充分的镇痛治疗，腹痛剧烈者可予哌替啶止痛，每次50~100mg，30分钟后观察止痛效果。禁用吗啡，避免引起Oddi括约肌收缩，诱发或加重肠麻痹。教会患者分散注意力的方法及放松技巧。未确诊患者严禁使用止痛和解痉药物，以免掩盖病情。

（3）减少胰液分泌：生长抑素250~500μg/h，或生长抑素类似物奥曲肽25~50μg/h，持续静脉微泵给药。生长抑素和奥曲肽静脉泵入时需注意药物的连续性和速度。药物应现配现用，用药过程中注意观察有无不良反应，严格控制静脉推注的速度，速度过快易引起恶心、呕吐，用药初期还可出现短暂的血糖下降。

（4）营养支持：重症急性胰腺炎早期采用全胃肠外营养（TPN），每日补充能量约32kcal/（kg·d），尽早给予深静脉置管。对于无肠道并发症的重症患者，应尽早过渡到肠内营养（EN），除提供营养底物外，更重要的意义为预防因肠黏膜屏障功能障碍而导致的感染性并发症。做好肠内营养导管的护理，营养液滴注前检查导管刻度及固定情况，抬高床头30°，用温水30ml冲管；根据患者耐受程度调节输注速度，持续滴注时每2~4小时温水30ml脉压式冲洗导管一次，保持滴注通畅；不同品种营养液输注时必须用温水间隔，充分冲洗导管；营养液滴注结束后再次用温水30ml脉压式冲洗导管，最后用碳酸氢钠溶液20ml稀释胰酶肠溶胶囊2粒进行封管。

（5）手术治疗：胆源性胰腺炎合并胆道梗阻或胆道感染者，尽早行内镜下Oddi括约肌切开术（EST）及经内镜逆行胰胆管造影（ERCP）。术前积极行急诊术前准备，禁食4~6小时，监测凝血功能指标，评估患者是否有ERCP禁忌证，向患者介绍手术目的、过程及注意事项，取得患者配合，术前右上肢进行浅静脉留置针，遵医嘱使用哌替啶、丁溴东莨菪碱及吲哚美辛栓。术后观察生命体征变化,嘱患者卧床休息,按医嘱禁食,做好口腔护理;鼻胆管引流通畅,固定妥善,观察引流液的量、性状及颜色,每日更换一次引流袋,如有导管脱出、引流异常及时告知主管医生。观察患者有无腹痛、呕吐、黑便、发热等,关注血常规及血淀粉酶结果,及时发现并处理并发症。

(6)中医中药:大承气汤鼻饲或灌肠给药,大黄神阙穴贴敷或芒硝腹部外敷,促进胃肠蠕动,降低急性胰腺炎患者的腹内压,减轻炎性反应,保护胃肠黏膜屏障作用。

(7)用药护理

1)生长抑素类药物:如乙己苏、施他宁、奥曲肽等,遵医嘱给予首剂量,定时检查静脉通路是否通畅,保持有效血药浓度。观察用药后有无恶心、呕吐等副反应。

2)肠内外营养护理:根据患者耐受程度,输注速度均匀,营养液配制后超过 24 小时禁止使用。监测血糖,关注电解质、肝肾功能指标。

3)中药灌肠护理:灌肠前让患者排尽大小便,以利于药物在肠腔内的保留。灌肠液加热至 38~40℃,灌肠袋距肛门约 30 cm,滴注速度 60~80 滴 /min。

(八)随访

1. 预期目标 轻症患者常在 1 周左右康复,不留后遗症。重症患者病死率约 15%,经积极抢救成功患者容易发生胰腺假性囊肿、脓肿和脾静脉栓塞等并发症,遗留不同程度的胰腺功能不全。未祛除病因的部分患者可经常复发急性胰腺炎,反复炎症及纤维化可演变为慢性胰腺炎。所以应积极治疗胆、胰疾病,适度饮酒及进食,部分患者需严格戒酒等,实现预期目标。

(1)患者疼痛缓解或消失。

(2)维持体液平衡,无水、电解质紊乱及酸碱平衡失调。

(3)患者营养状况改善,体重维持或增加。

(4)患者感染得到有效控制,体温恢复正常。

(5)患者未发生并发症,或并发症得到及时发现和处理。

2. 并发症

(1)胰腺局部并发症

1)胰瘘:急性胰腺炎致胰管破裂,胰液从胰管漏出 > 7 天,即为胰瘘。胰内瘘包括胰腺假性囊肿、胰性胸腹水及胰管与其他脏器间的瘘。胰液经腹腔引流管或切口流出体表,为胰外瘘。

2)胰腺假性囊肿:多在 SAP 病程 4 周左右出现。一般假性囊肿 < 5 cm时,6 周内约 50% 可自行吸收;囊肿大时,可有明显腹胀、肠道梗阻等症状。

3)胰腺脓肿:胰腺内、胰周积液或胰腺假性囊肿感染,发展为脓肿。患者常有发热、腹痛、消瘦及营养不良症状。

4)左侧门静脉高压:胰腺假性囊肿压迫和炎症,导致脾静脉血栓形成,继而脾大、胃底静脉曲张,破裂后可发生致命性大出血。

(2)全身并发症:重症胰腺炎常并发不同程度的多器官功能衰竭。

1)急性呼吸窘迫综合征:重症急性胰腺炎患者突然发生呼吸困难、过度换气、发绀、大汗等症状,并且吸氧不能缓解,血氧饱和度进行性下降,要立即通知医生,并保持呼吸道通畅,必要时给予呼吸机辅助呼吸。

2)急性肾衰竭:严密监测患者进出量,若患者出现少尿、无尿,进行性血尿素氮、肌酐升高等症状，及时汇报医生。

3）心律失常及心力衰竭：密切观察心律变化。

4）消化道出血：胃肠减压管引流出咖啡色液体，或突发呕血、便血，立即通知医生，遵医嘱给予抗酸、止血、生长抑素等药物，做好输血准备。

5）胰性脑病：密切观察患者意识、瞳孔，出现嗜睡、烦躁不安时及时汇报。并加强安全护理，必要时遵医嘱进行约束。

6）其他：菌血症及真菌感染、高血糖、慢性胰腺炎等。

二、慢性胰腺炎

（一）概述

慢性胰腺炎（chronic pancreatitis，CP）是指由于各种原因导致的胰腺局部、节段性或弥漫性的慢性进展性炎症，导致胰腺组织和/或胰腺功能的不可逆损害，临床上表现为反复发作性或持续性腹痛、腹泻或脂肪泻、消瘦、黄疸、腹部包块和糖尿病。慢性胰腺炎的发病通常需要一个急性胰腺炎的前哨事件来启动炎症过程，此后，饮酒、胆道系统疾病或自身免疫性胰腺炎等危险因素维持炎症反应，导致进行性纤维化。一些遗传变异可不需要急性胰腺炎的启动，并可促进特发性和酒精性胰腺炎的发生。

（二）流行病学

慢性胰腺炎患病率及发病率在世界范围内存在明显的地区差异，我国发病虽低于西方国家，但呈逐年上升趋势；东部经济发达地区患者数量明显高于西北部的经济欠发达地区；CP 男女比例为 1.86∶1，患者发病平均年龄 48.9 岁，其中，60 岁左右为发病高峰。

（三）病因与危险因素

1. 病因

（1）饮酒是全球范围内最常见的慢性胰腺炎致病因素，不仅限于西方发达国家。在饮酒人群中，有 10% 的饮酒者发生慢性胰腺炎。

（2）胆道系统疾病仍然是我国慢性胰腺炎的常见原因之一。

2. 危险因素

（1）所有自身免疫性疾病的病理机制均可成为自身免疫性胰腺炎的病因，如干燥综合征、硬化性胆管炎等。

（2）小部分频繁发作的酒精性急性胰腺炎可以逐渐转变为慢性胰腺炎。

（四）预防和筛查

1. 预防　戒酒、积极治疗胆道疾病，防止急性发作，避免暴饮暴食，不适时及时就诊。

2. 筛查　腹部超声可作为初筛手段，但敏感性不高；CT/MRI 具有诊断价值；ERCP 是慢性胰腺炎形态学诊断和分期的重要依据；MRCP 可显示胰管扩张的程度和结石位置，并能明确部分 CP 的病因。自身免疫性胰腺炎患者血 IgG4 常升高。

（五）评估

1. 病史

（1）病因与诱因：采集病史，了解是否有胰腺炎病史，以及是否有暴饮暴食、酗酒、胆道疾病病史等，评估病因。

（2）患病与治疗经过：询问患者本次疾病发作的时间，发作时的表现，如腹痛部位、程度、诱发或缓解因素等。询问有无进行检查及检查结果，治疗经过和病情严重程度。了解患者所用药物的名称、剂量、用法、疗效、不良反应，药物的治疗效果等。

（3）症状评估

1）腹痛：常呈反复发作的上腹痛，初为间歇性，以后可转为持续性上腹痛，平卧位时加重，前倾坐位、弯腰、侧卧蜷曲时疼痛可减轻。腹痛常因饮酒、饱食或高脂食物诱发，急性发作时常伴有血淀粉酶及脂肪酶升高。有时腹痛部位不固定，累及全腹，亦可放射至背部或前胸。腹痛程度轻重不一，严重者需用麻醉剂才能缓解疼痛。

2）胰腺外分泌功能不全的表现：慢性胰腺炎后期，由于胰腺外分泌功能障碍，可引起食欲减退，食后上腹饱胀，消瘦，营养不良，水肿，及维生素 A、D、E、K 缺乏等症状。约 1/4 患者有脂肪泻。

3）胰腺内分泌功能不全的表现：由于慢性胰腺炎引起胰腺 β 细胞破坏，半数患者可发生糖尿病。

通常将腹痛、体重下降、糖尿病和脂肪泻称之为慢性胰腺炎的四联征。

（4）心理 - 社会状况评估：了解患者对疾病的认识，以便适时提供心理支持，帮助患者树立战胜疾病的信心。

2. 体格检查

（1）一般状态：测量患者生命体征。

（2）腹部检查：腹部压痛与腹痛不相称，多数患者仅有腹部轻压痛。当并发胰腺假性囊肿时，腹部可扪及表面光滑的包块。当胰头肿大、胰管结石及胰腺囊肿压迫胆总管时，可出现黄疸。

（3）其他主要体征：少数患者可出现腹水和胸腔积液、消化性溃疡和上消化道出血、血栓性静脉炎或静脉血栓形成。

3. 辅助检查

（1）实验室检查：部分患者急性发作期可见血、尿淀粉酶增高，粪便在显微镜下有多量脂肪滴和未消化的肌纤维等。部分患者尿糖和糖耐量试验阳性，血糖测定、糖耐量试验可反映一些内分泌功能。

（2）影像学检查

1）B 超检查：可作为慢性胰腺炎初筛手段。

2）超声内镜（EUS）：可见胰实质回声增强、胰管扩张、狭窄和结石及假性囊肿等征象，诊断敏感性优于腹部 B 超。

3）CT 检查：具有诊断价值，可见胰实质钙化、胰管扩张或假性囊肿形成等。

4）ERCP：是慢性胰腺炎形态学诊断和分期的重要依据。

5）MRCP：可显示胰管扩张的程度和结石位置，并能明确部分慢性胰腺炎的病因，近年来已取代诊断性 ERCP 在慢性胰腺炎中的作用。

（六）诊断与鉴别诊断

1. 诊断要点

（1）有典型的慢性胰腺炎的症状和体征，有明显的胰腺外分泌障碍和典型的慢性胰腺炎影像学特征，并排除胰腺癌。

（2）有明确的胰腺钙化。

（3）有明确的胰腺炎组织学诊断。

2. 鉴别诊断 慢性胰腺炎与胰腺癌鉴别尤为重要，部分患者鉴别有一定难度，需要内镜超声引导下行细针穿刺活组织检查。

（七）护理措施

1. 非药物治疗护理措施

（1）环境：保持室内空气新鲜和流通，维持室温18~22℃，湿度50%~60%，每天开窗通风。

（2）活动与体位：根据患者身体耐受程度指导活动。

（3）饮食护理：指导患者进食低脂饮食，少量多餐，限浓茶、咖啡、辛辣食物、过量饮食及高蛋白饮食，禁烟酒；伴糖尿病患者，予糖尿病饮食。长期腹泻患者注意补充脂溶性维生素及维生素B_{12}、叶酸及各种微量元素。

（4）心理护理：向患者解释病情，帮助患者认识慢性胰腺炎的特点，消除病因，预防并发症的发生。

（5）病情观察：观察患者腹痛及病情变化，如有胰管梗阻、胆道梗阻、门静脉高压等并发症，及时汇报医生。

2. 药物治疗护理措施

（1）药物治疗：口服胰酶制剂、皮下注射奥曲肽及阿片类止痛药可缓解部分疼痛，禁用吗啡。顽固性、非梗阻性疼痛可行CT、EUS引导下腹腔神经阻滞术。采用高活性、肠溶性胰酶替代治疗胰腺外分泌功能不全，胰酶应在餐中服用，同时应用PPI制剂抑制胃酸分泌，可减少胃酸对胰酶的破坏，提高药物疗效。糖皮质激素是治疗自身免疫性胰腺炎的有效方法，指导患者定时服药，观察药物作用及副作用。

（2）内镜治疗：ERCP下可进行胰管括约肌切开、胰管取石及引流术、胰管支架置入术等，达到胰管减压、缓解疼痛的目的。配合医生做好内镜前后的护理及宣教。

（3）手术治疗指征

1）内科或内镜处理不能缓解疼痛；

2）胰管结石、胰管狭窄伴胰管梗阻；

3）发生胆道梗阻、十二指肠梗阻、门静脉高压和胰性腹水或囊肿等并发症；

4）不能排除癌变者。

（八）随访

1. 预期目标　慢性胰腺炎经积极治疗可缓解症状，但不易根治，晚期患者多死于并发症。所以应积极消除病因，治疗并发症，有症状时及时就诊，其预期目标如下：

（1）患者能够建立规律的生活方式及良好的行为习惯，延缓疾病进展。

（2）患者能够合理安排作息，避免过度劳累和精神紧张，并缓解疼痛。

（3）患者知晓相关并发症，有症状时能及时就诊。

2. 并发症

（1）患者可合并糖尿病，可给予胰岛素治疗。

（2）胆道或十二指肠梗阻等，进行外科手术治疗。

（3）假性囊肿形成，可进行手术或内镜下引流。

（4）有少数患者会发生癌变。

（俞国红）

第十七节 腹 膜 炎

一、概述

腹膜炎（peritonitis）是发生于腹腔壁腹膜与脏腹膜的炎症，可由细菌、化学（如胃液、胆汁、血液）或物理损伤等因素引起。临床所称急性腹膜炎多指继发性的化脓性腹膜炎，是一种常见的外科急腹症。急性化脓性腹膜炎是指由化脓性细菌包括需氧菌和厌氧菌或两者混合引起的腹膜急性炎症。

腹膜受细菌或胃肠道内容物的刺激，发生充血、水肿等反应并产生大量浆液性渗出液，以稀释腹腔内的毒素；渗出液中含大量的吞噬细胞、中性粒细胞、坏死组织、细菌和凝固的纤维蛋白，加之组织坏死、化脓，使渗出液变成脓液。腹膜炎的转归除与患者全身情况和腹膜局部防御能力有关外，也取决于污染细菌的性质、数量和污染的持续时间。

二、流行病学

临床上大部分腹膜炎是继发性的，约占总数的98%，多采用手术治疗。

三、病因与危险因素

（一）病因

腹膜炎可按病因分为细菌性与非细菌性两大类；按临床过程，有急性、亚急性和慢性之分；按累及范围分为弥漫性与局限性；按发病机制分为原发性与继发性；各类型之间可以转化。

1. 继发性腹膜炎　致病菌以大肠埃希菌最多见，其次为厌氧杆菌、链球菌等；大多数患者为混合型感染。临床上多由腹内脏器穿孔、脾破裂、炎症扩散、缺血及手术感染所致，如胃、十二指肠溃疡急性穿孔、腹部损伤、绞窄性肠梗阻等。

2. 原发性腹膜炎　又称自发性腹膜炎，指腹腔内原发病灶，细菌经血行、泌尿道、女性生殖道等途径播散到腹膜腔，引起腹膜炎。病原菌多为溶血性链球菌、肺炎双球菌或大肠埃希菌。常见于儿童，患者常伴有营养不良或抵抗力低下。

（二）危险因素

1. 未积极处理原发病灶　如阑尾炎、胆囊炎、胃十二指肠溃疡、空腔脏器破裂或穿孔、急性胰腺炎等。

2. 其他　营养不良、肝硬化并发腹水、肾病或猩红热等机体抵抗力降低时，肠腔内细菌有可能通过肠壁直接进入腹膜腔，引起腹膜炎。

四、预防和筛查

（一）预防

1. 指导健康人群改变不良的生活习惯，如改变高脂肪、高糖、低膳食纤维的饮食习惯，戒酒，注意饮食卫生，忌食刺激、辛辣及油腻食物，积极治疗或控制阑尾炎、胃十二指肠溃疡、胆囊炎、急性胰腺炎等疾病。

2. 避免外伤,减少空腔脏器破裂或穿孔。

3. 腹部手术时避免污染腹腔,减少术后胃肠道、胆管、胰腺吻合口瘘等并发症发生。

4. 保证休息,加强营养,避免劳累等。

(二)筛查

1. 询问患者有无阑尾炎、胃十二指肠溃疡、胆囊炎、急性胰腺炎等病史,注意定期复查,防止感染穿孔。

2. 腹部手术患者术后注意腹痛、腹胀变化。

五、评估

(一)病史

1. 评估与腹膜炎有关的病因和诱因　详细询问与腹膜炎相关的病因和诱因,了解患者的年龄、性别、职业等一般资料。了解既往病史,尤其注意有无胃、十二指肠溃疡病史及慢性阑尾炎、胆囊炎发作史,有无其他腹腔内脏器官疾病和手术史;有无腹部外伤史。对于儿童应注意近期有无呼吸道、泌尿道感染病史、营养不良或其他导致抵抗力下降的情况。

2. 患病及治疗经过　询问患者本次疾病发作的时间,发作时的表现,如腹痛发生的时间、部位、性质、程度、范围及伴随症状等;若有呕吐,了解呕吐物的性状;注意有无腹部压痛、反跳痛、肌紧张及其部位、程度和范围;询问有无进行检查及检查结果,治疗经过和病情严重程度。了解患者所用药物的名称、剂量、用法、疗效、不良反应等,药物的治疗效果。了解疾病对患者日常生活的影响程度。询问患者过去有无腹膜炎发作史,发作的诱因及每次发作的表现,检查治疗情况,是否进行手术治疗等。

3. 症状评估

(1)评估患者有无腹痛、恶心、呕吐、体温升高、脉搏加速等症状,注意这些症状的程度及其特点,有无寒战、高热、大汗、口干等其他伴随症状。

(2)典型腹膜炎症状一般为持续性剧烈腹部疼痛,咳嗽及变换体位时疼痛加剧,常不能忍受,疼痛范围多由原发部位开始,随炎症扩散而波及全腹,但仍以原发病灶处疼痛最为显著。

4. 心理 - 社会状况评估　由于发作时出现剧烈腹痛等症状,常有焦虑、恐惧等表现,评估对本病的认知和心理承受能力,评估其对医院环境的适应情况和治疗的合作情况。了解家属及亲友的态度、经济承受能力等。

(二)体格检查

1. 一般状态　测量患者的生命体征,评估精神状态,注意有无嗜睡、烦躁、意识模糊等精神状态的改变,观察呼吸频率、深度及脉率的变化。

2. 皮肤和黏膜　观察口唇、面颊、耳郭等皮肤有无发绀,唇舌是否干燥,有无大汗口干、四肢发凉等。

3. 腹部检查　主要采用视诊、听诊、叩诊、触诊。视诊可见腹胀明显,观察腹式呼吸运动有无减弱或消失。听诊肠鸣音有无减弱或消失。叩诊因胃肠胀气而呈鼓音;胃肠穿孔时肝浊音界缩小或消失;腹腔内积液较多时移动性浊音呈阳性。触诊腹部有无压痛、反跳痛和腹肌紧张,称之为腹膜刺激征,是腹膜炎的标志性体征,以原发病灶处最明显。腹肌紧张的程度与患者体型、年龄、病因有关。胃肠、胆囊穿孔时可由于胃酸及胆汁的强烈化学性刺激引起强烈的腹肌紧张呈"板状腹"。

（三）辅助检查

1. 血常规　血常规检查示白细胞计数及中性粒细胞比例增高，可出现中毒颗粒。病情危重或机体反应能力下降者，白细胞计数可不升高，仅中性粒细胞比例增高。

2. 腹腔穿刺　根据穿刺液性状判断感染病因，抽出液呈黄色、混浊、含胆汁，常提示胃、十二指肠穿孔；抽出液为血性，且淀粉酶测定明显增高常提示出血坏死型胰腺炎；抽出液为草绿色透明液，常提示为结核性腹膜炎。

3. 腹部 X 线　立、卧位平片见小肠普遍胀气并有多个小液平面，呈肠麻痹征象；胃肠穿孔时立位平片多可见膈下游离气体，对消化道穿孔有确诊意义。膈下脓肿时，可见膈肌抬高，肋膈角模糊或胸腔积液。

4. B 超和 CT 检查　示腹腔内有不等量液体但不能鉴别液体的性质，对腹腔脓肿、实质性脏器的病变有诊断价值，可帮助明确脓肿的大小及位置，并可在 B 超或 CT 引导下行腹腔脓肿穿刺。

六、诊断与鉴别诊断

（一）诊断要点

1. 病史中有引起继发性腹膜炎的病因。儿童在上呼吸道感染期间以及肾炎、肝硬化患者出现腹膜炎体征时，应考虑原发性腹膜炎的可能。

2. 持续性腹痛，伴恶心、呕吐，有感染的全身表现。

3. 典型的腹膜刺激征及其他腹部阳性体征。

4. 结合上述辅助检查的阳性结果即可诊断。

（二）鉴别诊断

根据典型的症状与体征，白细胞计数及分类，腹部 X 线检查、B 超检查和 CT 检查等，急性腹膜炎的诊断一般不难。

原发性腹膜炎的症状、体征与继发性腹膜炎相似，实验室检查结果亦多相同，但只能采取非手术疗法则与继发性腹膜炎迥异，故应注意鉴别。原发性腹膜炎与继发性腹膜炎的鉴别要点如下：

1. 原发性腹膜炎主要见于肝硬化腹水、肾病综合征等免疫功能减退的患者及婴幼儿，尤其是 10 岁以下的女童。而继发性腹膜炎则大多无此类局限。

2. 发生于肝硬化腹水者的原发性腹膜炎起病较缓，腹部体征中的"腹膜炎三联征"往往不甚明显。发生于婴幼儿的原发性腹膜炎起病较急、"腹膜炎三联征"亦多不及继发性腹膜炎明显。

3. 腹腔内无原发感染病灶是原发性腹膜炎与继发性腹膜炎区别的关键。X 线检查如发现膈下游离气体则是继发性腹膜炎的证据。

4. 腹腔穿刺，取腹水或腹腔渗液做细菌涂片与培养检查。原发性腹膜炎一般为单一细菌感染，而继发性腹膜炎几乎均为混合性细菌感染。

七、护理措施

（一）非药物治疗护理

1. 环境护理　保持室内空气新鲜和流通，维持室温 18~22℃，湿度 50%~60%，每天开窗通风 2 次。

2. 活动与体位　取半卧位,促使腹内渗出液积聚于盆腔,有利于局限炎症和引流,以减轻中毒症状,同时促使膈肌下移,减轻腹胀对呼吸和循环的影响。且半卧位时腹肌松弛,有助于减轻腹肌紧张引起的腹胀等不适。休克患者取平卧位或头、躯干和下肢均抬高 20°。术后患者麻醉清醒后可给予半卧位,并鼓励患者早期床上活动,预防肠粘连。

3. 饮食护理　禁食,并进行胃肠减压。禁食可减轻腹胀,减少胃内容物继续流入腹腔,减轻肠麻痹时的肠腔积液积气,肠蠕动恢复正常后,可给予饮食。持续胃肠减压能吸出胃肠道内容物和气体,减轻腹胀,改善胃、肠壁的血液循环,促进胃肠功能恢复。加强营养支持,急性腹膜炎患者代谢率高,因此对于长期不能进食患者应尽早考虑使用全胃肠外营养。手术后 2~3 天,肠蠕动恢复、出现肛门排气后可给予进食流质饮食,并慢慢向半流质过渡。对于胃肠道吻合术患者,进食时间应酌情推迟。

4. 心理护理　做好患者及家属的解释安慰工作,稳定患者情绪,减轻焦虑;介绍有关腹膜炎的疾病知识,提高其认识并配合治疗和护理;帮助其勇敢面对疾病,尽快适应患者角色,增加战胜疾病的信心和勇气。若需进行手术的患者,应向其讲明手术方法和过程、术中注意事项及可能出现的并发症。

5. 病情观察　术前定时测量生命体征,必要时监测尿量、血清电解质及血气分析指标,记录液体出入量,注意患者有无脱水、酸碱平衡紊乱的表现,术后继续密切观察生命体征的变化,加强巡视,注意治疗前后症状、腹部体征的变化和对比,动态观察。若病情恶化或出现并发症时,应及时通知医生并协助其处理。对危重患者,尤其要注意其循环功能、呼吸功能、肾功能的监测和维护。观察其肠蠕动恢复情况及注意切口、引流管护理等。

6. 对症护理　疼痛患者可采用松弛疗法,已经确诊、明确治疗方案和手术患者,可使用哌替啶等药物止痛,尽量减少搬动和按压腹部,以减轻疼痛。高热患者,给予物理降温。对于高度腹胀、呼吸困难患者予以吸氧。

(二)药物治疗护理

迅速建立静脉输液通道,遵医嘱补液,进行肠内、外营养支持治疗,必要时输新鲜血和血浆蛋白,维持有效循环血量,纠正水、电解质及酸碱平衡紊乱,纠正贫血和低蛋白血症。安排好输液的顺序,根据患者临床表现和补液的监测指标及时调整输液量、速度和种类,保持每小时尿量达 30ml 以上。继发性腹膜炎多为混合型感染,抗感染治疗时需考虑致病菌的种类,根据细菌培养及药敏结果选用抗生素。需强调的是,抗生素不能代替手术治疗,有些病例通过单纯手术即可获得治愈。术后继续应用有效抗生素,进一步控制腹腔内感染,观察药物疗效和不良反应。

(三)特别关注

1. 腹部症状及体征变化。

2. 保证有效引流。

八、随访

(一)预期目标

1. 患者胃肠功能恢复正常,肠鸣音恢复到正常范围。

2. 患者能理解半卧位休息、术后早期下床活动的重要性。

3. 患者卧床期间能进行床上活动,体力恢复后尽早下床活动,促进肠功能恢复,防止术后肠粘连及下肢深静脉血栓形成。

4. 患者能注意腹部症状和体征的变化,如有腹痛、腹胀、恶心等不适能及时复诊。

5. 患者能掌握术后恢复饮食的知识,循序渐进、少量多餐。进食富含蛋白质和维生素的食物,促进手术创伤的修复和切口愈合。

(二)并发症

腹腔脓肿为主要并发症,脓液在腹腔内积聚,由肠管、内脏、网膜或肠系膜等粘连包围,与游离腹腔隔离,形成腹腔脓肿。腹腔脓肿可分为膈下脓肿、盆腔脓肿和肠间脓肿。一般均继发于急性腹膜炎或腹腔内手术,原发性感染少见。

(俞国红)

第十九章
神经系统疾病患者的护理

神经学科一词始于 20 世纪 60 年代,泛指神经系统结构和功能有关的知识和研究。也称为"脑科学"。人类的感知和直觉、记忆和学习、思维和情感都依赖于神经系统的活动。而神经护理学是伴随神经学科的发展而逐渐形成的护理学科之一,是神经学科和护理学科重要的组成部分。

神经护理学是一门专业性很强的学科,历经半个世纪的发展,已基本形成了独特的理论体现和专科技能。基于国家"十三五"规划、美国护理协会专业护理实践标准,特别是临床设置"卒中专科护士"岗位以来,更加规范了神经护理学临床实践活动。

第一节　概　　述

神经系统疾病泛指神经系统结构和功能的病变,神经系统疾病的护理是指针对脑、脊髓、周围神经及骨骼肌由于感染、血管病变、外伤、肿瘤、中毒、免疫障碍、变性、遗传、营养缺陷等所致疾病的个体化整体护理。

一、解剖生理概要

神经系统由中枢神经系统和周围神经系统两大部分组成。中枢神经系统包括脑和脊髓,是整个系统的控制中枢,身体所有的感觉必须从感受体传送至中枢神经系统,感觉才能被解释和发生作用。周围神经系统是指将脑与脊髓连接到感受器、腺体的神经突起。周围神经系统可分为传入系统与传出系统。传入系统将感受器的信息传导至中枢。传出系统将中枢的信息传导至肌肉与腺体。传出神经可分为躯体神经和自主神经。躯体神经包括脑神经和脊神经,分布于体表、骨关节和骨骼肌,主要将神经冲动自中枢传向骨骼肌。自主神经分布于内脏、平滑肌和腺体,主要将神经冲动自中枢传向平滑肌、心肌和腺体,又可分为交感神经系统和副交感神经系统。

二、常见症状

神经系统疾病的常见症状体征有头痛、意识障碍、言语障碍、感觉障碍、运动障碍等,分述如下。

(一)头痛

头痛是神经系统疾病最常见的症状之一,主要分类有:

1. 偏头痛　偏头痛主要是由于颅内、外血管收缩与舒张功能障碍引起的,临床表现为发作性头痛,多为偏侧、中重度、搏动样头痛,持续 4~72 小时不等,往往伴有恶心、呕吐。声、光刺激或日常活动可加重头痛,休息睡眠或服用止痛药物后可缓解,常反复发作,多有家族史。

2. 高颅内压性头痛　颅内肿瘤、血肿、囊肿、脓肿等占位性病变可使颅内压力增高，刺激、挤压颅内血管、神经及脑膜等出现头痛。此类头痛常为持续性整个头部涨痛、阵发性加剧，常有喷射状呕吐和视力障碍。

3. 低颅内压性头痛　常见病因为腰椎穿刺后颅内压降低。腰穿时脑脊液放液过多、术后渗出，使椎管内压力下降，后颅窝疼痛敏感组织被牵拉而导致头痛。通常在术后数小时内出现枕部或额部的钝痛或搏动性疼痛，起坐或站位时头痛加剧，取头低位卧床休息有利于头痛缓解。

4. 其他　眼部、耳部、鼻部疾病以及精神因素等也会引起头痛。如青光眼、中耳炎、鼻窦炎等。

（二）意识障碍

意识障碍是指由于脑缺血、缺氧、葡萄糖供给不足、酶代谢异常等因素引起脑细胞代谢紊乱，引起脑干网状结构功能损害和脑活动功能减退，从而导致人体对周围环境及自身状态的识别和觉察能力出现障碍。可表现为嗜睡、意识模糊和昏睡，严重的意识障碍为昏迷。

1. 嗜睡（somnolence）　是最轻的意识障碍，患者陷入持续的睡眠状态，可被唤醒，并能正确回答和做出各种反应，但当刺激去除后很快又再入睡。

2. 意识模糊（confusion）　是意识水平轻度下降，较嗜睡更深的一种意识障碍。患者能保持简单的精神活动，但对时间、地点、人物的定向能力发生障碍。

3. 昏睡（lethargy）　患者处于熟睡状态，不易唤醒。虽在强烈刺激下（如压迫眶上神经、摇动患者身体等）可被唤醒，但很快又再入睡。醒时答话含糊或答非所问。

4. 昏迷（coma）　是严重的意识障碍，表现为意识持续的中断或完全丧失。按其程度可分为三阶段。

（1）轻度昏迷：意识大部分丧失，无自主运动，对声、光刺激无反应，对疼痛刺激尚可出现痛苦的表情或肢体退缩等防御反应。角膜反射、瞳孔对光反射、眼球运动、吞咽反射等可存在。

（2）中度昏迷：对周围事物及各种刺激均无反应，对于剧烈刺激可出现防御反射。角膜反射减弱，瞳孔对光反射迟钝，眼球无转动，生命体征发生变化。

（3）深度昏迷：全身肌肉松弛，对各种刺激全无反应。深、浅反射均消失，生命体征变化明显，可出现呼吸不规则、血压下降等。

5. 谵妄（delirium）　是一种以兴奋性增高为主的高级神经中枢急性活动失调状态。临床上主要表现为意识模糊、定向力丧失、出现幻觉、错觉、躁动不安、言语杂乱甚至冲动行为等。谵妄可发生于急性感染的发热期间，也可见于某些药物中毒（如急性酒精中毒）、代谢障碍（如肝性脑病）、循环障碍或中枢神经疾患等。

目前认为，谵妄是较意识模糊更为严重的意识障碍类型。谵妄状态的特征：①意识水平降低，有定向障碍。②常有精神运动性兴奋。③有幻觉或错觉，尤以幻视较多见。谵妄的临床特征中以注意缺陷、意识水平低下、知觉紊乱以及睡眠 - 觉醒周期的紊乱为主要症状。

（三）言语障碍

言语障碍是指通过视、听途径的基本言语交际过程的病态现象，言语障碍可分为失语症和构音障碍。

失语症是指由于脑损伤所致的语言交流能力障碍。患者在意识清晰、无精神障碍及严重智能障碍的前提下，无视觉和听觉缺损，无口、咽、喉等发音器官肌肉瘫痪及共济运动障碍,却听不懂别人及自己的讲话,说不出要表达的意思,不理解也写不出病前会读、会写的字句等。可将失语分为以下类型。

1. Broca 失语 又称运动性失语或表达性失语,突出表现为口语表达障碍,由优势半球额下回受损所致。

2. Wernicke 失语 又称感觉性失语或听觉性失语,突出表现为口语理解障碍,由优势半球颞上回后部病变引起。

3. 传导性失语 突出表现为复述不成比例受损,由优势半球缘上回皮质或深部白质内弓状纤维病变所致。

4. 命名性失语 又称遗忘性失语,突出表现为不能说出物件的名称,但可说出该物件的用途及使用方法,当别人提示物件名称时,患者能辨别正确与否。由优势半球颞中回及颞下回后部病变所致。

5. 完全性失语 又称混合性失语,其特点是所有语言功能均有明显障碍,由优势侧大脑半球较大范围病变所致。

6. 失写 患者无手部肌肉瘫痪,但不能抄写,或者写出的句子常有遗漏错误,而仍保持抄写能力。由优势半球额中回后部病变所致。

7. 失读 患者无失明,但不识文字、词句和图画,由优势半球顶叶角回病变所致。

构音障碍是指由于神经肌肉的器质性病变,造成发音器官的肌无力及运动不协调。患者表现为发音含糊不清而用词正确。

(四)感觉障碍

感觉障碍是指机体对各种形式(痛、温、触、压、位置、震动等)刺激无感知、感知减退或异常的综合征。感觉包括一般感觉和特殊感觉。一般感觉可分为浅感觉(痛觉、温度觉及触觉)、深感觉(运动觉、位置觉和振动觉)、复合觉(实体觉、图形觉、两点辨别觉和定位觉)。

1. 感觉障碍的症状 根据病变的性质,感觉障碍可分为抑制性症状和刺激性症状两类。

(1)抑制性症状:是由于感觉路径被破坏或功能受抑制而出现感觉减退或感觉缺失。

(2)刺激性症状:是由于感觉路径受到刺激或兴奋性增高时出现的症状。常见的刺激性症状有以下几种表现:①感觉过敏:轻微刺激引起强烈的感觉;②感觉过度:轻微刺激引起强烈而难以耐受的感觉。③感觉异常:没有外界任何刺激而出现的感觉。④感觉倒错:是指热觉刺激引起冷觉感,非疼痛刺激而出现疼痛感觉。⑤疼痛:是临床最常见的症状,常见的类型有局部疼痛、放射性疼痛、扩散性疼痛、灼性神经痛、牵涉性疼痛等。

2. 感觉障碍的类型

(1)末梢型感觉障碍:表现为四肢远端袜子或手套型痛觉、温度觉和触觉减退。见于多发性周围神经病变。

(2)后根型感觉障碍:表现为节段性带状分布的浅、深感觉缺失或减退,常伴有相应节段的根性疼痛,如椎间盘突出。

(3)节段性感觉障碍:为脊髓病变产生受累节段的感觉缺失或感觉分离。若脊髓横贯性损伤,病变平面以下全部感觉缺失;脊髓中央部病变损害前联合,引起病变节段支配区的感觉分离,即痛觉和温度觉消失而触觉存在,称分离性感觉障碍。

(4)传导束型感觉障碍:表现为病变平面以下所有深、浅感觉障碍。如内囊病变,对侧偏身感觉缺失或减退。脊髓半侧损害,病变平面以下感觉分离,即同侧深感觉丧失,对侧痛温觉丧失。

（5）交叉型感觉障碍：表现为病变同侧的面部和对侧肢体的感觉缺失或减退。见于脑干病变。

（6）皮质型感觉障碍：病变损害大脑皮层感觉中枢的某一部分，出现单肢感觉缺失（对侧的上肢或下肢分布的感觉）。皮质性感觉障碍的特点是精细性感觉障碍（形体觉、定位觉、图形觉、两点辨别觉）。

（五）运动障碍

运动障碍包括瘫痪、不随意运动和共济失调等。

1. 瘫痪　是指肌力下降或丧失而导致运动障碍，由运动神经元损害引起。

根据病变部位不同，瘫痪可分上、下运动神经元性瘫痪。上运动神经元性瘫痪，又称中枢性瘫痪或痉挛性瘫痪，主要由脑（大脑皮质、内囊、脑干）和脊髓病变引起。下运动神经元性瘫痪，亦称周围性瘫痪或松弛性瘫痪，主要由脊髓前角细胞、前根、神经丛及周围神经疾病引起。上、下运动神经元性瘫痪的鉴别见表19-1：

表19-1　上、下运动神经元瘫痪的鉴别

鉴别点	上运动神经元瘫痪	下运动神经元瘫痪
瘫痪分布范围	较广，偏瘫、单瘫、截瘫和四肢瘫	多局限（肌群为主），或四肢瘫
肌张力	增高，呈痉挛性瘫痪	减低，呈弛缓性瘫痪
腱反射	（+）	（–）
肌肉萎缩	无或轻度失用性萎缩	显著
肌束震颤	无	可有
肌电图	神经传导速度正常，无失神经电位	神经传导速度减低，有失神经电位

瘫痪的临床表现：按临床表现可将瘫痪分为单瘫、偏瘫、交叉性瘫、截瘫、四肢瘫、局限性瘫等。

单瘫：单个肢体的运动不能或运动无力，多表现为一个上肢、一个下肢或某些肌群，见于大脑半球、脊髓前角细胞、周围神经和肌肉的病变。

偏瘫：一侧面部和肢体瘫痪，常伴有瘫痪侧肌张力增高、腱反射亢进和病理反射阳性等体征。可见于一侧大脑半球病变，如内囊出血、大脑半球肿瘤、脑梗死等。

交叉性瘫痪：病变侧脑神经麻痹和对侧肢体瘫痪。常见于脑干病变如肿瘤、炎症和血管性病变。中脑病变时出现病侧动眼神经麻痹，对侧肢体瘫痪；脑桥病变可出现病侧外展、面神经麻痹和对侧肢体瘫痪。

截瘫：是指双下肢瘫痪，常见于脊髓胸腰段的炎症、外伤、肿瘤等引起的脊髓横贯性损害。

四肢瘫：是指四肢不能运动或肌力减退，常见于高颈段脊髓病变或周围神经病变。

2. 不随意运动　是指患者在意识清醒的情况下，出现不随意志控制的无规律、无目的的面、舌、肢体、躯干等肌肉的不自主活动，由锥体外系病变所致。临床上可分为震颤、手足徐动、投掷运动、舞蹈、扭转痉挛等，不随意运动的症状睡眠时消失。

3. 共济失调　是指由本体感觉、前庭迷路、小脑系统损害所引起的机体维持平衡和协调不良所产生的临床综合征，可表现为站立不稳、步态蹒跚、言语不清等。根据病变部位可分为小脑性共济失调、大脑性共济失调和脊髓性共济失调三种类型。

三、特殊检查

(一)电子计算机断层扫描(computed tomography,CT)

应用高度准直的 X 线束围绕身体某一部位做一个断面的扫描,扫描过程中由灵敏的检测器记录下大量信息,经电子计算机高速运算,计算出该层面各点的 X 线吸收系数值,用不同的灰度等级显示身体横断层的解剖结构。

1. 应用

(1)颅内肿瘤:为首选方法,对多数颅内肿瘤的部位、大小、轮廓及与周围的关系均可明确地显示出来。

(2)脑血管病:因其快速、准确和安全是大部分脑血管病的首选辅助检查,但小脑幕下病变由于骨伪影的干扰效果不理想。

(3)脊柱和脊髓病变。

2. 注意事项

(1)防范造影剂过敏,了解患者过敏史,并备好相应的抢救用品和药品。

(2)检查时嘱患者固定不动,必要时可于检查前给患者适量镇静药。

(二)磁共振成像

人体内存在大量氢质子,氢质子的磁性较强,是构成水、脂肪和碳水化合物等有机物质的基本成分。氢质子被看作是一个具有固定质量、带单位正电荷、不停绕自身轴旋转的小磁针,临床主要利用氢质子进行磁共振成像。

1. 应用

(1)颅内肿瘤:各种颅脑原发性肿瘤和脑转移瘤。

(2)脑血管病:脑梗死、脑出血的亚急性和慢性阶段、各种脑血管畸形、脑动脉瘤和脑静脉窦血栓形成等。

(3)脊柱和脊髓病变:不需要向椎管内注射造影剂即能成像,对脊髓空洞症、脊髓肿瘤和椎间盘突出都能清晰显示。

2. 注意事项 凡做过脑动脉瘤夹闭术、装有心脏起搏器、术后体内留有金属异物的患者,禁做此检查;有精神症状的患者及小儿在检查前根据病情给予镇静剂,待入睡后进行检查;检查当天需将以往的 B 超、CT、MRI、X 光片及血管造影片提供给医生参考;检查前应向患者介绍检查的经过,以减少患者的恐惧心理;提醒患者不戴手表、手机、信用卡等易受磁化的物品;摘掉假牙、发卡、头饰、眼镜、项链、耳环等物品。

(三)正电子发射计算机断层扫描

正电子发射计算机断层扫描(positron emission tomography,PET)作为当代最先进的核医学显像技术,是将人体代谢所必需的物质(如葡萄糖、蛋白质、核酸、氧等)标记上半衰期短的核素(如 18F、13N、11C)制成显像剂(如氟代脱氧葡萄糖,即 18F-FDG),注入人体后进行断层扫描,采集数据及成像,进行诊断和分析。

1. 应用

(1)鉴别脑病灶的良、恶性。

(2)鉴别脑肿瘤复发与坏死。

(3)阿尔茨海默病的早期诊断与鉴别诊断。

(4)癫痫的定位诊断。

（5）帕金森病的病情评价以及脑梗死后组织受损和存活情况的判断。

2. 注意事项

（1）PET显像前要讲解检查过程及相关事项，并解答问题。

（2）携带好以往的检查资料，如CT、MRI、超声、血管造影等，住院患者需带病历。

（3）全身及头部显像检查前至少禁食6小时以上，禁食期间可以饮用不含糖的水。

（4）头部检查需停服神经兴奋剂或抑制剂2天，其他检查可正常用药，但应向检查医生说明用药情况，以帮助图像分析。

（5）PET检查前2小时禁做剧烈运动，显像前需完全休息半小时。

（6）糖尿病患者需特别说明，根据检查项目对血糖浓度加以控制。

（四）脑电图

脑部自发性电活动经头皮或颅内深部电极采集后，输入电子放大器记录显示出来即为脑电图（electroencephalography，EEG）。

1. 应用　EEG检查可发现脑部的弥漫或局限损害。对颅内感染、颅内肿瘤、代谢性脑病以及脑血管疾病等有一定的诊断价值，特别是对癫痫的诊断有重要价值。50%以上的癫痫患者即使在发作间歇期也可出现阵发性异常脑电活动，如棘波、尖波、棘-慢复合波和尖-慢复合波等，称痫性放电。EEG也可用于颅内压增高和脑功能判断与预后监测。

2. 注意事项

（1）检查前24小时停服镇静剂、兴奋剂及其他作用于神经系统的特殊药物，不宜停药者应告之服用的药名和剂量。

（2）检查前一天洗头，忌用头油。

（3）婴幼儿及躁动不合作者遵医嘱用药，使患者处于中度睡眠为止。

（五）诱发电位

诱发电位（evoked potential，EP）是指外加特定的刺激作用于机体，引起中枢神经系统产生可检测的电位变化。按刺激形式和传递刺激信息的通路不同，可分为视觉诱发电位（visual evoked potential，VEP）、听觉诱发电位（auditory evoked potential，AEP）、体感诱发电位（somatosensory evoked potential，SEP）和运动诱发电位（motor evoked po-tential，MEP）；按诱发电位的产生部位可分为脑诱发电位和脊髓诱发电位。

1. 应用

（1）VEP：用于视觉通路病变，如视神经、球后视神经病变、视交叉病变等，常用于多发性硬化，特别是临床症状不明显的潜在性病变的早期诊断，可用于鉴别功能性和器质性盲。功能性盲视力差，而VEP正常。半视野刺激时双颞侧VEP消失，提示视交叉病变。

（2）AEP：用于了解听觉通路传导损害，鉴别有无听觉受损，受损为周围性或中枢性损害，常用于多发性硬化、听神经瘤、各种脑干病变及眩晕查因，如AEP消失可结合EEG、SEP消失，有助于确定脑死亡。

（3）SEP：用于周围神经、中枢神经系统感觉传导系统的各种疾病，帮助确定感觉障碍为器质性或功能性。常用于周围神经炎、外伤、脊髓及脑损伤等，检查受损程度与范围，估计预后，判定疗效，确定外周轴索与中枢连续是完全断裂或部分连续，如有体感皮质电位说明有连续性，提示不一定要手术，SEP的恢复早于临床功能的恢复可提示疗效及预后。去皮质综合征双侧SEP常缺如，故有助于判断昏迷的预后，结合EEG、AEP均消失有助于确定脑死亡。

各种诱发电位的检查结果存在个体差异，受机器灵敏度影响，且 VEP、AEP 受视、听觉器官的影响，故结论应结合临床及其他检查综合判断。

2. 注意事项　参照脑电图检查的注意事项。

(六)视频脑电监测

视频脑电监测是将脑部自发性电活动经头皮或颅内深部电极采集后，输入电子放大器记录显示出来，以评估大脑功能状态的一种无创性监测方法。脑电图上的波型显示出脑细胞群自发而又有节律的电活动，由振幅、周期、位相等特征组成，是皮质锥体细胞顶树突产生的树突电位和突触后电位的总和。

正常脑电波的波幅在 $10\sim200\mu V$ 之间，癫痫发作时可高达 $750\sim1\,000\mu V$。正常成人在清醒、安静(闭眼)时基本波频率多数是 $8\sim13c/s$(小时 z)，称为 α 波。β 波为 $18\sim30c/s$，θ 波为 $4\sim7c/s$，δ 波为 $0.5\sim3c/s$。

异常脑电图主要表现为：正常节律(α 波、β 波)在全脑或局部脑区减弱或消失；脑波频率变慢，在全脑或局部脑区 δ、θ 活动增多；出现异常电活动：棘波、棘慢综合波、阵发性 δ、θ 活动等。当失血、心排出量减少或血压过低使脑血流减少时，脑电可显示低频高幅波型。腔静脉阻塞也使脑血流受到影响，往往呈平坦波。各种原因引起的脑缺氧尤其是当血氧饱和度低于 65% 时，则出现慢波。体温下降至 32℃ 左右脑电变化尚不十分明显，至 28℃ 以下，则体温越低慢波越明显。脑电图对脑缺血特别敏感，脑血流量 CBF < 20~25ml/(100g·min)时，脑电图活动开始减慢；16~17ml/(100g·min)时，自发脑电活动衰竭，诱发脑电波幅进行性降低；< 12~15ml/(100g·min)时，诱发脑电波消失；CBF < 10ml/(100g·min)时发生能量衰竭，而在脑皮质发生不可逆损害之前脑电图已经变成等电位。

1. 应用　视频脑电监测临床常应用于下列疾病：癫痫的诊断与分类；脑血管疾病脑功能的评价；颅内占位病变(肿瘤、脓肿、血肿)的定位诊断；脑炎的早期诊断；脑外伤脑损伤的评定；大脑弥漫性病变(脱髓鞘病)的脑功能评价；肝性脑病的早期诊断；代谢性脑病的脑功能评价；手术及麻醉监测；药物监测；昏迷及脑死亡评分。

视频脑电图对锥体细胞缺血、缺氧敏感，可监测皮层缺血；对癫痫活动敏感，可监测无症状性癫痫发作。临床上对癫痫诊断及致痫灶定位的帮助最大，对脑炎、脑肿瘤、脑血管疾病及睡眠障碍等疾病也有一定的诊断价值。

2. 注意事项　基本与脑电图检查的注意事项相同。

(七)长时间脑电监测的护理

24 小时脑电图是指患者在 24 小时正常活动下进行的脑电监测，它允许患者在正常的环境中从事一些日常活动，同时进行 EEG 的记录，最适用于一天之内发作较多并有特征性脑电图变化的患者。

1. 检查前护理

(1)检查前 3 天停服一切对脑电活动影响大的药物，并在医生指导下减药或停用抗癫痫药物。如咖啡因、苯丙胺、麻黄素等中枢性兴奋剂能减少 α 波。10% 水合氯醛、地西泮等能产生快活动。氯丙嗪、三氟拉嗪等不仅能产生快活动和慢活动，还可以产生癫痫样放电。但对长期服药的患者来说，停药可能导致癫痫发作，甚至可致癫痫持续性状态的出现。因此，不能停药的应在申请单上注明药物名称、剂量、用药情况等。

(2)检查前一天要剪发、洗头，不能用发油及护发素(女性患者的头发长度不宜过肩，否则有可能会影响结果)。

（3）检查前一天晚上少睡觉或不睡觉（至少后半夜不睡觉）。

（4）做好卫生宣教。要详细讲解此项检查的重要性，特别是停药后患者可出现癫痫发作，以及检查中的注意事项，取得患者的合作。对于不合作的患者，应详细向患者家属讲解检查中的注意事项。

（5）室温 27~29℃。检查时需要患者和衣睡觉，不能盖被子，否则会影响检查效果。如果穿着过少、天冷致肌肉收缩，可产生肌电伪差；不能穿毛衣或人造纤维类衣服，以免静电干扰。过冷、过热易造成脑电极浅漂移和电极滑脱，影响分析。

（6）当日早晨不能空腹，要正常进食。血糖过低可影响脑电图的结果。

（7）调整受检查者的精神状态。患者如在检查过程中精神紧张、焦虑不安、思考问题，可使 α 波减少或消失，β 波增多。精神紧张还可使汗腺分泌增多和肌肉收缩而致伪差增多。专科护士应做好心理疏导和临床观察。

（8）对于不合作的小儿、精神病患者，可在检查前给予适量快速催眠药或镇静剂，常用 10% 水合氯醛。检查前还需排空小便。

2. 检查中护理

（1）每个电极安放处都需用 95% 酒精擦拭，待酒精挥发后安装电极。电极表面必须干燥。

（2）检查过程中要注意观察患者的每项活动，每隔 1 小时记录一次。观察内容包括：闭目静坐、卧床、散步吃饭、看电视、读书、大小便、睡眠及其他活动。记录时要写明时间、患者的活动状态等。

（3）检查过程中，应观察患者有无头痛、恶心、抽搐发作及其他不适症状等。嘱咐患者入睡前闭目、深呼吸、平静心神，以免异常脑电波干扰。

（4）检查过程中若有癫痫发作应及时呼唤患者姓名，进行简单提问，以了解意识状况，鉴别癫痫发作的类型。及时通知医生，保护好患者，避免发生意外，同时详细记录癫痫发作的起始时间、持续时间、抽搐开始部位，以及扩展抽搐后肢体有无瘫痪、大小便失禁及意识、瞳孔的改变。

（5）遇到癫痫发作的患者，首先要保证呼吸道通畅，防止舌咬伤，防止坠床及受伤。若持续发作，应遵医嘱进行抗惊厥处理和吸氧等。

（6）患者每次入睡前嘱其闭目静坐，同时深呼吸平静心神，以免异常脑电波干扰。

（7）检查过程中避免牵拉电极线，倘若有电极脱落应及时按原部位固定。

（8）保证室内温度适宜。温度过高，患者出汗，头皮上电极易脱落；温度过低，在安放电极时粘胶不易干，粘贴不牢固。

（八）肌电图

肌电图（electromyography，EMG）是利用电子仪器记录神经、肌肉生物电活动的一项检查。

1. 方法　检查时将针电极插入肌肉，或将片状电极放置于肌肉表面的皮肤上。测定周围神经传导速度，以及脊髓前角、周围神经、神经 - 肌肉接头和肌肉的功能状态。

2. 应用　常用于检测脊髓、神经根病变和肌源性疾病。

3. 注意事项　电极插入肌肉时注意无菌操作；患者疼痛明显时给予安慰和放松治疗。

（九）数字减影血管造影

数字减影血管造影（digital subtraction angiography，DSA）是将含有碘的显影剂注入患者动脉或静脉，把需要检查部位的影像数据分别输入计算机的两个存储器中。随即给以减法指令，计算机将从造影后的数据中减去造影前的数据。经模 - 数转换系统成为只显影血管影像的减影片图像。根据造影剂注入动脉或静脉的途径不同,可分为动脉 DSA 和静脉 DSA 两种方式。目前,以动脉 DSA 常用。

1. 适应证　颅内占位病变、脑血管病、颅脑外伤、颅内血肿、颅内占位病变和脑血管病的介入治疗。

2. 检查前准备

(1)应与患者或家属说明造影目的、注意事项和造影过程中可能发生的危险和并发症,并让患者或家属签署知情同意书。

(2)儿童和烦躁不安的患者应遵医嘱给予镇静剂。

(3)完善各种化验检查,如肝肾功能、出凝血时间、凝血酶原时间、碘过敏试验等。

(4)检查穿刺部位,清洁穿刺部位的皮肤,按外科术前要求准备皮肤并洗澡、更衣。

(5)检查双侧足背动脉,测量小腿周径并记录,以便术后观察对比。

(6)检查前 4 小时禁食、禁饮。

(7)术前半小时肌注地西泮 10mg,建立静脉通道,以利于治疗和麻醉;必要时留置导尿;备好药品和物品。

3. 操作程序　经股动脉插管脑血管造影术的步骤如下:

(1)选择穿刺点:耻骨联合 - 髂前上嵴连线中点,在腹股沟韧带下 1~2cm 股动脉搏动最强点作为穿刺点。

(2)消毒:使用安尔碘消毒局部皮肤。

(3)备好用物:如一般导管常用猎人头(headhunter)5~6.5F,脊髓动脉导管操作因术中要多血管检查,髂内、肋间与腰动脉可选用 COBRA 导管。

(4)局部麻醉:0.5%~2% 普鲁卡因于穿刺点进行皮肤和血管两侧浸润麻醉。

(5)Seldinger 导管法:针与皮肤呈 30°~45°角,将穿刺针刺入股动脉;见到针尾喷出动脉血;将导丝送入血管 20cm 左右;撤出穿刺针;迅速沿导丝置入导管鞘或导管,撤出导丝。

(6)在电视屏幕监护下将导管送入各个头臂动脉。

(7)进入靶动脉后注入少量造影剂确认动脉,然后造影。

4. 检查后护理

(1)平卧 6 小时,卧床 24 小时,卧床期间需加强生活护理。

(2)多饮水,以促进造影剂排泄。

(3)密切观察患者的生命体征变化,发现病情变化及时报告医生。

(4)股动脉造影后要在 2 小时内每 15 分钟观察双侧足背动脉搏动及肢体温度、颜色,注意穿刺部位有无出血和血肿,并详细记录。

(5)股动脉造影后穿刺点用沙袋加压 6~8 小时,24 小时后拆除加压绷带。

(6)股动脉造影后避免增加腹内压,如咳嗽、呕吐及改变体位时协助按压穿刺伤口,以免穿刺点出血。

(7)脊髓动脉造影后患者应适当抬高头部,取头高足低位,防止碘油进入颅内。

(8)脊髓碘油造影后观察肢体活动及膀胱功能。

四、最新进展

随着护理学、神经病学、影像学的迅猛发展,临床开展了大量新型的诊断和治疗项目,诸如微创手术治疗、神经介入治疗、新型药物和康复治疗等。由于护理专业理论和治疗手段的不断更新,临床护理也开展了各种人性化的专科护理服务。我国通过 JCI 评审的大型综合性医院,不断引进国外先进理念,设置了"卒中专科护士"岗位,其借鉴美国护理协会专业护理实践标准,由专职专科护士对患者进行全面评估、护理诊断和制定护理计划,全面开展微创手术和介入手术的围手术期护理、脑卒中溶栓护理、康复护理以及结合患者生理、心理、社会的延续性护理等。

（姚梅琪）

第二节　脑血管疾病

一、短暂脑缺血发作

（一）概述

短暂性脑缺血发作(transient ischemic attacks,TIA)是颈内动脉系统或椎 - 基底动脉系统的短暂性血液供应不足。1965 年美国第四届脑血管病普林斯顿会议的定义为:突然出现的局灶性或全脑的神经功能障碍,持续时间不超过 24 小时,且排除非血管源性原因。

我国 TIA 的专家共识中建议由于脊髓缺血诊断临床操作性差,暂推荐定义为:脑或视网膜局灶性缺血所致的、未伴急性梗死的短暂性神经功能障碍。

（二）流行病学

TIA 与缺血性脑卒中有着相同的病理生理基础,同时 TIA 也是缺血性脑卒中最重要的独立危险因素,近期频繁发作的 TIA 是脑梗死的特级警报。2015 年中国慢性病及其危险因素监测(CCDRFS)发表的数据是:对 98 658 名成人做横断面调查发现,中国 TIA 的年龄标化患病率是 2.27%。照此推算中国 TIA 患者高达 2 390 万。

（三）病因与危险因素

动脉粥样硬化是引起 TIA 最主要的原因。主动脉弓、颈总动脉和颅内大血管动脉粥样斑块脱落,是引起动脉至动脉微栓塞最常见的原因。其危险因素与脑梗死基本相似(参见本章脑梗死的危险因素)。

（四）预防和筛查

1. 预防　预防 TIA 的措施主要是针对病因控制危险因素,包括养成良好的生活习惯,戒烟、限酒,进食低脂、清淡饮食,适当有氧运动。

2. 筛查　如伴有高血脂、高血糖、高血压的"三高"人群,必须积极随访。

（五）评估

1. 病史

(1)评估与短暂性脑缺血发作有关的病因和诱因:包括患者的一般资料,生活习惯,是否患有高血脂、高血糖、高血压的"三高"病史。发作前有无疲劳、紧张、失眠等诱发因素。

(2)患病及治疗经过:评估患者发病时的症状,重点评估症状发作的持续时间。详细询问有无进行相关的检查,如有心电图、血压、体温等检查结果,需作记录。如有相关的治疗,则应记录治疗时间、药物名称,评估疗效和药物不良反应。

(3)症状评估:由于 TIA 发作短暂,入院时可能已无偏瘫、失语、头晕、一过性意识障碍等神经损伤的症状。

（4）心理－社会状况评估：由于 TIA 突然发作，对患者的心理影响比较大，而不良的心理状态容易导致患者紧张、失眠、烦躁，甚至血压升高，因此需要及时评估患者的心理状态，及早发现负面情绪而积极干预。

2. 体格检查　虽然 TIA 发作的时间一般不超过 24 小时，但鉴于西医学的发展，对 TIA 患者进行神经影响评估，具有积极的临床意义。

（1）侧支循环代偿及脑血流储备评估：应用 DSA、脑灌注成像和 TCD 检查等评估侧支循环及脑血流储备，对于判断是否存在低灌注及指导治疗和护理有一定价值。

（2）TIA 易损斑块的检查：易损斑块是动脉栓子的重要来源。颈部血管超声、血管内超声、高分辨率 MRI 及 TCD 微栓子监测有助于对动脉粥样硬化的易损斑块进行评估。

（3）TIA 的心脏评估：疑为心源性栓塞时，或年龄＞45 岁的患者颈部和脑血管检查及血液学筛查未能明确病因者，TIA 发病后应尽快进行多种心脏检查。包括长程心电监测，以及经胸超声心电图、经食管超声心电图，可以诊断卵圆孔未闭、主动脉弓粥样硬化、瓣膜病，为早期治疗提供依据。

（六）诊断与鉴别诊断

1. 诊断要点　支持 TIA 诊断的临床特点有：①症状突然出现。②发病时即出现最大神经功能缺损。③符合血管分布的局灶性症状。④发作时为神经功能缺损症状。⑤可快速缓解。

2. 鉴别诊断　TIA 的发作，需要与神经系统其他发作性疾病进行鉴别。如：癫痫部分发作、梅尼埃病、偏头痛。同时低血糖、低血压、慢性硬膜下血肿、小灶性脑出血、颅内占位性疾病等出现发作性症状时，也应与 TIA 相鉴别。

（七）护理措施

1. 非药物治疗护理措施　TIA 发作的时间较为短暂，当症状出现时，可参照本章节脑梗死的护理措施进行对症处理。

2. 药物治疗护理措施

（1）抗血小板聚集治疗：阿司匹林是治疗 TIA 首选的抗血小板药物。服用阿司匹林仍有 TIA 发作者，可改用噻氯匹啶或氯吡格雷。用药期间密切观察药物疗效和不良反应。

（2）脑血管扩张剂及扩容治疗：可用倍他司汀 20mg 加入 5% 葡萄糖溶液 500ml 或右旋糖酐 -40 溶液 500ml 中静脉滴注，也可使用口服血管扩张剂。用药期间需观察患者血压变化，有无头晕、头痛等症状。

（3）危险因素的干预：药物控制高血压、高血糖和高血脂；治疗冠心病和心律不齐、慢性心力衰竭、心脏瓣膜病等。

3. 介入治疗　对于颈动脉狭窄达 70% 以上者，可行颈动脉内膜剥脱术或血管内支架治疗。

4. 特别关注　对 TIA 发作的患者须做好健康教育，提高患者对 TIA 的认识，高度重视疾病预后的严重性，改变生活方式，定期随访和检查血压、血糖、血脂、心电图、颈动脉狭窄等变化，控制危险因素。

（八）随访

1. 预期目标　患者能配合治疗，提高治疗依从性，保持良好的生活方式，定期复查血脂、血糖、血压、心电图、颈动脉超声等。

2. 并发症　一般无明显并发症，但也可能并发焦虑、抑郁等心理问题。

二、脑梗死

（一）概述

脑梗死又称缺血性卒中，是指各种原因所致脑部血液供应障碍，导致局部脑组织缺血、缺氧性坏死，而出现相应神经功能缺损的一类临床综合征。脑梗死是卒中最常见类型，占70%~80%。

（二）流行病学

据《中国脑卒中防治报告 2018》和《中国卒中报告 2019（英文版）》发表的数据显示，我国 ≥ 40 岁居民脑卒中标化患病率由 2012 年的 1.89% 上升至目前的 2.19%，推算 ≥ 40 岁居民脑卒中患病人数已达 1 242 万，其中脑梗死是最主要的类型。按 80% 估算，目前我国脑梗死患病人数约有 993.6 万。同时，《中国脑卒中防治报告 2018》还指出，目前我国每 12 秒钟就有一人发生脑卒中，每 21 秒钟就有一人死于脑卒中，脑卒中已成为我国居民第一位死亡病因。

（三）病因与危险因素

1. 病因　颅内或颅外大动脉狭窄；心源性因素，如心脏血管斑块、冠心病、房颤；血凝障碍性疾病，如血液成分改变；各种原因所致的血管炎；血管畸形；结缔组织病；夹层动脉瘤；肌纤维营养不良等。

2. 危险因素

（1）不可干预的危险因素：不可干预的危险因素是指不能控制和治疗的危险因素，包括年龄、性别（男性高于女性）、低出生体重、人种或种族（黑种人发生率高于白种人）、遗传。

（2）证据充分的可干预危险因素：高血压、吸烟、糖尿病、心房颤动、其他心脏事件、血脂异常、无症状颈动脉狭窄、镰状细胞病、绝经后激素疗法、不良饮食习惯、缺乏锻炼等。

（四）预防和筛查

1. 预防　脑梗死的一级预防，主要包括改良生活方式，监测颈动脉硬化、狭窄和治疗高血压、高血糖、高血脂等，有效控制危险因素。对有 TIA 发作的患者，按 TIA 治疗原则积极治疗。

脑梗死的二级预防，在促进疾病康复，预防疾病复发过程中具有重要的意义。主要包括：①对于高血压患者，在参考高龄、基础血压、平时用药、可耐受性的情况下，降压目标一般应该达到 ≤ 140/90mmHg，理想应达到 ≤ 130/80mmHg。②糖尿病血糖控制的靶目标为 $HBA_{1c} < 6.5\%$，但对于高危 2 型糖尿病患者要注意血糖不能降得过低，以免增加病死率。③胆固醇水平升高或动脉粥样硬化患者，应使用他汀类药物，目标 LDL-C 水平降至 2.07mmol/L（80mg/dl）以下或使 LDL-C 下降幅度达到 30%。④戒烟限酒、增加体育活动、改良生活方式。

心源性栓塞所致卒中的二级预防基础是抗凝，从传统的口服华法林到凝血酶抑制药，依从性好的患者可以将卒中复发的概率降低 2/3。华法林的目标剂量是维持 INR 在 2.0~3.0，而凝血酶抑制药则可以不必检查 INR。对于不能接受抗凝治疗的患者，可以使用抗血小板治疗预防复发。

2. 筛查　脑梗死的筛查与 TIA 相同。对于有 TIA 发作史的患者，更需高度重视，定期体检。

（五）评估

1. 病史

（1）评估与脑梗死有关的病因和诱因：尽管脑梗死急性起病，但起病的原因是一个漫长的过程，评估的内容需要考虑脑梗死的各种病因和危险因素。

（2）患病或治疗经过：除详细评估患者有无高血压、高血脂、高血糖、颈动脉粥样硬化、心源性疾病、血液和血管病患以外，需要重点询问患者有无 TIA 发作史，以及是否近期频繁发作。并仔细询问上述疾病的治疗经过。

（3）症状评估：不同的血管，不同功能区受损的临床表现各不相同，需根据不同功能区受损的临床特征详细评估。

1）皮质支梗死：完全的皮质支闭塞典型表现为突发起病的偏侧面瘫及肢体瘫痪（上肢重、远端重）、偏身感觉障碍，优势半球可出现失语（混合型失语或者运动型失语）、Gerstmann syndrome（左右失认、手指失认、失算和书写困难），非优势半球可出现视空间障碍。此外可以出现对侧偏盲、象限盲或者凝视障碍等。根据受累分支不同，上述症状可以单独或者合并出现。

2）豆纹动脉梗死：豆纹动脉梗死也称深穿支动脉梗死。豆纹动脉主要的供血区域包括内囊前肢的上半部、整个内囊和放射冠的上半部、外囊、豆状核以及尾状核头和体的上半部分。所以相应的深穿支闭塞可以导致偏瘫、偏身感觉障碍、构音障碍 - 手笨拙综合征、构音障碍 - 面瘫综合征，少见的还有失语、偏侧忽视及结构性失用等。如果病变位于尾状核，还可以出现舞蹈症等不自主运动。

3）大脑前动脉供血区梗死：肢体瘫痪是大脑前动脉（ACA）梗死最常见的症状，下肢症状突出，上肢症状相对较轻，一般不出现面瘫。如果 ACA 的分支 Heubner 动脉梗死累及尾状核头、壳核以及内囊前部时，临床症状以面瘫和上肢瘫痪为主，不同于常见的 ACA 梗死，也可出现偏身感觉异常。此外皮质分支受累还可以表现为额叶受损的症状，如无动性缄默症、精神行为异常、遗忘、病理性抓握现象以及言语障碍等。此外 ACA 梗死可累及旁中央小叶从而导致尿失禁或尿潴留。

4）脉络膜前动脉梗死：脉络膜前动脉梗死经典的临床症状包括偏瘫、偏身感觉障碍和同向偏盲；但是多数患者仅表现为上述症状的一部分，临床并无特异性，以不伴失语、意识改变等与恶性大脑中动脉（MCA）梗死鉴别。有时还可以表现为皮质受累的症状，但不多见。多数脉络膜前动脉梗死临床仅表现为单一的腔隙综合征。少见的症状包括偏瘫对侧的上眼睑下垂，眼球上下视障碍等（累及中脑）。

5）大脑后动脉及分支梗死：大脑后动脉梗死的临床症状取决于大脑后动脉（PCA）闭塞部位。PCA 起始部闭塞可累及中脑、颞顶枕叶及丘脑，临床表现为不同程度的意识改变、不自主运动、动眼神经麻痹、对侧偏瘫、偏身感觉障碍和偏盲。PCA 后交通动脉远端部分闭塞时，临床常无偏瘫出现（因中脑未受累），以此与近端病变鉴别。大脑后动脉远端闭塞累及皮质时最常见的症状是对侧视野缺损，多为同向偏盲，亦可为象限盲，症状轻重取决于梗死范围，黄斑区保留，因此视力常不受累。双侧 PCA 梗死临床少见，表现为双侧颞枕叶症状，如皮质盲、言语障碍或者认知行为异常等。

6）丘脑梗死：丘脑血供主要来源于 PCA。外侧丘脑梗死最常见，临床常表现：①单纯对侧偏身感觉障碍，症状较轻。②偏身感觉（包括深感觉）及运动障碍。③症状广泛时可同时出现异常运动，如舞蹈 - 手足徐动症及共济失调（累及锥体外系及小脑束），但是认知和行为能力相对保留。丘脑旁中央梗死(丘脑穿动脉供血)临床表现为急性起病的意识障碍、精神异常及眼球垂直凝视障碍。脉络膜后动脉梗死常见的症状是累及外侧膝状体所致的视野缺损。

7)小脑及其供血动脉梗死:①小脑上动脉梗死:常同时合并脑干受累,常见症状包括同侧辨距不良、同侧 Horner 征、对侧偏身痛温觉减退及对侧滑车神经麻痹。②小脑前下动脉梗死:小脑前下动脉供应脑桥背侧、小脑和小脑中脚等,可表现眩晕、呕吐、耳鸣和构音障碍,查体可发现同侧面瘫、听力减退、三叉神经感觉障碍、Horner 征、辨距不良和对侧躯干肢体痛温觉减退。③小脑后下动脉闭塞综合征:也称延髓背外侧综合征,临床最常见表现为眩晕、呕吐和眼球震颤(前庭神经核)、交叉性感觉障碍(三叉神经脊束核及交叉过来的脊髓丘脑束)、同侧 Horner 征(下行的交感神经纤维受累)、饮水呛咳、吞咽困难和声音嘶哑(疑核)、同侧小脑性共济失调。但是临床常见的多为不全延髓背外侧综合征,因为小脑后下动脉解剖变异很多。

(4)心理 - 社会状况评估:急性脑梗死起病急,恢复慢,且存在偏瘫、失语、痴呆、吞咽障碍等问题,严重影响患者的学习、工作、社交,甚至日常生活。有文献报道,卒中后抑郁的发生率高达 33%~40%,因此需要评估患者的心理状态。同时,需要评估患者家庭、社会支持系统的一般情况,保障患者在长期卧床、治疗、康复锻炼、生活照料等方面获得良好的照护。

2. 体格检查 急性脑梗死病情凶险,短时内可出现意识障碍、偏瘫、失语、吞咽障碍、大小便失禁等。在护理评估中,除了评估患者的一般资料、症状、体征以外,常应用 GCS 评分量表、洼田饮水试验、肌力分级量表评估患者的意识状态、吞咽状况和偏瘫程度。分述如下。

(1)GCS 评分:GCS 评分(glasgow coma scale)是国际上通用的昏迷评分表,从以下三个方面检查患者对外界刺激的反应能力,即睁眼动作、运动反应和语言反应所得到的分数总和,病情越重得分越低。正常者总分为 15 分,8 分以下为昏迷,3 分以下提示脑死亡或预后不良。详见表 19-2。

表 19-2 格拉斯哥昏迷量表

分类			睁眼反应				运动反应			语言反应				
项目	自动睁眼	呼之睁眼	刺激后睁眼	不睁眼	按吩咐动作	定位动作	躲避疼痛	刺激后屈曲	刺激后伸展	无反应	对答正确	对答错误	语言错乱	言语费解	不能言语
分数	4	3	2	1	6	5	4	3	2	1	5	4	3	2	1

(2)洼田饮水试验:1982 年由日本学者洼田提出,采用饮水 30ml 的方法筛查患者是否存在吞咽障碍。试验结果评价标准如下:

1级(优):能顺利地 1 次将水咽下;

2级(良):分 2 次以上,能没有呛咳地咽下;

3级(中):能 1 次咽下,但有呛咳;

4级(可):分 2 次以上咽下,有呛咳;

5级(差):频繁呛咳,不能全部咽下。

(3)肌力分级:采用 0~5 级分级法。评估时,让患者作肢体关节部分的伸屈动作,评估者从相反的方向测试患者对阻力的克服力量。①0级:完全瘫痪。②1级:肌肉可收缩,但不能产生动作。③2级:肢体能在床上移动,但不能对抗地心引力,不能抬起。④3级:肢体能对抗地心引力而抬离床面,但不能抗阻力。④4级:能作抗阻力的动作,但肌力弱未达到正常。⑤5级:肌力正常。

3. 辅助检查　血脂、血糖、心电图和颈动脉超声检查,可以为脑梗死的病因学诊断提供参考依据,而影像学检查(CT、MRI)则有助于脑梗死的诊断。

(六)诊断与鉴别诊断

1. 诊断　急性脑梗死的诊断,主要依据CT和MRI检查。头颅CT是国内最普及的影像学手段,可以迅速排除脑出血。发病早期,CT检查多正常,24~48小时后出现低密度灶。病程中如低密度区中有高密度影,则提示为出血性梗死。头部MRI,其中弥散成像(DWI)是目前较为先进的辅助检查技术,与CT和普通MRI相比,具有以下优点:①最快可以在梗死后数分钟内显示超急性期缺血病灶。②能发现普通MRI无法识别的小的皮质梗死或脑干梗死,结合常规MRI区别新旧梗死灶。

2. 鉴别诊断　主要与脑出血相鉴别,急性脑出血同样具有急性起病、意识障碍、偏瘫、失语等中枢神经系统受损的表现,但与脑梗死相比,患者意识障碍的程度往往更重,且脑出血的发生,可能与血压急剧升高、激烈运动、情绪激动等密切相关。CT、MRI可将两者明确区分。

(七)护理措施

1. 非药物治疗护理措施

(1)紧急院前救护,以最快的速度送往医院,为溶栓治疗赢得时间。

(2)昏迷患者保持呼吸道通畅,防止误吸、窒息。

(3)严密观察生命体征,重视血压和双侧瞳孔变化,严防颅内压升高。

(4)加强饮食管理,对吞咽障碍患者尽早留置胃管,避免误吸。应用脱水剂时,观察尿量和脱水状态,监测血电解质变化。

(5)营养支持,增强体质,促进康复。

(6)并发症的预防和护理,包括预防脑疝、呼吸道感染、心脏损害、应激性溃疡、泌尿系统感染、压力性皮肤损伤、深静脉血栓形成、中枢性高热等。

(7)做好溶栓治疗和介入治疗的护理。

(8)早期康复护理,包括良肢位摆放、被动运动、功能训练、物理治疗、作业治疗、语言训练、吞咽功能训练和日常生活能力训练。

(9)评估患者心理状态,对卒中后抑郁患者尽早进行心理护理干预。

(10)强化健康教育,提高患者的治疗依从性和自我护理能力。

2. 药物治疗的护理措施

(1)溶栓治疗:国际上超早期t-PA静脉溶栓治疗剂量为0.9mg/kg,最大剂量90mg,其中10%在最初1分钟内静脉推注,其余量在1小时内持续静脉滴注。溶栓治疗的主要风险是颅内出血,发生率约6%。溶栓适应证的严格把握有助于减少颅内出血的发生。护理的重点是严密观察患者有无头痛、瞳孔大小不等、意识障碍加重等颅内出血症状。同时要观察有无颅外其他部位如皮肤、牙龈、消化道出血等。

(2)抗血小板治疗:阿司匹林能显著降低随访期的病死率或残疾率,减少复发,但会轻度增加症状性颅内出血的风险。对不能耐受阿司匹林者,可考虑选用氯吡格雷等抗血小板治疗。阿司匹林肠溶制剂的服用方法，是临床护理关注的重点，一般要求饭前服用，因饭前胃内 pH 值低，药物不被分解，既能保障药物到达小肠的浓度，又能减少因药物分解对胃黏膜的刺激性损伤。

（3）抗凝治疗：可用于防治下肢静脉血栓形成和肺栓塞。用药期间，需观察患者的凝血功能，预防出血。

3. 介入治疗与护理

（1）介入治疗：大动脉粥样硬化卒中是复发率最高的分型。部分内科治疗无效的患者需要考虑介入或者外科干预治疗。症状性颈动脉狭窄 70%~99% 的患者，可考虑颈动脉内膜剥脱术（CEA），术后继续抗血小板治疗。对于无条件做 CEA 时、有 CEA 禁忌证手术不能到达、CEA 后早期再狭窄、放疗后狭窄可考虑行颈动脉支架置入术（CAS）。支架置入术前给予氯吡格雷和阿司匹林联用，持续至术后至少 1 个月。

（2）介入治疗的护理

1）了解适应证和禁忌证：①适应证：无症状狭窄超过 70%；狭窄 > 50%，伴明显关联症状，如反复 TIA 发作、同侧脑梗死病史等；6 个月内狭窄程度增加超过 15%。②禁忌证：高度钙化的斑块；严重神经功能障碍；严重出血倾向；严重的全身器质性疾病；狭窄 < 50%。

2）手术前评估内容：患者一般情况、神经功能、患者及家属的心理状态、社会支持系统、现病史、既往史、手术史、药物过敏史、患者生活习惯、自理程度，并询问女性患者月经情况。

3）术前准备：完善术前检查，如凝血功能、肝肾功能、血电解质、乙肝三系等。术前 3~5 天口服拜阿司匹林 100mg+ 波立维 75mg，一日一次。手术当天禁食、备皮、留置针、留置导尿。

4）术后护理：取平卧位，局部沙袋压迫止血。做好饮食护理和心理护理。

5）术后监测内容：生命体征，尤其是监测血压变化。并监测足背动脉搏动和伤口敷料情况。

6）并发症的观察：术后常见并发症包括：过度灌注、脑出血、支架内血栓形成、缺血性脑卒中以及迷走神经反射，如血压下降、心率减慢或心律失常等。穿刺处出血或血肿、假性动脉瘤、后腹膜血肿、肾功能受损等。需严密观察，早期发现和处理。

4. 特别关注的问题

（1）患者一旦发病，需立即送往医院救治，争取在有效的"时间窗"内接受溶栓治疗。

（2）脑梗死致残率高，复发率高，需要强化健康教育，提高患者及其家属对药物治疗和康复训练的依从性。

（八）随访

1. 预期目标

（1）患者及家属了解疾病情况，避免诱因，能识别脑梗死先兆并能及时就医。

（2）患者不发生因意识障碍导致的误吸、窒息、感染和压力性损伤并发症。

（3）患者生命体征平稳，颅内压维持稳定。

（4）患者能掌握肢体功能锻炼的方法并主动配合进行肢体功能的康复训练，躯体活动能力逐步增强。

（5）患者能采取有效的沟通方式表达自己的需求，能掌握语言训练的方法并主动配合活动，语言表达能力逐步增强。

（6）患者能掌握恰当的进食方法，并主动配合进行吞咽功能训练，营养需要得到满足，吞咽功能逐渐恢复。

2. 并发症　预防脑梗死恢复期和远期并发症是随访的重点,如卒中后抑郁、焦虑、跌倒、压力性损伤、肩手综合征、肩痛、肩关节半脱位、痉挛状态等。

三、脑出血

(一)概述

脑出血(intra cerebral hemorrhage,ICH)是指非外伤性脑实质内的出血。一般指原发于脑内动脉、静脉和毛细血管的出血,以动脉出血为多见,血液在脑实质内积聚形成脑内血肿。我国发病率占急性脑血管病的30%,急性期病死率占30%~40%。绝大多数是高血压病伴发的脑小动脉病变在血压骤升时破裂所致,称为高血压性脑出血。

(二)流行病学

据《中国卒中报告2019(英文版)》公布的数据,在2018年我国每5位死者中至少有1人死于脑卒中,死亡率为149.49/10万,占我国居民总死亡率的22.3%。且卒中死亡率呈现男性高于女性、农村高于城市的特点。带病生存的脑卒中患者在我国已多达1 300万。卒中类型为缺血性脑卒中、脑出血和蛛网膜下腔出血,占比分别为81.9%、14.9%和3.2%。同时,在《中国脑卒中防治报告2018》中指出,我国目前≥40岁居民脑卒中患病人数已达1 242万,由此估算我国目前脑出血患者约为185万人。

(三)病因与危险因素

1. 病因　脑出血的主要病因是高血压合并小动脉硬化。其次是脑血管畸形、脑淀粉样血管病、溶栓抗凝治疗所致脑出血等。

2. 危险因素　通常所说的脑出血是指自发性原发性脑出血。血管的病变与高血脂、糖尿病、高血压、吸烟等密切相关。患者往往于情绪激动、用力时突然发病。绝大多数患者发病当时血压明显升高,导致血管破裂,引起脑出血。

(四)预防和筛查

1. 预防　脑出血急性起病,病情凶险,早期预防具有积极的临床意义。预防措施在于预防血管硬化,控制高血压、高血脂和高血糖。早期治疗脑血管畸形和各种血管病变。保持情绪稳定、避免使用暴力。

2. 筛查　主要通过病因、危险因素筛查可以发现高危患者。

(五)评估

1. 病史

(1)评估与脑出血有关的病因和诱因:高血压动脉硬化是自发性脑出血的主要病因,高血压患者约有1/3的概率发生脑出血,而90%以上的脑出血患者中有高血压病史。其中还包括脑淀粉样血管病、动脉瘤、动-静脉畸形、动脉炎、血液病等。发病前,各种导致血压突然升高的因素均可诱发急性脑出血,如情绪激动、紧张、过度用力等。

(2)患病及治疗经过:与急性脑梗死一样,脑出血的突然发生同样有前期血管病变、长期高血压病史等慢性因素,需要认真评估基础疾病及其治疗史。而与脑梗死略有不同的患病经过往往是在脑出血发生前,一般有明显的情绪波动、过度用力等诱因,且患者发病时主诉"突然头痛"的概率比较高,出现意识障碍的概率也往往高于脑梗死。

(3)症状评估:大脑基底节为最常见的出血部位,约占脑出血的60%。由于损伤到内囊故称内囊出血。除具有脑出血的一般症状外,内囊出血的患者常有头和眼转向出血病灶侧,呈"凝视病灶"状和"三偏"症状,即偏瘫、偏盲和偏身感觉障碍。而其他部位的出血,如丘脑、脑叶、脑干、小脑、脑室等,因不同部位所司功能不同,症状和体征不同。

1)丘脑出血:如属一侧丘脑出血,且出血量较少时,表现为对侧轻偏瘫、对侧偏身感觉障碍,特别是本体感觉障碍明显。如果出血量大,受损部位波及对侧丘脑及丘脑下部,则呕吐频繁,呈喷射状,呕吐咖啡样物,且有多尿、尿糖、四肢瘫痪、双眼向鼻尖注视等症。病情往往危重,预后不好。

2)脑叶出血:脑叶出血也称为皮质下白质出血,可发生于任何脑叶。一般症状均略轻些,预后相对较好。脑叶出血除表现为头痛、呕吐外,不同脑叶的出血,临床表现亦有不同:①额叶出血可出现精神症状,如烦躁不安、记忆和智能障碍、痫性发作、对侧偏瘫、运动性失语等。②顶叶出血则出现对侧感觉障碍。③颞叶出血可出现感觉性失语、精神症状、癫痫、幻嗅、幻听等。④枕叶出血则以偏盲最为常见。

3)脑干出血:脑桥是脑干出血的好发部位,偶见中脑出血,延髓出血极少见。中脑出血可表现为:①突然出现复视、眼睑下垂。②一侧或两侧瞳孔扩大、眼球不同轴、水平或垂直眼震、同侧肢体共济失调,也可表现为 Weber 或 Benedikt 综合征。③严重者很快出现意识障碍、去大脑强直。脑桥出血常表现为突然头痛、呕吐、眩晕、复视、注视麻痹、交叉性瘫痪或偏瘫、四肢瘫等。出血量较大时,患者很快进入意识障碍、针尖样瞳孔、去大脑强直、呼吸障碍,并可伴有高热、大汗、应激性溃疡等;出血量较少时可表现为一些典型的综合征,如 Foville、Millard-Gubler 和闭锁综合征等。延髓出血表现为:①突然意识障碍,血压下降,呼吸节律不规则,心律失常,继而死亡。②轻者可表现为不典型的 Wallenberg 综合征。

4)小脑出血:小脑出血好发于小脑上动脉供血区,即半球深部齿状核附近,发病初期患者大多意识清楚或有轻度意识障碍,表现为眩晕、频繁呕吐、枕部剧烈头痛和平衡障碍等,但无肢体瘫痪是其常见的临床特点;轻症者表现出一侧肢体笨拙、行动不稳、共济失调和眼球震颤,无瘫痪;两眼向病灶对侧凝视,吞咽及发音困难,锥体束征,病侧或对侧瞳孔缩小、对光反应减弱,晚期瞳孔散大,中枢性呼吸障碍,最后枕骨大孔疝死亡;暴发型则常突然昏迷,在数小时内迅速死亡。若出血量较大,病情迅速进展,发病时或发病 12~24 小时出现昏迷及脑干受压征象,可有面神经麻痹、两眼凝视病灶对侧、肢体瘫痪及病理反射出现等。

5)脑室出血:脑室出血一般分为原发性和继发性两种。原发性脑室出血为脑室内脉络丛动脉或室管膜下动脉破裂出血,较为少见,占脑出血的 3%~5%。继发性者是由于脑内出血量大,穿破脑实质流入脑室,常伴有脑实质出血的定位症状和体征。根据脑室内血肿大小可将脑室出血分为全脑室积血(Ⅰ型)、部分性脑室出血(Ⅱ型)以及新鲜血液流入脑室内,但不形成血凝块者(Ⅲ型)三种类型。Ⅰ型因影响脑脊液循环而急剧出现颅内压增高、昏迷、高热、四肢弛缓性瘫痪或呈去皮质状态,呼吸不规则。Ⅱ型及Ⅲ型仅有头痛、恶心、呕吐、脑膜刺激征阳性,无局灶性神经体征。出血量大、病情严重者迅速出现昏迷或昏迷加深,早期出现去皮质强直,脑膜刺激征阳性。常出现丘脑下部受损的症状及体征,如上消化道出血、中枢性高热、大汗、应激性溃疡、急性肺水肿、血糖增高、尿崩症等,病情多严重,预后不良。

(4)心理-社会状况评估:急性脑出血病情凶险,具有发病率高、病死率高、致残率高、复发率高的临床特点,不但患者在患病后感到焦虑、恐惧、抑郁,而且患者家属也会因可能失去亲人、需要照顾残疾的患者、支付昂贵的医疗费用等感到忧心忡忡。因此,专科护士需要全面评估患者及其社会支持系统的一般状况,为制订整体护理计划提供依据。

2. 体格检查 主要体征：偏瘫、偏盲、感觉障碍、失语、吞咽障碍、中枢性高热、卒中后抑郁、昏迷、痴呆等。其中昏迷程度、肌力等级和吞咽障碍的评估工具，参见本章节"脑梗死的评估"部分。

3. 辅助检查

（1）头部 CT：脑出血发病后 CT 即可显示新鲜血肿，为圆形或卵圆形均匀高密度病灶，边界清楚。可显示血肿部位、大小、形态，是否破入脑室，血肿周围有无低密度水肿带及占位效应，脑组织移位和梗阻性脑水肿等，有助于确诊和指导治疗。脑干出血灶一般较小，较大者可使第四脑室移位及两侧侧脑室扩大。小脑出血可使第四脑室前移及侧移位，并可破入第四脑室。CT 对大脑内直径 5mm 以上的血肿，一般都能检出。

（2）头部 MRI：MRI 对检出脑干和小脑的出血灶和监测脑出血的演进过程优于 CT 扫描，而对急性脑出血诊断不及 CT。

（3）DSA：脑血管 DSA 对颅内动脉瘤、脑血管畸形等的诊断均有重要价值。血管造影的指征包括：伴蛛网膜下腔出血、局部异常钙化影、明显的血管畸形、异常的出血部位等，不明原因的出血，如孤立的脑室出血也需行血管造影。患高血压和深部出血的老年患者尽量避免血管造影检查。行血管造影检查的时间需依据患者病情，平衡诊断的需要及外科手术干预的潜在时间。脑疝患者在血管造影检查前需紧急手术，病情稳定的动脉瘤或血管畸形的患者在任何干预之前应行血管造影检查。

（六）诊断与鉴别诊断

1. 诊断要点 ①多为中老年患者。②多数患者有高血压病史，因某种因素血压急骤升高而发病。③起病急骤，多在兴奋状态下发病。④有头痛、呕吐、偏瘫，多数患者有意识障碍，严重者昏迷和脑疝形成。⑤脑膜刺激征阳性。⑥多数患者为血性脑脊液。⑦头颅 CT 和 MRI 可见出血病灶。

2. 鉴别诊断

（1）脑出血与血栓形成性脑梗死的鉴别：血栓形成性脑梗死具有以下特点：①常见病因为动脉粥样硬化。②多在安静时发病。③起病较缓慢。④多无头痛及呕吐。⑤意识清楚。⑥血压正常或偏高。⑦无脑膜刺激征。典型病例根据上述特点可与脑出血鉴别，但大面积脑梗死因有明显头痛、呕吐、昏迷，临床表现与壳核或内囊出血相似，而小量出血因无头痛、呕吐、脑膜刺激征及意识障碍，难与一般脑梗死鉴别，需颅脑 CT 扫描才能确定，脑梗死 CT 表现为脑内低密度灶。

（2）脑出血与高血压脑病的鉴别：高血压脑病为一过性头痛、呕吐、抽搐或意识障碍，无明确神经系统局灶体征，以血压明显增高和眼底变化为主要表现，脑脊液正常。一旦血压下降，症状可以缓解。头颅 CT 无出血灶可以与脑出血进行鉴别。

（3）脑出血与蛛网膜下腔出血的鉴别：脑出血与蛛网膜下腔出血均为急性起病的头痛、呕吐，脑膜刺激征阳性。但蛛网膜下腔出血一般无偏瘫，头颅 CT 表现为不同部位的出血灶，可以鉴别。

（七）护理措施

1. 非药物治疗护理措施

（1）急性期绝对卧床休息，保持安静，避免不良刺激加重出血。

（2）监测生命体征和双侧瞳孔变化，保持血压平稳；尽早处理中枢性高热；保持呼吸道通畅，吸氧。

（3）病情稳定期给予疾病知识宣教、营养支持和早期康复护理介入。

（4）对症护理：针对患者神经系统损害而出现的症状，如偏瘫、失语、吞咽障碍、高热、痴呆、抑郁、昏迷等，采取相应的护理措施，改善症状，保障安全，促进早日康复。

（5）加强基础护理和生活护理，预防各种护理并发症，如压力性损伤、尿路感染、肺部感染等。

2. 药物治疗护理措施

（1）脱水药物：常用的脱水药物为 20% 甘露醇，为防止心脏负荷过重，可给呋塞米 40mg 静脉注射。用药期间，需密切观察患者血压、尿量，监测肾功能、电解质，预防注射甘露醇所致的静脉炎。

（2）甘油果糖和复方甘油注射液：一种高渗性降颅压、治疗脑水肿的药物，可以弥补甘露醇引起的心、肾功能损害和电解质紊乱及反跳现象等缺点。但甘油果糖静脉注射或静脉滴注过快会引起血尿，护理上须严密观察尿液变化。

（3）止血药：各种止血药能阻止实质性毛细血管出血和渗出，主要用于非高血压脑出血、有凝血功能异常或应用溶栓药物后并发的脑出血。如 6- 氨基己酸（EACA），用药期间必须监测凝血功能。

（4）应用降压药期间的护理：对脑出血后的血压升高患者不应急于降血压，应先降低颅内压，再根据血压情况决定是否进行降血压治疗。血压 ≥ 200/110mmHg 时，在降颅压的同时可进行慎重平稳降压治疗，使血压维持在略高于发病前水平或 180/105mmHg 左右。收缩压在 170~200mmHg 或舒张压 100~110mmHg，暂时可不必使用降压药，先脱水降颅内压，并严密观察血压情况，必要时再用降压药。血压降低幅度不宜过大，否则可能造成脑低灌注。收缩压 < 165mmHg 或舒张压 < 95mmHg，不需降压治疗。

3. 特别关注　急性脑出血急骤起病，病死率高，急性期必须争分夺秒积极抢救。在疾病恢复过程中，又因病情危重、症状复杂，需要做好昏迷、偏瘫、吞咽障碍等专科护理工作。同时脑出血患者自理能力下降，或伴有痴呆、认知行为改变等，需要专科护士给予情感支持和延续性护理服务。

（八）随访

1. 预期目标

（1）患者及家属了解疾病情况，避免诱因，能识别出血先兆并能及时就医。

（2）患者不发生因意识障碍导致的误吸、窒息、感染和压疮并发症。

（3）患者生命体征平稳，颅内压维持稳定。

（4）患者能掌握肢体功能锻炼的方法、语言训练的方法等，并主动配合进行康复训练，功能逐步恢复。

（5）患者能掌握恰当的进食方法，并主动配合进行吞咽功能训练，营养需要得到满足，吞咽功能逐渐恢复。

2. 并发症　预防脑出血恢复期和远期并发症，如卒中后抑郁、焦虑、跌倒、压力性损伤、肩手综合征、肩痛、肩关节半脱位、痉挛状态等。

四、蛛网膜下腔出血

（一）概念

蛛网膜下腔出血（subarachnoid hemorrhage，SAH）又称为原发性蛛网膜下腔出血，是指脑底部或脑表面血管破裂后，血液流入蛛网膜下腔引起相应临床症状的一种脑卒中。继发性蛛网膜下腔出血是指脑实质内出血、脑室出血、硬膜外或硬膜下血管破裂流入蛛网膜下腔者。

(二)流行病学

SAH 大多由颅内动脉瘤破裂所致,其发病凶险,致死及致残率极高,是临床常见的急危重脑血管病,我国关于 SAH 发病率的研究开展得较少,为确定 SAH 发病率,有人在世界范围内的 11 个人群中进行研究,其中中国北京市参加,确定的 SAH 年发病率是 2/100 000。SAH 女性的危险性是男性的 1.6 倍。多数发病者年龄 < 60 岁,且多数为动脉瘤破裂所致。SAH 第 1 次出血后几小时内再出血的发生率为 15%,第 2 个再出血高峰为第 3 周初,未治疗者 4 周内再出血率为 35%~45%。SAH 发病后 28 天内病死率为 41.7%,发病 24 小时、48 小时和 7 天的病死率分别为 37%、60% 和 75%。在出血后存活的患者中约 1/3 需依赖他人生活。

(三)SAH 病因与危险因素

1. 病因

(1)颅内动脉瘤:是常见的病因(占 50%~80%)。其中先天性粟粒样动脉瘤约占 75%,还可见高血压、动脉粥样硬化所致梭形动脉瘤及感染所致的真菌性动脉瘤等。

(2)血管畸形:约占 SAH 病因的 10%,其中动 - 静脉畸形(AVM)占血管畸形的 80%。多见于青年人,90% 以上位于幕上,常见于大脑中动脉分布区。

(3)其他:如烟雾病(moyamoya 病)(占儿童 SAH 的 20%)、颅内肿瘤、垂体卒中、血液系统疾病、颅内静脉系统血栓和抗凝治疗并发症等。

2. 危险因素 颅内动脉瘤和血管畸形主要为先天性所致,而 SAH 的发病中也有小部分原因为高血压、动脉粥样硬化所致,所以年龄、高血脂、高血压等也可能是 SAH 的危险因素。

(四)评估

1. 病史

(1)评估与 SAH 有关的病因和诱因:引起 SAH 的病因很多,如:颅内动脉瘤、血管畸形、高血压、脑出血等。急性起病,常常在活动、用力、情绪激动,或儿童嬉笑、哭闹时起病。一般在发病后才找到病因。

(2)患病及治疗经过:评估与本次发病相关的资料,如发病的时间、地点、有无诱因。若入院前有抢救或治疗经历需详细询问和记录。

(3)症状评估:由于脑血管突然破裂,患者突感头部劈裂样剧痛,分布于前额、后枕或整个头部。半数以上的患者会出现不同程度的意识障碍,但有的患者意识始终清醒。老年患者的症状常不典型,头痛多不明显,而精神症状和意识障碍者较多。

(4)心理 - 社会状况评估:与急性脑出血一样,SAH 的发生非常突然,患者突感剧烈头痛,往往会感到恐惧、害怕和焦虑;而在颅内动脉瘤、血管畸形破裂出血的患者中有大部分是少年儿童,其家长的心理健康问题有时会超过患者,也需要进行评估;情绪激动是导致颅内动脉瘤、血管畸形破裂出血的重要诱因,因此需要评估患者有无家庭纠纷、夫妻矛盾、工作压力等问题,避免诱发再次出血。

2. 体格检查 患者颈项强直明显,克尼格征及布鲁辛斯基征阳性。往往在发病 1~2 天内出现,这是蛛网膜下腔出血最常见的体征。其他体征还包括:颅内压增高、意识障碍、脑神经损伤症状、肢体活动障碍或癫痫等。

3. 辅助检查

（1）头颅 CT 检查：临床疑诊 SAH 首选头颅 CT 平扫检查。出血早期敏感性高，可检出 90% 以上的 SAH，显示大脑外侧裂池、前纵裂池、鞍上池、脑桥小脑脚池、环池和后纵裂池高密度出血征象。但出血量较少时，CT 扫描显示不清。根据 CT 结果可以初步判断或提示颅内动脉瘤的位置：位于颈内动脉段常是鞍上池不对称积血；大脑中动脉段多见外侧裂积血；前交通动脉段则是前间裂基底部积血；而出血在脚间池和环池，一般无动脉瘤，但极少病例可由后循环动脉瘤引起。动态 CT 检查有助于了解出血的吸收情况，有无再出血、继发脑梗死、脑积水及其程度。

（2）头颅 MRI 检查：当 SAH 发病后数天 CT 检查的敏感性降低时，MRI 可发挥较大作用。由于血红蛋白分解产物如去氧血红蛋白和正铁血红蛋白的顺磁效应，对于亚急性期出血，尤其是当出血位于大脑表面时，MRI 比 CT 敏感，通过磁共振梯度回波 T_2 加权成像等方法常可显示出血部位。在动静脉畸形引起的脑内血肿已经吸收后，MRI 检查可以提示动静脉畸形存在。对确诊 SAH 而 DSA 阴性的患者，MRI 用来检查其他引起 SAH 的原因。当颅内未发现出血原因时，应行脊柱 MRI 检查排除脊髓海绵状血管瘤或动静脉畸形等。

（3）CT 血管成像（CTA）检查：CTA 主要用于有动脉瘤家族史或破裂先兆者的筛查，动脉瘤患者的随访，及 DSA 不能进行及时检查时的替代方法。CTA 检查比 DSA 更为快捷、创伤较小，尤为适用于危重患者，同时已被证实对较大动脉瘤的灵敏度接近 DSA，并可补充 DSA 的结果，较好地确定动脉瘤瘤壁是否钙化、瘤腔内是否有血栓形成、动脉瘤与出血的关系以及动脉瘤位置与骨性标志的关系。目前，随着 CTA 检查设备的不断改进，国际高水准的卒中中心 CTA 已逐步取代 DSA 成为诊断有无动脉瘤的首选方法。

（4）腰椎穿刺检查：如果 CT 扫描结果阴性，强烈建议行腰穿 CSF 检查。通常 CT 检查已明确诊断者，腰穿不作为临床常规检查。均匀血性脑脊液是 SAH 的特征性表现。

（五）诊断与鉴别诊断

1. 诊断要点　突然发生的持续性剧烈头痛、呕吐、脑膜刺激征阳性，伴或不伴意识障碍，检查无局灶性神经系统体征，应高度怀疑 SAH。同时 CT 证实脑池和蛛网膜下腔高密度征象或腰穿检查示压力增高和血性脑脊液等可临床确诊。

2. 鉴别诊断

（1）蛛网膜下腔出血与脑出血的鉴别：二者均突然起病，有头痛、血压升高、喷射状呕吐等颅内高压症状，需要鉴别（表 19-3）。

表 19-3　蛛网膜下腔出血与脑出血的鉴别要点

	蛛网膜下腔出血	脑出血
发病年龄	粟粒样动脉瘤多发于 40~60 岁，动静脉畸形青少年多见，常在 10~40 岁发病	50~65 岁多见
常见病因	粟粒样动脉瘤、动静脉畸形	高血压、脑动脉粥样硬化
起病速度	急骤，数分钟症状达到高峰	数十分钟至数小时达到高峰
血压	正常或增高	通常显著增高
头痛	极常见，剧烈	常见，较剧烈
昏迷	常为一过性昏迷	重症患者持续性昏迷

续表

	蛛网膜下腔出血	脑出血
局灶体征	颈强直、Kernig 征等脑膜刺激征阳性，常无局灶性体征	偏瘫、偏身感觉障碍及失语等局灶性体征
眼底	可见玻璃体膜下片状出血	眼底动脉硬化，可见视网膜出血
头部 CT	脑池、脑室及蛛网膜下腔高密度出血征	脑实质内高密度病灶
脑脊液	均匀一致血性	洗肉水样

（2）SAH 与颅内感染的鉴别：细菌性、真菌性、结核性和病毒性脑膜炎等均可有头痛、呕吐及脑膜刺激征，故应注意与 SAH 鉴别。SAH 后发生化学性脑膜炎时，脑脊液白细胞增多，易与感染混淆，但后者发热在先。SAH 脑脊液变黄和淋巴细胞增多时，易与结核性脑膜炎混淆，但后者脑脊液糖、氯降低，头部 CT 正常。

（3）SAH 与脑肿瘤的鉴别：约 1.5% 的脑肿瘤可发生瘤卒中，形成瘤内或瘤旁血肿合并 SAH；癌瘤颅内转移、脑膜癌或中枢神经系统白血病也可见血性脑脊液，但根据详细的病史，脑脊液检出瘤或（和）癌细胞及头部 CT 可以鉴别。

（六）护理措施

1. 非药物治疗护理措施

（1）急性期绝对卧床休息，保持情绪稳定，尽量减少对患者的刺激。

（2）观察头痛情况，一旦头痛加剧，出现喷射状呕吐、视盘水肿的颅内高压症状，应立即报告医生处理，避免脑疝发生。

（3）保持大便通畅，养成定时排便的习惯，避免用力排便导致再次出血。

（4）其他神经系统损伤导致的症状，如昏迷、偏瘫等，参见"脑梗死"和"脑出血"的护理措施。

2. 药物治疗护理措施

（1）脑血管解痉：尼莫地平可减少 SAH 相关的神经功能缺损，一般 10~20mg 静脉滴注，1mg/h 连续 14 天。用药过程中，一些患者会出现头晕、头痛、血压下降等症状，可减慢速度。

（2）抗纤溶治疗：临床最常用的抗纤溶剂是 6- 氨基乙酸，通常每天 24g，连用 3 天，3 天后改为 8g/d，维持 3 周，或维持至手术。用药期间可能会并发脑缺血，须高度警惕。

3. 特别关注　SAH 再出血往往是凶险和致死的并发症，临床护理中必须高度重视。护理措施包括：保持病房安静，避免不良刺激，做好心理护理和健康教育，稳定患者情绪。保持大便通畅。

（七）随访

1. 预期目标

（1）患者头痛减轻，舒适感增加，情绪稳定。

（2）患者颅内压维持稳定。

（3）患者未发生并发症，或并发症得到及时发现与处理。

（4）患者及家属了解疾病情况，避免诱因，能识别出血先兆并能及时就医。

2. 并发症　动脉瘤或血管畸形再出血，是致死的并发症。

（姚梅琪）

第三节　癫　痫

一、概述

国际抗癫痫联盟（international league against epilepsy，ILAE）和国际癫痫局（international bureau for epilepsy，IBE）认为癫痫发作是脑部神经元异常高度同步化活动所引起，由不同症状和体征组成的短暂性临床现象。根据发作起源的病理生理分全面性癫痫发作和局灶性癫痫发作。

全面性癫痫发作是指起源于双侧分布网络内的某一点并迅速扩布的发作。这种双侧性网络可以包括大脑皮质和皮质下结构，但未必包括整个大脑皮质。尽管个别发作的起始表现为局灶性特征，但每次发作的定位和定侧可以是不固定的，全面性发作可以不对称。局灶性癫痫发作是起源并局限于一侧大脑半球的网络内，这个网络可以呈局灶或更广泛性分布。局灶性发作可以起源于皮质下结构。对于每种发作类型而言，每次发作的起始是固定的，伴随有可优先扩布到对侧半球的优势传导模式。然而，一些患者可以有不止一套网络和一种发作类型。但是每一发作类型都有一个固定起始点。

癫痫不是独立的疾病，而是一组疾病或综合征，引起癫痫的病因非常复杂，根据病因癫痫可分为三大类：

（一）症状性癫痫（symptomatic epilepsy）

由各种明确的中枢神经系统结构损伤或功能异常所致，如：脑外伤、脑血管病、脑肿瘤、中枢神经系统感染、寄生虫、遗传代谢性疾病、皮质发育障碍、神经系统变形疾病、药物和毒物等。

（二）特发性癫痫（idiopathic epilepsy）

病因不明，未发现脑部有足以引起癫痫发作的结构性损伤或功能异常，与遗传因素密切相关，常在某一特定年龄段起病，具有特征性临床及脑电图表现。如：伴中央颞区棘波的良性儿童癫痫、家族性颞叶癫痫等。

（三）隐源性癫痫（cryptogenic epilepsy）

临床表现提示为症状性癫痫，但目前的检查手段不能发现明确的病因，占全部癫痫的60%~70%。

二、流行病学

癫痫是神经系统常见疾病。流行病学资料显示，癫痫的患病率为5‰，年发病率为（50~70）/10万，病死率为（2.42~7.82）/10万。我国约有600万以上癫痫患者，难治性癫痫患者至少150万（占25%），每年新发患者65万~70万。癫痫发病率在全球分布表现为不发达国家、发展中国家高于发达国家，农村高于城市。男性发病率高于女性。儿童期发病率最高，其中男性最为明显，9岁以前发病者接近50%，以后发病率随年龄升高而下降，未见老年期有明显上升的趋势。

三、病因与危险因素

（一）病因

癫痫危险因素的分析有助于发现病因进行防治。

1. 年龄　癫痫的发病率与年龄密切相关，如婴儿痉挛症在 1 岁内起病，儿童失神癫痫发病高峰在 6~7 岁，肌阵挛癫痫起病在青春期前后。各年龄段癫痫的常见病因也不同：0~2 岁多为围产期损伤、先天性疾病和代谢障碍等；2~12 岁多为急性感染、特发性癫痫、围产期损伤和发热惊厥等；12~18 岁多为特发性癫痫、颅脑外伤、血管畸形和围产期损伤等；18~35 岁多为颅脑外伤、脑肿瘤和特发性癫痫等；35~65 岁多为脑肿瘤、颅脑外伤、脑血管疾病和代谢障碍等；65 岁以后多为脑血管疾病、脑肿瘤等。

2. 性别　许多学者认为，本病男性多于女性，这是由于男性头部外伤机会多和女性更易隐瞒病情。但也有不少报告男女性别无明显差异，甚至还有女性多于男性的报道。故性别不能作为单一的增加癫痫发病的危险因素。

3. 遗传因素　可影响癫痫易患性，如儿童失神发作患者的兄弟姐妹在 5~16 岁间有 40% 以上出现 3Hz 棘 - 慢波的异常脑电图，但仅 1/4 出现失神发作。症状性癫痫患者的近亲患病率为 15‰，高于普通人群。有报告单卵双胎儿童失神和全面强直 - 阵挛发作一致率为 100%。

4. 睡眠　重视癫痫患者的睡眠对诊断、控制发作和提高患者生活质量均有重要的意义。睡眠障碍常与癫痫共存，而且癫痫发作也导致了睡眠紊乱，睡眠和癫痫的关系也越来越被医学界关注。

（二）危险因素

1. 内环境改变　内分泌失调、电解质紊乱和代谢异常等均可影响神经元放电阈值，导致癫痫发作。如少数患者仅在月经期或妊娠早期发作，为月经期癫痫和妊娠性癫痫；疲劳、睡眠缺乏、饥饿、便秘、饮酒、闪光、感情冲动和一过性代谢紊乱等都可导致癫痫发作。

2. 围产期保健　此因素与癫痫发病的关系正日益受到重视。有研究指出新生儿与胎盘分离进入新环境的代谢变化，加上经过产道时可能发生胎儿脑损伤，与产后第一个月痫性发作的高发生率（0.8%）有关。挪威与冰岛的研究表明 10%~14% 的癫痫与围产期并发症有关。这些因素均提示加强围产期保健对预防癫痫的重要意义。

3. 社会经济地位　研究表明缺乏医疗保健的农村及贫困的城区人群是癫痫患病的高危人群。这说明社会经济因素对癫痫也有影响。

4. 外伤　有研究表明 8%~30% 的癫痫与发病前的头部外伤史有关；颅脑外伤后有 0.5%~50% 的人发生癫痫，为癫痫高危人群。

四、预防和筛查

（一）癫痫的预防

1. 优生优育，禁止近亲结婚，癫痫患者应尽量不找癫痫配偶，否则会明显增加生产癫痫患儿的概率。

2. 孕期尤其孕期头三个月，应远离辐射，避免病毒和细菌感染，定期进行产前检查。自然分娩时应减少胎儿缺氧、窒息、产伤，尽量避免使用产钳、胎头吸引器等，自然分娩困难时及时选择剖宫产。

3. 小儿发热时应及时就诊,避免孩子发生高热惊厥。

4. 中老年人应保证健康的生活方式,以减少患脑血管病的危险,尽量避免烟酒,因为烟酒产生的刺激有时可直接引起癫痫。

5. 饮食选清淡易消化富于营养的食物,多食蔬菜水果,避免辛辣等刺激性强的食物。避免受凉、淋雨及用过冷过热的水淋浴。

6. 养成良好的生活习惯,保证充足睡眠,避免过度劳累,饮食规律,避免饥饿和暴饮暴食。

7. 发作频繁者,应限制在室内活动,必要时卧床休息并加护栏,防止跌伤。如有发作先兆,应尽快到安全地方平卧,并于上下齿间咬上纱布或手帕。平时随身携带疾病治疗卡,以利于发作时及时得到抢救和治疗。

8. 一旦确诊癫痫,应坚持服药,抗癫痫药(antiepileptic drugs,AEDS)对神经元具有保护作用,这些药物包括苯妥英钠、丙戊酸钠、拉莫三嗪、苯巴比妥、卡马西平和托吡酯等,避免漏服。

(二)癫痫高危人群的筛查

对癫痫高危人群进行筛查,包括:癫痫家族史、分娩方式(非顺产人群)、新生儿疾病、脑损伤、近亲结婚等。

五、评估

临床诊断癫痫程序首先应根据发作的临床表现特征、表现形式以及脑电图检查排除有无痫样放电,同时详尽和完整的病史在癫痫的诊断和鉴别诊断中至关重要。

(一)病史

1. 评估与癫痫有关的病因及诱因 详细询问与癫痫相关的病因和诱因,如:是否有癫痫病史或有先天性中枢神经系统畸形的遗传因素或家族史;有无颅内肿瘤、脑血管疾病,颅脑外伤等颅脑损伤和颅内感染史;有无新生儿在生产过程中发生产伤和颅脑手术后的损伤等;有无长期大量饮酒;有无情绪波动、烦躁、精神刺激等因素。

2. 患病及治疗经过 患者的起病年龄,有无先兆,发作时的环境、有无意识丧失,发作时的姿态、面色、声音,有无肢体抽搐及其大致顺序,有无怪异行为和精神异常,发作时程,发作频率,发作时有无舌咬伤、尿失禁及可能的跌伤,是否伴有自动症,发作间歇期有无异常等。询问患者过去有无癫痫反复发作史,发作的诱因及每次发作的表现,检查治疗情况,是否进行长期规律的治疗等。了解患者所用药物的名称、剂量、用法、疗效、不良反应。评估癫痫发作后的情况,患者能否回忆发作时的情况,是否感觉头痛、嗜睡、全身酸痛,是否有意识模糊等。

3. 症状评估

(1)全面性强直-阵挛发作:简称大发作,是常见的发作类型,表现全身肌肉强直和阵挛,伴意识丧失及自主神经功能障碍,大多数患者发作前无先兆,部分患者发作前瞬间可能有含糊不清或难以描述的先兆,如胸腹气上冲、局部轻微抽动、无名恐惧或梦境感等,历时极短。发作可分3期:

1)强直期:患者突然意识丧失,常伴一声大叫而摔倒,全身骨骼肌强直性收缩,颈部及躯干自前屈转为角弓反张,上肢上举后旋转为内收前旋,下肢自屈曲转变为强烈伸直及足内翻。呼吸肌强直收缩导致呼吸暂停,面色由苍白或充血转为青紫,眼球上翻。持续10~30

秒后,肢端出现细微震颤,待震颤幅度增大并延至全身,即进入阵挛期。

2)阵挛期:肌肉交替性收缩与松弛,呈一张一弛交替抽动,阵挛频率逐渐变慢,松弛时间逐渐延长,本期持续 30~60 秒或更长。最后一次强烈阵挛后抽搐突然终止,所有肌肉松弛。在上述两期可发生舌咬伤,并伴心率加快、血压升高、瞳孔散大和光反射消失等自主神经改变,巴宾斯基征(Babinski 征)可为阳性。

3)痉挛后期:阵挛期后可出现短暂的强直痉挛,以面部和咬肌为主,导致牙关紧闭,可发生舌咬伤。本期全身肌肉松弛,括约肌松弛尿液自行流出可发生尿失禁。呼吸首先恢复,心率、血压和瞳孔也随之恢复正常,意识逐渐苏醒。患者发作后有一段时间意识模糊、失定向或易激惹,意识模糊期通常持续数分钟,发作开始至意识恢复历时 5~10 分钟。部分患者可进入昏睡,持续数小时或更长,清醒后常伴头痛、周身酸痛和疲乏,对发作全无记忆,个别患者清醒前出现自动症、暴怒或惊恐等。发作后状态延长见于癫痫持续状态,也见于弥漫性结构性脑病(如痴呆、精神发育迟滞或脑炎)或代谢性脑病患者单次痫性发作后,出现一过性偏瘫提示病因为局灶性脑损害。大发作患者突然意识丧失跌倒可发生外伤如颅内血肿等,发作时肌肉剧烈收缩可引起下颌关节脱臼、肩关节脱臼、脊柱或股骨骨折,昏迷时将唾液和呕吐物吸入呼吸道可并发吸入性肺炎,长时期发作后原有脑病变患者可出现智能衰退和痴呆。

(2)强直性发作:多见于弥漫性脑损害儿童,睡眠时较多,表现全身或部分肌肉强烈持续的强直性收缩,不伴阵挛,头、眼和肢体固定在某一位置,躯干呈角弓反张,伴短暂意识丧失、面部青紫、呼吸暂停和瞳孔散大等,如发作时处于站立位可突然摔倒。发作持续数秒至数十秒,典型发作期脑电图为暴发性多棘波。

(3)阵挛性发作:多发生于婴幼儿,特征是重复阵挛性抽动伴意识丧失,之前无强直期。双侧对称或某一肢体为主的抽动,幅度、频率和分布多变,为婴儿发作的特征,持续 1 至数分钟。脑电图变化缺乏特异性,可见快活动、慢波及不规则棘-慢波等。

(4)肌阵挛发作:特征是突发短促的震颤样肌收缩,可对称累及双侧肌群,表现全身闪电样抖动,面部、某一肢体或个别肌肉跳动。单独或连续成串出现,刚入睡或清晨欲醒时发作较频繁。可发生在任何年龄,常见于预后较好的特发性癫痫,如婴儿良性肌阵挛性癫痫,也见于罕见的遗传性神经性病变,如 Lafora 小体病、线粒体脑肌病如肌阵挛性癫痫伴肌肉蓬毛样红纤维综合征、弥漫性脑损害导致预后较差的伦诺克斯-加斯托综合征(Lennox-Gastaut 综合征)。发作期典型脑电图改变为多棘-慢波。

(5)失神发作:分典型失神和非典型失神发作,临床表现、脑电图背景活动及发作期改变、预后等均有较大差异。

1)典型失神发作:也称小发作,儿童期起病,青春期前停止发作,部分患儿转为大发作。特征表现为突发短暂的意识丧失和正进行的动作中断,双眼茫然凝视,呼之不应,状如愣神,可伴阵挛、失张力、肌强直、自动症、自主神经症状的其中之一或全部,无先兆,持续 5~20 秒,极少超过 30 秒,突发突止,对发作全无记忆,每天发作数次至数百次,影响学业;少数患儿仅有意识模糊,仍能进行简单活动,偶有意识障碍,极轻型不易发现,仅在视频脑电图监测时证实。

2)非典型失神发作:意识障碍的发生与停止较典型失神发作缓慢,肌张力改变较明显。多见于弥漫性脑损害患儿,预后较差。

(6)失张力发作:是姿势性张力丧失所致,部分或全身肌张力突然降低导致垂颈、张口、肢体下垂或躯干失张力跌倒或猝倒发作,持续数秒,短者意识障碍不明显,长者短暂意识丧失,发作后立即清醒和站起。脑电图示多棘 - 慢波或低电位活动。可与强直性、非典型失神发作交替出现,发育性障碍疾病和弥漫性脑损害,如 Lennox-Gastaut 综合征、肌阵挛 - 失张力癫痫(Doose 综合征)和亚急性硬化性全脑炎早期。

4. 心理 - 社会状况评估　癫痫是一种慢性病,病因复杂、发作突然、反复无常,且难以根治,患者极易产生不健康的心理;由于多数癫痫患者有很大的精神压力和不同程度的智力障碍,所以其读书、就业、婚姻等方面均遇到不同程度的困难,也给家庭带来压力。

(二)体格检查

1. 一般检查　患者体位,直立或行走的姿势,发育营养状况,面部表情,对周围环境的反应,眼神是否灵活,语言发育如何,意识状态,智力水平(智商)。

2. 皮肤黏膜　观察全身皮肤黏膜,有无破损、有无牛奶咖啡斑、色素胶失斑、皮脂腺瘤、头面部血管瘤、色素沉着斑等。

3. 头颈部　注意头颅大小、形状,小儿前囟门是否过大或早闭、是否膨隆或凹陷,应测量头围大小和前囟门大小。有无特殊面容,眼球活动度,瞳孔大小,对光反射,眼底有无视盘水肿,黄斑有无变性,颈项有无强直或抵抗感等。

4. 神经系统检查　运动、感觉、颅神经、神经反射等均应仔细检查。有些软性症状和体征易被忽视,但这往往表明有神经系统异常。

5. 其他系统检查　如肝脾肿大可能与引起癫痫的神经系统变性疾病有关,心肾疾病也可能与存在的癫痫发作有关。

(三)辅助检查

1. 脑电图(EEG)　脑电图检查对癫痫患者的诊断及痫灶定位具有独特的价值,常表现为阵发性的脑波异常。一般在检查前三天停止抗癫痫药物,采用头皮电极描记,多在患者清醒状态下进行,对不合作者或小儿也可作睡眠脑电图描记。为提高阳性诊断率,可反复多次检查,必要时应进行癫痫诱发试验。但仍有部分癫痫患者的脑电图检查始终正常。部分正常人中偶尔也可记录到痫样放电,因此,不能单独依据脑电活动的异常或正常来确定是否为癫痫。近年来广泛应用的 24 小时长程脑电监测和视频脑电图(video-EEG)使发现痫样放电的可能性大为提高,后者可同步监测记录患者发作情况及相应脑电图改变,可明确发作性症状及脑电图变化间的关系。

2. 神经影像学检查　CT 脑扫描可作为癫痫手术前一项常规检查,对寻找致病原因很有帮助,而 MRI 成像检查可作为条件性检查方法。一般来说多数癫痫患者致病灶多有病理学改变的基础,故通过 CT 或 MRI 检查时可发现原发病,如大脑半球或局部脑萎缩、脑穿通畸形、囊肿、脑室憩室、颞叶发育不全、脑膜脑瘢痕形成、脑内微小病变、灰白质异位、小血管畸形脑局部软化等,其痫灶多在原病变的周围,结合 EEG 改变有助于原始痫灶的定位。

3. 脑磁图(MEG)检查　具有无痛苦、无风险、阳性率及定位率高等优势,为癫痫患者的诊断、抗癫痫药物使用、手术评估及制订合理的治疗方案等提供了更为可靠的理论依据。

4. 神经心理学检查　可用各种精神、心理学测试量表进行,以检查癫痫患者的智力、记忆力、定向力、判断力及语言功能。因在顽固性癫痫患者中约 1/3 有精神方面的障碍,因此,此项检查很重要。

5. 血液检查　血常规、血糖、血寄生虫等检查,了解有无贫血、低血糖、寄生虫病等。

六、诊断与鉴别诊断

(一)诊断要点

临床诊断癫痫程序首先应根据癫痫发作的临床表现特征、癫痫发作的表现形式以及脑电图检查发现有痫样放电表现是诊断癫痫的主要依据。同时详尽和完整的病史在癫痫的诊断和鉴别诊断中至关重要。

1. 癫痫的两个特征　脑电图显示痫样放电和癫痫的临床发作。癫痫发作的共性和特殊类型的个性共同组成了癫痫最为重要的诊断依据。脑电图的痫样放电是癫痫诊断的重要佐证。癫痫发作期和发作间期脑电图有不同的表现,但主要特征仍然是突出于背景的暴发性棘波、尖波、棘-慢复合波、尖-慢复合波和发作性节律波。但应注意仅有脑电图的痫样放电不能诊断为癫痫,因为约有1%正常人脑电图也可能有痫样放电,痫样放电还可出现在其他非癫痫性疾病中。反之,仅有临床发作也不应轻易诊断为癫痫。

2. 不同类型的癫痫具有不同的临床发作特征,但所有癫痫发作都有共同的特征:①发作性:发作突然发生、迅速恢复,间歇期正常。②短暂性:每次发作持续数秒、数分钟或数10分钟。③重复性:不定期有多次发作。④刻板性:每种类型或每个患者的每次发作表现几乎一致。

国际抗癫痫联盟(ILAE)2001年提出具备下列6条标准者可诊断为SME。

(1)有热性惊厥和癫痫家族史倾向。

(2)发病前智力运动发育正常。

(3)1岁以内起病,首次发作为一侧性或全面性阵挛或强直阵挛,常为发热所诱发,起病后出现肌阵挛、不典型失神、部分性发作等各种方式。

(4)病初脑电图正常,随后表现为广泛的、局灶或多灶性棘慢波及多棘慢波,光敏感性可早期出现。

(5)精神、智力、运动患病前正常,第二年出现停滞或倒退,并可出现神经系统体征(如共济失调、锥体束征)。

(6)抗癫痫药物治疗不理想。

3. 癫痫的病因诊断　癫痫确诊后必须行神经影像学(常用头颅CT和MRI检查)、神经心理学和相关实验室检查明确病因。

(二)鉴别诊断

1. 晕厥(syncope)　为脑血流灌注短暂全面下降,缺血缺氧所致意识瞬时丧失和跌倒。多有明显的诱因,如久站、剧痛、见血、情绪激动和严寒等,胸腔内压力急剧增高,如咳嗽、哭泣、大笑、用力、憋气、排便和排尿等也可诱发。常有恶心、头晕、无力、震颤、腹部沉重感或眼前发黑等先兆。与癫痫发作比较,跌倒时较缓慢,表现面色苍白、出汗,有时脉搏不规律,偶可伴有抽动、尿失禁。少数患者出现四肢强直-阵挛性抽搐,但与痫性发作不同,多发作于意识丧失10秒钟以后,且持续时间短,强度较弱。单纯性晕厥发生于直立位或坐位,卧位时也出现发作提示痫性发作。晕厥引起的意识丧失极少超过15秒,以意识迅速恢复并完全清醒为特点,不伴发作后意识模糊,除非脑缺血时间过长。

2. 假性癫痫发作(pseudo epileptic)　又称癔症样发作,是一种非癫痫性的发作性疾病,是由心理障碍而非脑电紊乱引起的脑部异常。可有运动、感觉和意识模糊等类似癫痫发作症状,难以区分。发作时脑电图上无相应的痫性放电和抗癫痫治疗无效是鉴别的关键(表

19-4）。但应注意，10% 假性癫痫发作患者可同时存在真正的癫痫，10%~20% 癫痫患者中伴有假性发作。

表 19-4　癫痫发作与假性癫痫发作的区别

特点	癫痫发作	假性癫痫发作
发作场合	任何情况下	有精神诱因及有人在场
发作特点	突然刻板发作	发作形式多样，有强烈的自我表现，如闭眼、哭叫、手足抽动和过度换气等
眼位	上睑抬起，眼球上窜或向一侧偏转	眼睑紧闭，眼球乱动
面色	发绀	苍白或发红
瞳孔	散大，对光反射消失	正常，对光反射消失
对抗被动运动	不能	可以
摔伤、舌咬伤、尿失禁	可有	无
持续时间及终止方式	1~2 分钟，自行停止	可长达数小时，需安慰及暗示
Babinski 征	常（+）	（-）

3. 发作性睡病（narcolepsy）　可引起意识丧失和猝倒，易误诊为癫痫。根据突然发作的不可抑制的睡眠、睡眠瘫痪、入睡前幻觉及猝倒四联征可鉴别。

4. 基底动脉型偏头痛　因意识障碍应与失神发作鉴别，但其发生缓慢，程度较轻，意识丧失前常有梦样感觉；偏头痛为双侧，多伴有眩晕、共济失调、双眼视物模糊或眼球运动障碍，脑电图可有枕区棘波。

5. 短暂性脑缺血发作（TIA）　TIA 多见于老年人，常伴有动脉粥样硬化、冠心病、高血压、糖尿病等病史，临床症状多为缺失症状（感觉丧失或减退、肢体偏瘫），症状持续时间一般不超过 1 小时，最长不超过 24 小时，脑电图无明显痫性放电；而癫痫见于任何年龄，以青少年为多，前述危险因素不突出，癫痫多为刺激症状（感觉异常、肢体抽搐），发作持续时间多为数分钟，极少超过半小时，脑电图上多有痫性放电。

6. 低血糖症　血糖水平低于 2mmol/L 时可产生局部癫痫样抽动或四肢强直发作，伴意识丧失，常见于胰岛 β 细胞瘤或长期服降糖药的 2 型糖尿病患者，病史有助于诊断。

七、护理措施

（一）非药物治疗护理措施

1. 环境　给患者创造安全、安静的休养环境，保持室内光线柔和、无刺激；床两侧均安装带套的床挡；床旁桌上不放置热水瓶、玻璃杯等危险物品。对于有癫痫发作史并有外伤史的患者，在病室内醒目位置放置警示牌，随时提醒患者、家属及医务人员做好防止发生意外的准备。

2. 活动与体位　患者应充分休息，养成良好的生活习惯，注意劳逸结合。告知患者有前驱症状时立即平卧；活动状态时发作，陪伴者应立即将患者缓慢置于平卧位，防止外伤，切忌用力按压患者抽搐肢体，以防骨折和脱臼。平时可以参加适量运动，如散步、慢跑、羽毛球、网球、乒乓球等；若病情稳定，还可以打篮球、踢足球等，适当的体育活动可以增加神经细胞的稳定性,但不宜过于激烈,不能参加游泳、登山、跳水、赛车等运动,也尽量不骑自行车,防止发作时摔伤或出现交通事故。患者外出时随身携带写有姓名、年龄、所患疾病、住址、家人联系方式的信息卡。在病情未得到良好控制时,室外活动或外出就诊时应有家属陪伴,佩戴安全帽。患者不应从事攀高、游泳、驾驶等工作,以免发作时有可能危及自身和他人生命。

3. 饮食护理　给予清淡饮食,少量多餐,避免辛辣刺激性食物,戒烟酒。切忌过饥或过饱,勿暴饮暴食。过度饥饿使血糖水平降低,而低血糖往往诱发癫痫发作,而过饱后血糖水平会快速升高,体内胰岛素分泌增加,加速葡萄糖代谢,也会诱发癫痫。当患者腹泻、呕吐,大量失液后,应及时补充水分和电解质,以维持水及电解质平衡,避免诱发癫痫。

4. 心理护理　癫痫患者需要长期用药加之疾病的反复发作,给患者带来沉重的精神负担,易产生紧张、焦虑、抑郁、淡漠、易怒等不良心理问题。专科护士应仔细观察患者的心理反应,关心、理解、尊重患者,鼓励患者表达自己的心理感受,指导患者面对现实,采取积极的应对方式,配合长期药物治疗。

5. 病情观察　密切观察生命体征及意识、瞳孔变化,注意发作过程中有无心率增快、血压升高、呼吸减慢或暂停、瞳孔散大、牙关紧闭、大小便失禁等;观察并记录发作的类型、发作频率与发作持续时间;观察发作停止后患者意识完全恢复的时间,有无头痛、疲乏及行为异常。

6. 发作期呼吸道护理及安全护理

(1)保持呼吸道通畅:置患者于头低侧卧位或平卧位头偏向一侧;松开领带和衣扣,解开腰带;取下活动性义齿,及时清除口腔和鼻腔分泌物;立即放置压舌板,必要时用舌钳将舌拖出,防止舌后坠阻塞呼吸道;癫痫持续状态者插胃管鼻饲,防止误吸;必要时备好床旁吸引器和气管切开包。

(2)安全护理:当患者发作时立即将患者缓慢置于平卧位,防止外伤,切忌用力按压患者抽搐肢体,以防骨折和脱臼;将压舌板、纱布、手绢、小布卷等置于患者口腔一侧上下臼齿之间,防止舌、口唇和面颊部咬伤;用棉垫或软垫对跌倒时易擦伤的关节加以保护;癫痫持续状态、极度躁动或发作停止后意识恢复过程中有短时躁动的患者,应由专人守护,加保护性床挡,必要时用约束带适当约束。遵医嘱立即缓慢静注地西泮,快速静滴甘露醇,注意观察用药效果和有无呼吸抑制、肾脏损害等不良反应。

(二)药物治疗护理措施

向患者和家属强调遵医嘱长期甚至终身用药的重要性,告知患者和家属少服或漏服药物可能导致癫痫发作、成为难治性癫痫或发生癫痫持续状态的危险性。向患者和家属介绍用药的原则、所用药物常见不良反应和应注意问题,在医护人员指导下增减剂量和停药。于餐后服用,以减少胃肠道反应。用药前进行血、尿常规和肝、肾功能检查,用药期间检测血药浓度并定期复查相关项目,以及时发现肝损伤、神经系统损害、智能和行为改变等严重不良反应。向患者和家属说明能否停药及何时停药取决于所患疾病的类型、发作已控制时间及减量后反应等。勿自行减量、停药和更换药物。

(三)特别关注

1. 癫痫发作严重影响患者日常生活,尤其是儿童时期发病者,应加强自我防范意识,避免劳累、睡眠不足、饥饿、饮酒、便秘、情绪激动、妊娠与分娩、强烈的声光刺激、惊吓、心算、阅读、书写、下棋、外耳道刺激、长时间看电视、洗浴等诱发因素。

2. 一旦确诊癫痫病,需正规系统地治疗,贵在坚持。

3. 特发性癫痫家族史的女性患者,婚后不宜生育,双方均有癫痫,或一方有癫痫,另一方有家族史者不宜结婚。

八、随访

1. 预期目标

(1)发作频率减少,症状减弱,持续时间缩短,脑电图改变好转。

(2)近期临床愈合,即发作完全控制 6 个月以上,脑电图恢复正常。

2. 并发症

(1)青少年会引起精神行为异常、不同程度的脑水肿、呼吸性酸中毒、急性肾衰竭,另外还可能伴有急性早幼粒细胞白血病、抑郁症等。

(2)儿童会出现幻觉、错觉、记忆障碍、语言障碍等。

(金 瑛)

第四节 帕 金 森 病

一、概述

帕金森病(parkinson's disease,PD),又称震颤麻痹(paralysis agitans),是一种常见于中老年的神经系统变性疾病。主要以黑质多巴胺能神经元进行性退变和路易小体形成的病理变化,纹状体多巴胺递质降低,多巴胺与乙酰胆碱递质失衡的生化改变,震颤、肌强直、动作迟缓、姿势平衡障碍的运动症状和嗅觉减退、便秘、睡眠行为异常及抑郁等非运动症状的临床表现为显著特征。PD 的发病过程和病理机制非常复杂,到目前为止还没有一种学说能完全阐明 PD 的发病机制。各种诱因共同作用启动了蛋白的错误折叠和聚集、氧化应激、线粒体功能障碍、蛋白酶体功能障碍、蛋白降解功能障碍等,最终导致 PD 细胞模型中路易小体的形成,黑质致密部多巴胺能神经元的缺失、凋亡,从而导致了 PD 的发生。本病目前不能根治,且呈缓慢进展性,目前临床上主要采用药物治疗,目的在于改善患者症状,提高生活质量。

二、流行病学

世界各国的流行病学资料表明,从年龄分布上看,大部分国家帕金森病发病率及患病率随年龄增长而增加,50 岁以上约 500/10 万,60 岁以上约 1 000/10 万。白种人发病率高于黄种人,黄种人高于黑种人。男性稍高于女性。更多见于工业化国家。据最新估计,美国约有 150 多万人受到影响,特发性 PD 症状开始于 40~70 岁,发病高峰在 60 岁左右,发病低谷在 21~40 岁。我国 65 岁以上人群其发病率约为 1.7%,预示随着我国人口的老龄化,未来我国正面临着大量的 PD 病例,将承受更大的 PD 负担。

三、病因与危险因素

（一）病因

本病的病因未明，发病机制复杂。目前认为PD非单因素引起，可能为多因素共同参与所致，可能与以下因素有关：

1. 环境因素

（1）环境中与线粒体通透性转换孔（MPTP）分子结构类似的工业和农业毒素可能是本病的病因之一。

（2）鱼藤酮、百草枯及其他吡啶类化合物也被证明与帕金森发病有关。

（3）锰、铅、铜、镉、铁等重金属高暴露也可能会增加帕金森病的发病风险。

2. 遗传因素　遗传因素在PD发病中有重要的作用。流行病学资料显示，近10%~15%的PD患者有家族史。目前，发现有多种基因突变可能与PD发病有关。基因突变导致其编码的蛋白质功能发生异常，不利于多巴胺能神经元的存活。

3. 年龄老化　帕金森病主要发生于中老年人，60岁以上人口的患病率高达1%。而40岁以前发病者甚少，提示年龄老化与发病有关。有资料显示30岁以后，随年龄增长，黑质多巴胺能神经元呈生理性退行性变，多巴胺能神经元渐进性减少，但其程度不足以导致发病。只有黑质多巴胺能神经元减少50%以上临床才会出现PD症状，缺失达到60%~80%含量时就会出现典型的运动症状。所以，年龄老化只是PD的促发因素。

4. 多因素交互作用　在环境因素、年龄老化等因素的共同作用下，通过氧化应激、线粒体功能紊乱、蛋白酶体功能障碍、炎性和/或免疫反应，钙稳态失衡、兴奋性毒性、细胞凋亡等机制导致黑质多巴胺能神经元大量变性、丢失，才会导致发病。

（二）危险因素

1. 长期接触杀虫剂、除草剂、重金属或某些工业化学品等。

2. 居住在农村或橡胶厂附近，饮用井水，从事田间劳动；在工业化学品厂长期工作等。

3. PD主要发生于40岁以上中老年人，女性多见。40岁到59岁之间女性处于更年期、绝经期，雌激素水平急剧下降，PD发病人数较40岁前明显增加，提示雌激素水平的急剧降低是PD发病的诱因之一。

4. 外伤也是PD的危险因素。

四、预防和筛查

（一）预防

由于对PD病因的认识还相当有限，从PD的流行病学研究发现，遗传、年龄、环境、运动锻炼和生活习惯等均与PD的发病密切相关，但具体哪种因素起关键作用仍是一个未知数，因此，PD的病因和预防策略还需要不断探索。基于现有的对PD的认识，提出下列预防措施：

1. 加强适度的体育锻炼　如散步、打太极拳等，每天坚持锻炼1小时以上者能延缓机体衰老，患PD的概率相对较低。

2. 培养喝茶或喝咖啡的习惯　大规模流行病学调查发现，茶、咖啡能降低患PD的危险，因此可培养喝茶或咖啡的习惯。饮绿茶对PD的神经性保护作用可能是茶叶多种成分的综合作用，尤其是绿茶中的茶多酚作用。绿茶中的茶多酚通过抗氧化、抗炎等广泛的生物活性途径起到神经保护作用,预防性使用茶多酚(GTPs)其效果远远大于病变之后的治疗性用药的神经修复作用。茶多酚可作为防治 PD 和其他神经系统退行性疾病的潜在性药物,具有良好的应用前景。

3. 养成良好的生活习惯 脑血管病导致的帕金森综合征也是帕金森发病的重要病因。因此,预防脑血管病危险因素如高血压、高血脂、高血糖也非常重要。

4. 避免或减少接触对神经系统有毒的物质 如农药、CO、锰等,防止环境毒素导致的帕金森病。

5. 避免应用或至少避免长期使用可能导致帕金森综合征的药物 如奋乃静、西比灵、利血平、氯丙嗪、氟哌啶醇等。

（二）筛查

1. 避免接触相关危险因素是控制 PD 的基本措施。

2. 年龄在 40 岁以上及有家族史者为筛查首选。

3. PD 运动前期预警筛查。PD 运动前期是由一系列相续阶段组成的,在此阶段即可出现例如嗅觉障碍、自主神经功能异常、情感障碍和快速动眼期睡眠障碍等非运动的临床特征及生理异常。近期有文献对 PD 运动前期的非运动症状的识别及其在 PD 早期诊断中的价值做了论述。

五、评估

（一）病史

1. 评估与帕金森病有关的病因和诱因 详细询问与帕金森病相关的病因和诱因,如是否长期接触杀虫剂、除草剂、重金属或某些工业化学品等;是否居住农村或橡胶厂附近,饮用井水,从事田间劳动,在工业化学品厂工作等;发病前是否服用如奋乃静、西比灵、利血平、氯丙嗪、氟哌啶醇等药物;是否存在年龄老化;是否有脑血管病既往史;是否有帕金森病家族史等。

2. 患病及治疗经过 询问患者本次起病情况:起病时间与起病形式;发作前有无相关诱发因素等。询问患者有无进行检查及检查结果,治疗经过和病情严重程度。了解患者所用药物的名称、剂量、用法、疗效、不良反应等。了解疾病对患者日常生活的影响程度,比如有无出现吞咽困难、压力性损伤、跌倒、肺部感染、便秘等并发症。询问患者过去有无类似帕金森病症状发作史,发作的诱因及每次发作的表现,检查治疗情况,是否进行长期规律的治疗。

3. 症状评估 评估患者有无帕金森病四项主征(静止性震颤、肌强直、运动迟缓、姿势平衡障碍);有无神经功能受损,肌力、肌张力变化及姿势反射;有无自主神经功能紊乱症状,如便秘、出汗异常、排尿障碍、性功能减退等。自主神经症状有无改善或加重,有无压疮、肺部感染、便秘等并发症。具体见帕金森病的临床特点(表 19-5)。同时询问患者症状分布部位及对称性,症状出现的次序,症状类型。

4. 心理 - 社会状况评估 PD 患者早期动作迟钝笨拙、表情淡漠、语言断续、流涎,患者往往产生自卑、忧郁心理,回避人际交往,拒绝社交活动,整日沉默寡言,闷闷不乐;随着病程延长,病情进行性加重,患者丧失劳动能力,生活自理能力也逐渐下降,会产生焦虑、恐惧甚至绝望心理。

表 19-5　帕金森病的临床特点

四个主要临床特点	PD 的其他临床表现
静止性震颤	感觉异常：疼痛，烧灼感，发凉
肌强直	面部僵硬
运动迟缓	咀嚼和吞咽困难
姿势平衡障碍	流涎
	构音障碍，语速缓慢和语音震颤
	抑郁症患者 20%~50%
	行为改变（情感淡漠、情绪不稳、幻觉、妄想、老年痴呆）
	短促步态
	尿失禁
	胃肠道症状：便秘，肠蠕动减少
	体位性低血压
	皮肤和头发变化：增加排汗，油性皮肤，皮脂溢出，改变肤质
	睡眠障碍，频繁觉醒
	性功能障碍：男性阳痿、性欲下降

（二）体格检查

1. 一般状态　测量患者的生命体征，注意患者不同体位的血压以及对角膜、甲状腺、心、肝、肾等脏器进行体格检查。评估患者症状部位分布，有无出现慌张步态。

2. 神经系统检查　评估患者有无肢体瘫痪，瘫痪性质和程度等；有无肢体颤动，精细动作可否完成；有无肌强直，运动迟缓，姿势平衡障碍等症状；有无出现肌张力增高以及铅管样现象。

（三）辅助检查

1. 血常规、生化、脑脊液　常规检查均无异常，脑脊液中的高香草酸（HVA）含量可降低。

2. 影像学　CT、MRI 检查无特征性改变，以 MRI 为基础发展起来的磁共振扩散加权成像、高分辨弥散张量成像以及可反映 DA 能神经元功能及能量代谢的正电子发射断层显像和单光子发射计算机断层显像等技术，使神经影像学技术成为 PD 临床早期诊断与鉴别诊断必不可少的工具。

3. 其他　嗅觉测试可发现早期患者的嗅觉减退；经颅超声可通过耳前的听骨窗探测黑质回声，可以发现大多数 PD 患者的黑质回声增强；心脏间碘苯甲胍（MIBG）闪烁照相术可显示心脏交感神经元的功能，研究提示早期 PD 患者的总 MIBG 摄取量减少。

4. 美多巴试验　由医生执行，评估患者对美多巴药物反应的效果，以支持帕金森病诊断。

六、诊断与鉴别诊断

（一）诊断要点

我国帕金森病及运动障碍学组在英国脑库帕金森病标准基础上制定了中国帕金森病诊断标准：中年以后发病，病程缓慢进展，必备运动迟缓及至少具备静止性震颤、肌强直或姿势平衡障碍中的一项，偏侧起病，对左旋多巴治疗敏感即可作出临床诊断（表 19-6）。

表 19-6　中国帕金森病的诊断标准

诊断标准 （必备标准）	1. 运动迟缓　启动随意运动的速度缓慢。病程进展后，重复性动作的运动速度及幅度均降低。 2. 至少存在下列 1 项特征：①肌肉僵直；②静止性震颤 4~6Hz；③姿势不稳（非原发性视觉、前庭、小脑及本体感觉功能障碍造成）。
支持标准 （必须具备 3 项或 3 项 以上特征）	1. 单侧起病 2. 静止性震颤 3. 逐渐进展 4. 发病后多为持续性的不对称性受累 5. 对左旋多巴的治疗反应良好（70%~100%） 6. 左旋多巴导致的严重的异动症 7. 左旋多巴的治疗效果持续 5 年或 5 年以上 8. 临床病程 10 年或 10 年以上
排除标准	1. 反复的脑卒中发作史，伴帕金森病特征的阶梯状进展 2. 反复的脑损伤病史 3. 明确的脑炎史或非药物所致动眼危象 4. 在症状出现时，正在应用抗精神病药物和 / 或多巴胺耗竭剂 5. 1 个以上的亲属患病 6. CT 扫描可见颅内肿瘤或交通性积水 7. 接触已知的神经毒物 8. 病情持续缓解或发展迅速 9. 用大剂量左旋多巴治疗无效（除外吸收障碍） 10. 发病 3 年后，仍是严格的单侧受累 11. 出现其他神经系统症状和体征，如垂直凝视麻痹、共济失调，早期即有严重的自主神经受累，严重的痴呆，伴有记忆力、言语和执行功能障碍，锥体束征阳性等。

（二）鉴别诊断

高血压脑动脉硬化、脑炎、外伤、中毒、基底核附近肿瘤以及吩噻嗪类药物等所产生的震颤、强直等症状，称为帕金森综合征。帕金森病需与其他原因引起的帕金森综合征鉴别。

1. 继发性（后天性、症状性）帕金森综合征　共同的特点是明确病因可寻，如感染（脑炎后、慢病毒感染）、药物（神经安定剂、利血平、甲氧氯普胺、氟桂利嗪）、中毒（MPTP 及其结构类似的杀虫剂和除草剂、一氧化碳、锰、汞二氧化硫、甲醇、乙醇）、脑动脉硬化、外伤等，相关病史是鉴别诊断的关键。

2. 伴发于其他神经变性疾病的帕金森综合征　不少神经变性疾病具有帕金森综合征表现，各有其特点，有些为遗传性，有些为散发性，除程度不一的帕金森样表现外，还有其他征象，如不自主运动、垂直型眼球凝视障碍、直立性低血压、小脑性共济失调、早期出现严重的痴呆和幻视觉、角膜色素环、皮质复合感觉缺失和锥体束征等。另外，这些疾病所伴发的帕金森症状，常以强直、少动为主，静止性震颤很少见，都以双侧起病（除皮质基底核变性外），对左旋多巴治疗不敏感。

3. 其他 PD 早期患者尚需鉴别下列疾病　临床常见的原发性震颤，1/3 有家族史，各年龄段均可发病，姿势性或动作性震颤为唯一表现，无肌强直和运动迟缓，饮酒或服用普萘洛尔后震颤可显著减轻。抑郁症可伴有表情贫乏、言语单调、随意运动减少,但无肌强直和震颤,抗抑郁症治疗有效。早期帕金森病症状限于一侧肢体,患者常主诉一侧肢体无力或不灵活,若无震颤易误诊为脑血管病,仔细体检易于鉴别。

七、护理措施

(一)非药物治疗护理

1. **休息和活动**　鼓励患者进行适当的活动,注意安全,防止发生坠床、跌倒等意外,尽量避免使用约束带。晚期卧床者,适当抬高床头,勤翻身、拍背;指导家属协助患者进行肢体被动活动与按摩。

2. **饮食**　给予清淡、易消化软食,多食蔬菜、水果和粗纤维食物,避免刺激性食物,戒烟、酒。

3. **心理护理**　应细心观察患者的心理反应,鼓励患者表达并注意倾听他们的心理感受,与患者讨论身体健康状况改变所造成的影响、不利于应对的因素,及时给予正确的信息和引导,使其能够接受和适应自己目前的状态并能设法改善。鼓励患者尽量维持过去的兴趣和爱好,多与他人交往;指导家属关心体贴患者,为患者创造良好的亲情氛围,减轻他们的心理压力。告诉患者本病病程长、进展缓慢、治疗周期长,而疗效的好坏常与患者精神情绪有关,鼓励他们保持良好心态。

4. **病情观察**

(1)对于语言障碍的患者,耐心倾听,了解患者的需要。

(2)有吞咽困难的患者,药物和食物应碾碎(缓释剂除外),以利吞咽;进食时采取坐位或半坐位;必要时给予鼻饲,做好相应的鼻饲护理。

(3)鼓励患者进行面肌锻炼,如鼓腮、噘嘴、伸舌、露齿、吹吸等训练,以改善面部表情和吞咽困难现象,协调发音,保持呼吸平稳、顺畅。

(4)对顽固性便秘者,多食用水果蔬菜及粗纤维食物,晨起多饮水,按顺时针方向按摩腹部,也可以适当使用缓泻药或通便药。

(5)有体位性低血压患者,增加水盐摄入,可穿弹力袜,睡眠时抬高头位,起床应缓慢,防止晕厥。

(6)精神症状明显者,防止患者自伤或伤人。必要时遵医嘱给予抗精神类药物。

5. **手术治疗**　行脑深部点刺激(DBS)手术和神经核毁损术。手术靶点包括苍白球内侧部、丘脑腹中间核和丘脑底核。

(二)药物治疗护理

根据抗 PD 药物的作用靶点可分为多巴胺替代药物、多巴胺释放剂、单胺氧化酶 -B(MAO-B)抑制剂、儿茶酚 -O- 甲基转移酶(COMT)抑制剂、多巴胺受体激动药(DA)和辅助治疗药物(如抗胆碱能药物、抗组胺药和抗抑郁药)等。其中,DA 以选择性高、半衰期长和神经保护作用等优势,可单独用于治疗早期 PD 患者,辅助左旋多巴(L-DOPA)推迟或缓解运动并发症的发生,成为当前治疗 PD 的一线药物。指南强调 PD 需要终身治疗,应注意药物治疗的不良反应和个体化药物选择;并提出:早期并不建议刻意推迟使用左旋多巴,同时建议在控制症状基础上尽量选择较低有效剂量的左旋多巴。

抗 PD 药物均存在长期服药后疗效减退、出现运动并发症等特点,故应指导患者及家属认真记录用药情况(药名、剂量、用药时间),以便医生合理地调整用药方案,做好患者的个体化用药指导,避免患者及家属盲目用药。

1. 多巴胺替代药物　主要为左旋多巴(L-DOPA)及复方左旋多巴,左旋多巴为 DA 的前体药物,通过在脑内脱羧成 DA,补充 PD 患者纹状体中 DA 含量,是治疗 PD 的主要药物,但长期服用会出现严重的运动并发症,如异动症(LID)、运动波动(开 - 关现象、剂末现象)、恶心、幻觉、直立性低血压和睡眠障碍等。复方多巴胺制剂可增强左旋多巴的疗效和减少其外周不良反应。复方多巴胺制剂有两种:帕金宁和美多巴。美多巴口服治疗自 62.5mg 开始,2~3 次 /d,视症状控制情况,缓慢增加其剂量和服药次数,最大剂量不应超过 250mg,3~4 次 /d。用药期间注意副反应,服用该药物一般在饭前 1h 或饭后 1.5~2h。

2. 多巴胺释放剂　主要药物为金刚烷胺,能促进神经末梢释放多巴胺,阻止其再吸收。金刚烷胺与其他抗 PD 药物联用,有可能增加对中枢神经系统的毒性作用。金刚烷胺常单独用于非震颤性的轻、中度运动迟缓和肌肉强直的 PD 患者的短期治疗。常用剂量为 100mg/ 次,每日 1 次或每日 2 次,常见的不良反应为幻觉、精神错乱、失眠、多梦、腿部网状青斑和踝关节水肿等。

3. MAO-B 抑制剂　MAO-B 参与 DA 的分解和代谢过程,DA 在脑内经 MAO-B 途径分解产生大量的自由基,可促进神经元细胞的凋亡。抑制 MAO-B 的活性,可提高脑内 DA 浓度,且对神经元有保护作用。MAO-B 抑制剂可单独使用,也可与 L-DOPA 复方制剂联用,能推迟 PD 患者运动并发症的出现,且减少其使用剂量。国内有司来吉兰和雷沙吉兰。司来吉兰代谢生成苯丙胺衍生物,有拟交感活性,常有睡眠障碍、恶心、排尿困难等不良反应。司来吉兰常用剂量为 2.5~5.0mg,每日 2 次,应早、中午服用,勿在傍晚应用,以免引起失眠。新型的司来吉兰口腔崩解剂型(ZelaparTM)适用于吞咽困难的 PD 患者。雷沙吉兰常剂量为 0.5~1.0mg,每日 1 次,胃溃疡患者慎用,禁止与 5-HT 再摄取抑制剂联用,易发生严重的不良反应。

4. COMT 抑制剂　COMT 抑制剂不能单独使用,常与 L-DOPA 联用,通过抑制 L-DOPA 的 3-OH 甲基化,延长血浆中 L-DOPA 的半衰期,使血浆中 L-DOPA 浓度稳定,避免 L-DOPA 峰剂量反应,且可减少其使用剂量,改善 L-DOPA 长期治疗引起的运动波动。目前,COMT 抑制剂有托卡朋和恩他卡朋。用于治疗上述药物不能控制的晚期 PD,因具有急性肝损害的不良反应,较少在临床使用,其使用期间应密切监测患者肝功能,其症状在用药 3 周内若好转应及时停止用药。恩他卡朋用于治疗伴有剂末现象的 PD 患者,增加"开"期时间,减少"关"期时间,常见不良发应有恶心、腹泻、头痛、多汗、口干、腹痛、尿色变黄、幻觉、直立性低血压等。

5. 多巴胺受体激动剂(DA)　DA 模拟内源性多巴胺,直接作用于纹状体黑质突触后膜 DA 受体,产生和多巴胺相同作用的药物,对神经细胞有保护作用。DA 半衰期长,对多巴胺受体的刺激优于复方 L-DOPA 制剂的脉冲样刺激,是接近生理状态的持续性 DA,已成为目前发展最迅速的 PD 治疗药物。临床使用的 DA 包括麦角碱类和非麦角碱类药物。麦角碱类药物包括溴隐亭、培高利特、卡麦角林和麦角乙脲;非麦角碱类药物包括阿朴吗啡、普拉克索、罗匹尼罗、吡贝地尔和罗替戈汀。麦角碱类药物可导致心瓣膜病变和肺胸膜纤维化,已不主张其临床使用,其中培高利特在我国已停用。非麦角碱类药物为 DA 的首选药物,适用于早发型 PD 患者的病程初期。DA 均应从小剂量开始,渐增剂量至获得满意疗效而不出现不良反应为止。阿朴吗啡常见的不良反应为注射部位脂膜炎、皮肤炎症反应、体位性低血压和幻觉;普拉克索单独用于治疗早期 PD,与 L-DOPA 联用治疗晚期 PD,同时还具有神经保护作用和缓解 PD 患者伴发的抑郁症状、不宁腿综合征的作用,是当前 PD 治疗的一线药物。普拉克索常见不良反应为体位性低血压、恶心、头晕、胃内不适、过度嗜睡及突然陷入睡眠、视物异常、幻觉等。吡贝地尔的不良反应主要为消化道不适,偶有出现突然陷入睡眠。

6. 抗胆碱能药物　可协助维持纹状体的递质平衡,常用药物有苯海素,主要适用于有震颤的患者,而对无震颤的患者一般不用,尤其老年患者慎用,闭角型青光眼及前列腺肥大患者禁用。一般治疗 2mg 口服,3 次 /d;或苯甲托品,1~2mg 口服,3 次 /d;或丙环定等。用药期间要注意口干、视物模糊、心动过速、便秘和排尿困难等不良反应,老年人则可能出现记忆丧失和幻觉等。

八、随访

(一)预期目标

1. 通过医护人员和照顾者的心理支持,能减轻患者的孤独感,增加患者的安全感,提高其生活质量。

2. 患者及照顾者能识别帕金森病的相关症状,能积极预防并发症,及时发现病情变化。

3. 患者及照顾者正确掌握各种药物的服用剂量、频率及相关不良反应;定期门诊随访,动态了解血压变化和肝肾功能、血常规等情况。

4. 预防关节挛缩及骨折,注意预防跌倒。

(二)并发症

常见并发症有感染、外伤、压力性损伤、肺炎、关节挛缩、营养不良、交流受损、便秘等。

(金　瑛)

第二十章
泌尿生殖系统疾病患者的护理

泌尿生殖系统疾病可涉及内科、外科、妇科等多个学科。内科疾病主要有原发性肾小球疾病、继发性肾小球疾病、肾小管疾病、急性肾损伤、慢性肾衰竭、泌尿道感染等。外科疾病主要包括泌尿系统损伤、梗阻、尿石症、肿瘤（肾癌、膀胱癌）等。生殖系统疾病主要包括炎症、肿瘤（卵巢癌、子宫内膜癌）、不孕不育及男性性功能障碍等。近年来，随着医疗水平的不断进步，出现许多新的诊断及治疗方法，如肾活检、持续肾脏替代治疗、微创及介入等，极大地提高了泌尿生殖系统疾病的缓解及治愈率，改善了患者的生活质量及预后，同时，上述诊疗技术的发展相应地对护理提出了新的要求。

第一节 概 述

一、解剖生理概要

（一）解剖概要

1. **肾脏** 肾脏位于腹膜后脊柱两旁，约平对第 11 胸椎到第 3 腰椎之间，左右各一。通常男性的单个肾重约 150g，女性约 135g，垂直长度 10~12cm，左右横径 5~7cm，前后径 3cm，由于上方肝脏压制，右肾比左肾稍微短而宽。肾实质分为皮质和髓质两部分。皮质位于表层，主要由肾小体和肾小管曲部构成。髓质位于深部，由 10 余个肾锥体组成，主要为髓袢和集合管，锥体的尖端终止于肾乳头。肾单位和集合管生成的尿液，经集合管在肾乳头的开口处流入肾小盏，再进入肾大盏和肾盂，最后经输尿管进入膀胱。

肾单位是肾脏结构和功能的基本单位，由肾小体和肾小管组成。肾小体由肾小球及肾小囊构成球状结构。肾小球为肾单位的起始部分，包括入球小动脉、毛细血管丛、出球小动脉及系膜组织。系膜组织充填于毛细血管间，由系膜细胞和基质组成，起支架、调节毛细血管血流、修补基质以及清除异物和代谢产物的作用。肾小囊包绕肾小球，分为脏、壁两层，其间为肾小囊腔，与近曲小管相通。肾小管分为近端小管、细段和远端小管，近、远端小管又分为曲部和直部两段，近、远端小管的直部和细段组成 U 字形的肾小管袢。远端小管最后汇入集合管。

肾小球毛细血管内的血浆经滤过膜滤过进入肾小囊。滤过膜由肾小球毛细血管的内皮细胞、基底膜和肾小囊脏层上皮细胞（足细胞）的足突构成。滤过膜内层是毛细血管内皮细胞，上有许多小孔，称窗孔，可允许小分子溶质和小分子量蛋白质通过，但血细胞不能通过。此外，毛细血管内皮细胞表面有带负电荷的糖蛋白，可阻碍带负电荷的蛋白质通过。基底膜由基质和一些带负电荷的蛋白质构成，膜上有多角形网孔，网孔的大小决定可通过的溶质分子的大小，是阻碍血浆蛋白滤过的重要屏障。滤过膜外层是肾小囊脏层上皮细胞，上皮细胞的长突起相互交错，其间的裂隙是滤过膜的最后一道屏障。不同物质通过滤过膜的能力取决于被滤过物质分子的大小及其所带的电荷。病理情况下,滤过膜的面积和通透性可发生变化,从而影响肾小球的滤过。

肾小球旁器由球旁细胞、致密斑和球外系膜细胞组成。球旁细胞位于入球小动脉终末部的中膜内,其内有许多分泌肾素的特殊颗粒。致密斑位于皮质部髓袢升支,可感受远曲小管内液体容量和钠浓度的变化,调节球旁细胞分泌肾素。球外系膜细胞是入球小动脉和出球小动脉之间的一群细胞,具有吞噬功能,其细胞内的肌丝收缩可调节肾小球的滤过面积。

肾间质为填充于肾单位各部分和血管之间的少量结缔组织,内有血管、淋巴管和神经穿行。

2. 输尿管　输尿管是一对扁而细长的肌性管道,位于腹膜后间隙。左右各一,起自肾盂末端(约平第 2 腰椎上缘水平),终于膀胱。成人输尿管长 25~30cm,两侧长度大致相等。其管径粗细不一,平均 0.5~1cm。狭窄部位可分为上、中、下三处:上狭窄部,在肾盂与输尿管的移行处(在第 1~2 腰椎之间);中狭窄部在骨盆上口,输尿管跨过髂血管处;下狭窄部在输尿管进入膀胱处,是输尿管的最狭细之处。

3. 膀胱　膀胱是储存和排空尿液的肌性囊状器官,位于骨盆腔内、耻骨联合后方,充盈时可高出耻骨联合,成人一般容量为 300~500ml。两输尿管口与尿道内口连线之间称膀胱三角,为肿瘤和结核的好发部位。

4. 尿道　尿道是膀胱通到体外的排尿管道。成人男性尿道长 16~20cm,管径平均0.5~0.6cm,具有排尿与排精功能,临床上常将前列腺部与膜部尿道称为后尿道,海绵体部尿道称为前尿道。女性尿道位于耻骨联合之后,阴道前壁下部之前,周围由筋膜固定,不活动,开口于阴道前庭,成年女性尿道长 3~5cm,直径约 1cm,外口最细。

5. 前列腺　前列腺是外形似倒锥体形的实质性器官,正常大小为左右径约 3.5cm,上下径和前后径约 2.5cm,内有尿道穿行。前列腺上端宽大,称前列腺底,向上邻接膀胱颈,并与精囊腺及输精管壶腹相接,向下逐渐变窄形成下端的前列腺尖部,其下方与尿生殖膈上筋膜相接,并与尿道相移行。尖部与底部之间为前列腺体部。

6. 卵巢　卵巢是女性生殖系统的主要器官,也称女性性腺。位于盆腔上方两侧借助韧带与子宫和盆壁相连,韧带内有卵巢动静脉、淋巴管和神经穿过。卵巢长 2~4cm,重约 15g,由皮质、髓质和卵巢门三部分组成。皮质是卵巢的主要结构,由生殖上皮、不同发育阶段的卵泡和卵子组成;髓质则由结缔组织和卵巢间质组成;卵巢门是卵巢血管进入的部位。

7. 子宫　子宫是一个主要由肌肉组成的器官,宫体部外覆腹膜,宫腔内衬子宫内膜,由子宫体和子宫颈两部分组成。正常成人的子宫呈倒置梨形,长 7~8cm,宽 4~5cm,厚 2~3cm,宫腔容量约 5ml,重约 50g。

8. 阴道　阴道是连接子宫和外生殖器的前后扁平的肌性管道,由黏膜、肌层和外膜组成。

(二)生理概要

1. 肾脏

(1)肾小球的滤过功能:正常成人双侧肾脏血流量约为 1L/min,当血液流经肾小球时,除血细胞和大分子蛋白质外,几乎所有的血浆成分均可通过肾小球滤过膜进入肾小囊,形成与血浆等渗的原尿,即肾小球滤过液。肾小球滤过率(glomerular filtration rate, GFR)受滤过膜的通透性、滤过面积、有效滤过压及肾血流量的影响。

（2）肾小管功能：①重吸收功能：原尿流经肾小管，绝大部分物质被近端小管重吸收进入血液循环，如大部分的葡萄糖、氨基酸、维生素、钾、钙、钠、水、无机磷等，一些毒物、药物和代谢废物不被重吸收而随尿排出体外。②分泌和排泄功能：肾小管上皮细胞可将本身产生的或血液内的某些物质排泌到尿中，如 H^+、NH_3、肌酐和某些药物等，以调节机体电解质、酸碱代谢的平衡和排出废物。③浓缩和稀释功能：通过逆流倍增、髓质渗透梯度及抗利尿激素的作用，肾脏对水具有强大的调节功能。体内水过多时，肾脏稀释尿液，排水量增加；体内缺水时，肾小管对水的重吸收增加，排水量减少。

（3）肾脏的内分泌功能：肾脏所分泌的激素分为血管活性激素和非血管活性激素。血管活性激素作用于肾脏本身，参与肾的生理功能，调节肾脏的血流动力学和水钠代谢，包括肾素、前列腺素、激肽释放酶等。非血管活性激素主要作用于全身，包括 1,25- 二羟维生素 D_3 和促红细胞生成素等。

2. 输尿管　输尿管生理功能为通过规律性蠕动将肾脏生成的尿液排入膀胱。

3. 膀胱　膀胱生理功能主要是储存尿液。

4. 前列腺　前列腺生理功能主要有：①分泌前列腺液，在精子的生存、活动和受孕等功能中发挥重要作用。②富含 5α- 还原酶：能将睾酮转化为作用更强的双氢睾酮，在前列腺的发育成熟、前列腺增生的发病过程中起决定性作用。③排尿、控尿。④尿道和射精管从前列腺组织内通过，射精时，前列腺及精囊腺的平滑肌收缩，挤压，协助精液排出。

5. 卵巢　卵巢是分泌性激素的器官，其主要功能包括：①产生类固醇激素和各种蛋白质，局部调节卵子发育和排出。②这些激素释放至血循环并对诸多靶器官如子宫、输卵管、阴道、外阴、乳腺、下丘脑、垂体、脂肪、骨骼、肾脏和肝脏等发挥作用。

6. 子宫　子宫是胚胎着床、胎儿生长发育及产生月经的器官。

7. 阴道　阴道是女性的交配器官，也是排出月经和娩出胎儿的管道。

二、常见症状和体征

（一）排尿异常

1. 尿路刺激征　尿路刺激征又称膀胱刺激征，是指因膀胱颈或三角区受到炎症或理化因素刺激发生膀胱痉挛，引起尿频、尿急、尿痛和排尿不尽感等。体检可有肾区压痛、叩击痛，膀胱区及各输尿管点压痛等。最常见于尿路感染。

2. 排尿困难　排尿困难指尿液排出不通畅，表现为排尿延迟、射程短、费力、尿线无力、分叉、变细、滴沥或不尽感。主要见于膀胱以下的尿路梗阻。

3. 尿流中断　尿流中断指排尿过程中尿流突然中断，并伴有疼痛，见于膀胱结石患者。

4. 尿潴留　尿潴留指膀胱内充满尿液而不能排出，分为急性与慢性两种。急性尿潴留见于膀胱出口以下尿路严重梗阻、腹部或会阴手术后不敢用力排尿者，表现为不能排尿，尿液滞留于膀胱内；慢性尿潴留见于膀胱颈以下尿路不完全梗阻或神经源性膀胱，表现为排尿困难、膀胱充盈，严重时出现充盈性尿失禁。

5. 尿失禁　尿失禁是由于膀胱括约肌损伤或神经功能障碍而丧失排尿自控能力，使尿液不自主地流出。可分为：①真性尿失禁，又称完全性尿失禁，多见于膀胱结石、结核、肿瘤，亦可见于因外伤、手术或先天性疾病使膀胱颈和逼尿肌过度收缩，尿道括约肌松弛或麻痹，使膀胱失去贮尿功能，有尿即排出。②假性尿失禁，又称充盈性尿失禁，是下尿路梗阻、尿潴留患者，膀胱过度膨胀，膀胱内压升高，使尿液被迫溢出，多见于前列腺增生等原因引起的慢性尿潴留。③压力性尿失禁是由于尿道括约肌松弛,当患者咳嗽、大笑、屏气、打喷嚏等使腹内压突然升高时,使尿液不自主地排出,多见于老年人尿道括约肌退行性变、青壮年妇女功能性尿道括约肌松弛,特别是多次分娩或产伤者,亦可见于妊娠子宫压迫膀胱、肿瘤压迫膀胱。④急迫性尿失禁是由于尿频、尿急时膀胱不受控制而排尿,多见于膀胱严重感染。

(二)尿液异常

1. 尿量异常　尿量异常指 24 小时排尿量过多或过少,包括多尿、少尿和无尿。正常人 24 小时尿量为 1 000~2 000ml。多尿指 24 小时尿量超过 2 500ml;少尿指 24 小时尿量少于 400ml;无尿指 24 小时尿量不足 100ml。肾性多尿见于各种原因引起的肾小管功能不全,非肾性多尿多见于糖尿病、尿崩症、溶质性利尿等。少尿或无尿是由于肾排出量减少引起,原因可以是肾前性、肾性或肾后性,但应排除输尿管、尿道梗阻及尿潴留。

2. 蛋白尿　蛋白尿指尿蛋白含量持续超过 150mg/d,尿蛋白定性试验呈阳性(正常人尿蛋白含量低、尿蛋白定性为阴性)。如尿蛋白含量超过 3.5g/d 称大量蛋白尿。蛋白尿按发生机制,可分为 6 类:肾小球性蛋白尿、肾小管性蛋白尿、混合性蛋白尿、溢出性蛋白尿、组织性蛋白尿、功能性蛋白尿,以肾小球性蛋白尿最常见。

3. 血尿　正常的尿液含有极少量的红细胞,未经离心的尿液在显微镜下每个高倍视野可有红细胞 0~2 个,如果超过 3 个,即为血尿。分为肉眼血尿(尿外观呈血样或洗肉水样,1 000ml 尿中含 1ml 血液即呈肉眼血尿)和镜下血尿(新鲜尿沉渣每高倍视野红细胞 > 3 个或 1h 尿红细胞计数超过 10 万即有病理意义)。肉眼血尿可分为 3 类:初始血尿,提示前尿道出血;终末血尿,提示后尿道、膀胱颈部或膀胱三角区出血;全程血尿,提示出血部位在膀胱及以上部位。

血尿是泌尿系统重要症状之一,可由泌尿系统疾病,如肾小球肾炎、肾盂肾炎、泌尿系统结石、结核、肿瘤等,也可由全身性疾病如血液病、风湿病、感染性疾病引起,有些药物如环磷酰胺、别嘌醇、肝素、双香豆素等也能引起血尿,此外,剧烈运动后可发生功能性血尿。

须注意,血尿是一个危险信号,但血尿程度与疾病严重性不成比例。血尿是否伴有疼痛对区分良恶性泌尿系统疾病有重要意义。血尿伴排尿疼痛大多与膀胱炎或尿石症有关,而间歇性无痛性血尿常提示泌尿系统肿瘤。

4. 白细胞尿或脓尿　新鲜离心尿液每高倍镜视野白细胞超过 5 个,或新鲜尿液白细胞计数超过 40 万,称为白细胞尿或脓尿,常见于泌尿系统感染,肾小球肾炎等疾病也可出现轻度白细胞尿。

5. 管型尿　尿中管型是由蛋白质、细胞或其碎片在肾小管内凝聚而成,包括细胞管型、颗粒管型、透明管型等。白细胞管型是活动性肾盂肾炎的特征,上皮细胞管型可见于急性肾小管坏死,红细胞管型见于急性肾小球肾炎,蜡样管型见于慢性肾衰竭。

(三)水肿

水肿是肾小球疾病最常见的临床表现,分为肾炎性和肾病性水肿。肾炎性水肿常从组织疏松处如眼睑和颜面开始,严重时波及全身,常伴血压升高;肾病性水肿多从下肢开始,水肿较严重,无高血压及循环淤血的表现。

(四)高血压

肾脏疾病常伴有高血压,称为肾性高血压。肾性高血压是继发性高血压中常见的原因之一。按解剖可分为肾血管性高血压和肾实质性高血压,前者是由于肾动脉狭窄或堵塞引起,高血压程度较重;后者主要由于急、慢性肾小球肾炎、慢性肾衰竭等肾实质性疾病导致。按发病机制又可分为容量依赖型高血压和肾素依赖型高血压,前者由于水钠潴留使血容量增加引起,见于急、慢性肾炎和肾功能不全,限制水钠摄入或增加水钠排出可以明显降低血压;后者是由于肾素—血管紧张素—醛固酮系统被激活引起,一般降压药效果差,限制水钠或使用利尿剂后常使血压更高,用血管紧张素转化酶抑制剂、血管紧张素Ⅱ受体拮抗剂和钙通道阻滞剂可使血压下降,多见于肾血管疾病和少数慢性肾衰竭晚期患者。

(五)疼痛

疼痛为常见的重要症状。泌尿、男性生殖系统的实质性器官炎症使器官肿胀、包膜受牵张而出现疼痛,疼痛常位于该器官所在部位;空腔器官梗阻造成的平滑肌痉挛或肿瘤侵犯邻近神经常引起放射痛。

1. 肾和输尿管痛　肾病变所致疼痛常位于肋脊角、腰部和上腹部,一般为持续性钝痛,亦可为锐痛。肾盂、输尿管连接处或输尿管急性梗阻、输尿管扩张时引起的疼痛为肾绞痛,特点是突发绞痛、剧烈难忍、辗转不安、大汗,伴恶心、呕吐;呈阵发性发作,持续几分钟至几十分钟,间歇期可无任何症状;疼痛可沿输尿管放射至下腹、膀胱区、外阴及大腿内侧。

2. 膀胱痛　膀胱痛是急性尿潴留导致膀胱过度扩张所致,疼痛常位于耻骨上区域。而慢性尿潴留可无疼痛,或略感不适。膀胱炎症常引起锐痛或烧灼痛,可放射至阴茎头部,而女性则放射至整个尿道。

3. 前列腺痛　前列腺炎可引起会阴、直肠、腰骶部疼痛,以及耻骨上区、腹股沟区、睾丸牵涉痛。

4. 阴囊痛　由睾丸及附睾病变引起。睾丸扭转和急性附睾炎时,可引起阴囊剧烈疼痛;肾绞痛或前列腺炎症亦可放射引起睾丸痛;鞘膜积液、精索静脉曲张或睾丸肿瘤,常致阴囊不适、坠胀,多数疼痛不严重。

(六)尿道分泌物

大量黄色、黏稠的脓性分泌物是淋菌性尿道炎的典型症状。少量无色或白色稀薄分泌物多为支原体、衣原体所致非淋菌性尿道炎。血性分泌物提示尿道癌。留置导尿患者由于尿管刺激可使尿道腺分泌增加,表现为尿道外口、尿管周围有少量黏稠分泌物。

(七)男性性功能症状

根据临床表现可有勃起功能障碍(erectile dysfunction,ED)、性欲障碍(性欲低下、性欲亢进)、射精异常(早泄、不射精、逆向射精、射精痛)、无性高潮、血精等,其中ED是男性最常见的性功能障碍。

(八)阴道流血

阴道流血是女性生殖器疾病最常见的一种症状,是指来自生殖道任何部位的出血,如阴道、宫颈、子宫等处。绝大多数出血来自子宫,除正常月经外均称为阴道流血。绝经后阴道流血一般流血量较少,但持续不尽或反复流血,首先应考虑子宫内膜癌,也可见于萎缩性阴道炎或子宫内膜炎等。

三、特殊检查

(一)实验室检查

1. 尿液检查

(1)尿渗透压:反映尿中具有渗透粒子(分子或离子等)数量的一种指标,是评价肾脏浓缩功能较理想的指标。采集禁水、禁食 8~12 小时后的晨尿送检。禁水 12 小时，尿渗透压＞800mOsm/（kg·H_2O），若低于此值，表示肾脏浓缩功能不全。

（2）尿沉渣有形成分分析：主要包括尿红细胞、白细胞、上皮细胞等检测。标本采集可用任何时间段的新鲜尿液，但最好是清晨第 1 次尿，因晨尿在膀胱内存留时间长，各种成分浓缩，有利于尿液有形成分的检出，且又无食物因素的干扰。尿标本留取后宜立即送检，从标本采集到检验完成，夏天不应该超过 1 小时，冬天不应该超过 2 小时。收集标本的容器应清洁干燥。女性患者应避开月经期，防止阴道分泌物或经血混入。离心后尿液红细胞计数与形态有助于鉴别血尿来源。多应用相差显微镜观察，源于肾小球的红细胞变形显著，而源于肾小管或其他部位的血尿红细胞形态基本无变化。但尿红细胞形态检查只能作为一种初筛血尿来源的方法，需结合临床及其他检查结果。尿足细胞可作为评估糖尿病肾病进展的指标，监测肾小球病变的活动等。

（3）尿液生化检查：包括蛋白质、葡萄糖等。①尿蛋白定性检查：由于尿蛋白定性试验影响因素较多，如尿量多少、患者活动状态等。因此，尿蛋白定性试验应连续检测三次，均阳性者须进一步作定量检查。②尿蛋白定量：蛋白定量试验应留取 24h 尿标本，并加防腐剂。③特殊蛋白检测：如 β_2 微球蛋白、α_1 微球蛋白、本周蛋白等。

（4）尿细菌学检查：尿细菌学培养需用无菌培养杯留取清晨第一次清洁中段尿，并注意以下几点：在应用抗菌药之前或停用抗菌药 5 天之后留取尿标本；留取尿液时要严格无菌操作，先充分清洁外阴或包皮，消毒尿道口，再留取中段尿液；尿标本必须在 1h 内作细菌培养，否则需冷藏保存。

2. 肾功能检查

（1）肾小球滤过率（GFR）：临床上准确评估 GFR 对于正确判断慢性肾脏病（chronic kidney disease，CKD）的分期、评价肾功能进展速度和评价干预治疗的效果、调整原形或代谢产物经肾脏排泄的药物剂量及判断开始肾脏替代治疗时机等方面均有重要意义。

（2）肾小管功能测定：包括近端和远端肾小管功能测定。检查近端肾小管功能常用尿 β_2 微球蛋白测定。检查远端小管功能常采用尿浓缩稀释试验和尿渗透压测定。

3. 免疫学检查　许多原发性肾脏疾病与免疫炎症反应有关，故免疫学检查有助于肾脏疾病类型及病因的判断。常用的检查项目包括血清补体成分测定（血清总补体、C3 等）、血清抗链球菌溶血素"O"的测定。血清抗链球菌溶血素"O"滴度增高对肾小球肾炎的诊断有重要价值。

4. 精液检查　有助于男性生育能力的评估。检查要求 5 天以上未排精，经手淫、性交体外排精或取精器收集标本，20 分钟内保温送检，检查量、色、pH、稠度、精子状况及精浆生化测定。

5. 前列腺液检查　正常前列腺液稀薄呈淡乳白色，炎症严重时质地可变浓厚，色泽变黄或呈淡红色，浑浊或含絮状物。检查前后做尿常规检测，对分析是否因前列腺炎引起的尿路感染有临床意义，怀疑细菌性前列腺炎时应同时进行细菌培养和药敏试验。

6. 前列腺特异性抗原（prostate specific antigen，PSA）测定　PSA 由前列腺腺泡和导管上皮细胞分泌，是一种含有 237 个氨基酸的单链糖蛋白，具有前列腺组织特异性。血清 PSA 目前是前列腺癌的生物学标记，正常值为 0~4ng/ml，如大于 10ng/ml 应高度怀疑前列腺癌。

7. 流式细胞测定（flow cytometry，FCM）　用于泌尿生殖系统肿瘤的早期诊断及预后判断、肾移植急性排斥反应及男性生育能力的判断等。利用流式细胞仪检查尿液、血液、精液、肿瘤组织等标本,能定量分析细胞大小、形态、DNA 含量、细胞表面标志、细胞内抗原和酶活性等。

（二）器械检查

1. 导尿　进行导尿操作时,必须确认导管尖端已进入膀胱、有尿液导出,否则须立即调整,才能进行气囊充气或充水,避免后尿道损伤出血。禁忌证:急性尿道炎。

2. 尿道探查　适用于探查尿道狭窄程度及尿道有无结石,治疗和预防尿道狭窄。禁忌证为急性尿道炎。探查后患者大多有肉眼血尿,应鼓励患者多饮水,以增加尿量,起到冲洗作用,2~3 日后可自愈。

3. 膀胱尿道镜　在表面麻醉或骶麻下进行,经尿道将膀胱镜插入膀胱内。适应证:①观察后尿道及膀胱病变。②取活体组织做病理检查。③输尿管插管以收集双侧肾盂尿标本或作逆行肾盂造影,亦可放置输尿管支架管作内引流或进行输尿管套石术。④早期肿瘤电灼、电切,膀胱碎石、取石、钳取异物。禁忌证:①尿道狭窄。②急性膀胱炎。③膀胱容量小于 50ml。

4. 输尿管镜和肾镜　在椎管麻醉下,将输尿管镜经尿道、膀胱置入输尿管和肾盂。肾镜通过经皮肾造瘘进入肾盂、肾盏。适应证:①直接窥查输尿管、肾盂内有无病变。②诊断上尿路梗阻、输尿管喷血的原因。③取活体组织做病理学检查。④直视下取石、碎石,切除或电灼肿瘤。禁忌证:①未纠正的全身出血性疾病。②未控制的泌尿道感染、病变以下尿路梗阻。③其他禁忌做膀胱镜检查者。

5. 尿流动力学测定　借助流体动力学和电生理学方法,测定尿路输送、储存、排出尿液的功能,为分析排尿障碍原因、选择治疗方式及评定疗效提供客观依据。目前临床上主要用于诊断下尿路梗阻性疾病(如前列腺增生症)、神经源性排尿功能异常、尿失禁及遗尿症等。

6. 前列腺细针穿刺活检　可以判断前列腺结节或其他部位异常的良恶性病变。有经直肠或会阴部两种途径。

7. 宫腔镜检查　适用于绝经前、后异常子宫出血、早期诊断宫颈癌和子宫内膜癌。一般以月经净后 5 天内为宜,术后禁止性生活两周,必要时给抗生素预防感染。

8. 阴道镜检查　适用于临床怀疑宫颈癌或癌前病变者及宫颈疾患治疗后需随访观察者。检查前 24 小时内,不应有阴道操作(冲洗、检查、性交等),以免影响观察效果。

（三）影像学检查

可了解泌尿生殖系统组织器官的形态、位置、功能及有无占位性病变,以协助诊断。

1. X 线平片　是泌尿系统常用的初查方法。摄片前应做肠道准备,清除肠道内的气体和粪便,确保平片质量。

2. 排泄性尿路造影　又称静脉尿路造影(intravenous urography,IVU),能显示尿路形态,判断有无扩张、推移、受压和充盈缺损等,同时可了解双侧肾功能。造影前需注意:①肠道准备:造影前日口服泻剂排空肠道,以免粪块或肠内积气影响显影效果。②禁食、禁水 6~12 小时,使尿液浓缩,增加尿路造影剂浓度,使显影更加清晰。③做碘过敏试验,对离子型造影剂过敏者,可用非离子型造影剂。

3. 逆行肾盂造影　适用于排泄性尿路造影显影不清晰或禁忌者,以及体外冲击碎石术(extracorporeal shock wave lithotripsy,ESWL)术中输尿管结石的定位和碎石。禁忌证为急性尿路感染及尿道狭窄。造影前行肠道准备,操作中动作轻柔,严格无菌操作,避免损伤。

4. 膀胱造影　经导尿管将 10%~15% 有机碘造影剂 150~200ml 注入膀胱,可显示膀胱形态及其病变,如损伤、畸形、瘘管、神经源性膀胱,较大的膀胱肿瘤还可显示充盈缺损。

5. 血管造影 主要有经皮动脉穿刺插管、选择性肾动脉造影、静脉造影及数字减影血管造影(digital subtraction, DSA)等方法。适用于肾血管疾病、肾损伤、肾实质肿瘤等。亦可对晚期肾肿瘤进行栓塞治疗。禁忌证为妊娠、肾功能不全及有出血倾向者。检查注意事项:①造影前做碘过敏试验。②造影后穿刺点局部加压包扎,平卧 24 小时。③造影后注意观察足背动脉搏动、皮肤温度及颜色、感觉和运动情况。④造影后鼓励患者多饮水,必要时静脉输液 500~1 000ml 以促进造影剂排泄。

6. CT 主要用于确定肾损伤的范围和程度,鉴别实质性或囊性疾病,肾上腺、肾、膀胱、前列腺等部位肿瘤的诊断与分期,也可显示腹部和盆腔转移的淋巴结。

7. 磁共振成像(MRI) 能显示被检查器官的功能和结构,以及脏器的血流灌注信息,能提供较 CT 更为可靠的依据,用于泌尿、男性生殖系统肿瘤的诊断和分期、区别囊性和实质性改变、肾上腺肿瘤的诊断等,禁忌证主要为安装心脏起搏器者、动脉瘤金属夹闭后、颅内神经刺激器的植入、耳蜗植入物及眼球内金属异物的患者。检查前需嘱患者取下随身所携带的所有顺磁性金属物件如手表、假牙、金属拉链、皮带及乳罩等。

8. B 超 广泛应用于泌尿系统疾病的筛选、诊断、随访及介入治疗。B 超检查方便、无创伤,不需要用造影剂,不影响肾功能,可用于肾衰竭患者,亦用于禁忌做排泄性尿路造影或不宜接受 X 线照射的患者。

9. 放射性核素检查 通过体内器官对放射性示踪剂的吸收、分泌和排泄过程而显示其形态和功能。虽然显示的图像不如 CT 和超声清晰,但可提供功能方面的定量数据,有助于疾病的诊断、治疗评价和随访。

(四)肾活组织检查

经皮肾穿刺活检(简称肾穿刺)是目前国内外采用最为广泛的肾活检技术。理论上讲,对于大多数肾实质疾病,在没有禁忌证的情况下,均应该行肾穿刺检查。但在实际工作中,考虑到肾穿刺技术毕竟是一种有创伤的检查,因此在选择时需要慎重。

四、最新进展

1. 治疗理念的创新:微创技术与快速康复外科理念(ERAS)

随着微创技术如输尿管镜、经皮肾镜、电切镜、腹腔镜下手术,及机器人辅助的各类微创手术在泌尿生殖系统疾病中广泛开展应用,在一定程度上减轻了手术对患者的损伤,更多地保留了器官功能。ERAS 是指在围手术期运用各种已知且有效的方法减少手术的创伤及应激,减少手术并发症,加速患者术后康复的一门学科。将 ERAS 理念应用于泌尿外科微创手术围手术期护理中,促进患者术后早日康复,更好体现微创手术的价值与优势。

2. 慢性肾病管理模式的创新

慢性肾病存在起病隐匿、发病率高、危害重等特点,其病因中很大一部分继发于其他慢性病,老龄化和高血压、糖尿病等都是慢性肾病发生与发展的高危因素。另一方面,慢性肾病患者中发生高血压、心血管事件等并发症明显升高,并发症的发生率与肾功能密切相关,随着疾病的进展,死亡和心血管事件的风险大大升高。因此,慢性肾病管理要重视三级预防:早期应预防和控制高危因素;二级预防是早期诊断与治疗;三级预防是积极防治并发症。管理过程提倡多学科团队协作诊疗模式(MDT):整合多学科资源,形成以具体疾病为核心的诊疗单元,为患者设计最佳诊疗方案,结合移动健康管理等方式,对患者的饮食、营养、生活方式、并发症等进行干预或治疗。在慢性肾病管理新模式下，也要求护士有更全面的视野、理论知识和操作实践能力。

3. 临床实践与指南相结合

目前，国内外已有一系列泌尿生殖系统相关疾病诊断、治疗、护理指南和专家共识，并更新修订。如《全球改善肾脏病预后组织（KIDGO）指南》《中国肾脏疾病高尿酸血症诊治的实践指南》《中国肾性高血压管理指南》《泌尿系感染诊断治疗指南》《尿石症诊断治疗指南》《留置导尿护理指南》等，均可以参考作为临床医疗与护理的依据和规范。

（徐佳美，郭艳香）

第二节　肾小球疾病

一、概述

肾小球疾病是一组以血尿、蛋白尿、水肿、高血压和不同程度肾功能损害等为主要临床表现的肾脏疾病。根据病因可分为原发性、继发性和遗传性三大类。原发性肾小球疾病常原因不明；继发性肾小球疾病指继发于全身性疾病的肾小球损害，如狼疮性肾炎、糖尿病肾病等；遗传性肾小球疾病是指遗传基因变异所致的肾小球疾病，如 Alport 综合征等。下面主要介绍原发性肾小球疾病。

（一）发病机制

原发性肾小球疾病的发病机制尚未完全明确。目前认为免疫反应介导的炎症损伤在其发病机制中发挥重要作用。同时，非免疫非炎症因素亦参与肾小球疾病的慢性化进程。此外，遗传因素及免疫遗传因素在肾小球疾病中的作用也得到了人们的重视。

1. 免疫介导性炎症反应　多数肾小球疾病的发病起始于免疫反应，按发生机制可分为两类：①原位免疫复合物形成：血液循环中游离抗体与肾小球固有抗原或已种植于肾小球的外源性抗原相结合，在肾脏局部形成免疫复合物而导致肾脏损伤。②循环免疫复合物沉积：是肾小球免疫损伤最常见的免疫复合物形成机制，系外源性抗原或内源性抗原刺激机体产生相应的抗体，在血液循环中形成免疫复合物，沉积于肾小球系膜区和基底膜的内皮细胞下而致肾小球损伤。此外，典型的寡免疫沉积性肾小球肾炎与自身抗体（如抗中性粒细胞胞质抗体）所引发的肾小球免疫炎症反应有关。近些年还发现细胞免疫如 T 淋巴细胞、单核细胞以及肾小球固有细胞等在肾小球肾炎的发病机制中也起着重要作用。

始发的免疫反应需经炎症介导系统引起炎症反应才可致肾小球损伤及临床症状。炎症介导系统包括炎症细胞（中性粒细胞、单核 - 巨噬细胞）、血小板、肾小球系膜细胞、内皮细胞、上皮细胞及炎症介质（补体、白细胞介素、凝血及纤溶因子、活性氧等），两者共同参与及相互作用，最终导致肾小球损害。

2. 非免疫非炎症损伤　在肾小球疾病的慢性进行性发展过程中，非免疫因素起着重要作用，主要包括：健存肾单位代偿性肾小球毛细血管内高压、高灌注及高滤过，可促进肾小球硬化；高脂血症具有"肾毒性"，可加重肾小球的损伤；大量蛋白尿可作为一个独立的致病因素参与肾脏的病变过程。

（二）原发性肾小球疾病的分类

目前常用的分类方法包括病理分型和临床分型。

1. 原发性肾小球疾病的病理分型　肾小球疾病依据基本病变的性质和病变累及的范围可分为以下几种病理类型。

（1）肾小球轻微病变，包括肾小球微小病变；

（2）局灶节段性肾小球病变，包括局灶性肾小球肾炎和局灶节段性肾小球硬化；

（3）弥漫性肾小球肾炎，包括膜性肾病、增生性肾小球肾炎和硬化性肾小球肾炎；

（4）未分类的肾小球肾炎。

2. 原发性肾小球疾病的临床分型　肾小球疾病的临床分型可根据临床表现分为肾炎综合征和肾病综合征。肾炎综合征以肾小球源性血尿为主要表现，常伴有蛋白尿，但也可以为单纯血尿，可有水肿和高血压。根据起病急缓又可分为急性肾炎综合征、慢性肾炎综合征和急进性肾炎综合征。肾病综合征以大量蛋白尿和低蛋白血症为主要表现，常伴有水肿和高脂血症。

（1）急性肾小球肾炎（acute glomerulonephritis，AGN）；

（2）急进性肾小球肾炎（rapidly progressive glomerulonephritis，RPGN）；

（3）慢性肾小球肾炎（chronic glomerulonephritis，CGN）；

（4）肾病综合征（nephrotic syndrome，NS）；

（5）无症状性血尿和 / 或蛋白尿（asymptomatic hematuria with or without proteinuria）。

肾小球疾病的临床分类与病理分型之间有一定的联系，但并无肯定的对应关系。同一病理类型可呈现多种临床表现，而同种临床表现又可见于不同的病理类型。肾活组织检查是确定肾小球疾病病理类型和病变过程的必要手段，而正确的病理诊断又必须与临床紧密结合。

二、急性肾小球肾炎

（一）概述

急性肾小球肾炎（acute glomerulonephritis，AGN），简称急性肾炎，是一组起病急，以血尿、蛋白尿、水肿和高血压为主要临床表现的肾脏疾病，可伴有一过性肾功能损害。多见于链球菌感染后，其他细菌、病毒和寄生虫感染后也可引起。本节主要介绍链球菌感染后急性肾炎。

（二）流行病学

随着社会经济条件、生活条件和营养状况的改善以及医疗技术的发展，急性肾小球肾炎的流行病学在全球范围发生了明显变化，总体呈下降趋势。链球菌感染后急性肾小球肾炎（PSAGN）多发生在 2~12 岁的儿童。A 组溶血性链球菌两种不同的血清类型：血清12- 链球菌感染主要发生在冬季的上呼吸道感染；血清49- 链球菌感染通常在夏季和秋季出现，由于为皮肤感染，在湿热的南部地区更为普遍。PSAGN 通常在急性感染后 1~3 周发病。

（三）病因与危险因素

1. 病因　本病常因 β 溶血性链球菌 "致肾炎菌株"（常见为 A 组，12 型等）感染所致，常见于上呼吸道感染（多为扁桃体炎）、猩红热、皮肤感染（多为脓疱疮）等链球菌感染后。

2. **危险因素**　多见于链球菌感染后，其他细菌、病毒和寄生虫感染后也可引起，如细菌（肺炎球菌、脑膜炎球菌、淋球菌、克雷伯菌、布鲁氏菌、伤寒杆菌等），病毒（水痘 - 带状疱疹病毒、麻疹病毒、流行性腮腺炎病毒、乙型肝炎病毒、EB 病毒、柯萨奇病毒、巨细胞病毒等），立克次体（斑疹伤寒），螺旋体（梅毒），支原体，真菌（组织细胞菌），原虫（疟疾）及寄生虫（旋毛虫、弓形虫）。这些感染后可出现急性肾炎综合征，偶也可能出现急进性肾炎、肾病综合征等。

（四）预防和筛查

1. **预防**　预防链球菌感染，可使本病发病率明显下降。如保持皮肤清洁，预防脓疱病，做好呼吸道隔离，防止猩红热、化脓性扁桃体炎传播等。

一旦发生链球菌感染后及早给予青霉素治疗能否预防或减轻急性肾炎尚无定论。有报道链球菌感染后 24 小时之内应用青霉素，亦未能阻止肾炎的发生。但充分的青霉素治疗能阻止肾炎菌株的流行，对降低肾炎发病率有一定作用。

2. **筛查**　对皮肤、黏膜感染患者，应于 2~3 周内密切观察尿常规变化，以早期发现急性肾炎，给予及时处理。

（五）评估

1. **病史**

（1）病因与诱因：详细询问起病原因，发病前有无诱因如反复咽炎、扁桃体炎等上呼吸道感染和皮肤脓疱疮等化脓性感染；是否长期服用对肾有损害的药物；有无高血压、过敏性紫癜、系统性红斑狼疮等相关病史。

（2）患病及治疗经过：详细询问起病时间、起病急缓、患病后的主要症状及其特点；了解患者治疗的经过、效果，目前用药情况包括药物种类、剂量、用法，有无明确的药物过敏史。

（3）主要症状评估

1）尿液改变：评估有无血尿、蛋白尿、尿量改变、排尿异常等。

2）水肿：水肿的特点，包括水肿出现的时间、部位、程度，有无胸腹水等。

3）高血压：有无头痛、头晕症状，血压的动态变化。

4）心功能衰竭：两肺有无湿啰音或哮鸣音；心脏是否扩大，心尖搏动的位置和范围，心率是否加快，有无心尖部舒张期奔马律、病理性杂音；是否采取半卧位或端坐位等。

5）肾功能异常：评估患者的精神状态、营养状况、生命体征，有无氮质血症表现。

（4）心理 - 社会状况评估：由于起病急，患者常有焦虑、恐惧、烦躁不安等情绪，症状缓解后还会担心病情对工作生活的影响。

2. **体格检查**

（1）一般状态：测量患者的生命体征，观察有无高血压的伴随症状，评估精神状态、营养状况和体重。

（2）主要体征：观察水肿程度及皮肤情况，胸腹腔有无积液，心脏听诊心率、心律有无异常，肺部听诊有无湿啰音情况。

3. **辅助检查**

（1）尿液检查：几乎所有患者均有镜下血尿，尿沉渣中常有白细胞管型、上皮细胞管型，并可见红细胞管型、颗粒管型。尿蛋白多为 +~++，少数患者可有大量蛋白尿。

（2）抗链球菌溶血素 "O" 抗体（anti-streptolysin O，ASO）测定：在咽部感染的患者中，90%ASO 滴度可高于 200U，且常表现为在链球菌感染后 2~3 周出现，3~5 周滴度达高峰而后逐渐下降。ASO 滴度明显升高表明近期有链球菌感染,其滴度高低与链球菌感染严重性相关,但早期应用青霉素后,滴度可不高。

(3)血清补体测定:发病初期总补体(CH50)及补体 C3 均明显下降,8 周内逐渐恢复至正常水平。

(4)肾功能检查:可有轻度肾小球滤过率降低,出现一过性血尿素氮升高。

(六)诊断与鉴别诊断

1. 诊断　链球菌感染后 1~3 周出现血尿、蛋白尿、水肿和高血压等典型临床表现,伴血清 C3 的动态变化,8 周内病情逐渐减轻至完全缓解者,即可作出临床诊断。若起病后 2~3 个月病情无明显好转,仍有高血压或持续低补体血症,或肾小球滤过率进行性下降,应行肾活检以明确诊断。

2. 鉴别诊断　急性肾小球肾炎应与以下疾病鉴别。

(1)其他病原微生物感染后所致的急性肾炎:其他细菌、病毒及寄生虫等感染所引起的肾小球肾炎常于感染的极期或感染后 3~5 天出现急性肾炎综合征表现。病毒感染所引起的肾炎临床症状较轻,血清补体多正常,水肿和高血压少见,肾功能正常,呈自限性发展过程。

(2)系膜增生性肾小球肾炎:起病可呈急性肾炎综合征表现,潜伏期较短,多于前驱感染后数小时到数日内出现血尿等急性肾炎综合征症状,但患者血清 C3 无降低,病情反复。

(3)膜增生性肾小球肾炎:又称系膜毛细血管性肾小球肾炎。临床表现类似急性肾炎综合征,但蛋白尿明显,血清补体水平持续低下,8 周内不恢复,病情持续发展,无自愈倾向。鉴别诊断困难者需做肾活检。

(4)快速进展性肾小球肾炎:临床表现及发病过程与急性肾炎相似,但临床症状常较重,早期出现少尿或无尿,肾功能持续进行性下降。确诊有困难时,应尽快做肾活检明确诊断。

(5)全身性疾病肾损害:系统性红斑狼疮、系统性血管炎、原发性冷球蛋白血症等均可引起肾损害,亦可合并低补体血症,临床表现类似急性肾炎综合征,可根据其他受累的典型临床表现和实验室检查来鉴别。

(七)护理措施

1. 非药物治疗护理

(1)休息:急性期患者应绝对卧床休息 2~3 周,部分患者需卧床休息 4~6 周,待肉眼血尿消失、水肿消退、血压恢复正常后,方可逐步增加活动量。病情稳定后可从事一些轻体力活动,但 1~2 年内避免重体力活动和劳累。

(2)饮食护理:饮食治疗原则要根据患者的肾功能、水肿和高血压等情况,做综合分析后来确定如何饮食治疗。

1)低盐饮食:急性期严格限制钠盐的摄入,以减轻水肿和心脏负担。一般每日盐摄入量低于 3 克。病情好转、水肿消退、血压下降后,可由低盐饮食逐渐转为正常饮食。除了限制钠盐外,还应注意控制水和钾的摄入,尤其是尿量明显减少者。

2)限制蛋白质:出现氮质血症时应限制蛋白质摄入,每公斤体重 0.6~0.8g/d,宜选择牛奶、鸡蛋、瘦肉、鱼等优质蛋白质,同时供给足够的热量和维生素。

(3)心理护理:限制儿童的活动可使其产生焦虑、烦躁、抑郁等心理反应,对儿童及青少年患者,应使其充分了解急性期卧床休息及恢复期限制运动的重要性。在患者卧床期间,应尽量多关心、巡视患者,及时询问患者的需要并予以解决。

（4）病情观察：观察患者有无出现急性肾衰竭的表现：恶心、呕吐、黑便等消化道症状；有无气促、端坐呼吸等心力衰竭表现；有无意识障碍、昏迷等神经系统症状。监测体温、脉搏、呼吸、尿量的变化；监测肾功能及血清电解质的变化，尤其是观察有无出现高钾血症。

2. 药物治疗护理

（1）利尿药：观察药物的疗效及不良反应。长期使用利尿剂应监测血清电解质和酸碱平衡情况，观察有无低钾血症、低钠血症、低氯性碱中毒等。利尿过快过猛（如使用大剂量呋塞米）还可导致有效血容量不足，出现恶心、直立性眩晕、口干、心悸等症状。此外，呋塞米等强效利尿剂具有耳毒性，可引起耳鸣、眩晕以及听力丧失。

（2）降压药：监测血压的变化以判断疗效并密切观察药物不良反应。如 AECI/ARB 主要不良反应有干咳、血管神经性水肿、肾损害、高钾血症等，前两项主要发生于 ACEI，在用药期间需监测血钾水平和肾功能，若患者出现不能耐受的咳嗽或血管神经性水肿应停止用药。β 受体阻滞剂主要不良反应有心衰恶化、心动过缓和低血压，应注意监测心率和血压，当患者心率低于 50 次 /min 或低血压时，应停止用药并及时报告医生。二氢吡啶类钙通道阻滞剂常见不良反应包括反射性交感活性增强，导致心跳加快、面部潮红、下肢水肿等。

（3）抗感染药物：应用青霉素、头孢菌素类等药物时注意有无过敏史。

3. 特别关注

（1）预防感染，尤其是呼吸道及皮肤感染，早发现早治疗，控制感染灶时应选用无肾毒性抗生素治疗，一般不主张长期预防性使用抗生素。反复发作的慢性扁桃体炎，待病情稳定后行扁桃体摘除术，手术前、后 2 周应使用青霉素。

（2）水肿患者皮肤菲薄，易发生破损而感染，需注意保持全身皮肤清洁，擦洗时避免损伤。肌注时应先将水肿皮肤推向一侧后进针，拔针后用无菌干棉球按压穿刺部位，以防进针口渗液而发生感染，严重水肿患者应避免肌注，可采用静脉途径保证药物准确及时输入。

（3）急性肾炎完全康复可能需要 1~2 年，期间可适当参加体育活动，以增强体质，不能从事重体力劳动，避免劳累。当临床症状消失后，蛋白尿、血尿等可能仍然存在，故应定期随访，监测病情。

（八）随访

1. 预期目标

（1）血肌酐和尿素氮在正常水平。

（2）维持水电解质和酸碱平衡。

（3）尿量正常，尿检正常。

（4）预防和减少上呼吸道或皮肤感染。

2. 并发症　部分患者在急性期可发生较严重的并发症：心力衰竭、高血压脑病、急性肾衰竭等。

三、慢性肾小球肾炎

（一）概述

慢性肾小球肾炎（chronic glomerulonephritis，CGN），简称慢性肾炎，是一组以血尿、蛋白尿、高血压和水肿为临床表现的肾小球疾病。临床特点为病程长，起病初期常无明显症状，以后缓慢持续进行性发展，最终可致慢性肾衰竭。

慢性肾炎的病理类型多样，常见的有系膜增生性肾小球肾炎（包括 IgA 肾病和非 IgA 系膜增生性肾小球肾炎)、局灶节段性肾小球硬化、膜性肾病和系膜毛细血管肾炎等。随着病情的进展,各种病理类型肾炎均可转化为不同程度的肾小球硬化、肾小管萎缩和间质纤维化,最终肾脏体积缩小,进展为硬化性肾小球肾炎。

(二)流行病学

本病可发生于任何年龄,以青中年为主,男性多见。多数起病隐匿,可有一个相当长的无症状尿异常期。原发性肾小球疾病中,我国以 IgA 肾病(IgAN)最多见,但近年来,膜性肾病(MN)的发病率逐年上升,2016 年一项全国多中心流行病学研究,近 11 年 MN 以每年13% 的比例增长,成为我国发病率仅次于 IgAN 的原发性慢性肾小球疾病。

(三)病因与危险因素

1. 病因   慢性肾炎系由各种原发性肾小球疾病迁延不愈发展而成,病因大多尚不清楚,少数由急性链球菌感染后肾小球肾炎演变而来。

(1)原发病的免疫介导性炎症导致持续性进行性肾实质受损。

(2)高血压引起肾小动脉硬化性损伤。

(3)健存肾单位代偿性肾小球毛细血管高灌注、高压力和高滤过,促使肾小球硬化。

(4)长期大量蛋白尿导致肾小球及肾小管慢性损伤。

(5)脂质代谢异常引起肾小血管和肾小球硬化。

2. 危险因素

(1)感染:大多数病因不明确,仅少数是急性肾炎发展所致,发病的起始因素是免疫介导炎症,多数病例肾小球内有免疫复合物沉积,其主要致病因素也就是感染后引起的免疫反应,免疫损伤是多数肾小球疾病发生过程中的共同环节,几乎所有的肾小球疾病的大多过程都有免疫学机制参与。

(2)劳累过度:劳累也会加重慢性肾炎,例如熬夜对身体有很大的损伤。人在疲劳的状态下,加上工作、精神紧张,容易造成免疫力下降,导致细菌、病毒感染,加重肾脏损害。

(3)妊娠:患有慢性肾炎的女性怀孕后会使肾脏功能受到影响,甚至导致肾功能恶化,这主要是因为怀孕后肾脏血流量、滤过率增加,加重了肾脏的工作负担,且怀孕后,孕妇和胎儿的代谢产物排泄增加,血液处于高凝状态,容易发生微血栓、纤维蛋白沉积等损害肾脏。而且怀孕期间的某些并发症如高血压等也会加重肾脏病变。

(4)应用肾毒性药物:肾脏是机体的主要排泄器官,特别容易受到药物的影响,一些肾毒性药物可对肾脏产生直接毒性作用或通过过敏反应造成肾脏损伤,如两性霉素 B、新霉素、头孢霉素等。

(5)预防接种以及高蛋白、高脂或高磷饮食。

(四)预防和筛查

1. 预防   感染、劳累、妊娠、应用肾毒性药物、预防接种以及高蛋白、高脂或高磷饮食等因素可促使肾功能急剧恶化,应注意预防。

2. 筛查   对于高危人群尤其是伴有肾病家族史或曾经出现过发作性肉眼血尿的人群,应定期进行尿常规、肾功能、血压检测,及早发现、及早治疗。

(五)评估

1. 病史

(1)病因与诱因:详细询问起病原因,发病前有无诱因,如感染、劳累、妊娠、预防接种以及高蛋白、高脂或高磷饮食;是否长期服用对肾有损害的药物;有无高血压、糖尿病、过敏性紫癜、系统性红斑狼疮等相关病史。

（2）患病及治疗经过：详细询问起病时间、起病急缓、患病后的主要症状及其特点；了解患者治疗的经过、效果，目前用药情况，包括药物种类、剂量、用法，有无明确的药物过敏史。

（3）主要症状评估

1）尿液改变：评估有无血尿、蛋白尿、尿量改变、排尿异常等。

2）水肿：水肿的特点，包括水肿出现的时间、部位、程度，有无胸腹水等。

3）高血压：有无头痛、头晕症状，血压的动态变化。

4）肾衰竭：评估患者的精神状态，有无表情淡漠、抑郁、嗜睡等精神症状；生命体征，有无胃肠道症状、贫血面容、皮肤出血点、瘀斑和色素沉着等。

（4）心理 - 社会状况评估：多数患者病程较长，病情迁延，患者常有精神紧张、焦虑、恐惧、抑郁等情绪，病情持续进展，肾功能逐渐恶化，预后差，会使患者对治疗失去信心，产生悲观情绪。

2. 体格检查

（1）一般状态：测量患者的生命体征，观察有无高血压的伴随症状，评估精神状态，注意有无表情淡漠、抑郁、嗜睡等精神症状的改变，评估营养状况和体重。

（2）主要体征：观察水肿程度及皮肤情况，胸腹腔有无积液，肺部听诊有无湿啰音情况。

3. 辅助检查

（1）尿液检查：多数尿蛋白 +~+++，尿蛋白定量为 1~3g/24h。镜下可见多形性红细胞，可有红细胞管型。

（2）血常规检查：早期血常规检查多正常或轻度贫血。晚期红细胞计数和血红蛋白明显下降。

（3）肾功能检查：晚期血肌酐和血尿素氮增高，内生肌酐清除率明显下降。

（4）B 超检查：晚期双肾缩小，皮质变薄。

（六）诊断与鉴别诊断

1. 诊断　凡存在慢性肾炎的临床表现如血尿、蛋白尿、水肿和高血压者均应注意本病的可能，确诊本病前，尚须排除继发性肾小球疾病如系统性红斑狼疮、糖尿病肾病和高血压肾损害等及遗传性肾小球肾炎。

2. 鉴别诊断　本病主要应与下列疾病鉴别。

（1）慢性肾盂肾炎：多有反复发作的尿路感染病史，尿细菌学检查常阳性，B 超检查或静脉肾盂造影示双侧肾脏不对称缩小则更有诊断价值。

（2）狼疮性肾炎：好发于年轻女性，存在多系统器官损害、免疫学异常等特征，肾活检可见免疫复合物广泛沉积于肾小球的各部位，免疫病理呈"满堂亮"。

（3）糖尿病肾病：较长时间的糖尿病病史伴肾损害的表现有助于诊断。

（4）高血压肾损害：既往有较长时间的高血压病史，肾小管功能（如尿浓缩功能减退、比重降低和夜尿增多）异常早于肾小球功能损害，尿检异常较轻（尿蛋白 < 2.0g/24h，以中、小分子蛋白为主）。同时，多伴有高血压、其他靶器官损害（如心、脑）和眼底改变等。

（5）奥尔波特综合征（Alpor 综合征）：多于青少年起病，有阳性家族史，其主要特征是肾损害、耳部病变（神经性耳聋）及眼疾患（球形晶状体等）同时存在。

（6）无症状血尿或（和）蛋白尿：临床上无明显不适表现，一般无水肿、高血压和肾功能损害。

（7）过敏性紫癜性肾炎：除有肾脏损害外，尚有典型的远心端对称性分布的出血性皮疹、关节炎、腹痛、血便等肾外表现。

（8）急性肾小球肾炎：1~3周前有前驱感染病史，无贫血、低蛋白血症和双肾缩小等，病程呈自限性，肾活检为毛细血管内增生性肾小球肾炎。

（七）护理措施

1. 非药物治疗护理

（1）休息与活动：患者病情稳定，可从事一些轻体力活动，但避免劳累和剧烈活动。当有高度水肿、严重高血压伴心、肾功能不全时，应绝对卧床休息，待病情缓解后，可逐步增加活动量。

（2）饮食护理：肾功能不全者给予优质低蛋白、低磷饮食，同时供给足够的热量和维生素，以减轻肾小球毛细血管高灌注、高压力和高滤过状态，延缓肾小球硬化和肾功能减退。为了防止负氮平衡，低蛋白饮食时可使用必需氨基酸或 α- 酮酸，极低蛋白饮食者 [0.4g/（kg·d）] 应增加必需氨基酸的摄入（8~10g/d）。有明显水肿和高血压时，需低盐饮食。

（3）心理护理：本病病程较长，病情迁延，部分患者呈现出悲观、焦虑、抑郁情绪；而另一些患者，特别是部分无症状的镜下血尿患者则表现出无所谓、不理会，从而放松警惕，甚至在生活上过于放纵。护理人员应做好疾病的解释，根据不同的情绪变化做好针对性的心理护理工作。

（4）病情观察：患者的水肿一般不重，但少数可出现肾病综合征的表现，注意观察患者的尿量，水肿程度有无加重，或出现胸、腹腔积液。密切观察血压的变化，血压突然升高或持续高血压可加重肾功能的恶化。监测肾功能如肌酐清除率、血肌酐、血尿素氮，定期复查尿常规，监测水、电解质、酸碱平衡有无异常。

2. 药物治疗护理

（1）利尿药：观察药物的疗效及不良反应。长期使用利尿剂应监测血清电解质和酸碱平衡情况，观察有无低钾血症、低钠血症、低氯性碱中毒等。利尿过快过猛（如使用大剂量呋塞米）还可导致有效血容量不足，出现恶心、直立性眩晕、口干、心悸等症状。此外，呋塞米等强效利尿剂具有耳毒性，可引起耳鸣、眩晕以及听力丧失。

（2）降压药：监测血压的变化以判断疗效并密切观察药物不良反应。如 AECI/ARB 主要不良反应有干咳、血管神经性水肿、肾损害、高钾血症等，前两项主要发生于 ACEI，在用药期间需监测血钾水平和肾功能，若患者出现不能耐受的咳嗽或血管神经性水肿应停止用药。β 受体阻滞剂主要不良反应有心衰恶化、心动过缓和低血压，应注意监测心率和血压，当患者心率低于 50 次 /min 或低血压时，应停止用药并及时报告医生。二氢吡啶类钙通道阻滞剂常见不良反应包括反射性交感活性增强，导致心跳加快、面部潮红、下肢水肿等。

（3）抗血小板药：该类药物可致胃肠溃疡和出血，服用期间应定期监测血象，注意观察全身有无出血情况。

（4）控制免疫性炎症：对于尿蛋白 ≥ 2.0g/24h 和 / 或肾活检提示大量炎性细胞浸润、固有细胞增生等活动性病变者，可试用小剂量糖皮质激素、雷公藤多苷、细胞毒等药物，可使大部分患者的尿蛋白减少甚至消失，若有效，不得马上停药，应维持半年左右，逐渐停药，若使用 3 个月以上无效，应逐步撤去。对于无上述适应证的慢性肾炎患者，可仅使用 ACEI/ARB。

3. 特别关注

（1）感染、劳累、接种、妊娠和应用肾毒性药物均会影响病情的进展，应避免这些因素，禁止使用肾毒性药物,以延缓病情进展及肾功能减退。

（2）指导合理饮食,延缓肾功能进行性恶化。

（3）慢性肾小球肾炎病程长,需定期随访疾病的进展,包括肾功能、血压、水肿等的变化。

（八）随访

1. 预期目标

（1）防止或延缓肾功能进行性减退。

（2）减轻患者痛苦。

（3）提高生活质量。

2. 并发症　常见并发症有贫血、营养不良、高血压、感染、肾衰竭等。

四、肾病综合征

（一）概述

肾病综合征(nephrotic syndrome, NS)是由多种病因和多种病理类型引起的肾小球疾病中的一组临床综合征。典型临床表现为大量蛋白尿(尿蛋白 ≥ 3.5g/24h),低蛋白血症(血浆清蛋白<30g/L),水肿伴有或不伴有高脂血症。

肾病综合征按病因可分为原发性和继发性两大类。原发性肾病综合征病因为各种不同病理类型的肾小球疾病。常见的有微小病变肾病、系膜增生性肾小球肾炎、局灶节段性肾小球硬化、膜性肾病、系膜毛细血管性肾小球肾炎。

（二）流行病学

肾病综合征虽然是一种常见的肾脏病,但这方面的流行病学数据相当缺乏。研究者很少直接统计肾病综合征的发病率,而常常进一步分析临床表现为肾病综合征的各种原发病的发病率。Llach 报道成人肾病综合征的年发病率在 3/100 000。大部分的肾病综合征是由原发性肾小球疾病所致,但无可靠的数据显示肾病综合征中原发性和继发性各占多少,可供参考的是肾小球疾病原发性约占 60%。肾病综合征在原发肾小球疾病中占据重要地位,国外报道原发肾小球疾病表现为肾病综合征者在 34%~49.5%,国内报道这个比例为 40%。肾病综合征的疾病谱有很大的地区差异,多数研究认为在成人肾病综合征最常见的是局灶节段性肾小球硬化症,随后是膜性肾病和微小病变肾病。继发性肾病综合征中糖尿病肾病所占比例是最高的,并随着糖尿病发病率的增长而升高,此外,肾淀粉样变性也比较常见。

儿童肾病综合征相对比较单纯,其年发病率为(2~7)/100 000,患病率为(12~16)/ 100 000。其中原发性占 95% 以上,病理类型也较成人单一,最常见的微小病变肾病占 80% 以上,其次是局灶节段性肾小球硬化和膜性肾病。

（三）病因与危险因素

1. 病因　迄今为止大多数肾小球疾病的病因仍未明确,肾病综合征也不例外,遗传、免疫、药物及环境等诸多因素都可能参与其中。尽管引起肾病综合征的疾病繁多,但占主要地位的还是原发性肾病综合征,常见的有微小病变肾病、局灶节段性肾小球硬化、IgA 肾病、膜增生性肾小球肾炎、膜性肾病、C1q 肾病、快速进展性肾小球肾炎及抗基底膜肾小球肾炎等。常见的继发因素主要有感染、药物、过敏、毒性、免疫性、系统性疾病、遗传和代谢性疾病、新生物等。

2. 危险因素　参与肾病综合征发病的常见因素包括:免疫因素、遗传因素、使用肾损伤药物、感染等。

（四）预防和筛查

1. 预防　避免引起肾病综合征发病的各类因素,慎用有肾毒性的药物,如抗生素、金制剂、非甾体抗炎药及青霉胺等。

2. 筛查　出现水肿的人群应及时进行尿液检查,做到早发现早治疗。

（五）评估

1. 病史

（1）病因与诱因:详细询问起病原因及各类诱发因素,有无发热、咳嗽、咳痰、皮肤感染和尿路感染等感染征象。

（2）患病及治疗经过:详细询问起病时间、起病急缓、患病后的主要症状及其特点,肾病综合征患者常见和突出的症状是水肿,应详细询问患者水肿发生的时间、部位、程度、特点、消长情况,以及有无胸闷、气促、腹胀等胸腔、腹腔、心包积液的表现。有无肉眼血尿、血压异常和尿量减少。了解患者治疗的经过、效果,目前用药情况包括药物种类、剂量、用法,有无明确的药物过敏史。

（3）主要症状评估

1）一般状态:患者的精神状态、营养状况、生命体征和体重有无变化等。

2）水肿:水肿的特点,包括水肿的出现时间、部位、是否为凹陷性等。

3）胸部检查:有无胸腔积液,肺底部有无湿啰音,心界是否扩大。

4）腹部检查:有无移动性浊音,有无肾区叩击痛。

（4）心理 - 社会状况评估:本病病程长,易复发,部分患者可出现焦虑、悲观等不良情绪,评估时应注意了解患者的心理反应和社会支持状况,如家庭成员的关心程度、医疗费用来源是否充足等。

2. 体格检查

（1）一般状态:测量患者的生命体征,评估精神状态、营养状况和体重。

（2）主要体征:观察水肿程度及皮肤情况,胸腹腔有无积液,肺部听诊有无湿啰音情况。

3. 辅助检查

（1）尿液检查:尿蛋白定性 +++~++++,24 小时尿蛋白定量超过 3.5g。尿中可有红细胞、颗粒管型等。

（2）血液检查:血浆清蛋白低于 30g/L,血中胆固醇、甘油三酯、低密度脂蛋白及极低密度脂蛋白均增高,血 IgG 可降低。

（3）肾功能检查:内生肌酐清除率正常或降低,血肌酐、尿素氮正常或升高。

（4）肾脏 B 超检查:双侧肾脏可正常或缩小。

（5）肾活组织病理检查:可明确肾小球病变的病理类型,指导治疗及判断预后。

（六）诊断与鉴别诊断

1. 诊断　原发性 NS 的诊断需除外继发性和遗传性疾病,最好行肾活检明确病理类型,同时判定有无并发症。

2. 鉴别诊断　需排除以下常见引起继发性 NS 的疾病。

（1）乙型肝炎病毒（viral hepatitis type B, HBV）相关性肾炎:临床表现为蛋白尿或 NS,儿童及青少年多见,膜性肾病是常见的病理类型,其次为系膜毛细血管性肾小球肾炎等。诊断标准为:①血清 HBV 抗原阳性。②肾小球肾炎,除外其他继发性肾小球肾炎,如狼疮性肾炎等。③肾活检组织中检测到 HBV 抗原。

（2）狼疮性肾炎：以育龄女性多见，常有发热、皮疹、关节痛等多系统受损表现，血清抗核抗体、抗 ds-DNA 抗体、抗 SM 抗体，补体 C3 下降，肾活检免疫病理呈"满堂亮"。

（3）紫癜性肾炎：是指过敏性紫癜引起的肾损害，青少年多见。临床表现除有皮肤紫癜、关节肿痛、腹痛、黑便外，多在皮肤紫癜出现后 1~4 周出现血尿和 / 或蛋白尿。肾活检常见病理改变为弥漫性系膜增生，免疫病理以 IgA 及 C3 为主要沉积物。

（4）糖尿病肾病：多发于 10 年以上的糖尿病患者，尿蛋白从早期的尿微量蛋白排泄率增加，可逐渐进展为肾病综合征。眼底检查有微血管病变。肾活检提示肾小球基底膜增厚和系膜基质增生，典型损害为 K-W 结节形成。

（5）肾淀粉样变性：为一种全身性疾病，除肾受累外，尚有其他脏器（心、肝、脾等）受累的临床表现。早期可仅有蛋白尿，一般经 3~5 年出现肾病综合征，肾活检组织刚果红染色淀粉样物质呈砖红色，偏光显微镜下呈绿色双折射光特征。

（6）药物：汞（有机 / 无机）、有机金属、青霉胺、海洛因、丙磺舒、甲巯丙脯氨酸、非甾体类抗炎药、利福平、干扰素、造影剂等。

（7）其他：子痫、移植肾排斥、恶性肾硬化症、反流性肾病、甲状腺炎等。

（七）护理措施

1. 非药物治疗护理

（1）休息：一般以卧床休息为主，有利于增加肾脏血流量、利尿及减少尿蛋白。严重水肿的患者本身也行动不便，不宜过多活动以防止意外。但仍应保持适当的床上及床旁活动，以减少发生感染及血栓的机会。蛋白尿缓解后再逐渐增加活动量，应监测尿蛋白变化，做相应的调整，无论什么情况都不应剧烈运动。

（2）水肿护理：水肿较重的患者应注意衣着柔软、宽松。长期卧床时嘱经常变换体位，防止发生压力性损伤，下肢明显水肿者可抬高下肢，阴囊水肿者可用吊带托起；年老体弱者，协助其翻身或用软垫支撑受压部位。水肿患者皮肤菲薄，易发生破损而感染，故需协助患者做好全身皮肤的清洁，清洗时勿过分用力，避免损伤皮肤。此外，水肿患者肌内注射时，应先将水肿皮肤推向一侧后进针，拔针后用无菌干棉球按压穿刺部位，以防进针口渗液而发生感染。严重水肿患者避免肌注，可采用静脉途径保证药物准确及时地输入。

（3）饮食护理

1）水、钠摄入：肾病综合征是继发性高醛固酮血症的重要原因，尿钠排泄下降到极低的水平，导致严重水钠潴留，限水限钠是一个最基本的饮食要求。一般成人患者推荐每天摄入 2~3g 的食盐，味精、酱油等含钠较多的调料也应尽量少用。每天摄入的液体一般不超过 1.5L，少尿患者可以根据前一日的尿量加上约 500ml 不显性失水来粗略估计液体摄入量。需要注意这个液体摄入量不仅是指饮水，还包括其他食物中所含的水分。

2）蛋白质摄入：一般每天给予正常量的优质蛋白质 0.8~1.0g/kg，但当肾功能不全时，应根据肾小球滤过率调整蛋白质的摄入量。同时供给足够的热量，每天每千克体重不少于 126~147kJ（30~35kcal）。

3）脂肪摄入：肾病综合征患者往往合并高脂血症，因此需要控制脂肪摄入，尤其是饱和脂肪酸。并增加富含可溶性纤维的食物（如燕麦、豆类等），以控制高脂血症。

4）其他营养成分：尿中丢失的铁、锌等微量元素可以通过正常的饮食得到补充。由于肾病综合征患者常应用糖皮质激素治疗，建议常规补充钙和活性维生素 D_3，以减少骨质疏松发生的可能。

（4）心理护理：大量持续存在的蛋白尿导致水肿，给患者带来诸多不适和精神压力，以及长期服用糖皮质激素导致自身形象的改变，患者容易出现悲观、焦虑情绪，护理人员应关怀患者，做好疾病解释，疏导情志，鼓励患者配合治疗，直面病痛，必要时还要敢于承受治疗可能带来的副反应。

（5）病情观察：记录24小时出入液量，监测尿量变化；定期测量体重，观察水肿的消长情况，观察有无胸腔、腹腔积液；监测患者生命体征，尤其是血压；密切监测实验室检查结果包括尿常规、肾小球滤过率、血尿素氮、血肌酐、血浆蛋白、血清电解质等。

2. 药物治疗护理

（1）利尿药：观察利尿药的治疗效果及有无出现副作用，如低钾、低钠、低氯血症性碱中毒等。使用大剂量呋塞米时，应注意观察有无恶心、直立性眩晕、口干、心悸等。注意初始利尿不能过猛，以免血容量不足，诱发血栓形成和损伤肾功能。

（2）激素及免疫抑制剂：严格遵医嘱使用激素和免疫抑制剂。使用糖皮质激素的患者可出现水钠潴留、血压升高、血糖升高、精神兴奋性增高、消化道出血、骨质疏松、继发感染以及类肾上腺皮质功能亢进症的表现，如满月脸、水牛背、多毛、向心性肥胖等。大剂量冲击疗法时，患者免疫力及机体防御能力受到很大抑制，应对患者实行保护性隔离，防止继发感染。使用环磷酰胺等免疫抑制剂时，容易引起出血性膀胱炎、骨髓抑制、消化道症状、肝功能损害、脱发等。使用吗替麦考酚酯的患者，应注意继发感染、骨髓抑制、肝功能损害、消化道症状等副作用。应用环孢素、他克莫司（FK506）的患者，服药期间应注意监测血药浓度，以及肝肾毒性、高血压、高尿酸血症、高血钾、多毛及牙龈增生等副作用。

（3）抗凝药：如肝素、双嘧达莫等，若出现皮肤黏膜、口腔、胃肠道等出血倾向时，应及时减药并给予对症处理，必要时停药。

（4）调脂药物：常用药物包括他汀类、贝特类、降脂中成药类，可根据患者血脂异常的类型和程度选择性使用。

（5）中药：如雷公藤制剂，应注意其对血液系统、胃肠道、生殖系统等的副作用。

3. 特别关注

（1）激素使用原则为起始足量、缓慢减量和长期维持，告知患者不可擅自减量或停用激素，同时注意观察药物的副作用。下列情况一般不使用糖皮质激素，包括活动性消化性溃疡、肝硬化和门脉高压引起的消化道大出血、新近接受胃肠吻合术。有下列情况时使用糖皮质激素应严格掌握指征，包括严重感染（如病毒、细菌、真菌感染和活动性结核等），严重骨质疏松、严重糖尿病、严重高血压、精神病、青光眼、病毒性肝炎等。

（2）严重感染一直被认为是肾病综合征最主要的、危及生命的并发症之一，而且不限于普通细菌感染，各种罕见的耐药细菌、真菌及病毒感染都有可能引起感染。保持对肾病综合征患者感染的足够警惕是预防感染的重要前提，建议患者减少外出被感染的机会，必要时可采取戴口罩等防护措施。

（八）随访

1. 预期目标

（1）水肿减轻或消退，尿检蛋白缓解，肾功能恢复正常或稳定。

（2）饮食结构合理，营养状况改善。

（3）能积极采取预防感染措施，未发生感染。

（4）皮肤无损伤或发生感染。

（5）无血栓或栓塞发生。

2. 并发症　感染,血栓和栓塞,急性肾衰竭,蛋白质和脂肪代谢紊乱。

（李月琴）

第三节　泌尿系统感染性疾病

一、尿路感染

（一）概述

尿路感染(urinary tract infection, UTI),简称尿感,是肾脏、输尿管、膀胱和尿道等泌尿系统各个部位感染的总称。多见于育龄女性、老年人、免疫力低下及尿路畸形者。根据病原体种类可分为细菌性尿感、真菌性尿感及病毒性尿感等;根据感染部位可分为上尿路感染(肾盂肾炎、输尿管炎)和下尿路感染(膀胱炎、尿道炎);根据临床有无症状可分为有症状尿感和无症状尿感;根据有无尿路功能或结构异常(如梗阻、结石、畸形、膀胱输尿管反流等)又分为复杂性尿感和非复杂性尿感。

（二）流行病学

尿感是常见的感染性疾病,可发生于所有人群,多见于女性,女性与男性之比约为 8∶1。60 岁以上女性发生率可达 10%~12%,70 岁以上则高达 30% 以上。成年男性极少发生尿路感染,50 岁以上男性因前列腺肥大的发生率增加,尿路感染的发生率也随之增高,约为 7%。

（三）病因与危险因素

1. 病原微生物　主要为细菌感染所致,致病菌以革兰氏阴性杆菌为主,其中以大肠埃希菌最常见,占全部尿路感染的 85%;其次为克雷伯菌、变形杆菌、柠檬酸杆菌属。5%~10% 的尿路感染由革兰氏阳性菌引起,主要是肠球菌和葡萄球菌。大肠埃希氏菌最常见于无症状性细菌尿、非复杂性尿路感染或首次发生的尿路感染。医院内感染、复杂性或复发性尿路感染或尿器器械检查后发生的尿路感染多为粪链球菌、变形杆菌、克雷伯菌和铜绿假单胞菌所致。其中,尿路结石者以变形杆菌、克雷伯菌感染多见,铜绿假单胞菌感染常发生于尿路器械检查后或长期留置导尿的患者。真菌感染(主要为念珠菌属)多发生于留置导尿、糖尿病、使用广谱抗生素或免疫抑制剂的患者。某些病毒感染可累及尿路,临床多无症状,但腺病毒Ⅱ型感染可引起学龄期儿童急性出血性膀胱炎。支原体感染少见,但能引起急性尿道综合征。多种病原体混合感染仅见于长期放置导尿管、尿道异物(结石或肿瘤)、尿潴留伴反复器械检查、以及尿道 - 阴道(肠道)瘘等患者。

2. 感染途径

（1）逆行感染:病原菌经由尿道上行至膀胱,甚至输尿管、肾盂引起的感染称为上行感染,约占尿路感染的 95%。正常情况下尿道口周围定居着少量细菌,如链球菌、乳酸菌、葡萄球菌和类白喉杆菌等,并不致病。某些因素如性生活、尿路梗阻、医源性操作、生殖器感染等可导致上行感染的发生。

（2）血行感染:主要发生在肾。身体上的感染病灶内的细菌通过血液系统进入泌尿系统,大多数患者由远处皮肤感染、肺部感染、骨髓炎、龋齿、扁桃体炎和前列腺炎等炎症病灶引起。仅占泌尿道感染的 3% 以下。常见的病原菌有金黄色葡萄球菌、沙门菌属、假单胞菌属和白念珠菌属等。

（3）淋巴感染：腹腔和盆腔脏器的淋巴管与肾周围的淋巴管之间存在大量的交通支，当出现盆腔炎症、阑尾炎等时，邻近脏器内的细菌可以经过淋巴系统进入肾。但是该途径是否真实存在，尚存质疑。

3. 机体防御能力　细菌进入泌尿系统后是否引起感染与机体的防御功能和细菌本身的致病力有关。机体的防御功能主要包括：①尿液的冲刷作用可清除绝大部分入侵的细菌。②尿路黏膜及其所分泌 IgA 和 IgG 等可抵御细菌入侵。③尿液中高浓度尿素和酸性环境不利于细菌生长。④男性前列腺分泌物可抑制细菌生长。

4. 危险因素

（1）尿路梗阻：各种原因引起的泌尿道梗阻，如肾及输尿管结石、尿道狭窄、泌尿道肿瘤、前列腺肥大均可导致尿液潴留，尿流不畅时，上行的细菌不能被及时地冲刷出尿道，易在局部停留、生长和繁殖而发生感染；妊娠子宫压迫输尿管、肾下垂或肾盂积水等均可使尿液排泄不畅而患本病。

（2）泌尿系统畸形或功能异常：肾发育不良、多囊肾、海绵肾、铁蹄肾、双肾盂或双输尿管畸形及巨大输尿管等，均易使局部组织对细菌抵抗力降低；神经源性膀胱的排尿功能失常导致尿潴留和细菌感染。

（3）尿道插管及器械检查：导尿、膀胱镜检查、泌尿道手术均可引起局部黏膜损伤，并把前尿道的致病菌带入膀胱或上尿路而感染。

（4）女性解剖生理特点：尿道口与肛门接近，尿道长度较男性短，仅 3~5cm，且直而宽，尿道括约肌作用较弱，故细菌易沿着尿道口上升至膀胱。尤其在经期、妊娠期、绝经期和性生活后较易发生感染。

（5）机体抵抗力减弱：全身疾病如糖尿病、高血压、慢性肾脏病、慢性腹泻、长期使用肾上腺皮质激素等使机体抵抗力下降，尿路感染的发生率较高。据报道糖尿病患者尿路感染的发生率比正常人高 5 倍，同时发现糖尿病女患者中患有无症状细菌尿者达20%。

（6）尿道口周围或盆腔炎症：如妇科炎症（阴道炎、宫颈炎等）、细菌性前列腺炎均可引起尿路感染。

（四）预防和筛查

1. 预防

（1）保持规律生活，避免劳累，坚持体育运动，增加机体免疫力。

（2）多饮水、勤排尿是预防尿路感染最简便而有效的措施。多饮水可不断冲洗稀释尿液内细菌并有冲洗尿路的作用，肾髓质渗透压降低时，吞噬细胞功能增强，可防止 L 形细菌的形成。勤排尿可以缩短尿液滞留膀胱内的时间，减少尿内细菌繁殖。

（3）注意个人卫生，尤其女性，要注意会阴部及肛周皮肤的清洁，特别是月经期、妊娠期、产褥期。学会正确清洗外阴部的方法。

（4）尽量避免尿路器械的使用，必需应用时，严格无菌操作。

（5）与性生活有关的反复感染者，应注意性生活后立即排尿。

（6）膀胱 - 输尿管反流者，要"二次排尿"，即每次排尿后数分钟，再排尿一次。

（7）积极治疗糖尿病、肾结石及尿路梗阻等。寻找并去除炎性病灶，如男性的前列腺炎、女性的尿道旁腺炎、阴道炎及宫颈炎。

（8）药物预防在感染治疗后，尿培养转阴性，临床症状消失，若短时间内停药往往容易复发或再感染，因此主张临床上症状虽已消失，为了防止复发，可采用小剂量长效药物抑菌预防。

2. 筛查

（1）短期或长期留置导尿的患者。

（2）经尿路器械检查的患者。

（3）各种原因导致尿路梗阻的患者。

（4）女性尿道旁腺炎、阴道炎、宫颈炎的患者或男性前列腺炎的患者。

（5）抵抗力低下的患者如糖尿病、长期使用糖皮质激素、长期卧床的重症患者等。

（五）评估

1. 病史

（1）病因与诱因：询问患者有无导尿、尿路器械检查、妇科炎症（阴道炎、宫颈炎等）、细菌性前列腺炎等明显诱因，有无泌尿系统畸形、前列腺增生等相关疾病病史。

（2）患病及治疗经过：询问患者初次患病的时间及患病以来的治疗经过，药物使用情况（包括曾用药物名称、剂量、用法、疗程及其疗效、有无不良反应等）。

（3）症状评估

1）评估患者是否有尿频、尿急、尿痛、排尿不畅、下腹部不适等膀胱刺激症状。

2）评估患者是否有发热、寒战、头痛、腰痛、恶心、呕吐等全身症状。急性肾盂肾炎患者体温多在 38.0℃ 以上，多为弛张热，也可呈稽留热或间歇热，腰痛多为钝痛或酸痛，程度不一，少数有腹部绞痛，沿输尿管向膀胱方向放射。

（4）心理 - 社会状况评估：评估疾病（特别是慢性尿路感染）对患者造成的精神压力及家庭、社会等支持系统情况。

2. 体格检查　急性肾盂肾炎患者体检时在上输尿管点（腹直肌外缘与脐平线交叉点）或肋腰点（腰大肌外缘与十二肋交叉点）有压痛，肾区叩痛阳性。急性膀胱炎患者体检时耻骨上有不适，但无腰部压痛。

3. 辅助检查

（1）尿常规检查：宜留清晨第一次尿液待测。凡每个高倍视野下超过 5 个（＞5 个 /HP）白细胞称为脓尿，约 96% 以上有症状尿感患者可出现脓尿。

（2）尿细菌学检查：新鲜清洁中段尿细菌定量培养菌落计数 $\geq 10^5$/ml，如能排除假阳性，则为真性菌尿；如临床上无尿感症状，则需要 2 次清洁中段尿定量培养均 $\geq 10^5$/ml，且为同一菌种，可确诊尿路感染。尿细菌定量培养 10^4~10^5/ml，为可疑阳性，需复查。如 ＜ 10^4/ml，提示可能污染。

（3）血液检查：①血常规：急性肾盂肾炎时血白细胞常升高，中性粒细胞增多，核左移；血沉可增快。②肾功能：慢性肾盂肾炎肾功能受损时可出现肾小球滤过率下降，血肌酐升高等。

（4）影像学检查：影像学检查如 B 超、X 线腹平片、排尿期膀胱输尿管反流造影、逆行性肾盂造影等，目的是了解尿路情况，及时发现有无尿路结石、梗阻、反流、畸形等导致尿路感染反复发作的因素。

（六）诊断与鉴别诊断

1. 诊断要点　典型尿路感染可根据膀胱刺激征、尿液改变和尿液细菌学检查加以诊断。不典型患者则主要根据尿细菌学检查作出诊断。尿细菌学检查的诊断标准为新鲜清洁中段尿细菌定量培养菌落计数 > 10^5/ml。

对于有明显的全身感染症状、腰痛、肋脊角压痛和叩击痛、血液中白细胞计数增高的患者，多考虑为肾盂肾炎。但尿路感染的定位诊断，不能依靠临床症状和体征，因不少肾盂肾炎患者无典型临床表现，而在表现为膀胱炎的患者中，约1/3是亚临床型肾盂肾炎。目前临床上还没有一种令人满意的实验室方法进行定位诊断。

2. 鉴别诊断

（1）全身感染性疾病：上尿路感染的全身症状较明显，易误诊为流行性感冒、疟疾、脓毒症、伤寒，通过病史询问，注意有无尿路刺激征，以及肾区叩击痛，尿常规及细菌学检查等可以鉴别。

（2）肾乳头坏死：半数以上的肾乳头坏死发生于糖尿病患者，多继发于尿路感染，也可见于滥用非甾体抗炎药及尿路梗阻者。肾乳头对缺血敏感，当肾小动脉血流缓慢，缺血到一定程度，则发生肾乳头坏死。临床表现与典型的肾盂肾炎相似，但坏死组织脱落从尿中排出可引起肾绞痛、肾功能不全甚至肾衰竭，梗阻也可引起严重的脓毒症。逆行肾盂造影可见肾乳头不规则、肾盂（肾盏）扩张和造影剂侵入肾实质围绕肾乳头形成月牙形的"环形征"。

（3）急性尿道综合征：也称无菌性尿频排尿不适综合征，有时与下尿路感染的临床症状相似，但前者尿沉渣镜检正常，尿细菌检查阴性。急性尿道综合征约占尿路刺激征的30%，病因不明，可能与局部刺激、性生活导致的创伤、外用避孕套的使用有关，部分患者可能与焦虑症有关。

（七）护理措施

1. 非药物治疗护理

（1）一般护理：鼓励患者多饮水，勤排尿，以达到不断冲洗尿路，减少细菌在尿路停留的目的。

（2）饮食护理：给予清淡、营养丰富、易消化食物。

（3）环境与休息：为患者提供一个安静、舒适的休息环境，急性肾盂肾炎患者有高热者应卧床休息，必要时给予物理降温。

（4）心理护理：运用通俗易懂的语言向患者及家属讲述疾病的性质、发生、发展规律及治疗等，使患者对疾病有一个正确的认识，能够很好地配合临床治疗。

（5）病情观察：监测体温、尿液性状的变化，有无腰痛加剧。如患者高热持续不退或体温升高，且出现腰痛加剧等，应考虑可能出现肾周脓肿、肾乳头坏死等并发症，需及时通知医生。

2. 药物治疗护理

（1）治疗要点：尿路感染的治疗目的是清除尿路病原体、缓解临床症状以及减少长期并发症。抗菌药物治疗是治疗尿路感染的主要治疗方法，且治疗时最好依据药敏试验选用足量、敏感的抗生素，在药敏试验报告未到前可先行尿沉渣细菌革兰染色镜检，初步判断感染细菌的类别，若患者病情较重，可先行经验性用药。

1）急性肾盂肾炎：应根据菌株及药敏结果针对性用药，在细菌培养结果出来之前可以根据经验选择抗菌药物。轻型肾盂肾炎可选用喹诺酮类、半合成青霉素类或头孢菌素类口服。体温高，全身症状明显者，可用头孢噻肟钠、氨苄西林、左氧氟沙星等静脉用药。疗程至少为14天或者更长，疗程结束后每周复查尿常规及细菌培养，共2~3次，6周后再复查一次,均为阴性者方可认为治愈。许多有发热和腰痛的患者,用抗菌药物数天后,症状即可得到改善。如果用药后 72 小时症状无明显改善,则需使用 CT 排除肾内和肾周脓肿、泌尿道畸形和梗阻。

2)急性膀胱炎:短期抗菌药物疗法(1~3 天,甚至单剂量)对男性患者的疗效尚未得到证实。但这种疗法对女性急性无并发症的膀胱炎有效。抗菌药物的选择最好根据细菌培养及药敏试验。由于发生在院外的大部分无并发症的感染是由对多种抗菌药物敏感的大肠埃希菌菌株引起,磺胺甲噁唑、呋喃妥因、氨苄西林通常有效。但是抗菌药物的使用一般要求在细菌培养阴性后还要持续一段时间。

3)无症状性细菌尿:对于非妊娠妇女和老年人无症状细菌尿,一般不予治疗。妊娠妇女的无症状细菌尿则必须治疗,选用肾毒性较小的抗菌药物,如头孢类等,不宜用喹诺酮类,慎用复方磺胺甲噁唑和氨基苷类。学龄前儿童的无症状细菌尿也应予以治疗。

(2)抗感染药物

1)磺胺类药物:主要是抑制细菌的生长,若加用增效剂可转为杀菌作用。此类药物口服吸收迅速且由肾脏排出,在尿内药浓度亦能达到有效水平故可用于尿路感染。主要副作用为肝、肾功能损害,可出现黄疸、肝功能减退、结晶尿等。口服该药期间应鼓励患者多饮水,宜同服碳酸氢钠,以防对肾功能的影响,并定期复查血、尿常规及肝、肾功能等。

2)喹诺酮类药物:泌尿道感染中常见的致病菌主要是大肠埃希菌、肠球菌属、肺炎克雷伯菌、铜绿假单胞菌和奇异变形杆菌等。喹诺酮类抗菌药对上述病原菌具有良好的抗菌作用。喹诺酮类药物临床应用大多较安全,但仍应注意:①不宜用于未成年人,因喹诺酮类抗菌药对未成年儿童骨骼发育可能有潜在危害。②禁止用于孕妇、哺乳期妇女,因为动物试验中该类药物对幼年动物的软骨有损害作用。③避免在有中枢神经系统疾病患者中的应用,尤其是有癫痫史的患者,因易发生抽搐等不良反应。④肾功能减退者应减少给药剂量,对于由肝、肾两种途径排泄的药物如环丙沙星,在肾功能明显受损或肝、肾功能同时受损时也应减少剂量。⑤氟喹诺酮类药物不宜用于泌尿道围手术期的预防用药。

3)头孢菌素类:为半合成的 β- 内酰胺类抗菌药,按其研发的先后和抗菌性能的不同分为 1~4 代。可选择的药物有头孢氨苄、头孢哌酮、头孢三嗪等。不良反应主要是过敏反应可致皮疹、荨麻疹、哮喘、药物热、血清病样反应、血管神经性水肿、过敏性休克等,应用时需注意:①对青霉素过敏及过敏体质者慎用,也曾有个别患者用青霉素不过敏而换用头孢菌素发生过敏。②头孢菌素用前是否要做皮试,无统一规定,有的产品在说明书中规定用前皮试,应参照执行。③发生过敏性休克可参照青霉素休克同样处理。

4)氨基苷类药物:该类药物抗菌谱广,但是药物肾毒性大,临床应慎用。

3. 特别关注

导尿术是协助临床诊断、观察尿量、解除患者排尿困难的基本手段。由于广泛使用和留置导尿管引发的尿路感染称为导尿管相关性感染(CAUTI)。在医院尿路感染中 CAUTI 占 40% 以上。因此要重视对 CAUTI 的防治,其防治原则:①一旦患者不需留置导尿管应尽早拔除以降低导尿管菌尿症和 CAUTI 的风险。②保持集尿袋和连接管始终低于膀胱水平,且保持引流通畅。③留置导尿管的患者不推荐导尿管冲洗或膀胱冲洗,因无足够证据证明膀胱冲洗可以预防或降低导尿管菌尿症和 CAUTI 的发生,反而容易诱发感染,可能因为膀胱冲洗增加了逆行感染的机会。④对于短期或长期导尿,包括进行外科手术的患者,指南不推荐常规全身性应用抗菌药物以减少导尿管菌尿症或 CAUTI 的发生，因可能导致选择性耐药（证明级别 A 级）。

（八）随访

1. 预期目标

（1）患者膀胱刺激症状缓解。

（2）多次尿细菌学检查阴性。

（3）患者能遵医嘱完成全程治疗。

（4）患者能识别尿路感染的临床表现并能说出预防尿路感染的方法。

（5）患者能定期随访。

2. 并发症　急性肾盂肾炎如诊治不及时，可导致菌血症和中毒性休克。如治疗不恰当，可引起慢性肾盂肾炎，导致肾衰竭。如引起败血症，可造成对侧肾感染及多发肾皮质脓肿，并可引起多脏器转移性脓肿。

二、泌尿系统结核

（一）概述

泌尿系统结核是结核分枝杆菌侵犯泌尿系统引起的慢性特异性感染，大多继发于肺结核。泌尿系统结核包含肾、输尿管、膀胱和尿道结核，其中肾结核最为常见、最先发生，以后由肾脏蔓延至整个泌尿系统。因此肾结核在泌尿系统结核中具有代表意义。本节主要介绍肾结核。

（二）流行病学

泌尿系统结核是最常见的肺外结核病之一，仅次于周围淋巴结核，占 30%~40%，在发展中国家这一比例显著增高。其中肾结核最为多见。在发展中国家，肺结核患者尿结核杆菌阳性率高达 15%~20%。糖尿病、血液透析、肾移植患者的肾结核患病率明显高于正常人群。

肾结核多见于 20~40 岁青壮年，男女之比 2∶1。近年来，老年患者比例上升。肺结核血行播散引起肾结核需 3~10 年时间，因此 10 岁以下的儿童很少发生。

（三）病因与危险因素

1. 病因　肾结核的主要原发病灶为肺结核，少数来自骨、关节、肠、淋巴结的结核病灶。传播途径有血行播散、尿路感染、淋巴感染、直接蔓延，其中血行播散是主要的感染途径。结核杆菌经血流播散至肾，在肾小球毛细血管丛中形成微结核病灶。机体抵抗力正常的情况下，感染 3~4 周后，细胞免疫及迟发型变态反应建立，多数结核菌被杀死，病灶相继吸收愈合，病变轻微，不出现临床症状，仅引起结核菌尿，称为"病理性肾结核"。少数病理性肾结核在全身或局部抵抗力低下时，残留病灶中的结核杆菌增殖，并进而发展为肾髓质结核，由于机体已感染致敏，组织破坏显著，出现轻重不一的临床症状，称为"临床肾结核"。一般从病理性肾结核发展到临床肾结核需要经历 2~20 年。肾髓质结核病灶通过结核菌尿直接蔓延可累及全肾，向下累及输尿管、膀胱和尿道。

2. 危险因素　结核病的高危因素包括：与痰菌阳性个体密切接触者、免疫抑制（包括人类免疫缺陷病毒感染 / 获得性免疫缺陷综合征）状态、糖尿病、肾衰竭和各种消耗性疾病。

(四)预防和筛查

1. 预防

(1)均衡营养、适当锻炼、提高自身免疫力、避免接触外来结核杆菌。

(2)疫苗:卡介苗(bacille calmette guerin, BCG)接种不仅能预防感染,而且可以限制结核分枝杆菌增殖和扩展。近年来,随着结核分枝杆菌基因组全测序成功,新的安全有效的疫苗将问世,包括 DNA 疫苗、细胞基因重组体疫苗等均已投入临床试验。

2. 筛查

(1)长期慢性的尿频、尿急、尿痛及血尿患者。

(2)对于泌尿系感染应用抗生素治疗效果不佳的患者。

(3)男性青壮年尿路感染,尿液培养又无一般细菌生长的患者。

(4)有难以解释的下尿路症状的患者。

(五)评估

1. 病史

(1)病因与诱因:询问患者既往有无结核病史,如肺结核、肠结核,有无与结核患者密切接触史,发病前有无工作劳累、情绪波动等诱因。

(2)患病及治疗经过:询问初次患病的时间以及患结核病后是否已接受全程的抗结核化疗。

(3)症状评估

1)评估患者是否有尿频、尿急、尿痛症状:泌尿系统结核患者尿频往往最早出现,最初是因含有结核杆菌的脓尿刺激膀胱黏膜引起,以后当结核病变累及膀胱壁,尿频加剧,并伴有尿急、尿痛。晚期膀胱发生挛缩,容量显著缩小,尿频更加严重。

2)评估患者是否有血尿症状:泌尿系统结核患者血尿多在尿频、尿急、尿痛等膀胱刺激征发生后出现,部分患者血尿也可是最初症状。血尿的来源可为肾脏和膀胱,而以后者为主。临床表现以终末血尿居多,终末血尿是因排尿膀胱收缩时,膀胱结核性溃疡出血所致。血尿也可为全程血尿,不伴有任何症状。

3)评估患者是否有脓尿症状:泌尿系结核患者一般均有不同程度的脓尿,显微镜下尿内可见大量的脓细胞,严重者尿呈米汤样,也可混有血液,呈脓血。

4)评估患者是否有腰痛症状:当肾结核病变破坏严重或梗阻、发生结核性脓肾或继发肾周感染、输尿管被血块或干酪样物质堵塞时,可引起腰部钝痛或绞痛。较大肾积脓或对侧巨大肾积水时,腰部可触及肿块。

5)评估患者是否有发热、盗汗、消瘦、贫血、虚弱、食欲不振等全身症状。

(4)心理 - 社会状况评估:评估患者是否有焦虑情况;患者和家属对泌尿系统结核药物治疗及手术治疗的认知和接受情况;是否知晓抗结核药物的副作用及自我护理知识。

2. 体格检查　在体格检查时应注意全身的结核病灶,尤其是男性生殖道,检查前列腺、输精管、附睾有无结节。在泌尿系统方面应检查肾区有无肿块,肋脊角有无叩痛。

3. 辅助检查

(1)结核菌素试验(tuberculin test):结核菌素反应属迟发性变态反应,对泌尿系统结核的诊断具有一定指导价值。我国常以国际通用的 Mantoux 法做结核杆菌试验,将结核菌素的纯化蛋白衍生物(purified protein derivative, PPD)0.1ml(5IU)注射入前臂掌侧上中 1/3 交界的皮内,使局部形成皮丘及出现炎症反应,48~72 小时后达到最大程度,表现为局部红斑及中心区形成硬结,通过测量硬结的直径判断试验结果,取纵、横两者平均直径判断反应强度。结核菌素试验的阳性标准(表 20-1)。

表 20-1　结核菌素试验的阳性标准

前臂局部红肿硬块直径	反应	符号
＜5mm	阴性	－
5~9mm	一般阳性	＋
10~19mm	中度阳性	＋＋
≥20mm	强阳性	＋＋＋
＜20mm 但局部发生水疱、溃疡、淋巴管炎及双圈反应	强阳性	＋＋＋

但试验结果存在个体差异,若患者自身存在恶性肿瘤、营养不良、接受甾体激素治疗、放射治疗以及艾滋病等全身免疫缺陷疾病,在接种结核菌素后个体局部反应能力会降低。除此以外还要注意 PPD 试验阳性支持结核杆菌感染的诊断,但 PPD 试验阴性不能完全排除结核杆菌感染。

(2)尿液检查及其他检查方法

1)尿常规:尿液呈酸性,可见红白细胞,少量蛋白等,在尿液未被污染的情况下可呈现典型的"无菌性脓尿"。

2)尿沉渣涂片抗酸染色:检查前一周停抗结核药物及抗生素药物,留取第一次新鲜晨尿送检,连续检查 3~5 次,或收集 24 小时尿液送检。需注意的是:因该检查不具有特异性,抗酸染色检查结果并不可靠。

3)尿结核杆菌培养:选取晨尿标本用于培养,一般培养 3~5 次。尿结核杆菌培养和动物接种较尿沉渣涂片抗酸染色结果可靠,尿结核杆菌培养最有诊断价值。但该检查阳性检出率低,操作复杂,耗时长,需 4~8 周,若为耐药结核菌,则更不易培养。

4)尿结核菌 DNA 检测(PCR-TB-DNA):对结核杆菌具有较高特异性以及敏感性。

5)免疫学及分子生物学检查:此类技术的开展多为科研实验室研究使用,因此筛选出适合临床实验室诊断的最佳方法,仍需进一步的研究、评估和验证。

(3)影像学检查:

1)B 超检查:B 超操作简便、价廉、快速、阳性率高,推荐作为初选检查手段。

2)KUB+IVU:泌尿系腹部平片(kidney ureter bladder,KUB)非常重要,因为它可以显示肾区以及下尿路的钙化灶。静脉尿路造影(IVU)是早期肾结核最敏感的检查方法。

3)胸部及脊柱 X 线检查:泌尿系结核患者应做胸片及脊柱片,可以排除陈旧性或活动性肺结核和脊柱结核。

4)CT 检查:显示肾脏和输尿管的解剖方面优于超声和静脉尿路造影,CT 检查是临床诊断"金标准"。

5)其他:逆行泌尿系造影(retrograde urography,RU)、B 超引导下经皮肾穿刺造影、磁共振尿路成像(MRU)、放射线核素检查等可作为选择性检查方法。

(4)膀胱镜检查:是诊断泌尿系统结核的重要手段,可以直接看到膀胱内的典型结核病变而确立诊断。若膀胱结核严重,膀胱挛缩,容量小于 100ml 时难以看清膀胱内的情况,不宜进行此项检查。此外,急性结核性膀胱炎和尿道结核时禁忌膀胱尿道镜检查及活检。

(六)诊断与鉴别诊断

1. 诊断要点 顽固性的尿路刺激症状是泌尿系统结核最典型也是非特异性的症状,因其症状的非特异性,常导致诊断困难,只有通过临床表现、实验室检查与影像学检查相结合,综合分析,才能做出正确诊断。详细的病史采集和体格检查,尤其是详细了解患者症状演变过程及诊疗经过,了解有无泌尿系统以外结核,如肺结核和肠结核等是诊断泌尿系统结核最重要的步骤。

2. 鉴别诊断 肾结核主要需与非特异性膀胱炎和泌尿系统其他引起血尿的疾病进行鉴别。

(1)非特异性膀胱炎:主要系大肠埃希菌感染,多见于女性,发病突然,开始即有显著的尿频、尿急、尿痛,经抗感染治疗后症状很快缓解或消失,病程短促,但易反复发作。肾结核引起的结核性膀胱炎,症状常以尿频开始,膀胱刺激征长期存在,并进行性加重,一般抗生素治疗无效。

(2)其他:泌尿系肿瘤引起的血尿常为全程无痛性肉眼血尿。肾、输尿管结石引起的血尿常伴有肾绞痛;膀胱结石引起的血尿,排尿有时尿线突然中断,并伴尿道内剧烈疼痛。肾结核的血尿特点是常在膀胱刺激征存在一段时间后才出现,以终末血尿多见。但最主要的是肾结核的尿中可以找到抗酸杆菌或尿结核分枝杆菌培养阳性,而其他疾病的尿中不会出现。

(七)护理措施

1. 非药物治疗护理

(1)休息:指导患者卧床休息为主,避免劳累。

(2)饮食护理:指导患者进食高热量、高蛋白、高维生素及易消化食物,必要时通过静脉途径补充营养,改善营养状态。

(3)心理护理:患者多因尿频、尿痛、血尿等症状,以及患有结核病、抗结核化疗而感到焦虑和恐惧,应告知患者该病的临床特点及规范抗结核化疗的意义,并解释各项检查及手术的方法和治疗效果,解除其恐惧、焦虑等不良情绪,增强患者战胜疾病的信心,使其更好地配合治疗。

(4)病情观察:监测体温,观察患者有无尿频、尿急、尿痛等膀胱刺激症状,有无血尿、脓尿、腰痛、贫血、食欲减退等。

2. 药物治疗护理

(1)抗结核药物治疗原则:早期、联用、适量、规律、全程使用敏感药物。

(2)抗结核药物治疗的适应证。

1)围手术期用药:手术前必须应用抗结核药物,一般用药 2~4 周,手术后继续用抗结核药物短程化疗。

2)单纯药物治疗:适用于早期肾结核或虽已发生空洞破溃,但病变不超过 1~2 个肾盏,且无输尿管梗阻者。

(3)推荐的治疗方案:标准化方案是 6 个月短程化疗(表 20-2)。

表 20-2　六个月短程化疗方案

强化阶段	巩固阶段
2 月 HRZE	4 月 HR 或 HRE

注：H= 异烟肼，R= 利福平，Z= 吡嗪酰胺，E= 乙胺丁醇。巩固阶段 HRE 用于高异烟肼抵抗或异烟肼试验结果不可用。

（4）抗结核治疗的常用一线药物

1）异烟肼（isoniazid，INH）：对结核杆菌有抑制和杀灭作用。成人每日 300mg，一次口服即可达到满意杀菌浓度。此剂量不良反应少，可长期服用，肾衰者需减量。主要副作用为精神兴奋和多发性末梢神经炎，与维生素 B_6 排出增加或干扰吡哆醇代谢有关，因此加服维生素 $B_6$5~10mg，可防止副作用发生。

2）利福平（rifamoicin，RFP）：为半合成的口服广谱抗生素，对细胞内外旺盛生长和偶尔繁殖的结核杆菌均有强力杀灭作用。成人每日 450~600mg，1 次空腹服用。副作用很少，偶有消化道反应、流感综合征和皮疹。

3）吡嗪酰胺（pyrazinamide，PZA）：口服吸收产生吡嗪酸，抑制脂肪酸合成，可杀死深藏在吞噬细胞内酸性环境中的顽固细菌。成人每日 1.5g，分三次口服。容易耐药，一般在用药后 1~3 个月即可发生耐药性。与利福平、异烟肼合用可缩短疗程。副作用为肝脏毒性，严重时可引起急性黄色肝萎缩。另可有高尿酸血症、胃肠反应、关节痛等。

4）乙胺丁醇（ethambutol，EMB）：抑制细胞壁合成，对各型结核杆菌均有抑菌作用。成人每日 25mg/kg，8 周后改为 15mg/kg，1 次口服。其毒性作用主要是球后视神经炎，出现视力模糊，不能辨别颜色（尤其对绿色），或者视野缩小等，严重者可致失明。视神经炎是可逆性的，停药后多能恢复。毒性反应的发生率与剂量有关，在治疗过程中应定期检查视力与辨色力。

5）链霉素（streptomycin，SM）：对结核杆菌有杀菌作用，能干扰结核杆菌的酶活性，阻碍蛋白合成；对细胞内结核杆菌作用较小。成人普通剂量每日 1g，肌内注射；与其他抗结核药物联合应用时，每周 2~3 次，每次 1g。制菌作用在 pH7.7~7.8 时最强，因此同时服用碳酸氢钠碱化尿液可增强其疗效。链霉素治疗可使结核病灶纤维化，若病变位于泌尿系排泄系统，如输尿管等处，则易造成局部纤维化收缩，形成梗阻，应予注意。注射链霉素后可出现口周麻木，如不严重可继续应用，常在使用中逐渐消失。主要的副作用是对第Ⅷ对脑神经前庭支的影响，出现耳聋立即停药可恢复。

3. 手术治疗护理措施　尽管药物化疗是泌尿生殖系结核目前主要的治疗方法，但是仍有一部分患者药物不能奏效，而仍需进行手术治疗。手术包括全肾切除、肾部分切除、肾病灶清除等几种方式。

（1）术前护理

1）心理护理：向患者解释手术的方法和治疗效果，解除其恐惧、焦虑情绪，使其更好地配合治疗。

2）术前用药：遵医嘱手术前应用抗结核药物。

3）完善术前准备：完善尿培养、尿涂片及 IVU 等检查；术前 1 日备皮、配血，术前晚行肠道清洁灌肠。对于肾积水的患者，需经皮留置引流管处理肾积水，待肾功能好转后再行手术治疗。

（2）术后护理

1）休息与活动：生命体征平稳后，可协助患者翻身，取健侧卧位，肩及髋部垫枕。避免过早下床，肾切除术后一般需卧床 3~5 日，行部分肾脏切除手术的患者则需卧床 1~2 周。

2）预防感染：密切观察体温、白细胞计数、手术切口及敷料情况，遵医嘱使用抗生素，保持切口敷料清洁、干燥。

3）管道护理：妥善固定引流管和导尿管，保持引流管通畅，密切观察并记录引流液的颜色、量和性状。

4）肾衰竭的观察与护理：术后准确记录 24 小时尿量，若手术后 6 小时仍无尿或 24 小时尿量较少，可能发生肾衰竭，及时报告医师并协助处理。

5）尿漏的观察与护理：保持肾窝引流管、双"J"管及导尿管等引流通畅，指导患者避免憋尿及减少腹部用力。若出现肾窝引流管和导尿管的引流量减少、切口疼痛、渗尿、触及皮下有波动感等情况，提示可能发生尿漏，应及时报告医师并协助处理。

4. 特别关注

（1）抗结核药物均有一定的副作用，医护人员需要告知患者可能发生的副反应，并嘱患者发现相关症状时及时与医护人员沟通。一般情况下患者出现较轻副反应时可继续原抗结核方案并给予对症治疗。少数患者出现严重药物副反应时需立即停药，并至当地抗结核医疗机构就诊。

（2）结核患者需要多种药物联合使用，不间断用药半年以上，如果患者治疗不规律，会使其体内的结核杆菌对多种抗结核药物发生耐药从而影响治疗效果。因此，在治疗期间要做好临床监测，强调患者一定要按医生的处方按时服药，定期做尿常规、结核菌培养、结核菌耐药试验及静脉尿路造影，以观察治疗效果。停止用药后，仍要长期随访观察，定期做尿液检查及泌尿系统造影检查至少 3~5 年。

（八）随访

1. 预期目标

（1）全身情况明显改善。

（2）排尿异常症状完全消失。

（3）每月检查尿常规、尿结核分枝杆菌、血沉，连续半年正常。

（4）X 线泌尿系造影检查病灶稳定或已愈合。

（5）全身检查无其他结核病灶。

（6）未发生并发症或并发症能够及时发现和处理。

2. 并发症

（1）膀胱挛缩：肾结核的结核杆菌反复侵袭膀胱，造成严重的结核性膀胱炎，在膀胱的黏膜和肌层产生充血、水肿、结核结节、结核溃疡、结核性肉芽，大量淋巴细胞浸润和纤维组织形成，最后造成膀胱挛缩。膀胱挛缩引起膀胱容量显著缩小，患者出现尿频现象。

（2）对侧肾积水：是肾结核的晚期并发症，由膀胱结核引起。

（3）结核性膀胱自发破裂：膀胱自发破裂较少见，常常是一个急性发病的过程。患者在无外伤的情况下突然发生下腹疼痛，发作后无排尿或排出少量血尿，腹部有腹膜刺激征。

（郭艳香，徐佳美）

第四节 肾 衰 竭

一、急性肾衰竭

（一）概述

急性肾衰竭（acute renal failure，ARF）是由多种病因引起肾脏排泄功能在短时间内（数小时至数周）急剧下降而出现的一组临床综合征。表现为血尿素氮（blood urea nitrogen，BUN）及血清肌酐（serum creatinine，SCr）水平升高、水、电解质和酸碱失衡以及全身各系统症状，可伴有少尿（< 400ml/24h 或 17ml/h）或无尿（< 100ml/24h）。近年提出急性肾损伤（acute kidney injury，AKI）的概念，AKI 指肾功能在 48h 内迅速减退，血清肌酐升高绝对值 ≥ 26.5μmol/L（0.3mg/dl），或升高比率 ≥ 50%（超过基线值 1.5 倍），或尿量 < 0.5ml/（kg·h）且持续时间 ≥ 6h，排除梗阻性肾病或脱水状态。血清肌酐基线值定义为患者入院时或出现临床表现 1 周内的血清肌酐值。AKI 的提出为急性肾衰竭的诊断提供了新的客观标准，有助于急性肾衰竭的早期诊断和治疗。

急性肾衰竭有广义和狭义之分，广义的急性肾衰竭根据病因可分为肾前性、肾性和肾后性 3 类。狭义的急性肾衰竭是指急性肾小管坏死（acute tubular necrosis，ATN）。本节主要以 ATN 为代表进行叙述。

（二）流行病学

AKI 根据肾损伤的发生地点分为医院获得性 AKI（HA-AKI）和社区获得性 AKI（CA-AKI）。根据 2004 年以来基于 RIFLE/AKIN/KDIGO 诊断标准的研究报告，发达国家中综合医院住院患者 AKI 总体发病率为 6.4%~18.5%。在我国，只有 25%~30% 的患者在住院期间进行了重复血肌酐检测，因此各研究报告的 AKI 发病率明显低于西方国家。单中心报道的综合医院住院患者 AKI 发病率为 2.4%~3.2%。2013 年，中国急性肾损伤临床研究协作组调查了全国 22 个省，直辖市、自治区的 44 家县级以上医院共计 220 余万例成年住院患者，AKI 的总检出率为 2.03%，其中 HA-AKI 约占 50%。心脏手术、败血症、重症监护的患者是我国 HA-AKI 的高危住院病患群，在 HA-AKI 患者中分别占 43.7%、32%、30.3%。约 1/4 的 AKI 发生在慢性肾脏病基础上，并且超过 40% 的 AKI 由药物导致，在高龄患者中高达 51%。

（三）病因与危险因素

1. 病因

（1）肾前性：有效循环血量减少、心排出量下降导致肾血流灌注不足，以致肾小球滤过率（GFR）下降而发生急性肾衰竭。常见病因：①血容量不足：常见于胃肠道丢失液体（如呕吐、腹泻等）、皮肤失液（如灼伤、大量出汗等）、肾性多尿（如过度利尿、糖尿病、失盐肾病等）、大量出血以及转移到第三间隙（如胰腺炎、腹膜炎等）。②心排量减少：心力衰竭、急性心肌梗死、严重快速性心律失常、心包填塞、手术后低心排量综合征及急性肺栓塞等。③周围血管扩张：感染性休克和过敏性休克、麻醉或降压药使用。④肾血管阻力增加：前列腺素抑制剂，如塞来昔布、吲哚美辛等；血管收缩药如去甲肾上腺素等。

（2）肾性：由于肾实质损伤所致，最常见的是肾缺血或肾毒性物质损伤肾小管上皮细胞。常见病因有：

1）急性肾小管坏死：为最常见的急性肾衰竭类型，占75%~80%，多由于肾缺血或肾毒性物质引起。①缺血性急性肾小管坏死：常见于大手术、创伤、严重低血容量、脓毒症及烧伤。②肾毒性急性肾小管坏死：常见于氨基糖苷类、两性霉素B、阿昔洛韦、西多福韦、茚地那韦、膦甲酸以及顺铂、异环磷酰胺等化疗药物直接损伤肾小管上皮细胞；造影剂、钙神经蛋白抑制剂、高钙血症导致的急性肾小管坏死与肾内血管收缩有关；血红蛋白、肌红蛋白、尿酸、免疫球蛋白轻链等内源性物质和乙二醇、磺胺类抗生素、阿昔洛韦、氨甲蝶呤、茚地那韦、氨苯蝶啶等外源性物质致肾小管梗阻。

2）急性间质性肾炎：病因包括药物性过敏性间质性肾炎、严重感染、自身免疫性疾病、移植肾排斥反应以及肾脏肿瘤细胞浸润（如类肉瘤、淋巴瘤和白血病等）。

3）肾血管疾病：急性肾动脉闭锁，可见于粥样硬化栓子、血栓形成或血栓栓塞、主动脉分层和大动脉炎（极为罕见）及经典型结节性多动脉炎。肾静脉疾病见于血栓形成和静脉受压。

4）肾小球疾病：伴有肾小球大量新月体形成的急进性肾小球肾炎和严重塌陷性肾小球疾病。

5）肾脏微血管疾病：任何影响肾脏微血管供血的疾病，都可导致急性肾衰竭，如溶血性尿毒症综合征/血栓性血小板减少性紫癜、恶性高血压和高黏滞综合征等。

（3）肾后性：由于各种原因的急性尿路梗阻所致，梗阻可发生在尿路从肾盂到尿道的任一水平。肾后性因素多为可逆性，及时解除病因常可使肾功能得以恢复。常见病因有：前列腺增生、肿瘤、神经源性膀胱、输尿管结石、肾乳头坏死堵塞、腹膜后肿瘤压迫等。

2. 危险因素　2012年，改善全球肾脏病预后组织（kidney disease: improving global outcomes，KDIGO）KDIGO-AKI临床指南推荐，应首先根据AKI易感因素和诱发因素将患者进行风险分层。

AKI易感因素包括有效循环血量不足、高龄、女性、黑人种族、既往有慢性肾脏病史、肾外其他系统（心、肺、肝等）慢性疾病史、糖尿病、肿瘤、贫血等。

AKI诱发因素包括脓毒症、危重病、休克、烧伤、创伤、心脏外科手术（尤其是心肺旁路手术）、非心脏大手术、造影剂及其他肾毒性药物使用等。

（四）预防与筛查

1. 预防　AKI的预防特别强调要在高危人群中采取积极的预防措施。根据AKI发生的流行病学资料，目前认为：高龄、已有肾脏血流灌注不良者（如患有心衰、肝脏病、肾动脉狭窄、糖尿病、感染等）、大手术或介入手术后、原有肾功能不全者或因复杂疾病需要使用多种药物者均应被视为AKI的高危人群。在高危人群中预防AKI的主要内容包括：①药物的使用：在使用有关药物时应对其肾脏不良反应有充分的认识，采取有效预防措施并密切观察SCr的动态变化。避免接触肾毒性药物，对于已有基础肾脏疾病的患者应根据肾功能调整用药剂量，不推荐使用利尿剂、低剂量多巴胺、非诺多泮、心房钠尿肽、重组人胰岛素样生长因子-1（thIGF-1）、乙酰半胱氨酸（NAC）预防AKI。②改善肾前性因素：对于低血压、呕吐、腹泻、脱水等患者，密切观察液体出入量及每日的体重动态变化，采取相关措施，以保持有效血容量充足，预防其发展成为缺血性急性肾小管坏死。③对老年患者良性前列腺肥大应及时、正确处置以防肾后性AKI的发生。

2. 筛查　对普通人群，建议每年筛查一次，以早期发现是否存在AKI高危因素。

（五）评估

1. 病史

（1）病因与诱因：详细询问与急性肾衰竭相关的病因和诱因，如各种严重外伤、休克、心力衰竭等，有无使用和接触对肾脏有毒害的药物或毒物，有无下尿路梗阻（如血块堵塞、结石及外部压迫等）的病史等。

（2）患病及治疗经过：询问患者本次疾病发作的时间，发作时的表现，致病因素。询问有无进行检查及检查结果，治疗经过和病情严重程度。了解患者所用药物的名称、剂量、用法、疗效、不良反应等。

（3）主要症状评估：评估患者有无食欲减退、恶心、呕吐、腹胀、腹泻，有无呼吸困难、咳嗽、憋气等急性肺水肿的征象，有无少尿或无尿，有无体液过多而出现高血压及心力衰竭的表现，有无因毒素蓄积、电解质紊乱、贫血及酸中毒引起各种心律失常及心肌病变等。

（4）心理 - 社会状况评估：因起病急，病情危重，常常使患者产生极度恐惧焦虑的心理，昂贵的医疗费用进一步加重患者及家属的心理负担。护士应注意评估患者患病后的精神状态、心理变化，有无出现紧张、焦虑、抑郁、绝望等负性情绪。评估患者的社会支持系统，了解患者家庭成员对该病的认知及关心和支持程度，患者的医疗费用和支付方式，患者的工作单位所能提供的支持等。

2. 体格检查

（1）一般状态：评估患者生命体征、精神意识状态，有无出现意识障碍、躁动、谵妄、抽搐、昏迷等尿毒症脑病症状。

（2）主要体征：全身有无水肿及其部位、程度与特点，有无出现胸腔、心包积液与腹水征，有无颈静脉怒张、肺底部湿啰音、心率增快等心力衰竭的征象等。

3. 辅助检查

（1）血液检查：可有轻度贫血，血肌酐和尿素氮进行性升高，血清钾浓度升高，血 pH 值和碳酸氢根离子浓度降低，血清钠浓度正常或偏低，血钙降低，血磷升高。

（2）尿液检查：尿蛋白多为 +~++，以中、小分子蛋白质为主，可见肾小管上皮细胞、上皮细胞管型、颗粒管型、少许红细胞、白细胞等。尿比重降低且固定，多在 1.015 以下，尿渗透浓度低于 350mmol/L，尿与血渗透浓度之比低于 1.1，尿钠增高，多在 20~60mmol/L，肾衰指数和钠排泄分数常大于 1。尿液指标检查须在输液、使用利尿剂和高渗药物之前，否则会影响结果。

（3）影像学检查：首选尿路 B 超，以排除尿路梗阻和慢性肾脏病。腹部 X 线平片有助于发现肾、输尿管和膀胱部位结石。CT 检查对评估尿路梗阻更具优势。CT 血管造影（CTA）和磁共振血管造影（MRA）可明确有无肾血管病变。

（4）肾活组织检查：是重要的诊断手段。在排除了肾前性及肾后性原因后，对于无明确致病原因的肾性急性肾衰竭，如无禁忌证，都应尽早行肾活组织检查。

（六）诊断与鉴别诊断

1. 诊断　尿量减少，肾功能恶化（48h 内血清肌酐升高绝对值 ≥ 26.5μmol/L（0.3mg/dl），或升高比率 ≥ 50%（超过基线值 1.5 倍），或尿量 < 0.5ml/(kg·h) 且持续时间 ≥ 6h），根据原发病因，结合临床表现和实验室检查，一般不难做出诊断。

2. 鉴别诊断

（1）与肾前性少尿鉴别：患者有容量不足或心血管衰竭病史，单纯性肾前性衰竭氮质血症程度多不严重,补充血容量后尿量增多,血 Cr 恢复正常。

(2)与肾后性尿路梗阻鉴别:有泌尿系结石、盆腔脏器肿瘤或手术史,突然完全性无尿或间歇性无尿(一侧输尿管梗阻而对侧肾功能不全可表现为少尿或非少尿),有肾绞痛与肾区叩击痛,尿常规无明显改变,B 型超声波泌尿系统检查和尿路 X 线检查常可较快做出鉴别诊断。

(3)与重症急性肾小球肾炎或急进性肾小球肾炎鉴别:重症肾炎早期常有明显水肿、高血压、大量蛋白尿伴明显镜下或肉眼血尿和各种管型等肾小球肾炎改变。对诊断有困难,拟用免疫抑制剂治疗时应做肾活组织检查明确诊断。

(4)与急性肾间质病变鉴别:主要依据引起急性间质性肾炎的病因,如药物过敏或感染史,明显肾区疼痛。药物引起者有发热、皮疹、关节疼痛、血嗜酸性细胞增多等。本病与 ATN 鉴别有时困难,应尽早行肾活组织检查,多数急性肾间质肾炎需用糖皮质激素治疗。

(七)护理措施

1. 非药物治疗护理

(1)活动与体位:病情危重时应绝对卧床休息以减轻肾脏负担,下肢水肿者抬高下肢促进血液回流。恢复期逐渐增加活动量,以不感觉疲劳为宜。

(2)饮食护理:对于能进食的患者,给予优质蛋白饮食,蛋白质的摄入量应限制为 0.6~0.8g/(kg·d),最大 1.0g/(kg·d)并适量补充必需氨基酸。对有高分解代谢或接受连续性肾脏替代治疗(CRRT)患者,蛋白质摄入量最多可达 1.7g/(kg·d)。给予充足热量,供给 30~35kcal/(kg·d)[125.6~146.5kJ/(kg·d)] 热量,其中 2/3 由碳水化合物提供,1/3 由脂类提供,以减少机体蛋白质分解。饮食应以清淡流质或半流质饮食为主,尽可能减少钾、钠、氯的摄入量,不能经口进食者可用鼻饲或肠外营养。

(3)心理护理:因病情危重,患者常有精神紧张、恐惧心理。护理人员应加强与患者的沟通,关心、安慰患者,详细解释疾病发展过程以降低其焦虑及不安情绪,消除顾虑,减轻精神负担。

(4)病情观察:本病典型临床病程可分 3 期:起始期、维持期(少尿期)和恢复期。应注意观察患者的尿量、体重、血压和心肺症状与体征变化,并严格记录患者的 24h 液体出入量,动态监测肾功能及电解质。急性肾衰竭常以心力衰竭、心律失常、感染、惊厥为主要死亡原因,应及时发现其早期表现,并随时与医生联系。

严密观察患者有无体液过多的表现:①皮下有无水肿。②每天监测体重,若体重每天增加 0.5kg 以上,提示补液过多。③血清钠浓度偏低且无失盐,提示体液潴留。④正常中心静脉压为 6~10cmH₂O(0.59~0.98kPa),若高于 12cmH₂O(1.17kPa),提示体液过多。⑤胸部 X 线若显示肺充血征象,提示体液潴留。⑥出现心率快、呼吸急促和血压增高,如无感染征象,应怀疑体液过多。

2. 药物治疗护理

(1)积极控制原发病因并去除加重 AKI 的可逆因素:积极控制感染,及时根据细菌培养和药敏试验选用无肾毒性的抗生素治疗;对创伤、出血、心血管异常等病因给予积极处理。

(2)维持体液平衡:少尿期应严格"量出为入"原则,每日补液量 = 尿量 + 显性失水量(呕吐物、粪便和引流量)+ 不显性失水 – 内生水量。发热患者只要体重不增加,可适当增加进液量。透析治疗者进液量可根据情况适当放宽。在多尿期,仍应密切监测容量状态,防止容量不足、电解质紊乱，慎重使用降压药和利尿剂。

（3）高钾血症的处理：最有效的方法为血液透析或腹膜透析。若有严重高钾血症或高分解代谢状态，以血液透析为宜。血钾超过 6.5mmol/L，心电图表现异常变化时，应在透析治疗前予以紧急处理：① 5% 碳酸氢钠 100~200ml 静脉滴注，以纠正酸中毒并促使钾离子向细胞内转移。② 10% 葡萄糖酸钙 10~20ml 稀释后缓慢静脉注射（不少于 5 分钟），以拮抗钾离子对心肌的毒性作用。③ 50% 葡萄糖液 50~100ml 加胰岛素 6~12U 缓慢静脉滴注，可促进糖原合成，使钾离子向细胞内转移。④离子交换树脂 15~30g 口服，3 次 /d，但起效慢，不能作为紧急降低血钾的治疗措施，对预防和治疗轻度高钾血症有效。此外，防治高钾血症的措施应限制钾的摄入，少用或忌用富含钾的食物，如紫菜、菠菜、薯类、坚果、香蕉、香菇、榨菜等，积极预防和控制感染，及时纠正代谢性酸中毒，不输库存血等。

（4）代谢性酸中毒：当血浆 HCO_3^- 低于 15mmol/L 时应及时处理，予 5% 碳酸氢钠 100~250ml 静脉滴注；对严重酸中毒患者应立即开始透析。

3. 肾脏替代治疗　必要时行血液透析、腹膜透析治疗，做好相关护理，防止导管感染等并发症的发生。

4. 特别关注　慎用氨基糖苷类、非甾体抗炎药、含马兜铃酸类的中药等肾毒性药物。尽量避免需用大剂量造影剂的影像学检查，尤其是老年人及肾血流灌注不良者（如脱水、失血、休克）。加强劳动防护，避免接触重金属、工业毒物等。

（八）随访

1. 预期目标

（1）尿量恢复，维持正常尿量。

（2）肌酐、尿素氮正常。

（3）维持水、电解质、酸碱平衡。

2. 并发症　多脏器功能衰竭、高钾血症、代谢性酸中毒、急性左心衰竭、感染。

二、慢性肾衰竭

（一）概述

慢性肾衰竭（chronic renal failure，CRF）是指各种肾脏病导致肾功能渐进性不可逆性减退，直至功能丧失所出现的一系列临床症状和代谢紊乱组成的临床综合征。慢性肾衰竭根据其肾损害程度分 4 期：肾功能代偿期、氮质血症期、肾衰竭期、尿毒症期。2002 年美国肾脏病基金会（national kidney foundation，NFK）肾脏病患者预后及生存质量（kidney disease outcome quality initiative，K-DOQI）提出了慢性肾脏病（chronic kidney disease，CKD）的概念，将 CKD 定义为两条：①肾脏损伤（肾脏结构或功能异常）≥ 3 个月，有或无估算的肾小球滤过率（eGFR）下降，可表现为下面任何一条：病理学检查异常、血和 / 或尿成分异常、肾脏的影像学检查异常；② eGFR ≤ 60ml/（min · 1.73m²）≥ 3 个月，有或无肾脏损伤。并根据 eGFR 将 CKD 分为 5 期：1 期 eGFR ≥ 90ml/（min · 1.73m²）；2 期 eGFR 89~60ml/（min · 1.73m²）；3 期 eGFR 59~30ml/（min · 1.73m²）；4 期 eGFR 15~29ml/（min · 1.73m²）；5 期 eGFR < 15ml/（min · 1.73m²）。

国内慢性肾衰竭分期与美国慢性肾脏病分期对比（表 20-3）。

表20-3　国内慢性肾衰竭分期与美国慢性肾脏病分期对比

1992年全国肾小球疾病防治座谈会标准			2002年K-DOQI关于CKD的分期		2012年KDIGO关于CKD的分期	
慢性肾衰竭分期	SCr（μmol/L）	CCr（ml/min）	分期	eGFR（ml/min）	分期	eGFR（ml/min）
肾功能代偿期	正常范围	50~90	1期 2期	≥90 60~89	1期 2期	≥90 60~89
氮质血症期	>正常，<443	30~49	3期	30~59	3a期 3b期	45~59 30~44
肾衰竭期	444~707	10~29	4期	15~29	4期	15~29
尿毒症期	>707	<10	5期	<15	5期	<15

（二）流行病学

慢性肾脏病的防治已经成为世界各国所面临的重要公共卫生问题，近年来，慢性肾脏病患病率有明显上升趋势。流行病学调查数据显示，2007年北京18岁以上的人群中，慢性肾脏病患病率为13.9%，GFR异常率8.7%。2012年，中国首个慢性肾脏病流行病学的多中心调查结果发布，来自全国13个省市的47 204例成年受访者参与了调查，结果显示我国CKD总患病率为10.8%，以此估算，中国有将近1.195亿CKD患者。2011年美国成人慢性肾脏病患病率已高达15.1%，终末期肾病（end stage renal disease, ESRD）患病率为1 738/100万人口。英国终末期肾病的新发病率为80~110/100万。

（三）病因与危险因素

1. 病因　CRF常见病因有：原发性和继发性肾小球肾炎、糖尿病肾病、高血压肾小动脉硬化、肾小管间质疾病、肾血管疾病、遗传性肾病、狼疮性肾炎、梗阻性肾病、多囊肾等。不同国家、地区和种族，导致终末期肾病的基础疾病不尽相同，在西方发达国家，糖尿病肾病已成为导致终末期肾病的第一位原因。目前，在我国肾小球肾炎是导致终末期肾病的第一位原因，但糖尿病等代谢疾病导致的终末期肾病，有逐年增加的趋势。

2. 危险因素

（1）CRF渐进性发展的危险因素：包括高血糖、高血压、蛋白尿（包括微量清蛋白尿）、低蛋白血症、吸烟等。此外，贫血、高脂血症、高同型半胱氨酸血症、营养不良、尿毒症毒素（如甲基胍、甲状旁腺激素、酚类）蓄积等，在CRF病程中也起一定作用。

（2）CRF急性加重的危险因素：累及肾脏的疾病（如原发性或继发性肾小球肾炎、高血压、糖尿病、缺血性肾病等）复发或加重；有效血容量不足（低血压、脱水、大出血休克等）；肾脏局部血供急剧减少（如肾动脉狭窄患者应用ACEI、ARB等药物）；严重高血压未能控制；肾毒性药物（非甾体抗炎药、氨基糖苷类抗生素、造影剂等的不当使用）；泌尿道梗阻；其他：严重感染、高钙血症、肝衰竭、心力衰竭等。

（四）预防与筛查

1. 预防　早期诊断、有效治疗原发病和去除导致肾功能恶化的因素，是CRF防治的基础，也是保护肾功能和延缓慢性肾脏病进展的关键。对已有的肾脏疾患或可能引起肾损害的疾患(如糖尿病、高血压病等)进行及时有效的治疗,并需每年定期检查尿常规、肾功能等至少2次或以上,以早期发现CKD。

对诊断为CKD的患者,要采取各种措施延缓、停止或逆转慢性肾衰竭发生,防止进展到终末期肾病。其基本对策是:①坚持病因治疗:如对高血压病、糖尿病肾病、肾小球肾炎等坚持长期合理治疗。②避免和消除肾功能急剧恶化的危险因素,如血容量不足、肾毒性药物的使用、尿路感染等。③阻断或抑制肾单位损害渐进性发展的各种途径,保护健存肾单位。

对患者血压、血糖、尿蛋白定量、血肌酐上升幅度、GFR下降幅度等指标,都应当控制在"理想范围"。目前认为CKD患者血压控制目标需在130/80mmHg以下;将尿蛋白控制在<0.5g/24h;糖尿病患者空腹血糖控制在5.0~7.2mmol/L(睡前6.1~8.3mmol/L),糖化血红蛋白(HbA1C)<7%,均可延缓CKD进展。

2. 筛查　首先要提高对慢性肾脏病的警觉,重视询问病史、查体和肾功能检查,即使对正常人群,也需每年筛查一次,努力做到早期诊断。目前国际公认的检查项目为:①尿蛋白。②血肌酐→eGFR。③其他:高血压、血糖、血脂等。④尿红细胞。

(五)评估

1. 病史

(1)病因与诱因:详细询问与慢性肾衰竭相关的病因和诱因,如有无呼吸道、泌尿道感染,有无使用肾毒性药物,有无高血压病或肾脏病家族史等。

(2)患病及治疗经过:慢性肾衰竭患者一般有多年的原发性或继发性慢性肾脏病史,应详细询问患者的患病经过,包括首次起病有无明显的诱因,疾病类型,病程长短,病程中出现的主要症状、特点,既往有无病情加重及其诱因。目前主要不适及症状特点,有何伴随症状及并发症等。了解既往治疗及用药情况,包括曾用药物的种类、用法、剂量、疗程、药物的疗效及不良反应等。

(3)主要症状评估:评估患者精神意识状态,注意有无表情淡漠、抑郁、嗜睡、烦躁、意识模糊等精神症状,有无出现食欲减退、恶心呕吐、口臭、口腔炎、腹胀腹痛、血便,有无头晕乏力、胸闷气促,有无皮肤瘙痒,有无鼻出血、牙龈出血、皮下出血、女性患者月经过多等。

(4)心理-社会状况评估:慢性肾衰竭患者的预后不佳,且治疗费用昂贵,需要进行长期透析或肾移植时,患者及其家属心理压力较大,会出现各种情绪反应,如恐惧、抑郁、绝望等。护士应细心观察及时了解患者及其家属的心理变化,评估患者的社会支持情况,包括家庭经济情况、家庭成员对该病的认识及态度、患者是否有医疗保险,医疗保险的类型及其覆盖范围,社区卫生保健系统是否健全,能否为患者提供后续治疗和护理等。

2. 体格检查

(1)一般状态:测量患者的生命体征,评估精神状态,注意有无嗜睡、烦躁、意识模糊等精神状态的改变。

(2)主要体征:CRF患者的体征通常是全身性的,应认真做好全身各系统的体检,有无贫血面容,皮肤有无出血点、瘀斑,有无水肿及其部位、程度与特点,有无出现胸腔、心包积液与腹水征,有无颈静脉怒张、肺底部湿啰音、心率增快等心力衰竭的征象,有无血压下降、脉压变小、末梢循环不良、颈静脉压力增高等心包填塞征,有无肾区叩击痛等。

3. 辅助检查

（1）血液检查：血红蛋白浓度降低，血肌酐、血尿素氮升高，肾小球滤过率、内生肌酐清除率降低，血浆清蛋白降低，血钙降低，血磷增高，血钾和血钠可增高或降低，甲状旁腺激素升高，可有代谢性酸中毒等。

（2）尿液检查：夜尿增多，尿渗透压下降。尿沉渣检查中可见红细胞、白细胞、颗粒管型和蜡样管型。

（3）影像学检查：B超显示双肾缩小。

（六）诊断与鉴别诊断

1. 诊断　根据慢性肾衰竭的临床表现，肾小球滤过率下降，血肌酐、血尿素氮升高，影像学检查显示双肾缩小，即可作出诊断。并应进一步查明原发病。

2. 鉴别诊断　CRF 有时需与 ARF 相鉴别，后者贫血常不明显或轻微，心脏、眼底病变少，肾脏大小正常或增大。有时 CRF 暴露在各种损害肾脏的诱因的基础上可重叠 ARF，致病情更加严重，去除诱因后肾功能可望恢复到相对稳定期，因此，临床上要仔细询问病史、寻找诱因。CRF 加重的诱发因素有：①血容量不足，包括绝对血容量不足和有效血容量不足，可由过分钠水限制伴强利尿剂治疗，消化道丢失如恶心、呕吐、腹泻等引起，尿电解质分析有助于诊断。②肾毒性药物的使用，最常见为氨基糖苷类抗生素、X 线造影剂和前列腺素合成抑制剂，特别在容量不足情况下更易发生。③梗阻包括肾内梗阻和肾外梗阻，前者主要有尿酸结晶和大量本周蛋白沉积阻塞肾小管，严重肾病综合征导致肾小管 - 间质水肿压迫肾小管应特别引起重视，是肾病综合征合并 ARF 重要的原因之一；肾外梗阻主要有尿路结石、前列腺肥大或增生，糖尿病患者常可因肾乳头坏死而引起尿路梗阻。④感染，CRF 常易伴发感染，包括全身感染和尿路感染，后者常常为医源性，感染往往会加重机体额外负荷，促进肾功能恶化。⑤严重高血压，包括原发性和继发性高血压，可引起肾小动脉尤其是入球小动脉痉挛，造成肾血流量下降，高血压还可引起心力衰竭，进一步引起肾血流量下降，此外长期高血压的肾血管处于适应性状态，血压下降过快，亦会引起肾功能恶化。⑥水、电解质、酸碱平衡失调，失水或水过多，高钠或低钠血症，高钾或低钾均可促进肾功能进一步恶化，特别是酸中毒，即使处于代偿期亦会加速肾功能进展。⑦过度蛋白饮食和大量蛋白尿，已列为肾脏病进展的因素之一。⑧心力衰竭或心包填塞可引起肾脏有效循环血容量不足和肾淤血。⑨严重的甲状旁腺功能亢进，特别是高磷饮食患者更易发生，它不仅能引起全身广泛的软组织钙化，亦是促进肾脏病进展的重要因素。⑩高分解代谢状态，如手术、消化道出血、大剂量激素冲击治疗、发热等。

（七）护理措施

1. 非药物治疗护理

（1）休息与体位：慢性肾衰竭患者应卧床休息，避免过度劳累。①病情较重或心力衰竭者，应绝对卧床休息，并予安静的休息环境，协助患者做好各项生活护理。②能起床活动的患者，鼓励其适当活动，如室内散步、在力所能及的情况下自理生活等，避免劳累和受凉。③贫血严重者应卧床休息，并告知患者坐起、下床时动作缓慢，以免发生头晕不适。有出血倾向者活动时应注意安全，避免皮肤黏膜受损。④长期卧床患者应指导或帮助其进行适当的床上活动，如屈伸肢体、按摩四肢肌肉等，指导家属定时为患者进行被动的肢体活动，避免发生静脉血栓或肌肉萎缩。

（2）饮食护理：饮食治疗在 CRF 的治疗中具有重要的意义，因为合理的营养膳食调配不仅能减少体内氮代谢产物的积聚及体内蛋白质的分解，维持氮平衡，还能在维持营养、增强机体抵抗力、减缓病情发展、提高生存率等方面发挥重要作用。予低盐优质低蛋白低磷饮食，提供充足的热量。

1）蛋白质：根据患者的 GFR 来调整蛋白质的摄入量。当 GFR < 50ml/min 时，应限制蛋白质的摄入，且饮食中 50% 以上的蛋白质是富含必需氨基酸的蛋白，如鸡蛋、牛奶、瘦肉等，一般认为摄入 0.6~0.8g/（kg·d）的蛋白质可维持患者的氮平衡。从慢性肾脏病 3 期起即应开始低蛋白饮食治疗，蛋白摄入量为 0.6g/（kg·d），并可补充复方 α- 酮酸 0.12g/（kg·d）。若 GFR < 25ml/min，且患者能够耐受更严格的蛋白限制，则蛋白摄入量可减少至 0.4g/（kg·d）左右，并补充复方 α- 酮酸 0.2g/（kg·d）。糖尿病肾病患者从出现显性蛋白尿起，即应减少蛋白摄入，推荐的蛋白摄入量为 0.8g/（kg·d）。从 GFR 下降起，即应实施低蛋白饮食，推荐蛋白摄入量为 0.6g/（kg·d），并同时补充复方 α- 酮酸 0.12g/（kg·d）。

2）热量需求：供给足够热量有助于提高蛋白质的利用率，防止发生营养不良。因此，须保证慢性肾衰竭患者的热量供应。计算热量需求应结合患者性别、年龄、体重以及结合肾功能改变情况。建议热量摄入量是 125.6~146.5KJ（30~35kcal）/（kg·d），肥胖的 2 型糖尿病患者需适当限制热量 [热量摄入量 1 046.7~4 093.4KJ（250~500kcal）/d]，直至达到标准体重。热量来源主要是糖类和脂肪。可选用高热量及蛋白质含量低的食物，如麦淀粉、藕粉、薯类、粉丝等。同时供给富含维生素 C 和 B 族维生素的食物。

（3）心理护理：由于慢性肾衰竭迁延不愈，患者常会出现各种不利于其疾病治疗的负性情绪，应向患者及其家属讲解慢性肾衰竭的基本知识，使其理解本病虽然预后较差，但只要坚持积极治疗，消除或避免加重病情的各种因素，可以延缓病情进展，提高生存质量。指导家属关心、照料患者，给患者以情感支持，使患者保持稳定积极的心理状态。

2. 药物治疗护理

（1）应用必需氨基酸或 α- 酮酸：主要用于低蛋白饮食的肾衰竭患者和蛋白质营养不良问题难以解决的患者，当蛋白质摄入低于 0.6g/（kg·d），应补充必需氨基酸或 α- 酮酸。必需氨基酸有口服制剂和静滴剂，成人用量 0.1~0.2g/kg，能进食者以口服为宜。α- 酮酸用量为 0.1~0.2g/（kg·d），口服。高钙血症者慎用。

（2）高血压的治疗：有效控制血压是延缓慢性肾衰竭进展的重要措施之一。首选血管紧张素转化酶抑制剂（ACEI）和血管紧张素 II 受体拮抗剂（ARB），此类药物在有效降压同时可降低肾小球内压、减轻蛋白尿。此外，钙通道阻滞剂（calcium channel blockers，CCB）、利尿剂及 β 受体拮抗剂也是慢性肾衰竭的一线降压药物。透析患者血压控制一般透析前血压 130/80mmHg 以下，维持性透析患者血压不超过 140/90mmHg。ACEI 及 ARB 能使血钾升高及一过性血肌酐升高的作用，在使用过程中，应注意观察血钾和肌酐变化。

（3）贫血的治疗：如排除失血、造血原料缺乏等因素，血红蛋白（Hb）< 100g/L 可考虑开始应用重组人促红细胞生成素（rHuEPO）。一般开始用量为每周 2~3 次，每次 2 000~3 000U，皮下或静脉注射，并根据患者 Hb 水平、Hb 升高速率等调整剂量；以皮下注射更为理想，即可达到较好疗效，又可节约用量 1/4~1/3。治疗期间注意严格控制血压，观察药物疗效，观察有无高血压、头痛、血管通路栓塞、肌病或流感样症状、癫痫、高血压脑病等不良反应。每月定期监测血红蛋白和血细胞比容等。对功能性缺铁者，同时重视补充铁剂。

（4）纠正酸中毒和水、电解质紊乱

1）代谢性酸中毒：一般可通过口服碳酸氢钠 3~6g/d 纠正，严重者可静脉输入。对有明显心衰的患者,要防止碳酸氢钠输入量过多,输入速度宜慢,以免心脏负荷加重。若经过积极补碱仍不能纠正,应及时透析治疗。

2)水、钠紊乱防治:水肿者应限制盐和水的摄入。有明显水肿、高血压时可使用利尿剂(如呋塞米 20mg,每天 3 次)。严重水钠潴留、急性左心衰竭者,应尽早透析治疗。

3)高钾血症防治:慢性肾衰竭患者易发生高钾血症,高钾血症的防治同急性肾衰竭。

4)低钙血症、高磷血症、肾性骨营养不良的治疗:GFR < 30ml/min 时,除了限磷摄入外,可应用磷结合剂口服,如碳酸钙、醋酸钙、司维拉姆、碳酸镧等。司维拉姆、碳酸镧为新型不含钙的磷结合剂,可有效降低血磷水平而不增加血钙水平。司维拉姆在用餐过程中服用,因其在水中会膨胀,无论片剂或胶囊都必须完整地吞服,不能嚼碎。而碳酸镧应咀嚼服用。对明显低钙者可口服骨化三醇,在夜间睡眠前服用,因为此时肠道钙负荷最低。要定期监测血钙、血磷、iPTH 等相关指标。

(5)防治感染:监测患者有无体温升高。注意有无寒战、疲乏无力、食欲下降、咳嗽、咳脓性痰、肺部湿啰音、尿路刺激征、白细胞计数增高等。各项检查治疗严格无菌操作,避免不必要的侵入性治疗与检查,特别注意有无留置静脉导管和留置尿管等部位的感染。遵医嘱合理使用对肾无毒性或毒性低的抗生素,并观察药物的疗效和不良反应。

(6)高脂血症治疗:使用他汀类或贝特类药物。

(7)促进肠道清除尿毒症毒素:通过口服氧化淀粉、活性炭制剂、大黄制剂或甘露醇,可促进尿毒症毒素由肠道排出,缓解尿毒症症状,适用于尚未接受透析治疗的慢性肾衰竭患者。恶心、呕吐明显者,可使用甲氧氯普胺。

(8)皮肤瘙痒治疗:可外用炉甘石洗剂或乳化油剂涂抹,口服抗组胺药、控制磷的摄入及强化透析对部分患者有效。甲状旁腺次全切除术对部分顽固性皮肤瘙痒患者有效。

3. 肾脏替代治疗　尿毒症患者经药物治疗无效时,应及早行血液透析、腹膜透析或肾脏移植,做好相关护理。

4. 特别关注　高血压、糖尿病、老年、高脂血症、肥胖、有肾脏疾病家族史是 CKD 的高危因素,此类人群应定期检查肾功能,避免使用肾毒性药物,避免与呼吸道感染者接触。指导患者严格遵从慢性肾衰竭的饮食原则,强调饮食管理对治疗本病的重要性。

(八)随访

1. 预期目标

(1)患者营养状况有所好转,血浆清蛋白在正常范围。

(2)未出现水、电解质、酸碱失衡或失衡得到纠正。

(3)水肿程度减轻或消退,皮肤清洁、完整,未诉瘙痒等不适。

(4)患者基础疾病的指标控制:BP < 125/75mmHg,糖化血红蛋白(HbAlc)< 7%。

(5)活动耐力增强。

(6)体温正常,未发生感染。

2. 并发症　上消化道出血、心力衰竭、肾性骨病、尿毒症肺炎、营养不良、代谢性酸中毒、睡眠障碍等。

(马　勤)

第五节 尿石症

一、概述

尿路结石（urolithiasis）又称尿石症，是泌尿外科最常见的疾病之一。按尿路结石所在的部位分为上尿路结石和下尿路结石。

1. 上尿路结石 肾结石（renal calculi）和输尿管结石（ureteral calculi）。
2. 下尿路结石 膀胱结石（vesical calculi）和尿道结石（calculus of urethra）。

尿路结石在肾和膀胱内形成，绝大多数输尿管结石和尿道结石是结石排出过程中停留在该处所致。尿路结石可直接损伤泌尿系统，并引起梗阻、感染和恶变。急性上尿路梗阻可导致平滑肌痉挛，引起肾绞痛，及时解除梗阻可无肾脏损害；慢性不完全性梗阻可导致肾积水，使肾实质逐渐受损而影响肾功能。尿路梗阻时更易诱发感染，感染与梗阻又促使结石迅速增大或再形成结石。肾盂和膀胱黏膜可因结石的长期慢性刺激而继发恶变。肾结石位于肾盂和肾盏中。输尿管结石常停留或嵌顿在生理狭窄处，即肾盂输尿管连接处、输尿管跨越髂血管处及输尿管膀胱连接处，以输尿管下 1/3 处最多见。

二、流行病学

我国尿石症的分布存在明显的地区差异。总体来看，南方地区发病率高，北方地区发病率低。肾和输尿管结石好发于 20~50 岁。该年龄段的患者占尿石症患者总数的 67.7%~89.6%。从年龄分布看，男性患者的发病年龄呈单峰分布，峰值 30~50 岁；而女性患者的发病年龄分布呈现双峰值改变，峰值分别为 25~40 岁和 50~65 岁。而且，随着时间的推移，尿石症患者的发病年龄有逐渐增大以及集中化的趋势。其中，30~50 岁为尿路结石的高危人群，可能与该年龄段人群的体力消耗大、体内内环境及性激素的分泌代谢旺盛、出汗多、饮水少等成石因素增多有关。近几十年来，我国尿石症患者的年龄构成随着社会经济状况的改变发生了明显变化。其中，最主要的表现为青壮年尿石症患者逐渐增多，而小儿尿石症患者明显地减少。

三、病因与危险因素

上尿路（肾、输尿管）结石和下尿路（膀胱、尿道）结石的形成机制、病因、结石成分和流行病学有显著差异。大多数结石形成原因不清，但许多因素影响尿路结石的形成。

（一）流行病学因素

1. 年龄、性别 尿石症 25~40 岁多见，男性高峰年龄为 35 岁，女性为 30 岁及 55 岁。
2. 职业 某些人群中，如高温作业者、飞行员、海员、外科医师、办公室工作人员等发病率相对较高。
3. 饮食成分和结构 饮食中动物蛋白、精制糖多或纤维素少，则上尿路结石多。
4. 水分摄入量 大量饮水能使尿液稀释，可减少尿路结晶形成。
5. 气候和地理环境 热带、干燥地区或水质中含钙高，结石发病率高。我国尿路结石多见于南方地区，北方相对少见。

（二）尿液改变

1. **形成结石的物质排出过多，尿中的钙、尿酸或草酸排出量增加** 长期卧床骨质脱钙、代谢紊乱如甲状旁腺功能亢进（再吸收性高尿钙症）、特发性高尿钙症（吸收性高尿钙症 - 肠道吸收钙增多或肾性高尿钙症 - 肾小管再吸收钙减少）及肾小管酸中毒等，均使尿钙排出增多。内源性合成草酸增加或肠道吸收草酸增加，可引起高草酸尿症。痛风、慢性腹泻及噻嗪类利尿剂使尿酸排出增多。

2. **尿 pH 改变** 磷酸钙及磷酸镁铵结石易在碱性尿液中形成，尿酸结石和胱氨酸结石易在酸性尿液中形成。

3. **尿量减少** 尿液浓缩时，尿中盐类和有机质的浓度相对增高。

4. **尿液中抑制结晶的物质不足** 尿液中的枸橼酸、焦酸盐、酸性黏多糖、肾钙素、某些微量元素等相对减少。

（三）泌尿系局部因素

1. **尿路梗阻** 导致晶体或基质在引流较差的部位沉积，尿液滞留继发尿路感染，促使结石形成。

2. **尿路感染** 细菌感染产物及坏死物质可形成结石核心。某些细菌分解尿液中的尿素产生氨，尿液碱化易使磷酸盐沉淀。

3. **尿路异物** 可促使尿液中基质和晶体黏附；还易继发感染而诱发结石。

四、预防和筛查

（一）预防

1. **解除局部因素** 尽早解除尿路梗阻、感染、异物等因素，可减少结石形成。

2. **饮食指导** 根据结石成分调节饮食。含钙结石者宜食用含纤维素丰富的食物，限制含钙、草酸成分多的食物，如浓茶、菠菜、番茄、土豆、芦笋等含草酸量高，牛奶、奶制品、豆制品、巧克力、坚果等含钙高，不宜过多食用。避免大量摄入动物蛋白、精制糖和动物脂肪。尿酸结石者不宜服用含嘌呤高的食物，如动物内脏、豆制品。

3. **药物预防** 根据结石成分，血、尿中钙磷含量、尿酸值、胱氨酸值和尿 pH 值，采用药物降低有害成分，碱化或酸化尿液，预防结石复发。维生素 B 有助减少尿中草酸含量。氧化镁可增加尿中草酸溶解度。枸橼酸钾、碳酸氢钠等可使尿 pH 保持在 6.5~7 以上，对尿酸和胱氨酸结石有预防意义。口服别嘌醇可减少尿酸形成，对含钙结石也有抑制作用。口服氧化氨使尿液酸化，有利于防止磷酸钙及磷酸镁铵结石的生长。

4. **预防骨脱钙** 伴甲状旁腺功能亢进者，必须手术摘除腺瘤或增生组织。鼓励长期卧床者功能锻炼，防止骨脱钙，减少尿钙排出。

（二）筛查

定期行尿液检查、X 线或 B 超检查，观察有无复发、残余结石情况。若出现剧烈绞痛、恶心、呕吐、寒战、高热、血尿等症状，应及时就诊。

五、评估

（一）病史

1. **评估与结石有关的病因与诱因** 详细询问与结石形成相关的病因与诱因，了解患者年龄、职业及生活环境。了解患者的既往史和家族史，注意患者的饮食、饮水习惯及特殊爱好；了解患者营养状况。

2. 患病及治疗经过 有无泌尿系梗阻、感染和异物史，有无甲状旁腺功能亢进、痛风、肾小管酸中毒、长期卧床病史。了解止痛药物、钙剂等药物应用情况。询问患者本次疾病疼痛程度是否与结石的部位、大小、活动有关。

3. 症状评估 评估患者有无肾区叩击痛、肉眼血尿等症状；有无尿频、尿急和排尿终末疼痛等膀胱刺激症状。

4. 心理 - 社会状况评估 尿石症是一种常见病，而且复发率也较高，一侧肾、输尿管结石梗阻，可引起肾功能进行性衰退，特别是双肾结石，最终可发展成为尿毒症。此类患者常希望能有不用手术使结石排出的办法。体外冲击波碎石技术在临床的应用，拓宽了治疗的范围。但治疗的周期较长，有时疗效不明显，患者可能产生急躁心理。患者及家属因不了解相关知识可出现紧张、焦虑心理。

（二）体格检查

1. 肾区叩击痛 肾结石可引起肾区疼痛伴季肋区叩痛，结石大或移动小的肾盂、肾盏结石，可引起上腹部和腰部的钝痛。输尿管结石可出现肾绞痛，典型的肾绞痛位于腰部或上腹部，向小腹和会阴部放射，可至大腿内侧；性质为阵发性绞痛，如刀割；程度剧烈，患者辗转不安，面色苍白、冷汗，甚至休克；伴随症状为恶心、呕吐。结石位于输尿管膀胱壁内段和输尿管口处或结石伴感染时可有尿频、尿急、尿痛症状，尿道和阴茎头部放射痛。

2. 血尿 患者活动或绞痛后出现肉眼或镜下血尿，以后者常见。有时活动后镜下血尿是上尿路结石的唯一临床表现。

结石如引起严重的肾积水时，可触到增大的肾；继发急性肾盂肾炎或肾积脓时，可以出现发热、畏寒、脓尿、肾区压痛。双侧上尿路完全性梗阻时可导致无尿。膀胱结石直肠指诊可扪及较大结石。

（三）辅助检查

1. 实验室检查 尿常规检查可有肉眼或镜下血尿；测定血和尿的钙、磷、尿酸、草酸等，以明确患者的代谢状态。

2. 影像学检查

（1）X 线平片：泌尿系统平片可显示多处占位，侧位平片可区别位于椎体之间的胆囊结石、肠系膜淋巴结钙化、静脉结石等；结石过小、钙化程度不高或相对纯的尿酸结石，常不显示。疑有甲状旁腺功能亢进时，应做手、肋骨、脊柱、骨盆和股骨头 X 线摄片。

（2）排泄性尿路造影：可显示结石所致的尿路型态和肾功能改变，有无引起结石的局部因素。X 线结石可显示充盈缺损。

（3）B 超检查：能发现平片不能显示的小结石和透 X 结石，还能显示肾结构改变和肾积水等。

（4）逆行肾盂造影：仅用于其他方法不能确诊时。

（5）肾图：可判断泌尿系梗阻及双侧肾功能。

六、诊断与鉴别诊断

（一）肾结石

诊断的主要依据，是病史、体征、尿路平片和静脉肾盂造影检查。诊断的重点是要了解：有无结石、结石大小、单侧或双侧、有无肾积水。肾结石发生肾绞痛时，应与胆石症和阑尾炎鉴别。

（二）输尿管结石

诊断中应注意的问题和肾结石相同。右侧输尿管结石的临床表现有时容易与急性阑尾炎混淆。输尿管结石引起的疼痛，一开始就十分剧烈难受，急性阑尾炎的疼痛，一般是逐渐加剧的，程度也较轻。急性阑尾炎的胃肠道症状较明显，而且常有腹肌紧张。输尿管结石在尿液内可含有大量红细胞。

（三）膀胱结石

病史对明确诊断十分重要，除排尿紊乱以外，应特别注意：活动和静止时的症状改变；排尿时尿流突然中断；患者年龄和居住地区。对疑有膀胱结石的患者，都应在排尿后进行膀胱双合诊检查，较大结石在膀胱底部可以摸到。应用金属尿道探杆探查，可以探到中等大小的结石，当探杆在膀胱内和结石接触时，有金属摩擦音。但膀胱有严重炎症时，不宜使用这种检查方法。以上方法仍不能作出诊断时，可采用X线摄片或膀胱镜检查。

（四）尿道结石

可根据突然排尿困难，阴茎部疼痛考虑有尿道结石的可能。如结石嵌于前尿道时，可以在阴茎尿道部或会阴部扪得结石；结石嵌于后尿道，则通过直肠指检可以扪得结石，即能作出诊断。如辅以探杆进行尿道探查，探杆碰及结石时可有金属摩擦的感觉，更能证实为尿道结石。

七、护理措施

（一）非药物治疗护理

1. 一般护理　鼓励患者大量饮水，并在病情允许的情况下，适当做一些跳跃或其他体育运动，改变体位，以促进结石排出。尽早解除尿路梗阻、感染、异物等因素，可减少结石形成。

2. 活动与休息　建议有结石的患者在饮水后多活动，以利结石的排出。

3. 饮食护理　根据结石成分调节饮食。

（二）药物治疗护理

肾绞痛发作时嘱患者卧床休息，遵医嘱应用药物缓解疼痛。如山莨菪碱，其不良反应包括口干、面色潮红、心率加快、排尿困难，在用药期间应密切观察不良反应发生情况。各种类型的排石冲剂大多为中药制剂或中成药。中药制剂的主要成分是金钱草、海金沙、车前子、石韦、茯苓、鸡内金、玉米须、胡桃仁等。其中，金钱草的排石效果较为肯定，它还有利尿作用，并能使尿液变为酸性而促使结石溶解。中成药则有：肾石通冲剂、排石颗粒、石淋通等，这些中成药的主要成分也是金钱草，对直径小于1cm的细小结石及体外冲击波碎石后的辅助治疗效果显著。以往盛行的"总攻疗法"，也是通过利尿、促进输尿管蠕动的方法来促进结石的排出。

（三）特别关注

关注饮食健康，重视膳食纤维摄入，多食维生素丰富的食物。

八、随访

（一）预期目标

1. 患者自诉疼痛减轻，舒适感增强。

2. 患者若发生血尿、感染、尿路梗阻等并发症,得到及时发现和处理。

3. 能够复述尿石症的预防知识。

（二）并发症

1. 尿路感染　表现为发热、尿液颜色浑浊、尿常规示镜下有白细胞或脓细胞、尿培养检出细菌生长。

2. 尿路梗阻　表现为尿线变细、排尿费力或困难,梗阻因素解除后恢复正常。

（王　薇,丁　莉,郑　力）

第六节　泌尿系统梗阻

泌尿系统梗阻又称尿路梗阻（obstruction of urinary tract）。泌尿系统自肾小管起,经过肾盏、肾盂、输尿管、膀胱直至尿道均为管道。其中任何一个部位出现梗阻,都会影响尿液的排出,最终导致肾积水、肾功能损害;若为双侧尿路梗阻,将导致肾衰竭。

泌尿系统本身或以外的一些病变或因素都可引起泌尿系统梗阻,包括机械性因素以及动力性因素。不同部位的梗阻原因略有差别:①肾部位的梗阻多为肾盂输尿管部位的先天性疾病以及结石、结核、肿瘤等。②输尿管梗阻的原因除先天性疾病外,主要是结石梗阻。③膀胱部位的梗阻多为膀胱出口梗阻和膀胱调节功能障碍。④尿道梗阻最常见原因是因炎症或损伤引起的尿道狭窄。泌尿系统梗阻后的基本病理改变是梗阻以上部位的压力增高,尿路扩张积水,若梗阻长时间得不到解除,最终将导致肾积水、肾功能损害。

上尿路梗阻时,梗阻近侧压力增高,初期管壁肌增厚,收缩力增强,尚能克服梗阻;后期失去代偿能力,管壁变薄、肌萎缩和张力减退。肾盂积水压力增高,可使肾小球滤过压降低,滤过率减少。随着泌尿系统持续梗阻、肾盂内高压、肾组织缺氧,可引起肾乳头和肾实质萎缩。急性完全性梗阻时,只引起轻度肾盂扩张,肾实质很快萎缩,因此肾增大不明显。慢性不完全性或间歇性梗阻引起的肾积水可致肾实质萎缩变薄、肾盂容积增大,最后全肾会成为一个无功能的巨大水囊。下尿路梗阻,初期有膀胱缓冲,对肾影响较慢;后期因输尿管膀胱连接部活瓣作用丧失,尿液自膀胱逆流至输尿管,可发生双侧肾积水。梗阻后容易发生继发性感染,有细菌的尿可经过肾穹隆部裂隙和高度膨胀变薄的尿路上皮进入血液,发展为菌血症。感染既难以控制,又会加速肾功能的损害。

一、肾积水

（一）概述

尿液从肾盂排出受阻,造成肾内压力升高、肾盏肾盂扩张、肾实质萎缩、功能减退,称为肾积水（hydronephrosis）。若成人肾积水超过 1 000ml,或小儿超过 24 小时的尿液总量,称为巨大肾积水。

（二）流行病学

根据欧洲的一项流行病学调查显示,每 1 万名新生儿中就有 11.5 名存在先天性肾积水。其中 85% 产前诊断的肾积水是短暂性、生理性的肾盂扩大,出生后会随着时间的推移而自行缓解。15% 肾积水患儿会随着时间逐渐加重,出现肾功能损害。

（三）病因与危险因素

肾积水因梗阻的原因、部位及发展快慢而表现不一。先天性病变，如肾盂输尿管连接部畸形、狭窄、异位血管压迫所致肾积水，可长期无明显症状或仅有腰部隐痛不适。可因腹部肿块就诊。因结石、肿瘤、炎症和结核所引起的继发性肾积水，主要表现为原发病的症状和体征，很少表现肾积水的征象。间歇性肾积水多见于输尿管梗阻，发作时患侧腹部疼痛、尿量减少，间歇性排出大量尿液。肾积水并发感染或肾积脓时，则出现全身中毒症状。有些患者表现为尿路感染症状。双侧肾或孤立肾完全梗阻可发生无尿，以致肾衰竭。

（四）预防和筛查

1. 预防　槲皮素对先天性肾积水有一定的预防作用。

2. 筛查　超声筛查是发现无症状泌尿系统异常的有效方法。

（五）评估

1. 病史

（1）病因与诱因：评估有无先天性病变，如输尿管连接部畸形、狭窄等；有无结石、肿瘤、炎症和结核所引起的继发性肾积水；有无输尿管梗阻；有无感染或肾积脓。

（2）患病及治疗经过：注意患者的年龄，儿童以先天性疾病为多；了解既往病史，有无结石、结核、肿瘤；了解手术、妊娠史等。

（3）主要症状：评估尿量减少，腰腹部疼痛。

（4）心理 - 社会状况评估：患者常伴有紧张、焦虑情绪。

2. 体格检查　评估有无肾区压痛、腹部包块等。上尿路结石致急性梗阻时，可出现肾区压痛。当肾积水达到严重程度时，腹部可出现包块。

3. 辅助检查

（1）B 超检查：是明确增大的肾是实质性肿块还是肾积水的首选方法。可确定肾积水的程度和肾皮质萎缩情况。

（2）泌尿系造影：可了解肾积水的程度和分侧肾功能。必要时采用逆行肾盂造影或肾穿刺造影。

（3）CT、MRI 检查：可明确区分增大的肾是积水还是实性肿块，并可发现压迫性泌尿系统的病变。MRI 成像检查可代替逆行造影。

（4）肾图：对肾积水诊断亦有意义。

（六）诊断与鉴别诊断

1. 诊断要点　首先应确定肾积水的存在，而后查明肾积水的病因、病变部位、有无感染及肾功能损害的情况。继发性肾积水，由于其原发病的症状较显著，如结核、肿瘤等，因而常容易忽略肾积水的存在。泌尿系统邻近病变造成的泌尿系梗阻及肾积水，也经常不能及时诊断，甚至到功能衰竭或无尿时才被发现。实验室检查应包括血液检查，了解有无氮质血症、酸中毒和电解质紊乱。尿液方面，除作常规检查和培养外，必要时需行结核杆菌和脱落细胞的检查。超声波、CT、MRI 检查可明确病因和病变部位，由于超声检查的普及和无创伤性，可以在尿路造影之前进行。放射性核素肾扫描和肾图也可用于肾积水的诊断。

2. 鉴别诊断

（1）单纯性肾囊肿：体积增大时可触及囊性肿块。尿路造影示肾盂肾盏受压、变形或移位；囊肿穿刺液不含尿液成分；超声检查在肾区出现边缘整齐的圆形透声暗区。

（2）肾周围囊肿：腰部可出现辨别不清的囊性肿块，往往伴有外伤史，肿块活动度较差，波动感不明显，尿路造影示肾脏缩小、移位，肾盂肾盏无扩张；超声检查肾周围出现边缘整齐的透声暗区。

（3）肾上腺囊肿：腰部发现巨大肿块。X线平片可见环状钙化；尿路造影示肾脏下移及旋转不良，腹膜后充气造影、超声检查、放射性核素肾上腺扫描及CT显示肾上腺区肿块影像。

（4）肝囊肿：右上腹部或剑突下可触及囊性肿块。但囊肿位置表浅，易于触及，压痛较为明显，不伴有泌尿系统症状。

（5）胰腺囊肿：左上腹可触及边缘不清的囊性肿块，但常伴有腹部外伤或急性胰腺炎史，多见于成人，无泌尿系统表现；尿糖阳性。

（6）肠系膜囊肿：腹部可触及边缘清楚的囊性肿物，但肿块较表浅并向左右移动，有肠梗阻症状；胃肠道X线检查有受压征象。

（七）护理措施

1. 非药物治疗护理　单纯肾积水可进普食。肾衰竭应严格限制入水量，采用低盐、低蛋白、高热量饮食，并记录24小时出入量。

2. 药物治疗护理

（1）疼痛护理：出现疼痛时遵医嘱给予解痉止痛药。

（2）控制感染：出现高热给予降温，遵医嘱合理使用抗菌药。

3. 手术治疗护理

（1）肾造瘘术的护理：若肾积水合并感染，肾功能损害较严重、不允许做大手术者，可在超声引导下作经皮肾穿刺造瘘术。手术后，若切口处或肾周引流管内流出较多的淡黄色液体，提示有吻合口漏的发生，应保持各引流管通畅及切口清洁。若无漏尿，肾周引流物于术后3~4天拔除，肾盂输尿管支架引流管一般术后3周拔除，证实吻合口通畅后拔除肾造瘘管。

（2）置双J管术的护理：对于输尿管难以修复的炎性狭窄、晚期肿瘤压迫或侵及等梗阻引起的肾积水者，可经膀胱镜放置双J管。手术后，指导患者多饮水，少做弯腰动作，禁止剧烈运动，若出现大量血尿，需要及时去医院就诊并考虑提前拔除双J管。

（3）肾切除术的护理：严重肾积水、肾功能丧失或肾积脓时，若对侧肾功能良好，可行患侧肾切除术。手术后，应密切检测患者的生命体征，避免过早下地活动，指导患者术后禁食，等待胃肠道通气后逐渐过渡至普食，观察并记录患者尿液的性状、量和色。

（八）随访

1. 预期目标

（1）留置双J管者，术后6周顺利拔管。

（2）手术效果和恢复情况良好。

（3）未发生尿路感染。

2. 并发症

（1）尿路感染：因尿滞停于肾、输尿管内，致使细菌生长繁殖，从而并发肾盂肾炎、输尿管炎、膀胱炎或肾周围炎等。

（2）肾萎缩：由于尿排出受阻，肾盂扩大，肾内压增加，肾组织血管受压，导致肾缺血性进行性萎缩、破坏，肾功能受损。更严重时肾就会变成无功能的大囊袋。轻度肾积水患者，当解除肾积水梗阻后，肾盂形态还可复原；而重度肾积水患者，萎缩的肾组织就难以修复。

（3）肾结石形成：结石阻塞尿道并发肾积水，肾积水又可诱发结石形成，两者互为因果。感染的菌群、脓球、坏死脱落的组织细胞成为肾结石形成的核心，特别是感染的尿内盐结晶析出会堆积成石。

（4）重度肾积水：因肾实质很薄，如果肾内张力过大，就容易引起外伤性破裂或自发性张力性破裂，可能并发急性腹膜炎，严重威胁生命安全。

二、良性前列腺增生

（一）概述

良性前列腺增生症（benign prostatic hyperplasia，BPH）简称前列腺增生，俗称前列腺肥大，是由前列腺细胞增生导致泌尿系统梗阻而出现的一系列临床表现和疾病生理改变，是老年男性的常见病，多与年龄、雄性激素、高血压、肥胖、吸烟等有关。主要表现为尿频、夜尿增多、排尿困难、尿潴留等，部分患者可出现血尿、膀胱结石等症状，其中尿频、夜尿增多为 BPH 患者最常见的早期症状。目前，对于该病的治疗多采用药物治疗和手术治疗方式，其中症状较轻的患者多采用药物治疗，常用药物有 α 肾上腺素受体阻滞剂、5α 受体还原酶抑制剂、胆固醇抑制剂等；而对于症状较重的患者多采用手术治疗，其中首选方法为经尿道前列腺切除术（transurethral resection of prostate，TURP）。

（二）流行病学

良性前列腺增生是中老年男性常见疾病之一，随着全球人口的老龄化，其发病日渐增多。前列腺增生的发病率随年龄递增，但有增生病变时不一定有临床症状。城镇发病率高于乡村，而且种族差异也影响增生程度。增生本身是良性改变，但增大的腺体压迫后尿道导致膀胱颈部梗阻，因长期排尿不畅引起梗阻以上部位尿路的严重并发症，如在前列腺增生的病例中，有 10%~25% 可发生癌变成癌瘤并存，直接威胁患者的健康和生命。

（三）病因与危险因素

1. 病因

（1）年龄：研究发现，随着年龄的增长，前列腺也随之增大，男性在 35 岁以后前列腺可有不同程度的增生，多在 50 岁以后出现临床症状。

（2）雄性激素：前列腺的发育有赖于雄性激素，当体内性激素水平失调以及雌、雄激素产生协同效应等，可能引起前列腺的增生。

（3）高血压：高血压诱发 BPH 的原因可能在于高血压患者前列腺组织中血管内皮生长因子的表达及微血管密度显著高于非高血压患者，从而诱导前列腺组织内新生血管的形成。

（4）肥胖：中心性肥胖是 BPH 的独立危险因素。肥胖促进游离及总雌激素水平增高，从而影响前列腺组织的生长。肥胖患者往往伴随胰岛素抵抗及高胰岛素血症。胰岛素抵抗和继发的高胰岛素血症是代谢综合征增加 BPH 危险的重要的病理生理学因素。

（5）吸烟：吸烟产生的化学致癌物可能诱导微粒体酶影响类固醇代谢。

（6）其他：如遗传、营养、免疫因素等。

2. 危险因素

（1）不良生活习惯：如吸烟、喝酒、缺乏锻炼、肥胖等。

（2）年龄：随着年龄的增长，前列腺也随之增大。

（3）自身健康状况：如高血压、内分泌紊乱等。

（四）预防和筛查

1. 预防

（1）保持良好的生活习惯，不吸烟、喝酒，加强锻炼，增强体质。

（2）多吃水果、蔬菜，少吃动物脂肪，保持身体健康。

2. 筛查

（1）直肠指诊：注意前列腺大小、外形、有无不规则结节，结节的大小、硬度，前列腺的活动度及精囊情况。

（2）影像学检查：如 B 超、CT 等。

（五）评估

1. 病史

（1）评估与前列腺增生有关的病因和诱因：详细询问病因和诱因，如是否吸烟、喝酒、长期久坐，是否患有高血压、内分泌紊乱等。

（2）询问疾病情况：询问疾病伴随症状，有无进行检查及检查结果，治疗经过和病情严重程度。了解患者所用药物的名称、剂量、用法、疗效、不良反应等，药物的治疗效果。

2. 体格检查　直肠指检为简单而重要的诊断方法，在膀胱排空后进行。可触诊到增大的前列腺，表面光滑、质韧、有弹性，中央沟变浅或消失。

3. 辅助检查

（1）B 超检查：可观察前列腺的大小、形态及结构。常用的方法有经直肠及经腹超声检查。经腹壁超声检查可明确前列腺大小、前列腺组织是否突入膀胱，还可测定膀胱残余尿量。经直肠超声（transrectal ultrasound，TRUS）检查对前列腺内部结构辨识度更精确，对于异常的病灶可切取组织供病理检查。

（2）尿流动力学检查：尿流动力学检查可较完整地对排尿功能做出客观评价。其中最大尿流率为重要的诊断指标。检查要求患者排尿量在 150~200ml，如最大尿流率< 15ml/s，提示排尿不畅；< 10ml/s，提示梗阻严重。测定尿流率时，可同步进行膀胱测压，有助于判断逼尿肌功能及其损害程度，以准确掌握手术时机。

（3）残余尿测定：可说明梗阻严重程度，常用方法有经腹 B 超测定法、导尿法和静脉尿路造影法。

（4）前列腺特异抗原（prostate-specific antigen，PSA）测定：PSA 是前列腺组织特有的一种蛋白质，男性血液中的 PSA 正常值不高于 4ng/ml。若前列腺发炎或者癌变时，其数值可能会升高，因此可用于筛检前列腺癌。

（六）诊断与鉴别诊断

1. 诊断要点

（1）患者伴有排尿困难、尿频、夜尿增多等症状。

（2）直肠指诊触及前列腺异常增大。

（3）影像学检查，如 B 超检查。

2. 鉴别诊断

（1）膀胱颈挛缩：患者有下尿路梗阻症状，直肠指诊未发现前列腺明显增大，除可能系增大腺叶突向膀胱外，还应考虑膀胱颈挛缩的可能。一般认为膀胱颈挛缩继发于炎症病变。膀胱颈部平滑肌为结缔组织所代替，可伴有炎症。膀胱颈挛缩患者有较长的下尿路梗阻病史。膀胱镜检查时，膀胱颈抬高，后尿道与膀胱三角区收缩变短。膀胱镜下见前列腺段尿道无挤压变形,尿道内口缩小。而单纯的前列腺增生腺叶突向膀胱颈部时,被柔软黏膜覆盖,膀胱三角区下陷,后尿道延长。

(2)前列腺癌:前列腺癌尤其是导管癌类型可能以下尿路梗阻为首发症状。部分患者则是在前列腺增生的同时伴发前列腺癌,血清 PSA 升高,多数 > 10.0ng/ml。直肠指检前列腺表面不光滑,岩石样感觉。经直肠活检,B 超引导更佳,经病理检查可明确诊断。

(七)护理措施

1. 非药物治疗护理

(1)术前护理:完善术前检查,协助患者做好各项检查,全面了解患者的身体情况。进行肠道准备:术前一段时间进食高蛋白、高维生素、易消化的食物,增强患者体质,提高对手术的耐受性。术前晚上八点后禁食,零点后禁饮。术前 1 晚使用恒康正清液导泻,保证肠道清洁,防止发生感染。

(2)术后护理:①密切观察生命体征:术后密切观察患者病情变化,如出现心率过快、过慢或心律失常、血压升高或下降、血氧饱和度下降等应及时报告医生,及时处理。②疼痛护理:前列腺术后患者由于导尿管压迫及膀胱冲洗的刺激而致膀胱痉挛、腹胀痛和频繁尿意,疼痛难忍,并且易导致出血及堵塞引流管而加重疼痛。术后留置硬膜外导管,按需定时注射小剂量镇痛药物,也可口服硝苯地平、地西泮,或者用加入维拉帕米的生理盐水冲洗膀胱。③膀胱冲洗的护理:前列腺术后因有肉眼血尿,因此需用生理盐水持续冲洗膀胱 3~7 天。注意冲洗速度:根据尿色而定,色深则快、色浅则慢。血尿颜色随冲洗时间的延长而逐渐变浅,如尿色深红或逐渐加深,提示有活动性出血,应及时通知医生处理。保持通畅:冲洗过程中,应保持冲洗及引流管通畅。如引流不畅应及时做高压冲洗抽吸血块,以免造成膀胱充盈、痉挛而加重出血。冲洗液的温度:一般冲洗液温度保持在 20~30℃之间。温度过高,使膀胱壁血管扩张,加重出血;温度过低,易刺激膀胱平滑肌发生痉挛。准确记录尿量、冲洗量和排出量,注意排出量必须多于冲洗量。④切口护理:严密观察切口及周围组织,观察切口渗血、渗液情况,保持切口清洁、干燥,发现有渗血、渗液,应及时更换敷料。⑤尿频、尿失禁护理:术后 2~3 天指导患者练习收缩腹肌、臀肌及肛门括约肌,以减轻拔管后出现的尿失禁或尿频现象。一般术后 1~2 周内缓解。⑥饮食护理:肠蠕动恢复后可进食高蛋白、富含营养、易消化饮食,多饮水,保持大便通畅。

2. 并发症的观察与护理

(1)TUR 综合征的预防和护理:行 TURP 的患者因术中大量冲洗液被吸收,血容量急剧增加,出现稀释性低钠血症。患者可在几小时内出现烦躁、恶心、呕吐、抽搐、昏迷,严重者出现肺水肿、脑水肿、心力衰竭等,称为 TUR 综合征。一旦出现,立即给予吸氧,遵医嘱给予利尿剂、脱水剂,减慢输液速度,静脉滴注 3% 氯化钠纠正低钠血症等,必要时终止手术。术后应加强病情观察,注意监测电解质变化。

(2)尿失禁:术后尿失禁的发生与尿道括约肌功能受损、膀胱逼尿肌不稳定和膀胱出口梗阻等因素有关。多为暂时性,一般无需药物治疗,可做盆底肌功能锻炼、膀胱区及会阴部热敷、针灸等,大多数症状可逐渐缓解。

3. 药物治疗护理　症状较轻的患者可采用药物治疗,常用的药物有:① α- 受体阻滞剂:目前认为此类药物可以改善尿路动力性梗阻,使阻力下降以改善症状,常用药物为特拉唑嗪。② 5α- 还原酶抑制剂:研究发现 5α- 还原酶是睾酮向双氢睾酮转变的重要酶。双氢睾酮在前列腺增生中有一定的作用,因此,采用 5α- 还原酶抑制剂可以使前列腺内双氢睾酮含量降低,一般服药 3 个月后可使前列腺缩小,改善排尿功能。停药后易复发,需长期服药,常用药物有非那雄胺、依立雄胺等。

4. 其他护理措施

(1)预防急性尿潴留的发生:告知患者避免受凉、劳累,防止久坐,少食辛辣食物,绝对忌酒。嘱患者夜间适当减少饮水,白天可以多饮水,冲洗尿路。

(2)观察用药效果:严格遵医嘱用药,不可擅自增减剂量。同时注意观察用药后排尿情况。

(3)适度性生活:性生活频繁会使前列腺长期处于充血状态,以致加重前列腺增大。因此应注意节制性生活,避免前列腺反复充血,让前列腺充分地恢复和休整。当然,过度禁欲也会引起胀满不适感,也同样对前列腺不利。

(4)定期复查:如症状加重,应及时去医院复查,做相关处理。

5. 特别关注　注意药物不良反应的处理。

(八)随访

1. 预期目标

(1)患者排尿症状得到缓解,疼痛减轻。

(2)患者负面情绪得到改善。

(3)患者了解相关疾病知识、诱因,养成良好的生活习惯。

2. 并发症

(1)感染:表现为发热、尿液颜色浑浊、尿常规示镜下有白细胞或脓细胞、尿培养检出细菌生长。

(2)出血:表现为切口渗出血性液体,短时间内导尿管、盆腔或腹腔引流管引流出较多血性液体,患者面色苍白、口干、心率加快、血压下降等。

(3)尿失禁:表现为在不适当的时间,不自主解出尿液的行为,急迫性尿失禁与膀胱不稳定、逼尿肌反射亢进有关;压力性尿失禁与腹内压升高有关;充溢性尿失禁与膀胱机械性或功能性梗阻有关;功能性尿失禁与身体运动,精神状态及环境等方面的因素有关。

三、急性尿潴留

(一)概述

急性尿潴留(acute urinary retention, AUR)是指急性发生的膀胱胀满而无法排尿,常伴随由于明显尿意而引起的疼痛和焦虑,严重影响患者的生活质量。急性尿潴留可分为诱发性(precipitated)AUR 和自发性 AUR。常见 AUR 的诱因包括:全麻或区域麻醉、过量液体摄入、膀胱过度充盈、尿路感染、前列腺炎症、饮酒过量、使用拟交感神经药或抗胆碱能神经药等。自发性 AUR 常无明显诱因。

(二)流行病学

急性尿潴留大多数发生在半夜或者凌晨,患者起夜时发现不能自行排尿,男性 AUR 的发生率明显高于女性,可超过女性 10 倍以上。在男性中以老年男性发生率高,其中 70~79 岁老年男性 10% 在五年内发生 AUR,80~89 岁老年男性 30% 在五年内发生 AUR,而 40~49 岁男性只有 1.6% 在五年内发生 AUR。65%AUR 是由于前列腺增生引起的,在 PLESS 研究中,前列腺增生者 AUR 发生率为 18/1 000。女性 AUR 常有潜在的神经性因素。儿童很少发生 AUR,通常是由于感染或手术麻醉引起。

（三）病因与危险因素

1. 前列腺肥大　在男性老年人多见，多在 55~60 岁。平时常有尿频，尤其夜尿次数增多，有排尿不净或困难的症状；过去可能曾有急性尿潴留发作的病史，常由于饮酒、受凉或精神刺激而诱发。插入导尿管时在膀胱颈可遇到一些阻碍，但稍用力常常可进入膀胱。

2. 尿道损伤　尿道的完全或部分断裂可导致急性尿潴留，常见于骑跨伤引起尿道球部损伤和骨盆骨折合并的后尿道损伤。

3. 尿道狭窄　多由于炎症或外伤性瘢痕所引起。淋病性尿道狭窄、包茎的感染可以引起尿道狭窄，病变常限于尿道外口附近。外伤性狭窄则有尿道损伤史，严重和陈旧的狭窄还可在尿道近侧端发生尿道周围炎和尿道瘘。体检时常可摸到狭窄部分及其瘢痕。

4. 膀胱内阻塞　常有结石、异物或肿瘤等。发生急性梗阻的结石往往来自上尿路，在绞痛和血尿发作后经膀胱而嵌入尿道。精神异常的患者有时可从尿道放入异物而致尿潴留。肿瘤阻塞常发生于晚期，可根据表现行各项检查。

5. 尿道、膀胱外压迫　盆腔肿物或妊娠子宫可以造成压迫引起尿潴留。

6. 手术后尿潴留　多由于麻醉，尤其腰麻而影响排尿反射。其次会阴、肛门手术后由于疼痛而引起反射性排尿障碍。有些患者由于不习惯于卧位排尿而引起尿潴留，如能采取蹲坐或立位时可顺利排尿。

7. 脊髓损伤　脊髓损伤多发生脊柱骨折，急性期产生。脊髓休克为损伤部位以下脊髓反射活动消失，导致急性尿潴留。

8. 神经系统疾病　脑的各种病变（损伤、血肿、肿瘤、感染、血管疾病等），脊髓的病变甚至周围神经疾病都可以发生尿潴留。有些抑制副交感神经和松弛平滑肌的药物如阿托品、丙胺太林等也可造成尿潴留。

（四）预防和筛查

1. 预防　引起急性尿潴留的病因很多，应注意动力性梗阻和机械性梗阻的预防。包括良性前列腺增生、血尿、尿道狭窄（urethral stricture）、尿道损伤、尿道结石、前列腺肿瘤、膀胱颈挛缩（bladder neck contracture）、膀胱颈肿瘤；麻醉，特别是腰麻后；中枢和周围神经系统损伤；松弛平滑肌药物如阿托品、山莨菪碱等。

2. 筛查

（1）彩超检查可进一步明确残余尿量大小，同时可检测是否有前列腺增生。

（2）行 MRI、造影等影像学检查有助于明确病因。

（五）评估

1. 病史

（1）病因与诱因：评估有无下尿路症状；发生急性尿潴留前有无手术史、外伤史，尤其是下腹部、盆腔、会阴、直肠、尿道、脊柱等的外伤或手术史；经尿道行导尿、膀胱尿道镜检、尿道扩张等有创检查或治疗史。

（2）患病及治疗经过：询问既往有无尿潴留，充溢性尿失禁，血尿，下尿路感染，尿道狭窄，尿路结石，尿道排泄物有无结石、乳糜凝块、组织块等，有无近期性交，有无腹痛或腹胀、便秘、便血、休克、糖尿病、神经系统疾病、全身症状等病史。男性患者还应注意询问有无前列腺增生、急性前列腺炎、包茎等病史。女性患者还应注意产后尿潴留，有无盆腔炎，盆腔压迫性疾病如子宫肌瘤、卵巢囊肿等，盆腔脏器脱垂如子宫脱垂、阴道前或后壁脱垂等，痛经、处女膜闭锁、阴道分泌物性状等病史。询问用药史，了解患者目前或近期是否服用了影响膀胱及其出口功能的药物,常见的有肌松剂,如手术时麻醉用药、黄酮哌酯等;M受体阻滞剂,如阿托品、莨菪碱类、托特罗定等,α受体激动剂,如麻黄碱、盐酸米多君;其他药物,如抗抑郁药、抗组胺药、解热镇痛药、抗心律失常药、抗高血压药、阿片类镇痛药、汞性利尿剂等亦可导致尿潴留。

(3)主要症状评估:①下尿路症状:膀胱内充满尿液,腹部胀痛难忍,可伴尿频、尿急、尿痛症状。②体征:体查时耻骨上区可触及半球形膨胀的膀胱,用手按压有明显尿意,叩诊为浊音。

2. 体格检查

(1)一般状态:测量体温、脉搏、呼吸、血压等生命体征,注意神志、发育、营养状况、步态、体位、有无贫血或浮肿等。

(2)局部及泌尿生殖系统检查:①视诊:除特别肥胖外,多能在耻骨上区见到过度膨胀的膀胱;部分患者可见充溢性尿失禁、尿道外口狭窄;有的还可见会阴、外生殖器或尿道口及其周围的湿疹、出血、血肿或淤血、肿物、手术瘢痕等。此外,男性患者可见包茎或包皮嵌顿、包皮口狭窄;女性患者可有盆腔脏器脱垂、处女膜闭锁等。②触诊:下腹部耻骨上区可触及胀大的膀胱,除部分神经源性膀胱外,压之有疼痛及尿意感。长期慢性肾后性梗阻可导致病肾重度积水,可在肋缘下触及增大的肾脏。阴茎体部尿道结石或瘢痕亦可触及。尿道口或阴道肿物亦可触及。注意腹部其他包块情况,如应甄别下腹部及盆腔肿物的性状及其可能的来源,如膀胱巨大肿瘤、肠道肿瘤、子宫肌瘤、卵巢囊肿等,必要时采取双合诊。注意粪便团块。③叩诊:胀大的膀胱在耻骨上区叩诊为浊音,有时可胀至脐平。移动性浊音可判断有无腹水,应在排空膀胱尿液后进行。

3. 辅助检查

(1)导尿试验:如能顺利插入导尿管则可放出大量尿液,同时亦达到治疗目的。

(2)B超检查:可清楚地测出膀胱内尿液容积,以及是否合并上尿路梗阻的征象。

(3)静脉尿路造影:可显示骨盆骨折、尿道断裂等原发疾病,也可发现上尿路合并的疾病。

(六)诊断与鉴别诊断

1. 诊断要点

(1)诊断时根据病史、膀胱胀满的症状及体征,尿不能排出或不能完全排空时可确定为尿潴留。急性尿潴留发病突然,膀胱内充满尿液不能排出,胀痛难忍,辗转不安,有时从尿道溢出部分尿液,但不能减轻下腹疼痛。体格检查耻骨上缘常可见到半球形膨胀的膀胱,用手按压有明显尿意,叩诊为实音。B超检查可见膀胱体积增大,尿液填充,并可进一步明确阻塞性尿潴留病因。

(2)病因诊断:询问有无尿路感染、尿石排出、尿道损伤、前列腺病变、中枢神经系统感染及糖尿病等病史,结合症状、体征,以及膀胱X线平片检查、B超和尿道、膀胱镜检查,以明确尿潴留的病因。

2. 鉴别诊断 尿潴留首先要和无尿鉴别:有些患者不能排尿实际是由于膀胱里面没有尿,而尿潴留则是膀胱内充满尿液,下腹部膨隆、触诊确定是胀大的膀胱,压迫时患者感到有尿意。

(七)护理措施

1. 非药物治疗护理

(1)导尿护理:导尿是解除尿潴留最常用的方法。膀胱以下尿道梗阻或神经源性膀胱等疾病引起的急性尿潴留患者可经尿道插入导尿管进行膀胱减压。导尿操作过程应严格遵循无菌原则。导尿术的唯一绝对禁忌证是尿道损伤,包括确诊或怀疑的尿道损伤。严重骨盆创伤或骨盆骨折患者常有尿道损伤,若怀疑患者有尿道损伤,插导尿管前必须进行逆行尿道造影。导尿的相对禁忌证有:尿道狭窄,近期接受尿道或膀胱手术,患者抵触或不合作者。

(2)按摩排尿:①先揉按肾区,后按摩少腹部,由上往下,使之排尿。②指压关元:患者平卧,操作者立患者右侧,右手4指并拢横放在患者脐下,找到脐下正中4指处关元穴,用右手拇指指腹垂直按压穴位,顺时针方向按摩,由轻到重再慢慢用力向下按压膀胱,同时左手按压膀胱底部,以患者能忍受为度,可重复。

2. 药物治疗护理

(1)针对尿潴留的疾病进行治疗,如前列腺肥大可用前列康4~6片/次,3次/d,口服。神经系统疾病可给予维生素 B_1 50~100mg,维生素 B_{12} 500~1 000μg/d,肌注;急性感染引起的尿潴留可给消炎药,也可试用氢化可的松100~200mg。

(2)取甘遂9克,面粉适量,麝香或冰片少许,加温开水调成糊状,外敷于中极穴处,方圆约2寸,敷30分钟多能排小便,如再加热敷疗效更速。

(3)大蒜1头,栀子5~7枚,盐少许共捣烂,摊纸上贴脐。

(4)食盐热敷:取食盐250g,或加小茴香、葱头、生姜适量,捣烂炒热至50~60℃,用布包好敷中极、关元穴,有的患者敷1小时后可见排尿。

3. 特别关注 如梗阻原因,需先引流膀胱内尿液,解除梗阻症状。急性尿潴留放置导尿管或膀胱穿刺造瘘引流尿液时,应间歇缓慢地放出尿液,避免快速排空膀胱,内压骤降可引起膀胱内大量出血。

(八)随访

1. 预期目标

(1)患者情绪稳定。

(2)排尿困难症状改善。

(3)未发生膀胱出血、泌尿系统感染等并发症。

2. 并发症

膀胱出血表现为血尿,轻者仅有镜下血尿,重者可造成贫血及血流动力学改变。膀胱镜检可见黏膜充血水肿,有溃疡坏死灶。

(王 薇,丁 莉,郑 力)

第七节 泌尿系统损伤

泌尿系统损伤以男性尿道损伤最多见,肾、膀胱损伤次之,输尿管损伤最少见。由于其解剖位置隐蔽,不易受伤。泌尿系统损伤常是胸、腹、腰部或骨盆严重损伤的合并伤,其主要病理表现是出血和尿外渗。严重出血可引起休克;血块可阻塞尿路,影响肾功能;血肿和尿外渗可继发感染,严重者可引起全身中毒;晚期还可能发生尿道狭窄或尿瘘。

一、肾损伤

(一)概述

近年来随着工业生产及交通事业日益发展,车祸及工伤逐渐增多,医疗实践中超声碎石、穿刺活检等新技术的运用,也使肾损伤的机会增多,同时由于高精度超声、CT、MRI等诊断设备的普及和水平的提高,肾损伤正确诊断率大幅度上升。

(二)流行病学

研究表明从20世纪50年代以来,急性肾损伤(AKI)的发病率逐年增加,但其病死率并未因医学发展,尤其是肾脏替代治疗(RRT)技术的进步而明显下降,ICU内重症患者合并AKI的病死率仍居高不下。

(三)病因与危险因素

1. 闭合性损伤　常见有车祸伤、冲击伤、挤压伤等。
2. 开放性损伤　因刺刀、枪弹、弹片等贯穿所致,常伴胸腹多器官联合损伤。
3. 医源性损伤　常见有体外碎石、经皮肾穿刺术、手术后出血。
4. 自发性的肾破裂　常由于肾脏已有病变,如肾盂积水、肿瘤、结石和慢性炎症等。

(四)预防和筛查

1. 预防　避免病因学相关因素的影响。
2. 筛查　外伤史患者,需查看腰腹部体征,并通过相应的辅助检查如X线、超声、CT、MRI、血管造影等,筛查有无肾损伤,其中CT为首选筛查方法。

(五)评估

1. 病史

(1)病因与诱因:评估与肾损伤有关的病因和诱因,有无外伤史。

(2)患病及治疗经过:询问患者外伤发生的时间、血尿频率、疼痛程度、腰腹部肿块的状况。

(3)主要症状评估:①评估患者有无休克:严重肾裂伤、肾蒂损伤或合并其他脏器损伤时,因创伤和失血常发生休克,甚至危及生命。②血尿:多数患者有血尿,但血尿与损伤程度不一定成比例。肾挫伤时血尿轻微,严重肾裂伤则呈大量肉眼血尿,而血块堵塞输尿管、肾盂或输尿管断裂、肾蒂血管断裂,肾动脉血栓形成时,血尿可不明显,甚至无血尿。③疼痛:肾包膜张力增加、肾周围软组织损伤、出血或尿外渗等可引起患侧腰腹部疼痛。血块形成顿阻时可发生肾绞痛。血液或尿液渗入腹腔或合并腹内脏器损伤时,可出现全腹疼痛和腹膜刺激征。④腰腹部肿块:肾周围血肿和尿外渗可形成肿块,有明显触痛和肌强直。⑤发热:损伤后坏死组织吸收以及出血、尿外渗继发感染,可出现发热,甚至出现全身中毒症状。

(4)心理-社会状况评估:焦虑和紧张是患者和家属发现血尿后的常见心理反应。血尿是肾损伤的常见症状,患者的焦虑、紧张随血尿的多少而变化,常对能否保住肾而担忧。另外,因肾实质损伤及肾包膜膨胀所致的疼痛,特别是肾绞痛的发生给患者心理造成很大的压力。

2. 体格检查

(1)一般状态:测量患者的生命体征,评估精神状态,观察呼吸频率、深度及脉率的变化。

（2）腰腹部体征：出血及尿液外渗可使肾周围组织肿胀，形成腰部肿块，腰腹部可有明显触痛和肌紧张。

3. 辅助检查

（1）实验室检查：尿常规检查可见多量红细胞。有活动性出血时血红蛋白与血细胞比容持续降低。有感染时血白细胞计数增多。

（2）B超检查：可了解肾损害的程度、包膜下和肾周血肿以及尿外渗情况，并有助于了解对侧肾情况。

（3）CT：为首选检查。可了解肾与周围组织和腹腔内脏器的关系，可显示肾皮质裂伤、尿外渗和血肿范围，显示无活力的肾组织。

（4）排泄性尿路造影：可评价肾损伤的范围、程度和对侧肾功能。

（六）诊断与鉴别诊断

1. 诊断要点

（1）术中诊断：输尿管镜检时不能见到输尿管黏膜或见到脂肪及腹腔内脏器，则已穿透输尿管。在处理或施行盆腔手术时，仔细检查输尿管，常可及时发现输尿管损伤，当有可疑损伤时，宜做下列检查：①静脉注入靛胭脂，5~10min 手术野有蓝色尿液，提示有输尿管切开或切断；如术野和膀胱内尿液不呈蓝色，提示双侧输尿管被结扎。②经膀胱镜检查及输尿管插管时，导管于损伤部位受阻或导管伸出输尿管外，即可确诊。

（2）术后诊断：术后出现腰腹疼痛、压痛、发热、下腹部压痛及肌紧张，盆腔检查发现炎性包块、伤口溢液、阴道溢液等表现时，宜做下列检查以确定诊断：① B 超检查：可发现尿外渗和梗阻所致的肾积水。②静脉尿路造影：95% 的输尿管损伤都可以通过静脉尿路造影确定诊断。可呈现输尿管狭窄以上扩张或完全不显影或造影剂外溢。③膀胱镜检查：必要时做膀胱镜检查及双侧输尿管插管，可确定有无梗阻；逆行造影可发现局部狭窄或造影剂外溢。④肾图：输尿管结扎时显示梗阻图形。

2. 鉴别诊断

（1）输尿管瘘与膀胱瘘鉴别：从导尿管注入美蓝溶液后，若从瘘口或阴道伤口流出的液体仍澄清，可排除膀胱瘘。

（2）结扎双侧输尿管与急性肾小管坏死鉴别：误扎双侧输尿管术后立即完全无尿；急性肾小管坏死多为少尿。必要时可行膀胱镜检查及双侧输尿管插管，逆行造影，以确定有无梗阻。

（七）护理措施

1. 非药物治疗护理

（1）术前护理：①心理护理：给患者和家属介绍肾损伤的治疗方法，目前采取的相关措施及目的，解释相关治疗的必要性和重要性，解除思想顾虑，以取得配合。②休息：因腰部活动可加重疼痛，并可能进一步引起肾出血。患者应卧硬板床，绝对卧床休息 2~4 周，严禁坐起及不必要的翻动。送患者进行检查时，应平抬至平车上。即使血尿消失，仍需继续卧床休息至预定时间；过早离床活动，有可能再度出血。卧床期间满足患者日常生活需求，避免长期卧床导致的并发症，如压力性损伤、肺部并发症、泌尿系感染、便秘、下肢静脉血栓等。③密切观察病情变化：每 2~4 小时留取尿液于试管内，观察尿色变化，若颜色逐渐加深，说明出血加重；观察并记录腰腹部肿块的大小，观察腹膜刺激症状的轻重，以判断渗血、渗尿情况，若肿块逐渐增大，说明有进行性出血或尿外渗；定时检测血红蛋白和血细胞比容，以了解出血情况及其变化;定时观察体温和血白细胞计数,以判断有无继发感染。

(2)术后护理:①病情观察:出血情况,因解剖位置深,组织脆,血供丰富,部分切除术后早期可因腹压增高导致肠线吸收脱落而出血,应注意观察生命体征、引流量及色、血尿情况;肾全切患者应注意尿量观察,若术后 6 小时无尿或 24 小时尿少,提示健侧肾功能不良,应及时通知医师处理。术中由于刺激后腹膜,可出现腹胀,应及时处理。②体位与活动:取患侧卧位或半卧位,利于引流,防血肿和感染,肾修补及部分切除患者,卧床 7~14 天,避免过早活动引发出血。③肾全切患者应早期下床活动,以减轻腹胀;做好伤口及引流管护理。

2. 特别关注　出院后 2~3 个月不可参加体力活动。五年内定期复查,进行尿液及肾功能的检查,以便及时发现并发症。肾全切患者注意保护健侧肾,避免肾损害的药物。损伤后高血压是晚期常见并发症,应嘱患者注意血压变化,及时就诊检查。

(八)随访

1. 预期目标

(1)患者能维持充足的循环血量。

(2)患者未出现感染。

(3)患者主诉疼痛减轻,舒适感增加。

(4)患者能够维持排便通畅、排便不费力。

(5)患者病情变化能够得到及时发现和处理。

2. 并发症　肾损伤后的近期并发症有腹膜后尿性囊肿及肾周脓肿,两者均需切开引流治疗。重要的远期并发症有高血压和肾积水。恶性高血压需行血管修复或肾切除术;肾积水需行成形术或肾切除术。

二、膀胱损伤

(一)概述

膀胱为腹膜外器官,其顶部及后上部有腹膜覆盖。膀胱空虚时位于骨盆深处,膀胱肌肉层厚、伸缩性强,一般不易损伤。当膀胱充盈时,可伸展至下腹部,壁薄,此时易发生膀胱损伤(injury of bladder)。

(二)流行病学

膀胱破裂的发生与骨盆骨折关系密切,在 Ochsner 1 798 例骨盆骨折病例报道中,181 例(10%)伴有膀胱破裂。Cass 报道 1 080 例骨盆骨折中,膀胱破裂有 93 例(8.6%)。有严重移位的骨盆骨折或有游离骨碎片者最易引起膀胱损伤。

(三)病因与危险因素

1. 暴力因素　锐器或子弹贯通可致开放性损伤,易形成腹部尿瘘、膀胱直肠瘘或膀胱阴道瘘。膀胱充盈时,下腹部遭撞击、挤压,骨盆骨折片也可刺破膀胱壁,可致闭合性损伤。

2. 医源性因素　如膀胱镜检查、下腹部手术、尿道扩张或尿道手术等。

3. 自发破裂　有膀胱病史如结核史患者由于膀胱过度膨胀可发生自发性破裂,通常在半夜或清晨发生。

(四)预防和筛查

1. 预防

(1)术前应尽可能了解病变与膀胱的关系。

(2)严格掌握手术指征。

（3）充分评估手术中的难点。

（4）对疑有病变累及膀胱者，术前应请泌尿外科医师会诊。

（5）术者应熟练掌握盆腔的局部解剖。

（6）经腹子宫切除术时，推离膀胱应超过宫颈外口。

（7）缝合阴道残端时要保证缝针不穿透膀胱壁。

2. 筛查

（1）导尿试验：先导尿排空膀胱，后经尿管注入生理盐水 200ml，片刻后吸出，若液体进出差异很大，提示膀胱破裂。

（2）X 线检查：腹部平片可显示骨盆骨折。经尿管注入造影剂后拍片，可显示造影剂外漏。

（五）评估

1. 病史

（1）病因与诱因：了解受伤情况以及既往疾病情况。如有无暴力损伤，有无膀胱镜检查、下腹部手术、尿道扩张或尿道手术的历史，有无结核史。

（2）患病及治疗经过：询问患者有无出现腹部撞击伤或挤压伤；有无过量饮酒史；有无盆腔手术史。

（3）主要症状评估：①休克：骨盆骨折合并大出血、膀胱破裂致尿外渗或腹膜炎，均可发生休克。②腹痛：腹膜内型膀胱破裂时，出现腹膜炎表现。腹膜外型膀胱破裂时，下腹部疼痛、压痛及肌紧张，直肠指检可触及直肠前壁饱满感。③血尿和排尿困难：由于尿液外渗到腹腔或膀胱周围或血块堵塞，患者可感尿意但无尿或少量血尿。④尿瘘：膀胱破裂与体表、直肠或阴道相通时，引起伤口漏尿、膀胱直肠瘘或膀胱阴道瘘。

（4）心理 - 社会状况评估：血尿可使患者及家属出现紧张、焦虑心理。腹痛及腹膜刺激征更易加重其紧张心理。

2. 体格检查

（1）一般状态：测量患者的生命体征。

（2）腰腹部体征：闭合性损伤时，体表常有皮肤肿胀、血肿和瘀斑。腹膜内型膀胱破裂如腹腔内尿液较多可出现移动性浊音阳性。

3. 辅助检查

（1）CT 膀胱造影：CT 可显示膀胱体积缩小，膀胱外侧高密度血肿影像。

（2）注水试验法：是诊断膀胱破裂最简单的方法。无菌安放尿管，抽出残尿，注入生理盐水 200ml。出量等于入量，表示无膀胱破裂；出量小于入量，表示膀胱破裂；出量大于入量表述示膀胱破裂，腹膜内型。

（六）诊断与鉴别诊断

1. 诊断要点

（1）下腹或骨盆有外伤史，下腹疼痛、肌紧张、血尿、排尿困难或无尿。开放性损伤自伤口漏尿。

（2）导尿检查有血尿或无尿，测漏试验液体进出量差异很大。

（3）膀胱造影见造影剂溢出膀胱外（膀胱破裂）。

2. 鉴别诊断

（1）尿道损伤：患者可出现休克、排尿障碍，发生尿潴留。前尿道损伤有尿道溢血；后尿道损伤,肛门指检可发现前方有柔软的血肿、压痛;膜部尿道断裂时还能触到浮动的前列腺尖端。尿道造影和膀胱造影有助于两者的鉴别。

（2）急性腹膜炎:急性腹膜炎与腹膜内型膀胱破裂两者均有腹痛、腹肌紧张、压痛、反跳痛等腹膜刺激征,但急性腹膜炎先有原发病的临床表现,再发展成腹膜炎,胃肠道症状明显,无排尿困难,无尿外渗的临床表现。导尿或膀胱造影可鉴别。

（七）护理措施

1. 术前护理　密切观察生命体征、尿量及尿色变化,及时发现休克、感染、尿道堵塞等迹象。

2. 术后护理

（1）留置尿管患者的护理。

（2）膀胱造瘘患者的护理:①妥善固定引流管,避免脱出。②保持引流管通畅,必要时可用无菌生理盐水冲洗。③及时换药,避免尿液逆流,鼓励患者多饮水,定期更换引流袋,避免感染。④通常放置12天后方可拔管,以免尿液外漏引起感染。拔管前先行夹管试验,证明尿道排尿通畅,方可拔管。必要时应先间断夹管,训练膀胱肌排尿、储尿功能,避免发生膀胱肌无力。拔管后注意排尿情况。若造瘘口不愈合,可行手术清创、修整、缝合。

3. 特别关注　引流管的护理。

（八）随访

1. 预期目标

（1）患者生命体征恢复平稳。

（2）血尿减少或不出现血尿。

（3）疼痛经治疗得到缓解。

（4）患者的恐惧感减轻。

2. 并发症　及时而适当的手术以及术后抗生素的应用可明显减少并发症。盆腔血肿避免切开,以免发生大出血。若出血难以控制,可用纱布堵塞压迫止血,24小时后取出,亦可行选择性盆腔血管栓塞术。

三、尿道损伤

（一）概述

尿道损伤（injury of urethra）多见于男性。男性尿道以尿生殖膈为界,分为前、后两段。前尿道包括球部和阴茎部,后尿道包括前列腺部和膜部。前尿道损伤多发生在球部,而后尿道损伤多在膜部。

（二）流行病学

尿道是泌尿系统最容易损伤的部位。主要发生在男性青壮年时期。女性很少,仅占3%。

（三）病因与危险因素

1. 暴力因素　弹片、锐器伤可致开放性损伤。会阴部骑跨伤以及骨盆骨折等可致闭合性损伤,前者将尿道挤向耻骨联合下方,引起尿道球部损伤;后者引起尿生殖膈移位,产生剪切力,使膜部尿道撕裂或撕断。

2. 医源性损伤　如经尿道器械操作不当可引起球部损伤。

（四）预防和筛查

1. 预防　进行骑行等运动时，注意保护会阴部，减少对会阴部的撞击，避免骑跨伤。避免暴力导尿，并且尽可能缩短留置导尿时间，减少医源性尿道损伤。及时发现和处理男性包茎，及时矫治尿路畸形，防止尿路梗阻。

2. 筛查

（1）直肠指诊：有无直肠损伤，后尿道损伤及前列腺飘浮感，直肠前壁肿胀、触痛等。

（2）导尿：可以检查尿道是否连续、完整。严格无菌下轻缓插入导尿管，若顺利进入膀胱，说明尿道连续而完整。若一次插入困难，不应勉强反复试插，以免加重损伤和导致感染。后尿道损伤伴骨盆骨折时一般不易插入导尿管。

（3）X线检查：骨盆前后位片显示骨盆骨折。必要时从尿道口注入造影剂10~20ml，可确定损伤部位及造影剂有无外漏。

（五）评估

1. 病史

（1）病因与诱因：有无会阴部骑跨伤以及骨盆骨折；有无弹片、锐器伤所致的开放性损伤。

（2）患病及治疗经过：了解外伤史，如骑跨伤提示球部尿道损伤，可有会阴、阴囊及阴茎部位尿液外渗。挤压伤、骨盆骨折常有后尿道损伤，了解受伤过程及损伤程度。

（3）主要症状评估：①休克：骨盆骨折合并尿道损伤时可引起损伤性或失血性休克。②疼痛：尿道球部损伤时会阴部肿胀、疼痛，排尿时加重。后尿道损伤表现为下腹部疼痛，局部肌紧张、压痛。③尿道出血：前尿道损伤时可见尿道外口流血，后尿道损伤时可无尿道口流血或仅少量血液流出。④排尿困难：尿道挫裂伤后因局部水肿或疼痛性括约肌痉挛，发生排尿困难。尿道断裂时，可发生尿潴留。⑤血肿及尿外渗：尿道骑跨伤或后尿道损伤引起尿生殖膈撕裂时，会阴、阴囊部出现血肿及尿外渗，并发感染时则出现全身中毒症状。

（4）心理-社会状况评估：患者及家属除有与肾损伤、膀胱损伤类似的心理反应外，还可能担心损伤会影响今后生活。

2. 体格检查

（1）一般状态：测量患者生命体征。

（2）皮肤和黏膜：有无腰腹部疼痛，观察尿道口皮肤状况，有无出血。

3. 辅助检查　X线检查、直肠指检。

（六）诊断与鉴别诊断

1. 诊断要点　应注意外伤后血尿是否系尿道损伤后所致，确定尿道损伤的部位，估计尿道损伤的程度，有无其他脏器合并伤等几个问题。

（1）病史及体检：应了解外伤史，如骑跨伤提示球部尿道损伤，可有会阴、阴囊及阴茎部位尿外渗。挤压伤、骨盆骨折常有后尿道损伤，可有耻骨上区、膀胱周围尿外渗，直肠指检前列腺部位空虚或前列腺甚为活动，或有囊性感；若指套染有血液，应考虑合并直肠损伤。试插导尿管，除尿道挫伤和部分尿道裂伤可成功外，较严重尿道损伤往往不会成功。

（2）X线检查：骨盆X线检查可显示骨盆骨折。进行逆行尿道造影时，尿道内造影剂出现外渗即能诊断尿道损伤，并且能够可靠地识别损伤部位。

2. 鉴别诊断　腹膜外膀胱破裂，若合并骨盆骨折，可发生耻骨后间隙、膀胱周围组织尿外渗、排尿障碍、无尿等症状;膀胱空虚,导尿管插入顺利,而无尿液或仅有少量血尿流出。并可做测漏试验;直肠指检前列腺无抬高和移位。注意膀胱破裂可能与后尿道断裂同时发生。

(七)护理措施

1. 紧急处理 损伤严重伴出血性休克者,需采取输血、输液等抗休克措施。骨盆骨折患者须平卧,勿随意搬动,以免加重损伤。尿潴留不宜导尿或未能立即手术者,可行耻骨上膀胱穿刺,吸出膀胱内尿液。

2. 病情观察及护理 尿道轻度挫伤及轻度裂伤,症状较轻,尿道连续性存在,无排尿困难者,可给予止血药、抗菌药,嘱患者多饮水,保证尿量。若存在排尿困难,但导尿成功者,可留置尿管1~2周。

3. 手术治疗护理 尿道部分裂伤有排尿困难且不能插入尿管以及尿道完全断裂者,应手术治疗。前尿道损伤:行会阴尿道修补术或断端吻合术,留置尿管2~3周。若病情严重、会阴或阴囊形成大血肿及尿外渗者,施行耻骨上膀胱穿刺造瘘术,3个月后再修补尿道。后尿道损伤:可行尿道会师术恢复尿道连续性。全身情况差者,可先行膀胱造瘘,3~6个月后再做尿道修补术。

4. 心理护理 给患者和家属介绍膀胱损伤的治疗方法,目前采取的相关措施及目的,解释相关治疗的必要性和重要性,解除思想顾虑,以取得配合。

(八)随访

1. 预期目标

(1)疼痛缓解。

(2)尿潴留状况缓解。

2. 并发症

(1)尿道狭窄:后尿道损伤常并发尿道狭窄,为预防术后尿道狭窄,先每周1次尿道扩张,持续1个月后可定期行尿道扩张术。对晚期发生的尿道狭窄,可用腔内技术经尿道切开或切除狭窄部的瘢痕组织,或于受伤3个月后经会阴部切口切除尿道瘢痕组织,做尿道断端吻合术。

(2)合并直肠损伤:应立即修补,并做暂时性结肠造瘘。若并发尿道直肠瘘,应等待3~6个月后再施行修补手术。

(3)尿外渗:在尿外渗区做多个皮肤切口,深达浅筋膜下,彻底引流外渗尿液。

(王 薇,丁 莉,郑 力)

第八节 泌尿、男性生殖系统肿瘤

一、肾癌

(一)概述

肾癌又名肾细胞癌、肾腺癌,是起源于肾实质泌尿小管上皮系统的恶性肿瘤,占肾脏恶性肿瘤的80%~90%,主要包括起源于泌尿小管不同部位的各种肾细胞癌亚型,不包括来源于肾间质及肾盂上皮系统的各种肿瘤。肾癌的发病机制目前还未明确，但有研究表明，在低氧的生理条件下，核蛋白 SPOP 的过表达和错误定位是引发肾癌的核心因素。近年来，无症状肾癌的发现率逐年升高，而经典血尿、腰痛、腹部肿块"肾癌三联征"出现率逐渐降低，患者可出现副肿瘤综合征，表现为高血压、贫血、体重减轻、恶病质、发热、肝功能异常等改变。若出现肿瘤转移，则可能表现为骨痛、骨折、咳嗽、咯血等。目前，早、中期肾癌的主要治疗方式为手术治疗，且预后五年生存率较高。

（二）流行病学

肾癌约占成人恶性肿瘤的 2%~3%，占成人肾脏恶性肿瘤的 80%~90%。世界范围内各国或各地区的发病率各不相同，发达国家发病率高于发展中国家，城市地区高于农村地区，男性多于女性，男女患者比例约为 2：1，发病年龄可见于各年龄段，高发年龄 50~70 岁。据《全球疾病负担报告（2019 年）》显示，我国 2019 年有近 6 万人被诊断为肾癌，并导致超过 2 万人死亡，肾癌所造成的疾病负担已成为一个严重的公共卫生问题。

（三）病因与危险因素

1. 病因　肾癌的病因未明，已经明确的与肾癌发病相关的因素有遗传、吸烟、肥胖、高血压及抗高血压治疗等。

（1）遗传因素：家族性肾癌与遗传有关，具有发病早、多病灶和双侧性特点。

（2）吸烟：大量资料显示，吸烟是导致肾癌的主要原因。

（3）肥胖和高血压：是引起男性肾癌的原因中比较显著的两个因素。

（4）职业：有报道显示，金属铺、报业印刷、焦炭工人、干洗业和石油化工相关产业者肾癌发病和死亡危险性增加。

（5）其他：放射、高摄入乳制品、低摄入水果和蔬菜、激素和药物等。

2. 危险因素

（1）不良生活习惯：吸烟、喝酒、喝咖啡、高摄入乳制品、动物蛋白、脂肪，低摄入水果、蔬菜，滥用解热镇痛药等。

（2）环境因素：放射、金属铺、报业印刷厂、焦炭厂、干洗店和石油化工厂等。

（3）肥胖和高血压：高体重指数（BMI）和高血压是与男性肾癌危险性升高相关的两个独立因素。

（四）预防和筛查

1. 预防

（1）大力宣传吸烟、饮酒对健康的损害。

（2）患有肾囊肿等肾脏疾病应积极治疗，防止疾病的进一步发展。

（3）慎用解热剂：如非那西汀等药物应在医生的指导下使用。

（4）经常参加体育锻炼，增强身体素质。平衡饮食，增加营养，保持心情愉快，增加机体免疫力。

（5）经常食用具有防癌抗癌作用的食物。足量的维生素 C、维生素 A，微量元素硒、钼等。科学饮食，不吃霉变、变质的食物，达到防癌、抗癌的作用。

2. 筛查

（1）有家族肾癌病史的人群，建议定期进行相关检查，做到"早发现、早诊断、早治疗"。

（2）一般人群应进行常规体格检查。

（五）评估

1. 病史

（1）评估与肾癌有关的病因和诱因：详细询问与肾癌相关的病因和诱因，如是否有家族史、吸烟、喝酒、高血压、工作环境、饮食习惯等。

（2）患病及治疗经过：询问患者本次疾病的发现过程，相关症状等。询问有无进行检查及检查结果，治疗经过。了解患者所用药物的名称、剂量、用法、疗效、不良反应、治疗效果等。

（3）症状评估：评估患者有无血尿、腰痛、恶病质、体重减轻、发热等症状，注意这些症状的程度及其特点。

（4）心理 - 社会状况评估：癌症患者和家属常有恐惧、怀疑、悲伤等情绪，因此医护人员应全面了解患者及家属心理情况及家庭、社会支持情况，帮助患者及家属树立信心。

2. 体格检查

（1）一般状况：测量患者的生命体征，评估营养状况、表情、神志状况，注意有无肥胖、恶病质、体重过轻等情况。

（2）腹部检查：注意检查是否有肿块、压痛等。

（3）精索静脉曲张：当肾静脉内有癌栓形成时，患侧精索静脉曲张，卧位时仍不消失。

3. 辅助检查

（1）B 超：对于鉴别实质性和囊性、了解有无肾静脉和下腔静脉癌栓形成有重要意义。

（2）CT：可以发现未引起肾盂肾盏改变和无症状的肾癌，可准确测定肿瘤密度，是临床诊断肾癌和进行临床分期最主要的手段。

（3）X 线：尿路平片示：肾影增大，可出现环状钙征；静脉尿路造影示：肾盂、肾盏受压变形，充盈缺损等，对于鉴别肾癌和肾盂癌有重要意义。

（4）MRI：对于肾癌是否侵犯周围，尤其对肾癌伴肾静脉、腔静脉癌栓，及淋巴结转移具有特别意义。

（5）肾动脉造影或数字减影血管造影：主要用于术前了解肾血管分布，有利于开展保留肾单位的肾癌手术及肾动脉造影加栓塞术。

（六）诊断与鉴别诊断

1. 诊断要点 肾癌的临床诊断主要依靠影像学检查，常用影像学检查项目包括：胸部 X 线片（正、侧位）、腹部超声、腹部 CT、腹部 MRI 检查。诊断主要依据 B 超及 CT 示肾脏内有实质性占位性病变，因肾脏的实质性占位性病变绝大多数是肾癌。

2. 鉴别诊断

（1）肾囊肿：主要通过 B 超与肾癌鉴别。

（2）错构瘤：B 超显示局部强回声光团，CT 示肿块的 CT 值为负值。

（3）其他：如球旁细胞瘤、炎性肿块等。

（七）护理措施

1. 非药物治疗护理

（1）手术治疗的护理：①一般护理：严密观察生命体征，鼓励患者深呼吸，必要时应协助咳嗽或给予雾化吸入，如根治性肾切除术，应让患者尽早下床活动；如肾部分切除术，应让患者卧床 5 天左右。②饮食与营养：术后 48 小时禁食，如已排气可给流质饮食。应鼓励患者多饮水，达到自行冲洗目的。③排尿功能护理：注意每日的尿量、颜色、性质，必要时留取标本化验。施行肾输尿管切除术后,须留置导管尿 5~7 天,注意观察导尿管和腹腔闭式引流是否通畅,引流量及性质,伤口渗血情况。④疼痛的护理:保持环境的安静,减轻不良刺激,分散注意力等,必要时可使用药物镇痛。⑤心理护理:注意观察患者情绪变化,关心体贴患者,多与患者及家属沟通,耐心向患者解释,树立战胜疾病的信心,争取早日康复。

(2)放疗的护理:①放疗部位可能会出现红、热、痒,嘱患者注意保护照射野皮肤,勿用手抓挠,避免使用刺激性肥皂等擦洗皮肤,以防破溃,引起感染。②嘱患者注意保暖,防止感冒,预防感染。③穿宽松棉织品衣服,减少对皮肤的刺激。④定期监测肝、肾功能和白细胞计数。⑤告知患者放疗期间常见的反应,减少患者恐惧。

2. 药物治疗的护理 对于转移性肾癌,多采用内科治疗为主,主要包括细胞因子治疗、分子靶向治疗、化疗。

(1)细胞因子治疗:①白介素 -2(IL-2):IL-2 可以刺激自然杀伤细胞(NK)的增殖和活化,并增强其活性;诱导细胞毒性淋巴细胞,增强其溶细胞活性;诱导淋巴因子活化杀伤(LAK)细胞。LAK 细胞具有广谱的抗肿瘤活性,可以溶解多种肿瘤细胞。②干扰素 -α(IFN-α):干扰素抑制细胞分裂的活性有明显的选择性,对肿瘤细胞的活性比正常细胞大 500~1 000 倍。IFN-α 可以诱导肿瘤细胞凋亡,从而杀灭肿瘤细胞。③用药护理:细胞因子治疗过程中可能会出现疲乏、发热、注射部位皮下硬结、皮疹、腹泻、转氨酶异常等不良反应,因此治疗期间应定期检查血常规和肝功能,必要时停药,待恢复后再继续进行治疗。

(2)分子靶向药物:①索拉非尼:是一种新型的口服多激酶抑制剂,其可对 Raf-1 的丝氨酸 / 苏氨酸激酶活性产生很强的抑制作用,并可抑制血管内皮生长因子受体(VEGFR)-2、VEGFR-3、血小板源生长因子受体(PDGFR)-β、FLT-3 和 KIT 等的酪氨酸激酶活性。②舒尼替尼:是一种可口服的小分子羟基吲哚类酪氨酸激酶抑制剂,其可选择性地抑制 PDGFR、VEGFR、KIT 和 FLT3 等多个靶点,从而发挥抗肿瘤和抗血管生成活性。③用药护理:索拉非尼和舒尼替尼的不良反应以乏力、皮肤毒性、高血压和腹泻为主要表现形式。同时患者易出现手足皮肤反应、皮疹(或脱屑)和脱发、高血压、乏力、腹泻、胃炎、异常出血和血液系统不良反应等。

(3)化疗:常用药物有吉西他滨、氟尿嘧啶、卡培他滨等,但化疗对转移性肾癌有效率较低。

3. 特别关注 免疫治疗副作用多,应注意观察。

(八)随访

1. 预期目标

(1)患者病情控制良好,未出现复发。

(2)患者焦虑、恐惧缓解,增强信心。

(3)患者症状消失,日常生活不受影响。

(4)患者对疾病相关知识了解,自我护理、监测良好。

2. 并发症

(1)出血:可能来自肾蒂或下腔静脉的意外,也可能来自肾实质切口或肾盂肾盏的手术损伤。严重的出血除有休克症状外,肾周围血肿较大者可在手术侧腰腹部出现肿块,或有严重血尿,严重出血常需再次手术处理。

（2）感染：多与手术暴露时间长、术后治疗护理不当有关，术后应注意观察患者体温变化及局部切口有无红肿热痛，遵医嘱给予抗生素。

（3）液气胸：可能与术中胸膜损伤有关，术后应密切观察有无呼吸频率及节律异常，若患者出现胸闷、胸痛、气促或发热等症状，听诊呼吸音减弱或消失，则应考虑液气胸的可能性，做好胸腔闭式引流的准备。

（4）肾衰竭：与术中要阻断健侧肾动、静脉，肾脏缺血有关，术后应注意观察尿液颜色和量的变化，保持导尿管引流通畅，若尿量 < 7ml/h，有可能发生急性肾衰竭，此时，应严格控制液体出入量，注意血肌酐、电解质的变化。

二、膀胱癌

（一）概述

膀胱癌是指发生在膀胱黏膜的恶性肿瘤，是泌尿系统最常见的恶性肿瘤，分为尿路上皮肿瘤和非尿路上皮肿瘤。多与遗传、吸烟、长期接触工业化学产品等因素有关，主要表现为反复出现的血尿、膀胱刺激症状，即尿频、尿急、尿痛，上尿路阻塞症状等，其中血尿为常见的首发症状。目前，膀胱癌治疗多采用手术治疗和药物治疗相结合方式，手术方式主要包括经尿道膀胱肿瘤电切术、膀胱部分切除术、膀胱全切术，术后辅助膀胱内灌注药物，预防复发。

（二）流行病学

膀胱癌占我国泌尿生殖系肿瘤发病率的第 1 位，而在西方其发病率仅次于前列腺癌，居第 2 位。2017 年我国膀胱癌发病率为 3.89/10 万，死亡率为 1.75/10 万。膀胱癌可发生于任何年龄，甚至于儿童。其发病率随年龄增长而增加，高发年龄 50~70 岁。男性膀胱癌发病率为女性的 3~4 倍。虽然我国膀胱癌的发病率和死亡率低于世界水平，但近十年来仍然呈现出不断上升的趋势，已成为我国重要的疾病负担之一。

（三）病因与危险因素

1. 病因 膀胱癌的发生是复杂的，有内在遗传因素和外在环境因素。目前较为明确的两大致病危险因素是吸烟和长期接触工业化学产品。

（1）吸烟：是目前最为肯定的膀胱癌致病危险因素。30%~50% 的膀胱癌由吸烟引起，吸烟可使该病的发生率增加 2~4 倍，危险率和吸烟强度、时间成正比。

（2）遗传易感性：有家族史者发生膀胱癌的危险性明显增加，遗传性视网膜母细胞瘤患者膀胱癌的发生率也明显升高。膀胱肿瘤和性别、年龄关系密切。

（3）长期接触工业化学产品：从事染料、纺织、皮革、橡胶、油漆及印刷等职业的人，其发生膀胱肿瘤的危险性显著增加。主要致癌物是联苯胺、4- 氨基双联苯等。潜伏期可达 15~40 年。

（4）膀胱慢性感染与异物：膀胱慢性感染和异物长期刺激易引起膀胱癌，如膀胱结石、长期留置导尿、膀胱憩室、埃及血吸虫病膀胱炎等，以鳞状细胞癌为多见。

（5）盆腔放射治疗：女性宫颈癌手术后接受放疗较仅仅接受手术患者发生膀胱癌的危险性高 2~4 倍，远远高于单纯化疗患者，其危险性往往持续到放射治疗后 10 年以上，因放射治疗导致的膀胱癌往往是级别较高、局部进展的肿瘤。

（6）其他：长期大量应用镇痛药物，如非那西汀；化疗药物，如环磷酰胺；长期饮用砷含量高的水或氯消毒水等均为膀胱癌的病因或诱因。

2. 危险因素

（1）不良生活习惯，如吸烟等。

（2）长期接触工业化学产品，如油漆、染料等。

（3）滥用药物，如非那西汀、环磷酰胺等。

（四）预防和筛查

1. 预防

（1）养成良好的生活习惯，不吸烟、喝酒，保持充足睡眠，加强锻炼，增强体质。

（2）不滥用药物，遵医嘱用药，不擅自增减药量。

（3）不长期接触化工产品，如油漆、染料等。

2. 筛查

（1）尿常规、尿脱落细胞学、尿肿瘤标志物。

（2）影像学检查 B 超、CT 等。

（3）膀胱镜检查。

（五）评估

1. 病史

（1）评估与膀胱癌有关的病因和诱因：详细询问与膀胱癌相关的病因和诱因，如是否吸烟、喝酒，是否长期接触化工产品，有无长期大量用药史等。

（2）患病及治疗经过：询问患者本次疾病发现的过程，有无症状，如血尿、排尿困难、尿频等。询问有无进行检查及检查结果，治疗经过和病情严重程度。了解患者所用药物的名称、剂量、用法、疗效、不良反应，药物的治疗效果等。

2. 体格检查

（1）一般状态：测量患者的生命体征，观察发育、营养、面容表情和意识等一般状态。

（2）腹部检查：检查下腹部是否有肿块等。

（3）直肠指诊：注意膀胱大小、外形、有无肿块等。

3. 辅助检查

（1）尿脱落细胞学检查：尿沉渣或膀胱冲洗液中，易发现脱落的肿瘤细胞，简便易行，多用于早期的膀胱癌筛查和术后随访。该检查在分化差的肿瘤中敏感性高，分化良好者不易检出。

（2）膀胱镜检查：膀胱镜检查对膀胱肿瘤诊断具有重要的作用，它可在直视下观察到肿瘤的数目、位置、大小、形态、和输尿管口的关系等，初步判断肿瘤的性质及临床分期。同时可做活组织检查以明确诊断，又是制订治疗计划必不可少的重要依据。

（3）影像学检查：① B 超检查：经腹部 B 型超声波检查对诊断膀胱肿瘤的准确性与肿瘤的大小成正比，还与检查者的经验和判断能力有关。肿瘤直径大于 1cm 的准确率高，反之则低，可作为患者的最初筛选。②静脉肾盂造影：对于膀胱肿瘤，确诊前必须作静脉肾盂造影，它能排除肾盂和输尿管的肿瘤，显示因输尿管口或膀胱底部浸润性病变所造成的输尿管梗阻，了解双侧肾脏功能。③ CT 和 MRI 检查：能够了解膀胱与周围脏器的关系，肿瘤的外侵和程度，远隔器官是否有转移，有助于 TNM 分期，对制定治疗计划很有帮助。二者在诊断晚期肿瘤方面准确性均较高。④其他：包括膀胱双合诊、膀胱造影、肿瘤标志物测定、骨扫描等。

（六）诊断与鉴别诊断

1. 诊断要点

（1）症状和体征：年龄 40 岁以上，出现血尿和尿频等症状应考虑膀胱癌可能。

（2）临床检查：常规的全身体格检查。

（3）实验室检查：①血液生化：血常规和肝肾功能等。②尿脱落细胞学检查。

（4）膀胱镜检查：膀胱镜观察病变部位和范围，确定临床分期，并取病理活检。

（5）影像学检查：①胸正侧位片。②腹盆腔 CT 或 MRI：腹部和盆腔 CT 或 MRI 检查可确定肿瘤侵犯范围，有无淋巴结转移、肝转移等。③膀胱造影。④静脉肾盂造影。

2. 鉴别诊断

（1）肾、输尿管肿瘤：血尿特点也为全程无痛性肉眼血尿，与膀胱癌类似，可单独发生或与膀胱癌同时发生，上尿路肿瘤引起的血尿可出现条形或蚯蚓状血块，明确诊断需要 B 超、CT、泌尿造影等检查。

（2）泌尿系结核：除了血尿外，主要症状为慢性膀胱刺激症状，伴有低热、盗汗、消瘦、乏力等全身症状，通过尿找抗酸杆菌、静脉肾盂造影、膀胱镜检查等与膀胱癌鉴别。

（3）前列腺增生：主要症状为进行性排尿困难及尿频，有时出现肉眼血尿，在老年人，膀胱癌可以和前列腺增生同时存在，需要行尿脱落细胞学、B 超、CT、膀胱镜检查等鉴别。

（4）尿石症：血尿多为镜下血尿，上尿路结石可出现肾、输尿管绞痛，膀胱结石可出现排尿中断现象，通过肾、输尿管及膀胱（KUB）平片、B 超、膀胱镜检查等鉴别，由于膀胱结石对局部黏膜的刺激，可导致肿瘤发生。因此，长期膀胱结石出现血尿时，应考虑膀胱癌的可能，必要时行膀胱镜检查及活检。

（七）护理措施

1. 非药物治疗护理

（1）手术治疗的护理：①监测生命体征：术后常规检测患者体温、呼吸、脉搏、血压等生命体征，每 1~2 小时一次。②体位：全麻者去枕平卧位，头偏向一侧 6~8 小时；椎管麻醉者去枕平卧 6 小时，血压稳定后，可改为半卧位。③饮食护理：膀胱肿瘤电切术后 6 小时可进食半流质饮食，开放术后，肛门排气后，可进食；膀胱全切、尿道改道术后，留置胃管进行胃肠减压，第 3~4 天给予温开水，4~5 天后可给予流质饮食。④造口的护理：密切观察造口的颜色、高度、形状及造口周围皮肤情况，若出现异常，及时报告医生，采取相应措施。保持造瘘处清洁，敷料渗湿后及时更换；保证内支撑管固定且引流通畅。对于回肠内留置导尿管的患者，需常冲洗，防止黏液堵塞管道。⑤原位新膀胱的护理：术后保持引流管通畅，定期冲洗导尿管；拔除导尿管前训练新膀胱，待容量达到 300ml 以上便可拔管。告知患者一年内会有不同程度的尿失禁存在，嘱患者进行膀胱训练。⑥引流管的护理：回肠膀胱或可控膀胱因肠黏膜分泌黏液，易造成引流管堵塞，应注意及时挤压，保持引流管通畅。膀胱癌术后留置气囊导尿管和耻骨上膀胱造瘘管的患者，做好膀胱冲洗。对膀胱全切肠代膀胱腹壁造口的患者，应明确各种引流管在体内的位置及作用，并及时连接引流袋。⑦拔管时间：伤口引流管 5~7 天拔除，输尿管 D-J 管 10~14 天拔除，新膀胱导尿管 14~21 天拔除。

（2）心理护理：患者对癌症难以接受，且术后易复发，表现出恐惧、焦虑、绝望的心理状态，以及无法接受尿道改道等心理反应。医护人员必须理解患者、开导患者、多与患者交流，使之树立战胜疾病的信心。

2. **药物治疗的护理**　做好膀胱内药物灌注的护理：灌注前护士应耐心细致地做好患者的思想工作，倾听患者及家属的意见，使患者及家属积极配合治疗，促进身体康复。准备好药物、稀释液及导尿包等物品，协助医生灌注。灌注时插入导尿管排空膀胱，再将稀释后的抗癌药物经导尿管注入膀胱，帮助患者每15分钟更换一次体位，分别取仰卧位、左侧卧位、右侧卧位、俯卧位，使药液能够充分接触膀胱各部位。注入药物2小时内嘱患者不喝水或少喝水，避免药物稀释降低疗效，2小时后自行排尿，将药液排出，并嘱患者多喝水。

3. **特别关注**　患者术后应进行膀胱灌注辅助治疗，并定期复查，预防复发。

（八）随访

1. 预期目标

（1）患者及家属了解疾病相关知识，掌握造口护理方法、收缩肛提肌和耻骨骶尾肌锻炼方法，排尿情况得到改善。

（2）患者焦虑、悲伤等负面情绪得到缓解。

（3）患者身体状况较好，未出现疾病复发迹象。

2. 并发症

（1）出血一般在术后早期易发生，术后应严密观察患者盆腔引流管及导尿管引流液的量、质、色，保持引流管通畅。

（2）肠吻合口漏是较严重的并发症，主要与吻合技术、吻合口血运和肠腔内压力有关。术后一旦发现小肠漏，应尽快手术探查。

（3）输尿管吻合口漏较少见，一旦发生，尿液外渗会导致发热及假性尿囊肿形成及吻合口狭窄，应尽早手术探查，重新进行输尿管吻合。

三、前列腺癌

（一）概述

前列腺癌（prostate cancer）是指发生在前列腺的上皮性恶性肿瘤，95%以上为前列腺腺癌，多与遗传、年龄、种族、脂肪摄入过多等因素有关。前列腺癌早期通常没有症状，但肿瘤侵犯尿道、膀胱颈时，可出现尿流缓慢、尿频、尿急、尿流中断、排尿不尽及排尿困难等症状。目前，前列腺癌治疗主要有前列腺癌根治术、放疗、内分泌治疗及化疗，其中根治术为主要治疗方式。

（二）流行病学

前列腺癌是一种常见的男性泌尿生殖系统肿瘤，其发病率居全球男性恶性肿瘤第2位，而在欧美发达国家中，其发病率更高，居第1位。在中国，前列腺癌大多发生在50岁以上男性中，其中超过75岁男性中发病率急剧上升，且随着人口老龄化严重、医疗水平及居民健康意识的提高，近年来前列腺癌患者也呈明显增加趋势。

（三）病因与危险因素

1. 病因

（1）遗传：为前列腺癌的明确影响因素。如果一级亲属（兄弟或父亲）患有前列腺癌，其本人患前列腺癌的危险性会成倍增加。同时有前列腺癌家族史的患者比无家族史的患者确诊年龄早。

（2）年龄：是前列腺癌最重要的危险因素，而且和年龄的密切关系是前列腺癌与其他肿瘤不同的最重要特征。前列腺癌患者主要为老年男性，新诊断患者中位年龄为72岁，高峰年龄为75~79岁。

（3）种族：临床型前列腺癌在全世界有很大的差异。据报道从最高的斯堪的那维亚国家和美国，到最低的远东国家尤其是中国和日本，最高和最低的发病率相差数十倍至近100倍。

（4）脂肪摄入过多：饮食中的脂肪被认为在前列腺癌的发生中起重要作用，饮食中的饱和脂肪酸可直接增加睾酮的合成，就会增加前列腺癌发生的可能性。而低脂肪素食能够减少血液循环中最多可达30%的睾酮水平，从而减少因睾酮引起的前列腺癌。

（5）其他：可能与首次遗精年龄、过早进行性生活、血清睾酮水平等因素有关。

2. 危险因素

（1）不良生活习惯：吸烟、喝酒、缺乏运动、长期久坐、动物脂肪摄入过多、肥胖等。

（2）其他：遗传、年龄等。

（四）预防和筛查

1. 预防

（1）多吃豆类和蔬菜，少吃辛辣和刺激性食物，多吃清淡、易消化的食物，禁烟、禁酒，并保持大便的畅通。

（2）应避免对前列腺进行压迫，不长时间久坐不动。应适当休息并及时变换体位，避免前列腺局部充血。

（3）保持心情舒畅，注意个人卫生。保持充足的睡眠。

2. 筛查

（1）测血前列腺特异性抗原（PSA）。

（2）直肠指诊。

（五）评估

1. 病史

（1）评估与前列腺癌有关的病因和诱因：详细询问与前列腺癌相关的病因和诱因，如是否有家族史、长期久坐、吸烟、喝酒等。

（2）患病及治疗经过：询问患者疾病的症状，如尿频、尿不尽等。询问有无进行检查及检查结果，治疗经过和病情严重程度。了解患者所用药物的名称、剂量、用法、疗效、不良反应等，药物的治疗效果等。

2. 体格检查

（1）一般状态：测量患者的生命体征，观察发育、营养、面容表情和意识等一般状态。

（2）肛门直肠检查：注意前列腺大小、外形、有无不规则结节，结节的大小、硬度、前列腺的活动度及精囊情况。

3. 前列腺癌病理分级　以Gleason系统应用最为广泛。它以肿瘤腺体的分化程度及腺体基质的生长方式为依据，将主要病变区分为1~5级，将次要的病变区也分为1~5级，1级分化最好，5级分化最差，两者级数相加就是组织学评分所得分数，应为2~10分。评分为2~5分属高分化，6~7分为中分化，8~10分为低分化。评分越高，肿瘤恶性度越高，预后越差。

4. 前列腺癌分期　可以指导选择治疗方法和评价预后（见表20-4）。

表 20-4　前列腺癌 TNM 分期（2002 年 AJCC）

原发肿瘤（T）	临床
Tx	原发肿瘤不能评价
T0	无原发肿瘤证据
T1	不能被扪及和影像学难以发现的临床隐匿肿瘤
T1a	偶发肿瘤，体积＜所切除组织体积的 5%
T1b	偶发肿瘤，体积＞所切除组织体积的 5%
T1c	穿刺活检发现的肿瘤（如由于 PSA 升高）
T2	局限于前列腺内的肿瘤
T2a	肿瘤限于单叶的 1/2（≤1/2）
T2b	肿瘤超过单叶的 1/2 但限于该单叶
T2c	肿瘤侵犯两叶
T3	肿瘤突破前列腺包膜
T3a	肿瘤侵犯薄膜外（单侧或双侧）
T3b	肿瘤侵犯精囊
T4	肿瘤固定或侵犯除精囊外的其他邻近组织结构，如膀胱颈、尿道外括约肌、直肠、肛提肌和 / 或盆壁

区域淋巴结（N）	
Nx	区域淋巴结不能评价
N0	无区域淋巴结转移
N1	区域淋巴结转移

远处转移（M）	
Mx	远处转移无法评价
M0	无远处转移
M1	
M1a	有区域淋巴结以外的淋巴结转移
M1b	骨转移
M1c	其他器官组织转移

5. 辅助检查

（1）直肠指诊（digital rectal examination，DRE）：对前列腺癌的早期诊断和分级有重要价值。DRE 检查时应注意前列腺大小、外形、有无不规则结节，结节的大小、硬度，前列腺的活动度及精囊情况。

（2）血清前列腺特异性抗原（prostate-specific antigen，PSA）检查：是当前从人群中筛选前列腺癌患者的一线方法，前列腺癌患者常伴有 PSA 升高，极度升高提示已与转移病灶。血清总 PSA 正常值为低于 4ng/ml。但 PSA 并非前列腺癌特异性指标。

（3）经直肠超声检查（transrectal ultrasonography，TRUS）：可较早发现前列腺内的结节样改变,其典型表现为前列腺外周带的低回声占位。但对前列腺癌诊断特异性较低,在 TRUS 引导下进行前列腺的系统性穿刺活检,是前列腺癌诊断的主要方法。

(4)前列腺穿刺活检:经直肠 B 超引导下的前列腺系统穿刺是诊断前列腺癌最可靠的检查,主要有经会阴和经直肠两种途径,其中经会阴途径穿刺在临床上应用较多。

(5)CT、MRI 检查:可显示前列腺与周围组织结构的解剖关系,不能做定性诊断,而仅能做分期诊断。

(6)全身核素骨显像检查(ECT):可观察全身各部位骨骼,了解转移灶部位,可比常规 X 线提前 3~6 个月发现骨转移灶,敏感性较高但特异性较差。

(六)诊断与鉴别诊断

1. 诊断要点

(1)血清 PSA 水平:两次均大于 $4\mu g/ml$,且排除炎症或其他因素影响。

(2)直肠指诊:显示前列腺大小、硬度等异常。

(3)CT、MRI 检查:可显示前列腺与周围组织结构的解剖关系,不能做定性诊断,而仅能做分期诊断。

(4)前列腺穿刺:是诊断前列腺癌最可靠的检查。

2. 鉴别诊断 前列腺癌需与以下疾病进行鉴别。

(1)前列腺增生:前列腺增生和前列腺癌都可出现尿路梗阻症状,但前列腺增生系弥漫性增大,表面光滑,肛指检查无结节,PSA 正常或轻度升高,PSA 密度在前列腺增生往往小于 0.15,fPSA/tPSA 高于 25%,酸性磷酸酶和碱性磷酸酶正常,TRUS 前列腺包膜完整,光点均匀,界限清晰。

(2)前列腺结核:与前列腺癌相似之处都有前列腺硬结,但患者年龄轻,有肺结核病史,常常有输精管、附睾、精囊串珠状改变或硬结,也可有尿路结核症状,如血尿、血精以及膀胱刺激症状等,尿抗酸杆菌检测阳性,结核菌培养阳性,X 线拍片检查可见肾结核改变,并可见前列腺钙化阴影,前列腺活检为结核改变,PSA 升高不明显。

(七)护理措施

1. 非药物治疗护理

(1)手术治疗的护理:①术后体位:按全麻术后护理常规,平卧 6 小时,头偏向一侧,上、下肢可以活动。②生命体征的观察:严密监测生命体征变化,做好记录,如有异常立即报告医生。③腹部情况的观察:注意观察术后切口有无渗血,有无腹胀,若出现恶心呕吐、腹痛急剧、便血等,警惕肠管损伤的可能。④引流管的护理:患者术后留置导尿管和盆腔引流管,注意保持通畅,防止扭曲、折叠受压或脱出。密切观察引流液的颜色、性质,准确记录引流量。⑤功能锻炼:清醒后协助翻身、叩背,以利于排痰,保持会阴部清洁,每天坚持缩肛运动。⑥饮食指导:腹腔镜手术术后 6 小时后可进食半流质饮食,开放式手术待肠蠕动恢复、肛门排气后,可进食清淡的流质饮食,后由半流质饮食逐渐过渡到普通饮食。注意少食多餐,以易消化、有丰富营养食物为主,并附加多纤维食物,以利排便。

(2)放射治疗的护理:①心理护理应针对性地做好疏导工作。②劝导患者戒烟戒酒,忌吃辛辣和酸醋食物,避免过热过硬的食物,以免损伤黏膜。③嘱患者保持照光野皮肤的清洁干燥,防止溃疡感染,尤其是会阴部皮肤。天热出汗时可用温水和软毛巾轻轻蘸洗,忌用肥皂、粗毛巾擦拭。④不可在放射部位涂用含金属的药膏及氧化锌的胶布,照射时可产生两次射线,加重皮肤反应。⑤在照射时不可移动位置,以免损伤正常组织。⑥加强运动:嘱患者多进行体育运动,增强体质,避免久坐。

2. 药物治疗的护理　对于转移前列腺癌,包括 N1 和 M1 期;局限性或进展前列腺癌,无法行根治手术或放射治疗;治愈性治疗后远处转移的前列腺癌多行内分泌治疗,主要治疗方案包括去势治疗、单一抗雄激素治疗。

(1)去势治疗:①药物去势:常用药物有亮丙瑞林、戈舍瑞林、曲普瑞林等,属于人工合成的促黄体素释放激素(LHRH-α)类似物,可降低体内睾酮水平,达到去势水平。②雌激素:可抑制 LHRH 的分泌,抑制雄激素分泌,直接抑制睾丸 Leydig 细胞功能,以及对前列腺细胞的直接毒性。常用雌激素为己烯雌酚。③用药护理:去势治疗过程中患者可能出现潮热、男性乳房女性化等不良反应。与患者建立良好的关系,满足其需求,加强抗肿瘤治疗的宣教。同时告知患者药物不良反应是人体内分泌适应的暂时现象,指导其勿食用过热和刺激性食物,避免饮酒和浓咖啡,进食不宜过饱;指导患者穿宽松衣服,避免局部压迫,保持乳头清洁。同时解释乳房变化的原因,嘱其不必紧张,通常 6 个月内症状会自行消失。

(2)单一抗雄激素治疗:①比卡鲁胺:属于非类固醇类抗雄激素药物,可抑制雄激素对前列腺癌的刺激作用和雌激素依赖前列腺癌的生长,且不影响患者血清睾酮和黄体生成素的水平,主要适用于治疗局限晚期,无远处转移的前列腺癌。②用药护理:抗雄激素治疗过程中可能会出现面色潮红、瘙痒、男性乳房女性化、腹泻、乏力、呕吐等不良反应,因此治疗期间应定期观察患者情况,必要时停药。

(3)雄激素生物合成抑制剂治疗:①醋酸阿比特龙:该药物可通过抑制雄激素合成途径的关键酶 CYP17,从而抑制睾丸、肾上腺和前列腺癌细胞的雄激素合成。主要用于无症状或轻微症状的转移性去势抵抗性前列腺癌(mCRPC)患者,或不适合化疗的症状性 mCRPC 患者及化疗后有病情进展的患者。②用药护理:阿比特龙治疗过程中常可能出现高血压、低钾血症、肝功能异常、肾上腺皮质功能不全、腹泻、消化不良等不良反应,因此治疗期间应定期监测患者肝功能、血压、电解质等情况,必要时停药,待恢复后再继续治疗。

(4)化疗:化疗是去势抵抗性前列腺癌的重要治疗手段,常用药物有紫杉类、米托蒽醌、雌二醇氮芥等:①多西紫杉醇:主要通过与微管蛋白结合,抑制微管的解聚而抑制有丝分裂。②米托蒽醌:是一种半合成的蒽环类抗肿瘤抗生素,作用机制为嵌入 DNA,引起 DNA 的链间和链内交联,导致 DNA 单链和双链的断裂。该药物可有效缓解有症状的激素抗拒前列腺癌患者的骨痛。③雌二醇氮芥:是一种以雌二醇 17 磷酸酯为载体的氮芥类化合物,其主要代谢产物可通过下丘脑抑制促黄体生成素的释放,降低睾酮的分泌,又有直接细胞毒作用。④用药护理:化疗期间可能出现中性粒细胞减少、周围神经毒性、轻微女性化、肝功能异常、周围水肿、恶心、呕吐等不良反应,因此用药期间,应观察患者一般情况,定期检查血常规和肝功能,必要时停药。

3. 特别关注　手术治疗可能会引起尿失禁,患者术后应加强功能锻炼;药物治疗副作用较多,应注意观察。

(八)随访

1. 预期目标

(1)患者及家属了解疾病相关知识,掌握盆底肌锻炼方法,排尿情况得到改善。

(2)患者焦虑、悲伤等负面情绪得到缓解。

（3）患者术后 PSA 水平控制较好，无复发迹象。

2. 并发症

（1）出血：一般在术后 48h 内发生，术后应严密观察患者盆腔引流管及导尿管引流液的量、质、色，保持引流管通畅。

（2）尿失禁：是前列腺癌根治术后常见的并发症，其发生的主要原因为尿道外括约肌受损、逼尿肌功能不稳定。

（3）阴茎勃起功能障碍：是前列腺癌根治术后常见的并发症，它由多种因素引起，如年龄、肿瘤侵犯程度及范围、术中对影响勃起功能神经有无保留等。

（4）深静脉血栓：前列腺癌患者多为老年人，加上手术时间长，盆腔内分离广泛，腹腔内形成气腹，压力升高，因而易导致下肢静脉血栓形成。

（王　薇，丁　莉，江　萍）

第九节　男性性异常疾病

一、男性性功能障碍

（一）概述

男性性功能障碍是指男性性功能和性满足无能，是一种常见疾病，常表现为性欲障碍、阳痿、早泄、遗精、不射精和逆行射精等。正常男性性功能包括性欲（Libido）、性兴奋、阴茎勃起（Erection）、性交、射精和性欲高潮等过程。这一过程是正常的心理、神经、内分泌系统、血管系统及正常生殖系统参与下完成的一个极为复杂的过程，其中任何器官、任何一个环节出现功能障碍或缺失，都可导致男性性功能障碍。最常见的男子性功能障碍是勃起障碍和早泄。

（二）流行病学

性功能障碍是一种常见的男性疾病，全球约 1.5 亿男性受勃起功能障碍（ED）的困扰，预计 2025 年全球勃起功能障碍患者将超过 3.2 亿。美国一项调查发现，在 40~70 岁男性中，勃起功能障碍发生率高达 52%，中度和完全性的达 35%。在中国，有研究显示，城镇男性的 ED 患病率为 28.33%，40 岁及以上年龄段患病率为 40.20%。

（三）病因与危险因素

1. 病因　本病的病因非常复杂，现阶段对引起性功能障碍的病理生理过程虽还缺乏足够的认识，大量流行病学研究显示，主要病因如下：

（1）年龄增长。

（2）躯体疾病：包括心血管病、高血压和糖尿病、肝肾功能不全、高脂血症、肥胖、内分泌疾病、神经疾病、泌尿生殖系疾病等。

（3）精神心理因素。

（4）用药：大量使用抗高血压药、抗胆碱能药，雌激素等抗雄激素的药物，主要包括利尿剂、降压药、心脏病用药、安定药、抗抑郁药、激素类药、细胞毒类药、抗胆碱药等。

（5）不良生活方式：包括吸烟、酗酒及过度劳累等。

（6）其他：外伤、手术及其他医源因素，以及铅或除味剂中毒。

2. 危险因素

（1）不良生活方式：长期大量饮酒、吸烟，接触除味剂等。

（2）大量使用抗高血压药、雌激素、安定药等。

（3）长期处于高度精神紧张状态，心理压力大。

（四）预防和筛查

1. 预防

（1）男女双方应共同学习一些性知识，消除精神紧张、焦虑情绪，以解除心理负担，男方应多加安慰、爱抚女性伴侣。

（2）性交前要相互交流感情，互相接触身体和抚摸，做到精气相感，情投意合。性交过程中，男方应温文尔雅，动作轻柔。

（3）避免使用可导致性功能障碍的药物。

（4）积极治疗原发疾病。

（5）避免频繁手淫：男性长期手淫生殖器官就会导致男性早泄、阳痿，给男性的生育带来威胁。

（6）避免吸烟、喝酒。

2. 筛查

（1）生殖器官检查：①阴茎：注意有无严重的包茎、硬结、炎症、肿瘤或发育异常。②尿道：有无瘘孔、下裂、硬结。③前列腺：经肛诊可检查其大小，有无硬结、肿物，还可按摩取前列腺液检查。④睾丸：测量其大小、触诊硬度，有无硬结、压痛、肿物，是否为隐睾。⑤精索：触摸其中输精管的硬度，有无结节、压痛，有无精索静脉曲张。

（2）精液分析：有助于了解男性生育力，是不育症的必查项目，检查内容包括精液的色、量、液化时间、酸碱度，精子计数、活动力、存活率及形态。

（五）评估

1. 病史　详细询问患者的健康史和性生活史，了解患者性欲状况、性交频度、阴茎勃起情况及持续时间、有无射精、既往有无手淫和遗精史。了解患者工作环境、居住条件、婚姻状况、夫妇感情及性生活配合情况，以便对患者精神、心理和性功能做出全面的评估，有利于进一步检查和确诊。

2. 体格检查

（1）一般状况：测量患者的生命体征，评估观察患者的外貌，检查第二性征的发育情况。

（2）外生殖器检查：检查外生殖器有无畸形、外伤，睾丸大小、质地、有无畸形。疑有生殖道炎症时，应做直肠指检，检查前列腺和精囊的大小、质地、有无压痛等情况。

3. 辅助检查

（1）实验室检查：测定血浆睾酮、雌二醇、催乳激素、黄体激素、促滤泡激素以及甲状腺素和血糖。疑有生殖道炎症时，可做前列腺液镜检。

（2）神经系统检查及其他：检查外阴、会阴区感觉或反射情况。测定膀胱内压、球海绵体肌反射和阴茎夜间勃起：①球海绵体肌反射：挤压阴茎头，刺激肛周皮肤可引起球海绵体肌、坐骨海绵体肌、尿道周围随意肌、会阴浅横肌及肛门括约肌等肌群的收缩反射，并可通过肌电图记录。正常传导时间为 28~42ms，神经源性阳痿及下神经元病变的患者反射时间延长。②阴茎夜间勃起测定：用体积描记器测定夜间阴茎的大小变化，即反映阴茎在夜间勃起的程度、勃起的次数和勃起持续的时间。正常阴茎周径最大勃起差为 1.36~4.8cm，当周径增加 1.6~2.0cm 时,即能获得有效勃起坚度。

(六)诊断与鉴别诊断

根据患者的相应临床表现和检查结果,做出诊断。

1. 一般检查　根据具体病情,常需要进行血常规、尿常规、血糖、血脂、肝功能、肾功能、内分泌激素、精液、前列腺液等检查。

2. 影像学检查　需要彩超检查生殖器情况。考虑中枢神经系统病变时,行脑部 CT 或 MRI 检查。

3. 特殊检查　当患者存在勃起功能障碍时,可能需要进行视听性性刺激测试、夜间阴茎勃起监测、阴茎血流动力学检测、勃起神经功能检测等。

(七)护理措施

1. 非药物治疗的护理

(1)常用治疗方法:①手术治疗:主要是针对阴茎本身疾病,如伴有包皮口狭窄的包皮过长和包茎患者,可采用手术治疗,一方面有利于阴茎的充分勃起,同时切除包皮显露龟头可增加其对刺激的敏感性,有利于射精。②物理治疗:电动按摩器可以促进男性射精。③性教育及心理治疗:加强性知识指导,消除对性问题的顾虑和恐惧,纠正错误性观念及性交方法,使夫妻性生活协调。心理治疗强调个体化治疗方案,常用的有精神分析法、厌恶疗法、系统脱敏疗法、家庭疗法等。④性行为治疗:主要是通过性感集中训练,使患者逐渐适应、熟悉性交过程,提高患者对性反应的自身感觉,充分享受性交的快感,减轻对性交的焦虑和恐惧。治疗过程中对方应避免对患者性体验、性自尊心和性幻想的不良刺激,避免有害的性引诱活动。

(2)护理措施:①普及性教育:正确对待性的自然生理功能;减轻对房事的焦虑心理,消除不必要的思想顾虑,避免精神性阳痿的发生。②避免不良生活习惯:避免不健康的饮食习惯,减少应酬,避免酗酒,控制饮食。③节房劳:切勿纵欲,或手淫过度。在感到情绪不快,身体不适或性能力下降时,应暂时避免性的刺激,停止性生活一段时间。④舒情怀:性功能障碍与精神情志有密切关系,注意舒缓情绪,注意生活调摄,加强锻炼,增强体质,提高抗病能力。

2. 药物治疗的护理

(1)常用药物:① 5 型磷酸二酯酶抑制剂(PDE5 抑制剂):是治疗勃起功能障碍的首选药物,常用药物有西地那非、伐地那非、他达拉非等。通过抑制降解环磷酸鸟苷的 5 型磷酸二酯酶活性而增高细胞内环磷酸鸟苷浓度,导致平滑肌松弛,使阴茎海绵体内动脉血流增加,产生勃起。② 5- 羟色胺再摄取抑制剂:早泄可选用选择性 5- 羟色胺再摄取抑制剂,主要有氟甲沙明、舍曲林、帕罗西丁、西酞普兰等,其作用机制是选择性阻断 5- 羟色胺再摄取,提高中枢神经系统 5- 羟色胺浓度,从而延长射精潜伏期。③左旋多巴、麻黄素等:具有促进射精作用。雌激素替代治疗可增加阴蒂的敏感性和性欲,减轻性交疼痛。

(2)护理措施:PDE5 抑制剂的不良反应主要有头痛、面部潮红、消化不良和视觉异常以及呼吸道症状;大剂量服用 5- 羟色胺再摄取抑制剂后勃起功能障碍(ED)发生率增高,并可能会出现性欲下降,还包括有恶心、腹泻、食欲减退、失眠、头晕、口干等;左旋多巴、麻黄素等药物主要有恶心、呕吐、食欲不振及失眠、幻觉等不良反应。用药过程中注意观察副作用,必要时停止服药。

3. 特别关注　性功能障碍患者在治疗过程中可能羞于表达,治疗者应耐心,态度真诚,尊重每一位患者,鼓励其表达真实情况。注意保护患者隐私。

(八)随访

1. 预期目标

(1)患者性功能障碍情况改善,可以完成性生活。

(2)患者熟悉性功能障碍相关疾病知识,能够正确看待该问题。

(3)患者焦虑、紧张情绪改善,对性生活满意。

2. 并发症

(1)出血:出血是手术治疗后常见的并发症。由于阴茎皮肤组织松弛、血运丰富,如果术中止血不严格或术后阴茎勃起,很容易造成伤口渗血或出血。对于术后出血,应首先查明原因,然后采取正确的处理方法。

(2)感染:多与术后治疗护理不当有关,术后应注意观察患者体温变化及局部切口有无红肿热痛,遵医嘱给予抗生素。

二、男性不育症

(一)概述

男性不育症是指夫妻婚后同居一年以上,未用任何避孕措施,由于男子方面的原因,造成女方不孕者。包含两种情况:一是因男方因素不能使女方受孕;二是虽然能使女方受孕,但因精子质量问题使受孕后的胚胎不能发育成正常胎儿而中途夭折。

(二)流行病学

据 WHO 调查,15% 的育龄夫妇存在着不育的问题,而发展中国家的某些地区可高达 30%,男女双方原因各占 50%。过去 20 年里,西方男子的精子密度以平均每年 2.6% 速度下降,正常精子比例和活动力平均每年分别下降了 0.7% 和 0.3%。我国某项研究中,精子分析数据显示,我国男性的精液质量正以每年 1% 的速度下降,精子数量降幅达 40% 以上。

(三)病因与危险因素

1. 病因 男性不育症是很多疾病或因素造成的结果,目前仍有高达 60%~75% 的患者找不到原因。

(1)发热:超过 38.5℃ 的发热有可能抑制精子发生功能长达 6 个月,且可能引起精子DNA 损伤。

(2)医源性影响:某些药物治疗能够暂时或永久损伤精子发生功能,如柳氮磺吡啶等。同时,生殖器区域放疗很可能导致精子发生不可逆损伤;在肿瘤化疗中,烷化剂常造成精子发生不可逆损伤。

(3)手术:任何手术尤其是全麻手术都可能会暂时抑制生育力,时间长达 3~6 个月。睾丸活检术可导致短期生精功能抑制;幼时尿道瓣膜手术、前列腺切除术均可能导致逆行射精。

(4)泌尿道感染:治疗不彻底和反复发作可能导致精子质量下降。

(5)性传播疾病:可能导致精子活力下降,如梅毒、淋病、衣原体感染等。

(6)睾丸:是生产精子的工厂,如果睾丸发育不良,可导致不育症。

(7)其他:如工作环境温度过高、长期接触重金属、酗酒、吸烟、滥用同化类固醇激素等。

2. 危险因素

(1)不良生活习惯:长期喝酒、吸烟等。

(2)长期接触不良环境:如长期接触温度过高环境、接触重金属、杀虫剂、除草剂等。

（四）预防和筛查

1. 预防

（1）保持良好的生活习惯：不吸烟、喝酒，勤锻炼身体、增强体质。

（2）远离不良环境：不长期暴露于温度过高环境中、不长期接触重金属、杀虫剂等。

（3）积极治疗：有泌尿道感染时应及时有效地治疗，以防止感染上行至生殖系统。

（4）积极检查：做到"早发现、早诊断、早治疗"，男性应保护睾丸不受到伤害，在男童时代应注射腮腺炎疫苗。

2. 筛查

（1）精液分析：包括精液常规和宫颈黏液穿透试验，了解精子精浆的情况。

（2）生殖内分泌激素的测定：采用放免法测定血清睾酮（T）、促黄体生成素（LH）、促卵泡激素（FSH）和泌乳素（PRL），由此判断性腺轴的功能状态。

（五）评估

1. 病史

（1）评估与不育症有关的病因和诱因：详细询问病因和诱因，如是否接触高温环境、除虫剂等；有无尿道感染、性传播疾病等感染史；是否长期喝酒、吸烟等。

（2）询问疾病情况：询问疾病发生时间、症状，询问有无进行检查及检查结果，治疗经过和病情严重程度。了解患者所用药物的名称、剂量、用法、疗效、不良反应等，药物的治疗效果。

2. 体格检查

（1）一般状况：测量患者身高、体重、血压，观察躯干肢体比例、第二性征、体毛分布等。

（2）生殖系统检查：重点检查第二性征的发育情况，生殖器官睾丸的大小和质地以及睾丸、附睾、精索和输精管和前列腺的情况，了解有无尿道下裂、隐睾、精索静脉曲张等。

3. 辅助检查

（1）精液检查：禁欲 3~7 天，用手淫法或体外排精法采集精液，1 小时内检查。

（2）生殖内分泌激素的测定：采用放免法测定血清睾酮（T）、促黄体生成素（LH）、促卵泡激素（FSH）和泌乳素（PRL），由此判断性腺轴的功能状态。

（3）特殊检查：如染色体分析、免疫学检查、输精管道造影以及睾丸活检等，以助明确不育的原因。

（六）诊断与鉴别诊断

1. 诊断要点

（1）相关病史：询问是否有生殖系统外伤、尿路感染、外生殖器异常等。

（2）体格检查：第二性征是否正常、身材比例、体貌特征等。

（3）实验室检查：如精液分析。

（4）内分泌检查：检查患者激素水平，如促黄体生成素、血清睾酮等。

（5）其他：微生物学检查、免疫检查、染色体检查等。

2. 鉴别诊断

（1）性功能障碍性不育症：指因性功能障碍而不能完成性交或精子不能进入阴道而造成的不育，患者常有勃起功能障碍，不射精症或逆行射精等性功能障碍病史，并可通过性功能检测来鉴别。

（2）精道梗阻性病变所致的不育症：其睾丸的生精功能正常，由于精道梗阻而使精子不能进入精液中，可做精液分析、影像学检查。

（七）护理措施

1. 非药物治疗护理

（1）手术治疗的护理：伴有精液常规异常的精索静脉曲张者，需行精索静脉高位结扎术；伴有隐睾或睾丸下降不全者，需行睾丸下降固定术。手术护理主要包括以下几个方面。①观察伤口：注意观察伤口敷料有无渗出，保持伤口清洁干燥，必要时使用止血药物。②休息与活动：术后卧床休息3天，勿剧烈活动，抬高阴囊，减轻肿胀和疼痛，鼓励患者多饮水，保持会阴部清洁干燥。③饮食护理：指导患者食用富含锌、精氨酸的食物，如花生、小米、牛肉、鸡肉、芝麻、核桃、鳝鱼等，可适当食用动物内脏。④心理护理：鼓励患者坦然面对，避免过分焦虑和忧虑，保持良好心态。⑤其他：避免不良环境，加强锻炼、增强体质。

（2）物理治疗护理：注意保持皮肤清洁干燥，避免破溃，防止感染。

2. 药物治疗护理

（1）常用治疗方法：①内分泌治疗：主要应用长效庚酸睾酮治疗促性腺激素低下的性腺功能低下症；溴隐亭治疗高泌乳素血症；枸橼酸氯米芬（克罗米芬）治疗少精症以及HCG和HMG适于治疗促性腺激素低下症。②生殖道炎症的治疗：目前主张联合应用抗生素与抗炎类药物，治疗的效果较好。③免疫治疗：应用外科手术切除生殖管道局部的损伤病灶，减少抗精子抗体的产生，同时使用免疫制剂，可取得较好疗效。

（2）护理措施：①严格遵医嘱用药，不可擅自停药或增减药量。②自我观察用药不良反应，严重时停药并咨询医生。③不可滥用药物。

3. 特别关注　患者应树立正确的疾病观，积极治疗；同时对有生育需求的男性应积极进行相关检查，明确病因，尽早积极治疗。

（八）随访

1. 预期目标

（1）患者不育症得到治疗，病情缓解。

（2）患者自卑、焦虑情绪得到缓解。

（3）患者了解相关疾病知识、诱因，养成良好的生活习惯。

2. 并发症

（1）出血：术后早期易发生，术后应严密观察患者伤口，注意有无出血。若发生术后出血，应首先查明原因，然后采取正确的处理方法。

（2）感染：多与术后治疗护理不当有关，术后应注意观察患者体温变化及局部切口有无红肿热痛，遵医嘱给予抗生素。

（王　薇，丁　莉，江　萍）

第十节　女性生殖系统疾病

一、萎缩性阴道炎

（一）概述

萎缩性阴道炎（atrophic vaginitis）是由于雌激素水平降低、局部抵抗力下降引起的以需氧菌感染为主的阴道炎症。常见于自然绝经或人工绝经后妇女,也可见于产后闭经或药物假绝经治疗的妇女。

(二)流行病学

据估计,美国约有 40% 的绝经后妇女出现萎缩性阴道炎,其中,仅有 20%~25% 患者积极寻求治疗。我国绝经期女性该病的发病率也高达 26.3%~30%。

在 2014 年,国际妇女性健康研究学会和北美绝经学会提出了新的术语"绝经期泌尿生殖系综合征"替代"外阴阴道萎缩"。这一术语涵盖了女性在绝经期因雌激素减少导致外阴阴道和膀胱 - 尿道区域可能出现的所有萎缩症状。阴道萎缩的长期治疗是必要的,不仅可以缓解症状,还能预防可能发生的性功能障碍、性交后出血及反复泌尿系感染等问题。

(三)病因与危险因素

1. 病因　绝经后妇女卵巢功能衰退,雌激素水平降低,阴道壁萎缩,黏膜变薄,上皮细胞内糖原减少,阴道内 pH 增高,多为 5.0~7.0,嗜酸性的乳杆菌不再为优势菌,局部抵抗力降低,其他致病菌过度繁殖或容易入侵引起炎症。

2. 危险因素　萎缩性阴道炎发生的高危因素包括:绝经、卵巢切除,降低体内雌激素水平的药物或激素治疗,以及盆腔放射治疗或化疗。

(四)预防和筛查

1. 预防　局部或全身雌激素替代疗法可预防或减轻症状,但存在一定的风险,治疗应遵循个性化原则。

2. 筛查　通过症状评估对高危女性进行筛查,可取阴道分泌物检查。

(五)评估

1. 病史

(1)评估与萎缩性阴道炎有关的病因和诱因:询问患者有无绝经、卵巢切除等病史;有无导致雌激素水平下降的药物或激素治疗史;有无进行盆腔放疗或化疗等。

(2)患病及治疗经过:详细收集发病的相关资料,询问有无进行相关检查及检查结果,以及治疗的经过和疗效等。

(3)症状评估:评估患者有无阴道干燥、瘙痒及灼热不适史;有无性交痛,白带增多或出现黄色恶臭味的分泌物等表现;有无排尿困难、尿频、尿路感染及压力性尿失禁等症状。

(4)心理 - 社会状况评估:萎缩性阴道炎疾病在隐私部位,由于传统观念和对疾病缺乏认识,老年人往往有害羞的心理,影响就医意愿和病情的告知。因此,需要专科护士给予信息支持和个性化的心理干预。

2. 体格检查　妇科检查见阴道呈萎缩性改变,上皮皱襞消失,萎缩,菲薄。阴道黏膜充血,有散在小出血点或点状出血斑,有时见浅表溃疡。溃疡面可与对侧粘连,严重时造成狭窄甚至闭锁,炎症分泌物引流不畅形成阴道积脓或宫腔积脓。

3. 辅助检查　可取阴道分泌物检查,镜下见大量基底层细胞及白细胞而无假丝酵母菌。

(六)诊断与鉴别诊断

1. 诊断要点　根据绝经、卵巢手术史、盆腔放射治疗史或药物性闭经史及临床表现,结合阴道分泌物的检查结果进行诊断。

2. 鉴别诊断

(1)子宫恶性肿瘤:如患者出现血性白带,需常规做宫颈细胞学检查,必要时行分段诊刮术以确诊。

（2）阴道癌：如患者存在阴道壁肉芽组织及溃疡，可行局部活组织检查，以排除阴道癌。

（七）护理措施

1. 非药物治疗护理

（1）一般护理：根据患者的受教育程度，做好健康宣教。告知患者做好自身卫生工作，可用温水清洗外阴部。内裤应每天更换，尽量选择透气性好的棉质内裤。

（2）心理护理：向患者耐心讲解萎缩性阴道炎的相关知识，包括疾病发生的原因、治疗的重要性和注意事项，消除患者的心理障碍，积极接受治疗。

（3）病情观察：注意患者外阴灼热、瘙痒症状有无缓解；仔细观察阴道分泌物的量、性状及气味。

2. 药物治疗护理　治疗原则为补充雌激素增加阴道抵抗力，抗生素抑制细菌生长。

（1）雌激素使用的护理：针对病因，补充雌激素是萎缩性阴道炎的主要治疗方法。雌激素制剂可局部给药，也可全身给药。可用雌三醇软膏局部涂抹，每日 1~2 次，连用 14 日。指导患者阴道用药的方法和注意事项。为防止阴道炎复发，亦可全身用药，对同时需要性激素替代治疗的患者，可给予替勃龙 2.5mg，每日 1 次，也可选用其他雌孕激素制剂连续联合用药。

（2）抗生素使用的护理：阴道局部应用抗生素如诺氟沙星 100mg，放于阴道深部，每日 1 次，7~10 日为 1 个疗程。也可选用中药如保妇康栓等。对阴道局部干涩明显者，可应用润滑剂。

3. 特别关注

（1）有些女性将症状的出现归结于正常老化的过程，未能积极寻求可行的治疗措施。

（2）雌激素全身用药时，可同时减轻绝经后骨质的丢失和缓解潮热的症状。

（八）随访

1. 预期目标

（1）患者外阴瘙痒和灼热不适等症状减轻。

（2）患者自诉性交疼痛减轻。

（3）患者的排尿困难、尿频、压力性尿失禁症状缓解。

2. 并发症

（1）单一雌激素疗法可增加子宫内膜癌的风险。

（2）雌激素疗法可增加乳腺癌和血栓栓塞的风险，应个性化用药。

二、卵巢癌

（一）概述

卵巢恶性肿瘤是女性生殖器常见的三大恶性肿瘤之一。由于卵巢位于盆腔深部，早期病变不易发现，晚期病例也缺乏有效的治疗手段，因此，卵巢恶性肿瘤致死率居妇科恶性肿瘤首位，已成为严重威胁妇女生命和健康的主要肿瘤。卵巢的恶性肿瘤可以发生于任何年龄，20 岁以下的女性常见的类型是生殖细胞肿瘤，上皮性卵巢癌则多见于年龄大于 50 岁的妇女。

（二）流行病学

美国每年大约有 26 000 名女性被诊断为卵巢癌，每年死于该疾病的约为 16 000 名，为妇科癌症的第一致死原因。普通人群的卵巢癌的罹患率为 1.6%。卵巢癌患者的一级亲属的发病率为 5%。如存在 BRCA1 或 BRCA2 基因突变，则发生卵巢癌的概率高达 25%~60%。

（三）病因与危险因素

1. 病因　卵巢上皮性肿瘤病因尚不清楚。有学者提出持续排卵的假说，持续排卵使卵巢表面上皮不断损伤与修复，修复过程中卵巢表面及其内陷的包涵囊肿上皮细胞可能发生基因突变，从而诱发卵巢癌。

2. 危险因素　上皮性卵巢癌发生的危险因素是生育以及遗传的自然变异。未生育的女性患上皮性卵巢癌的危险是已生育女性的两倍。高危因素还和少生育有关。早生育、早绝经和使用口服避孕药是卵巢癌的保护因素。5%~10% 上皮性卵巢癌有家族史或遗传史。目前为止，一些综合征被确认与卵巢癌有关，包括：①乳腺癌 - 卵巢癌综合征：与遗传性 BRCA1，BRCA2 基因突变有关。② Lynch Ⅱ型综合征（遗传型非息肉性结肠癌综合征）：患者病变累及结肠、乳腺、子宫内膜和前列腺，在相关的个体产生癌症。

（四）预防和筛查

1. 预防

（1）口服避孕药：流行病学调查显示口服避孕药是卵巢上皮性癌的保护因素，高危妇女可通过口服避孕药预防卵巢癌的发生。

（2）正确处理附件包块：对实质性或囊实相间，或直径 > 8cm 的囊性附件包块，尤其对发现于绝经后或伴有消化道症状者，应通过肿瘤标志物和影像学等检查，必要时行腹腔镜检查明确诊断，有恶性征象时及早手术，切忌盲目观察随访。

（3）预防性卵巢切除：遗传性卵巢癌综合征（HOCS）家族成员是发生卵巢癌的高危人群，与 BRCA 基因突变密切相关，因此对 BRCA 基因突变者建议行预防性卵巢切除以预防卵巢癌的发生。

2. 筛查　目前还缺乏有循证医学依据的卵巢癌筛查方案。应用血清 CA125 检测联合盆腔 B 型超声检查、盆腔检查用于筛查普通人群尚缺乏理想的敏感性和特异性。

（五）评估

1. 病史

（1）评估与卵巢癌有关的病因和诱因：详细收集与发病有关的病因和诱因，如有无未产、不孕、初潮早、绝经迟等因素；有无卵巢癌、乳腺癌或结肠直肠癌的家族史；有无高胆固醇饮食等。

（2）患病及治疗经过：卵巢癌早期多无特殊症状，可在妇科检查中偶然发现。注意询问患者本次疾病的发生经过，了解有无进行检查及检查结果，询问前期的治疗情况等。

（3）症状评估：评估患者有无腹胀、腹部肿块、腹水等晚期症状；有无消瘦、贫血等恶病质表现。评估患者有无出现并发症，如有无腹痛、腰痛或下肢疼痛等周围组织浸润或神经受压的症状；有无盆腔静脉受压引起的下肢水肿；有无出现不规则阴道流血或绝经后出血等功能性肿瘤的症状。

（4）心理 - 社会状况评估：在等待卵巢癌的确诊阶段，患者会出现恐惧和疾病不确定感，渴望得到针对性的信息支持。当确定诊断后，患者会担忧生育状态和生活方式的改变，会害怕疼痛、疾病复发和死亡，出现焦虑、恐惧等负性情绪，迫切需要家属和专业人员的支持和疏导。

2. 体格检查

（1）一般状态：测量患者的生命体征，评估精神状态，注意有无消瘦、贫血等症状。

（2）体征：随着卵巢肿瘤的增大，妇科三合诊检查可在直肠子宫陷凹处触及质硬结节或肿块，肿块多为双侧，实性或囊实性，表面凹凸不平，活动差，与子宫分界不清，常伴有腹腔积液。有时可在腹股沟、腋下或锁骨上触及肿大的淋巴结。

3. 辅助检查

（1）影像学检查：① B 型超声检查：可了解肿块的部位、大小、形态，囊性或实性，囊内有无乳头。临床诊断符合率＞90%，但不易测出直径＜1cm 的实性肿瘤。彩色多普勒超声扫描可测定卵巢及其新生组织血流变化，有助于诊断。②腹部 X 线摄片：卵巢畸胎瘤可显示牙齿、骨质及钙化囊壁。③ MRI、CT、PET 检查：MRI 可较好显示肿块及肿块与周围的关系，有利于病灶定位及病灶与相邻结构关系的确定；CT 可判断周围侵犯及远处转移情况，对手术方案的制定有较大优势。PET 或 PET-CT 对卵巢肿瘤的敏感性或特异性均不高，一般不推荐用于初次诊断。

（2）肿瘤标志物：①血清 CA125：80% 卵巢上皮性癌患者血清 CA125 水平升高，但近半数的早期病例并不升高，故不单独用于卵巢上皮性癌的早期诊断。90% 以上患者 CA125 水平与病程进展相关，故更多用于病情监测和疗效评估。②血清甲胎蛋白（AFP）：对卵黄囊瘤有特异性诊断价值。未成熟畸胎瘤、混合性无性细胞瘤中含卵黄囊成分者，AFP 也可升高。③血清绒毛膜促性腺激素（hCG）：对非妊娠性卵巢绒癌有特异性。④性激素：颗粒细胞瘤、卵泡膜细胞瘤产生较高水平雌激素。⑤血清人附睾蛋白 4（HE4）：是继 CA125 后被高度认可的卵巢上皮性癌肿瘤标志物，目前推荐其与 CA125 联合应用来判断盆腔肿块的良、恶性。

（3）腹腔镜检查：可直接观察肿块外观和盆腔、腹腔及横膈等部位，在可疑部位进行多点活检。

（4）细胞学检查：抽取腹腔积液或腹腔冲洗液和胸腔积液，行细胞学检查。

（六）诊断与鉴别诊断

1. 诊断要点　卵巢肿瘤虽无特异性症状，常于体检时发现，但根据患者的年龄、病史及局部体征等特点可初步确定是否为卵巢肿瘤，并对良、恶性做出估计。卵巢恶性肿瘤体格检查的特点是：双侧，实性，不规则的盆腹腔包块，活动度差，常伴有腹水和子宫直肠窝结节。诊断困难时可结合必要的辅助检查确定。

2. 鉴别诊断

（1）卵巢良性肿瘤与恶性肿瘤的鉴别：见表 20-5。

表 20-5　卵巢良性肿瘤与恶性肿瘤的鉴别

鉴别内容	良性肿瘤	恶性肿瘤
病史	病程长，生长缓慢	病程短，迅速增大
体征	单侧多，活动；囊性，表面光滑；常无腹腔积液	双侧多，固定；实性或囊实性，表面不平，结节状；常有腹腔积液，多为血性，可查到癌细胞
一般情况	良好	恶病质
B 型超声	为液性暗区，可有间隔光带，边缘清晰	液性暗区内有杂乱光团、光点，肿块边界不清

（2）卵巢恶性肿瘤的鉴别诊断：①子宫内膜异位症：内异症可有粘连性肿块及直肠子宫陷凹结节，有时很难与卵巢恶性肿瘤鉴别。内异症常有进行性痛经、经量过多、不规则阴道流血等症状。B型超声检查、腹腔镜检查有助于鉴别。②结核性腹膜炎：常有肺结核史，合并腹腔积液和盆腹腔内粘连性块状物。多发生于年轻、不孕妇女，伴月经稀少或闭经。有消瘦、乏力、低热、盗汗、食欲缺乏等全身症状。肿块位置较高，形状不规则，界限不清，不活动。叩诊时鼓音和浊音分界不清。胸部X线摄片、B型超声检查多可协助诊断，必要时行剖腹探查或腹腔镜检查经活检确诊。③生殖道以外的肿瘤：卵巢肿瘤需与腹膜后肿瘤、直肠癌、乙状结肠癌等鉴别。腹膜后肿瘤固定不动，位置低者可使子宫、直肠或输尿管移位。肠癌多有消化道症状。B型超声检查、钡剂灌肠、乙状结肠镜检等有助于鉴别。

（七）护理措施

1. 非药物治疗护理

（1）环境：提供安静、整洁、无异味的病室环境。保持适宜的室温和湿度，定时开窗通风，保持病室空气流通。

（2）活动：鼓励患者参与力所能及的活动和生活自理，以增加其对生活的控制感。手术后应早期进行被动运动和主动运动，以避免下肢深静脉血栓的形成。

（3）饮食护理：晚期患者多有消瘦、贫血等症状，宜进食高蛋白、富含维生素饮食，避免高胆固醇饮食。化疗期间，饮食应清淡、易消化，可少食多餐，增加饭菜的色香味，多食用绿叶蔬菜和水果。避免刺激性饮食。

（4）心理护理：①为患者提供表达情感的机会和环境。经常巡视病房，每天用一定时间（至少10分钟）陪伴患者，详细了解患者的疑虑和需求。②评估患者焦虑的程度以及应对压力的技巧。耐心向患者讲解病情，解答患者的提问。安排访问已康复的病友，分享感受，增强治愈信心。③鼓励患者尽可能参与护理活动，接受患者无破坏性的应对压力方式，以维持其独立性和生活自控能力。④鼓励家属参与照顾患者，为他们提供单独相处的时间及场所，增进家庭成员间的互动作用。

（5）协助完成诊断性检查：①向患者和家属介绍可能施行的各种检查，解释检查的目的和注意事项，取得主动配合。②协助医生完成各种诊断性检查，如为放腹水者备好腹腔穿刺用物，协助医生完成操作过程。在放腹水过程中，严密观察、记录患者的生命体征变化、腹水性质及出现的不良反应；一次放腹水3 000ml左右，不宜过多，以免腹压骤降，发生虚脱，放腹水速度宜缓慢，后用腹带包扎腹部。

2. 手术治疗护理

（1）手术前准备：①告知患者手术是卵巢癌最主要的治疗方法，以经腹手术为主。用通俗易懂的语言向患者介绍手术名称及过程，解释术前准备的内容及所需时间、可能出现的不适感觉等。②应使行子宫切除术的患者了解术后不再出现月经，卵巢切除者会出现停经、潮热、阴道分泌物减少等症状。症状严重者，可在医生指导下接受雌激素补充治疗以缓解症状。部分患者会因为丧失生育功能产生失落感，专科护士应协助其度过哀伤过程。③进行预防术后并发症的宣传指导，包括床上使用便器、术后深呼吸、咳嗽、翻身、收缩和放松四肢肌肉的运动等。④认真做好术前的皮肤准备、消化道准备、阴道准备等。

（2）手术后护理：①下肢静脉血栓的预防。术后早期进行肢体被动运动，麻醉作用完全消失后，可帮助患者进行翻身，间隔2小时一次。鼓励清醒患者做主动肢体运动、深呼吸及有效咳嗽。②保持导尿管通畅,注意观察尿量及性质。术后患者每小时尿量应在 50ml 以上,若每小时尿量少于 30ml,伴血压逐渐下降、脉搏细数、患者烦躁不安或诉说腰背疼痛、肛门处下坠感等,应考虑有腹腔内出血,需及时通报医生。③引流管的观察。患者术后常需放置腹腔或盆腔引流管,引流管可经腹部或经阴道放置,术后应注意固定引流管。一般 24 小时内引流液不超过 200ml,性状应为淡血性或浆液性,引流量逐渐减少,根据引流量,一般术后 2~3 天拔除引流管。④术后还应注意缓解疼痛,加强腹部切口的护理,以及阴道分泌物等的观察。

3. 药物治疗护理 术后应根据肿瘤的组织学类型、细胞分化程度、手术病理分期和残余灶的大小决定是否接受辅助性治疗,化疗是主要的辅助治疗。常用化疗药物有顺铂、卡铂、紫杉醇、环磷酰胺、依托泊苷等。多采用以铂类为基础的联合化疗,其中铂类联合紫杉醇为"金标准"一线化疗方案。化疗药物的使用过程中,应做好相应的护理。

(1)用药护理:①准确测量并记录体重。由于紫杉醇和顺铂有剂量依赖性,用药剂量过大,可发生中毒反应,过小则影响疗效且会加重耐药性。②正确使用药物。紫杉醇给药时应采用非聚乙烯材料输液装置,顺铂需用遮光输液器。顺铂会引起肾脏损害,需在给药前后给予水化,同时鼓励患者多饮水并监测尿量,保持尿量大于每天 2 500ml。

(2)药物不良反应护理:①过敏反应:紫杉醇使用时易引起过敏反应,表现为皮肤潮红、风团疹或瘙痒,严重时出现呼吸困难、低血压,甚至休克等。多在首次用药后 2~10min 发生。在使用前需给予预防性抗过敏药物,在紫杉醇滴注的前 10~15min,滴速宜控制在 10 滴/min 左右,注意观察有无过敏症状。②骨髓抑制:紫杉醇和顺铂联合化疗会造成血小板和白细胞的降低。应按医嘱定期测定白细胞计数,如低于 3.0×10^9/L 应联系医生考虑停药,并采取预防感染的措施,严格无菌操作。③外周神经毒性反应:紫杉醇使用后最常见的表现为肢体轻度麻木和感觉异常。顺铂的神经毒性反应表现为上下肢感觉异常、肌肉痛等。④心血管毒性:可出现低血压和一过性的心动过缓。在化疗时应给予心电监护,监测血压和心率的变化。⑤其他:如脱发、胃肠道反应、肌肉关节酸痛等。

4. 特别关注

(1)卵巢癌预后较差,早期症状不明显,出现症状时往往病情已属晚期。超过 60% 的女性在确诊时已处于Ⅲ期或Ⅳ期,癌灶已有盆腔外转移。

(2)罹患女性生殖器官的一种恶性肿瘤,如卵巢癌,会增加宫颈癌、子宫内膜癌等其他癌症的发生概率,应重视定期随访。

(八)随访

1. 预期目标

(1)患者能用语言表达对丧失子宫及附件的看法,并积极接受治疗过程。

(2)患者能描述自己的焦虑,并列举缓解焦虑的方法。

(3)患者能描述预防感染的措施。

2. 并发症 常见并发症有肠梗阻、感染与发热、急性肾衰竭等。

三、子宫内膜癌

(一)概述

子宫内膜癌(endometrial carcinoma)又称子宫体癌,是发生于子宫内膜的一组上皮性恶性肿瘤,以来源于子宫内膜腺体的腺癌最常见。常见的症状是不规则阴道出血、阴道排液和疼痛。子宫内膜癌最常发生在停经后十年内。

（二）流行病学

子宫内膜癌为女性生殖道三大恶性肿瘤之一，占女性全身恶性肿瘤的 7%，占女性生殖道恶性肿瘤 20%~30%。平均发病年龄为 60 岁，其中 75% 发生于 50 岁以上妇女。近年发病率在世界范围内呈上升趋势。

据估计，2015 年约有 54 780 名美国妇女患子宫内膜癌，其中 10 170 死于此病。诊断时超过 70% 的患者为 I 期，5 年生存率为 90%。其中，I 型子宫内膜癌约占 3/4，诊断时大部分是低级别且仅局限于子宫。Ⅱ 型子宫内膜癌的预后差于 I 型，经常为高级别病变，高风险子宫外浸润。此外，高收入国家的发病率（5.5%）高于低收入国家（4.2%），但是后者的疾病病死率却高于前者。至 75 岁时妇女患子宫内膜癌的累积风险在高收入地区是 1.6%，在低收入国家是 0.7%。这种差别与肥胖和缺乏体力活动的流行病学特点有关，这两个重要的高危因素在高收入国家普遍存在。2002 年后，随着激素补充疗法中使用了联合雌激素和孕激素的方法，全球子宫内膜癌的发病率正在下降。

（三）病因与危险因素

1. 病因　病因不十分清楚。目前认为子宫内膜癌有以下两种发病类型：

（1）I 型：是雌激素依赖型（estrogen-dependent），其发生可能是在无孕激素拮抗的雌激素长期作用下，发生子宫内膜增生症（单纯型或复杂型，伴或不伴不典型增生），继而癌变。临床上可见于无排卵性疾病（无排卵性功能失调性子宫出血、多囊卵巢综合征）、分泌雌激素的卵巢肿瘤（颗粒细胞瘤、卵泡膜细胞瘤）、长期服用雌激素的绝经后妇女以及长期服用他莫昔芬的妇女。这种类型占子宫内膜癌的大多数，均为子宫内膜样腺癌，肿瘤分化较好，雌孕激素受体阳性率高，预后好。此型患者较年轻，常伴有肥胖、高血压、糖尿病、不孕及绝经延迟。

（2）Ⅱ 型：是非雌激素依赖型（estrogen-independent），其发病与雌激素无明确关系。这类子宫内膜癌的病理形态属于少见类型，如子宫内膜浆液性癌、透明细胞癌、腺鳞癌、黏液腺癌等。多见于老年体瘦妇女，在癌灶周围可以是萎缩的子宫内膜，肿瘤恶性程度高，分化差，雌孕激素受体多呈阴性，预后不良。

大约有 10% 的子宫内膜癌还与遗传有关，其中关系最密切的遗传症候群是林奇综合征（Lynch syndrome），也称遗传性非息肉结直肠癌综合征，是一种常染色体显性遗传病，与年轻女性的子宫内膜癌发病有关。

2. 危险因素　子宫内膜癌发生的高危因素包括：①老龄、肥胖、不孕、未产、绝经期推迟。②与垂体功能失调相关的疾病：糖尿病、高血压。③与雌激素增高有关的妇科疾病等。④长期应用雌激素及他莫昔芬等。⑤有癌家族史，有多发癌和重复癌倾向（乳腺癌、卵巢癌）病史。

（四）预防和筛查

1. 预防　预防措施包括：①重视绝经后妇女阴道流血和绝经过渡期妇女月经紊乱的诊治。②正确掌握雌激素应用指征及方法。③对有高危因素的人群，如肥胖、不育、绝经延迟、长期应用雌激素及他莫昔芬等，应密切随访或监测。④加强对林奇综合征妇女的监测，有建议可在 30~35 岁后开展每年一次的妇科检查、经阴道超声和内膜活检，甚至建议在完成生育后可预防性切除子宫和双侧附件，但这类措施对患者生存的最终影响尚不清楚。

2. 筛查　尽管某些高危人群如 Lynch Ⅱ型综合征患者可以通过子宫内膜活检或者在绝经后阴道超声来监测子宫内膜，子宫内膜癌的筛查意义不大（FIGO：2015 子宫内膜癌诊治指南）。

（五）评估

1. 病史

（1）评估与子宫内膜癌有关的病因和诱因：详细收集与卵巢癌发病有关的病因与诱因，如有无老龄、肥胖、不孕、未产、绝经期推迟以及停经后接受雌激素补充治疗等病史；有无糖尿病、高血压等疾病；有无长期应用雌激素治疗史；有无卵巢癌、乳腺癌或结肠直肠癌的病史或家族史等。

（2）患病及治疗经过：对确诊为子宫内膜癌者，需详细询问并记录发病经过、有关检查治疗及出现症状后机体的反应等情况。

（3）症状评估：约 90% 的患者出现阴道流血或阴道排液症状，在诊断时无症状者不足5%。应评估患者有无出现阴道流血，尤其是绝经后阴道流血，是子宫内膜癌的典型症状，一般出血量不多。尚未绝经者可表现为月经增多、经期延长或月经紊乱。评估患者有无阴道排液，多为血性液体或浆液性分泌物，合并感染则有脓血性排液、恶臭。约有 25% 患者因阴道排液异常就诊。注意患者有无下腹疼痛，当癌肿累及宫颈内口，可引起宫腔积脓，出现下腹胀痛及痉挛样疼痛。晚期浸润周围组织或压迫神经可引起下腹及腰骶部疼痛。评估患者有无消瘦、贫血等恶病质表现。

（4）心理 - 社会状况评估：当患者出现症状并需要接受各种检查时，面对不熟悉的检查过程充满恐惧和焦虑，担心检查结果以及检查过程带来的不适。当确定诊断后，患者会担心手术后切除子宫会引起早衰、影响夫妻关系等，会害怕疼痛、疾病复发和死亡，迫切需要专科护士的信息支持和心理疏导。

2. 体格检查

（1）一般状态：评估患者的精神状态，测量生命体征，注意有无消瘦、贫血等症状。

（2）体征：早期患者妇科检查可无异常发现。晚期可有子宫明显增大，合并宫腔积脓时可有明显压痛，宫颈管偶有癌组织脱出，触之易出血。癌灶浸润周围组织时，子宫固定或在宫旁扪及不规则结节状物。

3. 辅助检查

（1）影像学检查：经阴道 B 型超声检查可了解子宫大小、宫腔形状、宫腔内有无赘生物、子宫内膜厚度、肌层有无浸润及深度等，为临床诊断及处理提供参考。出现症状后，超声是首选的检查方法，子宫内膜厚度少于 5mm 时其阴性预测价值高达 96%。典型子宫内膜癌的超声图像为：宫腔有实质不均回声区，或宫腔线消失、肌层内有不均回声区。

（2）诊断性刮宫（diagnostic curettage）：是常用而有价值的诊断方法。如果临床或影像学检查怀疑有宫颈转移，或为鉴别子宫内膜癌和子宫颈管腺癌，应行分段诊断（fractional curettage）。该方法通常要求先环刮宫颈管后探宫腔，再行宫腔搔刮内膜，标本分瓶做好标记送病理检查。组织学检查是子宫内膜癌的确诊依据。

（3）宫腔镜检查：可直接观察宫腔及宫颈管内有无癌灶存在，癌灶大小及部位，直视下取材活检，对局灶型子宫内膜癌的诊断更为准确。

（4）子宫内膜抽吸活检（endometrial aspiration biopsy）：方法简便，国外报道诊断的准确性与诊断性刮宫相当，但国内尚未普遍开展。

（5）血清 CA125 测定：有子宫外转移者，血清 CA125 值会升高，也可作为疗效观察的指标。

（六）诊断与鉴别诊断

1. 诊断要点 根据患者的病史、症状和体征，结合必要的辅助检查确诊。

（1）病史和临床表现：对于绝经后阴道出血、围绝经期异常出血或排液的患者，必须首先排除内膜癌和宫颈癌后才能按照良性疾病处理。对具有如下高危因素的患者尤应高度重视：有子宫内膜癌发病高危因素者，如伴有高血压、糖尿病、肥胖的患者，多囊卵巢综合征、不育，绝经延迟者；有长期应用雌激素、他莫西芬或有其他雌激素增高的疾病史者；有乳腺癌、子宫内膜癌家族史者。

（2）相关检查：结合 B 型超声检查、诊断性刮宫、宫腔镜检查等辅助检查进行诊断。其中，组织病理学检查是确诊子宫内膜癌的依据。

2. 鉴别诊断 子宫内膜癌最常见的症状是绝经后及绝经过渡期阴道流血，因此需与其他引起阴道出血的疾病相鉴别。

（1）功能失调性子宫出血：以经期延长、经量增多或阴道不规则出血为特点。妇科检查无异常发现，诊断性刮宫和活组织检查可以确诊。

（2）萎缩性阴道炎：主要表现为血性白带。查体时可见阴道黏膜变薄、充血或有出血点，以及分泌物增多等表现。B 型超声检查宫腔内无异常发现，对症治疗后可好转。必要时可先抗感染治疗后再做诊断性刮宫。

（3）子宫黏膜下肌瘤或内膜息肉：有月经过多或不规则阴道流血，可行 B 型超声检查、宫腔镜检查以及诊断性刮宫以明确诊断。

（4）内生型子宫颈癌、子宫肉瘤及输卵管癌：均可有阴道排液增多或不规则流血。内生型子宫颈癌因癌灶位于宫颈管内，宫颈管变粗、硬或呈桶状。子宫肉瘤可有子宫明显增大、质软。输卵管癌以间歇性阴道排液、阴道流血、下腹隐痛为主要症状，可有附件包块。分段诊刮及影像学检查可协助鉴别。

（七）护理措施

1. 非药物治疗护理

（1）环境：为患者提供安静、舒适的环境，减少不必要的治疗程序。

（2）活动与体位：根据手术及麻醉方式决定术后的体位。患者术后 6~7 日阴道残端羊肠线吸收或感染时可导致残端出血，此期间患者应减少活动，同时严密观察并记录出血情况。

（3）饮食护理：术后嘱患者进食富含蛋白质、维生素及热量较高的食物，多摄入新鲜的水果及蔬菜，促进术后机体功能恢复及伤口的愈合。

（4）心理护理：评估患者对疾病及有关诊治过程的认知程度，鼓励患者及家属讨论有关疾病及治疗的疑虑，耐心解答，增强其治病信心。针对个案需求及学习能力，向护理对象介绍住院环境、诊断性检查、治疗过程、可能出现的不适及影响预后的有关因素，以求得主动配合。教会患者应用放松等技巧促进睡眠，必要时按医嘱使用镇静剂，保证患者夜间连续睡眠 7~8 小时。

（5）放疗的护理：术前放疗可缩小病灶，为手术创造条件，术后放疗是子宫内膜癌患者最主要的术后辅助治疗方法，可以降低局部复发，提高生存率。接受盆腔放疗者，应事先灌肠并留置导尿管，以保持直肠、膀胱空虚状态，避免放射性损伤。腔内置入放射源期间，保证患者绝对卧床，但应进行床上肢体运动，以免出现因长期卧床而产生的并发症。取出放射源后,鼓励患者渐进性下床活动并承担生活自理项目。

2. 药物治疗护理　药物治疗适用于晚期或癌症复发患者。常用药物为孕激素和化学药物,应做好相应的护理。

(1)孕激素:使患者了解孕激素治疗的作用机制可能是直接作用于癌细胞,并与孕激素受体结合形成复合物进入细胞核,延缓 DNA 复制和 RNA 转录过程,从而抑制癌细胞的生长。常用药物有醋酸甲羟孕酮、己酸孕酮。孕激素以高效、大剂量、长期应用为宜,至少应用 12 周以上方能评定疗效,患者需要配合治疗。用药的不良反应为水钠潴留、水肿或药物性肝炎等,停药后即可恢复。

(2)化学药物:常用药物有顺铂、多柔比星、紫杉醇、环磷酰胺等,可单独或联合使用,也可与孕激素合并应用。使用过程中应做好相应的用药护理及药物不良反应护理。

3. 特别关注

(1)治疗后应严密随访。大多数(65%~85%)的复发在初始治疗后 3 年内被确诊。约75% 为有症状复发,约 25% 为无症状型复发。

(2)应注意第二肿瘤的发生,有条件者可进行与 Lynch 综合征相关的检测。

(八)随访

1. 预期目标

(1)患者能用语言表达对丧失子宫及附件的看法,并积极接受治疗过程。

(2)患者能描述自己的焦虑,并列举缓解焦虑的方法。

(3)患者能逐渐恢复体能并生活自理。

2. 并发症

(1)手术相关的并发症:感染、出血、血管损伤、泌尿道损伤、肠梗阻等。

(2)放疗后并发症:直肠炎、膀胱炎。

(3)远处转移:转移至阴道、肺等。

(应立英)

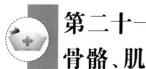

第二十一章

骨骼、肌肉系统疾病患者的护理

骨骼、肌肉系统疾病种类有 100 多种（表 21-1），其发病机制复杂，到目前为止，有些疾病的发病机制尚未完全被认识，其病因主要与炎症、自身免疫反应、感染、代谢紊乱、创伤、退行性病变等因素有关，它主要影响关节、骨骼、肌肉、软骨和其他结缔组织，甚至妨碍或阻止身体运动。不同的疾病，其病因、临床表现、治疗及转归均不相同。

表 21-1　骨骼、肌肉系统常见疾病分类

分类	疾病
骨折	锁骨骨折、肱骨干骨折、肱骨髁上骨折、尺桡骨骨折、桡骨远端骨折、股骨颈骨折、股骨干骨折、胫骨平台骨折、胫腓骨干骨折、踝部骨折、跟骨骨折、脊柱骨折和脊髓损伤、骨盆骨折
手外伤与断肢（指）再植	手外伤、断肢（指）再植
关节脱位	肩锁关节脱位、肩关节脱位、肘关节脱位、髋关节脱位
先天性畸形	先天性斜颈、先天性马蹄内翻足、先天性髋关节脱位、平足症、踇外翻
脊柱疾病	颈椎间盘突出、腰椎间盘突出、腰椎管狭窄、脊柱侧弯
周围神经损伤	臂丛神经损伤、正中神经损伤、尺神经损伤、桡神经损伤、坐骨神经损伤、胫神经损伤、腓神经损伤、腕管综合征、肘管综合征、旋后肌综合征、梨状肌综合征
骨与关节化脓性感染	化脓性骨髓炎、化脓性关节炎
骨与关节结核	脊柱结核、髋关节结核、膝关节结核
非化脓性关节炎	骨关节炎、强直性脊柱炎、类风湿关节炎
骨肿瘤	骨样骨瘤、骨软骨瘤、软骨瘤、骨巨细胞瘤、骨肉瘤、软骨肉瘤、骨纤维肉瘤、尤文肉瘤、恶性淋巴瘤、骨髓瘤、脊索瘤、转移性骨肿瘤、骨囊肿、动脉瘤性骨囊肿、骨嗜酸性肉芽肿
慢性损伤	腰腿痛、颈肩痛、棘上韧带损伤、棘间韧带损伤、疲劳骨折、月骨缺血性坏死、髌骨软骨软化症、胫骨结节骨软骨病、股骨头骨软骨病、滑囊炎、腱鞘囊肿、肱骨外上髁炎、粘连性肩关节囊炎

第一节　概　述

一、解剖生理概要

骨骼肌肉系统又称为运动系统，主要由骨、骨连接和肌肉组成。

骨(bone)是一种器官,由骨质、骨膜和骨髓构成,具有一定的形态和功能,坚硬而有弹性,有丰富的神经和血管,能不断地进行新陈代谢和生长发育并具有改建、修复和再生能力。经常进行锻炼可促进骨的良好发育和生长,长期不用则可导致骨质疏松。成人全身共有206块骨,除6块听小骨属于感觉器外,可分为颅骨、躯干骨和附肢骨(即四肢骨)3部分。由于功能不同,骨具有不同的形态,基本可分为4类,即长骨、短骨、扁骨和不规则骨。骨含有机物和无机物两种化学成分。有机物主要包含骨胶原纤维和黏多糖蛋白,在成人这些有机物约占骨重的1/3,使骨具有韧性和弹性。无机物是以碱性磷酸钙为主的无机盐类,占骨重的2/3,使骨增加硬度。骨的化学成分直接决定骨的物理性质,在人的一生中随年龄而发生变化。幼儿的骨有机物相对多些,较柔韧,易变形;老年人的骨,无机物相对较多,较脆,易折碎;中年人的骨两种物质的比例适当,因而既坚硬又富于弹性和韧性。

骨骼肌肉系统中的肌肉(muscle)均属横纹肌,具有收缩特性,是骨骼肌肉系统的动力部分,一般附着于骨,在神经系统的支配和调节下,可随人的意志而收缩,所以又称为骨骼肌(skeletal muscle)或随意肌。人体的骨骼肌分布于身体各部,约占体重的40%。每一块肌肉都具有一定的形态、结构、位置和辅助装置,并有丰富的血管、淋巴管和神经分布。所以,每块肌肉都可看作是一个器官。

骨与骨之间的连结称为骨连结,包括直接连结和间接连结。间接连结即为关节,他们具有典型关节的基本结构。全身的骨和部分软骨构成人体的支架,这个支架称为骨骼。肌附着于骨,收缩时牵动骨产生运动。在运动中,骨起杠杆作用;关节作为骨连结的基本形式,是运动的枢纽;而骨骼肌则是运动的动力。故骨和关节是骨骼肌肉系统的被动部分,在神经系统支配下的骨骼肌则是骨骼肌肉系统的主动部分。骨骼肌肉系统不仅构成人体的骨骼支架,在神经系统支配下完成各种运动,而且还对身体起着重要的支持和保护作用。如颅骨支持、保护脑,胸廓支持、保护心、肺、脾和肝等器官。

二、常见症状和体征

(一)全身表现

1. 休克　主要是失血性休克,尤其是骨盆骨折、股骨骨折和多发骨折,出血量大者可超过2 000ml以上。急性化脓性感染起病急骤,如化脓性骨髓炎等,可出现感染性休克。

2. 发热　骨折后一般体温正常,出血量较大的骨折可出现低热,一般不超过38℃。骨折患者出现高热时应考虑感染的可能。急性化脓性感染有寒战、高热,体温超过39℃,呈脓毒症样发作。晚期恶性肿瘤可出现持续低热。

(二)局部表现

1. 肿胀和瘀斑　损伤时,骨髓、骨膜以及周围组织血管破裂出血,在局部形成血肿,以及软组织损伤所致水肿,使患肢严重肿胀,甚至出现张力性水疱和皮下瘀斑,可呈紫色、青色或黄色。化脓性感染局部水肿,如病灶邻近关节可引起关节腔积液,若脓液沿着髓腔播散,则肿胀范围更为严重。

2. 疼痛和压痛　机械性的损伤,如创伤、劳损、压迫等;生物性的刺激,如炎症、肿瘤等;心理因素,如患肢痛、紧张恐惧等均可引起疼痛。骨折局部可出现剧烈疼痛,移动患肢时加剧,伴明显压痛。疼痛是生长迅速的肿瘤最显著的症状,良性肿瘤多无疼痛,恶性肿瘤几乎均有局部疼痛,开始时为间歇性、轻度疼痛,逐渐发展为持续性剧痛、夜间痛,并可有压痛。化脓性感染患者因患区剧痛往往拒绝做任何检查,患肢呈半屈曲被动体位。

3. 肿块　生长缓慢，质硬而无压痛的肿块通常为良性肿瘤。肿块发展迅速，甚至局部血管怒张，多属恶性肿瘤。

4. 畸形　畸形的原因有骨折、脱位、关节炎、痛风等，常导致外观异常、肌力减弱、关节活动受限、关节之间运动失调。

5. 功能障碍　肿胀或疼痛可使患者局部活动受限，完全性骨折时可使受伤肢体活动功能完全丧失，脊柱骨折、感染或肿瘤等原因可引起脊髓压迫症状，甚至截瘫。

6. 晨僵　早晨起床时关节活动不灵活的主观感觉，是关节炎的一种非特异性表现，其持续时间与炎症的严重程度成正比。

三、特殊检查

(一)体格检查

1. 颈椎间孔挤压试验　又称 Spurting 试验。患者取坐位，头向患侧倾斜，检查者立于背后，用左手掌平放于患者头顶部，右手握拳轻叩左手手背，患者出现上肢放射痛或麻木者为阳性。在患者头部处于中立位或者后伸位时出现加压试验阳性，称为 Jackson 压头试验阳性。此征阳性提示颈神经根受压，多见颈椎间盘脱出症或神经根型颈椎病。

2. 拾物试验　患者拾取地下物件时，仅屈膝屈髋，而腰部无法弯曲者即为阳性，多见于下胸椎及腰椎结核。

3. 直腿抬高试验和加强试验　患者仰卧，两下肢伸直位，检查者一手扶压膝以上以保持膝关节于伸直位，另一手握住踝部将患肢逐渐抬高，于 30°~70° 出现腰部及坐骨神经分布区疼痛者为直腿抬高试验阳性。此时，略微降低患肢抬高角度至疼痛减轻或消退时，再将踝关节被动背屈，如出现坐骨神经痛，则为直腿抬高加强试验阳性（又称足背伸试验，Bragard 征），常提示为腰椎间盘突出症。有时健侧直腿抬高出现患肢坐骨神经痛，提示多为较大或者中央型椎间盘突出。

4. 骨盆挤压及分离试验　患者仰卧位，检查者双手分别按压髂嵴用力向外下分开，称之为骨盆分离试验。反之，双手将髂嵴向耻骨联合方向挤压称之为骨盆挤压试验。若能诱发疼痛者为阳性，见于骨盆骨折或骶髂关节疾患。

5. "4"字试验　又称 Feber 征。患者仰卧位，患侧髋、膝关节呈屈曲位并外展外旋，将外踝置于对侧膝上部，使双下肢呈 "4" 字或反 "4" 字状。此时检查者一手固定骨盆，另一手在屈曲之膝关节内侧向下加压，使其放平，如诱发骶髂关节疼痛，则为阳性。提示髋关节疾患、骶髂关节劳损、结核、致密性骨炎等。

6. 杜加斯(Dugas)征　正常人将手放在对侧肩上，肘能贴胸壁，肩关节前脱位患者肘内收受限，伤侧的手放到对侧肩上，肘不能贴胸壁，此为杜加斯征阳性。

7. Mill 征(腕伸肌紧张试验)　患者伸直患侧肘关节，前臂旋前，检查者将患侧腕关节屈曲，如果肱骨外上髁部感到疼痛则为 Mill 征阳性，提示肱骨外上髁炎。

8. 弹响指　当经常伸展掌拇和指间关节时，出现弹响且有疼痛时，多为伸肌或屈肌腱腱鞘炎，常为单发。如同时出现多个手指弹响指时应考虑类风湿关节炎可能。

9. 髋关节屈曲挛缩试验征　又称 Tomas 征。患者仰卧位，将健侧髋膝屈曲至最大限度（接触腹壁），使腰部接触床面，此时若患腿随之而翘起不能伸直，即为阳性。常见于腰椎疾患（如结核、腰大肌流注脓肿等）和髋关节疾患（如髋关节结核、增生性关节炎等）。

10. 抽屉试验　患者仰卧，两膝屈曲 90°，双足平放于床面，检查者坐于足面上，两手握小腿上部,将小腿向前和向后来回推动。如向前或向后移动明显(0.5cm以上),即为阳性;明显的向前移动,表明前十字韧带有损伤,明显的向后移动,表明后十字韧带有损伤。如果将膝关节屈曲10°~15°进行试验(又称"莱切曼试验"),可增加本试验的阳性率,有利于判断前交叉韧带的前内束或后外束损伤。

(二)影像学检查

现代影像技术在骨科领域的应用日益广泛深入,在疾病的术前诊断、术中定位、术后随访、治疗效果评估等方面取得了不可或缺的客观资料。

1. X线平片　主要用于骨关节疾病的诊断,如:骨折、炎症、结核、肿瘤等,是骨科常常首选的检查,也是最基本的检查技术。检查目的包括:确定是否存在病变;判断病灶的侵袭性;是否需要进一步检查,如CT、MRI等。

2. X线造影　将造影剂注入腔隙或组织间隙内,用以显示间隙的各种改变。骨科常用关节造影、椎管造影、动静脉造影及窦道造影等。如椎管造影术可明确脊髓、马尾神经或脊神经根是否受压及受压的部位、程度和范围。

3. CT　CT横断面图像可以显示皮质、骨松质、骨髓腔、关节软骨及邻近的肌肉、脂肪和肌腱等,可显示X线片未发现的骨折、脱位、关节内游离体及软组织血肿等。CT也可诊断骨关节感染性病变,如急性化脓性骨髓炎,CT可见骨破坏、骨髓腔密度增高和小死骨。对于骨肿瘤,CT能显示肿瘤大小、形状、轮廓、内部结构、与周围组织的关系和了解肿瘤在骨髓腔内浸润及向骨外软组织侵犯的范围,但确定肿瘤的性质仍有困难。CT的二维、三维图像后处理技术广泛地应用于骨骼、血管和软组织肿瘤等病变。CT的增强检查能使病变显影更为清楚。核素扫描(ECT)既能显示骨关节形态,又可反映局部代谢和血供状况,明确病变部位,早期发现骨关节疾病。对骨转移瘤、急性血源性骨髓炎等有早期诊断价值。正电子发射计算机断层显像(PET)/CT为肿瘤的诊断和疗效评价提供了其他检查手段无可比拟的价值。

4. MRI　MRI所显示的解剖结构逼真,病变和正常组织均可清晰显示,可提供横切面、矢状面、额状面等不同断面的图像,是目前检查软组织的最佳手段。在骨质疏松、肿瘤、感染、创伤等检查方面有诊断价值,对脊柱、脊髓的诊断价值更高。对关节病变,如股骨头缺血坏死及膝关节韧带损伤等也有较好的诊断价值。MRI增强扫描主要应用于平扫未显示的病变,明确病变部位及范围等。

5. 超声检查　对浅表组织的分辨率高,能清晰准确地显示浅表组织结构。肌肉、肌腱、韧带、神经及关节旁软组织因其位置表浅,超声检查可以清晰显示其正常结构及损失程度。

(三)神经电生理检查

神经电生理检查是神经系统检查的延伸,可根据神经系统解剖学定位的原则,对运动和感觉障碍进行定位,目的是判断病变的位置,是在神经的哪个环节。肌电图(EMG)检查是测定运动系统功能的一种方法,运动系统的不同环节受损可以在EMG检查中有所反映。

(四)实验室检查

骨折致大量出血时可见血红蛋白和血细胞比容降低。化脓性感染患者白细胞计数和中性粒细胞明显增高,一般伴有贫血。骨肿瘤患者骨质有迅速破坏时,血钙往往升高。成骨性肿瘤血清碱性磷酸酶升高。类风湿关节炎免疫学检查类风湿因子及抗核抗体常为阳性。

(五)病理检查

病理组织学检查是骨肿瘤确诊的唯一可靠检查。按照标本采集方法分为穿刺活检和切开活检两种。

四、最新进展

(一)治疗"禁区"的破除

过去,由于技术的原因,骨科治疗存在不少禁区,许多患者得不到合适的治疗。现在,从脊柱到四肢,基本已不存在禁区,所有的骨科疾病都可以获得治疗。

(二)治疗理念的提升

"社会—生物—心理"医学模式提倡"以人为本"的理念,围绕此理念,技术趋向"微创化",尽最大可能保留患者的活动功能,将医源性的创伤尽可能减小到最低限度;在辅助手段上,日趋"智能化",导航设施已经逐渐普及。

(三)组织建设的完善

根据骨科学的发展规律和潮流进行学组调整、合并、新建,目前已经拥有脊柱、关节、创伤、基础、关节镜、足踝、骨肿瘤、骨质疏松、微创、护理、康复、中西医结合等学组。

(四)指南、学术的规范

目前已有系列指南与技术规范,例如《踝关节扭伤的诊断,治疗和预防》《骨肿瘤》《骨关节炎诊疗指南》《骨质疏松骨折诊疗指南》《中国骨科大手术静脉血栓栓塞症预防指南》等。制定指南规范时,不仅仅满足一个指南的出台,而是在于有组织、有步骤地具体落实。

(朱红芳)

第二节 骨 肿 瘤

一、概述

(一)定义

凡发生在骨内或起源于各种骨组织成分的肿瘤,不论是原发性、继发性还是转移性肿瘤统称为骨肿瘤(bone tumour)。

(二)分类

1. 按肿瘤来源分类 分为原发性和继发性,前者是发生于骨组织及其附属组织本身的肿瘤,后者是指发生在其他组织或器官的恶性肿瘤经不同的方式转移而来。骨骼是恶性肿瘤转移的第3好发部位仅次于肺与肝脏。

2. 按肿瘤细胞来源分类 可分为成骨性、软骨性、纤维性、骨髓性、脉管性和神经性等。

3. 按肿瘤细胞所显示的分化类型及所产生的细胞间质分类 可分为良性、恶性、临界瘤。常见的良性肿瘤有骨软骨瘤、软骨瘤和骨瘤等;恶性肿瘤有骨肉瘤、软骨肉瘤、尤文肉瘤(Ewing's sarcoma)等;临界瘤有骨巨细胞瘤。

(三)临床表现

1. 疼痛与压痛 疼痛是生长迅速的肿瘤最显著的症状。良性肿瘤多无疼痛,但有些良性肿瘤,如骨样骨瘤可因反应骨的生长而产生剧痛;恶性肿瘤几乎均有局部疼痛,开始时为间歇性、轻度疼痛,以后发展为持续性剧痛、夜间痛,并可有压痛。良性肿瘤恶变或合并病理骨折,疼痛可突然加重。

2. 局部肿块和肿胀　良性肿瘤常表现为质硬而无压痛的肿块,生长缓慢,通常被偶然发现。局部肿胀和肿块发展迅速多见于恶性肿瘤。局部血管怒张反映肿瘤的血运丰富,多属恶性。

3. 功能障碍和局部压迫　邻近关节的肿瘤,由于疼痛和肿胀可使关节活动功能障碍。脊髓肿瘤不论良性、恶性都可引起压迫症状,甚至出现截瘫。若肿瘤血运丰富,可出现局部皮温增高,浅静脉怒张。

4. 病理性骨折　轻微外伤可引起病理性骨折是某些骨肿瘤的首发症状,也是恶性肿瘤和骨转移癌的常见并发症。创伤常引起肿瘤的早期发现,但不会导致肿瘤。晚期恶性骨肿瘤可出现贫血、消瘦、食欲差、体重下降、低热等全身症状。远处转移多为血行转移,偶见淋巴转移。

(四)疾病特点

原发性骨肿瘤中,良性比恶性多见。前者以骨软骨瘤和软骨瘤多见,后者以骨肉瘤和软骨肉瘤多见。骨肿瘤发病与年龄有关,如骨肉瘤多发生于青少年,骨巨细胞瘤主要发生于成人。解剖部位对肿瘤的发生很有意义,骨肿瘤多见于长骨生长活跃的部位即干骺端,如股骨远端、胫骨近端、肱骨近端,而骨骺则通常很少受影响。

(五)发病机制

骨肿瘤的发生与其他肿瘤一样具有复杂的分子基础,包括原癌基因激活、肿瘤抑制基因的灭活或丢失、凋亡调节基因和 DNA 修复基因功能紊乱。遗传因素和环境致瘤因素通过影响这些基因的结构和功能导致肿瘤。关于恶性肿瘤骨转移及其骨损害的发病机制有“种子和土壤”学说和“破骨细胞”学说。目前,大多数学者认同恶性肿瘤骨转移的形成及骨破坏的发病机制是由于癌细胞转移到骨并释放可溶介质,激活破骨细胞和成骨细胞。破骨细胞释放的细胞因子又进一步促进肿瘤细胞分泌骨溶介质,从而形成恶性循环。

(六)预后

骨肿瘤的良、恶性不同,治疗的手段不尽相同,疾病的预后也就各异。良性骨肿瘤,正规治疗多数预后良好,复发率较低,但也有部分可能复发甚至恶变。恶性骨肿瘤的治疗已进入比较成熟的阶段,国内近 20 年来骨肿瘤的治疗已取得了很大的进步,新辅助化疗的概念、广泛性切除的理念、保肢手术的经典方法已得到广泛推广,恶性骨肿瘤的生存率有了显著的提高。

二、流行病学

骨肿瘤的发病率在全身肿瘤中不算高,原发恶性骨肿瘤占全身恶性肿瘤的 1%,其中60% 来自骨组织,40% 来自骨骼的附属组织。其发生率虽远比胃、肝、直肠、乳腺、宫颈等癌症低,但其危害性和诊治的难度是显而易见的。

我国良性骨肿瘤的发病率明显高于恶性骨肿瘤,男女发病率之比为 1.62∶1。骨软骨瘤发病率最高,占 38.5%,其次为巨骨细胞瘤(18.4%),软骨瘤(14.6%),但由于良性肿瘤往往没有临床症状,其实际发生率往往被低估。大部分良性骨肿瘤发生于 11~30 岁,占 59%。股骨和胫骨是良性骨肿瘤好发部位,占 41.3%,其次是手骨、颌骨和肱骨。

恶性骨肿瘤中,男女发病率之比为 1.8∶1。骨肉瘤发病率最高,占 44.6%,其次为软骨肉瘤(14.2%)。恶性骨肿瘤好发年龄为 11~30 岁(56.5%)。股骨和胫骨是恶性骨肿瘤好发部位,占 54.3%,其次是肱骨、骨盆、脊柱、腓骨。转移性骨肿瘤多发于 40~60 岁(61.1%),多发生在脊柱、骨盆、股骨和肋骨。

按照总的发病率排列,我国最常见的骨肿瘤是骨软骨瘤,其次为骨肉瘤、骨巨细胞瘤、软骨瘤、骨转移瘤、骨瘤、软骨肉瘤。

三、病因与危险因素

(一)病因

骨肿瘤的病因迄今尚未完全明了。目前认为肿瘤是环境因素和基因相互作用引起的,是多因素协同作用的结果。据统计,约80%以上的恶性肿瘤与环境因素有关,但环境因素的单一作用并不足以产生肿瘤,必须通过与基因相互作用才能最终导致肿瘤,否则就无法解释暴露于相同特定环境的人群,有些人发生肿瘤,而有些人未发生肿瘤。基因改变是肿瘤在分子水平上的最直接病因。

(二)危险因素

1. 环境因素

(1)物理因素:紫外线、电离辐射(X射线、γ射线、β粒子等)等,如吸入放射污染粉尘可致骨肉瘤。

(2)化学因素:化学致癌物种类繁多,但多数化学致癌物具有一个共同特征即通过代谢活化形成亲电子的衍生物,与DNA结合从而造成DNA损伤。化学致癌物有多环芳烃类、芳香胺类、亚硝胺类物质、真菌毒素、烷化剂和酰化剂。

(3)生物因素:主要为病毒,有DNA肿瘤病毒(人乳头瘤病毒、EB病毒、乙型肝炎病毒等)、RNA肿瘤病毒、细菌。

2. 机体因素

(1)遗传因素:骨肿瘤与遗传有关,但骨肿瘤并不会直接遗传,遗传因素在大多数肿瘤发生中的作用是对致癌因子的易感性或倾向性,即所谓的骨肿瘤遗传易感性。

(2)内分泌因素:不同的骨肿瘤发病年龄不同,可能与内分泌发育有关。

(3)免疫因素:具有先天或获得性免疫缺陷者易发生恶性肿瘤。

(4)心理 - 社会因素:人的性格、情绪、工作压力及环境变化等,可通过影响人体内分泌、免疫功能等而诱发骨肿瘤。流行病学调查发现,经历重大精神刺激、剧烈情绪波动或抑郁者较其他人群易患恶性肿瘤。

四、预防与筛查

(一)预防

骨肿瘤是多种因素相互作用引起的,目前尚无可利用的单一预防措施。国际抗癌联盟认为1/3恶性肿瘤是可以预防的,1/3恶性肿瘤若能早期诊断是可以治愈的,1/3恶性肿瘤可以减轻痛苦,延长寿命。并据此提出了恶性肿瘤的三级预防概念。

1. 一级预防 病因预防,是指消除或减少可能致癌的因素,降低发病率。减少和避免放射性辐射,尤其在青少年骨骼发育时期;避免外伤,特别是青少年发育期的长骨骺部;加强体育锻炼,增强体质,提高对疾病的抵抗力,增强免疫功能,预防病毒感染;保持性格开朗,心情舒畅,遇事不怒。

2. 二级预防 是指早期发现、早期诊断、早期治疗,以提高生存率、降低病死率。重点是骨肿瘤有关知识的普及,使人们增加对骨肿瘤的认识和了解,提高警惕性。卫生条件、医疗保健质量的提高是早期发现的保障，而人群知识的普及是早期发现的基础。骨肉瘤患者的预后与该病发现的早晚有着密切的关系，当青少年出现不明原因的发生于膝关节周围的疼痛症状时，应尽快就诊检查。

3. 三级预防　是指治疗后的康复，包括提高生存质量、减轻痛苦、延长生命，重在对症治疗。

（二）筛查

目前没有方法和手段能早期筛查骨肿瘤。

五、评估

（一）病史

1. 病因和诱因　了解患者的年龄、性别、职业、生活环境和习惯，特别注意有无发生肿瘤的相关因素，如长期接触化学致癌物质、放射线等。有无外伤和骨折史。有无不良的生活习惯或与职业因素有关的接触与暴露史。既往有无其他部位肿瘤史，家族中有无肿瘤患者，有无经历重大精神刺激、剧烈情绪波动或抑郁。

2. 患病和治疗经过　询问患者发现肿块的时间，肿块的发展速度，病程长短；询问有无进行检查及检查结果，治疗经过和病情严重程度。了解患者所用药物的名称、剂量、用法、疗效、不良反应等；了解疾病对患者日常生活的影响程度；青壮年期的肿瘤发展迅速、恶性程度高；老年人肿瘤发展较慢、病程较长。

3. 症状评估　评估有无肿块及肿块的大小、部位，是否伴随疼痛、压痛、肿胀、出血等症状；肢体疼痛的性质、程度，加重或缓解的相关因素；肿瘤局部可有皮温增高和浅静脉怒张；关节周围的肿块有无关节肿胀、畸形和活动受限；盆腔肿瘤患者有无机械性梗阻症状，如便秘和排尿困难；脊柱肿瘤患者有无脊髓压迫的症状，如相应肢体的感觉、运动、血运的改变；晚期恶性肿瘤患者有无贫血、消瘦、食欲下降、体重下降、低热等全身症状。

4. 心理-社会状况评估　患者对疾病诱因、常见症状、拟采取的治疗方法、疾病预后及康复知识的认知、期望值及配合程度；患者的心理状况，包括对疾病诊断的心理承受能力，对治疗效果、预后等的心理反应；患者的经济和社会支持状况。

（二）体格检查

1. 局部　肿块的部位、大小、外形、软硬度、表面温度、血管分布、界限及活动度；肢体有无肿胀、畸形、关节活动是否受限；有无疼痛、疼痛的性质、部位、程度、加重或缓解的因素；有无坏死、溃疡、出血及空腔器官肿瘤导致的梗阻等继发症状；有无因肿块压迫和转移引起的局部体征，有无病理性骨折发生。

2. 全身　易发生肿瘤转移的部位，如颈部、锁骨上、腹股沟区有无肿大淋巴结；有无肿瘤引起的相应器官功能改变和全身性表现，如颅内肿瘤引起颅内压增高和定位症状等；有无消瘦、乏力、体重下降、低热、贫血等恶病质症状。

（三）辅助检查

1. 影像学检查

（1）X线检查：能反映骨与软组织的基本病变。骨内的肿瘤性破坏表现为溶骨型、成骨型和混合型。良性骨肿瘤具有界限清楚、密度均匀的特点，多为膨胀性病损或者外生性生长，通常无骨膜反应。恶性骨肿瘤的病灶多不规则，呈虫蚀样或筛孔样，密度不均，界限不清。若骨膜被肿瘤顶起，骨膜下产生新骨，呈现出三角形的骨膜反应阴影称 Codman 三角，多见于骨肉瘤。若骨膜的掀起为阶段性，可形成同心圆或板层排列的骨沉积，X线平片表现为"葱皮"现象，多见尤文肉瘤。若恶性肿瘤生长迅速，超出骨皮质范围，同时血管随之长入，肿瘤骨与反应骨沿放射状血管方向沉积，表现为"日光射线"形态。

（2）CT和MRI检查：可以为骨肿瘤的存在及确定骨肿瘤的性质提供依据，也可更清楚地显示肿瘤的范围，识别肿瘤侵袭的程度，以及与邻近组织的关系，帮助制订手术方案和评估治疗效果。

（3）ECT检查：可以明确病损范围，先于其他影像学检查几周或几个月显示骨转移瘤的发生，但特异性不高，不能单独作为诊断依据，须经X线平片或CT的证实。骨显像还能早期发现骨转移灶，防止漏诊；也可帮助了解异体骨、灭活骨的骨愈合情况。

（4）其他：DSA检查可显示肿瘤血供情况，监测化疗的效果。超声检查可描绘软组织肿瘤和突出骨外的肿瘤情况，对骨转移瘤寻找原发灶有很大帮助。

2. **病理检查**　病理组织学检查是骨肿瘤最后确诊的唯一可靠检查。按照标本采集方法分为穿刺活检和切开活检两种。

3. **实验室检查**　大多数骨肿瘤患者化验检查是正常的。凡骨质有迅速破坏时，血钙往往升高；成骨性肿瘤血清碱性磷酸酶升高；男性酸性磷酸酶的升高提示转移瘤来自前列腺癌。

4. **现代生物技术检测**　分子生物学和细胞生物学领域的新发现揭示了与临床转归及预后相关的机制。遗传学研究揭示了在一些骨肿瘤中有常染色体异常，能帮助诊断和进行肿瘤分类，并更精确地预测肿瘤的形成。如尤文肉瘤中发现特异性基因易位。

六、诊断与鉴别诊断

（一）诊断要点

骨肿瘤的诊断必须结合临床、影像学和病理学，实验室检查也是必要的手段。

1. **年龄**　对于不同种类骨原发肿瘤，其发病年龄存在很大差异，但对于某一特定类型肿瘤年龄可成为决定性因素或与其他疾病鉴别的关键点。例如：骨巨细胞瘤很少在青春期前发生，软骨肉瘤很少在儿童中发生，尤文肉瘤很少发生于5岁以前和30岁以后，浆细胞瘤和脊索瘤只在成年期才能见到。

2. **病程长短**　肿瘤的生长速度是一重要因素。如在骨肉瘤患者经常出现肢体迅速增大的肿块；而软骨肉瘤患者肿块可以存在数年。

3. **症状**　局部症状一般可以包括疼痛、肿胀和包块。疼痛是恶性骨肿瘤的重要症状，也可以是良性肿瘤压迫重要器官或神经引起的。当良性肿瘤发生恶变的时候，也可突然出现疼痛。夜间痛、静息痛、不规则痛是恶性骨肿瘤的重要特征。疼痛的性质主要以钝痛、胀痛为主，发生病理性骨折可以剧痛或锐痛。应该仔细了解疼痛的部位、性质、持续时间、伴随症状以及与活动的关系等。

肿胀和包块是骨肿瘤的另一重要诊断依据。肿胀一般在疼痛经过一段时间后出现，在表浅部肿胀可能出现较早，骨盆内的神经鞘瘤或脊索瘤往往长到很大才被发现。局部包块有助于早期诊断。良性肿瘤的包块生长缓慢，常不被发现，偶尔检查发现也说不出开始时间，良性包块对周围组织影响不大，对关节活动影响不大。恶性肿瘤生长迅速，病程较短，增大的肿块可有皮温升高和静脉曲张。对于长期存在而没有症状的肿瘤，如果突然长大，就要注意是否有恶变的趋势。

　　轻微外伤之后的病理性骨折常是良性肿瘤的首发症状,也是恶性肿瘤和骨转移癌的常见并发症。和单纯外伤性骨折一样,具有肿胀、疼痛、畸形和异常活动等。因此临床上对于轻微外伤引起的骨痛者要引起重视,要想到骨肿瘤导致病理性骨折的可能性。

　　4. 肿瘤的位置　肿瘤的大小和位置也相当重要。骨巨细胞瘤总是位于骺端和近骨端;软骨性肿瘤总是位于骺端或位于连接或跨越生长软骨的骨端。

　　5. 既往病史　准确、详细的病史可能成为确定性的诊断因素,例如骨脓肿有时会与中央型的软骨肉瘤相混淆;骨结核有时会被误认为是骨转移性肿瘤,甚至有时会和骨肉瘤相混淆。

　　(二)鉴别诊断

　　1. 骨肉瘤　需与慢性化脓性骨髓炎、尤因肉瘤、转移性骨肿瘤相鉴别。骨肉瘤是一种最常见的恶性骨肿瘤,好发于青少年,男性多于女性;好发于股骨远端、胫骨近端和肱骨近端;主要症状为局部疼痛,多为持续性,逐渐加重,夜间尤重;X线检查可见 Codman 三角或"日光射线"形态。

　　2. 软骨肉瘤　需与成软骨细胞瘤、内生软骨瘤、骨软骨瘤相鉴别。软骨肉瘤是一种常见的恶性骨肿瘤,好发于成人和老年人,男性稍多于女性;好发于骨盆、股骨近端、肱骨近端和肋骨;生长缓慢、以疼痛和肿胀为主;X线表现典型者可有云雾状改变。

　　3. 尤文肉瘤　需与急性化脓性骨髓炎、骨原发性网织细胞肉瘤、神经母细胞瘤骨转移、骨肉瘤相鉴别。尤因肉瘤是一种恶性骨肿瘤,好发于儿童,多见于长骨骨干、骨盆和肩胛骨。主要症状为局部疼痛、肿胀,并进行性加重,长伴有低热、白细胞增多和血沉加快;X线表现为虫蚀样溶骨破坏,多见"葱皮状"骨膜反应。

七、护理措施

　　(一)非药物治疗护理

　　1. 心理护理　肿瘤患者,尤其是恶性肿瘤患者的心理问题一般比较多,从确诊到正确接受治疗有一个过程,应在不同的阶段采取不同的沟通方法,必要时请心理科医生进行协助。多与患者交流,了解疾病对患者本身和家庭带来的影响,理解患者的情绪反应。向患者及家属介绍目前骨肿瘤的治疗方法和进展,使其对骨肿瘤有正确的认识,以积极、正性的态度接受和配合治疗。

　　2. 缓解疼痛　有效控制疼痛,保证足够的睡眠。指导患者避免诱发或加重疼痛。协助患者采取适当体位,如肿瘤局部固定制动,以减轻疼痛;进行护理操作时避免触碰肿瘤部位,尽量减少诱发或加重疼痛的护理操作。与患者讨论缓解疼痛的有效措施,如缓慢地翻身和改变体位,转移注意力等。

　　3. 预防病理性骨折　患肢制动,尽量卧床或绝对卧床,做好体位护理,活动时要注意保护,避免病理性骨折。肿瘤局部不能用力按摩、挤压、热敷理疗或自行外敷药。

　　4. 饮食护理　以高蛋白、高维生素、高热量、易消化饮食为主,多吃新鲜蔬菜和水果(糖尿病者控制饮食及水果),多饮水,必要时予助消化药。化疗患者食欲低下时应更加注意营养,必要时行营养疗法。每周测体重,了解营养状况。

　　5. 手术护理

　　(1)术前护理:观察生命体征变化;完成术前各项检查;根据医嘱做好配血、药敏试验;进行手术后适应性锻炼,如有效咳嗽、深呼吸、床上练习大小便;做好个人卫生,理发、洗澡、剪指(趾)甲、更换干净内衣等；宣教功能锻炼的方法及必要性；便秘者，可用缓泻剂和灌肠，半骨盆切除术应做肠道准备；术前晚根据医嘱应用助眠药，保证充足的睡眠；术前6小时禁食，2小时禁水。

（2）术后护理

1）病情观察：了解麻醉类型、术式、手术过程；测量生命体征；观察患者意识，患肢的感觉、运动、血运、疼痛等。

2）体位护理：根据手术麻醉与术式，给予平卧或床头抬高；四肢手术患肢抬高；髋关节置换患肢外展中立30°；脊柱手术给予轴线翻身。

3）伤口与引流护理：注意伤口与敷料的情况，观察和记录引流液的量、色、质，保持引流通畅，伤口敷料清洁、干燥，注意预防感染。

4）功能锻炼：术后早期即开始锻炼，如脚趾活动、踝关节屈伸等。帮助患者制定康复锻炼计划，指导患者按计划实施，调节肢体适应能力；指导患者正确使用各种助行器，如拐杖、轮椅等，以最大程度恢复患者的生活自理能力。

6. 放疗护理 指导患者保护照射区域皮肤，保持清洁、完整，防止皮肤黏膜损伤。监测患者有无感染。加强照射器官功能状态的观察，预防功能障碍。

（二）药物治疗护理

1. 药物止痛 WHO推荐癌性疼痛三阶梯疗法及其护理。一级镇痛法：疼痛较轻者，可用阿司匹林等非阿片类解热消炎镇痛药；二级镇痛法适用于中度持续性疼痛者，用可待因等弱阿片类药物；三级镇痛法：疼痛进一步加剧，改用强阿片类药物，如吗啡、哌替啶等。癌性疼痛的给药要点：口服、按时（非按需）、按阶梯、个体化给药。镇痛药物剂量根据患者的疼痛程度和需要由小到大直至患者疼痛消失为止，不应对药物限制过严导致用药不足。

2. 化疗护理

（1）治疗恶性骨肿瘤的常用化疗药有氨甲蝶呤、阿霉素、顺铂、环磷酰胺等，这些药物对机体均有较大的毒性，尤其对心肌、肝脏、肾脏及血液系统有严重损害作用。用药前要积极协助医生对患者进行全面检查，用药期间严密观察患者的反应与相关指标，用药后做好患者、家属宣教，发现异常及时就医。

（2）根据不同的化疗药物做好相应的护理，了解患者对化疗的耐受性，保障患者化疗安全。给予正确的饮食指导，提高饮食的营养价值，保证营养供给，安全度过化疗期。指导患者保护皮肤黏膜，不用刺激性物品如肥皂等。

（三）特别关注

教会患者自我检查和监测，定期复诊；按时接受放、化疗；发现有肢体肿胀及疼痛及时就医。

八、随访

（一）预期目标

1. 良性骨肿瘤的预期目标：不复发、无恶变。

2. 恶性骨肿瘤的预期目标：提高五年生存率、改善生活质量、减轻疼痛、预防病理性骨折。

（二）并发症

恶性骨肿瘤后期出现贫血及恶病质，可发生它处转移病灶，其中以肺部转移最为多见。

（朱红芳）

第三节　骨　　折

一、概述

（一）定义与分类

1. 定义　骨折（fracture）是指骨的完整性和连续性中断。

2. 分类

（1）按骨折端是否与外界相通分类

1）闭合性骨折：骨折处皮肤或黏膜完整，骨折端与外界不通。

2）开放性骨折：骨折处皮肤或黏膜不完整，骨折端与外界相通，易引起感染。

（2）按骨折的程度及形态分类

1）不完全骨折：骨骼连续性没有完全中断，以骨折形态又分为青枝骨折、裂缝骨折等。

2）完全骨折：骨骼连续性完全中断，按骨折形态和方向又分为横形骨折、斜形骨折、螺旋形骨折、粉碎性骨折、嵌插骨折、压缩骨折、凹陷骨折和骨骺分离等。

（3）按骨折处的稳定程度分类

1）稳定性骨折：骨折端不易移位或复位后不易再移位的骨折，如不完全性骨折及横形骨折、嵌插骨折等。

2）不稳定性骨折：骨折端易移位或复位后易再移位的骨折，如斜形骨折、螺旋形骨折、粉碎性骨折等。

（4）按骨折后时间长短分类

1）新鲜骨折：2周之内的骨折。

2）陈旧骨折：发生在2周之前的骨折，复位及愈合都不如新鲜骨折。

（二）流行病学

骨折的流行病学调查，欧美等发达国家的数据登记系统较为完善，国外研究报道较多，国内研究相对较少。第三军医大学附属新桥医院骨科的王宏伟博士课题组对重庆两家大学附属医院创伤性脊柱骨折患者的流行病学特征进行数据分析：意外跌倒是创伤性脊柱骨折的主要原因，随着年龄的增长，跌倒和运动相关的脊柱骨折患者人数逐渐增加。尹英民等回顾性分析上海复旦大学附属华东医院 2008—2012 年 1 266 例髋部骨折住院患者的临床资料：髋部骨折患者平均年龄为 76.77 ± 12.26 岁，女性高于男性；全组老年人占 89.42%，发病高峰年龄段为 80~89 岁，占 42.1%，男女比例 1：2.01；好发季节为冬季。林昂如等总结南方医科大学南方医院 2002 年 1 月 1 日—2004 年 12 月 31 日救治的 346 例多发性骨关节损伤患者资料：多发性骨关节损伤患者有增多趋势，且伤情较重，男性青壮年居多；交通伤是主要致伤原因；四肢多发伤以下肢伤为多，容易发现及确诊，而脑、胸、腹、盆部的闭合伤多易漏误诊治；而近年来骨折的病死率明显减少。

（三）病因与危险因素

1. 病因   骨折可由创伤和骨骼疾病所致。创伤性骨折多见，如交通事故、坠落或跌倒等。骨髓炎、骨肿瘤等疾病可导致骨质破坏，在轻微外力作用下即可发生的骨折，称为病理性骨折。

（1）直接暴力：暴力直接的作用部位发生骨折，如小腿被重物直接撞击后，胫腓骨骨干在被撞击的部位发生骨折。

（2）间接暴力：暴力通过传导、杠杆、旋转和肌肉收缩等方式使受力点以外的骨骼部位发生骨折。如跌倒时以手掌撑地，由于上肢与地面的角度不同，暴力向上传导可致桡骨远端骨折或肱骨髁上骨折；骤然跪倒时，股四头肌猛烈收缩，可致髌骨骨折。

（3）疲劳性骨折：长期、反复、轻微的直接或间接损伤可致使肢体某一特定部位骨折，又称疲劳性骨折。如远距离行军或长跑运动后发生第二跖骨及腓骨下 1/3 骨干骨折，又称应力性骨折。

（4）病理性骨折：有病变的骨骼，当受到轻微外力即发生骨折，如骨肿瘤、骨结核、骨髓炎等发生的骨折。

2. 危险因素   创伤，肿瘤，骨质缺乏、骨质疏松，营养不良，药物滥用（激素等），骨发育不良，不活动的去适应作用。

（四）预防与筛查

1. 预防   注意安全，避免暴力损伤，如车祸、坠落等；养成良好的生活习惯，不吸烟喝酒，不滥用药物；促进骨骼健康：适当运动、避免肥胖、增加钙摄入；注意居家安全，防止跌倒；剧烈运动时做好防护。

2. 筛查   老年人群应进行骨质疏松筛查和跌倒筛查。

（五）评估

1. 病史

（1）病因和诱因：了解患者的年龄、职业特点、运动爱好、日常饮食结构、有无酗酒等；询问患者受伤的原因，受伤时的身体状况；询问患者有无骨质疏松、骨折、骨肿瘤病史或手术史。

（2）患病和治疗经过：了解患者受伤的部位和时间，受伤时的体位和环境，外力作用的方式、方向与性质，伤后患者功能障碍及伤情发展情况，急救处理经过等。

（3）症状评估：评估患肢有无骨折的特有体征：畸形、反常活动、骨擦音或骨擦感；评估患者局部有无疼痛、压痛、活动痛，疼痛的性质、部位、持续时间、缓解或加重的因素；肿胀、瘀斑的程度，有无水疱；有无肢体部分或全部丧失活动功能；骨盆骨折、脊柱骨折等严重的骨折患者有无休克的症状。

（4）心理 - 社会状况：患者的心理状态取决于损伤的范围和程度，多发性损伤患者多需住院和手术等治疗，由此形成的压力可影响患者与家庭成员的心理状态和相互关系。故应评估患者和家属的心理状态、家庭经济情况和社会支持系统。

2. 体格检查

（1）局部：评估患者骨折部位活动及关节活动范围，有无骨折局部特有特征和一般表现；皮肤是否完整，开放性损伤的范围、程度和污染情况；有无其他重要伴发伤，如局部神经、血管或脊髓损伤；有无骨折并发症；石膏固定、小夹板固定或牵引是否维持有效状态。

（2）全身：评估患者有无威胁生命的严重并发症；观察意识和生命体征；观察有无低血

容量性休克的症状。

3. 辅助检查　评估患者的影像学和实验室检查结果,以帮助判断病情和预后。

(六)诊断与鉴别诊断

1. 诊断要点

(1)全身表现

1)休克:较大的骨折或多发性骨折,可因大量出血和剧烈疼痛,引起失血性休克和神经性休克,如骨盆骨折及大腿骨折。

2)发热:一般骨折没有发热,出血量较大的骨折血肿吸收可引起低热,开放性骨折如持续性发热,应考虑有感染的可能。

(2)局部表现

1)一般表现:疼痛和压痛、肿胀和瘀斑、功能障碍等。

2)骨折专有体征:畸形、假关节活动(异常活动)、骨擦音或骨擦感。以上三种体征只要出现其中一种,即可诊断为骨折,但未见此三种体征时也不能排除骨折。

(3)辅助检查

1)X 线:可明确诊断并明确骨折类型及移位情况,检查必须包括正、侧位及邻近关节,并加健侧以便对照。

2)CT:可更准确地了解骨折移位情况,如髋臼骨折、脊柱骨折。

3)MRI:脊椎骨折合并脊髓损伤的患者要用 MRI 检查,可更明确骨折类型和脊髓损伤的程度。

4)骨扫描:有助于确定骨折的性质和并发症,如有无病理性骨折。

5)实验室检查:①血常规检查:骨折致大量出血时可见血红蛋白和血细胞比容降低。②血钙、血磷检查:在骨折愈合阶段,血钙和血磷水平升高。③尿常规检查:脂肪栓塞综合征时尿液中可出现脂肪球。

2. 鉴别诊断　本病依据患者病史、症状、体征和影像学检查可以明确诊断,无需鉴别,但临床上需注意骨折的发生是属于单纯性骨折还是由于患者本身原有疾病所导致的病理性骨折,在患者原有疾病而导致骨骼异常的情况下,轻微的力量便可造成骨折,需严格地观察和诊断。

(七)护理措施

1. 非药物治疗护理

(1)现场急救

1)抢救生命:骨折患者,尤其是严重骨折者,往往合并其他组织和器官的损伤。应检查患者全身情况,首先处理休克、昏迷、呼吸困难、窒息或大出血等可能威胁患者生命的紧急情况。

2)包扎止血:绝大多数伤口出血可用加压包扎止血。大血管出血时可用止血带止血,最好使用充气止血带,并应记录所用压力和时间。止血带应每 40~60 分钟放松 1 次,放松时间以局部血流恢复、组织略有新鲜渗血为宜。若骨折端已戳出伤口并已污染,又未压迫重要血管或神经,则不应现场复位,以免将污物带到伤口深处。若在包扎时骨折端自行滑入伤口内,应做好记录,以便入院后清创时进一步处理。

3)妥善固定:凡疑有骨折者均应按骨折处理。对闭合性骨折者在急救时不必脱去患肢的衣裤和鞋袜,患肢肿胀严重时可用剪刀将患肢衣袖和裤脚剪开。骨折有明显畸形,并有穿破软组织或损伤附近重要血管、神经的危险时,可适当牵引患肢,使之变直后再行固定。固定物可为特制的夹板,或就地取材的木板、木棍或树枝等。若无任何可利用的材料,可将骨折的上肢固定于胸部,骨折的下肢与对侧健肢捆绑固定。对疑有脊柱骨折者应尽量避免移动,可采用3人平托法或滚动法将患者移至硬担架、木板或门板。严禁1人抬头1人抬脚,或用搂抱的方法搬运,以免造成或加重脊髓损伤。颈椎损伤者需有专人托扶头部并沿纵轴向上略加牵引,搬运后用沙袋或折好的衣服放在颈两侧以固定头颈部。

4)迅速转运:患者经初步处理后,应尽快地转运至就近的医院进行治疗。

(2)心理护理:向患者及其家属解释骨折的愈合是一个循序渐进的过程,充分固定能为骨折断端连接提供良好的条件,而正确的功能锻炼可以促进断端骨质生长愈合和患肢功能恢复,因此若能在医务人员指导下积极锻炼,则可取得良好的治疗效果。对骨折后可能遗留残疾的患者,应鼓励其表达自己的思想,减轻患者及其家属的心理负担。

(3)疼痛护理:动态、持续评估疼痛,根据疼痛原因对因对症处理。创伤、骨折所致疼痛多在整复固定后逐渐减轻。若因创伤性骨折造成的疼痛,在现场急救中予以临时固定可缓解疼痛。若因伤口感染引起疼痛,应及时清创并应用抗生素等进行治疗。疼痛较轻时可鼓励患者听音乐或看电视以分散注意力,也可用局部冷敷或抬高患肢来减轻水肿以缓解疼痛,热疗和按摩可减轻肌肉痉挛引起的疼痛,疼痛加剧时给予多模式镇痛,如静脉用药、口服、贴剂等,让患者舒适,保证足够的睡眠。护理操作时动作应轻柔准确,严禁粗暴搬动骨折部位。

(4)体位与活动护理:患肢抬高位、功能位放置:高于心脏水平,上肢应抬高30°,下肢抬高20°~30°,避免膝关节过伸位;根据骨折部位及程度决定活动方式,患肢禁负荷,骨折部位制动。

(5)病情观察和并发症预防:观察患者意识和生命体征,患肢感觉、运动和末梢血液循环等,若发现骨折早期和晚期并发症应及时报告医生,采取相应处理措施。骨折局部内出血、包扎过紧、不正确使用止血带或患肢严重肿胀等原因均可导致患肢血液循环障碍。应严密观察肢端有无剧痛、麻木、皮温降低、皮肤苍白或青紫、脉搏减弱或消失等血液灌注不足表现。一旦出现应对因对症处理,如调整外固定松紧度,定时放松止血带等。若出现骨筋膜室综合征应及时切开减压,严禁局部按摩、热敷、理疗或使患肢高于心脏水平,以免加重组织缺血和损伤。对长期卧床患者应定时翻身叩背,鼓励咳嗽咳痰,练习深呼吸,以防发生压力性损伤和坠积性肺炎等并发症。对开放性骨折患者应尽早清创,有效引流,严格按无菌技术清洁伤口和更换敷料,遵医嘱使用抗生素,以预防伤口感染。

(6)康复及功能锻炼

1)骨折早期:一般是骨折后1~2周内。此期功能锻炼的目的是促进患肢血液循环,消除肿胀,防止肌肉萎缩。主要的形式是患肢肌肉做舒缩活动,骨折处上下关节暂不活动,而身体其他各关节均应进行功能锻炼。

2)骨折中期:一般指骨折2周后,在医护人员的帮助下逐步活动骨折处的上下关节,动作要缓慢轻柔,循序渐进,量力而行,逐渐增加活动次数、运动幅度与力量。

3)骨折后期:骨折已达到临床愈合标准,内外固定已拆除。应加强患肢关节的主动活动并辅以各种物理和药物治疗,尽快恢复各关节正常活动范围和肌力。

(7)生活护理:指导患者在患肢固定制动期间进行力所能及的活动,为其提供必要的帮助,如协助进食、进水、排便和翻身等。

(8)饮食护理:指导患者进食高蛋白、高维生素、高热量、高钙和高铁的食物,多饮水。

增加晒太阳时间以增加骨中钙和磷的吸收,促进骨折修复。对不能到户外晒太阳的患者要注意补充鱼肝油滴剂、维生素 D 片、强化维生素 D 牛奶和酸奶等。劝导患者戒烟,吸烟对骨骼肌肉系统有着不利的影响,可导致骨量的减少和骨折的延迟愈合。

（9）外固定护理:对使用石膏、牵引、支具等外固定的患者做好相应的护理。

2. 药物治疗护理　骨折患者的常用药物有抗生素、活血消肿药、镇痛药、促进骨折愈合药、营养神经药。根据医嘱用药,关注不同药物的疗效与副作用。

3. 手术治疗护理

（1）术前护理:观察生命体征变化;根据医嘱完成各项术前检查和准备;进行手术后适应性锻炼,如有效咳嗽、深呼吸、床上练习大小便;保护手术区域皮肤,保持清洁;术前晚根据医嘱应用助眠药,保证充足的睡眠;术前 6 小时禁食,2 小时禁水。

（2）术后护理

1）病情观察:了解麻醉类型、术式、手术过程;测量生命体征、神志、意识;观察患肢的感觉、运动、血运、疼痛等。

2）体位护理:根据手术麻醉与术式,给予平卧或床头抬高;四肢手术患肢抬高;髋置换患肢外展中立 30°;脊柱手术轴线翻身。

3）伤口与引流护理:注意伤口与敷料的情况,观察和记录引流液的量、色、质,保持引流通畅,伤口敷料清洁、干燥,注意预防感染。

4）饮食护理:非经腹手术禁食 6 小时后改半流或普食。

5）稳定性重建的护理:定时检查外固定的固定情况,关注患者主诉,如出现内/外固定物失效,配合医生处理。

（八）随访

1. 预期目标

（1）患者主诉骨折部位疼痛减轻或消失。

（2）患肢末端维持正常的组织灌注,皮肤温度和颜色正常,末梢动脉搏动有力,感觉正常。

（3）患者能够在不影响牵引或固定的情况下有效移动。

（4）患者未出现并发症,或并发症得到及时发现和处理。

2. 并发症　骨折常由较严重的创伤所致,有时骨折伴有或所致重要组织、器官的损伤比骨折本身更严重,甚至可以危及患者的生命。

（1）早期并发症

1）休克:股骨干骨折、骨盆骨折及多发性骨折出血量较大易引起失血性休克。

2）重要内脏器官损伤:颅骨骨折引起脑损伤,肋骨骨折可损伤肺、肝、脾,骨盆骨折可损伤膀胱、尿道和直肠等。

3）血管损伤:骨折断端直接损伤血管,如肱骨髁上骨折可损伤肘窝部的血管肱动脉,股骨下 1/3 及胫骨上 1/3 骨折可损伤腘动脉。

4）神经损伤:肱骨干骨折可损伤桡神经;肘关节周围骨折可损伤尺神经、正中神经;腓骨胫骨骨折可损伤腓总神经;脊椎骨折可引起脊髓损伤。

5）骨筋膜室综合征:骨筋膜室内压力增高,使软组织血液循环障碍,肌肉、神经急性缺血而出现的一系列早期症状和体征,常见于前臂和小腿骨折。主要表现:肢体剧痛、肿胀、指(趾)呈屈曲状活动受限、局部肤色苍白或发绀,常由骨折血肿、组织水肿或石膏管过紧引起。

6）脂肪栓塞:骨折端血肿张力大,使骨髓腔内脂肪微粒进入破裂的静脉内,可引起肺、脑血管栓塞,病情危急甚至突然死亡。

7)感染:开放性骨折易造成化脓性感染和厌氧菌感染,以化脓性骨髓炎多见。

（2）晚期并发症

1)关节僵硬:患肢长期固定,关节周围组织浆液纤维性渗出和纤维蛋白沉积,发生纤维性粘连及关节囊和周围肌肉挛缩所致。

2)骨化性肌炎:关节附近骨折,骨膜剥离形成骨膜下血肿,由于处理不当血肿扩大、机化并在关节附近软组织内骨化,严重影响关节活动。

3)愈合障碍:由于整复固定不当、局部血液供应不良可引起延迟愈合或不愈合。

4)畸形愈合:整复不好或固定不牢发生错位而愈合。

5)创伤性关节炎:发生在关节内骨折易引起创伤性关节炎。

6)缺血性骨坏死:如股骨颈骨折时的股骨头坏死。

7)缺血性肌挛缩:如发生在前臂掌侧即"爪形手"畸形。

8)坠积性肺炎:常见于年老、体弱、患有慢性疾病的患者,长期卧床极易导致坠积性肺炎。

9)压力性损伤:截瘫和严重外伤患者,长期卧床,如护理不周易发生骨隆突的压力性损伤。

10)下肢静脉血栓:骨折患者制动,静脉回流减慢,创伤后血液处于高凝状态,易发生血栓。

二、四肢骨折

（一）概述

常见的四肢骨折有锁骨骨折、肱骨干骨折、肱骨髁上骨折、尺桡骨骨折、股骨骨折、胫腓骨骨折等,骨折的部位不同、原因不同,其临床表现、护理等也不一样。

（二）流行病学

锁骨骨折多发生在儿童和青壮年,主要为间接暴力,发生率约占全身骨折的2.2%,男女比例为2∶1。肱骨近端骨折可发生于任何年龄,但以中、老年为多,主要为间接暴力,其发生率占全身骨折的2.34%。肱骨干和肱骨髁上骨折可由间接暴力或直接暴力引起,发生率分别占全身骨折的2.11%和2.91%。股骨颈骨折多数发生于中、老年人,占成人骨折的3.6%。股骨干骨折,占成人骨折的4.6%。踝部骨折占成人骨折的6.8%。

（三）病因

青壮年多为暴力原因,老年人骨折与骨质疏松导致骨质量下降有关,病理性骨折常因骨肿瘤、骨结核导致的骨质破坏。

（四）预防与筛查

1. 预防　注意安全,避免暴力损伤,如车祸、坠落等;养成良好的生活习惯,不吸烟喝酒,不滥用药物;促进骨骼健康:适当运动、避免肥胖、增加钙摄入;注意居家安全,防止跌倒;剧烈运动时做好防护。

2. 筛查　老年人群进行骨质疏松筛查和跌倒筛查。

（五）评估

1. 病史

（1）病因和诱因:了解患者的年龄、职业特点、运动爱好、日常饮食结构、有无酗酒等;

询问患者受伤的原因,受伤时的身体状况;询问患者有无骨质疏松、骨折、骨肿瘤病史或手术史。

（2）患病和治疗经过:了解患者受伤的部位、时间和地点,受伤时的体位和环境,外力作用的方式、方向与性质,伤后患者功能障碍及伤情发展情况,急救处理经过等。

（3）症状评估:评估患肢有无骨折的特有体征:畸形、反常活动、骨擦音或骨擦感;评估患者局部有无疼痛、压痛、活动痛,疼痛的性质、部位、持续时间、缓解或加重的因素;肿胀、瘀斑的程度,有无水疱;有无肢体部分或全部丧失活动功能;多发骨折的患者有无休克的症状。

（4）心理 - 社会状况:患者及家属对骨折的认识及心理反应,家庭的经济状况、社会支持系统情况等。

2. 体格检查

（1）了解骨折类型、畸形及功能状况,有无并发症及合并伤,重要脏器功能情况,辅助检查经过,治疗情况等。

（2）评估疼痛、皮肤温度与颜色、肢端动脉搏动、肿胀程度、关节活动度,患肢感觉等。

3. 辅助检查　评估影像学检查和实验室检查结果有无异常,以帮助判断病情和预后。

（六）诊断与鉴别诊断

1. 诊断要点

（1）症状:患肢出现疼痛、肿胀、皮下瘀斑、活动障碍。

（2）体征:患肢可见畸形、反常活动,骨摩擦感 / 音。若合并神经损伤可出现相应的体征,如桡神经损伤可出现垂腕,各手指掌指关节不能背伸,拇指不能伸,手背桡侧 3 个半指皮肤感觉减退或消失。

（3）辅助检查

1）X 线:可明确诊断并明确骨折类型及移位情况,检查必须包括正、侧位及邻近关节,并加健侧以便对照。

2）CT:有的骨折只拍 X 线片是不够的,需要 CT 检查以更准确了解骨折移位情况。

3）骨扫描:有助于确定骨折的性质和并发症,如有无病理性骨折。

4）实验室检查:①血常规检查:骨折致大量出血时可见血红蛋白和血细胞比容降低。②血钙、血磷检查:在骨折愈合阶段,血钙和血磷水平常升高。③尿常规检查:脂肪栓塞综合征时尿液中可出现脂肪球。

2. 鉴别诊断　本病依据其病史、症状、体征和影像学检查可以明确诊断,无需鉴别,但临床上需注意骨折的发生是属于单纯性骨折还是由于患者本身原有疾病所导致的病理性骨折,在患者原有疾病而导致骨骼异常的情况下,轻微的力量便可造成骨折,需严格地观察和诊断。

（七）护理措施

1. 非药物治疗护理

（1）体位:抬高患肢以促进静脉回流,减轻肢体肿胀疼痛。上肢可用吊带或三角巾,下肢可用枕头和下肢垫。

（2）疼痛护理:骨折患者大多疼痛明显。持续、动态对疼痛的程度、部位、原因、性质等进行评估,针对不同原因进行干预。妥善固定骨折端,轻搬少动。早期可以冷敷,晚期可以热敷,或做一些理疗来缓解疼痛。提倡多模式、个体化镇痛,主动控制疼痛,以减少疼痛带来的伤害,促进患者安全和舒适,快速康复。

（3）观察病情:严密观察患肢的血运、感觉、运动,注意肿胀、制动情况。对病情严重的患者要观察全身变化,有无出血、休克等,发现异常情况,及时报告医生并遵医嘱进行处理。

（4）牵引患者的护理:有牵引的患者要及时调整,保证牵引的有效性,注意保护局部皮肤,防止压力性损伤和皮肤破损。骨牵引的患者要每天消毒针眼,防止感染。

（5）小夹板固定护理:观察肢体远端的温度、颜色、感觉和运动功能,注意绑带的松紧,适时调整。

（6）石膏固定患者的护理:石膏干硬后才能搬动患者,用手掌,不能用手指。保持石膏的整洁、完整。保护好局部皮肤,防止压力性损伤和皮肤破损。宣教患者出现疼痛、麻木等异常情况立即通知医务人员。

2. 药物治疗护理　骨折患者的常用药物有抗生素、活血消肿药、镇痛药、促进骨折愈合药、营养神经药。根据医嘱用药,关注不同药物的疗效与副作用。

3. 手术治疗护理　根据麻醉方式和手术种类做好相应的护理。

（1）体位护理:根据手术麻醉与术式,给予平卧或床头抬高;四肢手术者患肢抬高;髋置换者患肢外展中立 30°,禁止外旋、内收、屈髋大于 90°,防止髋关节脱位。

（2）伤口与引流护理:注意伤口与敷料的情况,观察和记录引流液的量、色、质,保持引流通畅,伤口敷料清洁、干燥,注意预防感染。

（3）稳定性重建的护理:定时检查外固定的固定情况,关注患者主诉,如出现内/外固定物失效,配合医生处理。

（八）随访

1. 预期目标　缓解疼痛,功能复位,生活自理。

2. 并发症

（1）早期并发症:休克、重要内脏器官损伤、血管损伤、神经损伤、骨筋膜室综合征、脂肪栓塞、感染。

（2）晚期并发症:关节僵硬、骨化性肌炎、愈合障碍、畸形愈合、创伤性关节炎、缺血性骨坏死、缺血性肌挛缩。

三、脊柱骨折和脊髓损伤

（一）概述

1. 脊柱　由 33 块椎骨（颈椎 7 块,胸椎 12 块,腰椎 5 块,骶骨、尾骨共 9 块）借韧带、关节及椎间盘连接而成,分颈、胸、腰、骶及尾五段。脊柱上端承托颅骨,下联髋骨,中附肋骨,并作为胸廓、腹腔和盆腔的后壁。脊柱具有支持躯干、保护内脏、保护脊髓和进行运动的功能。脊柱内部自上而下形成一条纵行的椎管,内有脊髓,是源自脑的中枢神经系统延伸部分,主要功能是传送脑与外周之间的神经信息。

2. 脊柱骨折（fracture of the spine）　是指由于外力造成脊柱骨质连续性的破坏。在青壮年患者中,高能量损伤是其主要致伤因素,如车祸、高处坠落伤等。老年患者由于本身存在骨质疏松,致伤因素多为低暴力损伤,如跌倒等。脊柱骨折患者常合并神经功能损伤,且由于致伤因素基本为高能损伤,常合并其他脏器损伤,这为治疗带来了极大的困难和挑战。现代影像辅助技术的提高和内固定材质的改进促进了脊柱骨折诊疗技术的发展,该疾病的预后有了明显的改善。

3. 脊髓损伤（spine cord injury）　是指由各种原因（外伤、炎症、肿瘤等）引起的脊髓横贯性损害，造成损害平面以下的脊髓神经功能（运动、感觉、括约肌及自主神经功能）障碍，是至今尚无有效方法治愈的一种致残性疾病。脊髓损伤多为脊髓受压、挫伤，较少为脊髓横断性完全断裂。

（二）流行病学

脊柱骨折发生率占全身骨折总量的 5%~6%，其中胸腰段骨折最多见，约占 50%。脊柱骨折可以并发脊髓或马尾神经损伤，特别是颈椎骨折-脱位合并脊髓损伤可高达 70%，可发生严重致残甚至危及生命。我国脊髓损伤所致的截瘫发病率为 6.7~23/ 百万，目前在我国仍为高发损伤。

（三）病因与危险因素

多因间接暴力所致，如自高空坠落，头、足或臀部着地力量传导至椎骨，多数为屈身而下，易引起椎体压缩或伴有粉碎性骨折，严重时合并关节突脱位或脊髓损伤。直接暴力多为战伤、爆炸伤、直接撞伤。非暴力原因有脊柱侧弯、脊柱裂、脊柱感染、肿瘤、代谢性疾病等。

（四）预防与筛查

1. 预防　注意安全，避免暴力损伤，如车祸、坠落等；养成良好的生活习惯，不吸烟喝酒，不滥用药物；促进骨骼健康：适当运动、避免肥胖、增加钙摄入；注意居家安全，防止跌倒；剧烈运动时做好防护。

2. 筛查　老年人群进行骨质疏松筛查和跌倒筛查。

（五）评估

1. 病史

（1）病因和诱因：有严重外伤史，如交通事故、高空坠落、重物撞击腰背部等，询问患者受伤的原因，受伤时的身体状况；询问患者既往健康状况，有无骨质疏松、骨折、骨肿瘤病史或手术史，有无用药史。

（2）患病和治疗经过：了解患者受伤的部位和时间，受伤时的体位和环境，外力作用的方式、方向与性质，伤后患者功能障碍及伤情发展情况，急救处理经过等。

（3）症状评估：评估患者局部有无疼痛、压痛和活动痛；有无站立及翻身困难；神经系统功能状况，如躯体痛觉、温度觉、触觉及位置觉的丧失平面和程度，肢体运动、反射和括约肌功能损伤情况；评估患者腹部体征，有无腹痛、腹胀、肠麻痹症状；有无皮肤组织受伤；评估患者生命体征与意识，排便与排尿情况，应该注意是否合并有颅脑、胸、腹和盆腔脏器的损伤。

（4）心理-社会状况：患者的心理状态取决于损伤的范围和程度，多发性损伤患者多需住院和手术等治疗，长期卧床，生活不能自理，由此形成的压力可影响患者与家庭成员的心理状态和相互关系。故应评估患者和家属的心理状态、家庭经济情况和社会支持系统。

2. 体格检查

（1）体位：能否站立行走，是否为强迫体位。

（2）压痛：从上至下逐个按压或叩击棘突，如发现位于中线部位的局部肿胀和明显的局部压痛，提示后柱已有损伤。

（3）畸形：胸腰段脊柱骨折常可见或扪及后凸畸形。

（4）感觉：检查躯干和四肢的痛觉、触觉、温度觉，并注明是"正常、消退、消失或过敏"。注意检查会阴部感觉。

（5）肌力：分为6级，即0~5级，检查有无肌力下降。

（6）反射：膝、踝反射，病理反射，肛门反射和球海绵体反射。

3. 辅助检查 评估影像学检查和实验室检查结果有无异常，以帮助判断病情和预后。

（六）诊断与鉴别诊断

1. 诊断要点

（1）症状

1）局部疼痛：颈椎骨折者可有头颈部疼痛，不能活动。胸腰椎损伤后，因腰背部肌肉痉挛、局部疼痛，患者无法站立，或站立时腰背部无力，疼痛加重。

2）腹痛、腹胀：腹膜后血肿刺激了腹腔神经节，使肠蠕动减慢，常出现腹痛、腹胀、肠蠕动减慢等症状。

（2）体征

1）局部压痛和肿胀：脊后柱损伤时中线部位有明显压痛，局部肿胀。

2）活动受限和脊柱畸形：颈、胸、腰段骨折患者常有活动受限，胸腰段脊柱骨折时常可摸到后凸畸形。

3）脊髓损伤表现

脊髓震荡：损伤后短暂的功能障碍，表现为弛缓性瘫痪，损伤平面以下的感觉、运动、反射及括约肌功能丧失，数分、数小时或稍长时间逐渐恢复，直至完全恢复，一般不留后遗症。

脊髓挫伤和脊髓受压：伤后出现损伤平面以下的感觉、运动、反射及括约肌功能部分或完全丧失，可以是单侧，也可双侧，双侧多在同一平面。其预后决定于脊髓损伤的程度、受压解除的时间。一般2~4周后逐渐演变为痉挛性瘫痪，肌张力增高、腱反射亢进，并出现病理性锥体束征。胸段脊髓损伤表现为截瘫，颈段损伤表现为四肢瘫，上颈段损伤表现为四肢痉挛性瘫痪，下颈段损伤表现为上肢弛缓性瘫痪，下肢为痉挛性瘫痪。

脊髓半切征（Brown-sequard征）：损伤平面以下同侧肢体的运动和深感觉丧失，对侧肢体的痛觉和温度觉丧失。

脊髓断裂：损伤平面以下的感觉、运动、反射和括约肌功能完全丧失。

脊髓圆锥损伤：成人脊髓终止于第1腰椎体的下缘，当第1腰椎骨折可损伤脊髓圆锥，表现为会阴部皮肤鞍状感觉消失、括约肌功能及性功能障碍，而双下肢的感觉和运动功能保持正常。

截瘫指数：脊髓损伤后出现瘫痪，但由于损伤的程度不同，瘫痪的表现也有差异。截瘫指数是将瘫痪程度量化，截瘫指数分别用"0""1""2"表示。"0"代表没有或基本没有瘫痪；"1"代表功能部分丧失；"2"代表完全或接近完全瘫痪；一般记录肢体的自主运动、感觉及大、小便等功能，最后数字相加即是该患者的截瘫指数。截瘫指数可以大致反映脊髓损伤的程度、发展，便于记录，还可以比较治疗效果。

（3）辅助检查

1）X线：是首选的检查方法，有助于明确骨折的部位、类型和移位情况。

2）CT：凡有中柱损伤或有神经症状者均须做CT检查，可以显示出椎体的骨折情况、椎管内有无出血和碎骨片。

3）MRI：观察和确定脊髓损伤的程度和范围。

4）电生理检查：体感诱发电位检查（SEP）和运动诱发电位检查（SEP）可了解脊髓的功能状况。

5)实验室检查：对脊柱骨折的诊断意义不大，主要为围术期准备，如血常规、血沉和出凝血时间等。

2. 鉴别诊断　本病依据患者病史、症状、体征和影像学检查可以明确诊断，无需鉴别，但临床上需注意骨折的发生是属于单纯性骨折还是由于患者本身原有疾病所导致的病理性骨折。

(七)护理措施

1. 非药物治疗护理

(1)心理护理：脊椎骨折或伴有脊髓损伤，影响患者活动功能，生活不能自理，甚至长期卧床，尤其是截瘫患者，心理负担很大，可表现为焦躁不安，性格改变，甚至有轻生念头。应创造安静舒适的休养环境，加强心理支持，主动关心患者，争取家属、亲友、同事的支持，宣教康复新进展等，使患者消除顾虑，保持良好的心态，正确对待疾病。

(2)体位与活动：平卧位，轴线翻身。颈椎患者戴好颈托，注意颈部制动，确保头颈肩一直线。搬运时采取平板或三人平托法，保持脊柱处于水平位。

(3)病情观察：严密观察生命体征、神志变化，注意排尿方式与尿液的量、色、质，大便情况，发现异常及时通知医生处理；定时观察肢体的感觉与运动情况，截瘫平面变化，与前次对比，发现有进展立即通知医生。

(4)预防并发症

1)呼吸道护理：骨折的疼痛、瘫痪的长期卧床、呼吸肌麻痹等因素均可导致呼吸不畅，发生坠积性肺炎甚至呼吸衰竭。护理时鼓励患者深呼吸、有效咳嗽、翻身拍背。同时监测两肺呼吸音、咳嗽咳痰情况，体温、血象、胸片变化。可雾化吸入地塞米松或糜蛋白酶，以稀释分泌物，使其容易排出，必要时吸痰。对于应用呼吸机进行辅助呼吸的患者，注意呼吸机的监管。有气管切开的患者，保持呼吸道通畅，加强气管切开的护理。卧床时鼓励床上活动，病情允许时尽早下床。

2)泌尿系护理：监测尿液的量、色及性状，做好留置尿管的护理，防止感染。鼓励多饮水，保持排尿通畅。截瘫患者早日训练反射膀胱或自律膀胱。

3)皮肤护理：预防压力性损伤的关键是防止受压。保持床褥平整，皮肤清洁，每2小时翻身一次。应用减压的设备与器材，如翻身靠垫、气床垫等。定时检查骨隆突处皮肤，做好保护措施，如足跟处贴保护贴等。

(5)饮食护理：以高蛋白、高维生素、高热量饮食为主，多吃新鲜蔬菜和水果。

(6)康复与功能锻炼：早期进行四肢的主动功能锻炼，如踝关节、膝关节的屈伸，下肢伸直抬高，空中踩自行车等。截瘫患者可由康复师到床边进行物理治疗和功能锻炼。按医嘱决定床头抬高或下床的时间。

2. 药物治疗护理　遵医嘱给予地塞米松、甘露醇、甲泼尼龙等治疗，以减轻脊髓水肿，避免进一步脊髓损伤。行甲强龙冲击治疗时，应严格遵医嘱按要求输液，同时必须使用心电监护仪和输液泵，密切观察患者的生命体征变化，同时观察患者有无消化道出血、心律失常等并发症。

3. 手术治疗护理　根据麻醉方式和手术种类做好相应的护理。

(1)饮食：术后6小时可进流质，逐步过渡到普食。

(2)呼吸道护理：血氧饱和度监测，听诊双肺呼吸音；选择合适的吸氧方式，一般予鼻导管吸氧2~4L/min，若血氧饱和度＜95%，则改面罩8~10L/min；常规雾化吸入，鼓励有效咳嗽咳痰,深呼吸,咳痰困难者,必要时吸痰;颈椎手术应床边备气切包,必要时备吸痰装置;经胸入路的患者术后进行呼吸功能锻炼;如有胸闷、胸痛、气急、氧饱和度异常,及时通知医生。

(3)体位与活动:平卧位,轴线翻身。颈椎术后颈部制动,颈托固定。按医嘱决定床头抬高及下床时间。胸腰椎术后下床活动须戴腰围或胸腰支具,具体遵医嘱。

(4)切口护理:观察切口敷料情况及切口愈合情况,有无红肿热痛、渗液。切口渗液时协助做好分泌物培养,加强换药;观察切口周围及颈部有无肿胀或软组织张力增大,如有局部明显肿胀,应立即检查引流是否通畅,如患者同时伴有呼吸困难,应通知医生,协助医生做好切口敞开引流的准备,避免血肿压迫气管引起窒息。

(5)胸腔引流管护理:胸椎术后常留置胸腔引流管。妥善固定,定时挤压,每班观察水柱波动情况;观察引流液量、色、性质,注意有无大量气泡溢出;关注管周有无皮下气肿及敷料有无渗液;拔管后若出现胸闷、气促、大量皮下气肿、拔管处敷料渗液较多应及时报告医生。

(八)随访

1. 预期目标　骨折愈合,最大限度恢复功能,生活能自理。

2. 并发症

(1)呼吸道并发症:呼吸衰竭和呼吸道感染是脊髓损伤的严重并发症,是导致患者死亡的主要原因。

(2)泌尿系感染和结石:患者排尿异常,留置尿管,长期卧床,极易发生泌尿系感染和结石。

(3)皮肤压力性损伤:患者长期卧床,皮肤知觉减退或丧失,皮肤受压处易形成压力性损伤。

(4)体温异常:颈髓损伤后体温调节中枢丧失调节功能,患者可出现体温过高或过低。

(5)腹胀、便秘:长期卧床胃肠功能受到抑制,出现消化功能和胃肠活动减弱,引起腹胀和便秘。

四、骨盆骨折

(一)概述

骨盆具有保护盆腔脏器、连接躯干和下肢、支持并传递重力的作用。骨盆骨折(fracture of the pelvic)是指组成骨盆的任何一个或几个部位(耻骨、坐骨、髂骨、骶骨、尾骨)的骨折。当骨盆骨折时,盆腔器官也易受损(如膀胱、尿道、直肠等),在躯干骨损伤中,骨盆骨折的发生率仅次于脊柱损伤。

(二)流行病学

骨盆骨折多为强大的外力所致。由于骨结构坚固以及骨盆内含有脏器、血管与神经等重要结构,因此骨盆骨折的发生率较低而病死率较高。人群中的骨盆骨折发生率大为20/10万~37/10万,占所有骨折的0.3%~6%。未合并软组织或内脏器官损伤的骨盆骨折的病死率为10.8%,复杂的骨盆创伤病死率为31.1%,如为开放性损伤,病死率高达40%~70%。

(三)病因与危险因素

骨盆骨折多由直接暴力挤压骨盆所致。年轻人骨盆骨折主要是由于交通事故和高处坠落引起,老年人最常见的原因是跌倒。

（四）预防与筛查

1. 预防　注意安全,避免暴力损伤,如车祸、坠落等;剧烈运动时做好防护;促进骨骼健康:适当运动、避免肥胖、增加钙摄入;老年人注意居家安全,防止跌倒。

2. 筛查　老年人群进行骨质疏松筛查和跌倒筛查。

（五）评估

1. 病史

（1）病因和诱因:有严重外伤史,如交通事故、高空坠落、重物撞击腰背部等,询问患者受伤的原因,受伤时的身体状况;询问患者既往健康状况,有无骨质疏松、骨折、骨肿瘤病史或手术史,有无用药史。

（2）患病和治疗经过:了解患者受伤的部位和时间,受伤时的体位和环境,外力作用的方式、方向与性质,伤后患者功能障碍及伤情发展情况,急救处理经过等。

（3）症状评估:评估患者局部有无疼痛、压痛和活动痛;有无站立及翻身困难,是否为强迫体位;评估患者腹部体征,有无腹痛、腹胀、肠麻痹症状;有无皮肤组织受伤;评估患者生命体征与意识,排便与排尿情况,应该注意是否合并有颅脑、胸、腹和盆腔脏器的损伤。

（4）心理 - 社会状况:患者的心理状态取决于损伤的范围和程度,多发性损伤患者多需住院和手术等治疗,由此形成的压力可影响患者与家庭成员的心理状态和相互关系。故应评估患者和家属的心理状态、家庭经济情况和社会支持系统。

2. 体格检查　骨盆分离试验与挤压试验,双下肢长度,会阴部是否有淤斑。

3. 辅助检查　评估影像学检查和实验室检查结果有无异常,以帮助判断病情和预后。

（六）诊断与鉴别诊断

1. 诊断要点

（1）症状:患者有明显的外伤史,主诉髋部肿胀、疼痛,不敢坐起或站立。有大出血或严重内脏损伤者可有面色苍白、出冷汗、脉搏细数、烦躁不安等低血压和休克早期表现。

（2）体征

1）骨盆分离试验与挤压试验阳性:检查者双手交叉撑开两髂嵴,此时两骶髂关节的关节面更紧贴,而骨折的骨盆前环产生分离,如出现疼痛即为骨盆分离试验阳性。检查者用双手挤压患者的两髂嵴,伤处出现疼痛为骨盆挤压试验阳性。在做上述两项检查时偶尔会听到骨擦音。

2）肢体长度不对称:用皮尺测量胸骨剑突与两髂前上棘之间的距离,骨盆骨折向上移位的一侧长度较短。也可测量脐孔与两侧内踝尖端的距离。

3）会阴部淤斑:是耻骨和坐骨骨折的特有体征。

（3）辅助检查

1）X 线:是诊断骨盆骨折的主要手段,可以明确骨折及脱位的部位、类型及移位情况。但骶髂关节情况以 CT 检查更为清晰。

2）CT:能发现 X 线平片不能显示的骨折;能清楚立体地显示半侧骨盆移位的情况;对髋臼骨折特别适用。

2. 鉴别诊断　本病依据患者病史、症状、体征和影像学检查可以明确诊断,无需鉴别,但临床上需注意骨折的发生是属于单纯性骨折还是由于患者本身原有疾病所导致的病理性骨折。

（七）护理措施

1. 非药物治疗护理

（1）急救处理

1）密切观察生命体征变化：测量生命体征，了解出血情况，有无休克。

2）建立输血补液途径：尽早静脉补液或输血。

3）尽早 X 线和 CT 检查以明确骨折及类型。

4）排尿、导尿：患者自行排尿，尿液无血，泌尿系损伤可能性不大。如血尿可能是泌尿系损伤。尿道口流血，表示尿道损伤。若患者不能排尿，进行导尿，导尿管顺利插入，尿道损伤可能不大。插入导尿管后如导出血尿提示膀胱以上损伤；导不出尿时，膀胱注水试验阳性，意味着膀胱损伤。

5）观察腹部情况：有无腹部压痛、反跳痛，必要时行诊断性腹腔穿刺，进一步明确有无腹内脏器损伤。

（2）心理护理：意外创伤，剧烈疼痛，活动功能障碍，生活不能自理，甚至需要长期卧床，会导致患者产生负性情绪，可能造成创伤性精神问题。环境要安静舒适，说话、动作要轻柔；主动关心患者，多与其交流，鼓励患者表达自己的想法与需求，予以最大限度的满足等；控制疼痛，保障充足的睡眠；必要时请精神科会诊用药，使患者情绪稳定，积极配合治疗，促进康复。

（3）体位和活动：严格卧床，及早进行床上功能锻炼；帮助患者更换体位，避免骨折错位。允许下床后，可使用助行器或拐杖，以减轻骨盆负重。

（4）牵引护理：选择宽度适宜的骨盆兜带，悬吊重量以将臀部抬离床面为宜，不要随意移动，保持兜带平整，牵引有效，排便时尽量避免污染兜带。

2. 药物治疗护理

（1）抗生素：合并直肠、尿道损伤时早期使用抗生素，防止感染。

（2）镇痛药：骨盆骨折患者疼痛较明显，尤其是活动痛。应多模式、个体化用药，有效控制患者的疼痛，不影响其休息、睡眠与活动。

（3）抗凝药：骨盆骨折患者是静脉血栓栓塞症的高危人群，权衡出血和抗凝的利弊风险，使用抗凝药物。

3. 手术治疗护理

（1）体位护理：尽量减少大幅度搬动患者，防止内固定断裂、松动。卧气垫床，每 2~3 小时轴线翻身一次。

（2）切口护理：观察切口渗液情况，保持切口及敷料干燥、清洁，防止感染。

（3）引流管护理：妥善固定引流管，保持引流通畅，适当负压，密切观察引流液的颜色、性质、量，并做好记录。

（4）功能锻炼：手术后当天，患者疼痛不明显即可指导其行踝关节运动，并鼓励进行健肢的主动活动。根据骨折术后的稳定性决定动能锻炼的类型与进度，在不影响骨折愈合的前提下，指导患者早期、被动或主动锻炼。

（八）随访

1. 预期目标　骨折愈合，最大限度恢复功能，生活能自理。

2. 常见并发症

（1）休克：骨盆骨折多为强大的暴力引起，剧烈的疼痛、广泛的出血、多发性损伤极易导致休克。

（2）腹膜后血肿：骨盆骨折后引起广泛出血，大量血液沿腹膜后疏松结缔组织扩散形成腹膜后血肿。

（3）膀胱和后尿道损伤：尿道损伤较膀胱损伤多见，表现为疼痛、血尿或无尿。

（4）直肠损伤：直肠损伤发生在腹膜反折以上引起弥漫性腹膜炎，发生在腹膜反折以下引起直肠周围脓肿。

（5）神经损伤：骨盆骨折造成的神经损伤率为10%~15%，主要是腰骶神经丛和坐骨神经损伤。骶神经损伤表现为括约肌功能障碍。

（6）脏器损伤：分为实质性脏器和空腔脏器损伤，前者以肝、脾破裂多见，引起腹腔内出血，表现为腹痛、失血征、血腹。空腔脏器破裂引起腹膜炎，表现腹痛、腹膜刺激征等。

（7）不愈合和畸形：常发生在早期治疗不当。晚期存在垂直移位时，可以造成肢体不等长、慢性腰骶部疼痛。

（8）静脉栓塞：国外报道发生率高达35%~50%，血栓可以发生在骨盆和下肢。

（9）骨盆周围皮肤的潜行剥脱：剪式外力作用在皮肤上，造成皮肤与深筋膜分离。好发于大粗隆和骶尾部，即使皮肤没有破损，细菌也可在局部存留，增加手术感染率。

（朱红芳）

第四节　骨关节炎

一、概述

骨关节炎（osteoarthritis，OA）又称退行性关节炎、骨关节病、骨质增生，是一组病因不同，但形态学、生物学以及临床表现都相似的疾病，是最常见的关节炎。该病是由于关节软骨的退化磨损引起的。由于软骨在关节中起着承重、缓冲、抗摩擦等重要的作用，它的破坏导致关节功能减退或丧失。患者可以出现关节疼痛、肿胀、活动受限、行走能力下降，有时关节内会发出响声，产生骨刺及手的掌指关节或指间关节处出现肿大结节，严重时关节会产生变形。骨关节炎可以涉及全身所有的关节。

二、流行病学

骨关节炎是发生在中老年人群的常见疾病，亦是造成中老年人关节功能障碍的主要原因之一。骨关节炎的发病分布广，呈世界性分布，居全球范围常见性疾病前位。骨关节炎发病时间在20岁左右，但随着年龄的增长显著升高；且女性多于男性，分别为2.59/1 000和1.71/1 000，尤其是绝经后妇女更多见。据文献报道，目前全球已有超过3亿OA患者，而我国40岁以上人群原发性OA的总体患病率已高达46.3%。骨关节炎的发病无地域及种族差异。在美国，有研究学者估计有超过3 000万的人患有OA，患病率随着年龄增加而增高，女性的患病率由24~45岁的1%~4%，上升到80岁及以上的患病率为53%~55%；男性的患病率由45岁以下的1%~6%，上升到80岁以上的患病率为22%~33%。有数据统计，目前全世界大约有1.9亿骨关节炎患者，并且人数在逐年增加。

三、病因与危险因素

（一）病因

目前，骨关节炎的病因并未完全阐明，多数研究结果显示年龄、性别、体重指数、遗传因素、锻炼方式、生活习惯等与骨关节炎的发生发展有密切关系。

骨关节炎（OA）在临床上分为原发性 OA 和继发性 OA 两种。原发性 OA 又称特发性 OA，发病原因不明，以目前检测方法难以找出明确的发病病因。有研究表明，原发性 OA 的发病与年龄的增大有关；也可能与常染色体隐性遗传有关，遗传缺陷造成关节软骨损坏。原发性 OA 多见于年龄大于 40 岁的人群，而继发性 OA 多继发于某些局部或者全身性疾病的，一般病因明确，包括新陈代谢改变、解剖异常、创伤和炎症等，因此可发生在各个年龄阶段的人群中。

（二）危险因素

1. 遗传因素　骨关节炎的发病有很大的遗传倾向，常常倾向于家庭整群出现。

2. 体型肥胖　研究表明，体型肥胖的人容易患上骨关节炎。因为肥胖导致的体重增加会加重关节负担造成机械性磨损。肌肉力量、机体的力线、体型等之间的相互关系都会影响到膝关节承受的应力和方向。

3. 运动　既往文献表明，有些运动会增加骨关节炎的患病风险，有些运动则风险很小；如慢跑是膝骨关节炎的好发因素，慢走及游泳则对膝骨关节炎无影响。运动可以促进身体健康，但也有可能增加患骨关节炎的风险。选择适合个人的运动方式，可以从中获益；同时降低骨关节炎的风险。

4. 特殊职业人群　从事特殊职业的人员容易患上骨关节炎。特殊执业者在工作的过程中会对关节软骨长时间地施加高强度的应力从而出现磨损情况，受伤也可能会造成骨关节炎，如舞蹈演员、职业运动员以及从事高强度体力劳动的人。

5. 关节损伤　各种外伤都会对骨关节软骨造成不同程度的损坏，从而诱发和加速退行性病变的发生。患者在损伤到了关节周围韧带的时候，就可能会造成半月板损伤、关节内骨折以及关节不稳等情况。

6. 气候因素　一些人经常居住在潮湿而寒冷的环境中，相比起其他人群具有更高的发病率。

四、预防和筛查

（一）预防

1. 保持正常体重，减少关节负重摩擦。

2. 要及时处理各种损伤，如半月板损伤、关节韧带损伤、关节内骨折等。

3. 多从食物中摄取含维生素丰富的食物，如维生素 A、维生素 B_1、维生素 B_6、维生素 B_{12}、维生素 C 和维生素 D，对骨关节炎有一定的预防作用。

（二）筛查

影像学检查对本病的诊断十分重要。X 线检查表现为关节间隙狭窄、软骨下骨质硬化（象牙质变）、囊性变、关节缘骨质增生、关节内游离体等，严重者关节面萎缩、关节半脱位、畸形，但关节强直并不多见。

五、评估

（一）病史

1. 病因与危险因素　详细询问与骨关节炎相关的病因，例如年龄、有无家族遗传因素、平时锻炼方式、生活习惯、有无关节受伤史等。

2. 患病及治疗经过　评估患者病程长短，仔细询问患者发病的年龄和诱因。了解首发关节、发病急或缓、局部表现、单发或多发、上肢或下肢。询问既往有无进行检查及检查结果，治疗经过和病情的缓解程度。了解患者对疾病的认知程度及其生活自理能力。

3. 症状评估　大多数无全身症状，重点在于评估局部受累关节。通常为多个关节发病，也有单关节发病者。受累关节可有持续性隐痛，活动增加时加重，休息后好转。疼痛通常不严重，与气候变化有关，疼痛有时可急性发作，同时有关节僵硬加重，稍活动后好转，即"休息痛"。后期关节肿胀加剧、运动受限，但关节完全强直很少发生。

4. 心理 - 社会状况评估　本病病程长，受累关节疼痛明显，活动受限，生活自理能力有不同程度的下降，并有间歇性剧痛发作，这可给患者带来身心痛苦。

（二）体格检查

1. 全身情况　评估患者营养状况与体型，四肢与肌力，机体活动能力情况等。

2. 局部体征　评估局部受累关节，应将患侧与健侧关节进行对比。评估病变关节可无肿胀或轻度肿胀，有的可见关节畸形，轻压痛，活动无受限或部分受限，活动时可有摩擦音或摩擦感。可见不同程度的肌萎缩或肌痉挛。当膝关节伴有滑膜炎时肿胀可加重并可出现关节内积液，浮髌试验（＋）。髋关节病变时，内旋患髋可加重疼痛，因为内旋可使关节囊容积缩小；可有 Thomas（＋）。手指指间关节病变可见其侧方增粗，形成 Heberden 结节。

（三）辅助检查

1. X 线　可见关节间隙变窄，软骨下骨硬化，关节面邻近的骨端松质骨内可有囊性变，关节边缘尖锐，并有骨赘形成；晚期关节面凹凸不平，骨端变形；有时可见游离体；有轻度骨质疏松和软组织肿胀。

2. CT　CT 只可作为 X 线平片的一种补充手段，可显示大多关节的间隙改变，骨赘形成远不如 X 线平片敏感。CT 常用于髋关节、膝关节、脊椎关节 OA 的检查。

3. MRI　可显示早期关节软骨退变、软骨下骨硬化、小的囊性变、膝关节交叉韧带松弛变细、半月板变性、撕裂及滑囊病变、关节腔积液等病变情况，对诊断和治疗具有较大的指导作用。

4. 红细胞沉降率（ESR）　骨关节炎患者 ESR 值一般正常，在骨关节炎加重时可以暂时性轻度升高，伴有滑膜炎的患者可出现 ESR 轻度升高，全身多关节骨关节炎患者可出现 ESR 值持续性升高。

5. 类风湿因子　骨关节炎患者类风湿因子水平与普通人群一致。由于随着年龄的增长类风湿因子出现增多趋势，骨关节炎患者中有 5%~20% 甚至更多病例会出现低浓度的类风湿因子。

六、诊断与鉴别诊断

（一）诊断要点

诊断骨关节炎，主要根据患者的症状、体征、实验室检查和影像学检查来进行。目前采用美国风湿病协会 1995 年修订的诊断标准。该标准对于区分骨关节炎和炎性关节病的意义较大,但对于早期骨关节炎的诊断意义有限。本书介绍膝关节和髋关节骨关节炎诊断标准(表 21-2,表 21-3)。

表 21-2　膝骨关节炎分类标准

序号	条件
1	近一个月内大多数时间有膝关节疼痛
2	X 线片(站立或负重位)示关节间隙变窄、软骨下骨硬化和 / 或囊性变、关节缘骨赘形成
3	关节液(至少 2 次)清亮、黏稠,白细胞 < 2 000 个 /ml
4	中老年患者(年龄 ≥ 40 岁)
5	晨僵 ≤ 30min
6	活动时有骨摩擦音

满足 1+2 条或 1+3+5+6 条或 1+4+5+6 条,可诊断膝关节骨关节炎

表 21-3　髋骨关节炎分类标准

序号	条件
1	近一个月内反复髋关节疼痛
2	红细胞沉降率 ≤ 20mm/h
3	X 线片示骨赘形成,髋臼缘增生
4	X 线片示髋关节间隙变窄
5	晨僵 ≤ 30min

满足 1+2+3 条或 1+2+4 条或 1+3+4 条,可诊断髋关节骨关节炎

(二)鉴别诊断

本病须同以下疾病相鉴别。

1. **痛风性关节炎**　通常以急性单关节炎发病,踇趾跖趾关节为常见首发部位,具有特征性。病变关节及其周围软组织表现为红、肿、热、剧痛和拒按,活动障碍。关节滑液、关节周围结节或软组织检出尿酸盐结晶有确诊价值。

2. **类风湿关节炎**　该病为慢性、进行性、对称性、炎性和破坏性外周关节病。四肢大小关节均可受累。早期关节疼痛、肿胀和发僵,晚期关节变形和强直。红细胞沉降率、C- 反应蛋白和类风湿因子水平明显增高。

3. **化脓性关节炎**　病变关节表现为红、肿、热、痛和功能障碍,伴发热、白细胞和 C- 反应蛋白增高。关节滑液混浊,白细胞增多,细菌检查为阳性,即可鉴别诊断。

4. **结核性关节炎**　发病隐匿,脊柱、髋与膝关节易受累。因局灶性骨质疏松及软骨下侵蚀等 X 线片变化出现延迟,诊断可能延误。可伴有全身症状:乏力、消瘦与低热。

5. **强直性脊柱炎**　该病在全部儿童和半数成年人是以外周关节发病,多为单个或少关节关节炎,如髋、膝和踝,伴腰痛。骶髂关节 X 线片或 CT 检查有确诊价值。

七、护理措施

（一）非药物治疗护理

非药物治疗是药物治疗及手术治疗的基础。对于初次就诊且症状不重的 OA 患者，非药物治疗是首选的治疗方式，目的是减轻疼痛、改善功能，使患者能够很好地认识疾病的性质和预后。

1. 患者教育　自我行为疗法（减少不恰当的运动，注意适量活动，避免不良姿势，避免长时间跑、跳、蹲，减少或避免爬楼梯），减肥，有氧锻炼（如游泳、自行车等），关节功能训练（如膝关节在非负重姿势下进行屈伸活动，以保持关节最大活动度），肌力训练（如髋关节 OA 应特别注意外展肌群的训练）等。

2. 物理治疗　主要目的是促进局部血液循环、减轻炎症反应，具体措施有热疗、水疗、超声波、针灸、按摩、牵引、经皮神经电刺激（TENS）等。

3. 行动支持　主要减少受累关节的负重，可选择辅助器具，如手杖、拐杖、助行器等。

4. 改变负重力线　根据 OA 所伴发的内翻或外翻畸形情况，采用相应的矫形支具或矫形鞋，从而平衡各关节面的负荷。

（二）药物治疗护理

如非药物治疗无效，可根据关节疼痛情况选择药物治疗。目前虽然还没有药物能完全治愈骨性关节炎，但是通过个体化药物治疗能够达到减轻疼痛，保持、改善关节活动度和预防关节功能障碍的目的。

1. 局部药物治疗　对于手和膝关节 OA，在采用口服药前，建议首先选择局部药物治疗。局部药物治疗可使用非甾体抗炎药（NSAIDs）的乳胶剂、膏剂、贴剂和非 NSAIDs 擦剂（如外用辣椒碱等）。局部外用药可以有效缓解关节轻中度疼痛，且不良反应轻微。对于中重度疼痛可联合使用局部药物与口服 NSAIDs。

2. 全身镇痛药物　依据给药途径，分为口服药物、针剂以及栓剂。

（1）用药原则：①用药前进行风险评估，关注潜在内科疾病风险。②根据患者个体情况，剂量个体化。③尽量使用最低有效剂量，避免过量用药及同类药物重复或叠加使用。④用药 3 个月，根据病情选择检查血、大便常规、大便潜血及肝肾功能。

（2）用药方法：①OA 患者一般选用对乙酰氨基酚，每日最大剂量不超过 4 000mg。②对乙酰氨基酚治疗效果不佳的 OA 患者，权衡患者胃肠道、肝、肾、心血管疾病风险后，根据具体情况使用非甾体抗炎药。口服 NSAIDs 的疗效与不良反应在个体患者中不完全相同，应参阅药物说明书并评估 NSAIDs 的危险因素后选择性用药。如果患者胃肠道不良反应的危险性较高，可选用非选择性 NSAIDs 加用 H_2 受体拮抗剂、质子泵抑制剂或米索前列醇等胃黏膜保护剂，或选择性 COX-2 抑制剂。③其他镇痛药物。NSAIDs 治疗无效或不耐受的 OA 患者，可使用曲马多、阿片类镇痛剂，或对乙酰氨基酚与阿片类的复方制剂。

3. 关节腔注射

（1）透明质酸钠：如口服药物治疗效果不显著，可联合关节腔注射透明质酸钠制剂。

（2）糖皮质激素：对 NSAIDs 药物治疗 4~6 周无效的严重 OA 或不能耐受 NSAIDs 药物治疗、持续疼痛、炎症明显者，可行关节腔内注射糖皮质激素。但若长期使用，可加剧关节软骨损害，加重症状。因此，不主张随意选用关节腔内注射糖皮质激素，更反对多次反复使用,一般每年不超过 3~4 次。

（3）医用几丁糖：其具有的黏弹性特征类似于透明质酸,可作为关节液的补充成分,从而缓减关节炎的进展。

4. 改善病情类药物及软骨保护剂　包括双醋瑞因、硫酸(盐酸)氨基葡萄糖、硫酸软骨素、葡糖胺聚糖、多西环素等。此类药物在一定程度上可延缓病程、改善患者症状。

（三）手术治疗护理

对于有持续性疼痛或进行性畸形且保守治疗无效的患者可行手术治疗。手术方法的选择应根据患者的年龄、性别、职业、生活习惯及患者要求等因素而定。常见的手术方式有：游离体摘除术、关节融合术、关节重建术(人工关节置换术)、关节镜检查、关节清理术等。

（四）特别关注

1. 因为疾病的影响,可能会降低患者生活质量。

2. 鼓励肥胖患者减轻体重。

3. 鼓励患者进行适当运动,同时要保证环境的安全性。

4. 对于有跌倒风险的患者,及时给予合理、有效的建议。

八、随访

（一）预期目标

1. 缓解疼痛。

2. 指导患者适当活动,改善关节功能。

3. 提高患者生活质量,预防跌倒发生。

（二）并发症

1. 关节疼痛、僵硬可能会影响机体活动能力。

2. 增加致残率,降低生活质量。

（屠乐微）

第五节　化脓性骨髓炎

一、概述

化脓性骨髓炎(suppurative osteomyelitis, SO),是由化脓性细菌感染引起的骨膜、骨皮质、骨髓组织的炎症。最常见的致病菌是溶血性金黄色葡萄球菌,其次为乙型链球菌,其他包括大肠埃希菌、绿脓杆菌、肺炎双球菌等。按病情发展,化脓性骨髓炎又可分为急性和慢性骨髓炎。急性骨髓炎反复发作,病程超过 10 日即可进入慢性骨髓炎阶段。两者没有明显时间界限,一般认为死骨形成是慢性骨髓炎的标志,死骨出现约 6 周时间。下文重点介绍急性(化脓性)骨髓炎。

二、流行病学

急性(化脓性)骨髓炎常见于儿童骨生长最活跃时期,发病年龄为 3~15 岁,男女比约为4：1。长骨干骺端为好发部位,其中以胫骨上下端、股骨下端及肱骨上端最多见。其他骨骼也可发生,但较少见。

三、病因与危险因素

(一)病因

本病感染主要源于以下三种情况。

1. 血源性感染　最常见的感染途径,即致病菌由身体远处的感染灶,如上呼吸道炎、皮肤疖肿、毛囊炎、泌尿生殖系统感染或胆囊炎等部位经血液循环散播至骨组织内,称为血源性骨髓炎。

2. 创伤后感染　骨组织创伤,如开放性骨折直接污染,或骨折手术后出现骨感染,称为创伤后骨髓炎。

3. 直接蔓延　邻近组织感染直接蔓延至骨骼,如脓性指头炎蔓延引起指骨骨髓炎,小腿溃疡引起胫骨骨髓炎等,称为外来骨髓炎。

(二)危险因素

1. 软组织损伤　软组织严重损伤和缺失通常导致骨外露,是骨髓炎常见危险因素。

2. 病原菌宿主　患者伴有血管功能不全(如糖尿病和外周血管疾病),为创伤后或手术后发生骨髓炎的高危因素。因为此类患者即使发生轻微损伤,如一小块慢性压迫性溃疡,亦可导致骨外露、周围蜂窝织炎,甚至软组织坏疽。

3. 免疫反应　血管损伤易导致慢性骨髓炎,但不只是与血流减少有关。任何急性炎症过程中宿主与病原菌之间的平衡,主要取决于抗感染的免疫反应。如多核白细胞疾病患者慢性骨髓炎发病和进展的危险性均增加;其他免疫抑制患者,如器官移植术后、接受化疗患者,同样易患骨髓炎。

四、预防

1. 外伤骨折发生后,要及时清创预防感染,使开放性骨折变为闭合性骨折。

2. 若骨折后发生感染,应尽早扩大伤口,以利引流,并加强全身支持疗法和抗感染治疗。

3. 重视个人清洁卫生,预防皮肤压疮的发生。

五、评估

(一)病史

1. 病因与危险因素　详细询问与骨髓炎相关的病因和危险因素,如有无局部软组织损伤、有无其他部位感染病灶、有无开放性骨折病史等。

2. 患病及治疗经过　仔细询问患者发病的时间,起病缓急。了解患者有无其他部位感染和受伤史,病程长短,采取过哪些治疗措施,治疗效果如何,疾病有无反复,既往有无药物过敏史和手术史等。

3. 症状评估　急性期,患者起病急骤,表现为突然高热、全身不适、头痛、烦躁不安等症状。同时伴有局部患肢持续剧烈疼痛,活动受限制,病情进而发展可能形成局部脓肿。脓肿可自行穿孔或排脓后,切口经久不愈形成"瘘管",时间持续后逐渐演变成"慢性骨髓炎"。

4. 心理 - 社会状况评估　评估患者及家属对疾病的发展过程、治疗和护理的了解和期望程度;有无焦虑和恐惧,患者对此病预后的心理承受能力。

（二）体格检查

1. 全身情况 评估患者有无高热、寒战、脉快、口干、头痛、烦躁不安、呕吐、意识障碍或惊厥等全身中毒或休克症状；了解疼痛的部位、性质和持续时间，诱发和缓解的因素。

2. 局部体征 评估有无局部红、肿、热、痛；有无窦道；关节是否处于屈曲位，有无关节强直。局部制动及固定效果；肢体的感觉和运动功能有无改变。

（三）辅助检查

1. 实验室检查 血白细胞计数增高，可达（20~40）× 10^9/L；中性粒细胞比例增多。红细胞沉降率加快，血中C反应蛋白升高。血培养可为阳性，证明有菌血症。

2. X线 早期检查，骨质无明显改变。起病2周后，X线片表现为层状骨膜反应和干骺端稀疏，继之出现骨髓端散在虫蚀样骨破坏，骨膜反应和新骨形成。病变进一步发展，密质骨变薄，并内层和外层依次出现不规则，可见死骨形成，围绕骨干形成骨包壳。少数患者伴病理性骨折。

3. 局部脓肿分层穿刺 在肿胀和压痛最明显部位，用粗针头先穿入软组织内抽吸，如无脓液再穿入骨膜下，若仍无脓液则穿破骨密质进入干骺端骨髓内。如在骨膜下或骨髓内抽出脓液，抽出液应及时送检。若涂片中发现脓细胞或细菌，即可明确诊断，同时可做细菌培养和药物敏感试验。

六、诊断与鉴别诊断

（一）诊断要点

1. 急性起病，寒战高热、患肢疼痛剧烈，不敢活动，长骨干骺端有深压痛；化验检查白细胞总数升高（> $10 × 10^9$/L），中性粒细胞比例增多，应考虑为急性骨髓炎。如局部肿胀，皮温升高，骨局部压痛明显，则应高度怀疑本病。

2. 血培养或局部分层穿刺检出病原菌，或穿刺抽出脓性液体，对早期诊断有重要价值。

3. X线检查早期无骨膜反应不能否定诊断。仔细观察，常见于干骺端松质骨内，有模糊阴影，骨纹理不清。2周后逐渐出现松质骨虫蚀样散在骨破坏。如骨膜反应新骨形成，表示感染已至骨膜，可能将要发生骨坏死。病变继续发展时，可见分层骨膜增生。病变再发展，可见游离致密的死骨，围绕骨干形成的骨包壳，是转为慢性骨髓炎的表现。

（二）鉴别诊断

本病需要同以下疾病相鉴别。

1. 急性蜂窝织炎 全身中度症状较轻，病灶局限于肢体非干骺端的一侧，局部红、肿、热、痛及压痛等急性炎症表现均较急性骨髓炎明显，并有波动感，但无骨局部深压痛。

2. 化脓性关节炎 一般症状与急性骨髓炎相似，但局部肿胀局限于关节，干骺端无压痛，关节肌肉痉挛明显，关节穿刺可明确诊断。

3. 恶性组织细胞淋巴瘤（Eving瘤） 全身和局部表现与急性骨髓炎相似，鉴别困难。Eving瘤也可以在骨膜下形成渗出液，有分层骨膜反应，但其渗出液中主要含红细胞，抗生素治疗无效。局部穿刺活组织病理检查可确诊。

4. 急性风湿性关节炎 一般病情较轻，发热较低，局部症状亦较轻，病变部位在关节，且常有多个关节受累。

七、护理措施

(一)非药物治疗护理

1. 全身支持治疗　①补液,维持水、电解质和酸碱平衡。②高热期间予以降温。③营养支持,增加蛋白质和维生素摄入量;经口摄入不足时,经静脉途径补充。④必要时少量多次输新鲜血、血浆和球蛋白,以增强患者抵抗力。

2. 局部制动　患肢用皮肤牵引或石膏托固定于功能位,有利于炎症消散和减轻疼痛,防止病理性骨折和关节挛缩畸形。

(二)药物治疗护理

早期、联合、足量应用抗生素治疗。发病 3~5 日内抗生素治疗多可控制感染。根据经验选择抗生素,抗生素的抗菌谱应包括最可能的病原菌(金黄色葡萄球菌、乙型链球菌等);一般选择半合成青霉素或头孢菌素类与氨基糖苷类抗生素。获得病原菌结果后可根据药敏试验调整抗生素种类,一般持续应用至少 3 周,直至体温正常,局部红、肿、热、痛等症状消失;另外在停抗生素前,红细胞沉降率和 C 反应蛋白水平必须正常或明显下降。

(三)手术治疗护理

1. 手术治疗　手术的目的在于引流脓液、减压或减轻毒血症症状,防止急性骨髓炎转变为慢性骨髓炎。若经非手术治疗 2~3 日炎症仍未得到控制或是有脓肿形成,应尽早手术治疗。手术方式分为局部钻孔引流或开窗减压引流。在钻孔或开窗的骨洞内,留置两根硅胶引流管做闭式灌洗引流,置于高处的引流管持续滴注抗生素,置于低处的引流管持续负压引流。

2. 伤口的护理

(1)闭式灌洗引流:在钻孔或开窗的骨洞内放置两根导管,以便术后予以灌洗。近端放置较细的导管,用以连续滴注抗生素;远端放置较粗的导管,用以持续引流。引流管留置 2~3 周后,如体温下降、引流液清亮无脓液、经连续 3 天细菌培养结果均为阴性即可拔管。

(2)负压封闭引流(vacuum sealing drainage,VSD):按遗留空腔的大小和形状修剪带多侧孔引流管的医用泡沫 PVA,使之充满遗留空腔,用透明粘贴薄膜封闭创面,并接通负压持续引流。待骨髓腔已被新鲜肉芽组织填满,创面已确保无脓性渗出,X 线检查证实局部无死骨残留,即可撤除负压引流,并依据具体情况闭合创面。此法优于前者,目前临床应用较广泛。

(四)特别关注

1. 用药　出院后继续按医嘱联合足量应用抗生素,持续用药至症状消失后 3 周左右,以巩固疗效,防止转变为慢性骨髓炎。密切注意药物副作用和毒性反应,一旦出现,应立即停药并到医院就诊。

2. 活动　指导患者每日进行患肢肌肉等长收缩练习及健肢关节主、被动活动,避免肢体功能障碍。指导患者使用辅助器材,如拐杖、助行器等,减轻患肢负重,经 X 线检查证实病变已恢复正常时才能开始负重。

八、随访

(一)预期目标

1. 患者体温维持在正常范围。

2. 患者疼痛减轻或消失。

3. 患者感染得到控制,创面愈合。

(二)并发症

1. 病情发展导致死骨形成,残留皮肤窦道,演变为慢性骨髓炎,从而反复发作。

2. 长期病变引起肢体变形,邻近关节畸形,导致躯体活动能力下降。

3. 皮肤色素沉着,窦道经常流出臭味脓性分泌物,大大降低患者生活质量。

(屠乐微)

第六节　软组织损伤

一、概述

软组织,即指运动系统、皮肤以下、骨骼之外的肌、肌腱、韧带、筋膜、滑膜、脂肪、关节囊及其相关的血管、神经等。这些组织结构均可因急性或慢性损伤而受到伤害,表现出相应的临床征象。运动系统软组织损伤是临床常见、多发伤病。

软组织损伤是指人们在日常劳动、生活中因急性损伤或慢性积累损伤(俗称劳损)造成。但其发病可因年龄、环境、生活习惯等不同而具有一定的特征。一旦损伤后,临床症状及病情变化等又与多因素有关。常见软组织损伤可分为开放性损伤和闭合性损伤两类。开放性损伤有擦伤、撕裂伤、刺伤等;闭合性损伤有挫伤、肌肉拉伤、关节韧带扭伤。通常轻微的损伤可以自行愈合,严重的损伤可以导致休克、感染,甚至致命。

二、流行病学

急性软组织损伤均属意外伤,无一定的特定环境、年龄等因素。由于现代社会、交通运输、建筑业等行业的快速发展,其伴随而来的人身伤害事件不断增高,且所造成的损伤多是复合伤。而慢性软组织损伤疾病,其属于积累性损伤,病程较长,病情发展缓慢,其发病原因均受到患者的年龄、工作生活环境、习惯等影响。例如,颈椎病患者相对年纪较大,有长期低头工作的习惯;退行性膝关节炎,多见于中老年或长期从事体育运动者。故对软组织损伤疾病的诊断,应根据相关疾病的流行病学特征加以考虑。

三、病因

软组织损伤的发生,主要有以下几种情况。

1. 外来因素　软组织损伤性疾病的发生,外来因素是重要的,不同的外来因素,可以引起不同的疾病,在同一外因、不同的条件下,伤病的种类、性质与程度又不相同。

(1)急性外伤:临床上多为间接外力致伤,也有直接外力所致者。急性外伤,如局部软组织损伤的症状不明显,或同时有两种以上的组织或脏器损伤,其软组织损伤往往被忽略。如头颅损伤时往往合并有明显的颈部损伤,而颈部损伤常常被遗漏。

(2)慢性损伤:慢性积累性损伤(劳损)是软组织损伤最常见的原因之一。

1)体位改变:多见于劳动操作与生理体位相反或有不良卫生习惯的人。如从事电脑工作等长期低头静坐工作者。

2)过度用力：多见于长期从事某种重体力劳动者，如举重运动员、搬运工人等容易受损伤的职业人员。

3)邻近脏器组织炎症的影响：通过淋巴或血液波及有丰富神经末梢的韧带、滑膜、关节囊、骨膜等组织，产生渗出，导致充血、脱钙及韧带关节囊的松弛而致病。

2. 内在因素 内在因素是软组织损伤的病理基础。

（1）退行性改变：软组织退行性改变多在中年以后发生。如脊柱的退行性改变最早发生在椎间盘，伴随椎间盘的髓核水分减少，导致整个椎间盘体积变小。其他关节的退行性改变最早发生在软骨；关节软骨原有的润滑作用，变成了混浊无光且粗糙不平，结果软骨逐渐变质受到破坏。

（2）营养因素：人体正常的软组织修复需要各种营养物质参与。受损伤软组织的修复同样需要营养物质参与，而且对某些物质有特殊要求。软组织损伤后，当患者血浆蛋白量过低时，损伤愈合就会延迟。血清中所含的蛋白质有三种与组织修复关系密切，即白蛋白、球蛋白、纤维蛋白。

（3）疾病因素：骨关节本身的疾病，如强直性脊柱炎使脊柱周围容易损伤；长期卧床的患者，容易出现失用性肌萎缩、肌肉酸痛等症状。

（4）治疗因素：软组织损伤后，由于治疗措施的不正确或延误治疗同样可以造成或加重局部血运障碍，使损伤加重。

四、预防

多数慢性软组织损伤是可预防，或经处理症状可以减轻的。限制致伤动作、纠正不良姿势、增强肌力、维持关节的不负重活动和定时改变姿势使应力分散，是预防、治疗的关键。特殊岗位和特殊职业人员应注意职业健康，科学地进行职业工作，合理地运用姿势，以利于分散相应部位的应力，改善血液循环，减轻局部累积性损伤。

五、评估

（一）病史

1. 病因与危险因素 了解患者的一般情况：年龄、职业特点、运动爱好等；既往史及健康状况、手术史、用药史及药物过敏史等。

2. 患病及治疗经过 仔细询问患者受伤的原因、部位和时间，受伤时的体位和环境，外力作用的特点，伤后的处理方法等。

3. 症状评估 软组织损伤的程度可轻可重，因此其症状差异较大。软组织损伤时，会出现组织结构破裂、肿胀和血管损伤；也可诱发疼痛，甚至伴随肌肉痉挛等。

4. 心理 - 社会状况评估 患者的心理状态取决于损伤的范围和程度，若软组织损伤伴随其他严重脏器损伤患者多需住院甚至手术治疗，由此形成的压力可影响患者与家属成员的心理状态和相互关系。

（二）体格检查

1. 全身情况 评估患者有无威胁生命的严重并发症；观察意识和生命体征；观察全身营养状况、自理能力以及肢体活动情况等。

2. 局部体征　评估疼痛的部位、性质，诱发及加重疼痛的因素等；皮肤是否完整，开放性损伤的范围、程度和污染情况。

(三)辅助检查

1. 实验室检查　人体对软组织损伤的反应，特别是伤情较重者常伴有整体反应，可直接或间接影响着血液、体液、分泌物、排泄物等，使其成分发生变化，但是往往这些变化常是非特异性的反应。如损伤引起的大出血可能使血红细胞和血红蛋白减少。

2. X线　软组织在X线平片上不易明显显示出来；但可以判断骨折是否存在。X线常用于检查以下几种情况的软组织损伤：①软组织内异物。②软组织损伤性钙化及骨化。③损伤软组织的水肿。④关节内积液及周围组织肿胀。⑤肌腱断裂。⑥韧带损伤。⑦神经根压迫等。

3. MRI检查　磁共振是一种很好识别软组织损伤情况的检查。MRI对四肢软组织的结构，特别是对肌肉、肌腱断裂、血管型态、血肿、脓肿、炎症、硬化、坏死，以及肌肉与脂肪的结构均能很好地成像。MRI可为临床医生提供客观可靠的诊断依据。

六、诊断与鉴别诊断

(一)诊断要点

1. 急性软组织损伤的诊断　根据受伤史及以下临床表现可做出明确诊断。

(1)急性软组织损伤患者有牵扯或撕裂样疼痛。

(2)局部肿胀。

(3)活动明显受限。

(4)出现疼痛和肌紧张、压痛点明确。

(5)X线检查无骨折及小关节脱位。

2. 慢性软组织损伤的诊断　劳损多为慢性发病，并无明确的急性外伤史；有的患者有重体力劳动、剧烈运动或外伤史；有的患者姿势不良或曾长期弯腰工作。症状时轻时重，一般休息后好转，劳累后加重，不能久坐久站，须经常变换体位。有些患者在患处有程度不同的压痛，有的患者压痛范围广泛或无固定压痛点。软组织损伤的诊断用X线检查一般无异常发现。

(二)鉴别诊断

损伤是引起软组织痛的主要病因，但并不是全部。结缔组织病如强直性脊柱炎、脊椎关节病、类风湿关节炎、白塞综合征、红斑狼疮等也是引起软组织痛的主要原因。而此类疾病所致的软组织痛常易与损伤性疼痛相混淆；因此要注意软组织损伤与结缔组织病、老年性疾病及代谢性疾病的鉴别诊断。

七、护理措施

(一)软组织损伤的应急处理

1. 开放性损伤

(1)止血：软组织损伤后出血的处理可根据出血的具体情况选择。①伤口上排除异物后覆盖或填充无菌敷料，进行加压包扎。②抬高患肢，减少动脉血管的供血，加速静脉血液回流，从而减少出血。③实施加垫屈肢法，即四肢远端出血，可在腋窝、肘窝和腘窝处加以棉垫,让肘和膝关节屈曲,压迫血管而止血。④实施指压止血法,即用手指压迫处于人体表浅部位的动脉血管,以减少其远端出血。⑤实施止血带止血法,应记录时间,每隔40~60分钟放松1次,以免局部组织由于缺血时间太长发生意外。

（2）伤口的处理:对于开放性软组织损伤伤口,清创越早,感染机会越少,治疗效果也越佳。一般伤口6~8小时内清创最佳。

2. 闭合性损伤

（1）冷敷:在受伤后的24~48小时之内采用,可以有效缓解患处肿胀和疼痛。如果肿胀,局部发热较重,甚至可以在受伤后48内还可继续采用冷敷。

（2）加压包扎:加压包扎除了可以防止内出血,减少组织液渗出及水肿以外,还可以起到使局部制动休息、避免重复损伤的作用。

（3）患肢的固定:用石膏或夹板进行固定制动,同时抬高患肢;注意观察末梢血液循环情况,观察其颜色、温度及手指活动情况。

（二）药物治疗护理

1. 全身用药 软组织损伤的常见药物选择有以下几类:消肿散瘀类、外用止痛类、口服止痛药等。目前非甾体止痛药有两种,分为非选择性COX抑制剂和选择性COX抑制剂。具有较强的消炎、镇痛效应。主要区别在于非选择性COX抑制剂比选择性COX抑制剂的镇痛效果更佳,但是胃肠道反应更重。非选择性COX代表有布洛芬、洛索洛芬钠（乐松）、双氯芬酸钠肠溶片（扶他林）、双氯芬酸钠双释放肠溶胶囊（戴芬）等,选择性COX抑制剂代表有塞来昔布、罗非昔布、伐地考昔、依托考昔、帕瑞昔布钠。

2. 局部用药 局部常规采用封闭疗法,局麻药常用利多卡因,激素类常用地塞米松等。其作用主要是消除无菌性炎症,减少瘢痕形成。

（三）物理治疗护理

常见的理疗方法包括光、热、电、声、磁、蜡疗法等。均可根据实际情况适当选择应用,对骨关节痛、肌肉筋膜疼痛具有一定的疗效。目前聚焦超声波、磁疗和其他物理治疗类似,都有一定的效果。

（四）康复锻炼

尽量保持全身和未伤部位的训练,这样可以避免伤后功能状态和健康情况下降,保持一定的训练水平。未受伤部位正常活动,受伤部位要合理安排锻炼内容和负荷量。循序渐进,分期练习,防止再次受伤。

（五）特别关注

1. 因为疾病的影响,可能会降低患者生活质量。

2. 注意开放性损伤局部的出血情况,并预防感染。

3. 鼓励患者进行适当运动,同时保证环境的安全性。

4. 对于有跌倒风险的患者,及时给予合理、有效的建议。

八、随访

（一）预期目标

1. 缓解局部疼痛;损伤局部不出血,无感染。

2. 指导患者适当活动,改善关节功能。

3. 不发生并发症。

（二）并发症

严重的软组织损伤可引起相应的并发症，例如挤压综合征、骨筋膜室综合征等，并可能继发感染、坏疽，可危及生命。

（屠乐微）

第二十二章
代谢和内分泌系统疾病患者的护理

内分泌腺及组织出现病理改变,可导致内分泌疾病的发生,许多疾病通过代谢紊乱也可影响内分泌系统的正常功能。新陈代谢为维持内环境稳定提供物质和能量,营养缺乏、过剩或比例失调都可引起营养疾病,体内代谢某一环节障碍则可导致代谢性疾病。营养疾病和代谢性疾病关系密切,常并存且相互影响。

第一节　概　　述

人体维持代谢和内分泌稳定的组织和脏器有:下丘脑、垂体、松果体、甲状腺、甲状旁腺、肾上腺、胰岛、性腺等。

一、解剖生理概要

(一)解剖概要

下丘脑位于大脑腹面,丘脑的下方,是调节内脏活动和内分泌活动的较高级神经中枢所在。通常将下丘脑从前向后分为三个区:视上部位于视交叉上方,由视上核和室旁核组成;结节部位于漏斗的后方;乳头部位于乳头体。

垂体位于颅中窝蝶骨体上的垂体窝内,借漏斗连于下丘脑。

松果体位于背侧丘脑的后上方,以柄附于第三脑室顶的后部,儿童时发达,7岁开始退化。

甲状腺位于喉下部、气管上部的两侧和前面。呈"H"形,分为甲状腺侧叶、甲状腺峡和锥状叶。

甲状旁腺为扁椭圆形黄豆大小,呈棕黄色,有上下两对,位于甲状腺侧叶后面的被囊上。

肾上腺呈灰黄色,位于肾上端,左侧呈半月形,右侧呈三角形或椭圆形。

胰岛分散位于胰的腺泡之间。

(二)生理概要

1. 下丘脑　下丘脑可以合成、释放促激素和抑制激素。除分泌抗利尿激素(antidiuretic hormone,ADH)外,下丘脑还主要分泌:

(1)下丘脑释放的促激素:促甲状腺激素释放激素(thyrotropin releasing hormone,TRH)、促性腺激素释放激素(gonadotropin releasing hormone,GnRH)、促肾上腺皮质激素释放激素(corticotropin releasing hormone,CRH)、生长激素释放激素(growth hormone releasing hormone,GHRH)、催乳素释放因子(prolactin releasing factor,PRF)、促黑(素细胞)激素释放因子(melanophore stimulating hormone releasing factor,MSHRF,MRF)等。

(2)下丘脑释放的抑制激素:生长激素释放抑制激素(growth hormone releasing inhibiting hormone, GHRIH), 又称生长抑素(somatostatin, SS); 催乳素释放抑制因子(prolactin releasing inhibiting factor, PRIF); 促黑(素细胞)激素释放抑制因子(melanophore stimulating hormone releasing inhibiting factor, MSHRIF, MIF)。

2. 垂体　分为腺垂体和神经垂体两部分。

(1)腺垂体分泌的激素: 促甲状腺激素(thyrotropin, thyroid stimulating hormone, TSH)、促肾上腺皮质激素(adrenocorticotropic hormone, ACTH)、黄体生成激素(luteinizing hormone, LH)、卵泡刺激素(促卵泡素)(follicle stimulating hormone, FSH)、生长激素(somatropin, growth hormone, GH)、催乳素(prolactin, PRL)、促黑(素细胞)激素(melanophore stimulating hormone, MSH)。

(2)神经垂体中贮藏有抗利尿激素(ADH)和催产素(oxytocin, OXT)。

3. 松果体　合成、分泌多种生物胶和肽类物质,主要是调节神经的分泌和生殖系统的功能。近年来发现,松果体细胞还分泌 8- 精 - 催产素、5- 甲氧色醇、黄体生成素释放激素和抗促性腺因子等。

4. 甲状腺　合成与分泌甲状腺素(四碘甲状腺原氨酸)(thyroxine, T4)及三碘甲状腺原氨酸(triiodothyronine, T3), 促进能量代谢、物质代谢和生长发育。甲状腺滤泡旁细胞(C 细胞)分泌降钙素(calcitonin, CT)抑制骨钙的再吸收,降低血钙水平。

5. 甲状旁腺　甲状旁腺中含颗粒的主细胞等分泌甲状旁腺激素(parathyroid hormone, PTH)。主要作用是: 促进破骨细胞活动,增加骨钙的再吸收; 促进肾小管对钙的再吸收,减少尿钙排出; 与 CT 及 1, 25- 二羟维生素 D_3[1, 25(OH)2D_3]共同调节体内钙磷代谢。

6. 肾上腺　分皮质和髓质两部分。

(1)肾上腺皮质: 分泌糖皮质激素(主要为皮质醇)、盐皮质激素(主要为醛固酮)和性激素(小量雄激素及微量雌激素)。皮质醇参与物质代谢,抑制蛋白质合成,促进其分解,使脂肪重新分布,有抑制免疫、抗炎、抗过敏、抗病毒和抗休克作用。醛固酮促进肾远曲小管和集合管重吸收水、钠和排出钾。性激素具有促进蛋白质合成及骨骺愈合的作用。

(2)肾上腺髓质: 分泌肾上腺素和去甲肾上腺素。肾上腺素作用于 α 和 β 受体,使皮肤、黏膜、肾血管收缩; 骨骼肌动脉和冠状动脉扩张,改善心肌供血,提高心肌兴奋性; 扩张支气管平滑肌; 参与体内物质代谢。去甲肾上腺素主要作用于 α 受体,有强烈收缩血管的作用,使血压升高。

7. 胰岛　分泌胰岛素和胰高血糖素。

(1)胰岛素的作用: 促进葡萄糖的利用及肝糖原合成,抑制糖异生,促进三羧酸循环,使血糖下降; 促进脂肪、蛋白质、DNA 和 RNA 等的合成,抑制脂肪、糖原及蛋白质分解,从而调节血糖以维持其稳定。

(2)胰高血糖素的作用: 促进肝糖原分解和糖异生,促进脂肪、蛋白质分解,使血糖升高,对胰岛素起拮抗作用。

8. 性腺　男性性腺为睾丸,主要分泌雄激素; 女性性腺为卵巢,主要分泌雌激素和孕激素。

(1)雄激素的作用: 刺激男性性器官发育和男性第二性征的出现,并维持其成熟状态,促进蛋白质的合成、骨骼生长、红细胞生成,以及促进精曲小管上皮生成精子等。

(2)雌激素的作用: 刺激女性性器官发育和女性第二性征的出现,并维持其正常状态; 孕激素主要为孕酮,由黄体分泌,作用于子宫内膜,使其在增生期基础上进入分泌期,准备受精卵着床及正常妊娠的进行，并促进乳腺生长发育，还有致热作用，使排卵后基础体温升高，在水钠代谢方面有抗醛固酮作用。

二、常见症状与体征

（一）形体改变

身体外形的改变多与脑垂体、甲状腺、甲状旁腺、肾上腺或部分代谢性疾病有关。①肥胖与消瘦。体重变化受诸多因素的影响，除精神生理因素外，主要有：下丘脑疾病、库欣（Cushing）综合征、2型糖尿病（肥胖型）、胰岛素瘤、甲状腺功能减退症、性腺功能减退症、代谢综合征等，患者常伴有肥胖。而1型与2型糖尿病（非肥胖型）、甲状腺功能亢进症、肾上腺皮质功能减退症、希恩综合征（Sheehan综合征）、嗜铬细胞瘤、内分泌腺的恶性肿瘤等，患者常有消瘦。②身材过长与矮小。身材过长见于肢端肥大症、巨人症患者；身材矮小见于侏儒症患者。③面容的变化。可表现为眼球突出、满月脸、皮肤粗糙、颈部增粗等。④毛发改变。全身性多毛见于先天性肾上腺皮质增生、库欣综合征等。睾丸功能减退、肾上腺皮质和卵巢功能减退、甲状腺功能减退等均可引起毛发脱落。⑤皮肤紫纹和痤疮。紫纹是库欣综合征的特征之一。病理性痤疮见于库欣综合征、先天性肾上腺皮质增生症等。⑥皮肤黏膜色素沉着。肾上腺皮质疾病患者可表现为皮肤、黏膜色素沉着，尤以摩擦处、掌纹、乳晕、瘢痕处明显。

（二）饮食或营养改变

多种内分泌与代谢性疾病可有进食或营养异常，表现为食欲亢进或减退、消瘦或肥胖。如糖尿病患者多饮、多食、多尿，多数新发患者体重减轻；甲状腺功能亢进患者食欲亢进，体重减轻；肥胖症患者体内脂肪过多积聚而超重等。

（三）疲乏

疲乏是一种非特异性症状，也是内分泌与代谢性疾病的常见伴随症状，多见于甲状腺功能亢进症和减退症、库欣综合征、肥胖症等。

（四）排泄功能异常

内分泌系统功能改变常可影响排泄型态，如多尿是糖尿病的典型症状之一；便秘则多见于甲状腺功能减退症患者；多汗、排便次数增多、排稀软便可见于甲状腺功能亢进症。

（五）骨质疏松

糖尿病、甲状腺功能亢进症、性腺功能减退症、库欣综合征、甲状旁腺功能亢进症和催乳素瘤常伴有骨质疏松症。

（六）性器官发育异常

若儿童时期的腺垂体GH缺乏或性激素分泌不足，可导致患者青春期性器官仍不发育，第二性征缺如，男性表现为生殖器小，与幼儿相似；女性表现为原发性闭经，乳房不发育。若青春期前开始的性激素或促性腺激素分泌过早、过多则可导致性早熟。

三、特殊检查

除身体评估和三大常规检查外，内分泌系统还有一些特殊的实验室和影像学检查方法。

（一）实验室检查

1. 有关糖尿病的检查　口服葡萄糖糖耐量试验（OGTT）、胰岛素释放试验、C肽释放试验、谷氨酸脱羧酶（GAD）抗体测定、胰岛细胞抗体（ICA）检查、胰岛素自身抗体（IAA）测定、尿微量白蛋白测定等。

2. 有关甲状腺和甲状旁腺疾病的检查　TT_3 和 TT_4 测定、FT_3 和 FT_4 测定、TSH 测定、TRAb 测定、TGAb 和 TPOAb 测定、完整 PTH 测定、降钙素（CT）测定等。

3. 肾上腺皮质和髓质功能检查　促肾上腺皮质激素（ACTH）测定、皮质醇测定、尿游离皮质醇测定、地塞米松抑制试验（标准小剂量地塞米松抑制试验、标准大剂量地塞米松抑制试验、隔夜 1mg 地塞米松抑制试验、隔夜 8mg 地塞米松抑制试验）、血儿茶酚胺测定、尿 3- 甲氧基 -4 羟基苦杏仁酸（VMA）测定、肾素 - 血管紧张素醛固酮系统（RAAS）测定等。

（二）影像学检查

除常规 X 线、CT、MRI、B 超、选择性动脉造影等检查外，还可采用同位素检查评价甲状腺功能。

四、最新进展

（一）糖尿病相关进展

1. 中国血糖监测临床应用指南更新（2021 年版）　在毛细血管血糖监测、糖化血红蛋白（HbA_{1c}）、糖化白蛋白（GA）、1, 5- 脱水葡萄糖醇、持续葡萄糖监测（CGM）等方面进行了强调，总结如下：

（1）自我血糖监测（SMBG）是糖尿病综合管理和教育的组成部分，建议所有糖尿病患者均需行 SMBG。

（2）应根据糖尿病患者的病情和治疗的实际需求制定个体化毛细血管血糖监测方案。

（3）糖尿病患者在糖化血红蛋白（HbA_{1c}）未达标前应每 3 个月检测 1 次，达标后可以 6 个月检测 1 次。

（4）HbA_{1c} 可以作为糖尿病的补充诊断标准。

（5）糖化白蛋白 GA 反映短期内血糖变化较 HbA_{1c} 敏感，是评价患者短期血糖控制情况的适用指标。

（6）血清 1, 5 脱水葡萄糖醇可以作为辅助的血糖监测指标。

（7）持续葡萄糖监测（CGM）可以发现不易被传统监测方法所探测到的隐匿性高血糖和低血糖。

（8）葡萄糖在目标范围内时间（time in range, TIR）是评价糖尿病患者血糖控制水平的新指标。

2. 2021 年美国糖尿病学会（ADA）指南　结合糖尿病新技术的发展，对血糖控制目标和不同类型糖尿病的管理进一步细化，同时再次强调以患者为中心的个体化诊疗。总结如下：

（1）建议 HbA_{1c} 的检测应按照美国国家糖化血红蛋白标准化计划（National Glycohemoglobin Standardization Program, NGSP）认证的方法进行，并标准化或可溯源至糖尿病控制与并发症试验的参考标准。另外，即时 / 床旁检测 HbA_{1c} 应同时通过 NGSP 认证和美国食品药品监督管理局临床使用许可后，方可用于诊断糖尿病。

（2）新增了"宣传生活方式改变以预防糖尿病"内容。为预防糖尿病，在国家层面组织下进行生活行为方式改变具有成本效益，因此应增加国家层面的干预，更大范围地对健康生活方式进行宣传，预防糖尿病的发生。

（3）促进生活方式干预以改善预后。新增了有关糖尿病自我管理教育和支持（diabetes self-management education and support, DSMES）障碍的内容，强调 DSMES 障碍可发生于医疗保健系统、支付方、医疗服务提供者和患者，应当努力查明并解决潜在的障碍，并指出远程医疗可以缓解部分 DSMES 的获取障碍。

（4）血糖控制目标。将无严重低血糖的非妊娠成年患者的血糖控制目标分为两部分：①建议 $HbA_{1c} < 7\%$；②若使用 AGP/ 葡萄糖管理指标（glucose management indicator, GMI）评估血糖管理，则与 HbA_{1c} 目标对应的推荐控制目标为 TIR > 70% 且葡萄糖低于目标范围时间（time below range, TBR）< 4%。

（5）胰岛素治疗。建议接受每日多次注射胰岛素的成人和青年 2 型糖尿病及其他类型糖尿病患者，在能够安全管理胰岛素泵的前提下可以考虑使用胰岛素泵治疗。

（6）心血管疾病及危险因素管理。强调糖尿病合并高血压患者需定期监测血压，对于心血管疾病风险较低的糖尿病合并高血压患者，其血压上限为 140/90mmHg；对于心血管疾病高危风险的糖尿病合并高血压患者，建议将血压控制在 130/80mmHg 以下。推荐血管紧张素转换酶抑制剂（ACEI）或血管紧张素 II 受体拮抗剂（ARB）为糖尿病合并冠心病患者的一线降压药。

（7）老年糖尿病管理。修订了针对不同状况老年人群的血糖控制目标，对于一般状况良好、合并症少且认知功能和活动如常的老年人，HbA_{1c} 目标调整为 < 7.0%~7.5%；对于合并多种慢性病、认知障碍或功能减退的老年人，HbA_{1c} 目标放宽至 < 8.0%~8.5%。

3. 糖尿病足管理的相关指南 国际糖尿病足工作组（international working roup on the diabetic foot, IWGDF）在 2019 年更新了糖尿病足的预防和管理指南，该指南包括：预防和管理糖尿病足病实用指南；足部溃疡和糖尿病患者周围动脉疾病的诊断、预后和治疗的指导作用指南；糖尿病足部感染的诊断和治疗指南；减轻糖尿病患者足部溃疡的指南四部分。总结如下：

（1）首先是在糖尿病患者中筛查患足部溃疡的高危因素，这些因素包括：糖尿病足部溃疡/下肢截肢史、跛行史、外周神经病变、足部畸形等。针对这些患者及其家属加强教育管理，使患者患糖尿病足的风险得到控制。其次是对高危糖尿病足患者检查的频率要高于没有危险因素的患者。

（2）糖尿病患者应该每年接受检查以明确是否存在外周动脉疾病（PAD），对于糖尿病足溃疡合并严重 PAD 患者，必须评估其手术风险，对于风险/效益比差、成功概率低的患者，应避免行血管再通手术。

（3）对糖尿病足的感染诊断和感染治疗方法进行了更新，提出了诊断感染的分类方案及其严重程度在内的 27 条建议。定义感染的依据是：①足部任何部位的炎症，而不仅仅是溃疡或伤口；或②全身炎症反应。对任何有严重糖尿病足感染的患者，最初可采用肠外途径进行抗生素治疗，如果好转，则应改用口服治疗。不推荐对临床未感染的足部溃疡的糖尿病患者进行全身或局部预防性抗生素治疗。大部分轻到中度的足感染患者只需 1~2 周的抗生素治疗。及早外科清创可显著缩短抗生素的疗程。

（4）关于减轻糖尿病患者足部溃疡，该指南不再包括用于预防足部溃疡的鞋类和减压，它只侧重于用于管理足部溃疡的减压，主要针对已形成溃疡的患者。

（二）甲状腺及甲状旁腺疾病相关进展

1. 成人甲状腺结节和分化型甲状腺癌管理指南 美国甲状腺协会（ATA）发布的成人甲状腺结节和分化型甲状腺癌 2015 治疗指南，描述了良性甲状腺结节与甲状腺癌的鉴别、甲状腺癌术前危险分层及评估、术中手术范围的选择、术后 TSH 抑制治疗及随访和 [131]I 清甲治疗等相关内容。

2. ATA儿童甲状腺结节和分化型甲状腺癌的管理指南　2015年，ATA发布了儿童和18岁以下青少年甲状腺结节和分化型甲状腺癌的首部指南。与成人指南的不同之处有：①提供了术前和术后癌症分期的建议，有助于为患者制定个体化的治疗方案；②提出儿童分化型甲状腺癌可以选择放射性碘治疗。

3. 成人慢性甲状旁腺功能减退症临床治疗指南　欧洲内分泌学会（ESE）制定了成人慢性甲状旁腺功能减退症2015临床治疗指南。该指南建议对慢性甲状旁腺功能减退症患者给予标准治疗（活性维生素D类似物、补充钙剂）3~6个月后评估血清钙、磷、镁的水平及表皮生长因子受体（eGFR）。主要治疗目标为低钙的症状和体征消失，血钙水平达到或稍低于正常参考值低限，血磷、血镁水平达到正常范围；还要评估24小时尿钙及血清25羟维生素D水平，据此调整钙剂量及维生素D剂量。

（徐建宁）

第二节　甲状腺疾病

一、概述

本节重点介绍甲状腺常见疾病：甲状腺功能亢进症（hyperthyroidism）、甲状腺功能减退症（hypothyroidism）和甲状腺癌（thyroid carcinoma）。

甲状腺功能亢进症简称甲亢，是由多种原因引起的甲状腺腺体本身产生TH过多而引起的甲状腺毒症。甲状腺毒症是指组织暴露于过量TH环境下发生的一组临床综合征，根据甲状腺的功能状态，甲状腺毒症可分为甲状腺功能亢进类型和非甲状腺功能亢进类型。

甲状腺功能减退症简称甲减，是由各种原因导致的低甲状腺激素血症或甲状腺激素抵抗而引起的全身性低代谢综合征。其病理特征是黏多糖在组织和皮肤堆积，表现为黏液性水肿（myxedema）。按起病年龄分为三型，起病于胎儿或新生儿者，称呆小病（cretinism）；起病于儿童者，称幼年型甲减；起病于成年者，称成年型甲减，前两型常伴有智力障碍。

甲状腺癌是头颈部最常见的恶性肿瘤，多数甲状腺癌起源于滤泡上皮细胞。

二、流行病学

（一）甲状腺功能亢进症（甲亢）

各种病因所致的甲亢中，以弥漫性毒性甲状腺肿（Graves病）最常见。

Graves病（Graves disease，GD）占全部甲亢的80%~85%，普通人群中本病的患病率为1%左右，国内外差别不大，女性显著高发，男女之比1：4~6，高发年龄为20~50岁。

（二）甲状腺功能减退症（甲减）

本病多见于中年女性，男女之比为1：5~10，普通人群患病率为0.8%~1.0%，本节主要介绍成年型甲减。

（三）甲状腺癌

甲状腺癌是内分泌系统和头颈部肿瘤中最常见的恶性肿瘤。每年甲状腺癌新发病例占所有癌症发病的 1%~5%。本病女性发病率高于男性,约是男性的 3 倍。甲状腺癌的发病年龄相对年轻,发病率随年龄的增长而上升,儿童甲状腺结节中,甲状腺癌的比例高达 50%~70%。近 30 年来,甲状腺癌发病率持续快速增长,引起了人们的广泛关注。

三、病因与危险因素

(一)甲状腺功能亢进症

1. 遗传　GD 有遗传倾向,目前发现它与组织相容性复合体(MHC)基因有相关性。

2. 自身免疫因素　GD 患者血清中存在针对甲状腺细胞 TSH 受体的特异性自身抗体,即 TSH 受体抗体(TSH receptor antibodies, TRAb)。其中,TSH 受体刺激性抗体(thyroid-stimulating antibody, TSAb)是 GD 的致病性抗体,95% 未经治疗的 GD 患者 TSAb 阳性,母体的 TSAb 也可通过胎盘导致胎儿或新生儿发生甲亢。

3. 环境因素　可能参与了 GD 的发生,如性激素、细菌感染、应激等都对疾病发生、发展有一定的影响。目前公认本病发生与自身免疫有关,是自身免疫性甲状腺疾病的一种特殊类型。

(二)甲状腺功能减退症

1. 原发性甲状腺功能减退症　占成人甲减的 90%~95% 以上,是甲状腺本身疾病所引起。主要病因有:

(1)自身免疫损伤:最常见的是自身免疫性甲状腺炎,包括桥本甲状腺炎、萎缩性甲状腺炎、亚急性淋巴细胞性甲状腺炎和产后甲状腺炎等。

(2)甲状腺破坏:包括甲状腺手术切除、放射性 ^{131}I 治疗等。

(3)缺碘或碘过多:缺碘多见于地方性甲状腺肿地区,由于碘的缺乏导致 TH 合成减少。碘过量可引起具有潜在性甲状腺疾病者发生一过性甲减,也可诱发和加重自身免疫性甲状腺炎。

(4)抗甲状腺药物:如锂盐、硫脲类等可抑制 TH 合成。

2. 继发性甲状腺功能减退症　由于垂体或下丘脑疾病导致 TSH 分泌不足而继发甲状腺功能减退症,常见原因有肿瘤、手术、放疗或产后垂体缺血性坏死等。

3. TH 抵抗综合征　由于 TH 在外周组织发挥作用缺陷而引起的一种甲状腺功能减退症。

(三)甲状腺癌

甲状腺癌的病因尚不明了,可能因素有:放射线照射的致癌作用;良性甲状腺病变癌变,如甲状腺瘤和结节性甲状腺肿;内分泌紊乱,甲状腺乳头状腺癌与 TSH 关系较为密切;遗传因素,甲状腺髓样癌可能与染色体遗传有关;摄入碘过量与不足:碘过量与不足均有可能导致甲状腺癌的高发,过量的碘摄入可能与甲状腺乳头状癌的增长有关,碘缺乏可能与滤泡性癌的高发有关;BMI 及肥胖:有针对 BMI 的 Meta 分析表明,BMI 与甲状腺癌的发病存在关联,BMI 值高易发病,有研究表明,肥胖者或代谢性疾病患者体内的胰岛素抵抗或高胰岛素血症能够诱导甲状腺癌的发生。

其他:关于饮食因素与甲状腺癌关联性的研究亦有报道,烟熏及腌制海产品、油脂、奶酪、淀粉等的过多摄入均可能增加甲状腺癌的发生风险;关于女性生殖因素(如产次、处方性激素的使用、月经周期是否规律以及停经状态等)与甲状腺癌相关性的研究尚未发现较一致的结论。

四、预防和筛查

（一）甲状腺功能亢进症

1. 甲亢的预防   对于未患病者，沿海地区应该注意膳食中的含碘量，尽量不使用含碘量高的食物，预防碘甲亢；缺碘地区补碘和服用甲状腺片者都应有限制，每年定期做甲状腺B超和相关实验室检查，做到甲亢病的早发现早治疗。生活方面，人们应该坚持积极、乐观的心态，养成良好的作息习惯，劳逸结合，提高自身的免疫力。

2. 甲亢的筛查

（1）基础代谢率（BMR）测定：BMR > 15% 时，患甲亢风险增高。

（2）血清甲状腺激素测定：血清促甲状腺激素（TSH）降低，血清总甲状腺素（TT_4）、总三碘甲腺原氨酸（TT_3）、血清游离三碘甲腺原氨酸（FT_3）和血清游离甲状腺素（FT_4）均可增高。少数患者 TSH 降低，FT_4 正常，但是血清游离三碘甲腺原氨酸（FT_3）增高，可以诊断为 T_3 型甲亢。TT_4 和 TT_3 由于受到甲状腺激素结合球蛋白水平的影响，在诊断甲亢中的意义次于 FT_4 和 FT_3。

（3）甲状腺抗体检查：临床上常用的有甲状腺球蛋白抗体（TGA）、甲状腺过氧化物酶抗体（TPOAb）、促甲状腺受体抗体（TRAb）及其他一些抗体如抗核抗体（ANA）、抗平滑肌抗体（ASMA）、抗线粒体抗体（AMA）、抗心肌抗体（HRAb）、抗胃壁细胞抗体（PCA）等。甲状腺刺激抗体（TSAb）或甲状腺刺激免疫球蛋白（TSI）阳性率最高的甲亢患者中 > 90% 可出现阳性。

（4）血浆蛋白结合碘（PRI）：正常值为 0.3~0.63pmol/L，甲亢时增高，> 0.63pmol/L。

（5）甲状腺 ^{131}I 摄取率：是诊断甲亢的传统方法，目前已被激素测定技术所代替。甲亢时 ^{131}I 摄取率表现为总摄取量增高，高峰前移。现在主要用于鉴别不同病因的甲亢：甲状腺功能亢进类型的甲状腺毒症 ^{131}I 摄取率增高；非甲状腺功能亢进类型的甲状腺毒症 ^{131}I 摄取率减低。

（二）甲状腺功能减退症

1. 甲减的预防   地方性缺碘者可采用碘化盐，药物引起甲减者应调整剂量或停药；注意个人卫生，冬季注意保暖，减少出入公共场所，以防感染和创伤；慎用催眠、镇静、止痛、麻醉等药物。

2. 甲减的筛查   甲减的高危人群包括：具有甲亢、甲减或产后甲状腺炎疾病史、甲状腺手术史；具有甲状腺疾病家族史；存在甲状腺肿大；甲状腺自身抗体阳性；具有甲减的症状或体征；患有 l 型糖尿病；患有其他自身免疫性疾病；具有不孕史；具有头颈部放射治疗史；具有早产史；肥胖症（体重指数 > $40kg/m^2$）；年龄 30 岁以上；服用胺碘酮治疗或最近碘造影剂暴露；居住在已知的中重度碘缺乏地区等。以上人群均应按时检测血 TSH 水平，一经确诊，及时治疗。

（三）甲状腺癌

1. 甲状腺癌的预防   沿海富碘地区人群应注意减少含碘食物的摄入，多吃蔬菜、水果，避免接触射线，定期进行甲状腺超声和甲状腺功能检查。日常生活保持乐观态度，避免消极负面情绪影响。

2. 甲状腺癌的筛查   甲状腺癌早期没有典型症状，因此疾病的筛查需定期进行健康体检，做甲状腺彩超。超声对于甲状腺肿瘤的定性、定位、定量有独到的优势。表现为：肿瘤多为单发，边界清楚或不清，内部多低回声，均质或不均质，后方回声衰减，内部可见多个斑点状强回声或细砂粒样钙化，其周边血流丰富。

五、评估

(一)病史

1. 病因和诱因

(1)甲亢:评估患者有无家族遗传病史;检测 GD 患者血清中是否存在针对甲状腺细胞 TSH 受体的特异性自身抗体,即 TSH 受体抗体;评估患者近期有无如细菌感染、性激素分泌紊乱、应激事件发生等。

(2)甲减:评估患者有无家族遗传病史;高危人群要注意避免寒冷、感染、手术、使用麻醉剂、镇静剂等诱发因素。

(3)甲状腺癌:目前认为甲状腺癌发病与社会环境及遗传因素的综合作用有关。因此需要评估患者是否存在处事态度过于悲观、遇事不愿与人倾诉及婚姻生活不和谐等危险因素。

2. 患病及治疗经过

(1)甲亢:询问患者本次发病的时间、临床表现;有无进行检查及检查结果,治疗经过和病情严重程度。了解患者所用药物的名称、剂量、用法、疗效、不良反应等,药物的治疗效果。了解疾病对患者日常生活的影响程度,询问患者过去有无类似表现,有无进行正规的治疗等。

(2)甲减:评估有无引起甲状腺功能减退症的各种原因导致的低甲状腺激素血症或甲状腺激素抵抗而引起的全身性低代谢综合征,有无进行甲状腺激素替代治疗,有无发生过黏液性水肿、昏迷等并发症。

(3)甲状腺癌:评估患者术后有无规律服用甲状腺素进行替代治疗,甲状腺素还可反馈地抑制 TSH 的分泌,从而抑制甲状腺癌细胞的增生,预防或延缓肿瘤的增长及复发。一般尽可能维持 TSH 处于低水平,以不出现甲状腺功能亢进症状为好。

3. 症状评估

(1)甲亢:①高代谢综合征:由于 TH 分泌增多导致交感神经兴奋性增高和新陈代谢加速,患者常有疲乏无力、多食善饥、怕热多汗、体重下降等症状。②消化系统:因 TH 可促使胃肠蠕动增快,引起消化吸收不良,导致排便次数增多,患者表现为食欲亢进、多食消瘦;老年患者可有食欲减退、畏食等表现。③心血管系统:表现为心悸、气短、胸闷、第一心音亢进;收缩压增高,舒张压降低,脉压增大;严重者可发生甲亢性心脏病,出现心动过速,心律失常,以心房颤动最为常见。④精神神经系统:神经过敏、焦躁易怒、紧张不安、多言好动、失眠、记忆力减退;可有手、眼睑和舌震颤,腱反射亢进;少数表现为淡漠、寡言。⑤肌肉与骨骼系统:周期性瘫痪,多见于青壮年男性,常在剧烈运动、注射胰岛素、高碳水化合物饮食等情况下诱发,主要累及下肢,伴有低钾血症;部分患者有甲亢性肌萎缩,也可伴发重症肌无力。⑥造血系统和生殖系统:患者可有外周血白细胞计数下降,分类淋巴细胞比例增加,单核细胞数增多,可伴发血小板减少性紫癜;女性常有月经减少或闭经,男性有勃起功能障碍,偶有乳房发育。⑦甲状腺危象(thyroid crisis):属于临床急症,是甲状腺毒症急性加重的一个综合征,可能与循环内甲状腺激素水平增高有关。多发生于甲亢病情较重但未予治疗或治疗不充分的患者。诱因有:应激状态,如感染、创伤、手术、精神刺激、放射性碘治疗等;口服过量 TH 制剂;手术中过度挤压甲状腺。早期表现为原有的甲亢症状加重,并出现高热(体温 > 39℃),心动过速(140 次/min 以上),常伴有心房颤动或扑动;厌食、恶心、呕吐、腹泻;烦躁不安、谵妄或昏迷。

（2）甲减：①一般表现：易疲劳、怕冷、记忆力减退、智力低下、反应迟钝、嗜睡、精神抑郁等；重症者呈痴呆、幻觉、木僵、昏睡或惊厥。②消化系统：患者有畏食、腹胀、便秘等，严重者可出现麻痹性肠梗阻或黏液水肿性巨结肠；由于胃酸缺乏或维生素 B_{12} 吸收不良，可导致缺铁性贫血或恶性贫血。③内分泌生殖系统：表现为性欲减退，女性患者常有月经过多或闭经；部分患者由于血清催乳素（PRL）水平增高，可发生溢乳；男性患者可出现勃起功能障碍。④黏液性水肿昏迷：见于病情严重者，诱发因素有寒冷、感染、手术、严重躯体疾病、中断 TH 替代治疗和使用麻醉、镇静剂等；表现为嗜睡、低体温（体温 < 35℃）、呼吸减慢、心动过缓、血压下降、四肢肌肉松弛、反射减弱或消失，甚至出现昏迷、休克、心肾功能不全而危及生命。⑤血液系统：主要表现为贫血。

（3）甲状腺癌：早期多无明显症状，晚期常因压迫喉返神经、气管或食管而出现声音嘶哑、呼吸困难或吞咽困难；若压迫颈交感神经节，可产生霍纳综合征（Horner 综合征），颈丛浅支受侵时可有耳、枕、肩等部位的疼痛；局部转移常位于颈部，出现硬而固定的淋巴结。

髓样癌组织可产生激素样活性物质，如 5- 羟色胺和降钙素，患者可出现颜面潮红、腹泻、心悸和血钙降低等症状。

（二）体格检查

1. 甲亢

（1）甲状腺肿大：多数患者有不同程度的弥漫性、对称性甲状腺肿大，质软、无压痛，久病者质地较韧。甲状腺上下极可触及震颤，闻及血管杂音。

（2）眼征：GD 的眼征分为两类，一类为单纯性突眼，与甲状腺毒症所致的交感神经兴奋性增高有关；一类为浸润性突眼，与眶后组织的自身免疫性炎症有关。

单纯性突眼常见的眼征有：突眼，突眼度 19~20mm；施特尔瓦格（Stellwag）征，瞬目减少，眼神炯炯有光；上眼睑挛缩，睑裂增宽；冯·格雷费（Von Graefe）征，双眼向下看时，由于上眼睑不能随眼球下落，出现白色巩膜；若弗鲁瓦（Joffroy）征，眼球向上看时，前额皮肤不能皱起；默比乌斯（Mobius）征，两眼看近物时，眼球辐辏不良。

浸润性突眼，除上述眼征外，常有眼睑肿胀，结膜充血水肿；眼球显著突出，且左右眼突眼度可不相等，眼球活动受限。患者视力下降、有异物感、复视、斜视、畏光、眼部胀痛、刺痛、流泪等。严重者眼球固定，眼睑闭合不全，角膜外露易导致溃疡发生及全眼球炎，甚至失明。

（3）胫前黏液性水肿：属自身免疫性病变，多见于胫骨前下 1/3 部位，呈对称性，也见于足背、踝关节等处。早期皮肤增粗、增厚，有广泛大小不等的棕红色或暗红色斑块、结节，边界清楚，直径 5~30mm 不等。皮损周围的表皮可有感觉过敏或减退，后期皮肤粗厚如橘皮或树皮样，下肢粗大似象皮腿。

2. 甲减

（1）一般状况：体检可见表情淡漠，面色苍白，皮肤干燥发凉、粗糙脱屑，颜面、眼睑和手部皮肤浮肿，声音嘶哑，毛发稀疏、眉毛外 1/3 脱落。由于高胡萝卜素血症，手足皮肤呈姜黄色。

（2）心血管系统：心肌黏液性水肿导致收缩力减弱、心动过缓、心排血量下降。由于心肌间质水肿、非特异性心肌纤维肿胀、左心室扩张和心包积液等原因，可导致心脏增大。久病者由于血胆固醇增高，易并发冠心病，重者可出现心力衰竭、心包积液。

（3）肌肉与关节：肌肉软弱乏力，可有暂时性肌强直、痉挛等，偶见重症肌无力。咀嚼肌、胸锁乳突肌、股四头肌及手部肌肉可出现进行性肌萎缩。部分患者可伴有关节病变，偶有关节腔积液。

3. 甲状腺癌　颈部可发现固定、质硬、表面高低不平的肿块，无压痛，吞咽时上下移动度小。

（三）辅助检查

1. 甲亢

（1）血清游离三碘甲状腺原氨酸（FT_3）与游离甲状腺素（FT_4）升高：FT_3、FT_4 不受甲状腺结合球蛋白（TBG）影响，直接反映甲状腺功能状态，是临床诊断甲亢的首选指标。但因含量甚微，测定的稳定性不如 TT_3、TT_4。

（2）血清总甲状腺素（TT_4）升高：是判定甲状腺功能的主要指标，受 TBG 等结合蛋白量和结合力变化的影响。

（3）血清总三碘甲状腺原氨酸（TT_3）升高：为早期诊断 GD、治疗中疗效观察及停药后复发的敏感指标，也是诊断 T_3 型甲亢的特异性指标。

（4）促甲状腺激素（TSH）常降低：血 TSH 浓度变化是反映甲状腺功能最敏感的指标，也是诊断亚临床型甲亢和亚临床型甲减的主要指标。

（5）促甲状腺激素释放激素（TRH）兴奋试验：GD 时 T_3、T_4 增高，反馈抑制 TSH，故 TSH 不被 TRH 兴奋。当静注 TRH 400μg 后 TSH 升高者可排除本病。

（6）甲状腺 ^{131}I 摄取率：甲亢时 ^{131}I 摄取率表现为总摄取量增高，高峰前移。现在主要用于鉴别不同病因的甲亢。甲状腺功能亢进类型的甲状腺毒症 ^{131}I 摄取率增高；非甲状腺功能亢进类型的甲状腺毒症 ^{131}I 摄取率减低。

（7）甲状腺刺激性抗体（TSAb）测定阳性：是诊断 GD 的重要指标之一，有早期诊断意义，可判断病情活动、复发，还可作为治疗后停药的指标之一。

（8）影像学检查：超声、放射性核素扫描、CT 等有助于甲状腺、异位甲状腺肿和球后软组织病变范围及性质的诊断，可根据需要选用。

2. 甲减

（1）血常规及生化检查：多为轻、中度正常细胞性正常色素性贫血；血胆固醇、甘油三酯可增高。

（2）甲状腺功能检查：血清 TSH 增高、FT_4 降低是诊断本病的必备指标；血清 TT_4 降低；血清 TT_3、FT_3 可在正常范围内，但在重症患者中降低。亚临床甲减仅有血清 TSH 升高，血清 TT_4 或 FT_4 正常。甲状腺摄 ^{131}I 率降低。

（3）病变部位鉴定：TRH 兴奋试验主要用于原发性甲减、垂体性甲减和下丘脑性甲减的鉴别。静注 TRH 后，血清 TSH 无升高提示垂体性甲减；升高反应延迟者为下丘脑性甲减；血清 TSH 在增高的基值上进一步增高，提示原发性甲减。影像学检查有助于异位甲状腺、下丘脑-垂体病变的确定。

3. 甲状腺癌

（1）B 型超声检查：是首选检查方法，可测定甲状腺大小，探测结节的位置、大小、数目及与邻近组织的关系。结节若为实质性并呈不规则反射，则恶性可能性大。

（2）X 线检查：颈部正侧位片，可了解有无气管移位、狭窄、肿块钙化及上纵隔增宽。

（3）放射性 ^{131}I 或 ^{99m}Tc 扫描：甲状腺癌多为冷结节和凉结节，边缘一般较模糊。

（4）细针穿刺细胞学检查：将细针自 2~3 个不同方向穿刺结节并抽吸、涂片检查，是确诊的重要手段。

六、诊断与鉴别诊断

（一）诊断要点

1. 甲亢　典型病例通过询问病史，结合临床表现即可拟诊。早期轻症及老年人表现为不典型甲亢，则须结合辅助检查方可确诊。

2. 甲减　除临床表现外，主要依靠检测 TSH、FT_4、TT_4 和 TT_3、FT_3 以及 TRH 兴奋试验。血清 TSH 增高、FT_4 减低，原发性甲减即可成立。如血清 TSH 正常，FT_4 降低考虑为垂体性或下丘脑性甲减，需做 TRH 兴奋试验来区别。

3. 甲状腺癌　甲状腺出现质硬、固定、表面不平的肿块；存在多年的甲状腺肿块，短期内增大较快，则恶性的可能性大。结合辅助检查的阳性结果可协助诊断。

（二）鉴别诊断

1. 甲亢　一般甲亢还需要与单纯性甲状腺肿（地方性甲状腺肿）、急性甲状腺炎、亚急性甲状腺炎、桥本病、甲状腺瘤、甲状腺癌、自主神经功能紊乱等症鉴别。

2. 甲减　早期轻型甲减多不典型，需与贫血、特发性水肿、肾病综合征、肾炎、冠心病及泌乳素瘤等鉴别。

3. 甲状腺癌　需与甲状腺腺瘤、结节性甲状腺肿、亚急性甲状腺炎、慢性淋巴细胞性甲状腺炎、纤维性甲状腺炎等鉴别。

七、护理措施

（一）甲亢

1. 非药物治疗的护理

（1）一般护理：病情轻的患者可适当活动，以不感疲劳为度；病情重、心功能不全或合并严重感染者，要卧床休息。病室宜安静、通风、舒适，避免强光刺激。协助患者完成日常的生活自理，如洗漱、进餐等。对大量出汗患者，加强皮肤护理。

（2）饮食护理：因患者机体处于高代谢状况，能量消耗大，应给予高热量、高蛋白、高维生素和含钾、钙丰富的饮食。给予充足饮水，以补充腹泻、呼吸加快等所丢失的水分，但对并发心脏疾病者应慎重，以防因血容量增加诱发心力衰竭。禁止摄入刺激性的食物和饮料，如浓茶、咖啡等。避免进食含碘丰富的食物，如海带、紫菜等，以免促进甲状腺激素的合成。慎用卷心菜、花椰菜、紫甘蓝等致甲状腺肿食物。

（3）心理护理

1）接触患者应关心、体贴，态度和蔼，避免刺激性语言，应多与患者交谈，仔细耐心做好解释疏导工作，及时解除患者焦虑和紧张情绪。

2）观察患者精神状态和手指震颤情况，指导其使用放松术，如缓慢深呼吸、听音乐等，必要时遵医嘱给予镇静剂。

3）提醒家属与患者间的良好沟通，避免不良消息刺激患者，以减少患者情绪激动，保持其良好的精神状态。

2. 药物治疗护理　药物治疗常用于：病情轻、中度患者；甲状腺轻、中度肿大者；年龄在 20 岁以下，或孕妇、高龄，或由于其他严重疾病不宜手术者；手术前或 ^{131}I 治疗前的准备；

手术后复发且不适宜 ^{131}I 治疗者。

（1）常用药物：常用的抗甲状腺药物为咪唑类和硫脲类两类。咪唑类有甲巯咪唑（methimazole，MMI，他巴唑）和卡比马唑（carbinmazole，CMZ，甲亢平）；硫脲类有丙硫氧嘧啶（propylthiouracil，PTU）和甲硫氧嘧啶（methylthiouracil，MTU），比较常用的是 MMI 和 PTU。MMI 半衰期长，为 4~6h，在甲状腺内停留时间长，可以每天单次使用。PTU 半衰期 60min，发挥作用迅速，控制症状快，故严重病例和甲状腺危象时作为首选用药，6~8h 给药一次。PTU 不易透过胎盘，在妊娠伴发甲亢时，可优先选用。

（2）复方碘口服液：仅用于术前准备和甲状腺危象的治疗。

（3）β 受体阻滞剂：用于改善甲亢初治期的症状，短期疗效好。可与碘剂合用于术前准备，也可用于 ^{131}I 治疗前后的辅助治疗和甲状腺危象时。

（4）用药护理：指导患者正确用药，密切观察药物的不良反应，及时处理。抗甲状腺药物的常见不良反应有：

1）粒细胞减少：严重者可致粒细胞缺乏症，因此必须定期复查血象。如外周血白细胞低于 3×10^9/L 或中性粒细胞低于 1.5×10^9/L 应考虑停药，并给予促白细胞升高药。

2）药疹：较常见，若症状较轻不必停药；如严重皮疹则应立即停药，以免发生剥脱性皮炎。

3）其他：若出现肝坏死、精神病、胆汁淤滞综合征、狼疮样综合征、味觉丧失等，应立即停药治疗。

（5）浸润性突眼的治疗和护理

1）一般治疗：轻度以控制甲亢和局部治疗为主。嘱患者戴有色眼镜、高枕卧位，睡眠中眼睑不能闭合时使用抗生素眼膏保护，防治结膜炎和角膜炎。必要时加盖眼罩预防角膜损伤。

2）糖皮质激素：中、重度突眼，可使用糖皮质激素治疗，如泼尼松 40~80mg 每天分次口服，持续 2~4 周，症状好转后减量。

3）对严重突眼、暴露性角膜溃疡或压迫性视神经病变者，可行球后放射或眶减压手术治疗。

4）眼部护理：限制水、钠摄入，睡时抬高头部以减轻眼球后组织水肿；睡前涂抗生素眼膏，眼睑不能闭合者盖上无菌生理盐水纱布，防止角膜干燥；外出时戴眼罩或茶色眼镜，以减少强光和异物损伤；用 0.5%~1% 甲基纤维素或 0.5% 氢化可的松溶液滴眼，可减轻眼睛局部症状。

（6）甲状腺危象的治疗与护理

1）抑制 TH 合成：首选 PTU，首次剂量 600mg，口服或胃管注入；以后每 6h 给予 250mg 口服，待症状缓解后减至一般治疗剂量。

2）抑制 TH 释放：服 PTU 后 1h 再加用复方碘口服液 5 滴，以后每 8h 一次，或碘化钠 1.0g 加入 10% 葡萄糖液中静滴 24h，以后视病情逐渐减量。

3）糖皮质激素：氢化可的松 50~100mg 加入 5%~10% 葡萄糖液中静滴，每 6~8h/ 次。

4）普萘洛尔：有抑制外周组织 T_4 转换为 T_3 的作用，20~40mg，每 6~8h 口服 1 次，或 1mg 稀释后缓慢静注。

5）降低和清除血浆 TH：上述治疗效果不满意时，可选用血液透析、腹膜透析、血浆置换等措施，迅速降低血 TH 浓度。

6）支持对症治疗：降温，给氧，防治感染，纠正水、电解质和酸碱平衡紊乱，积极治疗各种并发症。

7）护理要点：①病情监测：观察神志及生命体征变化。若原有甲亢症状加重，并出现发热（体温＞39℃）、严重乏力、烦躁、多汗、心率达140次/min以上、食欲减退、恶心呕吐、腹泻、脱水等应警惕甲状腺危象发生，立即报告医师并协助处理。②保持病室安静、舒适，患者应绝对卧床休息，避免一切不良刺激，烦躁不安者按医嘱给适量镇静剂，持续给氧。③及时准确按医嘱使用PTU、复方碘溶液、β受体阻滞剂、氢化可的松等。严格掌握药物剂量，并观察中毒或过敏反应。准备好抢救药品，如镇静剂、血管活性药物、强心剂等。④昏迷患者给予常规口腔及皮肤护理，防止压疮、肺炎的发生；体温过高者给予冰敷或酒精擦浴以降低体温，躁动不安者使用床栏保护。

3. 手术治疗患者术前护理

（1）心理护理：多与患者交谈，消除患者的顾虑和恐惧心理，避免情绪激动。精神过度紧张或失眠者，适当应用镇静剂或安眠药物。心率过快者给予普萘洛尔10mg，每日3次口服。限制访客，避免过多外来刺激，使患者情绪稳定。

（2）一般护理：术前教会患者头低肩高体位，可用软枕每日练习数次，使机体适应手术时颈过伸的体位。突眼者注意保护眼睛，睡前用抗生素眼膏敷眼，以避免角膜过度暴露后干燥受损，发生溃疡。

（3）完善术前各项检查：对于甲亢或甲状腺巨大肿块者，除全面的体格检查和必要的化验检查外，还包括：①颈部透视或摄片，了解气管有无受压或移位；②检查心脏有无扩大、杂音或心律不齐等；③喉镜检查，确定声带功能；④检查神经肌肉的应激性是否增高，测定血钙、血磷含量，了解甲状旁腺功能状态。

（4）饮食护理：给予高热量、高蛋白质和富含维生素的饮食，给予足够的液体摄入以补充丢失的水分。戒烟、酒，禁用对中枢神经有兴奋作用的浓茶、咖啡等刺激性饮料。

（5）术前准备：做好术前准备，使患者基础代谢率降至正常范围内再手术。测定必须在清晨、空腹和静卧时进行，用基础代谢检测装置测定较可靠，也可根据脉压和脉率计算。基础代谢率（%）=（脉率＋脉压）−111，±10%为正常，+20%~+30%为轻度甲亢，+30%~+60%为中度甲亢，+60%以上为重度甲亢。

（6）甲亢患者的药物准备：术前通过药物降低基础代谢率是甲亢患者手术准备的重要环节。方法通常有：

1）开始即用碘剂，常用的碘剂是复方碘化钾溶液，口服，每日3次，第1日每次3滴，第2日每次4滴，依此逐日每次增加1滴至每次16滴为止，然后维持此剂量。2~3周后甲亢症状得到基本控制（患者情绪稳定，睡眠好转，体重增加，脉率稳定在每分钟90次以下，脉压恢复正常，基础代谢率在+20%以下），便可进行手术。

2）先用硫脲类药物，待甲亢症状基本控制后停药，再单独服用碘剂1~2周，再行手术。

3）少数患者服碘剂2周后症状改善不明显，可加服硫脲类药物，待甲亢症状基本控制、停用硫脲类药物后再继续单独服用碘剂1~2周后手术。在此期间应严密观察药物的不良反应与效果。

4）对于不能耐受碘剂或合并应用硫脲类药物的患者，可用普萘洛尔做术前准备，每6h服药1次，每次20~60mg，一般服用4~7天后脉率即降至正常水平。由于普萘洛尔半衰期不到8小时，故最末一次服用须在术前1~2小时，术后继续服用4~7天。术前不用阿托品，以免引起心动过速。

4. 手术治疗患者术后护理

（1）一般护理：患者取平卧位，手术野常规放置橡皮片或引流管引流 24~48h，便于观察切口内出血情况和及时引流切口内的积血，预防术后气管受压。待患者血压平稳或全麻清醒后取半坐卧位，以利呼吸和引流。

（2）病情观察：监测呼吸、体温、脉搏、血压的变化。观察伤口渗血情况，注意引流液的量和颜色，及时更换浸湿的敷料，估计并记录出血量。鼓励患者发音，注意有无声调降低或声音嘶哑。观察患者进食流质饮食后的反应，有无呛咳或误咽，以早期判断有无神经损伤。

（3）饮食护理：术后患者清醒，即可给予少量温或凉水，若无呛咳、误咽等不适，可逐步给予便于吞咽的微温流质饮食，以后逐步过渡到半流质和软食。甲状腺手术对胃肠道功能影响很小，只是在吞咽时感觉疼痛不适，应鼓励患者少量多餐，加强营养，促进伤口愈合。

（4）指导患者康复锻炼，保持头颈部于舒适位置，咳嗽时可用手固定颈部以减少震动，切口疼痛明显并影响休息和活动时，可给予哌替啶等药物止痛。指导患者深呼吸、有效咳嗽，必要时行超声雾化吸入，帮助其及时排出痰液，保持呼吸道通畅，预防肺部并发症。

（5）特殊药物应用：甲亢患者术后继续服用复方碘化钾溶液，每日 3 次，以每次 16 滴开始，逐日每次减少 1 滴，直至病情平稳。年轻患者术后常口服甲状腺素片，每日 30~60mg，连服 6~12 个月，以抑制促甲状腺激素的分泌和预防甲亢复发。

5. 特别关注　妊娠可加重甲亢，故宜于甲亢治愈后再妊娠。如甲亢患者欲维持妊娠，措施有：①抗甲状腺药物治疗：首选 PTU；②禁用 ^{131}I 治疗；③产后一般不宜哺乳；④发生在妊娠初期的甲亢，经 PTU 治疗控制甲亢症状后，可在妊娠中期作甲状腺次全切除术。

（二）甲减

1. 一般护理　观察生命体征和意识状态，观察有无肌肉改变、贫血症状体征、黏液性水肿、腹胀、腹痛等情况。避免寒冷、感染、手术、使用麻醉剂、镇静剂等诱发因素。指导患者每天定时排便，养成规律排便的习惯，注意保暖，避免受凉。

2. 饮食护理　给予高蛋白、高维生素、低钠、低脂肪饮食，多进食粗纤维食物，如蔬菜、水果或全麦制品，每天摄入足够的水分，保证大便通畅。桥本甲状腺炎所致甲状腺功能减退症者应避免摄取含碘食物和药物，以免诱发严重黏液性水肿。

3. 药物治疗护理

（1）替代治疗：各种类型的甲减，均需用 TH 替代，永久性甲减者需终身服用。首选左甲状腺素（L-T$_4$）口服，使血 TSH 和 TH 水平恒定在正常范围内。

（2）对症治疗：有贫血者补充铁剂、维生素 B$_{12}$、叶酸等。

（3）亚临床甲减的处理：亚临床甲减引起的血脂异常可促使动脉粥样硬化，目前认为只要有高胆固醇血症、血清 TSH > 10mU/L，就需要给予 L-T$_4$ 治疗。

（4）黏液性水肿昏迷的治疗：①立即静脉补充 TH（L-T$_3$ 或 L-T$_4$），清醒后改口服维持治疗；②氢化可的松 200~300mg/d 持续静滴，清醒后逐渐减量；③保持呼吸道通畅，必要时行机械通气；④控制感染，治疗原发病。

（5）使用甲状腺素期间，注意观察有无心律、心率的改变，有无头痛、发热、失眠等副作用。便秘患者必要时根据医嘱给予轻泻剂。

4. 特别关注　对需终身替代治疗者，要向患者解释终身坚持服药的必要性，对有心脏病、高血压、肾炎的患者，应特别注意剂量的调整，不可随意停药或变更剂量，以免引起心血管疾病(如心肌缺血、心肌梗死或充血性心力衰竭)。长期替代治疗者宜每6~12个月检测一次TSH,指导患者自我监测TH服用过量的症状,如出现多食消瘦、脉搏>100次/min、心律失常、体重减轻、发热、大汗、情绪激动等情况时,应及时就诊。

(三)甲状腺癌

1. 术前护理

(1)心理护理:加强沟通,了解患者及家属对疾病和手术的认知程度,了解患者的心理状况,根据患者的具体情况,实施耐心的心理疏导。讲解手术和各种治疗、护理的意义、方法、大致过程、配合与注意事项。为患者营造安静舒适的环境,促进睡眠。

(2)指导患者练习手术体位:将软枕垫于肩下,保持头低、颈过伸位。必要时,剃除其耳后毛发,以便行颈淋巴结清扫术。术前晚予以镇静安眠类药物,使其身心处于接受手术的最佳状态。

(3)完善术前检查:①颈部摄片,了解气管有无受压或移位;②喉镜检查声带功能是否正常;③测定血钙、血磷浓度,了解甲状旁腺功能。

2. 术后护理

(1)一般护理:患者取平卧位,血压稳定后,改半坐卧位,便于呼吸和引流。正确连接引流装置,橡皮片或引流管一般于术后24~48小时拔除。

(2)监测生命体征,尤其注意患者的呼吸、脉搏变化。观察患者的发音和吞咽情况,判断有无声音嘶哑或音调降低、误咽呛咳。及时发现创面敷料潮湿情况,估计渗血量,予以更换。注意引流液的量、颜色及变化,及早发现异常并通知医师。

(3)饮食护理:术后清醒即可进食少量温凉水,若无呛咳、误咽,可逐步给予微温流质饮食,以后逐步过渡为半流质饮食或软食。因疼痛而吞咽困难可餐前予止痛药物,鼓励少量多餐。

(4)保持呼吸道通畅:床旁常规置气管切开包、吸痰设备、急救药品等。鼓励和协助患者进行深呼吸和有效咳嗽、咳痰,必要时行雾化吸入。保持引流管通畅,避免因引流管阻塞导致颈部积血、积液压迫气管,引起呼吸不畅。

3. 并发症的预防和处理

(1)术后呼吸困难和窒息:是最危急的并发症,多发生在术后48小时内。

1)常见原因:切口内出血压迫气管;痰液阻塞;喉头水肿;双侧喉返神经损伤;术后气管软化。

2)临床表现:进行性呼吸困难、烦躁、发绀以致窒息。如因出血所致,尚有颈部肿胀、切口渗出鲜血等。

3)处理:立即床旁拆除缝线,敞开伤口,去除血肿;静滴氢化可的松;如仍无改善,应立即做气管插管或气管切开,建立人工气道。

(2)喉返神经损伤

1)常见原因:手术损伤,如切断、缝扎、挫夹或牵拉过度;少数为血肿压迫或瘢痕组织牵拉导致。

2)临床表现:单侧喉返神经损伤,大多引起声音嘶哑;双侧喉返神经损伤根据损伤平面不同症状不同,可因双侧声带麻痹致失声、呼吸困难,甚至窒息。

3)处理:呼吸困难甚至窒息者需立即做气管切开;完全切断或缝扎损伤是永久性的,挫夹、牵拉或血肿压迫多为暂时性,经积极理疗可在半年内逐渐恢复。

（3）喉上神经损伤：损伤喉上神经外支，会使环甲肌瘫痪，引起声带松弛，音调低沉。损伤喉上神经的内支，由于喉黏膜的感觉丧失，患者失去喉部的反射性咳嗽，在进食，特别是饮水时，会引起误咽而呛咳。一般经针灸、理疗等可自行恢复。

（4）手足抽搐：常发生在术后1~2天。

1）常见原因：甲状旁腺被误切、挫伤或其血液供应不足，致血钙浓度降低，神经、肌肉应激性增高所致。

2）临床表现：轻者面部或手足强直或针刺、麻木感；重者面肌和手足搐搦；严重者有喉和膈肌痉挛，引起窒息。

3）处理：立即静脉注射10%葡萄糖酸钙或氯化钙10~20ml。症状轻者可口服葡萄糖酸钙或乳酸钙，提高血钙浓度，降低神经、肌肉的应激性。

4. 特别关注　甲状腺癌以手术治疗为主，手术范围和疗效与肿瘤的病理类型有关。一般多行患侧腺体连同峡部全切除，对侧腺体次全切除。做甲状腺全切或次全切除者，需终身服用甲状腺素片，以抑制促甲状腺激素的分泌，预防肿瘤复发。未分化癌通常采用外放射治疗。

八、随访

（一）预期目标

1. 甲亢患者脉搏减慢，体重增加，没有发生甲状腺危象。
2. 甲减患者有效预防感染和创伤，无服用药物过量导致甲亢症状出现。
3. 甲状腺癌术后恢复良好，无并发症发生。

（二）并发症

1. 窒息、呼吸困难　与术后切口出血有关。
2. 甲状腺危象　与甲亢手术术前准备不充分有关。
3. 喉返神经损伤、喉上神经损伤　与手术损伤有关。
4. 手足抽搐　与手术中损伤甲状旁腺有关。
5. 黏液性水肿昏迷　常见诱发因素有寒冷、感染、手术、严重躯体疾病、中断TH替代治疗和使用麻醉、镇静剂等。

（徐建宁）

第三节　肾上腺疾病

一、概述

本节重点介绍肾上腺常见疾病：库欣综合征（Cushing syndrome，CS）和原发性慢性肾上腺皮质功能减退症（primary chronic adrenocortical hypofunction）。

库欣综合征是由各种病因引起肾上腺皮质分泌过多糖皮质激素（主要是皮质醇）所致疾病的总称，其中以垂体促肾上腺皮质激素（ACTH）分泌亢进所引起者最为多见。

慢性肾上腺皮质功能减退症分为原发性与继发性两类。原发性者又称艾迪生

（Addison）病，因多种原因导致双侧肾上腺绝大部分被破坏引起肾上腺皮质激素分泌不足所致。继发性者指下丘脑-垂体病变引起 ACTH 分泌不足所致。

二、流行病学

（一）库欣综合征

欧洲数据显示库欣综合征的年发病率为 2/100 万人~3/100 万人，男女比例约为 1∶3。国内尚缺乏大规模流行病学数据，在某些特殊人群，如 2 型糖尿病、骨质疏松和肾上腺瘤患者中，亚临床库欣综合征的比例较高。

（二）原发性慢性肾上腺皮质功能减退症

多见于成年人，老年和幼年者少见，在结核病发病率高的国家和地区，肾上腺结核仍是本病的首要原因，结核性病因者发病率男多于女，自身免疫性病因所致"特发性"者则发病率女性多于男性。

三、病因与危险因素

（一）库欣综合征

1. 依赖 ACTH 的库欣综合征

（1）库欣病：指垂体分泌过多 ACTH，伴肾上腺皮质增生，垂体多有微腺瘤，少数大腺瘤，也有未能发现肿瘤者。

（2）异位 ACTH 综合征：是指垂体以外的肿瘤分泌 ACTH，伴肾上腺皮质增生，分泌过量皮质醇，最常见的是肺癌，其次是胸腺癌和胰腺癌。

2. 不依赖 ACTH 的库欣综合征　包括肾上腺皮脂腺瘤、肾上腺皮质癌、不依赖 ACTH 的双侧肾上腺大结节性增生、不依赖 ACTH 的双侧肾上腺小结节性增生。

3. 医源性皮质醇增多症　由于长期大剂量使用糖皮质激素，抑制自身下丘脑-垂体-肾上腺轴，致使腺体萎缩，分泌功能低下，而临床表现类似皮质醇增多症，称为类库欣综合征。

（二）原发性慢性肾上腺皮质功能减退症

1. 自身免疫性肾上腺炎　为本病常见病因，其发生与自身免疫致双侧肾上腺皮质破坏有关。

2. 感染　肾上腺结核感染最常见，常先后或同时伴有其他部位结核病灶如肺、肾、肠等。结核导致肾上腺发生上皮样肉芽肿或干酪样坏死，继而出现纤维化病变、钙化。此外，肾上腺真菌感染，巨细胞病毒感染及脓毒症、艾滋病后期也可引起肾上腺皮质功能减退。

3. 其他病因　如恶性肿瘤肾上腺转移、淋巴瘤、白血病浸润等。也可见于双侧肾上腺切除术后、放射治疗后、肾上腺淀粉样变等。

四、预防和筛查

（一）库欣综合征

1. 预防　本病主要是各种原因引起的 ACTH 分泌过多刺激双侧肾上腺皮质弥漫性增生，分泌大量皮质醇而致病。因此，在日常生活中，预防感染，皮肤保持清洁，勤沐浴，换衣裤，保持床单位的平整清洁，做好口腔、会阴护理，防止外伤、骨折。指导患者正确地摄取营养平衡的饮食，给予低钠、高钾、高蛋白的食物。肾上腺癌化疗的患者观察有无恶心、呕吐、嗜睡、运动失调和记忆减退等。

2. 筛查　推荐对以下人群进行库欣综合征的筛查：①年轻患者出现骨质疏松、高血压等与年龄不相称的临床表现。②具有库欣综合征的临床表现，且进行性加重，特别是有典型症状如肌病、多血质、紫纹、淤斑和皮肤变薄的患者。③体重增加而身高百分位下降，生长停滞的肥胖儿童。④肾上腺瘤患者。

（二）原发性慢性肾上腺皮质功能减退症

1. 预防　指导患者坚持终身激素替代治疗的重要性，包括长期生理剂量的替代和短期的应激替代治疗，平时采用补充适当的基础生理需要量；如发生并发症或实施手术等应激状态时，必须增量 3~5 倍或更高的剂量，防止肾上腺危象出现。

2. 筛查　对有自身免疫性肾上腺炎、感染、肾上腺结核、肾上腺真菌感染、巨细胞病毒感染及脓毒症、艾滋病后期、双侧肾上腺切除术后、放射治疗后、肾上腺淀粉样变等高危人群，应定期进行血常规、血生化和肾上腺皮质功能检查，以便早期发现，及早治疗。

五、评估

（一）病史

1. 病因和诱因

（1）库欣综合征：评估患者有无引起肾上腺皮质分泌过多糖皮质激素（主要是皮质醇）的各种诱因存在，向患者及家属解释本病存在感染的易感性，注意个人卫生，减少感染机会。

（2）原发性慢性肾上腺皮质功能减退症：评估患者有无肾上腺皮质激素分泌不足的原因；指导患者避免感染、创伤、过度劳累等，以免诱发肾上腺危象。

2. 患病及治疗经过

（1）库欣综合征：应仔细评估有无引起肾上腺皮质分泌过多糖皮质激素的各种原因；患者采用了手术还是放射、药物治疗，有无进行规律激素替代治疗；有无发生过营养代谢障碍及各种并发症。

（2）原发性慢性肾上腺皮质功能减退症：评估患者有无规律服用糖皮质激素替代治疗；有活动性结核者在替代治疗的同时有无积极给予抗结核治疗；在应激发生后有无规范使用糖皮质激素治疗等。

3. 症状评估

（1）库欣综合征：①脂肪代谢障碍：面部和躯干脂肪堆积形成满月脸、水牛背、向心性肥胖为本病特征性表现，四肢则显得相对瘦小。原因可能与皮质醇促进脂肪动员和合成，使脂肪重新分布，以及促进蛋白质分解致四肢肌肉萎缩有关。②糖代谢障碍：大量皮质醇促进肝糖原异生，减少外周组织对葡萄糖的利用，并有拮抗胰岛素的作用，使血糖升高，葡萄糖耐量降低，部分患者可出现继发性糖尿病，称为类固醇性糖尿病。③感染：长期皮质醇增多使机体免疫功能减弱，患者易发生各种感染，以肺部感染多见。化脓性感染不容易局限化，可发展成蜂窝织炎、菌血症、脓毒血症。同时皮质醇增多使发热等机体防御反应被抑制，患者在感染后，炎症反应往往不典型，发热不明显，容易漏诊造成严重后果。④心血管病变：高血压在本病中常见，可能和大量皮质醇增多有关。患者血浆肾素浓度增高，从而产生较多的血管紧张素 II，引起血压升高；同时，患者常伴有动脉硬化和肾小动脉硬化。长期高血压可并发左心室肥大，心力衰竭和脑卒中。患者脂肪代谢紊乱，对心血管产生危害，是冠心病发病的独立危险因素。⑤神经、精神障碍：皮质醇兴奋大脑皮层，引起中枢神经系统功能紊乱，患者常有情绪不稳定、失眠、妄想、狂躁甚至发生精神病。⑥皮肤色素沉着：

ACTH综合征患者，因肿瘤产生大量ACTH等，内含促黑细胞活性的肽段，使皮肤颜色明显加深。

（2）原发性慢性肾上腺皮质功能减退症：①乏力：乏力程度与病情轻重程度相平行，轻者仅劳动耐量差，重者卧床不起。系电解质紊乱，脱水，蛋白质和糖代谢紊乱所致。②胃肠道症状：有食欲不振、恶心、呕吐或无定位腹痛，有时伴腹泻或便秘。多喜高钠饮食，常伴有消瘦。多见于病程久，病情严重者。③代谢障碍：由于体内胰岛素拮抗物质缺乏和胃肠功能紊乱，患者血糖经常偏低，但因病情发展缓慢，多能耐受，症状不明显，仅有饥饿感、出汗、头痛、软弱、不安。严重者可出现震颤、视力模糊、复视、精神失常，甚至抽搐、昏迷。本病对胰岛素特别敏感，即使注射很小剂量也可以引起严重的低血糖反应。④神经-精神症状：精神不振、表情淡漠、记忆力减退、头昏、嗜睡，部分患者有失眠、烦躁，甚至谵妄和精神失常。⑤肾上腺危象：患者抵抗力低下，任何应激性负荷如感染、外伤、手术、麻醉等均可诱发急性肾上腺皮质功能减退性危象。表现为高热、恶心、呕吐、腹痛或腹泻、严重脱水、血压降低、心率快、脉细弱、精神失常、低血糖症、低钠血症。如不及时抢救，可发展至休克、昏迷、甚至死亡。⑥其他：对麻醉剂、镇静剂敏感，小剂量即可致昏睡或昏迷。

（二）体格检查

1. 库欣综合征

（1）蛋白质代谢障碍：大量皮质醇促进蛋白质分解，抑制合成，从而使蛋白质过度消耗，患者出现皮肤菲薄，毛细血管脆性增加，轻微损伤即致淤斑，大腿、下腹部、臀部因脂肪堆积，皮下弹力纤维断裂，透过菲薄皮肤可见红色血管即典型的皮肤紫纹；病程长者肌肉萎缩，骨质疏松，易感染。儿童可出现生长发育停滞。

（2）电解质紊乱：大量皮质醇有潴钠、排钾作用，潴钠可导致患者轻度水肿，低钾使患者乏力加重，并引起肾浓缩功能障碍。由于皮质醇有排钙作用，病程长者可出现骨质疏松，脊椎压缩畸形，身材变矮，有时呈佝偻、骨折。儿童可出现生长发育受抑制的表现。

（3）造血系统及血液改变：皮质醇刺激骨髓，使红细胞和血红蛋白含量偏高，且患者皮肤菲薄，呈多血质面容。大量皮质醇使白细胞计数及中性粒细胞增多，且促使淋巴组织萎缩、淋巴细胞和嗜酸性粒细胞的再分布，这两种细胞的绝对值和白细胞分类中的百分率均减少。

（4）性功能障碍：女性患者因肾上腺产生雄激素过多，可出现月经减少、不规则或停经，多伴不孕、痤疮、多毛等。如出现明显男性化应警惕肾上腺癌的可能。男性因大量皮质醇对垂体促性腺激素的抑制作用，表现为性功能低下、性欲减退、阴茎缩小、睾丸变软、男性性征改变等。

2. 原发性慢性肾上腺皮质功能减退症

（1）色素沉着：皮肤和黏膜色素沉着是最显著的表现，多呈弥漫性，皮肤色素沉着以暴露部位、经常摩擦部位和瘢痕、乳晕、外生殖器、指（趾）甲根部、肛门周围明显。黏膜色素沉着以牙龈、口腔黏膜、结膜明显。色素沉着的原因为糖皮质激素减少时，对黑色素细胞刺激素（MSH）和ACTH分泌的反馈抑制减弱所致。

（2）心血管症状：由于缺钠，脱水和皮质激素不足，患者多有低血压（收缩压及舒张压均下降）和直立性低血压，伴有心脏缩小、心率减慢和心音低钝。

（3）生殖系统症状：女性阴毛、腋毛减少或脱落、稀疏，月经失调或闭经，病情轻者可生育；男性常有性功能减退。

（三）辅助检查

1. 库欣综合征

（1）血常规：白细胞总数及中性粒细胞数增多，淋巴细胞和嗜酸性粒细胞减低，红细胞及血红蛋白增高等。

（2）血浆总皮质醇测定：血浆皮质醇水平增高且昼夜节律消失。

（3）尿液检查：24 小时尿 17- 羟皮质类固醇增高。

（4）地塞米松抑制试验：①小剂量地塞米松抑制试验，可见尿 17- 羟皮质类固醇不能被抑制到对照值的 50% 以下。②大剂量地塞米松抑制试验，可被大剂量地塞米松抑制到对照值 50% 以下者表示病变大多在垂体，不能被抑制可能为原发性肾上腺皮质肿瘤或异位 ACTH 综合征。

（5）ACTH 兴奋试验：库欣病和异位性 ACTH 综合征者增高，原发性肾上腺皮质肿瘤者因 ACTH 被反馈抑制而降低。

（6）B 超、影像学检查：肾上腺 B 超检查、蝶鞍 X 射线断层摄片、CT 扫描、磁共振成像等检查，可协助确定病变部位。

2. 原发性慢性肾上腺皮质功能减退症

（1）血常规：有轻度正细胞正色素性贫血，中性粒细胞减少，淋巴细胞相对增多及嗜酸粒细胞增多。

（2）血生化：部分患者血清钠偏低，血清钾偏高。可有空腹低血糖，葡萄糖耐量试验呈低平曲线。

（3）肾上腺皮质功能检查：①血浆皮质醇测定：本病患者多明显降低，而且昼夜节律消失。② 24 小时尿 17- 羟皮质类固醇和 24 小时尿游离皮质类固醇排出量：低于正常，其减低程度与肾上腺皮质功能呈平行关系。③ ACTH 兴奋试验：检查肾上腺皮质的贮备功能。用于鉴别原发性与继发性慢性肾上腺皮质功能减退。④血浆基础 ACTH 测定：原发性肾上腺皮质功能减退者明显增高，多超过 55pmol/L，常介于 88~440pmol/L 之间（正常人低于 18pmol/L）。而继发性肾上腺皮质功能减退者血浆 ACTH 浓度降低。

（4）影像学检查：X 线摄片、CT 或 MRI 检查可见肾上腺内的结核钙化阴影。

六、诊断与鉴别诊断

（一）诊断要点

1. 库欣综合征　有典型症状者，根据临床表现可做出临床诊断，但早期以及不典型患者，需有赖于实验室检查及影像学检查。

2. 原发性慢性肾上腺皮质功能减退症　凡有乏力、消瘦、厌食、色素沉着、低血压者须考虑本病的可能，结合皮质醇测定或 ACTH 兴奋试验可确诊。

（二）鉴别诊断

1. 库欣综合征　需与单纯性肥胖、2 型糖尿病、多囊卵巢综合征、外源性库欣综合征、假性库欣综合征、肾上腺皮质腺瘤、肾上腺皮质腺癌、原发性肾上腺结节性增生、异位 ACTH 综合征、酒精相关性库欣综合征、抑郁症等相鉴别。

2. 原发性慢性肾上腺皮质功能减退症　临床需与继发性肾上腺皮质减退症、慢性肝病、恶性肿瘤、低血糖、慢性纤维性肌痛症、慢性虚弱综合征等相鉴别。

七、护理措施

（一）库欣综合征

1. 非手术治疗护理

（1）一般护理：保持环境清洁、适宜的温度和湿度，不宜劳累、受寒，尽量保暖，防止感冒，减少感染概率。休息时取平卧位，适当抬高双下肢，避免水肿加重。久病骨质疏松者适当限制运动，做好安全防护，防止骨折。

（2）病情观察：观察患者外形的改变情况，有无咽痛、发热等感染现象；有无糖尿病、高血压、电解质紊乱、月经紊乱、精神障碍等症状。如患者出现恶心、呕吐、腹胀、乏力、心律失常等现象，应考虑低钾血症，及时与医生联系给予处理。

（3）饮食护理：指导患者摄取高蛋白、高钾、低钠、低脂肪饮食，如奶制品、鱼等，多吃橘子、香蕉等含钾高的食物。当出现糖耐量降低或有糖尿病症状时应限制进食量，按糖尿病饮食进行护理。

（4）用药护理：患者不能手术时，常使用阻滞肾上腺皮质激素合成药物治疗。药物的主要不良反应有食欲减退、恶心、呕吐、嗜睡等。在治疗过程中应注意观察疗效及不良反应，一旦出现中枢神经系统抑制症状，应及时通知医生并处理。

（5）心理护理：患者因病情特殊和体态、外貌的变化，往往产生困扰和悲观情绪，应耐心倾听患者的诉说，安慰患者，鼓励患者家属多给予关心支持。对有明显精神症状者，应避免刺激性言行，减少患者的情绪波动，多给予照顾，以防意外事故发生。

2. 手术治疗护理

（1）库欣病治疗方法：①经蝶窦切除垂体微腺瘤：为近年治疗本病的首选方法，腺瘤摘除后可治愈，仅少数患者术后复发。②激素替代治疗：如经蝶窦手术未发现并摘除垂体微腺瘤，或因某种原因不宜做垂体手术，病情严重者，可做一侧肾上腺全切，另侧肾上腺大部分或全切除术，术后行激素替代治疗；不依赖 ACTH 的小结节性或大结节性双侧肾上腺增生者，做双侧肾上腺切除，术后行激素替代治疗。③垂体放疗：对于垂体大腺瘤患者需做开颅手术，尽可能切除腺瘤，术后辅以放射治疗。对病情较轻者或儿童患者，可做垂体放疗。在放疗奏效之前用药物治疗，控制肾上腺皮质激素分泌过度。④药物辅助治疗：影响神经递质的药物可做辅助治疗，对于催乳素升高者，可试用溴隐亭治疗。对上述治疗仍未满意奏效者可用阻滞肾上腺皮质激素合成的药物，必要时行双侧肾上腺切除术，术后激素替代治疗。

（2）肾上腺肿瘤：手术切除可根治，经腹腔镜切除一侧肿瘤可加快术后恢复。术后需较长期使用氢化可的松或可的松做替代治疗，大多数患者于 6~12 个月或更久可逐渐停用替代治疗。

（3）不依赖 ACTH 的小结节性或大结节性双侧肾上腺增生：行双侧肾上腺切除术，术后做激素替代治疗。

（4）异位 ACTH 综合征：治疗原发性恶性肿瘤，视病情做手术、放疗和化疗。

3. 特别关注　有骨质疏松和骨痛者，应嘱其休息，保持地面干燥，无障碍物，以减少摔倒受伤的危险。有高血压、糖尿病者应监测血压、血糖和尿糖。保持皮肤、口腔、会阴部的清洁卫生，预防感染。

（二）原发性慢性肾上腺皮质功能减退症

1. 非药物治疗护理

（1）一般护理：保持环境安静、整洁，空气流通，注意保暖，避免感冒。保证足够的睡眠，防止精神刺激。进行适当的体育锻炼，增强体质，减少并发症。

（2）病情观察：注意观察血压、脉搏、食欲、体重、体力及精神状况。了解病情变化，警惕危象的发生。患者改变体位时，动作要慢，以防体位性低血压。

（3）饮食护理：给予高蛋白、高热量、富含维生素、高钠低钾饮食，每日食盐至少 8~10 克，多饮水，每日水分摄取 3 000ml 以上。

（4）心理护理：本病需终身替代治疗，有身体外形改变者，学会必要的修饰。多关心患者，避免刺激性的言行。鼓励患者说出自己的感受，进行必要的心理疏导。

2. 药物治疗护理

（1）糖皮质激素替代治疗：根据患者身高、体重、性别、年龄、体力劳动强度等，确定合适的基础量。宜模仿激素分泌周期在清晨睡醒时服全日量的 2/3，下午服余下的 1/3。成人每天剂量开始时氢化可的松 20~30mg，或可的松 25~37.5mg，以后可逐渐减量，至氢化可的松每天 15~20mg 或相应量的可的松，有发热等并发症时适当加量。

（2）钠盐及盐皮质激素：钠盐摄入量要充足，有腹泻、大量出汗等情况时应酌情增加，以补充失钠量。必要时加服盐皮质激素，如 9α-氟氢可的松 0.05~0.1mg/d，上午 8 时一次口服。如有水肿、高血压、低血钾则减量。

（3）病因治疗：有活动性结核者在替代治疗的同时积极给予抗结核治疗；如为自身免疫病者应检查是否伴有其他腺体功能减退，应同时治疗。

（4）急性皮质功能危象的治疗：为内科急症，应积极抢救。

1）补充液体：典型的危象患者液体损失量约达细胞外液的 1/5，故初治的前两天应迅速补充盐水，每天 2 000~3 000ml。

2）糖皮质激素：立即静脉注射氢化可的松 100mg，使血浆皮质醇浓度达到正常人在发生严重应激时的水平，以后每 6 小时静脉滴注 100mg，第 3 日可减至每日 300mg，分次静滴。如病情好转，继续减至每日 200mg，继而 100mg。呕吐停止，可进食者可改为口服。

3）积极治疗感染及其他诱发因素。

（5）用药护理：遵医嘱规律用药，激素替代疗法按激素分泌昼夜节律上午 8 时服全日量的 2/3，下午 4 时前服 1/3。有发热等并发症时适当加量。注意观察不良反应，如有无类库欣综合征、感染、骨质疏松、肌肉萎缩、高血压等。激素替代疗法长期应用，不良反应较大，故应积极配合其他治疗，以取得最佳疗效。

3. 特别关注 关键是肾上腺危象的处理，要做到：①避免诱因：感染、劳累、创伤、突然停药等均可引起危象，应予以避免；②注意观察病情变化：如有高热、恶心、呕吐、腹痛、腹泻等表现时及时通知医生，配合抢救；③抢救护理：迅速建立静脉通路，按医嘱补充液体和激素，准备抢救药品与仪器。

八、随访

（一）预期目标

1. 库欣综合征患者没有发生水钠潴留，皮肤保护良好。

2. 原发性慢性肾上腺皮质功能减退症患者食欲和精神恢复良好，无水、电解质平衡紊乱发生。

（二）并发症

1. 电解质紊乱　与皮质醇有潴钠、排钾作用有关。

2. 感染　肺部感染多见，与机体分泌过多皮质醇有关。

3. 高血压　常伴有动脉硬化和肾小球动脉硬化，与机体分泌过多皮质醇有关。

4. 肾上腺危象　主要原因是原发性慢性肾上腺皮质功能减退症患者对各种应激的耐受性降低所致。

（徐建宁）

第四节　尿　崩　症

一、概述

尿崩症（diabetes insipidus, DI）是指由于下丘脑 - 神经垂体功能低下，精氨酸加压素（AVP）[又称抗利尿激素（ADH）] 分泌不足，或者由于肾脏对抗利尿激素不敏感，从而导致肾小管重吸收水的功能障碍，引起的多尿、烦渴、多饮、低比重尿和低渗尿为特征的一组综合征。

二、流行病学

中枢性尿崩症可见于任何年龄，通常在儿童期或成年早期发病，男性较女性多见，男女之比约 2∶1。

三、病因与危险因素

（一）病因

根据发病原因的不同目前国际上将其分为四类，其病因和治疗各不相同。

1. 中枢性尿崩症　是由于 ADH 或血管紧张素缺乏所致。其中特发性中枢性尿崩症，原因不明，发病率占中枢性尿崩症的 30% 左右。肿瘤、手术和外伤时导致下丘脑垂体后叶损害，引起继发性中枢性尿崩症，约占 60%。遗传性中枢性尿崩症，约占 10%。

2. 肾性尿崩症　是由于肾脏对 ADH 部分或完全抵抗造成的尿液浓缩障碍性疾病，主要分为先天性和获得性两大类。获得性比先天性更为常见，可由药物、电解质紊乱和肾脏梗阻性疾病等引起。

3. 先天性渴感异常尿崩症　由于渴感异常或水摄入过多所致。

4. 妊娠性尿崩症　特指在妊娠期 ADH 缺乏所致的尿崩症。常在妊娠后三个月发生，多在分娩后几周消失或明显好转。通常认为是妊娠时的 ADH 相对不足或胎儿血中的半胱氨酸氨基肽酶增高，使 ADH 降解增加所致。

（二）危险因素

1. 药物　如精神病患者服用过量的锂剂，可以导致尿崩症。

2. 疾病　例如垂体腺瘤、头部外伤、颅内感染、肺或乳腺转移性肿瘤、脑肿瘤等。

四、预防与筛查

(一)预防

1. 识别并避免危险因素,避免头部创伤,早期发现垂体部位肿瘤、炎症、感染等,避免锂剂、两性霉素 B、氨基糖苷类药物等引起的肾性尿崩症,加强对精神性或神经性疾病患者出现多饮症状的观察。

2. 健康知识教育,指导疾病相关知识。

3. 合理的饮食指导,做好皮肤护理。

4. 针对性心理指导。

5. 限制钠盐和咖啡因的摄入。

(二)筛查

凡有多尿、烦渴、多饮、低比重尿者,均应考虑尿崩症的可能性。

五、评估

(一)病史

1. 评估与尿崩症有关的病因和诱因　详细询问与尿崩症相关的病因和诱因,如年龄、有无手术外伤史、有无尿崩症家族史、既往疾病史、药物服用情况等。

2. 患病及治疗经过　询问患者本次疾病发作的时间、发作时的表现,如烦渴、多尿、多饮及由于原发疾病引起的身体不适等。询问有无进行检查及检查结果,治疗经过和病情严重程度。了解患者所用药物的名称、剂量、用法、疗效、不良反应,药物的治疗效果等。了解疾病对患者日常生活的影响程度。

3. 症状评估

(1)评估患者有无多尿,每日尿量、夜尿次数等症状,注意这些症状的程度及其特点,有无其他伴随症状。

(2)遗传性中枢及肾性尿崩症:常幼年起病,表现为尿布更换频繁,喝奶增加,若治疗不及时、饮水量不充分,可出现脱水、高钠血症,严重者可出现高渗性脑病,表现为呕吐、发热、呼吸困难、抽搐、重者昏迷、死亡。如能幸存,多存在智力和体格发育迟缓。

(3)肿瘤导致的中枢性尿崩症:有头痛、视野缺损等占位效应,若影响到下丘脑可产生睡眠障碍、体温改变、进食增加等下丘脑综合征表现。生殖细胞瘤可有性早熟。若压迫腺垂体可出现激素分泌低下表现,如畏寒、纳差、乏力等。

(4)颅脑手术或外伤性中枢性尿崩症:可为一过性尿崩症、永久性尿崩症或典型三相变化:多尿—抗利尿—多尿。

(5)尿崩症患者合并妊娠时,由于糖皮质激素分泌增加,拮抗 ADH 作用,可使尿崩症的病情加重,分娩后尿崩症病情减轻。

4. 心理 - 社会状况评估　不同病因引起的尿崩症,可以导致患者不同心理状况。如颅脑损伤患者处于高应激状态,可引起机体各种生理、心理反应。患者对疾病知识缺乏和监测治疗不理解,可出现情绪不安、焦虑、恐惧等不良情绪。

(二)辅助检查

1. 尿比重　中枢性尿崩症比重常在 1.005 以下,肾性尿崩症尿比重在 1.010 以下。部分尿崩症患者尿比重有时可达 1.016。

（1）垂体性尿崩症：血浆渗透压为正常高限或增高，尿渗透压为低渗，多低于 200mOsml/（kg·H_2O）。

（2）肾性尿崩症：血浆渗透压正常，尿渗透压为低渗，多低于 300mOsml/（kg·H_2O）。

2. 血生化　中枢性尿崩症患者严重脱水可导致血钠增高，血尿素、肌酐升高。继发于肾脏疾病的肾性尿崩症也可出现血尿素、肌酐、胱抑素升高或酸碱平衡障碍。

3. 禁水加压试验　比较禁水后与使用血管加压素后的尿渗透压的变化，是确定尿崩症及尿崩症鉴别诊断的简单可行的方法。禁饮时间可根据病情确定，一般先禁饮 5h，如患者耐受良好，则可进行较长时间（12~16 小时）的禁饮试验。

（1）方法：禁水 6~16 小时。中等强度多尿患者的禁水试验可以从夜间开始，重度多饮者的禁水试验在白天，在医生严密观察下进行。试验前测定体重，血、尿渗透压和尿比重。禁水开始后，每小时测定一次上述指标，当连续 2 次尿量和尿比重变化不大，尿渗透压变化 < 30mmol/L，或体重下降 3% 时，皮下注射水剂血管加压素 5U，于注射后 60min 测定血、尿渗透压和尿量，尿比重。

（2）临床意义：正常人试验过程中不出现严重脱水，禁饮后尿量明显减少，尿渗透压逐步升高，而血浆渗透压变化不大，如能测 ADH，则血、尿 ADH 均升高。

精神性多饮患者禁饮 12~16 小时或以后，尿渗透压逐渐升高，最后大于血浆渗透压，血浆渗透压由偏低水平恢复正常。

尿崩症患者 12~16 小时禁饮后尿量减少不明显，尿渗透压不升高或只有轻度升高，一般在 480mOsm/（kg·H_2O）以下，血浆渗透压增高 10~20mmol/L，血浆 ADH 水平下降或轻度增加；禁饮过程中，患者体重往往明显下降，出现脱水，不能耐受长时间禁饮。

（3）注意事项：试验过程中应密切观察病情，尽可能将饮水量和尿量维持在 4 000~5 000ml。

（4）结果判断：①正常：禁水后尿渗透压增高 2~4 倍，抗利尿激素使血浆渗透压增高 < 9%，达到最大尿浓度时间为 4~18 小时。②完全性尿崩症：ADH 水平和活性低，尽管血浆渗透压达到峰值，尿不能浓缩，而使用抗利尿激素后，尿渗透压增高 > 50%。③肾性尿崩症：ADH 正常或升高，肾脏对外源性 ADH 无反应。④部分性尿崩症患者：在禁饮后血浆渗透压偏高，尿渗透压不能显著升高，仍明显低于血浆渗透压。在注射加压素后，尿渗透压升高，且超过血浆渗透压。⑤精神性多饮患者：禁饮后血浆渗透压正常，尿渗透压高于血浆渗透压，注射加压素后尿渗透压可稍增加，但 < 10%。

4. 血浆 ADH 测定　中枢性尿崩症，ADH 水平降低；肾性尿崩症，ADH 正常；SIADH，ADH 水平增高。

5. 高渗盐水试验　中枢性尿崩症患者滴注高渗盐水后尿量不减少，尿比重不增加，注射加压素后，尿量明显减少，尿比重明显升高；肾性尿崩症则尿量减少。试验过程中注意血压监测，高血压和心脏病患者慎行此项检查。

6. 影像学检查　利用影像学检查对进一步确定中枢性尿崩症患者下丘脑 - 垂体部位有无占位性病变具有重要价值。垂体磁共振检查正常人可见垂体后叶部位有一个高密度信号区域，中枢性尿崩症患者该信号消失，而肾性尿崩症和原发性多饮患者中，该信号始终存在。有时垂体磁共振还可见垂体柄增厚或有结节，提示原发性或转移性肿瘤。因此，垂体磁共振可作为鉴别中枢性尿崩症、肾性尿崩症和原发性多饮的有用手段。

六、诊断与鉴别诊断

(一)诊断要点

根据患者烦渴、多饮、多尿,持续低比重尿的临床表现,结合实验室检查结果,不难作出尿崩症的诊断。

(二)鉴别诊断

尿崩症确立后,必须将中枢性尿崩症、肾性尿崩症、溶质性利尿、精神性多饮和其他原因引起的多尿相鉴别。

1. 中枢性尿崩症　在临床上的主要问题是对部分性尿崩症与渴感异常和多发性烦渴的鉴别。有两种方法可以应用,一是通过 ADH 的激发试验(如禁水试验和高渗盐水试验)来测定血中 ADH 浓度。另一个方法是在 24~48 小时内给予足够的去氨加压素,如果患者的渴感和水分摄入减少并不出现低钠血症,则 95% 的患者为中枢性或部分中枢性尿崩症;若患者对治疗无反应,则多为肾性尿崩症。如果患者出现低钠血症,则考虑患者为渴感中枢异常性尿崩症或某种程度多发性烦渴。通常在禁水试验后给予 ADH,完全性中枢性尿崩症患者的尿渗透压会升高超过 50%,而部分性尿崩症或肾性尿崩症患者则少于 50%,而渴感异常所致尿崩症渗透压的升高会少于 9%。

2. 肾性尿崩症　当肾性尿崩症与中枢性尿崩症不能通过渗透压测定来鉴别时,与血浆渗透压相关的血或尿 ADH 浓度的升高可以明确肾性尿崩症的诊断。

3. 溶质性利尿　糖尿病患者出现多尿即由溶质性利尿所致。有多尿、烦渴、多饮症状,但尿比重和尿渗透压升高,且有血糖升高,尿糖阳性,容易鉴别。

4. 原发性多饮或精神性烦渴　有时很难与尿崩症相鉴别,有时可能两种形式都存在。长期水摄入过多导致低渗性多尿,易与尿崩症相混淆。但这些患者多饮、多尿常常是不稳定的,且常无夜间多尿。结合血、尿渗透压之间的关系,常可作出鉴别诊断。

七、护理措施

(一)非药物治疗护理

1. 一般护理

(1)患者夜间多尿,白天容易疲倦,要注意保持安静舒适的环境,有利于患者休息。

(2)在患者身边经常备足温开水。

(3)由于脱水,会出现全身皮肤干燥、脱皮等现象,保持皮肤、黏膜的清洁,勿抓挠皮肤,不能撕扯皮屑,以预防感染,每次清洁皮肤后涂适量保湿润肤露。

2. 饮食护理　给予高热量、高蛋白膳食,鼓励进食含钙丰富的食物。

3. 心理护理　患者长期多尿易致休息不充分、疲劳,甚至失眠,导致精神焦虑、悲观等,应多理解患者并给予安慰、鼓励,生活上给予照顾,使患者积极主动配合治疗,同时帮助患者解除顾虑和恐惧心理,建立战胜疾病的信心。

4. 病情观察　定时测血压、体温、脉搏、呼吸及体重,以了解病情变化。观察饮食情况,如食欲不振,以及便秘、发热、皮肤干燥、倦怠、睡眠不佳症状等。观察脱水症状,如头痛、恶心、呕吐、胸闷、虚脱、昏迷等。

(二)药物治疗护理

1. 中枢性尿崩症的治疗护理

(1)水剂加压素:尿崩症可用激素替代治疗。注射剂血管加压素常用于颅脑外伤或术后神志不清的尿崩症患者的最初治疗,口服无效。

(2)垂体后叶粉鼻吸入剂(尿崩停):赖氨酸加压素是一种鼻腔喷雾剂,使用一次可维持4~6h 的抗利尿作用。

(3)鞣酸加压素(长效尿崩停):需深部肌内注射,从小剂量开始,根据尿量逐步调整,一般每周注射两次,但应做到个体化给药。注射前适当保温、充分摇匀。

(4)人工合成 1- 脱氨 -8 右旋 - 精氨酸血管加压素(DDADH):目前最理想的抗利尿剂,有口服剂型(如去氨加压素片),对多数患者可维持 8~12 小时抗利尿作用,还有注射剂和鼻喷剂。

(5)其他口服药:氯磺丙脲可以刺激垂体释放 ADH,并加强 ADH 对肾小管的作用。氢氯噻嗪通过增加尿中排钠,体内失钠,肾近曲小管重吸收增加,达到远曲小管原尿减少,从而减少尿量的作用。卡马西平和氯贝丁酯都可以刺激 ADH 释放。

继发性中枢性尿崩症应首先考虑病因治疗,如不能根治,可选择上述药物治疗。

用药护理:指导患者正确用药。DDADH 除常见的头痛、疲劳、眩晕、恶心、胃痛等不良反应外,亦可引起水潴留、低钠血症。在治疗过程中需监测患者(特别是儿童和老年人)的尿量、血浆渗透压、尿渗透压、电解质、血压、体重等指标,及时处理 DDADH 所致不良反应。如使用长效尿崩停,应慎防用量过大引起水中毒。长期服用氢氯噻嗪的患者注意观察有无低血钾、高尿酸血症等,口服氯磺丙脲的患者注意观察血糖及有无水中毒现象。

2. 肾性尿崩症的治疗护理 对外源性 ADH 均无效,目前还没有特异性的治疗手段,但可采用以下方法控制症状:①恰当补充水分,避免高渗和高渗性脑病。②非甾体抗炎药,吲哚美辛可使尿量减少。③噻嗪类利尿药,必须同时低盐饮食,限制氯化钠摄入,可使尿量明显减少。长期服用时,应定期检测血钾浓度,防止低钾血症。阿米洛利与氢氯噻嗪联合应用,可避免低钾血症。阿米洛利用于锂盐诱导的肾性尿崩症时有特异疗效。

(三)特别关注

1. 告知患者及家属准确监测液体平衡的重要性,包括每日称量体重,记录出入水量。

2. 准确遵医用药,不得自行停药。

八、随访

(一)预期目标

1. 患者出入液体量保持平衡,及时发现脱水、低血压等症状。

2. 患者能避免易致尿崩症发生的各种危险因素。

3. 患者全身皮肤清洁干燥,避免感染。

4. 患者身边备足温开水,能保证液体供给。

5. 患者负性心理得到缓解。

(二)并发症

1. 当水分得不到及时补充而出现血压降低,可能出现休克、晕厥。

2. 尿量增多会造成电解质从尿液中丢失,出现如肌无力或者心悸的症状,甚至会出现严重的心律失常,如室扑、室颤而导致死亡等。

3. 药物的使用不当,如药物作用过强可能因水分无法正常排出而出现水中毒(头晕眼花、呕吐、虚弱无力、心跳加快等);药物作用不够则无法有效控制症状。

(章国英)

第五节　糖　尿　病

一、概述

糖尿病(diabetes mellitus,DM)是由遗传或环境因素共同作用,由于胰岛素分泌和/或作用缺陷引起的一组慢性高血糖伴糖类、脂肪和蛋白质代谢障碍为特征的代谢性疾病。久病可引起多系统损害,导致心脏、血管、眼、肾、神经等组织器官的慢性进行性病变,引起功能障碍甚至衰竭。病情严重或应激时可发生急性代谢紊乱,如酮症酸中毒、高渗性昏迷等。

二、流行病学

糖尿病流行范围广泛,患病率增长迅猛,病死率仅次于肿瘤、心血管疾病。随着我国经济的迅猛发展,糖尿病的发生也呈现飞速增长势头。2015—2017 年全国代表性的横断面调查数据显示,我国 18 岁及以上人群糖尿病患病率为 11.2%,已成为世界上糖尿病患者最多的国家。在糖尿病患病高速增长的趋势下,与之相伴随的却是糖尿病发现不及时的问题。我国糖尿病检出率不足一半,初次就诊的糖尿病患者约半数已经合并一个或多个并发症。

三、病因与危险因素

(一)病因与分型

我国目前采用 WHO(1999 年)的糖尿病病因学分型体系。将糖尿病分成四大类型,即 1 型糖尿病、2 型糖尿病、其他特殊类型糖尿病和妊娠糖尿病。

1. 1 型糖尿病(type 1 diabetes mellitus)　胰岛 β 细胞毁坏,常导致胰岛素绝对不足,分为自身免疫性急发型和缓发型,GAD 和/或胰岛细胞抗体阳性。特发性无自身免疫证据。

2. 2 型糖尿病(type 2 diabetes mellitus)　胰岛素抵抗为主伴相对胰岛素缺乏,或胰岛素分泌不足为主伴有或不伴有胰岛素抵抗。

3. 特殊类型糖尿病

(1)胰岛 β 细胞功能遗传缺陷:如 MODY1,2,3 型,线粒体 DNA。

(2)胰岛素作用遗传性缺陷:如胰岛素基因突变、胰岛素受体缺陷、A 型胰岛素抵抗、妖精貌综合征、脂肪萎缩性糖尿病等。

(3)胰腺外分泌疾病:如胰腺炎症、外伤、手术或肿瘤。

(4)内分泌疾病:如肢端肥大症、库欣综合征、胰高血糖素瘤、嗜铬细胞瘤和甲状腺功能亢进症等。

(5)药物或化学制剂所致糖尿病:如杀鼠药、烟草酸、糖皮质激素、甲状腺激素、噻嗪类药物、β 肾上腺能类似物、苯妥英钠、IFN-α 和二氮嗪等,大多数均能引起糖耐量减退。

（6）感染所致糖尿病：如感染、巨细胞病毒等。

（7）少见的免疫介导糖尿病：如僵人综合征（Stiff-man 综合征），抗胰岛素受体抗体等。

（8）其他遗传综合征伴随糖尿病：如舞蹈病等。

4. 妊娠糖尿病（gestational diabetes mellitus，GDM） 妊娠期糖尿病指在妊娠期发现的糖尿病，但不排除于妊娠前原有糖耐量异常而未被确认者，已知是糖尿病的患者妊娠时不属于此型。

（二）危险因素

1. 遗传因素 患 2 型糖尿病的父母，其孪生子女都有糖尿病的一致性占 88%，说明糖尿病受遗传因素的影响。糖尿病家族史是糖尿病独立的危险因素，糖尿病患者中，有 20% 有家族史。

2. 肥胖 当前糖尿病的增多，与肥胖人群的增多呈平行一致的关系。尤其是腹部肥胖，导致机体胰岛素抵抗，进而引起糖尿病的发生。

3. 糖调节受损 空腹血糖受损（IFG）和糖耐量减低（IGT），目前被称为糖调节受损（IGR），是糖尿病发生的危险因素。

4. 代谢综合征及代谢综合征组分异常 代谢综合征（MS）能预测糖尿病的发生，也是糖尿病的高危因素。

5. 文化因素 文化程度与糖尿病发病呈负相关的关系，受教育程度较低，尤其是欠发达国家，会增加糖尿病患病率。

6. 社会心理因素 承受巨大的心理压力及心理应激时，身体可以通过下丘脑释放某些神经递质，诱发糖耐量异常或直接激发为糖尿病。

7. 其他因素 糖尿病患病率在经济发达地区高于经济落后地区，城市高于农村。阻塞性睡眠呼吸暂停（OSA）患者中糖尿病患病率＞40%，而糖尿病患者中 OSA 的患病率可达 23% 以上。在女性，巨大胎儿（＞4kg）分娩史是糖尿病患病的重要危险指标。出生低体重也是 2 型糖尿病的危险因素，且与家族史具有协同作用。

四、预防和筛查

（一）预防

1. 在一般人群中宣传糖尿病防治知识，如糖尿病定义、症状、体征、常见的并发症以及危险因素。

2. 提倡健康行为，如合理饮食、适量运动、戒烟限酒、心理平衡等。

3. 针对 IGT 人群，强化生活方式干预。

4. 药物干预。

（二）筛查

早期发现糖尿病高危人群。

1. 糖尿病风险筛查 我国自创的糖尿病风险评估问卷，大部分以人口学、家族史、腰围、BMI、血脂、血糖等组成。

2. 血糖筛查 进行血糖筛查是早期发现糖尿病风险最有效的方法。建议采用简易（空腹及 75g 无水葡萄糖 2 小时）筛查。一旦发现有 IFG 或 IGT，应及早实行干预，以降低糖尿病的发病率。

3. 代谢综合征人群的诊断 代谢综合征有预测糖尿病发生的作用，属糖尿病早期表现。

五、评估

(一)病史

1. 评估与糖尿病有关的病因和诱因　详细询问患者有无糖尿病家族史、病毒感染等;有无相关诱发因素;询问患者身高、体重、生活方式、饮食习惯、运动情况、妊娠次数、新生儿出生体重等。

2. 患病及治疗经过　询问患者起病时间、主要症状及其特点,糖尿病原有症状是否加重,有无伴随食欲减退、恶心、呕吐、头痛、嗜睡、烦躁等酮症酸中毒的表现。病程长者要询问其有无心悸、胸闷、胸痛及心前区不适感;有无双足烧灼感、针刺感、麻木和夜间加重或双足感觉缺失;有无视力减退、视物变形,或眼前有黑影飞动,眼前闪光感;有无尿频、尿急、尿痛、肉眼血尿、腰痛、尿潴留、尿失禁等情况。了解患者患病后检查、治疗经过,用药情况等。

3. 症状评估

(1)代谢紊乱综合征:由于血糖升高引起渗透性利尿导致尿量增多,继而因失水口渴而多饮;因葡萄糖不能利用,蛋白质与脂肪分解代谢加速,体重逐渐减轻,疲乏无力,组织修复和抵抗力降低,儿童生长发育障碍和延迟;由于能量不能利用和丢失过多,患者易饥、多食。故糖尿病的表现常被描述为"三多一少"即多尿、多饮、多食和体重减轻。

(2)皮肤瘙痒:由于高血糖及末梢神经病变导致皮肤干燥和感觉异常,患者常有皮肤瘙痒。女性患者可因尿糖刺激局部皮肤,出现外阴瘙痒。

(3)其他症状:高血糖使眼房水压、晶体渗透压改变引起屈光不正而致视力模糊等。有患者会出现四肢酸痛、麻木、性欲减退、阳痿不育、月经失调、便秘等。

4. 心理-社会状况评估　糖尿病是一种心身疾病,心理-社会因素在糖尿病的发生及血糖水平的控制中起着重要作用。患者出现精神障碍在临床表现上更为隐匿、复杂,诊断难度大,容易误诊、误治或延误治疗,应详细评估患者对疾病知识的掌握程度,患病后有无焦虑、情感低落、神经衰弱,出现幻觉、抑郁等精神症状,家庭成员对疾病的认识程度和态度,以及患者所在社区在糖尿病管理方面所发挥的作用等。

(二)体格检查

1. 一般状况　评估患者生命体征、精神和神志状态。酮症酸中毒昏迷及高渗性昏迷者,应注意观察患者瞳孔、体温、血压、心率及心律,以及呼吸节律、频率、气味等。

2. 营养状况　有无消瘦或肥胖。

3. 皮肤和黏膜　有无皮肤湿度和温度的改变,有无足背动脉搏动减弱、足底胼胝形成;有无下肢痛觉、触觉、温觉的异常,局部皮肤发绀、缺血性溃疡、坏疽,或其他感染灶的表现;有无不易愈合的伤口,以及颜面、下肢的水肿。

4. 眼部　有无白内障、视力减退、失明等。

5. 神经和肌肉系统　有无肌张力及肌力减弱、腱反射异常以及间歇性跛行等。

(三)辅助检查

1. 尿液检查

(1)尿糖测定:尿糖阳性是诊断糖尿病的重要线索,但是尿糖阴性不能排除糖尿病,尤其是在 2 型糖尿病患者。

(2)蛋白尿:一般无并发症患者阴性或偶有清蛋白尿,低于 30mg/d 或 20μg/min,清蛋白尿排泄率 30~300mg/d 时称微量清蛋白尿,表明患者已有早期糖尿病肾病;清蛋白尿排泄率> 300mg/d 时，称临床或大量清蛋白尿，常规尿检可出现蛋白尿，随病变发展尿蛋白量增多，每日丢失蛋白质在 3g 以上，常引起严重低蛋白血症和肾病综合征。

（3）酮尿：见于重症或饮食失调伴酮症酸中毒时，也可因感染、高热等进食很少引起（饥饿性酮症）。

2. 血液检查

（1）血葡萄糖测定：血糖升高是诊断糖尿病的主要依据，也是判断和控制病情的主要指标。血糖测定的方法有：静脉血葡萄糖测定、毛细血管血葡萄糖测定和动态血糖测定三种。作出诊断时主张用静脉血浆葡萄糖，正常范围为 3.9~6.0mmol/L（70~108mg/dl）。毛细血管血葡萄糖测定包括患者自我血糖监测（self-monitoring of blood glucose，SMBG）及在医院内进行的床边快速血糖检测（POCT）两种模式，能反映实时血糖水平，评估餐前、餐后高血糖、生活事件（饮食、运动、情绪及应激等），以及药物对血糖的影响，发现低血糖。动态血糖监测（CGM）是指通过葡萄糖感应器监测皮下组织间液的葡萄糖浓度而间接反映血糖水平的监测技术，可提供连续、全面、可靠的全天血糖信息，了解血糖波动的趋势，发现不易被传统监测方法所探测的隐匿性高血糖和低血糖。

（2）口服葡萄糖耐量试验（OGTT）：OGTT 是一项监测机体对葡萄糖负荷能力的经典试验，可以判定机体对于葡萄糖利用的综合能力，反映机体组织，特别是机体外周葡萄糖利用的重要组织——肝脏、肌肉、脂肪在胰岛素调节下的利用能力。OGTT 也是确定糖耐量受损的唯一方法和排除糖尿病的方法。

（3）血浆胰岛素和 C-肽测定：有助于了解胰岛 β 细胞的储备功能和指导治疗，不作为诊断依据。正常人基础血浆胰岛素水平为 35~145pml/L（5~20mU/L）。C-肽和胰岛素以等分子数从胰岛 β 细胞合成和释放，不受外源性胰岛素影响，能较准确反映胰岛 β 细胞功能，正常人基础血浆 C-肽水平约为 0.4nmol/L。正常人口服葡萄糖后，血浆胰岛素水平在 30~60min 上升至高峰可达基础值的 5~10 倍，3~4h 恢复到基础水平；C-肽升高 5~6 倍。

（4）糖化血红蛋白（HbA$_1$c）：HbA$_1$c 正常为 3%~6%，是反映既往 2~3 个月平均血糖水平的指标，在临床上已作为评估长期血糖控制状况的金标准，也是临床决定是否需要调整治疗的重要依据。

（5）糖化清蛋白（GA）：GA 是在糖化血清蛋白（GSP）基础上进行的定量测定，是利用血清 GA 与血清清蛋白的百分比来表示 GA 的水平，能反映糖尿病患者检测前 2~3 周的平均血糖水平。

（6）1,5-AG：1,5-AG 是呋喃葡萄糖的 C-1 脱氧模式，其含量在多元醇糖类中仅次于葡萄糖，其在糖尿病患者中显著降低，可准确而迅速地反映 1~2 周内的血糖控制情况，尤其是对餐后血糖波动的监测具有明显优越性。

（7）免疫学检查：血中 ICA、IAA、GAD65 等自身抗体的测定有助于 1、2 型糖尿病的区分。

（8）其他：未控制的糖尿病可有不同程度的高甘油三酯血症和 / 或高胆固醇血症，HDL-C 常降低。肾衰竭可有氮质血症或尿毒症。酮症酸中毒时，血酮、尿酮升高，电解质、酸碱平衡失调。高渗性昏迷时，血浆渗透压明显升高。

六、诊断与鉴别诊断

（一）诊断要点

目前仍以血糖异常升高作为诊断依据。在作出诊断时，应考虑是否符合诊断标准、原发性或继发性、分类、有无并发症和伴发病等。诊断标准见表 22-1。

表 22-1　糖尿病诊断标准（WHO，1999）

诊断标准	静脉血浆葡萄糖或 HbA_{1c} 水平
典型糖尿病症状	
或加上随机血糖	$\geqslant 11.1\text{mmol/L}$
或加上空腹血糖	$\geqslant 7.0\text{mmol/L}$
或加上葡萄糖负荷后 2h 血糖	$\geqslant 11.1\text{mmol/L}$
或加上 HbA_{1c}	$\geqslant 6.5\%$
无糖尿病症状者，需改日重复检查确认	

注：HbA_{1c} 为糖化血红蛋白；空腹状态指至少 8h 没有进食热量；随机血糖指不考虑上次用餐时间，一天中任意时间的血糖，不能用来诊断空腹血糖受损或糖耐量异常。

（二）鉴别诊断

1. 1 型糖尿病和 2 型糖尿病的区别　见表 22-2。

2. 继发性糖尿病　内分泌疾病如肢端肥大综合征、库欣综合征、嗜铬细胞瘤等可分别因分泌过多的生长激素、皮质醇、儿茶酚胺对抗胰岛素引起糖耐量减低或继发性糖尿病。长期大量使用糖皮质激素可引起类固醇糖尿病。

3. 其他原因所致尿糖阳性　肾性糖尿肾糖阈降低，尿糖阳性，但血糖及 OGTT 正常。甲亢、胃空肠吻合术后，碳水化合物在肠道吸收过快，可引起餐后半小时至 1 小时血糖过高，尿糖阳性。弥漫性肝病葡萄糖转化为肝糖原功能减弱，肝糖原储存减少，餐后半小时至 1 小时血糖可高于正常，尿糖阳性，但空腹血浆葡萄糖偏低。应激状态时，胰岛素对抗激素（如糖皮质激素、肾上腺素等）分泌增加，糖耐量减低，出现一过性高血糖，尿糖阳性，应激过后可恢复正常。大量维生素 C、水杨酸盐、青霉素、丙磺舒也可引起尿糖假阳性反应。

表 22-2　1 型糖尿病和 2 型糖尿病的区别

鉴别点	1 型糖尿病	2 型糖尿病
起病	急性起病，症状明显	缓慢起病，症状不明显
临床特点	体重下降	肥胖
	多尿	较强的 2 型糖尿病家族史
	烦渴，多饮	有高发病率种群
		黑棘皮病
		多囊卵巢综合征
酮症	常见	通常没有
C 肽	低 / 缺乏	正常 / 升高
抗体		
ICA	阳性	阴性
GADA	阳性	阴性
IA-2A	阳性	阴性
治疗	胰岛素	生活方式、口服降糖药或胰岛素
相关的自身免疫性疾病	并存概率高	并存概率低

注：ICA，胰岛细胞抗体；GADA，谷氨酸脱羧酶抗体；IA-2A，人胰岛细胞抗原 2 抗体。

七、护理措施

（一）非药物治疗护理

1. **糖尿病知识的普及及教育**　由于糖尿病病因的复杂性、治疗措施的综合性和个体化都需要患者的主动参与。提高患者的自觉性和主动配合，以达到良好的代谢控制，才能避免和延缓糖尿病慢性并发症的发生与发展，降低医疗费用。糖尿病教育内容包括糖尿病基础知识教育、饮食教育、运动的重要性、用药治疗教育、如何调整情绪波动、自我监测、糖尿病足的护理重要性等。

2. **糖尿病监测**　糖尿病患者的自我监测包括血糖监测、尿糖监测、尿蛋白监测、眼底监测、血脂监测、膀胱功能监测及血压、体重的监测等。

（1）血糖监测：血糖监测是糖尿病管理中的重要组成部分，其结果有助于评估患者糖代谢紊乱的程度，制定合理的降糖方案，同时反映降糖治疗的效果并指导治疗方案的调整。监测时间可以从时间点到连续3天以及反映2~3周或2~3个月的平均血糖水平。

SMBG：采用便携式血糖仪进行毛细血管血糖检测是最常用的方法。

HbA_{1c}测定：治疗之初至少每3个月检测1次，一旦达到治疗目标可每6个月检测1次。

动态血糖监测系统（continuous glucose monitoring, CGM）：在临床应用过程中，要掌握好监测的适应证和时机，并充分利用其优势，从而最大化地发挥其临床价值。

（2）尿糖监测：受条件所限无法进行血糖检测时，可以采用尿糖测定来进行自我监测。尿糖监测简便易行，费用低且无创伤。

（3）慢性并发症各项指标的监测：糖尿病慢性并发症是糖尿病患者致死和致残的主要原因。但其起病隐匿，进行缓慢，早期缺乏明显的临床表现，一旦进展到临床阶段其功能障碍常不可逆。因此应加强监测和筛选，早期诊断对预后非常重要。

尿蛋白监测：糖尿病患者病程大于3年时应每年进行尿清蛋白排泄率的检测，增高者应在3~6个月内复查。

眼底监测：每年应扩瞳后做检眼镜检查。

血脂监测：每3~6个月测定一次。

膀胱功能监测：有尿路感染症状时应及时查尿常规，膀胱肾脏超声波检查可以发现有残余尿和肾盂积水。

血压和体重的监测：每月定期测量血压、体重一次。

3. **医学营养治疗**　对患者进行营养状况评估，设定合理的目标，控制总热量摄入，合理、均衡分配各种营养素，使糖尿病患者达到并保持良好的代谢状态，合理控制体重。

（1）糖尿病医学营养治疗的内容：了解患者近期饮食状况，体重变化，血糖、血脂、肝肾功能等相关生化指标，身高、血压、体重、腰围等人体测量指标。与患者沟通，协商制订个体化营养治疗计划，进行个体化膳食指导。定期随访，评价效果，及时调整治疗方案。

（2）营养治疗原则：合理供给能量：①根据患者的年龄、性别、活动量、应激状况等确定能量供给标准。男性的能量需要高于女性，年轻人高于年长者，活动量大者高于活动量小者。成年人糖尿病能量供给标准可参照表22-3。②理想体重简易计算方法：理想体重（kg）= 身高（cm）-105。肥胖指体重超过理想体重的20%，消瘦指低于理想体重的20%。③体质指数（BMI）和腰围：$BMI(kg/m^2)=$ 体重（kg）/[身高（m）]^2。我国成人体质指数界限值见表22-4。腰围是衡量腹部脂肪蓄积程度最简单、实用的指标。

合理供给营养素：①脂肪：由脂肪提供的能量不超过饮食总能量的30%；饱和脂肪酸摄入量不超过饮食总能量的7%，减少反式脂肪酸摄入；食物中胆固醇摄入量＜300mg/d。②碳水化合物：碳水化合物所提供的能量应占总能量的50%~60%；低血糖指数食物有利于血糖控制。③蛋白质：肾功能正常的糖尿病个体，蛋白质的摄入量占总能量的10%~15%，保证优质蛋白质摄入超过50%；有显性蛋白尿的患者蛋白质摄入量宜限制在0.8g/(d·kg)，有肾小球滤过率下降，实施低蛋白饮食，推荐蛋白质摄入量0.6g/(d·kg)。④膳食纤维：每日膳食纤维推荐摄入量14g/1 000kcal。⑤微量营养素：根据营养评估结果适量补充，不建议长期大量补充维生素E、维生素C及胡萝卜素等具有抗氧化作用的制剂。

合理安排餐次：糖尿病患者进食宜定时定量、少量多餐。应用口服降糖药物治疗的患者安排一日三餐；应用胰岛素治疗和容易发生低血糖的患者，除了三顿正餐外应有2~3次加餐，加餐的食物可以从正餐中扣除。一日三餐注意主、副食与荤、素食物搭配，每餐都有碳水化合物、蛋白质、脂肪和膳食纤维。

表22-3 成人糖尿病的能量供给量[kcal*/(kg理想体重·天)]

	体重正常	消瘦	肥胖
重体力劳动	40	45~50	35
中体力劳动	35	40	30
轻体力劳动	30	35	20~25
卧床休息	20~25	25~30	15

* 1kcal=4.18kJ，50岁以上者能量供给应适当减少

表22-4 中国成人超重和肥胖的体重指数界限值

分类	体重指数（kg/m²）
体重过低	≤ 18.5
体重正常	18.6~23.9
超重	24.0~27.9
肥胖	≥ 28.0

4. 运动治疗 规律的运动可以增加胰岛素的敏感性，减轻体重，有助于控制血糖，改善心肺功能，降低血压，改善凝血功能，降低心、脑血管疾病危险因素，改善睡眠，提高机体的适应性，提升幸福感。而且对糖尿病高危人群一级预防效果显著。

（1）运动适应证和禁忌证：适用于轻中度2型糖尿病患者，尤其是肥胖患者，1型糖尿病患者经胰岛素治疗病情稳定者亦可。合并各种急性感染，伴有心肺功能不全或心律失常，患有严重的糖尿病慢性并发症，新近发生的血管栓塞，空腹血糖大于16.7mmol/L、体位性低血压、糖尿病急性并发症等情况下不宜进行运动治疗。

（2）运动项目：要与患者的年龄、病情及身体承受能力相适应。有氧代谢运动特点是强度低、有节奏、不中断和持续时间较长等特点，但简单易坚持，此类运动包括步行、慢跑、骑车、游泳、太极拳、徒手体操等。如无禁忌证，每周最好进行2次抗阻运动，锻炼肌肉力量和耐力。

（3）运动量：运动量 = 运动强度 × 运动时间，运动强度可以用运动后心率来衡量，如实际运动后心率（靶心率）=170- 年龄（岁）。达到靶心率后持续 20~30 分钟。运动后精力充沛、不易疲劳，心率在运动后十分钟内恢复至安静时心率说明运动量合适。

（4）运动时间选择：餐后 30min~1h 后运动为宜。

（5）运动相关注意事项：①在医生指导下进行。运动前做必要的评估，特别是心肺功能和运动功能的医学评估（如运动负荷试验等）。②记录运动日记，有助于提升运动依从性。③运动前后要加强血糖监测，以免发生低血糖。

（二）药物治疗护理

1. 口服药物治疗　口服降糖药物可分为以促进胰岛素分泌为主要作用的药物（磺脲类、格列奈类、DPP-4 抑制剂）和通过其他机制降低血糖的药物（双胍类、噻唑烷二酮类、α- 葡萄糖苷酶抑制剂钠葡萄糖共转运蛋白 -2 抑制剂）。

（1）双胍类：通过减少肝葡萄糖的输出和改善外周胰岛素抵抗而降低血糖。临床上主要是盐酸二甲双胍。单独使用二甲双胍不导致低血糖，但二甲双胍与胰岛素或胰岛素促泌剂联合使用时可增加低血糖发生的危险。主要副作用为胃肠道反应，如食欲减退、恶心、呕吐、腹部不适、腹泻、口中有金属味等。双胍类药物禁用于肾功能不全 [血肌酐水平男性 > 132.6μmol/L（1.5mg/dl），女性 > 123.8μmol/L（1.4mg/dl）或肾小球滤过率（GFR）< 45ml/min]、肝功能不全、严重感染、缺氧或接受大手术的患者。在造影检查使用碘化剂时，应暂停用二甲双胍。80 岁以上患者禁用。餐前服药，若有胃肠道反应者，可在餐中或餐后服用。

（2）磺脲类：通过刺激胰岛 β 细胞分泌胰岛素，增加体内的胰岛素水平，增强外周组织对胰岛素的敏感性，减少肝糖的输出而降低血糖。主要为格列本脲、格列美脲、格列齐特、格列吡嗪和格列喹酮。禁用于 1 型糖尿病患者，妊娠妇女和哺乳期妇女，严重急性感染、大手术、创伤等应激状态，糖尿病酮症酸中毒、非酮症高渗昏迷综合征的患者等。在餐前 15~30min 服药。

（3）噻唑烷二酮类（TZDs）：通过增加靶细胞对胰岛素作用的敏感性而降低血糖，主要有罗格列酮和吡格列酮。TZDs 单独使用时不导致低血糖，但与胰岛素或胰岛素促泌剂联合使用时可增加低血糖发生的风险。可引起体液潴留，从而加重心衰；可增加皮下脂肪。1 型糖尿病、糖尿病酮症酸中毒等急性并发症时、水肿、肝功能不全及妊娠妇女、哺乳者禁用。每日仅需服用一次。

（4）格列奈类：通过刺激胰岛素早时相分泌而降低餐后血糖。有瑞格列奈、那格列奈和米格列奈。常见副作用是低血糖和体重增加。1 型糖尿病、糖尿病酮症酸中毒等急性并发症时、严重肝肾功能不全、严重应激情况及妊娠妇女、哺乳者禁用。在餐时服药或患者想进餐时即服用，不进餐则不需要服药。

（5）α- 葡萄糖苷酶抑制剂：通过抑制碳水化合物在小肠上部的吸收而降低餐后血糖。适用于以碳水化合物为主要食物成分和餐后血糖升高的患者。有阿卡波糖、伏格列波糖和米格列醇。常见不良反应为胃肠道反应，如腹胀、排气等。在与其他降糖药联合应用时，若出现急性的低血糖症，不宜使用蔗糖，应该使用葡萄糖纠正低血糖反应。糖尿病酮症酸中毒患者、有明显消化和吸收障碍的慢性胃肠功能紊乱者、18 岁以下患者、妊娠妇女、哺乳妇女等禁用。应与第一口饭同时服下。

（6）二肽基肽酶 -4（DPP-4）抑制剂：通过抑制 DPP-4 而减少胰高血糖素样肽（GLP-1）在体内的失活，使内源性 GLP-1 的水平升高。GLP-1 以葡萄糖浓度依赖的方式增强胰岛素分泌,抑制胰高血糖素分泌。有西格列汀、沙格列汀、维格列汀、利格列汀和阿格列汀。常见不良反应为胃肠道反应。每日服用一次。

（7）钠葡萄糖共转运蛋白-2抑制剂（SGLT2i）：可抑制肾脏对葡萄糖的重吸收,降低肾糖阈,从而促进尿糖的排出。有达格列净、恩格列净、卡格列净和艾托格列净。常见不良反应为泌尿系统和生殖系统感染及与血容量不足相关的不良反应。每日服用一次。

2. 胰岛素 胰岛素治疗是控制高血糖的重要手段。

（1）适应证：1型糖尿病；2型糖尿病有以下情况,需使用胰岛素治疗：口服药控制不佳；处于应激状态,如高热、重症感染、急性心肌梗死、急性脑血管意外、严重外伤、外科手术等；消耗性疾病；初发而血糖较高患者,如持续空腹血糖 > 10mmol/L、HbA$_1$c > 9.0%；糖尿病患者发生急性并发症；糖尿病出现严重的慢性并发症或合并症；糖尿病合并妊娠或妊娠期糖尿病患者；继发性糖尿病；临床上暂时难以分型的患者。

（2）临床常用胰岛素制剂特点,见表22-5。

表22-5 常用胰岛素制剂特点

种类	制剂名称	来源	外观性状	作用时间（h）		
				起效	高峰	持续
超短效	赖脯胰岛素	基因合成	透明	10~15min	1~1.5	4~5
	门冬胰岛素	基因合成	透明	10~15min	1~2	4~6
短效	胰岛素	动物	透明	0.5~1	2~4	6~8
	人胰岛素	基因合成	透明	0.5~1	1~3	5~8
中效	低精蛋白锌胰岛素	动物	混悬液	2~4	3~7	13~16
	人胰岛素	动物	混悬液	1.5	6~12	16~17
长效	鱼精蛋白锌胰岛素	动物	混浊	3~4	14~20	24~36
	特慢胰岛素锌混悬液	动物	混浊	3~4	8~10	20~24
	甘精胰岛素	基因合成		2~3	无峰	24~30
	地特胰岛素	基因合成		2~3	无峰	20~24
	德谷胰岛素	基因合成				> 24
预混	优泌林30			0.5	2~12	16~24
	诺和灵30R、50R					
	优泌乐25、50			15min	0.5~1.5	15
	诺和锐30			15min	1~4	24

（3）使用原则：在饮食和运动治疗的基础上进行,根据血糖水平、β细胞功能缺陷程度、胰岛素抵抗程度做适当调整。开始治疗时宜使用速效胰岛素,从小剂量开始。

（4）使用方法：通常采用皮下注射方法,部位在上臂三角肌、腹壁、大腿、臀部,多处轮换注射。酮症酸中毒、高渗性昏迷等危重状况时胰岛素应静脉使用。胰岛素注射时可使用胰岛素注射器、胰岛素泵等。

（5）注意事项：胰岛素制剂在2~8℃内保存,正在使用的胰岛素置于25℃环境下不得超过一个月。使用一次性注射针头,做到一次一换,并注意皮肤的严格消毒。短效胰岛素与中、长效胰岛素混合使用时,应先抽取中、长效胰岛素而后再抽取短效胰岛素,轻微混匀后再注射。

（6）副作用:①低血糖反应。②过敏反应:皮肤荨麻疹、紫癜、血管神经性水肿、个别严重者可发生过敏性休克。局部反应表现为注射部位的皮肤红肿、瘙痒、皮疹、皮下硬结等。③体重增加。④皮下脂肪萎缩或肥厚。⑤屈光不正。⑥胰岛素性水肿。⑦胰岛素抵抗和高胰岛素血症。

3. GLP-1 受体激动剂　通过激动 GLP-1 受体而发挥降低血糖的作用,以葡萄糖浓度依赖的方式增强胰岛素分泌,抑制胰高血糖素分泌,并能延缓胃排空,通过中枢性的食欲抑制来减少进食量,可有效降低血糖,并有显著降低体重和改善三酰甘油、血压的作用。依据药代动力学分为短效的贝那鲁肽、艾塞那肽、利司那肽和长效的利拉鲁肽、艾塞那肽周制剂、度拉糖肽和洛塞那肽,均需皮下注射。常见副作用为胃肠道症状,如恶心、呕吐等,主要见于初始治疗时,可随治疗时间延长逐渐减轻。

八、随访

（一）预期目标

1. 提高糖尿病的检出率,尽早发现和及时处理糖尿病。
2. 纠正或减少可控制的糖尿病危险因素,预防或降低糖尿病的发生。
3. 患者血糖达到或接近正常水平。
4. 纠正代谢紊乱,防止或延缓并发症发生。
5. 患者能维持良好健康和正常的社会活动。
6. 保障儿童正常生长发育,使之健康成长,降低病死率。
7. 患者能做到良好的自我管理,正确监测血糖等各项指标,合理饮食、规律运动,正确使用各种药物,保持良好的心理状态。

（二）并发症

1. 糖尿病急性并发症

（1）糖尿病酮症酸中毒（DKA）:由于胰岛素不足和升糖激素不适当升高引起的糖、脂肪和蛋白质代谢严重紊乱综合征。

（2）高血糖高渗综合征（HHS）:是糖尿病的严重急性并发症之一。HHS 的发生率低于DKA,且多见于老年 2 型糖尿病患者。

DKA 常呈急性发病,病程通常小于 24 小时;而 HHS 起病比较隐匿,常持续数天。DKA和 HHS 的临床表现可有:多尿、烦渴多饮和乏力症状加重,面色潮红、食欲减退、恶心、呕吐、体重减轻、尿量减少、肌肉痉挛、意识模糊,严重者可陷入昏迷。

体格检查可发现皮肤弹性差、眼球下陷、脉细速、血压下降等脱水症状,严重者可出现各种反射迟钝或消失,甚至昏迷（更常见于 HHS）。HHS 还可表现为局灶神经症状（偏盲和偏瘫）及占位性表现（局灶性或广泛性）。DKA 患者可出现呼吸深快（Kussmaul 呼吸）,呼气中有烂苹果味（丙酮）,也可出现腹痛,酷似急腹症,易误诊,应予注意。

（3）糖尿病乳酸性酸中毒:体内无氧酵解的糖代谢产物乳酸大量堆积,导致高乳酸血症,进一步出现血 pH 降低。糖尿病合并乳酸性酸中毒的发生率较低,但病死率很高。大多发生在伴有肝、肾功能不全或慢性心肺功能不全等缺氧性疾病患者。糖尿病乳酸性酸中毒症状与体征无特异性。

（4）糖尿病低血糖：是一组由多种原因引起的以静脉血浆葡萄糖（简称血糖）浓度过低，临床上以交感神经兴奋和脑细胞缺糖为主要特征的临床综合征。对于糖尿病患者血糖<3.9mmol/L就属低血糖范畴。

低血糖的临床症状个体差异很大，可分为两大类：自主神经系统症状和神经低血糖症状（表22-6）。严重者会引起意识丧失或造成永久性的神经损伤，甚至死亡。

低血糖临床表现的严重程度主要取决于年龄、病程、低血糖的程度、发生的速度和持续时间、患者的感知功能等。如血糖快速下降，症状比较明显。病程较长、有神经病变、年老感知功能差及血糖逐渐下降者症状较轻，有的无明显症状，往往不易被察觉，极易发展成严重低血糖症，甚至出现昏迷或惊厥，称"未察觉低血糖症"。

表22-6 低血糖的症状与体征

自主神经系统症状		神经低血糖症状	
症状	体征	症状	体征
饥饿感	面色苍白	虚弱、乏力	中枢性失明
流汗	心动过速	头晕	低体温
焦虑不安	脉压增宽	头痛	癫痫发作
感觉异常		意识模糊	昏迷
心悸		行为异常	
震颤		认知障碍	
		视物模糊、复视	

2. 糖尿病慢性并发症

（1）糖尿病肾病：糖尿病患者中有20%~40%发生糖尿病肾病，是糖尿病患者肾衰竭的主要原因。

（2）糖尿病视网膜病变：是糖尿病高度特异性的微血管并发症，在20~74岁成人新发失明病例中，糖尿病视网膜病变是最常见的病因。

（3）糖尿病神经病变：是糖尿病最常见的慢性并发症之一，病变可累及中枢神经及周围神经，以后者为常见。糖尿病中枢神经病变是指大脑、小脑、脑干及脊髓的神经元及其神经纤维的损伤。糖尿病周围神经病变是指糖尿病患者出现周围神经功能障碍相关的症状和/或体征，如糖尿病远端对称性多发性神经病变。

（4）下肢血管病变：糖尿病患者发生下肢动脉病变的危险性较非糖尿病患者明显增加，而且发病年龄更早、病情更严重、病变更广泛、预后更差。

（5）糖尿病足病：是糖尿病最严重和治疗费用最高的慢性并发症之一，严重者可导致截肢。

（章国英）

第六节　痛　　风

一、概述

痛风(gout)是一种单钠尿酸盐(MSU)沉积所致的晶体相关性关节病,与嘌呤代谢紊乱及(或)尿酸排泄减少所致的高尿酸血症直接相关,属代谢性风湿病范畴。临床特点为高尿酸血症、反复发作的痛风性关节炎、痛风石、间质性肾炎,严重者呈关节畸形及功能障碍,常伴有尿酸性尿路结石。

根据病因可分为原发性和继发性两类,前者多见。原发性痛风,属于遗传性疾病,由先天性腺嘌呤代谢异常所致。继发性痛风,可由肾病、血液病、药物及高嘌呤食物等多种原因引起。

二、流行病学

不同国家痛风的患病率不同,欧美国家患病率较高,在 2.49%~3.76%,并有上升趋势。目前我国痛风的患病率在 1%~3%。国家风湿病数据中心(Chinese rheumatism data center, CRDC)网络注册及随访研究的阶段数据显示,截至 2019 年 7 月,基于全国各地区 308 家医院的 21 277 例痛风患者统计,我国痛风患者平均发病年龄为 40.1 岁,男女罹患本病的比例约为 20∶1。超过 50% 的痛风患者为超重或肥胖。

三、病因与危险因素

(一)病因

1. 饮食因素　摄入过多的动物蛋白类食物,导致血尿酸升高,是引发痛风的重要原因。

2. 高尿酸血症　人体中尿酸 80% 来源于内源性嘌呤代谢,外源性食物仅占 20%,因此先天性腺嘌呤代谢异常造成尿酸的排泄减少和尿酸的生成增加,是导致血尿酸升高的关键。

(二)危险因素

多数痛风的发作与高尿酸血症密切相关,随着血尿酸水平的升高,痛风发作的危险性也显著升高。其次是年龄和性别。男性远高于女性,占 95%。男性患病高峰在 40 岁,女性绝经期 10~15 年后发病显著增加。男女发病诱因有很大差异,男性患者最主要为饮酒诱发(25.5%),其次为高嘌呤饮食(22.9%)和剧烈运动(6.2%);女性患者最主要为高嘌呤饮食诱发(17.0%),其次为突然受冷(11.2%)和剧烈运动(9.6%)。

四、预防和筛查

(一)预防

1. 避免各种危险因素:高嘌呤饮食;小剂量阿司匹林、袢利尿剂、噻嗪类利尿剂等药物均可抑制尿酸在肾小管的排泄。

2. 生活方式的改变:避免暴食酗酒,每日饮水在 2 000ml 以上,控制体重。

3. 避免受凉受潮、过度疲劳、精神紧张。

4. 定期监测血尿酸水平。

5. 疼痛缓解后积极开展早期运动,强化身体免疫力。

6. 引导患者准确把握用药时机与用药时间。

7. 让患者及家属知道痛风的危害,增加患者及家属对痛风疾病知识的认识。

8. 针对性心理指导。

9. 预防感染。穿鞋舒适,防止关节损伤。

10. 加强自我检测。

(二)筛查

高龄男性、肥胖、一级亲属中有痛风史者,应定期监测血清尿酸(SUA)。

五、评估

(一)病史

1. 评估与痛风有关的病因和诱因　详细询问与痛风相关的病因和诱因,如发病前有无饱餐饮酒、进食高嘌呤食物及药物;有无痛风家族史等。

2. 患病及治疗经过　询问患者疾病发作的时间、表现,如关节红肿热痛等。询问相关检查结果、治疗经过和病情严重程度。了解患者所用药物的名称、剂量、用法、疗效、不良反应等。了解疾病对患者日常生活的影响程度。询问患者是否对伴发病进行长期规律的治疗等。

3. 症状评估

(1)无症状期:仅有血尿酸持续性或波动性增高,从未出现痛风性关节炎或尿酸性尿路结石,称为无症状性高尿酸血症。

(2)急性痛风性关节炎期:①起病急骤:常午夜起病。多数患者发病前可无任何征兆。②关节疼痛:是急性关节炎期主要临床表现。初发时绝大多数仅侵犯单个关节(85%~90%),以第一跖趾关节最为常见(60%~70%)。发作时,患者常因关节疼痛而惊醒,疼痛呈进行性加重、剧痛如刀割样或咬噬样。受累关节及周围软组织红肿热痛及关节活动受限,伴发痛风性滑囊炎、肌腱炎等。③持续时间:急性关节炎的初次发作常呈自限性,通常不超过2周。缓解后,症状全部消失,关节活动完全恢复正常,一般无明显后遗症。④全身表现:可有低热、头痛、乏力等。

(3)间歇期:不同患者急性发作后的间歇期长短差异很大,随着病情进展,间歇期会逐渐缩短。此期无痛风石形成的临床体征,但痛风的影像学改变可进行性发展。

(4)慢性痛风性关节炎期:痛风石的形成是痛风的一种特征性损害,标志进入慢性痛风性关节炎期,多见于未经治疗或治疗不规则的患者。受累关节以踝、膝、第一跖趾关节最为常见,严重者可累及肩、髋、骶髂、胸锁、下颌等关节及肋软骨。痛风石发生的典型部位是耳郭,也常见于反复发作的关节周围。外观为皮下隆起的大小不一的黄白色赘生物,皮肤表面菲薄,破溃后排出白色粉状或糊状物,破溃处经久不愈。关节内大量沉积的痛风石可造成关节骨质破坏、周围组织纤维化和继发退行性改变等。临床表现为持续关节肿痛、压痛、畸形及功能障碍。

(5)肾脏病变:①痛风性肾病:是痛风特征性病理变化之一。临床早期表现为间歇性蛋白尿和镜下血尿;随着病情进展,蛋白尿逐渐转为持续性,肾小管浓缩功能下降,出现夜尿增多、等渗尿;晚期可发展为慢性肾功能不全。②尿酸性肾石病:尿中尿酸沉积形成结石。在痛风患者中的发生率在20%以上,且可能出现于痛风关节炎发生之前。结石较小者可随尿排出，无明显症状；较大者可阻塞尿路，引起肾绞痛、血尿、排尿困难、泌尿系梗阻、感染等。③急性肾功能不全：血及尿中尿酸水平急骤升高，大量尿酸结晶沉积于肾小管、集合管等处，造成急性尿路梗阻。临床表现为少尿、无尿，急性肾衰竭。

4. 心理 - 社会状况评估　患者由于疼痛影响进食和睡眠，疾病反复发作导致关节畸形和肾功能损害，思想负担重，常表现情绪低落、忧虑、孤独情绪。

（二）体格检查

1. 痛风石　耳朵及手、足关节软骨处产生痛风石。

2. 特征性关节炎　常多关节受累，且多见于关节远端，表现为以骨质缺损为中心的关节肿胀、僵硬、畸形，活动受限。

（三）辅助检查

1. 尿酸测定　正常男性血尿酸为 $150\sim380\mu mol/L$，女性为 $100\sim300\mu mol/L$。男性或绝经后妇女血尿酸 $> 420\mu mol/L$，绝经前女性 $> 350\mu mol/L$ 则确定为高尿酸血症。血尿酸存在较大波动，应反复监测。

2. 影像学检查　超声通过显示覆盖在关节软骨上的双轨征而有助于早期诊断。双能计算机化断层扫描（CT）可显示尿酸盐晶体确实存在的特异性征象。

3. 滑囊液或痛风石检查　根据痛风患者临床特征和影像学检查仍无法确诊时，可进行关节穿刺抽液，检查尿酸盐结晶。急性关节炎期行关节腔穿刺，抽取滑囊液，在旋光显微镜下，可见白细胞内有双折光现象的针形尿酸盐结晶，是确诊本病的依据。痛风石活检也可见此现象。

六、诊断与鉴别诊断

（一）诊断要点

1. 反复发作的关节红肿热痛，典型部位为足趾关节，其他包括踝、膝、腕、肘和掌指关节。早期发作经治疗可缓解。间歇期无症状。

2. 关节炎对秋水仙碱治疗有特效。

3. 有明确的痛风家族史。

4. 中老年男性、超重或肥胖者，高嘌呤饮食史。

5. 血尿酸水平高于正常。

6. 关节周围皮下或耳郭处发现有结节者。

7. 有痛风相关性疾病，如肥胖、高血压、冠心病、动脉粥样硬化、高脂血症和糖代谢异常。

8. 有原因不明的泌尿系统结石，尤其是多发或双侧广泛肾结石。

（二）鉴别诊断

痛风须与关节受累疾病鉴别。

1. 类风湿关节炎　一般以青、中年女性多见，好发于四肢近端小关节，表现为游走性、对称性多关节炎，受累关节呈梭形肿胀，晨僵明显，反复发作可引起关节畸形。血尿酸水平不高，类风湿因子阳性。X 线平片可见关节面粗糙，关节间隙狭窄，晚期有关节面融合。

2. 假性痛风　多见于甲状腺素进行替代治疗的老年人，女性多见，膝关节最常受累。血尿酸水平正常。关节滑液检查发现有焦磷酸钙结晶或磷灰石，X 线平片可见软骨呈线型钙化。

3. 化脓性关节炎与创伤性关节炎　创伤性关节炎一般都有关节外伤史；化脓性关节炎

的关节滑囊液可培养出细菌,两者的血尿酸水平均不高,关节滑囊液检查无尿酸盐结晶。

4. 关节周围蜂窝织炎　关节周围软组织明显红肿,畏寒、发热等全身症状较为突出,但关节疼痛往往不明显。周围血白细胞明显升高,血尿酸正常。

七、护理措施

(一)非药物治疗护理

1. 环境护理　痛风患者的生活环境应保证通风良好、干燥,预防寒冷,避免潮湿。

2. 休息与体位　急性关节炎期,应卧床休息,抬高患肢,避免受累关节负重。也可在病床上安放支架支托盖被,减少局部受压。待关节疼痛缓解 72 小时后,方可下床活动。慢性期可适当运动,防止超重和肥胖。

3. 饮食护理

(1)调节饮食,控制总热量摄入,每天限制在 1 200~1 500kcal。

(2)避免进食高嘌呤食物,如动物内脏、海产品、浓肉汤、豆制品、浓茶等;多进食碱性食物,如牛奶、鸡蛋及各类蔬菜、柑橘类水果等。饮食宜清淡、易消化,忌辛辣和刺激性食物。

(3)严禁饮酒,尤其是啤酒。

(4)多饮水,增加尿酸的排泄。禁忌浓茶。

4. 病情观察

(1)观察受累关节红、肿、热、痛情况和功能。

(2)观察患者的体温变化。

(3)观察有无痛风石体征。

(4)定期监测血、尿尿酸变化。

5. 心理护理　与患者多交流,向患者讲解痛风相关知识,给予针对性的指导,使患者形成正确认识。倡导患者家属多关爱、关心患者,给予足够的情感支持,树立康复信心。

(二)药物治疗护理

原发性痛风目前无法根治,临床药物治疗的目的是:控制急性发作,纠正高尿酸血症,防止关节炎复发,预防尿酸盐沉积造成的关节破坏、肾脏损害及痛风石的形成。

1. 急性痛风性关节炎的治疗药物

(1)非甾体抗炎药(NSAIDs):各种 NSAIDs 均可有效缓解急性痛风症状,现已成为一线用药。其作用机制是抑制花生四烯酸代谢中的环氧化酶活性,进而抑制前列腺素的合成而达到消炎镇痛作用。常用药物包括高度选择性抑制 COX-2 的 NSAIDs(如塞来昔布、罗非昔布等)、一定选择性 NSAIDs(如双氯芬酸、美洛昔康等)和非选择性的 NSAIDs(吲哚美辛、布洛芬等)。

用药护理:非选择性 NSAIDs 常见的不良反应是胃肠道症状,也可能加重肾功能不全、影响血小板功能等。必要时可加用胃黏膜保护剂,活动性消化性溃疡禁用。选择性 NSAIDs 胃肠道反应少见,但应注意其心血管系统的不良反应。

(2)秋水仙碱:是治疗急性痛风性关节炎的特效药物。通过抑制巨噬细胞吞噬尿酸钠晶体、NALP3 炎性体装配及活化,从而抑制白细胞介素(IL)-1β 的生成及释放,使关节炎症迅速缓解。

用药护理:口服秋水仙碱后常有胃肠道反应。如患者一开始口服即出现恶心、呕吐、水样腹泻等严重胃肠道反应,应及时停药。有骨髓抑制、肝肾功能不全、白细胞减少者禁用,孕妇及哺乳期间不可使用,治疗无效者不可重复用药。

（3）糖皮质激素：治疗急性痛风有明显的疗效。通常用于不能耐受 NSAIDs、秋水仙碱或肾功能不全者。单关节或少关节的急性发作,可行关节腔抽液和注射长效糖皮质激素,以减少药物的全身反应,但应除外合并感染。对于多关节或严重的急性发作可口服、肌内注射、静脉使用中小剂量的糖皮质激素。

用药护理：使用糖皮质激素时,应观察其疗效,密切注意有无症状的"反跳"现象。为避免停药后症状"反跳",停药时可加用小剂量秋水仙碱或 NSAIDs。

2. 间歇期和慢性期的治疗药物

本期治疗的目标是血尿酸维持＜ 360μmol/L。除饮食控制外,降尿酸用药为本期主要治疗原则。

（1）抑制尿酸生成的药物

1）别嘌醇：为黄嘌呤氧化酶抑制物,主要通过抑制黄嘌呤氧化酶,使次黄嘌呤和黄嘌呤不能转化为尿酸。对于肾功能正常的患者,将别嘌醇作为一线降尿酸药物,以小剂量开始服用,逐渐加量,直到血尿酸达到目标值。

2）非布司他：为非嘌呤类黄嘌呤氧化酶选择性抑制剂,通过抑制尿酸合成降低血清尿酸浓度。可用于不能耐受别嘌醇不良反应的患者。

用药护理：使用别嘌醇者除有皮疹、发热、胃肠道反应外,还有肝损害、骨髓抑制等不良反应；肾功能不全者,宜减半量应用。开始应用非布司他治疗后,可观察到痛风发作增加。这是由于变化的血清尿酸水平减少导致沉积的尿酸盐活动引起的。为预防使用非布司他时发生痛风发作,推荐同时使用非甾体抗炎药或秋水仙碱。

（2）促进尿酸排泄的药物

1）丙磺舒、苯溴马隆：抑制近端肾小管对尿酸盐的重吸收,从而增加尿酸盐的排泄,降低尿酸浓度。

2）尿酸氧化酶：尿酸氧化酶类药物主要有重组黄曲霉氧化酶和聚乙二醇化重组氧化酶,两药均有快速、强力降血尿酸作用,主要用于重度高尿酸血症、难治性痛风,特别是肿瘤溶解综合征,但易诱发痛风急性发作。此外,这类药物具抗原性,易引起超敏反应和耐药。

用药护理：使用丙磺舒、苯溴马隆期间要多饮水,并服用碳酸氢钠每天 6~8g 碱化尿液,使尿酸不易在尿中积聚形成结晶。尿酸氧化酶类药物具抗原性,易引起超敏反应和耐药,应加强观察。

（三）特别关注

1. 避免使用抑制尿酸排泄的药物,如噻嗪类利尿药。

2. 避免各种诱发因素并积极治疗相关疾病等。

八、随访

（一）预期目标

1. 患者能避免诱发痛风发作的各种因素。

2. 患者能掌握低嘌呤饮食原则。

3. 及早诊断并进行规范治疗,促进患者正常工作生活。

4. 改善患者关节症状和功能,皮下痛风石缩小或消失,改善患者相关的肾脏病变。

（二）并发症

1. 关节畸形　因关节破坏而僵硬、畸形，丧失功能。
2. 尿酸性肾石病　有 10%~25% 的痛风患者可发生尿酸性肾石病。
3. 肾衰竭。

（章国英）

第七节　骨质疏松症

一、概述

骨质疏松症（osteoporosis，OP）是以骨量低下、骨微结构破坏，导致骨脆性增加，易发生骨折为特征的一种全身性骨骼疾病。老龄化是引起 OP 最基本的原因。骨质疏松症是骨代谢障碍的一种全身性骨骼疾病，根据病因可分为以下三大类：

1. 原发性骨质疏松症　是随着年龄增长必然发生的一种生理退行性病变，可分为绝经后骨质疏松症（Ⅰ型）和老年性骨质疏松症（Ⅱ型）。

2. 继发性骨质疏松症　指由某些疾病或药物病理性损害骨代谢所诱发的骨质疏松，属于继发性骨质疏松症。例如库欣病（cushing's disease），肥胖症外科手术、药物使用（如抗惊厥药物、甲状腺激素、糖皮质激素、呋塞米、抗精神病药物等）。

3. 特发性骨质疏松症　多见于青少年或成人，部分有遗传家族史，女性多于男性。妇女妊娠及哺乳期所发生的骨质疏松也可列入特发性骨质疏松症。

二、流行病学

骨质疏松症是最常见的代谢性骨病，该病可发生于不同性别和任何年龄，但多见于绝经后妇女和老年男性。据 2019 年全国首次居民骨质疏松症流行病学调查结果显示，我国 40~49 岁人群骨质疏松症患病率为 3.2%，其中男性为 2.2%，女性为 4.3%，城市地区为 3.5%，农村地区为 3.1%。50 岁以上人群骨质疏松症患病率为 19.2%，其中男性为 6.0%，女性为 32.1%，城市地区为 16.2%，农村地区为 20.7%。65 岁以上人群骨质疏松症患病率达到 32.0%，其中男性为 10.7%，女性为 51.6%，城市地区为 25.6%，农村地区为 35.3%。我国男性骨质疏松症患病率水平与各国差异不大（美国 50 岁以上男性骨质疏松症患病率为 5.1%，加拿大为 6.6%，韩国为 7.3%），而女性患病率水平显著高于欧美国家，与日韩等亚洲国家相近（美国 50 岁以上女性骨质疏松症患病率为 16.5%，加拿大为 15.8%，韩国为 38.0%）。骨质疏松症会影响体内的所有骨骼，但是骨折最常发生在髋关节、手腕和椎骨（脊柱）。

三、病因与危险因素

（一）病因

正常的成熟骨的代谢是以骨吸收形式进行。在激素、细胞因子和其他调节因子的调节作用下，骨组织不断破坏旧骨，从而形成新骨。这种骨吸收和骨形成的协调活动形成了体内骨转换的稳定状态，骨质净量无改变。成骨细胞（骨形成）和破骨细胞（骨吸收）之间的平衡紊乱,是导致骨质疏松症发生的根本原因。OP 的发生与内分泌因素、营养状况、遗传因素、物理因素、生活方式及心理状况等因素有关。

1. 内分泌因素

(1)雌激素:雌激素缺乏导致破骨细胞活性明显增高而成骨细胞并无相应增加,骨的流失加速,这是 I 型骨质疏松症的主要原因。

(2)降钙素:当降钙素水平降低时,不利于成骨细胞的增殖与钙在骨基质中沉着,因此可抑制骨吸收,降低血钙。

(3)甲状旁腺激素(PTH):PTH 是促进骨吸收的重要介质。当 PTH 分泌增加时,加强了破骨细胞介导的骨吸收过程。

2. 营养因素　人体营养素中钙、磷和蛋白质是影响人体骨代谢最主要的营养素。当钙摄入不足,可造成峰值骨量下降。骨骼中的磷可促进骨基质合成和骨矿物质沉积,血磷水平的稳定是人体骨骼生长、矿化的必要条件。磷水平的过高或过低对骨基质合成和矿化均不利。有研究显示,蛋白质摄入不足或过量都会对钙平衡和骨量起负性调节作用。国外学者研究发现:植物蛋白可抑制骨质疏松发生率;而动物蛋白则会增加其发生风险。

3. 生活方式　有研究显示,过多饮用咖啡可使尿钙及内源性粪钙丢失,髋部骨折发生率增高;咖啡因的消耗与骨密度呈反比关系。但过量饮酒或吸烟对骨质疏松的发生影响更大。

4. 物理运动　运动是影响峰值骨量的主要环境因素。保持适当的运动负荷能较好地改善和维持骨结构,并保持正常的骨量。长期肢体活动减弱,初期骨形成和骨吸收均亢进;此后逐渐发生不平衡,骨吸收大于骨形成。

5. 细胞因子　IL-1、IL-6、肿瘤坏死因子(TNF)等均有明显促进骨吸收功能。

6. 遗传因素　迄今已发现 100 多种骨质疏松相关基因。遗传基因决定了 70%~80% 的峰值骨量。

(二)危险因素

骨质疏松症的患病危险因素取决于 25~35 岁体内所获得多少的骨质储存量和之后的流失量。常见的危险因素如下:

1. 年龄　骨质疏松症的发生是由于骨组织逐渐衰老而产生的一种退行性病变,青壮年期达到峰值骨量后,随着年龄增加骨量开始丢失,至 80 岁时骨量丢失达到峰值的一半。因此,随着年龄的增加,低骨量和骨质疏松症的发生率越来越高。50 岁以后的妇女可能受绝经后雌激素分泌减少的影响,骨质疏松症发病率明显增高;而男性则是 70 岁之后骨质疏松症的发病率才会明显增高。老年男性因睾酮和雌激素水平的升高,会导致骨质进一步的流失。

2. 种族　据研究,北欧妇女和身材矮小的亚洲人或亚裔相对易患骨质疏松症。有研究表明,黑人女性骨量高于白人女性,白人女性又高于亚洲女性。推测骨质流失可能与皮肤的色素沉积有关。

3. 代谢性疾病　例如:甲状旁腺功能亢进综合征,当甲状旁腺素分泌增多时,加强了破骨细胞介导的骨吸收过程。

4. 家族史　有腰椎和髋部骨折史的绝经后患者与没有此家族史的同年龄女性相比,其女性后代的腰椎、股骨颈的骨密度明显减低;年轻女性的骨密度与其母亲的骨密度显著相关;有关双胞胎的研究也显示遗传对骨量的获得和骨丢失的速度有一定的影响。

5. 女性绝经　骨骼上有雌激素受体,雌激素可促进肠钙吸收,抑制破骨细胞活性,妇女绝经后雌激素快速减少,使破骨细胞活性增强,骨吸收增加,骨转换加快,导致骨量快速丢失。

6. 药物　可增加骨质疏松发生风险的药物包括糖皮质激素、芳香化酶抑制剂、去势疗法、质子泵抑制剂、选择性 5- 羟色胺再摄取抑制剂和噻唑烷二酮类药物等。

四、预防和筛查

(一)预防

1. 改变不良的生活方式

(1)均衡饮食:均衡饮食是保持骨骼健康的基础。补充钙、低盐、适量蛋白质和富含维生素的均衡饮食能提供关键的微量营养物质(维生素和矿物质)以及常量营养物质(蛋白质、脂肪和碳水化合物),从而为骨提供基础材料和更新骨所需的能量。例如高盐(高钠)饮食导致尿钠排出增多,尿钙的流失也增加,是骨骼健康的危险因素;低盐(低钠)饮食尿钠和尿钙排出均减少,因此有利于身体保留钙,也可降低高血压及心血管事件发生。

(2)良好的生活方式:良好的生活习惯是保持骨骼健康的必需条件。应避免酗酒、吸烟、过度饮用碳酸饮料和咖啡以及过度减肥或过度肥胖。吸烟可使肠钙吸收减少,可减弱外周肾上腺组织雄激素向雌激素的转化,有抗雌激素作用,因此,常导致绝经提前。吸烟带来的骨折风险随着年龄增长而增加,且吸烟对骨具有一种早期效应。有研究证明,青年男性吸烟者的骨密度减少,而且其老年时期骨质疏松症风险增加。年龄和体质量是决定骨密度和骨折最重要的两个因素。BMI < 19kg/m² 被认为是体质量不足,是骨质疏松症的危险因素之一;但过度肥胖也可增加骨折的风险。

(3)规律的体力运动:运动不仅可以增加骨密度,改善骨吸收,而且可以增加肌肉力量及耐力,改善关节灵活性,改善步态和平衡能力,改善形体,减少跌倒和骨折的发生。运动的方式包括负重锻炼、抗阻力锻炼、姿势训练、低强度的有氧训练、平衡锻炼和灵活性及关节活动度练习等,但无论采用何种方式,均应遵循个体化原则,采用适合自己的方式。

(4)预防跌倒:随着年龄的增加,跌倒发生的次数也逐渐增加。造成跌倒的危险因素包括环境因素(比如光线暗、路上有障碍物、路面滑和卫生间缺乏扶手等)、健康因素(比如视力差、精神和认知功能差、药物作用和体位性低血压等)、神经肌肉因素(比如肌肉无力、平衡功能差和驼背等)以及跌倒后造成的心理恐惧等。对老年人开展跌倒风险的筛查,预防跌倒干预,将有助于减少跌倒和骨折。

2. 骨健康基本补充剂的使用

(1)钙剂:人体需要的钙主要靠外界摄入。我国营养学会对成年人钙元素的推荐摄入量为 800~1 000mg/d;尽可能通过饮食增加钙摄入。钙补充剂仅限于饮食摄入不足或在达到每日最大供给量之前使用。基于大多数中国人的膳食习惯,推荐补充钙元素 500~600mg/d 是安全的。钙剂分次服用比一次口服的吸收率高。

(2)维生素 D:大多数国家和地区存在维生素 D 缺乏,尤其是老年人。通过饮食仅能满足 20% 的维生素 D 需求量。人体需要的维生素 D 由人体皮肤通过紫外线照射合成,随着年龄的增长,合成量变少。2011 年中国骨质疏松症诊疗指南建议,普通成年人补充剂量为 200U/d,老年人补充剂量为 400~800U/d。而最为理想补充效果的判断为血清 25(OH)D ≥ 30μg/L(75nmol/L)。使用过程中,可通过测定血清 25(OH)D,了解维生素 D 的营养状态以调节剂量。

（二）筛查

1. 骨质疏松症高危人群的识别　骨质疏松症高危人群主要包括：① 65 岁以上女性、70 岁以上男性；② 65 岁及以下女性或 70 岁及以下男性者存在一个或多个骨质疏松症高危因素，例如母系家族史、体质量过小或严重肥胖、性腺功能低下、不良生活方式（嗜烟、酗酒、咖啡因摄入过多、长期营养不良或钙摄入不足、蛋白质摄入过多或不足、高盐饮食、活动少和日照少等）；③曾有脆性骨折史或父母有骨折史；④存在影响骨代谢疾病或使用影响骨代谢药物史，例如长期服用糖皮质激素或其他免疫抑制剂，乳腺癌术后服用内分泌药物，其他疾病（甲状旁腺功能亢进、甲状腺功能亢进、肾衰竭、糖尿病、器官移植、肿瘤、多发性骨髓瘤等血液疾病、克罗恩病等消化道疾病）。

2. 绝经后女性　初次筛查骨量正常，再筛查的间隔时间建议如下：对于正常或轻度骨量减少者（T 值 ≥ –150），间隔 7~15 年再筛查；对于中度骨量减少者（–199 < T 值 < –150），间隔 5 年再筛查；对于重度骨量减少者（–249 < T 值 < –200），间隔 1 年再筛查。

五、评估

（一）病史

1. 病因与危险因素　评估患者的性别、年龄、月经史、运动量、危险因素、药物服用情况、活动水平、家族史、饮食习惯等。

2. 患病及治疗经过　询问患者发病（确诊）的时间、主要症状（如有无骨痛、肌无力、驼背、身高变矮等症状）及有无骨折并发症。是否经过正规用药治疗，效果如何；经过何种检查及其结果。另外了解疾病对患者日常生活的影响程度。

3. 症状评估　骨质疏松早期一般无症状，多数患者在严重的骨痛或骨折后才知道患病。病情较重者可出现骨痛、肌无力等症状；椎体压缩可引起驼背、身高变矮等体征。

4. 心理 - 社会状况评估　患者由于疼痛及害怕骨折，常不敢运动而使生活自理能力下降，严重影响患者的工作和日常生活。早期无症状，多数患者在严重的骨痛或骨折后才知道患病。当发生骨折时，需限制活动，不仅患者本身需要角色适应，其家属亦要面对。因此，专科护士要协助患者及家属适应其角色与责任，尽量减少对患者康复治疗不利的心理因素。

（二）体格检查

1. 全身情况　评估患者身高及体重，四肢与肌力，机体活动能力情况等；评估患者精神状况和营养状况；评估患者的疼痛特点。

2. 局部体征　检查脊柱弯曲度。

（三）辅助检查

1. 双能 X 线吸收法　骨量是指骨质量的多少，一般可用骨矿物含量（BMC）和骨密度（BMD）来表示。BMD 是指被测量骨所含矿物质的总量除以被测量骨的投射面积或体积所得的面积。常用测量部位：腰椎和髋关节。

2. 生化检查　血清钙、磷及碱性磷酸酶一般在正常范围。骨代谢生化标志物的测定，如反映骨吸收的标志物包括血和尿中的 C 末端交联肽和尿中的 N 末端交联肽，反映骨形成的标志物包括血骨钙素和 I 型胶原前肽。

3. X 线改变　在骨质流失 30% 以后，才能识别骨质疏松的 X 线改变。

六、诊断与鉴别诊断

(一)诊断要点

目前临床上公认的原发性骨质疏松症的诊断标准是：发生了脆性骨折及(或)骨密度低下，脆性骨折是指从等于或低于身高的高度摔倒所发生的骨折。骨密度检测是目前诊断骨质疏松症、预测骨质疏松性骨折风险、评价抗骨质疏松症药物疗效的良好定量指标。双能 X 线吸收法是国际公认的骨密度测量方法。根据 WHO 专家组的诊断标准，骨质疏松的诊断需根据骨密度(BMD)的测定结果，首先确定是低骨量(低于同性别正常人群的峰值骨量的 1~2.5 个标准差)、骨质疏松(低于峰值骨量的 2.5 个标准差以上)、或严重骨质疏松(骨质疏松伴一处或多处自发性骨折)；然后再明确是原发性或继发性(表 22-7)。

表 22-7　诊断骨质疏松的 WHO 标准

诊断	T 值(正常同性别正常人的峰值骨量)
正常	≥ -1.0
骨量减少	$-2.5 \sim -1$
骨质疏松	≤ -2.5
"确定的"骨质疏松	≤ -2.5 和有一处或多处骨折

(二)鉴别诊断

原发性骨质疏松症中绝经后 OP(Ⅰ型)和老年性 OP(Ⅱ型)的鉴别主要通过年龄、性别、主要病因、骨丢失速率和雌激素治疗的反应等来鉴别。同时原发性 OP 须与继发性 OP 的原发性甲状旁腺功能亢进、骨软化症、佝偻病、肾性骨营养不良进行鉴别。

七、护理措施

(一)非药物治疗护理

1. 运动干预　常规的负重锻炼：每周 4 次，每次 20 分钟。运动不仅可以增加骨密度，改善骨吸收，而且促进骨骼血流，从而使营养物质进入骨细胞，促进骨生成。

2. 饮食干预

(1)合理膳食：补充足够的蛋白质有助于 OP 的治疗。多进食富含异黄酮类食物，如大豆等对保持骨量也有一定作用。老年人还应适当增加含钙丰富食物的摄入，如牛奶、各种乳制品及海产品等。增加富含维生素 D、维生素 A、维生素 C 及含铁的食物，以利于钙的吸收。少饮酒、咖啡和浓茶，不吸烟。

(2)额外补充钙剂和维生素 D：不论何种类型的 OP 均应补充适量钙剂，除增加饮食中钙含量外，还可额外补充葡萄糖酸钙、枸橼酸钙等。每天元素钙摄入量 500~600mg，选择对胃肠道刺激性小的制剂；可同时服用维生素 D，以利钙的吸收。

(二)药物治疗护理

1. 性激素替代疗法　雌激素可抑制破骨细胞介导的骨吸收，增加骨量，降低椎体骨折的发生率。雄激素则可用于男性老年患者。性激素必须在医生的指导下使用，剂量要准确。并要与钙剂、维生素 D 同时使用。女性患者服用雌激素应定期进行妇科检查和乳腺检查，反复阴道出血应减少用量，甚至停药。男性患者使用雄激素应定期监测肝功能。

2. 双膦酸盐类　双膦酸盐类可以有效地抑制破骨细胞活性,抑制骨的吸收作用,提高骨密度,降低骨折风险,从而缓解骨痛。服药期间不加钙剂,停药期间可给钙剂和维生素 D 制剂。有血栓疾病和肾功能不全者禁用。老年性 OP 不宜长期使用。服用双膦酸盐应晨起空腹服用,同时饮清水 200~300ml,服药后半小时内不能进食或喝饮料,也不能平卧,应采取立位或坐位,以减少对食管的刺激。同时,应嘱患者不要咀嚼或吮吸药片,以防发生口咽部溃疡。

3. 钙剂　在骨骼中,钙、磷、镁以羟基磷灰石结晶的形式存在,决定骨骼的机械强度,并作为矿物质的储存池。足够的钙摄入可以补偿人体从尿液及消化液中钙的丢失,并防止钙从骨骼中释放。服用钙剂时要多饮水,以增加尿量,减少泌尿系结石形成的机会。空腹服用效果最好,同时服用维生素 D 时,不可与绿叶蔬菜一起服用,以免形成钙螯合物而减少钙的吸收。

4. 维生素 D　维生素 D 可增强肠道钙剂的吸收,维生素 D 浓度的降低直接关系到钙剂的吸收,负钙平衡以及代偿性甲状旁腺激素升高,所有这些最终都会导致过度骨吸收。

5. 降钙素类　能抑制破骨细胞的生物活性和减少破骨细胞的数量。服用降钙素应注意观察不良反应,如食欲减退、恶心、颜面潮红等。

(三)特别关注

绝经后 OP 对雌激素替代治疗有良好反应,预后较佳。老年性 OP 的治疗较困难。而继发性 OP 的预后取决于原发病的性质和治疗效果。

八、随访

(一)预期目标

1. 患者主诉疼痛减轻或消失。
2. 患者营养状况得到改善,有效预防远期骨质流失,预防骨折的发生。
3. 患者躯体活动限制减少,能进行适量的运动,活动耐力逐渐提高。
4. 提高患者的生活质量。

(二)并发症

1. 病理性骨折的发生与骨质疏松导致骨脆性增加有关。
2. 患者肢体功能和活动性下降,与骨骼变化引起活动范围受限有关。

（屠乐微）

第二十三章
血液系统疾病患者的护理

造血系统疾病简称血液病,是指原发于(如白血病)和主要累及造血系统(如缺铁性贫血)的疾病。近年来,随着基础医学、分子生物学及免疫学的研究进展,血液病在诊断和治疗方面有很大的发展,也促进了血液病护理的发展,尤其是化疗的护理、症状(感染、出血、贫血等)的护理以及新技术、新疗法的配合护理。

第一节 概 述

血液病学(hematology)是以血液和造血组织为主要研究对象的医学科学的一个独立分支学科。血液系统主要由造血组织和血液组成。

一、血液系统结构

(一)造血组织和造血功能

造血组织是指生成血细胞的组织,包括骨髓、胸腺、淋巴结、肝脏、脾脏、胚胎及胎儿的造血组织。

不同时期的造血部位不同,可分为胚胎期、胎儿期以及出生后三个阶段的造血期,即中胚叶造血期、肝脾造血期及骨髓造血期。卵黄囊是胚胎期最早出现的造血场所。卵黄囊退化后,由肝脾代替其造血功能。胎儿第4~5个月起,肝、脾造血功能逐渐减退,骨髓、胸腺及淋巴结开始出现造血功能。此后,血细胞几乎都在骨髓内形成。青春期后胸腺逐渐萎缩,淋巴结生成淋巴细胞和浆细胞。骨髓成为出生后造血的主要器官,当骨髓没有储备能力时,一旦有需要额外造血,即由骨髓以外的器官(如肝、脾)来参与造血,发生所谓髓外造血(extramedullary hematopoiesis)。

血液的主要成分有:血细胞,在分化成红细胞、白细胞、血小板前起源于骨髓干细胞,此时造血过程正在进行。血浆,悬浮于血液的淡黄色液体,占血液容积的50%~55%,包括水、氨基酸、蛋白质、电解质、激素、碳水化合物、脂类、维生素和细胞废料。血清,全血凝固后,血浆除去纤维蛋白原和其他凝血因子后的液体。正常的红细胞无核,双凹圆盘形,约占血细胞的99%。这种形状能使细胞表面最大化,从而增加氧的承载能力。当组织缺氧时,肾脏接受信号释放促红细胞生成素,刺激红骨髓产生网织红细胞,并在24~48h后成熟形成红细胞。红细胞的成熟依赖于一些维生素和矿物质,如叶酸和维生素 B_{12}。当这些物质减少或缺乏时,红细胞的形状、大小和寿命会改变。正常红细胞的寿命约为120天,网织红细胞约占红细胞总数的1%。血红蛋白位于红细胞中,其产生取决于合成铁的量。血红蛋白作为红细胞的载氧单位,不仅负责运输氧气到组织和细胞,而且还负责运输二氧化碳至肺中清除。健康成人血液中的白细胞总数为 $(4\sim10)\times10^9/L$。白细胞具有变形、趋化、游走与吞噬等生理特性,是机体防御系统的重要组成部分。若白细胞数量减少,可导致感染的发生。

白细胞同样起源于骨髓的造血干细胞,分化为两种基本的类型,粒细胞和无颗粒细胞。粒细胞细胞质中含有大颗粒,出现外来异物时具有吞噬细胞的功能。分为中性粒细胞、嗜酸性粒细胞和嗜碱性粒细胞三种类型。无颗粒细胞有单核细胞和淋巴细胞两种类型。单核细胞有一个突出的髓核,有吞噬细胞的功能;转化为巨噬细胞后,能存活几个月至几年。淋巴细胞主要在免疫、超敏及排斥反应中起作用。血小板产生于骨髓,对凝血功能产生重要作用。

(二)造血细胞生成和造血调节

现已公认各种血液细胞与免疫细胞均起源于共同的骨髓造血干细胞(hematopoietic stem cell, HSC),自我更新与多向分化是 HSC 的两大特征。

血细胞生成除需要 HSC 外,尚需正常造血微环境及正、负造血调控因子的存在。造血组织中的非造血细胞成分,包括微血管系统、神经成分、网状细胞、基质及其他结缔组织,统称为造血微环境。造血微环境可直接与造血细胞接触或释放某些因子,影响或诱导造血细胞生成。

调控造血功能因子的体液因子,包括刺激各种祖细胞增殖的正调控因子,如促红细胞生成素(erythropoietin, EPO)、集落刺激因子(colony stimulating factor, CSF)及白细胞介素 3(IL-3)等,同时亦有各系的负调控因子,两者互相制约,维持体内造血功能的恒定。可以根据表面抗原的特征来识别 HCS。髓系的祖细胞有 CD34、CD33 等抗原,淋巴系的祖细胞除 CD34 外,还有 CD38 和 HLA-DR 等抗原。多潜能 HCS 的表面有 CD34 抗原,但缺乏属于各系细胞特有的抗原(Lin 抗原)。现在了解到 CD34$^+$ 细胞占骨髓有核细胞的 1%,在外周血中大约是 0.05%。

二、常见症状与体征

(一)贫血

贫血是血液病最常见的症状。引起贫血的原因很多,因具有共同的病理基础即血液携氧能力降低,致使各组织系统发生缺氧改变,所以临床表现相似。一般表现为皮肤黏膜苍白,尤以面色苍白最为常见。临床多以观察指(趾)甲口唇黏膜和睑结膜等处较可靠。贫血的严重程度和发展的速度以及贫血的原因,决定其临床表现的严重性,轻者可无任何感觉;重者可有心血管和呼吸系统功能障碍的表现,如心慌、气短等,并在劳动时加重;严重者甚至发生贫血性心脏病或心功能衰竭。此外患者常有头痛、头晕、眼花、耳鸣、注意力不集中、记忆力下降及四肢乏力、精神倦怠等症状。重者可有低热(因基础代谢增高)、食欲减退、恶心、腹胀、便秘、腹泻等表现(与胃酸缺乏、胃黏膜萎缩有关)。

(二)出血倾向

血液病出血的特点为周身性,另一个特点是出血程度和引起出血的创伤极其不成比例,甚至可没有创伤史。临床以自发性皮肤、黏膜紫癜为主者是毛细血管型出血的特征;而外伤后深部组织出血与血肿形成,及非损伤性关节积血或皮肤黏膜持续渗血不止,则是凝血机制异常出血的特征。凡有自发的广泛或局部皮肤、黏膜、关节、肌肉出血,或外伤、手术后出血不止,或兼有家族成员有出血史者,均提示有止血机制异常之可能。

(三)发热

发热是造血系统疾病的常见症状。血液病发热多属感染性。临床上常出现发热的血液病有白血病、淋巴瘤、恶性组织细胞病、朗格汉斯细胞组织细胞增生症、反应性噬血细胞增生症及粒细胞缺乏症。造血系统疾病发热的机制主要是两方面：一是因粒细胞减少、免疫功能减退引起的各种病原体感染，这是感染性发热；其二是造血系统本身引起的发热，大多系肿瘤性发热，如淋巴瘤、白血病、恶性组织细胞病等引起的非感染性发热，由于肿瘤组织核蛋白代谢亢进，与肿瘤细胞坏死、人体白细胞对组织坏死的反应以及肿瘤组织本身释放的内源性致热原等有关。其中淋巴瘤和恶性组织细胞病等可引起较长时期的发热，在确诊之前，经常成为临床上的"发热待查"，不易明确诊断。淋巴瘤尤其是霍奇金病，常可引起特征性周期热，亦称 Pel-Ebstein 热。

（四）淋巴结与肝脾肿大

淋巴结与肝脾肿大是造血系统疾病的常见体征，主要见于造血系统肿瘤浸润、因骨髓病变引起的髓外造血，脾大尚见于溶血性贫血，因红细胞破坏过多引起脾组织增生所致。可见于淋巴瘤、淋巴细胞白血病（急性和慢性）、粒细胞白血病（急性和慢性）、血管免疫母细胞淋巴结病、浆细胞病（包括多发性骨髓瘤、Waldenström 巨球蛋白血症、重链病及淀粉样变）、朗格汉斯细胞组织细胞增生症和恶性组织细胞病、原发性骨髓纤维化、类脂质沉积症等。溶血性贫血尤其是血管外因素引起的，以及脾功能亢进等都可致脾大。

三、特殊检查

（一）实验室检查

1. 血象检查　是临床血液病诊断和病情观察最基本的实验室检查方法。主要包括血细胞计数、血红蛋白测定、网织红细胞计数，以及血涂片细胞形态学的详细观察，外周血细胞的质和量的改变常可反应骨髓造血的病理变化（表 23-1）。

2. 血细胞计数、血红蛋白测定　主要用于评估患者有无贫血及其严重程度。网织红细胞计数，反应骨髓红细胞生成功能。

表 23-1　血细胞的正常功能及其变化

细胞类型	正常值	功能	改变
红细胞	男性：4.2~5.4 万 /μl 女性：3.6~5.0 万 /μl	在细胞间运输氧气和二氧化碳	↑红细胞增多症 ↑脱水 ↓贫血 ↓出血
网织红细胞	占红细胞总数的 1.0%~1.5%	合成血红蛋白从而释放新的红细胞进入循环	↑近期失血 ↑慢性溶血
血红蛋白	男性：14~16.5g/dl 女性：12~15g/dl	红细胞中含铁的蛋白运输氧气	↑先天性心脏病 ↑慢性阻塞性肺疾病（COPD） ↑高海拔地区 ↓贫血 ↓出血
血细胞比容	男性：40%~50% 女性：37%~47%	测量血细胞占全血的容积	↑严重脱水 ↑红细胞增多症 ↓贫血 ↓出血 ↓骨髓衰竭

细胞类型	正常值	功能	改变
白细胞	5 000~10 000/μl	保护身体免受外来物质的侵袭	↑炎症 ↑组织坏死 ↑感染 ↓骨髓抑制
中性粒细胞	3 000~7 000/μl	吞噬感染物质,释放酶来破坏细菌	↑炎症 ↑心肌梗死 ↓再生障碍性贫血
嗜酸性粒细胞	50~400/μl	解毒外源蛋白,抵抗寄生虫	↑过敏反应 ↑自身免疫性疾病 ↑寄生虫感染 ↓应激反应 ↓严重感染
嗜碱粒细胞	25~200/μl	炎性反应;过敏反应时释放肝素、羟色胺和组胺	↑脾切除术后 ↑溶血性贫血 ↓应激反应
单核细胞	100~600/μl	成熟为巨噬细胞;吞噬坏死组织、碎片和外来颗粒	↑细菌感染 ↑慢性炎症 ↓应激反应
淋巴细胞	1 000~4 000/μl	抵抗微生物	↑病毒感染 ↑淋巴细胞性白血病 ↓免疫球蛋白缺乏症
血小板	1 500 000~3 000 000/μl	凝血与止血	↑真性红细胞增多症 ↓骨髓衰竭 ↓弥散性血管内凝血

3. 骨髓检查及细胞化学染色　包括骨髓穿刺液涂片及骨髓活体组织检查,对某些血液病有确诊价值(如白血病、骨髓瘤、骨髓纤维化等)及参考价值(如增生性贫血)。细胞化学染色对急性白血病的鉴别诊断是必不可少的,如过氧化物酶、碱性磷酸酶、非特异性酯酶染色等。

4. 出血性疾病检查　出血时间、凝血时间、凝血酶原时间、白陶土部分凝血酶原时间、纤维蛋白原定量为基本的检查。尚可做血块回缩试验、血小板聚集和黏附试验以了解血小板功能。

5. 溶血性疾病检查　常用的试验有游离血红蛋白测定、血浆结合珠蛋白测定、Rous 试验、尿潜血(血管内溶血);酸溶血试验、蔗糖溶血试验(阵发性睡眠性血红蛋白尿);渗透脆性试验(遗传性球形红细胞增多症);高铁血红蛋白还原试验(G6PD 酶缺乏);抗人球蛋白试验(自身免疫性溶血性贫血)等以确定溶血的原因。

6. 生化及免疫学检查　如缺铁性贫血的铁代谢检查,自身免疫性血液疾病及淋巴系统疾病常伴有免疫球蛋白的异常、细胞免疫功能的异常及抗血细胞抗体异常。近年来已应用单克隆抗体对急性白血病进行免疫分型。

7. 细胞遗传学及分子生物学检查 如急性白血病染色体检查及基因诊断。

8. 器械检查 如超声波、电子计算机体层显像（CT）、磁共振（MRI）及正电子发射计算机体层显像（PET/CT）等对血液病的诊断有很大的帮助。

9. 放射性核素 应用于红细胞寿命或红细胞破坏部位测定、骨髓显像、淋巴瘤显像等。

10. 组织病理学检查 淋巴结或浸润包块的活检、脾脏活检以及体液细胞学病理检查。淋巴结活检对诊断淋巴瘤及其与淋巴结炎、转移癌的鉴别有意义；脾脏活检主要用于脾脏显著增大的疾病；体液细胞学检查包括胸水、腹水和脑脊液中瘤细胞（或白血病细胞）的检查，对诊断、治疗、预后判断有价值。

血液病的实验室检查项目繁多，如何从中选择恰当的检查来达到确诊目的，应综合分析，全面考虑。

（二）体格检查

皮肤黏膜颜色有无改变、有无黄疸、出血点及结节或斑块；舌乳头是否正常；胸骨有无压痛；浅表淋巴结、肝、脾有无肿大、腹部有无肿块等。

四、血液病学的新进展

近10年来，血液病学，特别是血液恶性肿瘤学，是当今世界医学研究中最引人注目的学科之一。血液系统恶性肿瘤的诊断已从形态学发展到分子生物学、基因学的高水平阶段。人类基因组测序工作的完成，将直接影响血液病的诊治，有助于从分子生物学的改变来阐明血液病的发病机制。

随着基础免疫学的不断发展，血液恶性肿瘤的治疗已从既往的化疗进展到诱导分化、靶基因治疗、造血干细胞移植（HSCT）治疗，成为治疗恶性肿瘤的新典范。随着多种具有生物治疗作用的细胞因子的发现，重组DNA技术的成熟，生物治疗、细胞免疫治疗和抗体免疫治疗呈现了良好的发展态势，尽管疗效有了很大的提高，但同时也遇到了诸多挑战，如治疗后不良反应的出现、药物的用法、获益人群等。全球大力提倡精准治疗的时代，需要将基础研究和临床研究紧密地联系在一起，不断推动血液肿瘤治疗护理的发展。

（姚斌莲）

第二节 贫 血

一、缺铁性贫血

（一）概述

缺铁性贫血（iron deficient anemia, IDA）是指体内可用来制造血红蛋白的贮存铁缺乏，血红蛋白合成减少而引起的一种小细胞、低色素性贫血，是常见的一种贫血。机体铁的缺乏可分为三个阶段：贮存铁耗尽（iron depletion, ID）、缺铁性红细胞生成（iron deficient erythropoiesis, IDE）和缺铁性贫血。缺铁性贫血是机体铁缺乏症的最终表现，也是各类贫血中最常见的一种，以生育年龄的妇女（特别是孕妇）和婴幼儿发病率较高。

（二）流行病学

IDA 是最常见的贫血。全球有 6 亿 ~7 亿人患有缺铁性贫血，其发病率在发展中国家、经济不发达地区、婴幼儿、育龄妇女中明显增高，约 2/3 的儿童和育龄妇女缺铁，其中 1/3 患缺铁性贫血。全球疾病负担（global burden of disease, GBD）2013 研究中显示缺铁性贫血是 2013 年全球健康寿命损失（YLD）的前五位病因。全球约 24.8% 的人口患有贫血，中国的贫血患病率约为 20.1%，其中半数是由缺铁导致的。我国孕妇缺铁性贫血患病率为 19.1%，妊娠早、中、晚期 IDA 患病率分别为 9.6%、19.8% 和 33.8%。

（三）病因与危险因素

1. 病因

（1）需铁量增加而铁摄入不足：多见于婴幼儿、青少年、妊娠和哺乳期妇女。婴幼儿需铁量较大，若不补充蛋类、肉类等含铁量较高的辅食，易造成缺铁。青少年偏食易缺铁。女性月经过多、妊娠或哺乳，需铁量增加，若不补充高铁食物，易造成 IDA。

（2）铁吸收障碍：常见于胃大部切除术后，胃酸分泌不足且食物快速进入空肠，绕过铁的主要吸收部位（十二指肠），使铁吸收减少。此外，多种原因造成的胃肠道功能紊乱，如长期不明原因腹泻、慢性肠炎、克罗恩病等可因铁吸收障碍而发生 IDA。

（3）铁丢失过多：长期慢性铁丢失而得不到纠正，造成 IDA，如慢性胃肠道失血（包括痔疮、胃十二直肠溃疡、食管裂孔疝、消化道息肉、胃肠道肿瘤、寄生虫感染、食管或胃底静脉曲张破裂等）、月经过多（如宫内放置节育环、子宫肌瘤及月经失调等妇科疾病）、咯血和肺泡出血（如肺含铁血黄素沉着症、肺出血肾炎综合征、肺结核、支气管扩张、肺癌等），血红蛋白尿（如阵发性血红蛋白尿、冷抗体型自身免疫性溶血、人工心脏瓣膜、行军性血红蛋白尿等）及其他（如遗传性出血性毛细血管扩张症、慢性肾衰竭进行血液透析、多次献血等）。

2. 危险因素　缺铁性贫血的危险因素取决于铁的需要量增加、慢性失血、摄入不足和吸收不良。

（1）失血：尤其慢性失血，是缺铁性贫血最多见、最重要的因素。如月经过多、慢性胃肠道失血（包括肿瘤性和非肿瘤性）、咯血、慢性或反复的血管内溶血。

（2）吸收不良：主要与胃肠功能紊乱或者某些药物作用，导致胃酸缺乏或者胃肠黏膜吸收功能障碍而影响铁的吸收有关。常见于胃大部分切除及胃空肠吻合术后、慢性胃萎缩性胃炎、长期原因不明的腹泻、慢性肠炎、服用制酸剂以及 H_2 受体拮抗剂等。

（3）铁需要量增加而摄入不足：婴幼儿、青少年、妊娠期和哺乳期的妇女，铁的需要量增多，如果饮食中缺少则易致缺铁性贫血。妊娠后期的妇女需铁量高达 3~7mg/d，哺乳期的女性每天需额外增加 0.5~1mg，补充不足则会导致铁的负平衡，引起缺铁性贫血。青少年的挑食或偏食，也会导致缺铁，因此铁的摄入不足是导致妇女儿童缺铁性贫血的主要危险因素。

（四）预防和筛查

1. 预防

（1）对婴幼儿及早添加富含铁的食品，如蛋类、肝等。

（2）对青少年纠正偏食，定期查、治寄生虫感染。

（3）对月经期的妇女应防治月经过多。

（4）妊娠和哺乳期的妇女可补充铁剂。

（5）做好肿瘤性疾病和慢性出血疾病的人群防治。

2. 筛查

（1）对婴幼儿、青少年、妊娠期和哺乳期的妇女定期进行检查。

（2）做好肿瘤患者和慢性出血患者的筛查。

（3）对已缺铁的患者进行积极补铁治疗。

（五）评估

1. 病史

（1）患病及治疗经过：询问与本病相关的病因、诱因或促成因素：如年龄特征；有无饮食结构不合理导致的各种造血原料摄入不足；有无吸收不良或丢失过多的原因；有无特殊药物使用史或理化物质接触史。主要症状与体征，包括贫血的一般表现及伴随症状与体征，如头晕、头痛、脸色苍白、心悸、气促、呼吸困难，有无神经精神症状，出血与感染的表现，尿量与尿液颜色的改变等，有关检查结果、治疗用药及其疗效等，以帮助对贫血的发生时间、进展速度、严重程度与原因的判断。

（2）既往史、家族史和个人史：了解患者的既往史、家族史和个人史，有助于贫血原因的判断。

（3）目前状况：了解患病后患者的体重、食欲、睡眠、排便习惯等的变化，及其营养支持、生活自理能力与活动耐力状况等。

（4）心理与社会支持：了解患者及家属的心理反应、对贫血的认识与理解程度，以及治疗与护理上的配合。

2. 体格检查

（1）一般状态：测量患者生命体征，评估精神状态，注意观察智力发育情况。

（2）皮肤、黏膜和指甲：观察有无睑结膜、口唇、口腔黏膜、面色苍白；有无口腔炎、舌炎、舌乳头萎缩；有无皮肤干燥、角化、萎缩、无光泽；有无毛发干枯；有无指（趾）甲扁平、不光整、反甲或匙状甲。

（3）神经、精神系统：观察精神状态有无过度兴奋、好动、体力下降；神经系统有无末梢神经炎、神经痛。

（4）慢性失血：观察有无慢性失血情况，如消化性溃疡、肠息肉、肠道癌肿、月经过多、钩虫病、痔疮等。

3. 辅助检查

（1）血象：呈小细胞低色素性贫血。平均红细胞体积（MCV）低于 80fl，平均红细胞血红蛋白量（MCH）小于 27pg，平均红细胞血红蛋白浓度（MCHC）小于 32%。血涂片中可见红细胞体积小、中央淡染区扩大。网织红细胞计数多正常或轻度增高。白细胞和血小板计数可正常或减低，也有部分患者血小板计数多升高。

（2）骨髓象：增生活跃或明显活跃；以红系增生为主，粒系、巨核系无明显异常；红系中以中、晚幼红细胞为主，其体积小、核染色质致密、胞质少、边缘不整齐、有血红蛋白形成不良的表现，即所谓的"核老浆幼"现象。

（3）铁代谢：血清铁低于 8.95μmol/L，总铁结合力升高，大于 64.4μmol/L；转铁蛋白饱和度降低，小于 15%，sTfR 浓度超过 8mg/L。血清铁蛋白低于 12μg/L。骨髓涂片亚铁氰化钾染色后，骨髓小粒中无深蓝色的含铁血黄素颗粒；在幼红细胞内铁小粒减少或消失，铁粒幼细胞少于 15%。

（4）红细胞内卟啉代谢：FEP > 0.9μmol/L（全血），ZPP > 0.96μmol/L（全血），FEP/Hb >

4.5μg/gHb。

（5）血清转铁蛋白受体测定：血清可溶性转铁蛋白受体（sTfR）测定是迄今反映缺铁性红细胞生成的最佳指标，一般 sTfR 浓度 > 26.5nmol/L（2.25μg/ml），可诊断缺铁。

（六）诊断与鉴别诊断

1. 诊断要点

（1）ID：血清铁蛋白 < 12μg/L；骨髓铁染色显示小粒可染铁消失，铁粒幼细胞小于 15%；血红蛋白及血清铁等指标尚正常。

（2）IDE：血清铁蛋白 < 12μg/L；骨髓铁染色显示小粒可染铁消失，铁粒幼细胞小于 15%；转铁蛋白饱和度 < 15%；FEP/Hb > 4.5μg/gHb；血红蛋白尚正常。

（3）IDA：血清铁蛋白 < 12μg/L；骨髓铁染色显示小粒可染铁消失，铁粒幼细胞小于 15%；转铁蛋白饱和度 < 15%；FEP/Hb > 4.5μg/gHb；小细胞低色素性贫血：男性 Hb < 120g/L，女性 Hb < 110g/L，孕妇 Hb < 100g/L；MCH < 27pg，MCHC < 32%。

（4）病因诊断：只有明确病因，IDA 才可能根治；有时缺铁的病因比贫血本身更严重。如胃肠道恶性肿瘤伴慢性失血或胃癌术后残胃癌所致的 IDA，应多次检查大便潜血试验，必要时做胃肠道 X 线或内镜检查；月经过多的妇女应检查有无妇科疾病。

2. 鉴别诊断　应与下列小细胞贫血鉴别。

（1）铁粒幼细胞贫血：遗传或不明原因导致的红细胞铁利用障碍性贫血。表现为小细胞性贫血，但血清铁蛋白浓度增高、骨髓小粒含铁血黄素颗粒增多、铁粒幼细胞增多，并出现环形铁粒幼细胞。血清铁和铁饱和度增高，总铁结合不低。

（2）海洋性贫血：有家族史，溶血表现。血涂片中可见多量靶形红细胞，并有珠蛋白肽链合成数量异常的证据，如胎儿血红蛋白或血红蛋白 A$_2$ 增多，出现血红蛋白 H 包涵体等。血清铁蛋白、骨髓可染铁、血清铁和铁饱和度不低且常增高。

（3）慢性病性贫血：慢性炎症、感染或肿瘤等引起的铁代谢异常性贫血。贫血为小细胞性。贮存铁（血清铁蛋白和骨髓小粒含铁血黄素）增多。血清铁、血清铁饱和度、总铁结合能力下减低。

（4）转铁蛋白缺乏症：系常染色体隐性遗传所致或严重肝病、肿瘤继发。表现为小细胞低色素性贫血。血清铁、总铁结合力、血清铁蛋白及骨髓含铁血黄素均明显降低。先天遗传者为幼儿时发病，常伴发育不良和多器官功能受累。

（七）护理措施

1. 非药物治疗护理

（1）去除病因：去除病因是治疗缺铁性贫血的关键，如婴幼儿、青少年和妊娠妇女营养不足引起的 IDA，应改善饮食；月经过多引起的 IDA 应调理月经；寄生虫感染者应驱虫治疗；恶性肿瘤者应手术或放、化疗；消化性溃疡引起者应抑酸治疗等。

（2）活动与休息：贫血患者一般会出现面色苍白、乏力、头晕、头痛、注意力不集中等症状，在贫血状况未得到纠正前，应指导患者加强休息，减少机体的耗氧量，与患者一起制定适合其自身的休息与活动计划，一方面要能够使患者接受，另一方面又要有逐渐提高患者自理能力的意识，增加其活动的耐力。原则为循序渐进，以不加重症状为限。重度贫血时应严格卧床休息，限制活动，避免跌倒受伤；取舒适体位；必要时予以吸氧，缓解患者缺氧症状。密切观察患者的生命体征，尤其是心率和脉搏的变化，警惕有无左心衰竭的发生。少数患者有神经、精神系统的异常，常见的有易怒、烦躁、兴奋、异食癖等，在护理时要仔细观察异常行为,及时给予解释和引导。

（3）饮食指导

1）进食含铁丰富的食物：食物是补铁的主要途径,应指导患者多食并及时添加含铁丰富的食物,帮助其纠正不良饮食习惯、促进食物铁的吸收。合理搭配患者的膳食,让患者了解动物肉类、肝脏、血、蛋黄、海带、黑木耳与黄豆含铁较丰富,是防治缺铁的理想食品;维生素 C、肉类、氨基酸、果糖、脂肪酸可促进铁的吸收;茶、咖啡、牛奶等抑制铁吸收,应避免与含铁多的食物同时服用。

2）高蛋白食物：进食高蛋白的食物可促进铁的吸收,同时应进食一定糖类、脂类,补充能量,保证蛋白质的有效利用,所以饮食应高蛋白、高热量,但不可高脂肪饮食,因其会影响胃酸分泌,不利于铁的吸收。

3）饮食禁忌：茶叶中的鞣酸能与铁结合生成不沉淀物,使铁难以吸收,所以餐后 2 小时内不宜饮茶水。菠菜中的草酸、柿子中的单宁酸都能降低铁的吸收率,多钙类食物也会影响铁的吸收,如牛奶,因此应注意避免同时食用。其他抑制铁吸收的食物还包括谷物麸皮、谷物、高精面粉、豆类、坚果、咖啡等。

4）避免刺激性强的食物：对于进食困难、食欲差的患者可以少量多餐,注意食品多样化,经常变换食品种类、烹饪方法,做到色、香、味俱全,提供优质的进餐环境,利于患者进食。

5）健康指导：指导患者不挑食,定时定量、细嚼慢咽。宜用铁锅炒菜;指导家长在小儿出生 4 个月时添加蛋黄及含铁辅食;妊娠期妇女给予饮食指导,以最大限度提高铁的摄入和吸收;指导进食高蛋白、高热量、高维生素、含铁丰富易消化的饮食。

（4）心理护理：主动关心、体贴患者,做好有关疾病及自我护理知识的宣传教育。特别对于有精神、神经症状的患者,应给予关照,关注其情绪变化,及时疏导其不良心理状态,使之安心疗养。

（5）对症护理：舌炎、口腔炎患者给予口腔护理,可加用氯己定漱口液或康复新漱口液,局部溃疡可用锡类散或氯己定溃疡贴,局部疼痛影响进食者在饭前可用利多卡因凝胶涂抹,待止痛后再进食;胃肠道症状明显,如食欲差、腹胀、腹泻等,酌情改用半流质,少量多餐,清淡为主;神经系统症状者减少活动,必要时卧床休息。

2. 药物治疗护理

（1）口服铁剂：如琥珀酸亚铁 0.1g,一日 3 次。向患者宣教服用铁剂时的注意事项：①为避免胃肠道反应,铁剂应进餐后服用,并从小剂量开始;②服用铁剂时忌饮茶,避免与牛奶同服,以免影响铁的吸收;③可同服维生素 C 以增加铁的吸收;④口服液体铁剂时,患者必须使用吸管,避免牙齿染黑;⑤指导患者对口服铁剂疗效的观察、强调坚持用药的重要性。治疗后网织红细胞数开始上升,1 周左右达高峰,血红蛋白于 2 周后逐渐上升,1~2 个月后可恢复正常。在血红蛋白完全正常后,仍需继续补铁 3~6 个月,待血清铁蛋白 $> 50\mu g/L$ 后才能停药。

（2）肌内或静脉注射：第一天给予 50mg,以后每日或者隔日给予 100mg 直至总量。注射铁总量 $=[150-Hb(g/L)]\times$ 体重（kg）$\times 0.33$。肌内注射铁剂时,因其吸收缓慢且疼痛,应在不同部位轮流深部注射,以免引起组织坏死。治疗中应密切观察可能出现注射铁剂部位的疼痛、发热、头痛、头昏、皮疹,甚至过敏性休克等副作用,应及时到医院进行对症处理。在注射铁剂时,应常规备好肾上腺素。有肝肾功能严重受损者禁用。静脉滴注铁剂反应多而严重者一般不用。一旦静脉注射铁剂,应避免外渗,以免引起局部疼痛及静脉炎。注射时不可与其他药物混合，以免发生沉淀而影响疗效。

（3）必要时静脉输注红细胞悬液：仅在患者出现严重贫血而又有不易控制的出血或组织明显缺氧时用。

3. 特别关注

（1）缺铁性贫血的饮食指导。

（2）口服铁剂的指导及注意事项。

（八）随访

1. 预期目标

（1）患者在饮食上能做到均衡饮食，荤素结合，确保足够热量、蛋白质、维生素及相关营养素（尤其铁）的摄入。

（2）患者能掌握血液病知识及口服铁剂的注意事项，做好自我防护。

（3）患者能掌握一些病情的自我监测：包括自我症状（如原发病的症状、贫血的一般症状及缺铁性贫血的特殊表现等），静息状态下呼吸与心率变化，能否平卧、有无水肿及尿量变化等，一旦出现自觉症状加重，静息状态呼吸、心率加快、不能平卧、下肢水肿或尿量减少，多提示病情加重、重度贫血或并发贫血性心脏病，应及时就医。

2. 并发症   缺铁性贫血患者容易感染，如伴有口腔炎、舌炎等，贫血严重时可并发贫血性心脏病。

二、巨幼细胞性贫血

（一）概述

巨幼细胞性贫血（megaloblastic anemia, MA）是叶酸或维生素 B_{12} 缺乏或某些影响核苷酸代谢的药物导致细胞核脱氧核糖核酸（DNA）合成障碍所致的贫血，以外周血的大细胞性贫血及骨髓中出现巨幼细胞为临床特点。其中 90% 为叶酸和 / 或维生素 B_{12} 缺乏引起的营养性巨幼细胞性贫血。

根据缺乏物质的种类，该病可分为单纯性叶酸缺乏性贫血、单纯维生素 B_{12} 缺乏性贫血及叶酸和维生素 B_{12} 同时缺乏性贫血。根据病因可分为：①食物营养不够：叶酸或维生素 B_{12} 摄入不足。②吸收不良：胃肠道疾病、药物干扰和内因子抗体形成（恶性贫血）。③代谢异常：肝病、某些抗肿瘤药物的影响。④需要量增加：哺乳期、孕妇。⑤利用障碍：嘌呤、嘧啶自身合成异常或化疗药物影响等。

（二）流行病学

该病在经济不发达地区或进食新鲜蔬菜、肉类较少的人群多见。在我国叶酸缺乏者多见于陕西、山西、河南等地，患病率可达 5.3%。而在欧美国家，维生素 B_{12} 缺乏或有内因子抗体者多见。

（三）病因

1. 叶酸缺乏的病因

（1）需要量增加：婴幼儿、妊娠及哺乳期女性以及恶性肿瘤、溶血性贫血、慢性炎症或感染、甲状腺功能亢进、白血病等消耗性疾病的患者，均可使叶酸的需要量增加，若未能及时补足则会导致叶酸缺乏。

（2）吸收不良：小肠（尤其是空肠）的炎症、肿瘤及手术切除后，长期腹泻、酗酒，以及某些药物的应用如氨甲蝶呤、乙胺嘧啶、异烟肼、苯妥英钠等，均可影响叶酸吸收不良。

（3）摄入量不足：主要与食物加工方法不当有关，如腌制食物、烹煮时间过长或温度过高可致食物中的叶酸大量破坏；其次是偏食，如食物中缺少新鲜蔬菜与肉蛋制品。

（4）药物影响：抗核苷酸合成药物，如氨甲蝶呤可干扰叶酸的利用。

（5）叶酸排出增加：如血液透析、酗酒可增加叶酸的排出。

2. 维生素 B_{12} 缺乏的病因

（1）摄入减少：常见于长期绝对素食、偏食等。由于维生素 B_{12} 每天需要量极少且可由肠肝循环再吸收，由此所造成的维生素 B_{12} 缺乏需较长时间后才出现。

（2）吸收障碍：为维生素 B_{12} 缺乏最常见的原因。其包括先天性因素或后天性原因使内因子分泌减少或体内产生内因子抗体，导致内因子缺乏而使维生素 B_{12} 吸收减少，如胃大部切除术后、慢性萎缩性胃炎、胃体部糜烂性胃炎、胃体癌肿破坏壁细胞；此外，回肠疾病、细菌、寄生虫感染、外科手术后的盲袢综合征等均可影响维生素 B_{12} 的吸收或增加维生素 B_{12} 的消耗。

（3）利用障碍：麻醉用药—氧化亚氮、先天性钴胺素传递蛋白 Ⅱ 缺乏可引起维生素 B_{12} 需求量的增加。

（4）需要量增加：甲亢、婴儿期、寄生虫感染、珠蛋白生成障碍性贫血患者对维生素 B_{12} 需求量增加。

（5）排出增加：肝脏疾病、肾脏疾病患者维生素 B_{12} 排出增加。

（6）破坏过多：大剂量维生素 C 具有抗氧化物作用，可破坏维生素 B_{12}。

（四）预防和筛查

1. 预防

（1）纠正偏食及不良烹调习惯。

（2）对高危人群可给予适当干预措施，如婴幼儿及时添加辅食。

（3）青少年和妊娠妇女多补充新鲜蔬菜，亦可口服小剂量叶酸或维生素 B_{12} 预防。

（4）应用干扰核苷酸合成药物治疗的患者，应同时补充叶酸和维生素 B_{12}。

2. 筛查

（1）巨幼细胞性贫血高危人群的筛查。

（2）婴幼儿、青少年和妇女营养保健。

（五）评估

1. 病史

（1）患病及治疗经过：询问与本病相关的病因、诱因或促成因素：如年龄特征；有无饮食结构不合理导致的各种造血原料摄入不足；有无吸收不良或丢失过多的原因。主要症状与体征，包括贫血的一般表现及伴随症状与体征，如头晕、头痛、脸色苍白，心悸、气促、呼吸困难，有无神经精神症状，出血与感染的表现，尿量与尿液颜色的改变等，有关检查结果、治疗用药及其疗效等，以帮助对贫血的发生时间、进展速度、严重程度与原因的判断。

（2）既往史、家族史和个人史：了解患者的既往史、家族史和个人史，有助于贫血原因的判断。

（3）目前状况：了解患病后患者的体重、食欲、睡眠、排便习惯等的变化，及其营养支持、生活自理能力与活动耐力状况等。

（4）心理-社会状况评估：了解患者及家属的心理反应、对贫血的认识与理解程度，以及治疗与护理上的配合。

2. 体格检查　睑结膜、口唇、口腔黏膜、面色苍白；口角炎、舌炎、舌乳头萎缩呈镜面样舌或舌质绛红呈牛肉样舌；肝脾肿大、轻度黄疸；肌张力强、腱反射亢进和锥体征阳性；末梢神经炎。

3. 辅助检查

（1）血象：呈大细胞性贫血，MCV、MCH 均增高，MCHC 正常。严重者全血细胞减少。网织红细胞计数可正常或轻度升高。血涂片中可见红细胞大小不等，多呈大卵圆形红细胞；中性粒细胞核分叶过多。

（2）骨髓象：骨髓增生活跃或明显活跃，尤以红系增生显著。造血细胞出现巨幼变，以红系为主，各阶段幼红细胞体积变大，胞核发育落后于胞质，呈"幼核老浆"现象；粒细胞及巨核细胞系统亦可见巨幼变。骨髓铁染色常增多。

（3）生化检查：叶酸、维生素 B_{12} 浓度的测定是诊断本病的重要指标。检查可示叶酸及维生素 B_{12} 水平下降，血清叶酸 < 6.8nmol/L，红细胞叶酸 < 227nmol/L，血清维生素 B_{12} < 74pmol/L，其中红细胞叶酸能准确反映体内叶酸的储备量。此外，血清胆红素可稍增高。

（4）其他：胃酸降低、内因子抗体及维生素 B_{12} 吸收试验（schilling test）阳性等对于恶性贫血的诊断具有参考价值。

（六）诊断与鉴别诊断

1. 诊断要点　根据营养史或特殊用药史、贫血表现、消化道及神经系统症状、体征，结合特征性血象、骨髓象改变和血清维生素 B_{12} 及叶酸水平等测定可作出诊断。如无条件测血清维生素 B_{12} 和叶酸水平，可予诊断性治疗。叶酸和维生素 B_{12} 治疗一周左右网织红细胞上升者，应考虑叶酸或维生素 B_{12} 缺乏。

2. 鉴别诊断　巨幼细胞性贫血应与下列疾病鉴别。

（1）造血系统肿瘤性疾病：如急性非淋巴细胞白血病 M6 型、红血病、骨髓增生异常综合征，骨髓可见巨幼样改变等病态造血现象，叶酸、维生素 B_{12} 水平不低且补之无效。

（2）有红细胞自身抗体的疾病：如温抗体型自身免疫性溶血性贫血、伊文思（Evans）综合征、免疫相关性全血细胞减少，不同阶段的红细胞可因抗体附着而"变大"，又有间接胆红素增高，少数患者尚合并内因子抗体，故极易与单纯叶酸、维生素 B_{12} 缺乏引起的 MA 混淆。其鉴别点是此类患者有自身免疫病特征，用免疫抑制剂方能显著纠正贫血。

（3）合并高黏滞血症的贫血：如多发性骨髓瘤，因 M 蛋白成分黏附红细胞而使之呈"缗钱状"，血细胞自动计数仪测出的 MCV 偏大，但骨髓瘤的特异表现是 MA 所没有的。

（4）非造血系统疾病：甲状腺功能减退症、肿瘤化疗后等。

（七）护理措施

1. 非药物治疗护理

（1）去除病因：治疗基础疾病，去除病因，纠正偏食及不良烹调习惯。

（2）活动与休息：根据病情适当休息，重度营养不良或有明显神经系统受影响者绝对卧床休息，给予生活照顾。经过治疗症状缓解后可做轻度活动，但注意安全，防跌倒、损伤。

（3）饮食指导：了解患者的饮食和烹调习惯，有无引起贫血的相关原因，并根据具体情况给予相应的饮食指导。向患者强调均衡饮食和科学烹饪的重要性。建议叶酸缺乏者多进食富含叶酸的食物，如新鲜的绿色蔬菜、水果、动物肝及肾、肉类和谷类等；维生素 B_{12} 缺乏者应增加摄入动物肝、肾、肉类及禽蛋、乳制品等富含维生素 B_{12} 的食物。由于叶酸性质很不稳定，见光、遇热都极易被破坏，建议烹调食物，尤其是蔬菜应即洗即煮、急火快炒、现做现吃。

（4）病情观察：观察患者的主观症状、辅助检查结果及治疗效果，如贫血表现、消化系统表现及神经、精神症状有无改善，外周血象中网织红细胞、血红蛋白、白细胞和血小板等指标有无上升。

（5）对症护理：有舌炎、口腔炎者用生理盐水或朵贝尔溶液定期漱口，溃疡处贴敷溃疡膜，宜进食温凉软食。如有食欲减退、腹胀等消化道症状，应进清淡可口、易消化食物，且少量多餐。保持皮肤、毛发清洁。除日常洗漱外，定时洗澡、洗头、理发、更衣。长期卧床者要有预防压力性损伤的措施，特别是神经系统症状者，可有肢体麻木、感觉异常的情况，应定时翻身、变换体位，同时对受压部位及肢体给予温水擦拭及保护。

（6）心理护理：主动关心、体贴患者，做好有关疾病及其自我护理知识的宣教。告诉患者本病需及时治疗，认真配合治疗则恢复快，预后良好。特别对于有精神、神经症状的患者，更应给予关照，关注其情绪变化，及时疏导其不良心理状态，使其安心治疗。

2. 药物治疗护理

（1）叶酸缺乏者：给予口服叶酸，每次 5~10mg，2~3 次 /d，若同时有维生素 B_{12} 缺乏，则需同时注射维生素 B_{12}，否则可加重神经系统损伤症状。服用叶酸期间观察疗效的同时，注意观察不良反应，如过敏反应，表现为红斑、皮疹、瘙痒、全身不适、呼吸困难、支气管痉挛。大剂量（15mg/d 连用一个月或更长时间）可引起胃肠不适，食欲不振、恶心、腹胀、胃肠胀气、口内不良气味等；还可出现睡眠不佳、注意力分散、易激动、兴奋或精神抑郁、精神错乱、判断力减弱等征象，一旦发生不良反应征象，及时与医师联系给予处理。

（2）维生素 B_{12} 缺乏：肌注维生素 B_{12}，每次 500μg，每周 2 次，无维生素 B_{12} 吸收障碍者可口服维生素 B_{12} 片剂 500μg，1 次 /d；若有神经系统表现，治疗维持半年到一年；恶性贫血者，治疗终身。服用维生素 B_{12} 治疗时，大量新生红细胞生成，细胞外钾迅速移到细胞内，血钾下降，应按医嘱口服钾盐。治疗过程中还应注意观察肾功能变化，因为维生素 B_{12} 治疗可引起血清和尿中的尿酸水平升高，可致肾脏损害，所以随时了解患者有无肾功能不全的征象。此外，由于维生素 B_{12} 治疗后血小板骤增，还需注意观察患者有无发生血栓栓塞，特别在治疗第一周时更要随时警惕。

（3）输血：通常情况下，本病患者无需输血，但当患者病情严重、全身衰竭或心力衰竭时可输注红细胞悬液，尽快纠正贫血。

（4）补充钾盐：严重的巨幼细胞性贫血患者在补充治疗后要警惕低钾血症的发生。因为在贫血恢复的过程中，大量血钾进入新生成的细胞内，会突然出现低钾血症，对老年患者和有心血管疾患、纳差者应特别注意及时补充钾盐。尽量口服补钾，不能口服者用静脉补钾，口服补钾宜稀释后予餐后服用，避免引起胃部不适。静脉补钾时注意观察患者外周静脉情况，有无外渗、红肿及疼痛，注意氯化钾的浓度、总量、输液速度。静脉补钾的注意事项：①尿量：见尿补钾，尿量要在 30ml/h 以上。②浓度：氯化钾浓度一般不超过 0.3%，禁止静脉推注。③速度：不可过快，成人静脉滴速不超过 60 滴 /min。④总量：每天补钾要准确计算，对一般进食者无其他额外损失时，10% 氯化钾 30ml/d 为宜；严重缺钾者，不宜超过 6~8g/d。

3. 特别关注

（1）低钾的观察、预防和护理。

（2）静脉补钾的注意事项。

（八）随访

1. 预期目标

（1）患者能掌握贫血时的活动量，能耐受制定的活动计划。

（2）患者能够描述合理、正确膳食结构，选择含叶酸和维生素 B_{12} 丰富且易于吸收的食品。

（3）患者能认识到根治原发病对预后的影响，积极治疗原发病。

2. 并发症

（1）严重贫血容易并发心力衰竭。

（2）严重的巨幼细胞性贫血可发生外周神经炎，甚至有精神异常等，如兴奋不安、忧郁寡言等。

三、再生障碍性贫血

（一）概述

再生障碍性贫血（aplastic anemia，AA）简称再障，是多种原因导致骨髓造血功能衰竭而引起的一类贫血。主要表现骨髓造血功能低下、全血细胞减少和贫血、出血、感染综合征，免疫抑制治疗有效。

根据患者病情、血象、骨髓象及预后通常分为重型（SAA）和非重型（NSAA），也有学者进一步将非重型分为中间型和轻型，还有学者从重型中分出极重型（VSAA）。根据病因可分为先天性（遗传性）和后天性（获得性）。获得性 AA 根据是否有明确病因分为继发性和原发性，原发性 AA 即无明确病因者。近年来，多数学者认为，T 细胞功能异常亢进，通过细胞毒性 T 细胞直接杀伤或（和）淋巴因子介导的造血干细胞多度凋亡引起的骨髓衰竭是获得性 AA 的主要发病机制。

（二）流行病学

AA 的年发病率在欧美为（0.47~1.37）/10 万人，日本为（1.47~2.4）/10 万人，我国为 0.74/10 万人，可发生于各年龄段，青年人和老年人发病率较高，男、女发病率无明显差别。

（三）病因与危险因素

1. 病因

（1）药物及化学物质：为再障最常见的致病因素。已知具有高度危险性的药物有抗癌药、氯霉素、磺胺类、保泰松、苯巴比妥、阿司匹林、抗癫痫药、吲哚美辛、甲巯咪唑、卡比马唑、异烟肼等，其中以氯霉素最多见。但近年随着氯霉素应用的减少，其在再障发病中的意义已不突出。化学物质以苯及其衍生物最为常见，如油漆、塑料、染料及杀虫剂等。

（2）物理因素：长期接触各种电离辐射，如 X 射线、γ 射线及其他放射性物质，可阻碍 DNA 的复制而抑制细胞的有丝分裂，使造血干细胞的数量减少，对骨髓微循环和基质也有损害。

（3）病毒感染：风疹病毒、EB 病毒、流感病毒以及肝炎病毒均可引起再障。其中病毒性肝炎与再障的关系较为明确，主要与丙型肝炎有关，其次是乙型肝炎，临床上又称为病毒性肝炎相关性再障，预后较差。

（4）遗传因素：临床资料显示，具有某些 HLA-Ⅱ型抗原的再障患者对免疫抑制剂治疗的反应较好，部分患者对氯霉素及某些病毒具有易感性，说明再障的发病可能与遗传因素有关。

2. 危险因素

（1）服用高度危险性的药物：如抗癌药、苯巴比妥、阿司匹林、抗癫痫药、吲哚美辛、甲巯咪唑、卡比马唑、异烟肼等。

（2）接触苯及其衍生物等化学物质：油漆、塑料、染料及杀虫剂等。除杀虫剂外，这类化学物品的致病作用与剂量有关，只要接受了足够的剂量，任何人都有发病的危险。长期与苯及其衍生物接触者，比一次性大剂量接触的危险性更大。

（3）长期接触各种电离辐射：X射线、γ射线及其他放射性物质。

（4）少数阵发性睡眠性血红蛋白尿、系统性红斑狼疮、慢性肾衰竭等疾病均可演变成再障。

（四）预防和筛查

1. 预防

（1）加强劳动和生活环境保护，避免暴露于各类射线，不过量接触有毒化学物质（如苯类化合物），尽量少用、不用可能抑制骨髓的药物。

（2）针对相关危险品的职业性接触者，如油漆工／喷漆工或从事橡胶与制鞋、传统印刷与彩印、室内装修等的工人，除了要加强生产车间或工厂的室内通风之外，必须严格遵守操作规程，做好个人防护，定期体检，检查血象。

（3）新进行室内装修的家居，要注意监测室内的甲醛水平，且不宜即时入住或使用。

（4）使用农药或杀虫剂时，应做好个人防护。

2. 筛查

（1）相关危险品的职业性接触者。

（2）暴露于各类辐射、有毒化学物质的人群。

（五）评估

1. 病史

（1）了解患病及治疗过程：询问患病的起病方式、发病时间，有无明确的病因与诱因，主要的症状、体征及其特点。如有无发热、出血，不同程度的贫血、乏力；有无某些药物的应用（如氯霉素、化疗药等）或化学物质苯及衍生物（如油漆、甲醛等）的接触史。其次，了解相关辅助检查及其结果，特别是血象和骨髓检查。此外，还要了解治疗的主要方法、疗效及药物的不良反应、患者对治疗及护理的依从性、患病后患者的体重、食欲、睡眠、排便习惯等变化。

（2）既往史、家族史和个人史：了解患者的既往史、家族史和个人史，主要了解与血液病相关的疾病史以及可能影响患者康复和治疗效果的相关疾病史，如肝脏疾病、系统性红斑狼疮等。个人史方面，重点了解患者的工作与居住环境、工作性质。

（3）目前状况：了解患者患病后的体重、食欲、睡眠、排便习惯等的变化，及其营养支持、生活自理能力与活动耐力状况等。

（4）心理与社会支持：了解患者及家属的心理反应，有助于提供针对性的护理措施。

2. 体格检查

（1）生命体征：观察患者有无发热、发热的程度和热型的特点，再障患者常因继发感染出现反复或持续性发热。中度以上贫血的患者可出现脉搏加快与呼吸加速。出血量较大的患者，也可出现脉搏和血压的变化。

（2）意识状态：重症患者，特别是大量出血或颅内出血的患者，会出现不同程度的意识障碍。

（3）皮肤黏膜：注意有无苍白、黄染、瘀点、瘀斑、血肿、疖疮等。

（4）五官检查：睑结膜有无苍白、球结膜有无充血或出血；双侧瞳孔是否等大、等圆及对光反射情况；鼻腔有无出血；口腔黏膜有无溃疡、白斑、出血点或血泡形成，牙龈有无出血、渗血或增生；咽后壁有无充血，双侧扁桃体有无肿大及表面有无脓性分泌物。

3. 辅助检查

（1）血象：最主要的特点为全血细胞减少，但红细胞、粒细胞和血小板减少程度不一致。SAA 呈重度全细胞减少：重度正细胞正色素贫血，网织红细胞百分数多在 0.005 以下，且绝对值 $< 15.0 \times 10^9$/L；白细胞计数多 $< 2.0 \times 10^9$/L，中性粒细胞 $< 0.5 \times 10^9$/L，淋巴细胞比例明显增高；血小板计数 $< 20.0 \times 10^9$/L。NSAA 也呈全细胞减少，但达不到 AA 的程度。

（2）骨髓象：是确诊再障的主要依据。SAA 多部位骨髓增生重度减低，粒、红系及巨核细胞明显减少且形态大致正常，淋巴细胞及非造血细胞比例明显升高，骨髓小粒皆空虚。NSAA 多部位骨髓增生减低，可见较多脂肪滴，粒、红系及巨核细胞减少，淋巴及网状细胞、浆细胞比例增高，多数骨髓小粒空虚。骨髓活检显示造血组织均减少。

（3）骨髓活检：骨髓活检较骨髓涂片能更好地观察骨髓组织象。主要病理改变为造血组织均匀、显著减少，代替以脂肪组织，间质中非造血细胞增多。

（4）其他：$CD4^+$ 细胞、$CD8^+$ 细胞比值减低，Th1、Th2 型细胞比值增高，$CD8^+$T 抑制细胞和 γ STCR$^+$T 细胞比例增高，血清 IL-2、IFN-γ、TNF 水平增高；骨髓细胞染色体核型正常，骨髓铁染色示贮铁增多，中性粒细胞碱性磷酸酶染色强阳性；溶血检查均阴性。

（六）诊断与鉴别诊断

1. 诊断

（1）AA 诊断标准：①全血细胞减少，网织红细胞百分数 < 0.01，淋巴细胞比例增高。②一般无肝、脾大。③骨髓多部位增生低下（$<$ 正常 50%），或重度减低（$<$ 正常 25%），造血细胞减少，非造血细胞比例增高，骨髓小粒空虚（有条件者做骨髓活检可见造血组织均匀减少）。④除外引起全血细胞减少的其他疾病，如阵发性睡眠性血红蛋白尿（PNH）、范科尼（Fanconi）贫血、Evans 综合征、免疫相关性全血细胞减少症等。

（2）AA 分型诊断标准：① SAA-Ⅰ：又称 AAA，发病急，贫血进行性加重，常伴有严重感染或（和）出血。血象具备下述三项中两项：网织红细胞绝对值 $< 15 \times 10^9$/L，中性粒细胞 $< 0.5 \times 10^9$/L 和血小板 $< 2.0 \times 10^9$/L，骨髓广泛重度减低。如 SAA-Ⅰ 的中性粒细胞 $< 0.2 \times 10^9$/L，则为极重型再障（VSAA）。② NSAA：又称 CAA，指达不到 SAA-Ⅰ 型诊断标准的 AA。如 NSAA 病情恶化，临床、血象及骨髓象达 SAA-Ⅰ 型诊断标准时，称为 SAA-Ⅱ 型。

2. 鉴别诊断

（1）阵发性睡眠性血红蛋白尿（PNH）：典型患者有血红蛋白尿发作，易鉴别。不典型者无血红蛋白尿发作，全血细胞减少，骨髓可增生减低，易误诊为 AA，PNH 患者骨髓或外周血可发现 CD55-、CD59- 的各系血细胞。

（2）骨髓增生异常综合征（MDS）：MDS 中的难治性贫血（RA）有全血细胞减少，网织红细胞有时不增高甚至降低，骨髓也可低增生，这些易与 AA 混淆。但 RA 有病态造血现象，早期髓系细胞相关抗原（CD34）表达增多，可见染色体核型异常等。

（3）自身抗体介导的全血细胞减少：包括 Evans 综合征和免疫相关性全血细胞减少。前者可测及外周成熟血细胞的自身抗体，后者可测及骨髓未成熟血细胞的自身抗体。这两类患者可有全血细胞减少并骨髓增生减低，但外周网织红细胞或中性粒细胞比例往往不低甚至偏高，骨髓红系细胞比例不低且易见"红系造血岛"，Th1：Th2 降低（Th2 细胞比例增高）、

CD5⁺B 细胞比例增高,血清 IL-4 和 IL-10 水平增高,对糖皮质激素、大剂量静脉滴注丙种球蛋白、CD20 单克隆抗体或环磷酰胺的治疗反应较好。

（4）急性白血病（AL）:特别是白细胞减少和低增生性 AL,早期肝、脾、淋巴结不肿大,外周两系或三系血细胞减少,易与 AA 混淆。仔细观察血象及多部位骨髓,可发现原始粒、单、或原(幼)淋巴细胞明显增多。部分急性早幼粒细胞白血病可全血细胞减少,但骨髓细胞形态学检查、染色体易位 t(15,17)和 *PML-RARa* 基因存在可帮助鉴别。

（5）恶性组织细胞病:常有非感染性高热,进行性衰竭,肝、脾、淋巴结肿大,黄疸、出血较重,全血细胞减少。多部位骨髓检查可找到异常组织细胞。

（七）护理措施

1. 非药物治疗护理

（1）一般护理:慢性再障无严重贫血时可适当活动,急性再障以休息为主,病情危重时绝对卧床休息,避免碰、撞、跌倒等。病房保持空气流通,限制陪伴探视,避免交叉感染。

（2）饮食护理:给予高蛋白、高维生素、易消化的饮食,如鸡肉、猪肉、牛肉、羊肉、蛋、鱼、动物肝脏及各种蔬菜等,烹调食品宜清淡和无刺激性、禁用辛辣油腻饮食。急性患者,特别是有出血倾向的,改用无渣半流或流食。有严重消化道出血者应禁食,以静脉补充营养。

（3）病情观察:严密观察患者生命体征及病情变化,感染症状及出血部位、程度,尤其要观察有无重要脏器出血如颅内出血等症状。

（4）对症护理

1）感染发热的护理:协助医生尽快找出感染灶所在部位,以利于行细菌培养和药物敏感试验,有效应用抗菌药物。患者感染引起发热体温在 39℃以上者可给予物理降温,以温水擦浴并以冰袋或冷水毛巾冷敷头部;不宜用酒精擦浴。如果患者出汗多,应及时协助擦汗,必要时更换贴身衣服、被单,鼓励多饮水,补充水分的丢失。注意患者体温、脉搏、呼吸和血压等生命体征的变化,随时警惕感染引起败血症而发生感染性休克,或水电解质丢失引起低血容量休克。再障患者尽量不用退热剂,禁止应用会引起再障的可疑药物,尤其是一些解热止痛剂、抗生素、镇痛安定药,最好在患者的病历夹封面处明显标出,以示医、护人员注意。

2）输血的护理:重度贫血伴头晕、乏力、心悸时,遵医嘱输入红细胞悬液;血小板低有出血或出血倾向时,输注血小板。输注前,详细询问患者有无过敏史,向患者讲解输血的目的、注意事项及不良反应,输血中严密观察患者有无输血反应。

3）出血的预防及护理:嘱患者避免外伤及碰撞,预防皮肤损伤。使用软毛牙刷刷牙,避免损伤牙龈,引起牙龈出血。勿挖鼻孔,使用薄荷石蜡油滴鼻,避免鼻腔干燥出血。保持排便通畅,勿用力排便,预防颅内出血的发生。护理操作时,动作轻柔,避免反复多次穿刺造成皮肤损伤,拔针后延长按压时间。血小板 < 5.0 × 10⁹/L 时尽量避免肌内注射。颅内出血的患者应平卧位休息,头部制动,有呕吐时及时清理呕吐物,保持呼吸道通畅,严密观察患者的生命体征、意识状态、瞳孔大小变化,准备记录 24 小时出入量,遵医嘱静脉输入止血药、脱水剂及血小板。

4）皮疹的护理:对于皮疹伴瘙痒的患者,嘱其勿用手抓,以防皮肤破损后引起感染。保持皮肤清洁干燥,穿棉质衣服,勤换内衣,温水擦浴,严重时可用炉甘石洗剂涂抹皮疹处。

5）脑出血的护理:患者一旦有脑出血先兆,如头痛、视物模糊、喷射性呕吐、精神烦躁不安等,应立即处理。①迅速通知医生;②协助患者取平卧位,头偏向一侧,随时清理呕吐物或分泌物，头枕冰袋或冰帽。调节吸氧流量，保持呼吸道通畅；③迅速建立静脉通道，按医嘱给予脱水剂、止血药或输浓缩血小板；④观察患者意识状态、血压、脉搏及呼吸频率、节律，记录24小时出入量。

（5）心理护理：主动关心、体贴患者，做好有关疾病及其自我护理知识的宣教。

2. 药物治疗护理

（1）雄激素：其作用机制是刺激肾脏产生更多的促红细胞生成素，并直接作用于骨髓，促进红细胞生成。长期应用还可促进粒细胞系统和巨核细胞系统细胞的增生。

（2）造血细胞因子：单用无效，多作为辅助性药物，在免疫抑制治疗时或之后应用，有促进骨髓恢复的作用。常用药物包括粒细胞集落刺激因子（rhG-CSF）、粒 - 吞噬细胞集落刺激因子（rhGM-CSF）、促红细胞生成素（EPO）和白细胞介素 -3（IL-3）。疗程以三个月以上为宜。

（3）输血：血红蛋白低于 60g/L 伴明显缺氧症状者，可输注浓缩红细胞。对于出血严重，如内脏出血（包括消化道出血、颅内出血等）或有内脏出血倾向者（如血小板 < 20.0 × 10⁹/L，且并发感染），可输注同血型浓缩血小板、新鲜冷冻血浆，效果不佳者可改输 HLA 配型相配的血小板。

（4）重型再障的治疗：异基因造血干细胞移植，免疫抑制剂治疗。

1）异基因造血干细胞移植：包括骨髓移植、脐血输注及胎肝细胞输注等，主要用于重型再障。最佳移植对象是年龄 < 40 岁、无感染及其他并发症。

2）免疫抑制治疗：抗胸腺细胞球蛋白 / 抗淋巴细胞球蛋白（ATG/ALG）联合环孢素（CsA）是目前联合免疫抑制剂治疗的标准方案。治疗期间安排患者在保护性隔离病房，如为空气层流洁净病室最为理想。

（5）用药护理：应用雄激素会有不同程度的副作用，最常见的为痤疮，女性患者易出现停经和男性化现象并可有水肿、失眠。儿童患者用药后除男性化之外，可能出现精神兴奋、不能入睡或阴茎勃起等异常表现等，故用药前向患者或家属做适当说明并让其明了停药后副作用可逐渐消失，解除顾虑和不安。长期肌内注射丙酸睾酮易引起局部硬结，为纤维化改变，阻碍药物吸收，故注射时应多部位轮换及深部肌内注射，选用适当的注射针头。已纤维化的局部可应用热敷以利于软化。口服的雄激素制剂易发生肝脏损害，应定时检查肝功能，注意观察并及时向医生报告。

CSA 的副作用主要为肝肾损害、胃肠紊乱、白细胞减少及牙龈增生，少数可有多毛、手颤、末梢感觉异常、高血压、头痛等，停药后均可消退。

定期为患者身体做清洁、消毒处理并口服抗生素，防治肠道感染。ATG 的副作用可有发热、皮疹、血清病，注意观察。

（八）随访

1. 预期目标

（1）患者能根据自身病情做好休息与活动的自我调节。

（2）患者了解再障的病因、临床表现及预后，了解药物的作用、不良反应及注意事项，积极配合治疗。

（3）患者学会自我观察贫血、出血、感染的临床表现，做到早预防、早发现、早治疗，未发生颅内出血。

（4）患者能认识负性情绪的危害，学会自我调整、学会倾诉。

2. 并发症

（1）血小板减少导致出血是常见并发症，严重患者并发颅内出血。

（2）严重贫血患者并发贫血性心脏病。长期输血患者可发生血色病。

（3）粒细胞缺乏容易并发感染，严重者可发生败血症。

（姚斌莲）

第三节　血　友　病

一、概述

血友病（hemophilia）是一组因遗传性凝血活酶生成障碍引起的出血性疾病，包括血友病 A（遗传性抗血友病球蛋白缺乏或 FⅧ：C 缺乏症）、血友病 B（遗传性 FⅨ 缺乏症）及遗传性 FⅪ 缺乏症，其中以血友病 A 较为常见，约占遗传性出血性疾病的 85%，其次是血友病 B，遗传性 FⅪ 缺乏症极少见。其共同特点是终身自发性或轻微创伤后出血不止，易出现肌肉和关节腔出血。

二、流行病学

血友病的发病率没有种族或地区差异。在男性人群中，血友病 A 的发病率约为 1/5 000，血友病 B 的发病率约为 1/25 000。所有血友病患者中，血友病 A 占 80%~85%，血友病 B 占 15%~20%。女性血友病患者极其罕见。由于经济等各方面的原因，血友病的患病率在不同国家甚至同一国家的不同时期都存在很大的差异。我国 1986 至 1989 年期间在全国 24 个省的 37 个地区进行的调查结果显示，我国血友病的患病率为 2.73/100 000 人口。

三、病因与危险因素

（一）病因

1. 血友病 A 又称遗传性 FⅧ 缺乏症，是临床上最常见的遗传性出血性疾病。FⅧ 在循环中与 vWF 以复合物形式存在，前者被激活后参与 FX 的内源性激活；后者作为一种黏附分子参与血小板受损血管内皮的黏附，并有稳定及保护 FⅧ 的作用。当 FⅧ 因遗传或突变出现缺陷时，人体不能合成足量的 FⅧ，导致内源性途径凝血障碍及出血倾向的发生。

2. 血液病 B 又称遗传性 FⅨ 缺乏症。FⅨ 为一种单链糖蛋白，被 FⅪa 等激活后参与内源性 FX 的激活。遗传或突变使之缺陷时不能合成足够的 FⅨ，造成内源性途径凝血障碍及出血倾向。

3. 血友病 A 和 B 均为性染色体（X 染色体）连锁隐性遗传（女性遗传、男性发病）。遗传性 FⅪ 缺乏症为常染色体隐性遗传，男女均可遗传，子女均可发病。

4. 有血友病家族史的属于遗传，无血友病家族史的属于基因突变。

（二）危险因素

1. 外伤、手术。

2. 服用影响血液凝血、止血的药物。

四、预防和筛查

(一)预防

1. 预防损伤是防止出血的重要措施。对活动性出血患者,限制其活动范围和活动强度。一般患者,应避免剧烈或易致损伤的活动、运动及工作,减少出血的危险。必要时携带写明血友病的病历卡。

2. 建立遗传咨询,有家族史者婚前常规进行血友病的遗传咨询。严格婚前检查,加强产前诊断,是减少血友病发生的重要方法。

3. 血友病患者与女性携带者不宜婚配,否则应避免生育,以减少本病的遗传。为了减少血友病患儿的诞生,女性携带者均应进行产前诊断,一般可于妊娠第 13~16 周进行羊水穿刺,确定胎儿性别及基因表型,以明确是否为胎儿血友病,决定是否终止妊娠。

(二)筛查

1. 血友病高危人群的筛查 男性患者,有家族史,符合 X 连锁隐性遗传规律;女性纯合子型可发生,极少见。

2. 筛查试验 凝血时间(CT)和活化部分凝血活酶时间(APTT)延长,凝血酶原消耗(PCT)不良及简易凝血活酶生成试验(STGT)异常。

五、评估

(一)病史

询问患者既往有无频繁发作的淤血和出血史,有无缓慢创伤后过度的关节疼痛、肿胀和青紫家族史或遗传倾向。

(二)体格检查

评估关节压痛、运动范围、淤伤情况。关节特别是膝盖、臀部、脚踝、肩膀和肘部,最易受到影响。检查上臂的肌肉,上腿(前后)、小腿和腹股沟处的出血指征,血肿较为常见。在注射、小碰撞后容易出现淤伤或皮肤轻微创伤,有时出血延缓。自发性鼻出血、血尿、牙龈出血、呕血、便血,轻伤后腹部疼痛,说明可能存在内脏出血,轻微的头部受伤后精神状态改变,提示潜在的颅内出血,由于血肿压迫神经可能出现肢体的疼痛或瘫痪。

(三)辅助检查

1. 筛选试验 出血时间、凝血酶原时间、血小板计数、血小板聚集功能正常,凝血时间(CT)、活化的部分凝血活酶时间(APTT)延长,凝血酶原消耗不良及简易凝血活酶试验异常,APTT 不能鉴别血友病类型。

2. 临床确诊试验 FⅧ活性测定辅以 FⅧ:Ag 测定和 FⅪ活性测定辅以 FⅪ:Ag 测定可以确定血友病 A 和血友病 B,同时根据结果对血友病进行临床分型;同时应行 vWF:Ag 测定(血友病患者正常),可以与血管性血友病鉴别。

3. 基因诊断试验 主要用于携带者检测和产前诊断,目前用于基因分析的方法主要有DNA 印迹法、限制性内切酶片段长度多态性等。产前诊断可在妊娠第 10 周左右进行绒毛膜活检,确定胎儿的性别及通过胎儿的 DNA 监测致病基因;在妊娠的第 16 周左右行羊水穿刺。

六、诊断与鉴别诊断

(一)诊断要点

根据患者的起病年龄(幼年)、性别特征(男性)、符合 X 性染色体隐性遗传家族史及出血的特点,结合相关实验室检查,如出血时间计数正常,凝血时间和激活酶部分凝血活酶时间延长,以及凝血因子活性降低、凝血酶原消耗不良、简易凝血酶生成试验等异常,可做出诊断。

1. 血友病 A

(1)临床表现:男性患者,有或无家族史,有家族史者符合 X 连锁隐性遗传规律;关节、肌肉、深部组织出血,可呈自发性,或发生于轻度损伤、小型手术后,易引起血肿及关节畸形。

(2)实验室检查:出血时间、血小板计数及 PT 正常;APTT 重型明显延长;FⅧ:C 水平明显低下;vWF:Ag 正常。

2. 血友病 B

(1)临床表现:基本同血友病 A,但程度较轻。

(2)实验室检查:出血时间、血小板计数及 PT 正常;APTT 重型延长,轻型可正常;FⅨ抗原及活性减低或缺乏。

(二)鉴别诊断

血管性血友病(von willebrand disease,vWD):是临床上常见的一种常染色体遗传学出血性疾病,多为显性遗传。出血以皮肤黏膜为主,男女均可发病,自发性关节、肌肉出血相对少见。实验室检查血浆 vWF 抗原(vWF:Ag)测定可与血友病 A、B 鉴别。

七、护理措施

(一)非药物治疗护理

1. 预防出血 告诉患者避免过度负重和各种外伤;勿做剧烈运动;尽量避免手术,必须手术时,术前应根据手术大小补充相应的凝血因子;尽量避免或减少不必要的穿刺,必须穿刺时拔针后局部按压 5 分钟以上,直至出血停止;药品说明上注有"抑制血小板聚集"或"防止血栓形成"的药物要禁服;注意口腔卫生,防龋齿;少食带刺、带骨的食物,以免刺伤口腔或消化道黏膜;若为关节出血或局部出血,可先行加压包扎、冷敷,然后到医院就诊。

2. 病情观察 注意观察患者可能出现的一些出血特征,观察易出血部位的皮肤,如发现患者精神倦怠、乏力、局部疼痛、皮温增高,应警惕有出血可能,及时采取措施并及时记录。注意观察和警惕大出血,特别是隐匿性的大出血或重要器官出血,如咽颈部出血导致呼吸困难、中枢神经系统出血、腹膜后出血、深部撕裂伤口出血等。严密观察生命体征,尤其是血压,监测血红蛋白的变化。

3. 心理护理 血友病是一种终身性出血性疾病,反复出血,患者及其家属易产生悲观、绝望从而放弃治疗。应与患者进行沟通,解除其焦虑、恐惧、自卑及严重情绪不安状态,帮助患者树立信心。与患者及家属制定护理计划,以便给患者提供持续性护理。

(二)急性出血期的护理

1. 及时补充缺乏的凝血因子 补充缺乏的凝血因子是目前防治血友病患者出血最重要的替代疗法,原则根据 FⅧ或 FⅪ的半衰期、出血的严重程度或所需手术的大小及范围,针对不同类型血友病可选用重组人凝血因子 FⅧ制品、血浆源性 FⅧ浓缩物、冷沉淀或新鲜冰冻血浆。治疗根据患者所缺乏凝血因子种类每日 1~2 次。

2. 注意休息　急性出血期应卧床休息，若为关节出血，则应抬高患肢，并将患肢放在较舒服的功能位置，以防止或对抗痉挛姿势的出现；膝关节出血时，可在膝下垫一个垫子或使用垫托夹板；肘关节出血时可用吊带吊起上臂或用绷带包裹，但不能太紧，以防血液循环不畅；颈部出血应注意患者的呼吸情况；尿血者嘱多饮水。

3. 冷敷　出血早期，冷敷可使局部血管收缩，利于止血，用毛巾包裹医用冰袋置于患处，间断冷敷。冷敷时应严密观察，以防冻伤。

4. 其他严重出血护理　对腹腔内出血的患者，要密切注意休克的发生，随时观察其生命体征，注意脉搏、呼吸、血压、神志及瞳孔的变化。消化道出血者应观察呕血或便血量，予以记录。泌尿系统出血者，应观察尿色、尿量及有无血块堵塞症状。广泛的肌肉、皮下出血形成的血肿不得用针吸。咽喉或颈部的皮下、肌肉出血应密切观察血肿压迫情况，保持呼吸道通畅。颅内出血者应行脱水治疗，以降低颅内压。

（三）药物治疗的护理

1. 替代治疗的护理

（1）治疗原则：早期、足量、足疗程。常用制剂有新鲜冰冻血浆、冷沉淀（FⅧ浓度较血浆高 5~10 倍）、凝血酶原复合物、FⅧ浓缩物、重组 FⅧ或 FⅨ。常用剂量及用法：一般采用公式计算，即首次输入凝血因子剂量（IU）= 体重（kg）× 所需提高的活性（%）÷ 2。

（2）血友病患者反复输注血液制品后会产生 FⅧ或 FⅨ抑制物，其发生率大约为 10%，通过检测患者血浆 FⅧ或 FⅨ抑制物滴度可确定。主要通过免疫抑制治疗（包括糖皮质激素、静脉注射人免疫球蛋白等）及旁路治疗来改善出血，后者包括使用凝血酶原复合物及重组人活化因子Ⅶ。

2. 其他药物治疗

（1）去氨加压素（DDAVP）：是一种人工合成的抗利尿激素类物质，有抗利尿和动员体内贮存因子Ⅷ释放的作用，可促进内皮细胞释放储存的 vWF 和 FⅧ。可以用于轻症血友病 A 患者，血友病 B 患者无效。常用剂量为 0.3μg/kg，用生理盐水 30~50ml 稀释后于 20~30min 内静注，也可分次皮下注射或鼻腔滴入。该药可暂时提高患者因子 FⅧ水平约 3 倍，若反复注射可因体内贮存因子 FⅧ耗竭而迅速出现反应耐受。

（2）抗纤溶药物：通过保护已形成的纤维蛋白凝块不被溶解而发挥止血作用。常用的有氨基己酸和氨甲环酸等。但有泌尿系出血和休克、肾功能不全时慎用或禁用纤溶抑制品。

（3）其他药物：达那唑对轻中型者效果较好。糖皮质激素通过改善血管通透性及减少抗 FⅧ：C 抗体产生而发挥作用，对反复接受 FⅧ：C 治疗而效果差者效果较佳。抗纤溶剂能保护已形成的血凝块不溶解，可用于口腔伤口及拔牙时止血，如氨基己酸。

（四）家庭治疗的护理

针对血友病的发病特点，可实施家庭治疗模式，针对患者或家属进行有关知识的教育和注射培训等，使患者在出血早期就能得到及时治疗，从而迅速止血，减轻出血对周围组织的压迫及防止继发性损伤。治疗对象的选择条件主要有：家庭内必须要有冰箱，所在地区供电正常，以确保冻干凝血因子制剂的有效保存；患者或家属具备一定的文化知识，通过培训能正确理解和掌握家庭治疗的目的和方法；患者年龄一般在 5 周岁以上，血管条件较好，治疗较配合。除有抗 FⅧ：C 抗体、病情不稳定、小于 3 岁的患儿外，均可安排家庭治疗。

1. 讲解疾病相关知识,指导患者及家属学会必要的应对疾病的措施及急救处理方法,包括静脉注射、正确应用凝血因子及其他一些止血方法。还有血液病学、矫形外科、精神、心理学、物理治疗以及艾滋病和病毒性肝炎的预防知识等。

2. 给予患者高蛋白、高维生素、富含铁质的饮食。慎服对凝血功能有影响的药物,如阿司匹林、保泰松等。衣着要柔软、舒适,冬天适当穿得厚实,对容易受伤的关节做好保护,可适当使用护腕、护膝,尽量避免磕碰。

3. 鼓励患者进行适当运动,日常适当的运动能有效预防肌无力和关节反复出血,可进行游泳、散步、骑自行车等活动,避免剧烈和接触性运动。

4. 开展关节康复训练,针对病变关节进行科学合理的康复训练是预防血友病患者发生关节失用的重要措施。应向患者及家属解释康复训练的目的和意义,主要方法和注意事项与配合要求等。经常评估关节外形、局部有无压痛、关节活动能力有无异常,用来判断关节病变处于急性出血期、慢性炎症期还是已发生纤维强直。根据评估结果进行相应的关节康复训练:急性出血期应局部制动并保持肢体于功能位;慢性炎症期切勿使患肢负重,适当增加卧床时间,避免过早行走,预防反复的关节出血;在关节腔出血控制后,关节疼痛缓解后,鼓励患者积极进行关节功能训练,小心活动患处关节,开始时活动幅度不宜过大,遵守循序渐进的原则;可以予以理疗以促进受累关节功能的康复,恢复期可进行按摩,以改善局部血液循环,消除肿胀,促进肢体功能恢复,按摩应轻柔缓慢进行,以防引发新的出血。

5. 对于关节强直、畸形的患者,可以在补充足量的相应凝血因子的基础上行关节成形术或置换术。

八、随访

(一)预期目标

1. 患者知晓预防出血的措施,出血停止,凝血因子接近正常。

2. 患者关节血肿、疼痛减轻或消失,了解并学会减轻疼痛的方法。

3. 患者受累关节失常或有所改善或恢复。

4. 患者能应用有效的心理应对方法,恐惧焦虑减轻。

5. 建立血友病档案,患者及家属能树立正确的婚育观,能及时进行婚前检查。

6. 患者和家庭制定策略,提供一个安全的环境防止出血等并发症和损伤;无出血症状。

7. 患者和家属能说出准备和管理静脉血液置换产品的要求,并具备该能力。

8. 患者能随时佩戴药物提醒手环。

(二)并发症

1. 深部组织内血肿压迫血管引起组织坏死,压迫神经导致肢体疼痛、肌肉萎缩。

2. 反复关节腔出血导致血液不能完全吸收,形成慢性炎症,导致关节僵硬、畸形,影响正常活动。

(姚斌莲)

第四节　血小板减少症

一、特发性血小板减少性紫癜

（一）概述

特发性血小板减少性紫癜（idiopathic thrombocytopenic purpura，ITP）是一种复杂的多种机制共同参与的获得性自身免疫性疾病，是最常见的一种血小板减少性疾病。主要是由于患者对自身血小板抗原的免疫失耐受，产生体液免疫与细胞免疫介导的血小板过度破坏和血小板生成受抑，导致外周血中血小板数目减少。临床上以自发性皮肤、黏膜及内脏出血、血小板计数减少、生存时间缩短和抗血小板自身抗体形成以及骨髓巨核细胞发育、成熟障碍等为特征。

（二）流行病学

成人的年发病率 5~10/10 万人口。男女发病率相近，育龄期女性发病率高于同年龄段男性，60 岁以上人群发病率为 60 岁以下人群的 2 倍，且出血风险随年龄增长而增加。发病时间无明显季节性。

（三）病因与危险因素

1. 病因

（1）体液免疫和细胞免疫介导的血小板过度破坏：50%~70%ITP 血浆和血小板表面可检测到抗血小板膜糖蛋白特异性自身抗体。自身抗体致敏的血小板被单核巨噬细胞系统吞噬破坏。另外 ITP 患者的细胞毒 T 细胞可直接破坏血小板。

（2）体液免疫和细胞免疫介导的巨核细胞数量和质量异常，血小板生成不足：自身抗体还可损伤巨核细胞或抑制巨核细胞释放血小板，造成 ITP 患者血小板生成不足。另外 $CD8^+$ 细胞毒 T 细胞可通过抑制巨核细胞凋亡，使血小板生成障碍。

2. 危险因素

（1）感染：约 80% 的急性 ITP 患者在发病前 2 周左右有上呼吸道感染史；慢性 ITP 患者常因感染而使病情加重。

（2）免疫因素：目前大多认为抗血小板抗体等自身抗体与血小板表面靶抗原结合，导致血小板破坏是 ITP 发病的主要机制。

（3）肝脾与骨髓因素：肝、脾与骨髓不仅是血小板相关抗体和抗血小板抗体产生的主要部位，也是血小板被破坏的主要场所，尤其脾脏。

（4）雌激素水平：雌激素可增强自身免疫反应，促进相关免疫性疾病的发生和发展，还可抑制血小板生成及促进单核吞噬细胞吞噬和破坏与抗体结合的血小板。

（5）基因：有研究表明 ITP 的发生可能受基因的调控。

（四）预防和筛查

1. 预防

（1）消除致病因素：防止感染，清除局部病灶。

（2）避免使用可能引起血小板减少或抑制血小板功能的药物，如阿司匹林肠溶片、吲哚美辛及双嘧达莫等。

（3）规律运动,增强体质,谨防碰撞、摔伤等各种外伤。

2. 筛查

（1）已知骨髓抑制的患者,应对血小板减少症的发展进行监测。

（2）患者有任何已知的风险因素,应密切注意。

（五）评估

1. 病史　年龄、月经史、运动、危险因素、家族史、感染史等。出血和淤斑反复发作,淤斑和紫癜,特别是在胸部前方、手臂、颈部、月经期间或穿刺部位出血过多,服药、接触有毒物质或放射史。

2. 体格检查　患者有无畏寒、发热,全身皮肤、黏膜淤点、出血情况,出现部位、时间,有无呕血、便血、咳血、血尿、阴道出血,女性患者月经情况,有无头痛、抽搐,意识、瞳孔情况,有无脾大。

（1）血小板:血小板计数减少最为突出;血小板平均体积偏大;出血时间延长;血小板功能一般正常。

（2）骨髓象:骨髓巨核细胞正常或增加;巨核细胞发育成熟障碍,表现为巨核细胞体积变小,胞质内颗粒较少,幼稚巨核细胞增加;有血小板形成的巨核细胞显著减少(＜30%);红系及粒、单核系正常。

（3）其他:ITP患者外周血中网织红细胞、血小板计数明显增高。

（六）诊断与鉴别诊断

1. 诊断要点

（1）反复出现或首次出现程度不等的出血症状。

（2）多次检验血小板计数减少,血细胞形态无异常。

（3）脾无肿大或轻度肿大。

（4）骨髓检查示巨核细胞增多或正常,伴有成熟障碍。

（5）慢性型具备下列5项中的1项:①泼尼松治疗有效;②脾切除治疗有效;③PAIgG增多;④PAC3增多;⑤血小板寿命缩短。

2. 鉴别诊断

（1）假性血小板减少。

（2）先天性血小板减少。

（3）继发性免疫性血小板减少:如Evans综合征、系统性红斑狼疮、药物性免疫性血小板减少等。

（4）继发性非免疫性血小板减少:如再生障碍性贫血、脾功能亢进、骨髓增生异常综合征、白血病等。

（七）护理措施

1. 非药物治疗护理

（1）卧床休息,避免受伤,慎用阿司匹林、非甾体抗炎药等抗血小板药物,去除可能的诱因,如控制感染、停用可疑药物等。

（2）饮食护理:给予高维生素、高蛋白、高热量易消化饮食或半流质饮食,禁食过硬、油炸、粗糙的食物;有消化道出血时遵医嘱禁食,出血好转,方可逐步改为少渣半流质、软饭、普食,禁酒。保持排便通畅,排便不能过度用力,必要时用开塞露等协助排便,以免腹压增高引起出血。食物温度不宜过高,约40℃即可。

（3）皮肤黏膜出血的预防和护理：避免皮肤摩擦及肢体受压，勤剪指甲，以免抓伤皮肤。保持皮肤清洁，定期洗澡，轻擦不可用力。尽量避免人为的创伤，如进行各种穿刺时必须快速、准确，尽量做到一针见血，避免反复穿刺造成出血。严格执行无菌操作，局部加压时间延长，并观察有无渗血情况。注射或穿刺部位应交替更换，以防局部血肿形成。嘱患者勿用手挖鼻腔，平时可用鱼肝油滴鼻，保持室内湿度50%~60%，防止鼻黏膜干燥出血。发生出血时，应定时检查出血部位，注意出血点、淤斑的消长情况。

（4）心理护理：使患者镇静，避免情绪高度紧张而激发或加重出血；与患者建立信任关系，了解患者的想法，鼓励患者讲出心中的疑惑与不解并予以解答，帮助患者认识不良的心态对疾病的不利影响；讲解相关疾病知识，得到患者的配合；鼓励患者与亲人、病友沟通，争取社会支持系统帮助，减少孤独感，增强康复的信心度，积极配合治疗。

（5）预防脑出血：血小板计数低于（20~30）×10^9/L时，则有脑出血危险，要注意观察有无头痛、恶心、呕吐等脑出血先兆。

2. 药物治疗护理

（1）糖皮质激素：治疗首选药，泼尼松口服1mg/（kg·d），有效者待血小板升至100×10^9/L，减量维持，稳定后剂量快速减少至最小维持量（<15mg/d），如不能维持，应考虑二线治疗。若治疗4周仍无反应，说明治疗无效，应迅速减量至停用，一般疗程3~6个月。长期使用糖皮质激素可出现向心性肥胖、毛发增多或满月脸，停药后身体自行恢复，告知患者切勿自行减量或停药，以免影响治疗效果。为减轻药物的不良反应，应饭后服药，必要时可加用胃黏膜保护剂或制酸剂。糖皮质激素还可诱发或加重感染，指导患者注意保暖，减少探视，避免发生感冒。

（2）大剂量丙种球蛋白：静脉滴注0.4g/（kg·d）×5d或1.0g/（kg·d）×1d（病情严重者连用2天）。输注时密切观察药物不良反应：荨麻疹、皮疹、发热、寒战、呼吸困难等，护士应加强巡视，发现问题及时通知处理。

（3）脾切除或脾栓塞：可减少血小板抗体产生及减轻血小板的破坏。主要适应证：糖皮质激素治疗3~6个月无效者；出血明显，危及生命者；泼尼松有效，但维持剂量必须大于30mg/d者；不宜用糖皮质激素者；51Cr扫描脾区放射指数增高者。禁忌证：妊娠期或因其他原因不能耐受手术者。

（4）免疫抑制剂：一般不作首选，适用于对糖皮质激素及切脾手术疗效不佳或无反应者。可选用环磷酰胺、长春新碱、达那唑、硫唑嘌呤等。

（5）CD20单克隆抗体（利妥昔单抗）+重组人血小板生成素（TPO）联合治疗。

（6）血小板输注：血小板严重降低，引起的致命性出血风险者。

3. 特别关注

（1）颅内出血的征兆观察和预防。

（2）药物的不良反应及减量、停药的注意事项。

（3）患者对出血的自我防护、监测、就诊指导等健康教育。

（八）随访

1. 预期目标

（1）患者皮肤、黏膜出血范围减少至停止出血，血小板检查接近正常。

（2）患者能正确认识身体外表的改变并能适应。

（3）患者能认识自己的疾病，能应用有效的应对机制，适应感增强；能正确理解药物不良反应,不产生抵触情绪,用药依从性增加;理解颅内出血征兆,出现症状时主动就医。

(4)患者能与家属及医护人员有效沟通,缓解心理压力,情绪稳定。

2. 并发症

(1)血小板减少可引起颅内出血、胃肠道出血、视网膜出血等。

(2)长期服用糖皮质激素或免疫抑制剂容易感染。

二、过敏性紫癜

(一)概述

过敏性紫癜(allergic purpura)又称出血性毛细血管中毒症或 Schonlein-Henoch 综合征,为一种较常见的血管变态反应性疾病,因机体对某些致敏物质产生变态反应,导致毛细血管脆性及通透性增加,血液外渗,产生紫癜、黏膜及某些器官出血。主要表现为皮肤淤点或紫癜,可伴有腹痛、便血、关节痛、血尿及血管神经性水肿和荨麻疹等过敏表现,多为自限性。

(二)流行病学

本病多发于儿童和青少年,男性发病率多于女性(约 3∶2),春秋季发病较多,占全年发病的 65%。

(三)病因与危险因素

1. 病因

(1)细菌或病毒感染:约占 22.5%,以呼吸道感染溶血性链球菌最为多见,其次为发疹性病毒、寄生虫感染。

(2)食物因素:异性蛋白质,如鱼、虾、蟹、蛋、牛奶等。

(3)药物因素:异烟肼,青霉素、头孢菌素类抗生素,解热镇痛药等。

2. 危险因素

(1)感染:细菌、病毒、寄生虫感染等。

(2)食物:是人体对异性蛋白过敏所致。如鱼、虾、蟹、蛋、鸡、牛奶等。

(3)药物:抗生素类、解热镇痛类、磺胺类、阿托品、异烟肼、噻嗪类利尿药及奎宁类等。

(4)其他:预防接种、植物花粉、昆虫叮咬、粉尘、油漆、动物羽毛、冷刺激及精神因素等。

(四)预防和筛查

1. 预防 消除致病因素:防止感染,清除局部病灶,驱除肠道寄生虫,避免可能致敏的食物和药物、环境等。

2. 筛查 接触易感源,对于药物、食物过敏的人群重点观察。

(五)评估

1. 病史 年龄、发病季节、危险因素、饮食习惯、药物服用情况、生活习惯、精神状况、接触史、家族史、感染史等。

2. 体格检查 皮肤的淤点、紫癜、腹痛、关节肿胀。

3. 辅助检查

(1)血象:白细胞计数正常或轻度升高,中性粒细胞和嗜酸性粒细胞可增高,血小板计数正常。

(2)凝血功能、骨髓检查:除出血时间可能延长外,其他都正常。

(3)大便常规:消化道出血患者大便隐血试验阳性。

(4)尿常规:肾脏受累时可有血尿、蛋白尿、管型尿。

(5)毛细血管脆性试验:50% 患者阳性。

（六）诊断与鉴别诊断

1. 诊断要点

（1）发病前 1~3 周有低热、咽痛、全身乏力或上呼吸道感染史。

（2）典型四肢皮肤紫癜，可伴腹痛、关节肿痛及血尿。

（3）血小板计数、功能及凝血相关检查正常。

（4）排除其他原因所致的血管炎及紫癜。

2. 鉴别诊断

（1）遗传性出血性毛细血管扩张症：本病是由于血管壁的发育异常所引起的一种遗传性疾病，其典型的病变为皮肤及黏膜出现鲜红色或紫红色的毛细血管或小血管扩张，从而引起皮肤黏膜出血或消化道出血。本病好发于青中年，男女均发病。

（2）单纯性紫癜：发病以女性为主，常与月经周期有关。临床特点为皮肤细小的淤点及大小不等的淤斑，可于轻微创伤后出现也可自发出现，常见于下肢及臀部，反复发作，易发作于月经期，少数患者束臂试验可为阳性。

（3）血小板减少性紫癜：是一种以血小板减少为特征的出血性疾病，主要表现为皮肤及脏器的出血性倾向以及血小板显著减少，可分为特发性血小板减少性紫癜、继发性血小板减少性紫癜和血栓性血小板减少性紫癜。

（4）系统性红斑狼疮：是一种多发于青年女性的累及多脏器的自身免疫性炎症性结缔组织病，早期、轻型和不典型的病例日渐增多。

（5）外科急腹症：是指腹腔内、盆腔和腹膜后组织和脏器发生了急剧的病理变化，从而产生以腹部为主要症状和体征，同时伴有全身反应的临床综合征。

由于本病的特殊临床表现及绝大多数实验室检查正常，鉴别一般无困难。

（七）护理措施

1. 非药物治疗护理

（1）消除致病因素：清除局部病灶，驱除肠道寄生虫，避免可能致敏的食物或药物及环境。

（2）卧床休息：急性发作期应卧床休息，避免过早或过多的行走性活动，环境安静、舒适。

（3）饮食指导：注意避免过敏性食物的摄取，发作期根据病情选择清淡、少刺激、易消化的普食、软食或半流质饮食。若有消化道出血，应避免过热的饮食，必要时禁食。

（4）保持皮肤干燥清洁：勿用手抓挠瘙痒处，以免皮肤破损出血、感染；保持床单平整，着棉质内衣，禁止用化学性物质清洁皮肤，必要时温热清水洗浴；水肿患者定时翻身，避免压疮发生。

（5）病情观察：观察皮肤紫癜分布的部位、数量、色泽变化及有无新发紫癜。对于腹痛患者，评估疼痛部位、性质、程度、持续时间等，有无恶心呕吐、腹泻、便血等伴随症状，有无肠鸣音亢进、腹肌紧张、腹部压痛和反跳痛等阳性体征，缓解患者疼痛并加强肛周护理。观察有无血尿、泡沫尿等尿液外观改变，监测尿量、血压、体重变化及水肿情况，定期做尿常规检查，并在出院后追踪尿检 3~6 个月，判定肾功能恢复情况。观察有无关节肿胀、疼痛和活动功能障碍，提醒患者减少关节活动，保持患肢功能位置，协助患者取舒适体位，使肌肉放松并注意保暖。

（6）心理护理：理解关心患者，建立良好的信任关系，向患者及家属介绍本病的相关知识，讲解成功案例，树立战胜疾病的信心，安心配合治疗。治疗前向患者解释用药的重要性及可能出现的不良反应，消除顾虑，取得配合。当患者出现疼痛时应安慰患者、分散其注意力,并观察患者的情绪变化,及时疏导,同时做好与家属的沟通。

2. 药物治疗护理

(1)抗过敏及抗组胺药:维生素C、曲克芦丁、10%葡萄糖酸钙、氯雷他定、氯苯那敏。

(2)免疫抑制剂:环孢素、吗替麦考酚酯、他克莫司、环磷酰胺。使用环磷酰胺时,嘱患者多饮水,注意观察尿量及尿色改变。

(3)糖皮质激素:适用于严重关节肿痛、腹痛患者。该药具有较强的抗过敏、抑制免疫反应和降低毛细血管通透性的作用,对腹型和关节型疗效较好,对紫癜型及肾型疗效不明显。常用泼尼松30mg/d,顿服或分次口服,重者可用氢化可的松或地塞米松静注,症状减轻后改为口服;疗程不超过30天,肾型患者可酌情延长。使用糖皮质激素容易发生感染,应加强护理,预防感染的发生。

(4)抗凝治疗:适用于肾型患者。

(5)对症治疗:腹痛患者可皮下注射解痉剂,如阿托品或山莨菪碱(654-2)来缓解腹痛,发生上消化道出血者按上消化道出血的常规进行处理:禁食、制酸与止血,必要时输血。

(6)中医中药也可作为慢性反复发作者或肾型患者的辅助疗法。

(7)血浆置换:严重肾功能损害及急进性肾炎患者。

3. 特别关注

(1)肾型过敏性紫癜患者肾脏功能检测。

(2)激素治疗的依从性。

(八)随访

1. 预期目标

(1)患者疼痛能有效减轻或消失。

(2)患者知晓预防出血的措施或出血后能及时发现并治疗。

(3)患者不发生肾功能损害或肾功能损害发生后不加重。

(4)患者能正确面对疾病,能知晓如何积极预防疾病的发生。

2. 并发症

紫癜性肾炎是过敏性紫癜最常见的并发症。

(姚斌莲)

第五节 白 血 病

一、概述

白血病(Leukemia)是一类造血干细胞的恶性克隆性疾病,因白血病细胞自我更新增强、增殖失控、分化障碍、凋亡受阻,而停滞在细胞发育的不同阶段。在骨髓和其造血细胞中,白血病细胞大量增生积累,使正常造血受抑制并浸润其他器官组织。

根据白血病细胞分化成熟程度和自然病程,将白血病分为急性和慢性两大类。急性白血病(acute leukemia, AL)的细胞分化停滞在较早阶段,多为原始细胞及早期幼稚细胞,病情发展迅速,自然病程就几个月。慢性白血病(chronic leukemia, CL)的细胞分化停滞在较晚阶段，多为较成熟幼稚细胞和成熟细胞，病情发展慢，自然病程多为几年。其次，根据主要受累及细胞可将 AL 分为急性淋巴细胞白血病（ALL）和急性髓系白血病（AML）。CL 分为慢性髓系白血病（CML）、慢性淋巴细胞白血病（CLL）及少见类型的白血病，如毛细胞白血病、幼淋巴细胞白血病等。

二、流行病学

我国白血病发病率为 3~4/10 万。在恶性肿瘤所致的病死率中，白血病居第 6 位（男）和第 7 位（女）；儿童及 35 岁以下的成人中则居第 1 位。

我国 AL 比 CL 多见（约 5.5∶1），其中 AML 最多（1.62/10 万），其次为 ALL（0.69/10 万），CML（0.39/10 万），CLL 少见（0.05/10 万）。男性发病率略高于女性（1.81∶1）。成人 AL 中以 AML 多见，儿童以 ALL 多见。CML 随着年龄增长而发病率逐渐升高。CLL 在 50 岁以后发病才明显增多。

三、病因与危险因素

（一）病因

1. 病毒因素　目前已证实，成人 T 淋巴细胞白血病是由人类 T 淋巴细胞病毒 I 型（human T lymphocytotrophic virus-I，HTLV-I）所引起。研究发现，除可在这些患者的细胞培养株中分离出 HTLV-I 外，患者血清中均可发现 HTLV-I 抗体。它是一种 C 型逆转录病毒，具有传染性，可通过哺乳、性生活及输血而传播。并认为此病毒可直接致病或在某些理化因素的作用下发病。此外，EB 病毒、HIV 病毒与淋巴系统恶性肿瘤的关系也已被认识。

2. 放射因素　包括 X 射线、γ 射线等电离辐射。白血病的发生取决于人体吸收辐射的剂量，全身或部分躯体受到中等或大剂量辐射后均可诱发白血病，研究表明，大面积和大剂量照射可使骨髓抑制和机体免疫力下降，DNA 突变、断裂和重组，导致白血病发生。日本广岛、长崎发生原子弹爆发后，受严重辐射地区的白血病的发病率是未受辐射地区的 17~30 倍。然而，小剂量的辐射能否引起白血病，仍不确定。

3. 化学因素　一些化学物质有致白血病的作用。如接触苯及其衍生物的人群白血病发生率高于一般人群。某些抗肿瘤的细胞毒药物如氮芥、环磷酰胺、丙卡巴肼、依托泊苷等，都有致白血病的作用。亚硝胺类物质、保泰松及衍生物、氯霉素等诱发白血病的报告也可见到，但还缺乏统计资料。近年来发现亚乙胺类的衍生物乙双吗啉具有显著的致畸作用，与白血病的发生关系密切。

4. 遗传因素　家族性白血病约占白血病的 7/1 000，当家庭中有一个成员发生白血病时，其近亲发生白血病的概率比一般人高 4 倍。单卵孪生者如果有一个患白血病，则另一个发病率为 1/5~1/4，比双卵者高 12 倍。有染色体畸变的人群白血病的发生率高于正常人。如 21-三体综合征的患儿在 10 岁以内白血病的发生率为 1/74，布卢姆（Bloom）综合征在 26 岁以内的发生率为 1/3，范科尼（Fanconi）综合征在 21 岁以内发病率为 1/12。

5. 其他血液病　某些血液病最终可能发展为白血病，如骨髓增生异常综合征、淋巴瘤、多发性骨髓瘤、阵发性睡眠性血红蛋白尿症等。

白血病的发病机制较复杂。上述各种因素均可促发遗传基因突变或染色体畸变，而使白血病细胞株形成，加上人体免疫功能缺陷，使已形成的肿瘤细胞不断地增殖，最终导致白血病的发生。

（二）危险因素

病毒感染；放射性物质；化学物质；遗传和先天性易患因素。研究表明，暴露于高剂量的电离辐射是白血病的危险因素。

四、预防和筛查

（一）预防

1. 急性白血病的预防　紧急处理高白细胞血症；防止感染；成分输血支持；防治高尿酸血症肾病；维持营养等。

2. 慢性白血病的预防　细胞淤滞症的紧急处理；分子靶向治疗；干扰素；其他药物治疗（如羟基脲）；异基因造血干细胞移植。

（二）白血病高危人群的筛查

长期接触病毒、放射性物质、化学物质等的人群做好防护工作，尤其是暴露于高剂量的电离辐射的人群。有遗传和先天性易患因素者应做好跟踪。

五、评估

（一）病史

1. 患病及治疗经过　询问与本病相关的病因、诱因或促成因素：如有无特殊药物使用史或理化物质接触史（苯）。主要症状与体征，包括贫血的一般表现及伴随症状与体征，如头晕、头痛、脸色苍白、心悸、气促、呼吸困难，有无神经精神症状，出血与感染性发热的表现，器官与组织浸润情况等，有关检查结果、治疗用药及其疗效等，以帮助对白血病的分型、发生时间、进展速度、严重程度与原因的判断。

2. 既往史、家族史和个人史　了解患者的既往史、家族史和个人史，有助于白血病原因的判断。

3. 目前状况　了解患者患病后的体重、食欲、睡眠、排便习惯等的变化，及其营养支持、生活自理能力与活动耐力状况等。

4. 心理与社会支持　了解患者及家属的心理反应、对白血病分型及处理方案的认识与理解程度，以及治疗与护理上的配合。

（二）体格检查

1. 一般状态　测量患者生命体征，评估精神状态，注意观察智力情况。

2. 皮肤、口腔黏膜和指（趾）甲　观察睑结膜、口唇、口腔黏膜、牙龈增生与肿胀；口腔炎、舌炎、舌乳头萎缩；皮肤面色苍白、干燥、皮肤出现蓝灰色斑丘疹、皮下结节、多形红斑、结节性红斑、角化、萎缩、无光泽；毛发干枯；指（趾）甲扁平、不光整、反甲或匙状甲。

3. 神经、精神系统　观察精神状态有无过度兴奋、好动、体力下降；神经系统有无末梢神经炎、神经痛。

4. 组织和器官浸润　部分急性白血病患者可有轻中度肝脾肿大，主要与白血病细胞浸润及新陈代谢增高有关，慢性粒细胞白血病在慢性期最突出表现的是巨脾；骨骼关节疼痛是常见症状，胸骨下段局部压痛，急性粒细胞白血病由于骨膜受累，还可在眼眶、肋骨及其扁平骨的骨面形成粒细胞肉瘤，其中眼眶最常见，可引起眼球突出、复视或失明；中枢神经系统白血病，由于化学药物难以通过血脑屏障，隐藏在中枢神经系统的白血病细胞不能被有效杀灭，这种情况常发生在缓解期，以急淋最常见，儿童患者尤甚。轻者表现为头痛、头晕,重者可有呕吐、视盘水肿、视力模糊、颈项强直、抽搐、昏迷等。

（三）辅助检查

1. 急性白血病

（1）血象：大多数白细胞增多,> $10.0 \times 10^9/L$ 者称为白细胞增多性白血病。也有白细胞计数正常或减少,低者可< $1.0 \times 10^9/L$,称为白细胞不增多性白血病,血涂片分类检查可见数量不等的原始和幼稚细胞,但白细胞不增多型病例血涂片很难找到原始细胞。患者常有不同程度的正常细胞性贫血,少数患者涂片上红细胞大小不等,可找到幼红细胞。约 50% 的患者血小板低于 $60 \times 10^9/L$,晚期血小板往往极度减少。

（2）骨髓象：是诊断 AL 的主要依据和必做检查。FAB 分型将原始细胞≥骨髓有核细胞（ANC）的 30% 定义为 AL 的诊断标准,WHO 将这一比例下降至≥ 20%,并提出原始细胞比例< 20% 但伴有 t(15;17)、t(8;21)或 inv(16)/t(16;16)者亦应诊断为 AML。

（3）细胞化学：主要用于协助形态鉴别各类白血病。

（4）免疫学：根据白血病的细胞表达系列相关抗原,确定其来源。造血干/组细胞表达 CD34, APL 细胞通常表达 CD13、CD33 和 CD117,不表达 HLA-DR 和 CD34,还可表达 CD9。急性混合细胞白血病包括急性双表型（白血病细胞同时表达髓系和淋巴抗原）和双克隆（两群来源于各自干细胞的白血病细胞分别表达髓系和淋系抗原）白血病,其髓系和淋系积分> 2。

（5）染色体和细胞分子生物学：白血病常伴有特异的染色体和基因改变。例如 99% 的 APL 有 t(15:17)(q22:q12),该易位使 15 号染色体上的 PML（早幼粒细胞白血病基因）与 17 号染色体上 RARA（维 A 酸受体基因）形成 PML-RARA 融合基因。这是 APL 发病及用全反式维 A 酸及砷剂治疗有效的分子基础。

（6）血液生化改变：血清尿酸增高,特别是化疗期间。尿酸排泄量增加,甚至出现尿酸结晶。患者发生 DIC 时可出现凝血异常,LDH 可增高。出现中枢神经系统白血病时,脑脊液压力升高,白细胞数升高,蛋白质增多,而糖定量减少。涂片中可找到白血病细胞。

2. 慢性髓系白血病

（1）慢性期（CP）：CP 一般持续 1~4 年。患者有乏力、低热、多汗或者盗汗、体重减轻等代谢亢进的症状,由于脾大而自觉有左上腹坠胀感。常以脾脏肿大为显著特征,往往就医时已达脐或者脐以下,质地坚实、平滑,无压痛。如果发生脾梗死,则脾区压痛明显,并有摩擦音。当白细胞显著增高时,可有眼底充血及出血。白细胞极度增高时可发生"白细胞淤滞症"。

1）血象：白细胞明显增高,常超过 $20 \times 10^9/L$,可达 $100 \times 10^9/L$ 以上,血片中粒细胞显著增多,可见各阶段粒细胞,以中性中幼、晚幼和杆状核粒细胞居多,原始（Ⅰ + Ⅱ）细胞< 10%,嗜酸性粒细胞、嗜碱性粒细胞增多,后者有助于诊断,血小板多在正常水平,部分患者增多;晚期血小板减少,并出现贫血。

2）中性粒细胞碱性磷酸酶（NAP）：活性减低或呈阴性反应,治疗有效时 NAP 活性可以恢复,疾病复发时又下降,合并细菌性感染时可略升高。

3）骨髓：骨髓增生明显至极度活跃,以粒细胞为主,粒红比例明显增高,其中以中性中幼、晚幼和杆状核粒细胞明显增多;原始细胞< 10%;嗜酸性粒细胞、嗜碱粒细胞增多;红细胞相对减少;巨核细胞正常或增多,晚期减少;偶见 Gaucher 样细胞。

4）细胞遗传学及分子生物学改变：95% 以上的 CML 细胞中出现 Ph 染色体（小的 22 号染色体）,显带分析为 t(9;22)(q34:q12)。9 号染色体长臂上 C-ABL 原癌基因易位至 22 号染色体激酶活性,导致 CML 发生。Ph 染色体可见粒、红、单核、巨核及淋巴细胞中。不足

5%的 CML 有 BCR-ABL 融合基因阳性而 Ph 染色体阴性。

5）血液生化：血清及尿中尿酸浓度增高，血清中乳酸脱氢酶增高。

（2）加速期（AP）：常伴有发热、虚弱、进行性体重下降、骨骼疼痛，逐渐出现出血和贫血。脾持续或进行性肿大，原来药物治疗无效。外周血或骨髓原始细胞≥10%。外周血嗜碱性粒细胞>20%，不明原因的血小板进行性减少或增加。除 Ph 染色体以外又出现其他染色体异常，如 +8、双 Ph 染色体、17 号染色体长臂的等臂（i17q）等。粒 - 单系祖细胞（CFU-GM）培养，集簇增加而集落减少，骨髓活检显示胶原纤维显著增生。

（3）急变期（BG）：BG 为 CML 的终末期，临床与 AL 类似，多为急粒变，少数为急淋变或急单变，偶有巨核细胞及红细胞的急性变。预后极差，往往数月内死亡，外周血中原粒 + 早幼粒细胞>30%，骨髓中原始细胞或原淋 + 幼淋或原单 + 幼单>20%，原粒 + 早幼粒细胞>50%，出现髓外原始细胞浸润。

六、诊断与鉴别诊断

（一）诊断要点

1. 急性白血病

（1）临床表现：AL 起病缓急不一样，可以是突然高热，类似"感冒"，也可以是严重的出血。缓慢者常为脸色苍白，皮肤紫癜，月经过多或拔牙后出血难止而就医时被发现。

正常骨髓造血功能受抑制，其表现为贫血、发热、出血。①贫血：部分患者因病程短，可无贫血，半数患者就诊时已有重度贫血，尤其是继发于 MDS 者。②发热：患者以发热早期表现近 40%，可低热，亦可高达 39~40℃ 以上，伴有畏寒、出汗等感染。可发生于各个部位，以口腔炎、牙龈炎、咽峡炎最常见，可发生溃疡或坏死；肺部感染、肛周炎、肛旁脓肿亦常见，严重时可有血液感染。最常见的致病菌为革兰氏阴性杆菌，如肺炎克雷伯菌、铜绿假单胞菌、大肠杆菌、硝酸盐不动杆菌等；革兰氏阳性球菌发病率有所上升，如金黄色葡萄球菌、表皮葡萄球菌、肠球菌等。长期应用抗生素及粒细胞缺乏者，可出现病毒感染，如单纯疱疹病毒、带状疱疹病毒、巨细胞病毒感染等。偶见卡氏肺孢子真菌病。③出血：以出血为早期表现者近 40%。出血可发生于全身各个部位，以皮肤淤点、淤斑、鼻出血、牙龈出血、月经过多为多见。眼底出血可致视力障碍。颅内出血时可发生头痛、呕吐、瞳孔大小不对称，甚至昏迷、死亡。资料表明 AL 死于出血者占 62.24%，其中 87% 为颅内出血。大量白血病细胞在血管中淤滞及浸润、血小板减少、凝血异常以及感染是出血的主要原因。

（2）实验室检查：血涂片分类检查可见数量不等的原始和幼稚细胞，患者常有不同程度的正常细胞性贫血，骨髓象是诊断 AL 的主要依据和必做检查。FAB 分型将原始细胞≥骨髓有核细胞（ANC）的 30% 定义为 AL 的诊断标准，WHO 将这一比例下降至≥20%，并提出原始细胞比例<20% 但伴有 t（15；17）、t（8；21）或 inv（16）/t（16；16）者亦应诊断为 AML。

2. 慢性髓系白血病

（1）临床表现：CML 在我国年发病率为（0.39~0.99）/10 万。各年龄组均可发病，国内中位发病年龄为 45~50 岁，男性多于女性。起病缓慢，早期常无自觉症状。患者可因健康检查或因其他疾病就医时才发现或脾大被确诊。

（2）实验室检查：①血象异常：白细胞明显增高，常超过 20×10^9/L，可达 100×10^9/L 以上，血片中粒细胞显著增多，可见各阶段粒细胞以中性中幼、晚幼和杆状核粒细胞居多；原始（Ⅰ + Ⅱ）细胞<10%；嗜酸性、嗜碱性细胞增多。②骨髓增生明显至极度活跃，以粒细胞

为主,粒红比明显增高。

（3）凡有不明原因的持续白细胞数增高,根据典型的血象、骨髓象改变,脾大、Ph 染色体阳性或 BCR-ABL 融合基因阳性即可做出诊断。

（二）鉴别诊断

1. 急性白血病

（1）骨髓增生异常综合征:该病的 RAEB 型除病态造血外,外周血中有原始和幼稚细胞,全血细胞减少和染色体异常,易与白血病相混淆。但骨髓中原始细胞少于 20%。

（2）某些感染引起的白细胞异常:如传染性单核细胞增多症,血象中出现异形淋巴细胞,但形态与原始细胞不同,血清中嗜异性抗体效价逐步上升,病程短,可自愈。百日咳、传染性淋巴细胞增多症、风疹等病毒感染时,血象中淋巴细胞增多,但淋巴形态正常,病程长。骨髓原幼细胞不增多。

（3）巨幼细胞贫血:巨幼细胞性贫血有时可与红、白血病相混淆。但前者骨髓中原始细胞不增多,幼红细胞 PAS 反应常为阴性,予以叶酸、维生素 B_{12} 治疗有效。

（4）急性粒细胞缺乏症恢复期:在药物或某些感染引起的粒细胞缺乏症的恢复期,骨髓中原、幼粒细胞增多。但该病多有明确病因,血小板正常,原、幼粒细胞中无 Auer 小体及染色体异常。短期内骨髓粒细胞成熟恢复正常。

2. 慢性髓系白血病　Ph 染色体可见于 1%AML、5% 儿童 ALL 及 25% 成人 ALL 患者,应注意鉴别。不具有 Ph 染色体和 BCR-ABL 融合基因而临床特征类似于 CML 的疾病转归入骨髓增殖异常综合征 / 骨髓增殖性肿瘤。其他需要鉴别疾病如下。

（1）其他原因引起的脾大:血吸虫病、慢性疟疾、黑热病、肝硬化、脾功能亢进等均有脾大。但各病均有各自原发病的临床特点,并且血象和骨髓象无 CML 的典型改变。Ph 染色体和 CR-ABL 融合基因均阴性。

（2）类白血病反应:常发生于严重感染、恶性肿瘤等基础疾病,并有相应原发病的临床表现。粒细胞胞质中常有中毒颗粒和空泡。嗜酸性粒细胞和嗜碱性粒细胞不增多。NAP 反应强阳性。Ph 染色体和 BCR-ABL 融合基因均阴性。血小板和血红蛋白大多正常。原发病控制后,白细胞恢复正常。

（3）骨髓纤维化:原发性骨髓纤维化脾大显著,血象中白细胞增多,并出现幼粒细胞等,易与 CML 混淆。但骨髓纤维化外周血中白细胞数一般比 CML 少,多不超过 30×10^9/L。NAP 阳性。此外,幼红细胞持续出现于外周血中,红细胞形态异常,特别是泪滴状红细胞易见。Ph 染色体和 BCR-ABL 融合基因均阴性。部分患者存在 JAK2V617F 基因突变。多次多部位骨髓穿刺干抽。骨髓活检网状纤维染色阳性。

七、护理措施

（一）急性白血病

1. 对症支持治疗

（1）高白细胞血症的紧急处理:当循环血液中白细胞数大于 200×10^9/L,患者可产生白细胞淤滞,表现为呼吸困难、低氧血症、反应迟钝、言语不清、颅内出血等。病理学显示白血病血栓栓塞与出血并存。高白细胞不仅会增加患者早期死亡率,也增加患者髓外白血病的发病率和复发率。因此当血中白细胞 > 100×10^9/L 时,就应紧急使用血细胞分离机,单采清除过高的白细胞（M3 型一般不推荐）,同时给以水化和化疗。可根据白血病类型给予相应的方案化疗,也可先用所谓化疗前短期预处理:ALL用地塞米松10mg/m²,静脉注射,AML用羟基脲1.5~2.5g/6h(总量6~10g/d)约36小时,然后进行联合化疗。需预防白血病细胞溶解诱发的高尿酸血症、酸中毒、电解质紊乱、凝血异常等并发症。

(2)防治感染:白血病患者常伴有粒细胞减少或缺乏,特别是化疗、放疗后粒细胞缺乏将持续相当长时间,此时患者宜住在层流病房或消毒隔离病房,还应加强基础护理,强调口腔、鼻腔、皮肤及肛周的清洁卫生,注意环境的清洁卫生和消毒。当体温>38.5℃时,应立即寻找感染灶做细菌培养和药敏试验,并开始抗生素经验性治疗,并按细菌培养药敏报告酌情调整方案。白血病的继发感染以革兰氏阴性杆菌居多数,可选用氨基糖苷类加β内酰胺类或喹诺酮类抗生素联合应用当白细胞明显减少(<1.5×10⁹/L)采取保护性隔离,化疗后白细胞显著减少,可应用G-CSF或GM-CSF等生长因子,必要时静脉用丙种球蛋白。

(3)改善贫血:严重贫血者给予吸氧,输浓缩红细胞,维持Hb>80g/L,但白细胞淤滞症时不宜立即输红细胞,以免进一步增加血液黏稠度。如果因血小板计数过低而引起出血,最好输注单采血小板悬液。在输血时为防止异体免疫反应所致无效输注和发热反应,可以采用白细胞过滤器去除成分血中的白细胞。拟行异基因HSCT者及为预防输血相关移植物抗宿主病(TA-GVHD),输注前应将含细胞成分血液辐照25~30Gy,以灭活其中的淋巴细胞。

(4)防治出血:血小板低者可输浓缩血小板悬液,保持血小板>20×10⁹/L。

(5)防治高尿酸血症肾病:由于白血病细胞大量破坏,使血清及尿液中的尿酸水平明显升高,尿酸结晶的析出可积聚于肾小管,导致患者出现少尿甚至急性肾衰竭。因此,应嘱患者多饮水或给予静脉补液,以保证足够尿量;碱化尿液和口服别嘌醇,以促进尿酸排泄和抑制尿酸结晶于肾内的生成与沉积。少数患者对别嘌醇会出现严重皮肤过敏,应予以注意。当患者出现少尿和无尿时应按急性肾衰竭处理。

(6)维持营养:白血病是严重消耗性疾病,特别是化疗、放疗的副作用,易引起患者消化道黏膜炎及功能紊乱。应注意补充营养,纠正水、电解质及酸碱平衡失调,给予高蛋白、高热量、易消化食物,必要时经静脉补充营养。

2. 化学药物治疗 化疗策略:早期、联合、足量、间歇、个体化、分阶段、髓外防治。

(1)诱导缓解:是急性白血病的起始阶段。主要是通过联合化疗,迅速、大量杀灭白血病细胞,恢复机体正常造血,使患者尽可能在较短的时间内获得完全缓解(CR)。CR即患者无白血病的症状和体征;外周血象的白细胞分类中无幼稚细胞;骨髓象中相关系列的原始细胞与幼稚细胞之和<5%。

1)常用方案:① AML首选DA方案。②急性早幼粒细胞白血病首选维A酸或砷剂治疗。③ ALL,长春新碱和泼尼松组成的VP方案是急淋诱导缓解的基本方案。

2)多数化疗药对组织刺激大,多次注射常会引起静脉及其周围组织炎症。炎症消退后,该血管可因内膜增生而狭窄,严重的可致局部血管闭塞。若注射药液渗漏,还会引起局部组织坏死。故静脉化疗时应注意:①合理选择静脉,采用中心静脉或深静脉留置导管供注射用,如使用浅表静脉,应选择有弹性且直的大血管。避免在循环功能不良的肢体进行注射。②避免药液外渗,静注时要边抽回血边注药,以保证药液无外渗;当有数种药物给予时,要先用刺激性强的药物。③发生静脉炎的局部血管禁止静注,患处勿受压,使用喜疗妥等药物外敷,鼓励患者多做肢体活动,以促进血液循环。

3)骨髓抑制是多种化疗药物共有的不良反应。作用最强时间为化疗后第7~14天,恢复时间多为之后的5~10天。期间要定期检查血象,初期为每周2次,后期骨髓抑制者根据病情需要随时进行。每次疗程结束后定期复查骨髓象,了解化疗效果和骨髓抑制程度。应避免应用其他抑制骨髓的药物。一旦出现骨髓抑制,需加强贫血、感染和出血的预防、观察和护理,协助医生正确用药。

4)化疗期间预防消化道反应:①良好的休息与进餐环境。②选择合适的进餐时间,减轻胃肠道反应,建议患者选择胃肠道症状最轻的时间进食,避免在治疗前后 2 小时内进食;当出现恶心、呕吐时应暂缓或停止进食,保持口腔清洁。必要时遵医嘱在治疗前 1~2 小时给予止吐药物。③给予高热量、富含蛋白质与维生素、适量纤维素、清淡、易消化饮食,以半流质为主,少量多餐。避免进食高糖、高脂、产气过多和辛辣的食物,并尽可能满足患者的饮食习惯或对食物的要求,以增加食欲。进食后依据病情适当活动。④如胃肠道症状较严重,无法正常进食,应尽早遵医嘱给予静脉补充营养。

5)口腔溃疡的护理:原则上是减少溃疡面感染的几率,促进溃疡的愈合。对已经发生口腔溃疡者,应加强口腔护理,每日 2 次,并教会患者漱口液的含漱及局部溃疡用药的方法。①一般选择生理盐水、朵贝氏液交替漱口;如疑是厌氧菌感染选 1%~3% 过氧化氢;真菌感染选 1%~4% 碳酸氢钠溶液、2.5% 制霉菌素溶液、1∶2 000 氯已定溶液或口泰溶液。每次 15~20 分钟,每日至少 3 次,口腔疼痛严重者可加入 2% 的利多卡因止痛。②促进溃疡面愈合的用药:1%~2% 碘甘油、溃疡贴膜、溃疡散、金因肽、锡类散、新霉素、金霉素甘油等;真菌感染可选制霉菌素甘油。亚叶酸钙对氨甲蝶呤化疗引起的口腔溃疡效果显著。

6)心脏毒性的预防与护理:柔红霉素、阿霉素、高三尖杉酯碱类药物可引起心肌及心脏传导损害,用药前后应监测患者心率、心律及血压,药物要缓慢静滴,注意观察患者面色及心率。一旦出现毒性反应,应报告医生并做好处理准备和配合工作。

7)肝功能损害的预防与护理:巯蝶呤、氨甲蝶呤、门冬酰胺酶对肝功能有损害作用,用药期间应观察患者有无黄疸,并定期监测肝功能。

8)尿酸性肾病的预防与护理:①病情观察:化疗期间观察患者尿量变化或记录 24 小时出入量;定期进行白细胞计数、血尿酸水平、尿常规及肾功能等检查。若出现少尿或无尿时及时报告医生并协助做好急性肾衰竭的救治。②保证足够的尿量:鼓励患者多饮水,化疗期间每天饮水大于 3 000ml,遵医嘱 24 小时持续静脉补液,保证每小时尿量大于 150ml,以利于尿酸和化疗药降解产物的稀释和排泄,减少对尿路的化学刺激。③遵医嘱预防性服用别嘌醇和碳酸氢钠,以抑制尿酸的生成和碱化尿液,减少尿酸结晶的析出。在化疗期间遵医嘱给予利尿剂,以促进尿酸的稀释与排泄。

9)鞘内注射化疗药物的护理:协助患者采取头低抱膝侧卧位,协助医生做好穿刺点的定位和局部的消毒与麻醉;推注药物速度宜慢;拔针后局部予消毒纱布覆盖、固定,嘱患者去枕平卧 4~6 小时,注意观察患者有无头痛、呕吐、发热等化学性脑膜炎症状。

10)脱发的护理:①化疗前心理护理:向患者说明化疗的必要性及化疗可能会导致脱发现象,但绝大数患者在化疗结束后头发会再生,使患者有充分的心理准备。②出现脱发后的心理护理:评估患者对脱发的感受并鼓励其表达出内心的感受;指导患者使用假发或者帽子,以降低其身体意象障碍;协助患者重视自身的能力和优点,并正向回馈;鼓励亲友共同支持患者;介绍有类似经验的患者与其分享经验;鼓励患者参加正常的社交活动。

11)其他不良反应的预防与护理:长春新碱能引起末梢神经炎、手足麻木感,停药后可逐渐消失。左旋门冬酰胺酶可引起过敏反应,用药前应皮试。

(2)缓解后治疗:患者获得 CR 后治疗的延续阶段。由于急性白血病患者达到完全缓解后,体内尚有 $10^8 \sim 10^9$ 左右的白血病细胞,且在髓外某些部位仍可有白血病细胞的浸润,是疾病复发的根源。缓解后治疗主要是通过进一步的巩固与强化治疗,彻底消灭残存的白血病细胞,防治病情复发。

3. 造血干细胞移植　不同的预处理产生不同的毒性反应,通常有恶心、呕吐及皮肤红斑。糖皮质激素可减轻放射性胃肠道损伤。口腔黏膜炎常出现在移植后 5-7 天。继发疱疹感染者应用阿昔洛韦和静脉营养支持,7~12 天自愈。高剂量 CTX 可致出血性膀胱炎,采用大剂量补液、碱化尿液、美安和膀胱冲洗防治。

(1)感染:移植后全血细胞减少、粒细胞缺乏、留置导管、黏膜屏障受损、免疫功能低下,导致感染常见。预防感染措施:①保护性隔离。②住层流净化室。③无菌饮食。④胃肠道除菌。⑤免疫球蛋白输注。⑥医护人员严格执行无菌操作等。

(2)肝静脉闭塞病:其临床特征为不明原因的体重增加、黄疸、右上腹痛、肝大、腹水。

(3)移植抗宿主病:是异基因 HSCT 后最严重的并发症。

(二)慢性白血病

治疗目的是争取治愈、延长慢性期、改善症状。

1. 非药物治疗的护理

(1)病情观察:监测生命体征特别是体温和血压的变化,听取患者主诉,发热时,要询问有无伴随症状,血压降低时,观察患者有无神志变化。定期监测血常规变化,以便了解病情的发展和药物治疗效果,随时调整药物剂量。

(2)脾大的护理:每日测量脾脏大小及质地并做好记录。脾脏逐渐增大是 CML 的特征,特别是加速期和急变期易形成巨脾,导致压迫症状,出现左腹胀痛、饱胀感、压迫感等。取合适体位,减少活动,饮食宜以流质、软食为主,少食多餐。

(3)白细胞淤滞症的护理:护理中多与患者交流,及早发现患者语言、行为异常表现,听取有无视物模糊、排尿困难等主诉,及时通知医生处理。

(4)心理护理:理解关心患者,向患者及家属介绍本病的相关知识、成功案例等,来帮助患者树立战胜疾病的信心。

2. 药物治疗的护理

(1)传统治疗:①化疗。白消安和羟基脲口服为 CML 初始治疗的基础药物;阿糖胞苷 + 高三尖杉酯碱在加速期和急变期可用,化疗期间宜保持每日尿量在 2 500ml 以上和尿液碱化,加用别嘌呤醇 100mg,每 6 小时一次,防止高尿酸血症肾病,至白细胞数正常后停药。②干扰素治疗可使部分患者达到细胞遗传学反应,干扰素治疗常见的毒副作用反应为流感样症状:畏寒、发热、疲劳、头痛、厌食、恶心、肌肉及骨骼疼痛。指导患者多饮水,扑热息痛、苯海拉明等可减轻副反应。

(2)分子靶向治疗:①格列卫为第一代络氨酸激酶抑制剂,是 CML 首选。②达沙替尼和尼罗替尼,为第二代络氨酸激酶抑制剂,适用于对格列卫不耐受或耐药的患者。常见不良反应包括:水肿、肌痉挛、腹泻、恶心、肌肉骨骼痛、皮疹、腹痛、疲劳、关节痛和头痛等,但一般症状较轻微。血象下降较常见,可出现粒细胞缺乏、血小板减少和贫血,做好对症护理。

(3)联合用药:采用干扰素、小剂量阿糖胞苷、高三尖杉酯、伊马替尼等联合治疗。

(4)药物护理:向患者讲述所用药物的不良反应及有关注意事项;并对症处理化疗不良反应。

八、随访

(一)预期目标

1. 患者能了解该疾病的相关知识和所用药物的不良反应和注意事项。

2. 患者感染减少,能掌握自我监测体温变化及物理降温方法。患者没有因贫血所致的感染,也没有因贫血而受伤。

3. 患者了解血常规正常值,并学会判读血常规。

4. 患者掌握休息、活动、饮食等注意事项,体力逐渐恢复,生活自理。

5. 患者能正确面对疾病,控制不良情绪,主动配合治疗和护理。

6. 患者得到社会和家庭的支持。

(二)并发症

1. 白血病细胞溶解诱发的高尿酸血症、酸中毒、电解质紊乱、凝血异常等。

2. 白血病造成中性粒细胞减少,容易并发严重的感染或败血症。

3. 白血病患者由于血小板低下,容易引起呼吸道、消化道、泌尿系统出血,尤其是颅内出血。

(姚斌莲)

第二十四章
风湿性疾病患者的护理

风湿性疾病泛指影响骨、关节及其周围软组织,如肌肉、滑囊、肌腱、筋膜、神经等的一组疾病。风湿性疾病的发病率高,有一定的致残率,危害人类健康的同时给社会和家庭带来沉重的经济负担。

第一节 概 述

风湿性疾病其病因可以是感染性、免疫性、代谢性、内分泌性、退行性、地理环境性、遗传性、肿瘤性等。随着社会发展、卫生水平的提高和生活方式的改变,链球菌感染相关的风湿热已明显减少,而骨关节炎、痛风性关节炎的发病率呈上升趋势。

一、风湿性疾病的范畴和分类

风湿性疾病的病因和发病机制复杂多样,部分疾病的确切病因尚未明确,至今尚无完善的分类。目前临床较为常用的分类方法仍在沿用 1983 年美国风湿病协会(American rheumatology association, ARA)所制定的分类方法,根据其发病机制、病理及临床特点分为十大类,如表 24-1 所示。

表 24-1 风湿性疾病的范畴和分类

分类	命名
1. 弥漫性结缔组织病	类风湿关节炎(RA)、红斑狼疮(SLE)、硬皮病、多肌炎、重叠综合征、血管炎等
2. 脊柱关节病	强直性脊柱炎、银屑病关节炎、炎性肠病性关节炎、反应性关节炎、未分化脊柱关节病等
3. 退行性变	骨关节炎(原发性,继发性)
4. 与代谢和内分泌相关的风湿病	痛风、假性痛风、马方综合征、免疫缺陷病等
5. 与感染相关的风湿病	反应性关节炎、风湿热等
6. 肿瘤相关的风湿病	A. 原发性(滑膜瘤、滑膜肉瘤等); B. 继发性(多发性骨髓瘤、转移瘤等)
7. 神经血管疾病	神经性关节病、压迫性神经病变(周围神经受压、神经根受压等)、肢体动脉痉挛症等
8. 骨与软骨病变	骨质疏松、骨软化、肥大性骨关节病、弥漫性原发性骨肥厚、骨炎等
9. 非关节性风湿病	关节周围病变、椎间盘病变、特发性腰痛、其他疼痛综合征(如精神性风湿病)等
10. 其他有关节症状的疾病	周期性风湿病、间歇性关节积液、药物相关的风湿综合征、慢性活动性肝炎等

二、常见症状与体征

(一)疼痛

关节、软组织疼痛是风湿性疾病最常见的症状之一。不同疾病其疼痛起病形式、部位、性质不同,如炎性疼痛往往在下午或晚间加重;机械性损伤的疼痛往往与特殊动作有关;痛风的疼痛特点是夜间发作的第一跖趾关节剧烈的锥刺样、烧灼样疼痛;神经被卡压的疼痛带有放射感;血管性疼痛则可呈搏动性。疼痛的定位常需体检进一步判定。

(二)僵硬和肿胀

僵硬是指经过一段静止或休息后(如清晨),患者试图再活动某一关节时,感到不适,而且想要达到平时的关节活动范围和程度非常困难,常伴随关节的疼痛、肿胀。骨关节炎表现为起始运动时出现的、为时短暂的僵硬,而类风湿关节炎则是更为持续性的僵硬(僵硬时间常超过1个小时);风湿性多肌病也可表现为明显的晨僵。关节肿胀往往意味着关节或关节周围组织的炎症。患者的自觉症状常在体征出现之前发生,因此结合疼痛、僵硬症状,将有助于早期诊断。

(三)皮肤受损

风湿性疾病常见的皮损有皮疹、红斑、水肿、溃疡等,由血管炎性反应引起。类风湿性血管疾病发生在皮肤,可见到棕色皮疹,甲床有淤点或淤斑;发生在眼部可引起巩膜炎、虹膜炎和视网膜炎。SLE患者最具特征性的皮肤损害为面部蝶形红斑,口腔、鼻黏膜受损可表现为溃疡或糜烂。RA患者可表现有皮下结节,多位于肘鹰嘴附近、枕、跟腱等关节隆突部及受压部位的皮下;结节呈对称分布,质硬无压痛,大小不一,直径数毫米至数厘米不等。皮肌炎皮损为对称性眼睑、眼眶周围等紫红色斑疹及实质性水肿。还应注意有无雷诺现象。

(四)疲乏

疲乏是风湿性疾病最常见也是最容易被忽视的症状。在系统性红斑狼疮、类风湿关节炎等疾病中,疲乏可以成为敏感的病情活动指标。患者常将疲乏主诉为"乏力",乏力可伴随疼痛、僵硬等症状出现。

(五)系统症状

风湿性疾病常有多系统受累,常见发热、体重下降、食欲减退等全身症状,需要全面系统的搜集和归纳(表24-2)。

表24-2 风湿性疾病的系统表现举例

	弥漫性结缔组织病	脊柱关节病
全身症状	发热、体重下降、食欲减退等	
皮肤	光敏感、脱发、各种皮疹、雷诺现象	银屑病、皮肤角化过度、指甲病变
眼	眼红、眼干燥、视力下降	眼红、眼痛
口腔	口腔溃疡、口干、龋齿增多	口腔溃疡
胸部	干咳、胸痛、呼吸困难	胸廓活动受损
胃肠道	吞咽困难、吸收不良综合征、腹痛、腹泻	腹痛、腹泻
泌尿生殖系统	水肿、泡沫尿、血尿	尿道炎、宫颈炎
神经系统	头痛、偏瘫、抽搐等神经精神症状	
血液系统	血栓栓塞事件、贫血、出血	

三、特殊检查

(一)自身抗体

在风湿性疾病的范围内应用于临床的自身抗体分以下五类,即抗核抗体谱、类风湿因子、抗中性粒细胞胞浆抗体、抗磷脂抗体,抗角蛋白抗体谱,对弥漫性结缔组织病的诊断有重要意义。

1. 抗核抗体(anti-nuclear antibodies, ANAs)　是抗细胞核内多种物质的抗体谱。根据细胞核内多种成分的理化特性和分布部位及临床意义,将 ANAs 分成抗 DNA、抗组蛋白、抗非组蛋白、抗核仁抗体及抗其他细胞成分抗体五大类。其中抗非组蛋白抗体中包含一组可被盐水提取的可溶性抗原(extractable nuclear antigens, ENA)抗体,即抗 ENA 抗体,对风湿性疾病的诊断尤为重要,但与疾病的严重程度及活动度无关。ANA 阳性应警惕结缔组织病的可能,但正常老年人和其他疾病如肿瘤,血清中可能存在低滴度的 ANA。不同成分的 ANA 有不同的临床意义,具有不同的诊断特异性。

2. 类风湿因子(rheumatoid factor, RF)　RF 阳性不仅可见于类风湿关节炎、系统性红斑狼疮等多种结缔组织病,亦见于感染性疾病、肿瘤等其他疾病及约 5% 的正常人群。RF 在类风湿关节炎的阳性率为 80% 左右,但特异性较差。在诊断明确的类风湿关节炎中,RF 滴度有助于判断其活动性和预后。

3. 抗中性粒细胞胞浆抗体(antineutrophil cytoplasmic antibodies, ANCA)　该抗体对血管炎的诊断极有帮助,尤其对 Wegener 肉芽肿的诊断和活动性判定有帮助。

4. 抗磷脂抗体(antiphospholipid antibodies, APL)　目前临床常检测抗心磷脂抗体、狼疮抗凝物、抗 β_2-GP1 抗体等。这些抗体常见于抗磷脂综合征、系统性红斑狼疮等结缔组织病及非结缔组织病,主要引起凝血系统改变,临床上表现为血栓形成、血小板减少和习惯性流产等。

5. 抗角蛋白抗体谱　是一组不同于 RF 而对 RA 有较高特异性的自身抗体。抗环瓜氨酸多肽(CCP)抗体在 RA 早期即有较好的敏感性和特异性,有助于其早期诊断。

(二)关节液检查

可通过关节腔穿刺获取关节液,关节液的白细胞计数有助于鉴别炎性、非炎症性和化脓性关节炎。此外在关节液中找到尿酸盐结晶或细菌涂片/培养阳性分别有助于痛风性关节炎和感染性关节炎的诊断。

(三)人类白细胞抗原(HLA)检测

HLA-B27 与中轴关节受累的脊柱关节病密切相关。HLA-B27 在强直性脊柱炎中阳性率为 90%,亦可见于反应性关节炎、银屑病关节炎等脊柱关节病,在正常人群中也有 10% 的阳性率。

(四)活组织检查

活组织检查所见病理改变对诊断有决定性意义,对治疗也有指导意义。

四、最新进展

(一)2016 年欧洲抗风湿病联盟提出关于系统性红斑狼疮患者女性健康管理的 12 条推荐意见。

1. 孕前咨询和风险分层　引起 SLE 女性患者出现母体和胎儿不良事件的主要风险因

素：包括 SLE 病情活动／复发，尤其是活动性狼疮性肾炎、狼疮性肾炎病史等。监测血压、使用安全的药物控制疾病活动和限制糖皮质激素用量是基本的干预措施。

2. 避孕措施　SLE 女性患者应在自身疾病活动度和血栓风险（尤其是合并抗磷脂抗体阳性）基础上，咨询自己可使用的有效避孕措施：包括口服避孕药、皮下埋置避孕药、放置宫内节育器。

3. 生育能力下降的风险因素　计划怀孕的 SLE 女性患者应咨询生育相关的问题，尤其是与年龄增加相关的不良妊娠结局和烷化剂的使用问题。使用烷化剂治疗前应权衡卵巢功能障碍发生的风险。

4. 生育能力的保存　所有月经来潮的女性 SLE 患者准备接受烷化剂治疗前应考虑保存生育能力的方式，尤其是使用促性腺激素释放激素类似物。

5. 辅助生殖技术　排卵诱导治疗和体外受精过程等辅助生殖技术可安全用于病情稳定的 SLE 患者。

6. 预测　SLE 患者妊娠期间，监测母体疾病活动的生物标志物，可了解疾病活动度，以预防产科不良事件和疾病复发。监测指标包括肾功能参数和血清标志物（血清 C3/C4、抗 dsDNA 抗体滴度）。

7. 妊娠监测　对于 SLE 患者应通过多普勒超声和生物计量参数对胎儿情况进行补充监测，尤其是孕后期要注意筛查胎盘功能不全和胎儿生长偏小。怀疑胎儿心脏节律异常或心肌炎，尤其是在抗 SSA 和／或抗 SSB 抗体阳性的患者中，推荐进行胎儿心动超声检查。

8. 预防和治疗　羟氯喹、口服糖皮质激素、硫唑嘌呤、环孢素 A 和他克莫司可用于预防或治疗妊娠期间 SLE 的病情复发。中重度病情复发可采用其他治疗措施，包括糖皮质激素冲击治疗、静脉注射丙种球蛋白和血浆置换。霉酚酸酯、环磷酰胺、来氟米特和氨甲蝶呤应禁用。

9. 妊娠期间辅助治疗　推荐 SLE 患者孕前、孕中均使用羟氯喹。对于有发生先兆子痫风险的 SLE 患者（尤其是有 LN 或抗磷脂抗体阳性患者）应使用小剂量阿司匹林。应跟健康人群一样补充钙剂、维生素 D 和叶酸。确定怀孕后应检查血清维生素 D 的水平。

10. 更年期和激素替代疗法（HRT）　对于病情稳定且抗磷脂抗体阴性的 SLE 患者，可考虑使用 HRT 治疗严重的血管舒缩性更年期症状。对于合并抗磷脂抗体阳性的患者，使用 HRT 前应权衡血栓和心血管疾病发生的风险。

11. 肿瘤筛查　对于 SLE 女性患者应与普通人群一样筛查肿瘤。对于 SLE 患者，尤其是使用免疫抑制剂的患者，存在出现宫颈癌前病变的高危风险，应定期监测。

12. 人乳头瘤病毒（HPV）疫苗接种　对于 SLE 病情稳定的患者应考虑进行 HPV 免疫接种。

（二）2015 年欧洲抗风湿病联盟提出慢性炎症性关节炎患者教育的建议

1. 患者教育应作为炎性关节病患者标准化治疗的一部分，以提高患者对疾病管理和促进健康活动的参与性。

2. 所有炎性关节病患者在整个疾病过程中应获得教育，至少要在疾病确诊、药物治疗变更以及患者的生理和心理状态需要时得到教育。

3. 炎性关节病患者教育的内容和传达方式应根据患者的需要，因人而异。

4. 炎性关节病患者教育包括个体和／或团体形式，通过面对面交流、互联网联系，辅以电话、写信和多媒体材料等途径进行。

5. 炎性关节病患者的教育应基于患者自我管理、认知行为疗法和压力管理等方面构建一个理论框架。

6. 应对炎性关节病患者教育的有效性进行评价，评价结果需反映患者教育计划的目标。

7. 炎性关节病患者的教育应由合格的医疗卫生人员和 / 或经过培训的患者完成，如果可能的话，最好是一个多学科团队承担。

8. 给炎性关节病患者提供教育的人员应该接受相关专业训练，以便获得和保持其知识和技能。

（沈　勤）

第二节　类风湿关节炎

一、概述

类风湿关节炎（rheumatoid arthritis，RA）是一种原因不明的主要侵犯周围关节为主的多系统性炎症性自身免疫病，其特征性的症状是慢性、对称性、周围性多关节炎性病变。临床表现为受累关节疼痛、肿胀、功能受损。当炎症破坏软骨和骨质时，出现关节畸形和功能障碍。70% 的患者在活动期血清中出现类风湿因子（RF）。

二、流行病学

本病呈全球性分布，我国的患病率为 0.32%~0.36%，低于欧美国家白人的 1%。任何年龄均可发病，以 35~50 岁为发病高峰。女性高于男性 2~3 倍。是造成我国人群劳动力丧失和致残的主要原因之一。

三、病因与危险因素

（一）病因

RA 的病因目前尚未明确，可能与下列多种因素有关。

1. 环境因素　研究表明，一些细菌、支原体、病毒、原虫等的感染与 RA 关系密切。感染是 RA 的诱发或起动因素，在某些易感或遗传背景的人中引起发病。

2. 遗传因素　流行病学调查显示，RA 与遗传密切相关。RA 先证者的一级亲属发生 RA 的概率为 11%，同卵双胞胎中 RA 的发病为 12%~30%，说明 RA 有一定的遗传倾向。RA 是一个多基因的疾病，其遗传易感性基础主要表现于 HLA-DR4。

3. 免疫紊乱　目前认为免疫紊乱是 RA 主要的发病机制，表现为 MHC-Ⅱ型阳性的抗原递呈细胞（antigen presenting cell，APC）和活化的 $CD4^+T$ 细胞浸润关节滑膜。体内产生的内源性物质或滑膜关节组织的某些特殊成分也可能作为自身抗体被 APC 呈递活化的 $CD4^+T$ 细胞，启动特异性免疫应答，导致相应的关节炎症状。在发病中受到体内外不同抗原的刺激，多种不同的 T 细胞克隆活化增殖，滑膜的巨噬细胞被抗原激活，其所产生的细胞因子如 IL-1、IL-6、IL-8、TNF-α 等促使滑膜处于慢性炎症状态。IL-1 是引起 RA 全身性症状如低热、乏力、急性期蛋白合成增多而造成 C 反应蛋白和血沉升高的主要因素。TNF-α 更可进一步破坏关节软骨和骨,造成关节畸形。此外,B 淋巴细胞激活分化为浆细胞,过程中分泌大量免疫球蛋白,其中有类风湿因子、抗环瓜氨酸抗体和其他抗体,同时使滑膜处于慢性炎症状态。免疫球蛋白和 RF 形成的免疫复合物,经补体激活后可以诱发炎症。

(二)危险因素

RA 是一个多基因的疾病,有家族史者更易患病。年龄、性别、气候寒冷或潮湿、疲劳、营养不良、创伤、糖尿病等,也是类风湿关节炎的诱发因素,但多数患者患病前无明显诱因可查。

四、评估

(一)病史

1. 评估与类风湿关节炎有关的病因和诱因 询问患者有无家族史;有无存在与本病有关的诱发因素,如寒冷、潮湿、感染、疲劳、创伤、精神刺激等;有无细菌、病毒、支原体、原虫等感染病史。

2. 患病及治疗经过 询问患者发病的时间,起病缓急,主要症状及其特点。如关节损害的起病方式、受累部位、疼痛的性质与程度、持续时间、伴随症状等。是否经过正规治疗,效果如何;经过何种检查及其结果;目前服药的种类、剂量、方法等。

3. 症状评估 类风湿关节炎可首先出现一个或多个关节肿胀、疼痛,或伴有乏力、低热、肌肉酸痛等症状。临床上患者可表现为关节和关节外表现。

(1)关节表现

1)疼痛与压痛:关节疼痛和压痛往往是本病最早的表现。主要侵犯小关节,最常侵犯的部位是双手近端指间关节、掌指关节、腕关节,也可累及肘、膝、足等关节。特点为持续性、对称性的关节疼痛与压痛。

2)肿胀:关节肿胀是由于关节腔积液、滑膜增生及组织水肿所致。以双手近端指间关节、掌指关节及腕关节最常受累,手指肿胀呈梭形;亦可发生于其他任何关节。

3)晨僵:是指关节部位的发紧和僵硬感,晨起最为明显,活动关节后改善。晨僵持续时间与关节炎症程度成正比,常被作为反映病情活动的指标之一。

4)关节畸形及功能障碍:晚期患者可出现关节破坏和畸形。关节畸形最常见于双手近端指间关节、掌指关节及腕关节,可表现为尺侧偏斜、天鹅颈样畸形及纽扣花畸形等。关节肿胀和畸形可引起关节的活动受限,严重者导致患者生活不能自理。

5)骨质疏松:本病患者相当常见,随病程延长而发生率上升。其发生机制可能与成骨细胞功能减低、溶骨作用增加及钙吸收减少有关。

(2)关节外表现

1)类风湿结节:是本病较常见的关节外表现,可见于 20%~30% 的患者。多位于关节隆突部及受压部位的皮下,前臂伸侧、肘鹰嘴突附近、枕、跟腱等处。其大小不一,结节直径可由数毫米至数厘米,质硬,无压痛,对称性分布。出现类风湿结节提示类风湿关节炎处于活动期。

2)类风湿血管炎:是关节外损害的病理基础,多影响中小血管,可发生于任何部位。肺受累较常见,可表现为肺间质病变、结节样改变、胸膜炎等;心脏受累以心包炎最常见;神经系统最常受累的是正中神经、尺神经和桡神经等。

3)其他:30%~40% 患者出现干燥综合征,表现为口干、眼干和肾小管中毒。

4. 心理 - 社会状况评估 因疾病反复发作,长期关节疼痛,尤其是关节肿胀、畸形,影响手部功能,使生活自理能力下降,严重影响患者的工作和日常生活。因此,患者易产生抑郁、焦虑、悲观等不良情绪。

（二）体格检查

1. 一般状态　测量患者的生命体征,评估精神状态、营养状况,有无发热等。

2. 皮肤、黏膜　检查患者有无类风湿结节,尤其注意关节隆突处及经常受压的部位,如前臂伸面、鹰嘴突附近、足跟腱鞘、枕后粗隆等。指甲下和指端有无血管炎表现。

3. 肌肉、关节　检查各关节有无压痛、肿胀、畸形及晨僵等。

（三）辅助检查

1. 血液检查　有轻至中度贫血;活动期患者血小板、红细胞沉降率和C反应蛋白常升高。

2. 自身抗体检查　70%~80%的患者可见类风湿因子（RF）阳性,其滴度与本病活动性和严重性成正比。抗角蛋白抗体谱检查有助于RA的早期诊断和鉴别诊断,尤其是血清RF阴性、临床症状不典型的患者。抗CCP抗体在抗体谱中对RA的诊断敏感性和特异性高,已在临床普遍使用。

3. 免疫复合物和补体　70%的患者血清中出现各种类型的免疫复合物,尤其是活动期和RF阳性患者。在急性期和活动期,患者的血清补体均有升高,只有在少数有血管炎者出现低补体血症。

4. 关节影像学检查　X线平片对RA诊断、关节病变分期、病变演变的监测均很重要。

五、诊断与鉴别诊断

（一）诊断要点

美国风湿病学会（ACR）1987年对本病的诊断标准如下:①关节内或周围晨僵,持续最少1小时,病程至少6周。②有3个或以上的关节区软组织肿或积液,至少6周。③腕、掌指、近端指关节区中,至少1个关节区肿,至少6周。④对称性关节炎,至少6周。⑤有类风湿结节。⑥手X线摄片改变（至少有骨质疏松和关节间隙的狭窄）。⑦类风湿因子阳性（所用方法正常人群中不超过5%阳性）。符合其中4项或4项以上者可诊断为RA。

（二）鉴别诊断

1. 骨关节炎　多见于50岁以上者。主要累及膝、脊柱等负重关节。活动使关节疼痛加重,可有关节肿、积液。

2. 强直性脊柱炎　主要侵犯骶髂及脊柱关节,当周围关节受累,特别是以膝、踝、髋关节为首发症状者,需与RA相鉴别。多见于青壮年男性,外周关节受累以非对称性的下肢大关节炎为主,极少累及手关节,骶髂关节炎具有典型的X线改变。

3. 银屑病关节炎　本病多于银屑病若干年后发生,部分患者表现为对称性多关节炎,与RA相似。但本病累及远端指关节处更明显,且表现为该关节的附着端炎和手指炎。

4. 系统性红斑狼疮　部分患者以指关节肿痛为首发症状,也可有RF阳性、ESR和CRP增高,而被误诊为RA。然而本病的关节病变一般为非侵蚀性,关节外的系统性症状,如蝶形红斑、脱发、皮疹、蛋白尿等较突出。

六、护理措施

（一）非药物治疗护理

1. 病情观察　了解患者关节疼痛的部位与疼痛性质,关节肿胀和活动受限的程度,有无畸形,晨僵的程度,以判断病情轻重及疗效好坏。注意关节外的情况,如有腹痛、消化道出血、发热、咳嗽、呼吸困难等症状,提示病情严重,应尽早给予适当的处理。

2. 起居护理 急性活动期,应卧床休息,以减少体力消耗,保护关节功能,避免脏器受损。限制受累关节活动,保持关节功能位,如膝下放一平枕,使膝关节保持伸直位;足下放置足板,避免垂足,但不宜绝对卧床。缓解期应进行适当功能锻炼,防止关节畸形及肌肉萎缩。

3. 饮食护理 给予高蛋白质、高维生素的饮食,有贫血者增加含铁丰富的食物,如蛋黄、瘦肉、血制品等。饮食宜清淡、易消化,富于营养,忌辛辣、寒凉等刺激性食物,如辣椒、冷饮等。

4. 对症护理

(1)晨僵:鼓励患者早晨起床后行温水浴,或用热水浸泡僵硬的关节,而后活动关节。夜间睡眠戴弹力手套保暖,可减轻晨僵程度。

(2)预防关节失用:为保持关节功能,防止关节畸形和肌肉萎缩,专科护士应指导患者锻炼,做到勤指导、勤协助和勤督促。

1)住院期间功能康复训练内容:经治疗后关节疼痛、肿胀减轻,可适当运动,以床上运动为主,必要时提供辅助工具,避免长时间不活动。为保持关节活动度,每天应做一定量关节活动,每次尽量达到最大限度。还应主动伸展肢体,可保持肌肉强度,维持肌力。

2)稳定期功能康复训练内容:在病情平稳后调整运动与休息的方式,从以休息为主转为以运动为主。此时按照病变关节生理功能着手进行训练,为防止关节、肌腱、韧带挛缩,应将关节活动范围由被动运动过渡到主动运动,最后为抗阻力运动。

3)辅助治疗:可配合按摩、理疗、熏洗、热熨、艾灸等方法,以增加局部血液循环、松弛肌肉、活络关节,防止关节失用。

4)注意事项:各种运动训练要循序渐进,不可操之过急,在进行任何一种运动训练后,若24小时内疼痛加重、关节肿胀、僵硬感增加,即应减量或改进方法。任何训练不要连续1小时,如出现肌肉痉挛应立即停止活动。

5. 心理护理 评估患者心理反应,鼓励患者正确认识、对待疾病,积极与医护人员配合,争取得到较好的治疗效果。

(二)药物治疗护理

1. 药物治疗 是本病治疗最重要的治疗措施。根据药物性能,将抗类风湿关节炎的药物分为非甾体抗炎药(NSAIDs)、改变病情抗风湿药(DMARDs)、糖皮质激素、植物药和生物制剂等。

(1)非甾体抗炎药(NSAIDs):具有镇痛消肿作用,是改善关节炎症状的常用药,但不能控制病情,必须与改变病情抗风湿药同用。常用药物有:塞来昔布、美洛昔康、双氯芬酸、萘普生、吲哚美辛、布洛芬等。上述各种药物至少需服用两周方能判断其疗效,效果不明显者可改用另一种NSAIDs。

(2)改变病情抗风湿药:诊断明确后均应使用DMARDs,由于本类药物起效时间长于非甾体抗炎药,临床症状明显改善需要1~6个月,有改善和延缓病情进展的作用。常用药物有:氨甲蝶呤(MTX)、来氟米特、柳氮磺吡啶、氯喹和羟氯喹等。

(3)糖皮质激素:治疗原则是短程、小剂量。因其有强大的抗炎作用,故能迅速缓解关节症状。使用时必须同时应用DMARDs。关节腔注射激素有利于减轻关节炎症状,改善关节功能。但一年内不宜超过3次。

（4）植物药制剂：常用的植物药包括：雷公藤总苷、白芍总苷等。

（5）生物制剂靶向治疗：是近年来快速发展的方向，疗效显著。目前使用较为广泛的是TNF-α拮抗剂、IL-6拮抗剂。

2. 用药护理

（1）非甾体抗炎药：有胃肠道不良反应，严重者有上消化道出血。应饭后服用，减轻对胃肠道刺激，必要时配合抑酸剂或胃黏膜保护剂。

（2）改变病情抗风湿药：因此类药物起效时间较慢，应事先向患者解释。氨甲蝶呤不良反应有肝损害、胃肠道反应、骨髓抑制等，停药后多能恢复。应饭后服用，以减轻对胃肠道刺激，并定期监测肝肾功能、血常规。

（3）糖皮质激素：详见系统性红斑狼疮。

（4）植物类药物：雷公藤总苷的不良反应主要是对性腺的毒性、肝损害、胃肠道反应等。育龄期患者应特别注意。

（5）生物制剂：其主要副作用有：注射部位皮疹、感染（尤其是结核感染）、长期使用淋巴系统肿瘤患病率增加等，在使用前应做详细检查，尤其是结核、乙肝患者，使用中密切观察，排除感染可能。

（三）特别关注

1. 类风湿关节炎随着病情进展可出现关节畸形，重症患者关节呈纤维性或骨性强直而失去关节功能，致使生活不能自理。应加强关节康复指导和用药指导，延缓或阻止病情的发展。

2. 各个改变病情抗风湿药（DMARDs）有其不同的作用机制和不良反应，在应用时需谨慎监测，密切观察。

七、随访

（一）预期目标

类风湿关节炎的治疗早晚和治疗方案的合理性对预后有重要影响。大多数患者病程迁延、反复发作，随着人们对 RA 的认识加深及生物制剂的出现，RA 的预后明显改善，经积极正确治疗，80% 以上 RA 能达到病情缓解。专科护士在随访期间应重点关注和指导患者维持关节功能，减缓或阻止关节损害，按医嘱服药以减少炎症，通过康复锻炼等改善生活质量，学会控制疼痛。

（二）并发症

1. 因关节破坏而僵硬、畸形，丧失功能。

2. 干燥综合征：有 30%~40% 的类风湿关节炎患者可发生干燥综合征。

（沈　勤）

第三节　系统性红斑狼疮

一、概述

系统性红斑狼疮（systemic lupus erythematosus，SLE）是一种有多系统损害的慢性自身免疫性疾病,其血清具有以抗核抗体为代表的多种自身抗体。由于体内有大量致病性自身抗体和免疫复合物,造成组织损伤,临床表现为各个系统和脏器损害的症状。

二、流行病学

SLE 患病率因人群而异,全球平均患病率为(12~39)/10 万,北欧大约为 40/10 万,黑人中患病率为 100/10 万。我国患病率为(30.13~70.41)/10 万,其中女性约占 90%,发病年龄以 20~40 岁的育龄女性最多。在全世界的种族中,汉族人 SLE 发病率位居第二。

三、病因与危险因素

(一)病因

病因未明,可能与遗传、环境和性激素等有关。

1. 遗传因素 有资料表明 SLE 患者第 1 代亲属中患 SLE 者 8 倍于无 SLE 患者家庭,单卵双胞胎患 SLE 者 5~10 倍于异卵双胞胎。然而,大部分病例不显示有遗传性。此外,多项研究证明 SLE 是多基因相关疾病,推测多个基因在某种条件(环境)下相互作用改变了正常免疫耐受性而致病。

2. 环境因素 日光中的紫外线使皮肤上皮细胞出现凋亡,新抗原暴露而成为自身抗原。某些化学药品(如青霉胺、肼屈嗪、磺胺类等)、某些食物(如苜蓿芽)、微生物病原体等也可诱发 SLE。

3. 雌激素 可能会促发 SLE,表现为:①本病育龄妇女与同龄男性之比其发生率为 9:1,而在非育龄期男女之比仅为 3:1。②在女性的非性腺活动期(小于 13 岁与大于 55 岁期间)SLE 发病率显著减少。③SLE 患者不论男女,体内的雌酮羟基化产物都增加。④妊娠可诱发 SLE,与妊娠期性激素水平改变有关。

(二)危险因素

SLE 是一个多基因的疾病,有家族史者更易患病。日光照射、药物、化学试剂、微生物病原体等也可诱发疾病的发生。妊娠可诱发 SLE 活动。

四、评估

(一)病史

1. 评估与 SLE 有关的病因和诱因 询问患者有无家族史;有无日光照射等诱发因素。

2. 患病及治疗经过 询问患者发病的时间,起病缓急,主要症状及其特点。如皮肤损害的起病方式、受累部位;关节疼痛的性质与程度、持续时间、伴随症状等;是否经过正规治疗,效果如何;经过何种检查及其结果;目前服药的种类、剂量、方法等。

3. 症状评估

(1)评估患者皮肤黏膜、关节、心血管、神经系统等症状,注意这些症状的程度及其特点,有无其他伴随症状。

(2)全身症状:活动期患者大多数有全身症状。约 90% 患者在病程中有不同热型的发热,以长期低热、中度发热多见。伴有疲倦、乏力、体重减轻及淋巴结肿大等。

(3)皮肤与黏膜:约 80% 患者在病程中有皮肤损害。约 40% 患者面部有蝶形红色皮疹,偶可为盘状红斑。约 60% 患者有广泛或局限性斑丘疹,常见于日晒部位。也可表现为各式各样的皮疹,如红斑、红点、丘疹、紫癜或紫斑、水疱和大疱等。约 40% 患者有光过敏现象,甚至可诱发 SLE 的急性发作。约 30% 患者曾有口腔溃疡，溃疡浅，可有轻微疼痛。约 40% 患者有脱发、30% 患者有雷诺现象。

（4）浆膜炎：半数以上的患者在急性发作期出现多发性浆膜炎，包括双侧中小量胸腔积液、心包积液等。

（5）肌肉关节：约 85% 患者在病程中有关节痛，最常见的关节有指、腕、膝等关节，伴红肿者较少见，偶有指关节变形。常见表现为非对称的多关节痛，呈间歇性。关节 X 线片大多正常。约 40% 患者可出现肌痛，5%~10% 可有肌炎。

（6）肾：几乎所有患者的肾组织均有病理变化，但有临床表现者仅约 75%，可表现为急性肾炎、急进性肾炎、隐匿性肾小球肾炎、慢性肾炎和肾病综合征，以慢性肾炎和肾病综合征者较常见。早期多表现为无症状的尿异常，随着病程的发展，患者可出现大量蛋白尿、血尿（肉眼或显微镜下）、各种管型尿、氮质血症、水肿和高血压等，晚期发生尿毒症，是 SLE 死亡的常见原因。

（7）心血管：约 30% 患者有心血管表现，其中以心包炎最常见，可为纤维蛋白性心包炎或渗出性心包炎，但心包填塞少见。约 10% 患者有心肌损害，严重者可发生心力衰竭而死亡。SLE 可出现疣状心内膜炎，瓣膜赘生物脱落可引起栓塞，或并发感染性心内膜炎。可以有冠状动脉受累，表现为心绞痛和心电图 ST-T 改变，甚至出现急性心肌梗死。

（8）肺：约 35% 患者有胸腔积液，多为中小量、双侧性。SLE 患者肺间质病变主要是急性和亚急性的磨玻璃样改变及慢性期纤维化，表现为发热、干咳、气促。

（9）神经系统：神经精神狼疮又称狼疮脑病。中枢神经系统表现包括无菌性脑膜炎、脑血管病变、脱髓鞘综合征、狼疮性头痛、运动障碍、脊髓病、癫痫等。外周神经系统表现有格林 - 巴利综合征、自主神经病、单神经病、重症肌无力、颅神经病变、神经丛病及多发性神经病等。

（10）消化系统：约 30% 患者表现为食欲不振、腹痛、呕吐、腹泻、腹水等，部分患者以此为首发症状。有约 40% 患者血清转氨酶升高，肝脏不一定肿大，常无黄疸。少数可发生急腹症，如胰腺炎、肠穿孔、肠梗阻等，这些往往与 SLE 活动性相关。消化系统症状与肠壁肠系膜的血管炎有关。

（11）血液系统：活动性 SLE 中血红蛋白下降、白细胞和 / 或血小板减少常见，其中 10% 属 Coombs 试验阳性的溶血性贫血。部分患者可有无痛性轻度或中度淋巴结肿大，少数患者有脾肿大。

（12）干燥综合征：约 30% 的 SLE 有继发性干燥综合征并存。

（13）抗磷脂抗体综合征：在 SLE 活动期表现为动脉和 / 或静脉血栓形成，习惯性自发性流产，血小板减少，患者血清出现多种抗磷脂抗体。

（14）眼：约 15% 患者有眼底变化，如出血、视盘水肿、视网膜渗出物等，其病因是视网膜血管炎，血管炎可累及视神经，两者均影响视力，严重者可在数日内致盲，早期治疗，多数可逆转。

4. 心理 - 社会状况评估　SLE 病程长，病情复杂，患者常有焦虑、恐惧、烦躁不安等情绪，专科护士应动态评估患者有无焦虑、抑郁等负性情绪及其程度。

（二）体格检查

1. 一般状态　测量患者的生命体征，评估精神状态，注意有无嗜睡、烦躁、意识模糊等精神状态的改变，观察呼吸频率、深度及脉率的变化。

2. 皮肤和黏膜　观察口腔、面颊、耳郭等有无蝶形红斑、口腔溃疡等损害。

3. 各系统检查   采用视、触、叩、听对各系统进行全面体检，及早发现阳性体征。

（三）辅助检查

1. 一般检查   血、尿常规的异常显示血液系统和肾脏受损。红细胞沉降率增快显示疾病处于活动期。

2. 自身抗体   患者血清中可检测出多种自身抗体，是 SLE 诊断的标记、疾病活动性的指标。

（1）抗核抗体谱：常见的有抗核抗体（ANA）、抗双链 DNA（dsDNA）抗体、抗 ENA 抗体。ANA 对 SLE 的敏感性为 95%，是目前常用的 SLE 筛选试验，特异性较低。抗 dsDNA 抗体是诊断 SLE 的标记抗体之一，其滴度与疾病活动性密切相关。抗 ENA 抗体谱是一组临床意义各不相同的抗体。①抗 Sm 抗体：诊断 SLE 的标记抗体之一，特异性 99%，敏感性 25%，有助于早期和不典型患者的诊断或回顾性诊断，与病情活动性不相关。②抗 RNP 抗体：阳性率约 40%，常与 SLE 的雷诺现象和肌炎相关。③抗 SSA（Ro）抗体：与 SLE 中出现光过敏、血管炎、皮损、白细胞减低、平滑肌受累有关。④抗 SSB（La）抗体：临床意义与抗 SSA 抗体相同，但阳性率较低。⑤抗 rRNP 抗体：常提示有 NP-SLE 或其他重要内脏的损害。

（2）抗磷脂抗体：包括抗心磷脂抗体、狼疮抗凝物、梅毒血清试验假阳性等对自身不同磷脂成分的自身抗体。

（3）其他：患者可出现抗血小板相关抗体、抗神经元抗体、抗红细胞膜抗体等。少数患者可出现 RF 和抗中性粒细胞胞浆抗体。

3. 补体   常用的有总补体（CH50）、C3 和 C4 的检测。补体低下，尤其是 C3 低下常提示有 SLE 活动。C4 低下除表示 SLE 活动性外，尚可能是 SLE 易感性的表现。

4. 病情活动度指标   除上述抗体、补体可反应 SLE 的活动度外，还有症状反复的相应检查（如新发皮疹、CSF 变化、蛋白尿增多）和炎症指标升高（包括 ESR 增快、CRP 升高、血小板计数升高、高 γ 球蛋白血症、类风湿因子阳性等）均提示狼疮活动。

5. 肾活检   对狼疮肾炎的诊断、治疗和估计预后，均有价值。

6. 其他   CT 对狼疮梗死性、出血性脑病，X 线对肺部浸润、胸膜炎，超声心动图对心包积液，心肌、心瓣膜病变均有利于早期发现。

五、诊断与鉴别诊断

（一）诊断要点

美国风湿病学会 1997 年推荐的 SLE 分类标准，在颊部红斑、盘状红斑、光过敏、口腔溃疡、关节炎、浆膜炎、肾脏病变、神经病变、血液学疾病、免疫学异常、抗核抗体 11 项中，如果有 ≥ 4 项阳性，除外感染、肿瘤和其他结缔组织病后，则可诊断为 SLE，其特异性为 85%，敏感性为 95%。

（二）鉴别诊断

SLE 存在多系统受累，每种临床表现均需与相应的各系统疾病相鉴别。SLE 可出现多种自身抗体及不典型临床表现，尚须与其他结缔组织病和系统性血管炎等鉴别。

六、护理措施

（一）非药物治疗护理

1. 病情观察   定期监测生命体征变化，观察有无乏力、体重下降等全身症状。观察皮肤受损的起始时间、演变特点,有无伴日光过敏、口眼干燥以及口腔、鼻、指尖和肢体的溃疡,注意手、足的皮肤颜色和温度。观察各系统损害症状的程度、部位等,了解有无关节、肌肉疼痛及其部位、性质等。

2. 起居护理 注意保暖,寒冷天气减少户外活动和工作,避免皮肤在寒冷空气中暴露时间过长。勿用冷水洗手洗脚,应使用温水。在疾病缓解期,患者应逐步增加活动,可参加社会活动和日常工作,但要注意劳逸结合,避免过度劳累。

3. 饮食护理 在营养师的指导下维持患者良好的饮食平衡。鼓励进食高热量、高蛋白和高维生素饮食,少食多餐,宜软食,忌食芹菜、无花果、蘑菇、烟熏及辛辣等刺激性食物,以促进组织愈合和减少口腔黏膜损伤和疼痛。

4. 对症护理

(1)皮肤护理:除常规的皮肤护理、预防压疮措施外,应注意:①有皮疹、红斑或光敏感者,指导患者外出时采取遮阳措施,避免阳光直接照射裸露皮肤,忌日光浴。皮疹或红斑处可遵医嘱用抗生素,做好局部清创换药处理。②保持皮肤清洁干燥,用温水擦洗皮肤,忌用碱性肥皂。③避免接触刺激性物品,如染发剂、烫发剂、定型发胶、农药等。④避免服用诱发本系统疾病的药物,如普鲁卡因胺、肼屈嗪等。

(2)口腔护理:保持口腔清洁,有口腔黏膜破损时,每日晨起、睡前和进餐前后用漱口液漱口,有口腔溃疡者在漱口后用冰硼散或锡类散涂敷溃疡部,可促进愈合。对合并有口腔感染者,遵医嘱局部使用抗生素。

5. 心理护理 患者常有较重的精神负担,鼓励患者说出自身感受,与患者一起分析原因,并评估其焦虑程度。对脏器功能受损、预感生命受到威胁而悲观失望者,应主动介绍治疗成功的病例及治疗进展,鼓励其树立战胜疾病的信心。嘱家属给予患者以精神支持和生活照顾。

(二)药物治疗护理

1. 药物治疗

(1)糖皮质激素(简称激素):在诱导缓解期,根据病情用泼尼松每日 0.5~1mg/kg,病情稳定后 2 周或 6 周内,缓慢减量。如果病情允许,以小于每日 10mg 泼尼松的小剂量长期维持。存在重要脏器急性进行性损伤时,可用激素冲击治疗。

(2)免疫抑制剂:活动程度较严重的 SLE,应给予大剂量激素和免疫抑制剂,后者常用的是环磷酰胺(CTX)和硫唑嘌呤。加用免疫抑制剂可抑制 SLE 活动,减少激素用量。

(3)其他药物治疗:目前在临床上根据病情,还可选择静脉注射大剂量免疫球蛋白(IVIG)、血浆置换、人造血干细胞或间充质干细胞移植以及生物制剂等。各自都有不同的适应证和禁忌证,需根据病情具体选用。

2. 用药护理

(1)肾上腺糖皮质激素:有较强抗炎、抗过敏和免疫抑制作用,能迅速缓解症状,但可能出现机会感染、无菌性骨坏死等。常见的不良反应有满月脸、水牛背、血压升高、血糖升高、电解质紊乱、加重或引起消化性溃疡、骨质疏松,也可诱发精神失常。在服药期间应给予低盐、高蛋白,含钾、钙丰富的食物,补充钙剂和维生素 D。定期测量血压,观察血糖、尿糖变化,以便及早发现药物性糖尿病及医源性高血压。强调按医嘱服药的必要性,不能自行停药或减量,以免引起病情"反跳"。

(2)免疫抑制剂:本类药物不良反应主要有胃肠道反应、肝肾损害、骨髓抑制,临床使用中应特别注意。①环磷酰胺不良反应有胃肠道反应、骨髓抑制导致血白细胞减少、肝损害、出血性膀胱炎、脱发等，在使用时应鼓励患者多饮水，稀释尿液，观察尿液颜色，及早发现膀胱出血情况。定期血检，当血白细胞 $< 3 \times 10^9/L$ 时，暂停使用。②硫唑嘌呤不良反应主要是骨髓抑制、肝损害、胃肠道反应等。③霉酚酸酯对白细胞、肝功能影响较小。需用 CTX 治疗的患者，由于血白细胞减少而暂不能使用者，可用本药暂时替代。④抗疟药对血象、肝功能影响很小，久服可能对视力有影响。氯喹可造成心肌损害。

（三）特别关注

1. 妊娠可诱发 SLE 活动，患者怀孕前、妊娠期、产后均需定期复诊，以决定治疗方案及是否妊娠。

2. 长期口服糖皮质激素副作用多，应注意观察。

七、随访

（一）预期目标

治疗的早晚和治疗方案的合理性对 SLE 预后有重要影响。大多数患者病程迁延、反复发作，随着早期诊断的方法增多和治疗 SLE 水平的提高，SLE 的预后已明显改善，10 年存活率已达 90% 以上。专科护士在随访期间应重点关注和指导患者按医嘱服药，避免诱因，定期随访。

（二）并发症

有动脉粥样硬化、感染、高血压、糖尿病等，往往使病情加重。

（沈　勤）

第二十五章
传染性疾病患者的护理

感染病性疾病是指由病原微生物,如病毒、细菌、立克次体、真菌、衣原体、支原体、螺旋体和寄生虫(原虫或蠕虫)感染人体后引起的一组疾病。有传染性的感染性疾病称为传染病。

传染病曾对人类造成很大的灾难,新中国成立后,许多传染病被消灭或得到控制,但仍有许多传染病,如病毒性肝炎、艾滋病目前还广泛存在,并有发病率增长的趋势。因此,作为专科护士应掌握传染性疾病的基本知识,及最常见传染性疾病的护理,有效促进患者康复。

第一节 概 述

一、传染性疾病基本知识

(一)感染与免疫

1. 感染 是病原体与人体之间相互作用、相互斗争的过程。此过程与病原体的作用及人体的免疫应答作用有关。

(1)感染过程的表现:病原体感染人体后的表现主要与病原体的致病力及人体的免疫功能有关,也和来自外界的干预如药物和放射治疗等相关,因而产生了感染过程的不同表现。

1)病原体被清除:病原体侵入人体后,人体通过非特异性免疫或特异性免疫将病原体消灭或排出体外,人体不产生病理变化,也不引起任何临床症状。

2)隐性感染:又称亚临床感染,是指病原体入侵后,仅引起机体特异性免疫应答,而不引起或只引起轻微的组织损伤,因而不出现任何临床表现,只有通过免疫学检查才能发现。大多数病毒性传染病中以隐性感染最常见,其数量远远超过显性感染(10倍以上)。隐性感染过程结束后,大多数感染者可获得不同程度的特异性免疫,病原体被清除。少数人转变为病原携带状态,病原体持续存在于体内,成为无症状携带者,如伤寒沙门菌、乙型肝炎病毒感染等。

3)显性感染:又称临床感染,是指病原体进入人体后,不仅诱导机体产生免疫应答,而且可以通过病原体本身的作用或机体的变态反应,导致机体发生病理改变,出现临床特有的症状、体征。在大多数传染病中,显性感染只占到全部感染者的少部分。

4)病原携带状态:指病原体进入人体后,停留在入侵部位或侵入较远的脏器继续生长、繁殖而人体不出现任何疾病症状,但能排出病原体的状态,成为传染病流行的传染源。

5)潜伏性感染:又称潜在性感染。是指病原体感染人体后,寄生在人体某个部位,由于机体的免疫功能足以使病原体局限而不引起显性感染,但又不足以将病原体完全清除,导致病原体长期潜伏于感染者体内,当机体免疫功能下降时,则可引起显性感染。

2. 病原体的致病作用 病原体侵入人体后能否引起疾病,取决于病原体的致病能力和机体的免疫功能两方面的因素。①侵袭力：是指病原体侵入机体并在机体内生长、繁殖的能力。②毒力：包括毒素和其他毒力因子。毒素包括外毒素和内毒素。③数量：同一种传染病，入侵病原体的数量一般与其致病能力成正比，然而在不同传染病中，能引起传染病发生的最低病原体的数量差别很大。④变异性：病原体可因遗传、药物或环境等因素而发生变异。

3. 机体免疫应答的作用　免疫应答分保护性免疫应答和变态反应两类。其中，保护性免疫应答包括非特异性免疫应答和特异性免疫应答。

（1）非特异性免疫：又称为先天性免疫，是机体对侵入人体内异物的一种清除机制，它不牵涉对抗原的识别和二次免疫应答的增强，通过遗传获得，无抗原特异性。主要包括：①天然屏障：包括外部屏障和内部屏障，前者如皮肤、黏膜及其分泌物，如溶酶菌、气管黏膜上的纤毛等；后者如血-脑脊液屏障、胎盘屏障。②吞噬作用：单核-吞噬细胞系统，如血液中的大单核细胞，肝、脾、淋巴结、骨髓中的吞噬细胞和各种粒细胞，具有非特异性吞噬功能，可清除机体内的病原体。③体液因子：包括补体、溶菌酶、纤维连接蛋白和各种细胞因子等，这类体液因子可直接或通过免疫调节作用清除病原体。

（2）特异性免疫：是指由于对抗原特异性识别后产生的免疫。由于不同病原体所具有的抗原绝大多数是不相同的，所以特异性免疫通常只针对一种病原体。感染后的免疫都是特异性免疫，而且都是主动免疫，通过细胞免疫和体液免疫的相互作用而产生免疫应答，分别由 B 淋巴细胞和 T 淋巴细胞介导。

（二）传染性疾病的流行过程

流行过程的三个环节包括传染源、传播途径和人群易感性。

1. 传染源　是指体内有病原体已生长繁殖并将其排出体外的人或动物。传染病的传染源主要包括患者、隐性感染者、病原携带者和受感染的动物等。

2. 传播途径　是指病原体从传染源排出后，到达另一个易感者的途径，同一种传染病可以有多种传播途径。

（1）呼吸道传播：病原体存在于空气中的飞沫或气溶胶中，易感者吸入时感染。如麻疹、白喉、禽流感等。

（2）消化道传播：易感者因进食被病原体污染的水源、食物或使用被病原体污染的食具而被感染，如伤寒、细菌性痢疾和霍乱等。

（3）接触传播：易感者因接触被病原体污染的水或土壤而被感染，如钩端螺旋体病、血吸虫病等。伤口被污染，有可能患破伤风。日常生活的密切接触也有可能被感染，如麻疹、白喉、流行性感冒等。不洁性接触（如同性恋、多个性伴侣的异性恋）可传播 HIV、HBV、HCV 等。

（4）虫媒传播：被病原体感染的吸血节肢动物（如蚊子、跳蚤、白蛉、恙虫等）在叮咬时把病原体传给易感者。根据节肢动物的生活习性，该类感染常有严格的季节性。

（5）血液、体液传播：病原体存在于携带者或患者的血液或体液中，通过应用血制品、分娩或性接触等传播，主要见于乙型、丙型病毒性肝炎、艾滋病等。

3. 人群易感性　是指对某种传染病缺乏特异性免疫力的人称为易感者，他们对该病原体具有易感性。人群对某种传染病易感性的高低可明显影响该传染病的发生和传播。易感人群越多，人群易感性越高，传染病越容易发生流行。

（三）传染性疾病的基本特征

1. 病原体　每一种传染病都是由特异性的病原体所引起的，病原体可以是微生物也可以是寄生虫。近年还证实一种不同于微生物和寄生虫，缺乏核酸结构的具有传染性的变异蛋白质，称为朊粒，是人类疯牛病等的病原体。临床上检出病原体对传染病的诊断有重要意义，但截至目前对一些传染病的病原体仍未能充分认识。

2. 传染性　是传染病与其他感染性疾病的主要区别。病原体由宿主体内排出，经一定途径传染给另一个宿主，这种特性称为传染性。各种传染病都具有一定传染性，但不同传染病的传染性强弱不等，即使同一种传染病，处于不同病期，其传染性亦各不相同。传染病患者具有传染性的时期称为传染期。传染期在每一种传染病中都相对固定，是决定患者隔离期限的重要依据。

3. 流行病学特征　传染病的流行过程在自然因素和社会因素的影响下，表现出各种流行病学特征，如血吸虫病只呈地方性流行，某些传染病的发生和流行受季节的影响，也有传染病表现为外来性，在国内或地区内原来不存在，而从国外或外地通过外来人口或物品传入。传染病的发生按其量的强度可分为散发、流行、大流行和暴发流行。①散发：是指某传染病在某地的常年发病情况或常年一般发病率水平，可能是由于人群对某病的免疫水平较高，或某病的隐性感染率较高，或某病不容易传播等。②流行：是指某种传染病的发病率显著超过该病常年发病率水平或散发发病率的数倍。③大流行：是指某传染病在一定时间内迅速蔓延，波及范围广泛，超出国界或洲界。④暴发流行：是指传染病病例的发病时间分布高度集中于一个短时间之内（通常为该病的潜伏期内），这些病例多由同一传染源或共同的传播途径所引起。

4. 感染后免疫　指免疫功能正常的人体感染病原体后，无论是显性还是隐性感染，均能产生针对该病原体及其产物（如毒素）的特异性免疫。通过血清中特异性抗体的检测可知其是否具有免疫力。感染后免疫属于主动免疫，通过注射或从母体获得抗体的免疫力都属于被动免疫。不同病原体的感染后免疫持续时间长短和强弱不同。

（四）传染性疾病的预防

1. 管理传染源

（1）对患者的管理：对患者应尽量做到五早：早发现、早诊断、早报告、早隔离、早治疗。建立健全的医疗卫生防疫机构，开展传染病卫生宣传教育，提高人群对传染病的识别能力，对早期发现、早期诊断传染病有重要意义。一旦发现传染病患者或疑似患者，应立即隔离治疗。隔离期限由传染病的传染期或化验结果而定，应在临床症状消失后连续做 2~3 次病原学检查（每次间隔 2~3 天），结果均为阴性时方可解除隔离。

传染病报告制度是早期发现传染病的重要措施，每个医疗防疫人员必须严格遵守。根据 2013 年 6 月 29 日修订后实施的《中华人民共和国传染病防治法》，将法定传染病分为甲、乙、丙三类：①甲类：为强制管理传染病，共 2 种，包括鼠疫、霍乱。城镇要求发现后 2 小时内通过传染病疫情监测信息系统上报，农村不超过 6 小时。②乙类：为严格管理传染病，包括传染性非典型肺炎、艾滋病、病毒性肝炎、细菌性和阿米巴痢疾、流行性和地方性斑疹伤寒、流行性乙型脑炎、伤寒和副伤寒、淋病、梅毒、脊髓灰质炎、麻疹、百日咳、白喉、流行性脑脊髓膜炎、猩红热、肾综合征出血热、狂犬病、炭疽、黑热病、疟疾、登革热、肺结核、新生儿破伤风、钩端螺旋体病、布氏杆菌病、甲型 H_1N_1 流感（2009 年新增）、新型冠状病毒肺炎（属乙类传染病，按甲类传染病管理）。城镇要求发现后 6 小时内网络直报，农村不超过 12 小时。对于乙类传染性非典型肺炎、炭疽中的肺炭疽和人感染高致病性禽流感和脊髓灰质炎，采取甲类传染病的预防、控制措施。③丙类：为监测管理传染病，包括流行性感冒、流行性腮腺炎、流行性和地方性斑疹伤寒、风疹、丝虫病、包虫病、麻风病、黑热病、感染性腹泻病(霍乱、痢疾、伤寒和副伤寒除外)、急性出血性结膜炎、手足口病(2008年新增)在监测点内按乙类传染病方法报告。

(2)对接触者的管理：接触者是指曾经和传染源发生过接触的人，可能受到感染而处于疾病的潜伏期，有可能是传染源。对接触者及其携带物品采取的措施称为检疫。检疫期限由最后接触之日算起，至该病最长潜伏期。检疫的内容有医学观察、留验、隔离或卫生处理，也包括根据具体情况进行紧急免疫接种或药物预防。医学观察是指对接触者的日常活动不加限制，但每日进行必要的诊查，以了解有无早期发病的征象，适用于乙类传染病。留验又称隔离观察，是对接触者的日常活动加以限制，并在指定场所进行医学观察，确诊后立即隔离治疗。对集体单位的留验又称集体检疫，留验适用于甲类传染病。

(3)对病原携带者的管理：应做到早期发现。凡是传染病接触者，曾患过传染病者，流行区居民和服务性行业、托幼机构、供水行业的工作人员，应定期普查，以及早检出病原携带者。对病原携带者须做好登记，加强管理，指导督促其养成良好的卫生、生活习惯，并随访观察，必要时应调整工作岗位、隔离治疗等。

(4)对动物传染源的管理：应根据动物的病种和经济价值，予以隔离、治疗或杀灭；如属有经济价值而又非烈性传染病的动物，应分群放牧或分开饲养，并予治疗。无经济价值或危害性大的动物，如鼠类、狂犬应杀灭、焚毁。在流行地区对动物如家畜、家禽进行预防接种，可降低发病率。

2. 切断传播途径　根据各种传染病的传播途径采取措施，如对呼吸道传染病，应着重进行空气消毒，提倡外出时戴口罩，流行期间少到公共场所，教育群众不随地吐痰，咳嗽和打喷嚏时要用手帕捂住口鼻；对于消化道传染病，应着重加强饮食卫生、个人卫生及粪便管理，保护水源，消灭苍蝇、蟑螂、老鼠等；对虫媒传染病，应大力开展爱国卫生运动，采用药物等措施进行防虫、杀虫、驱虫；预防血源性传染病的有效手段是加强血源和血制品的管理、防止医源性传播。消毒是切断传播途径的重要措施。

3. 保护易感人群　提高人群免疫力可以保护易感人群，可以从以下两个方面进行：

(1)增强非特异性免疫力：非特异性免疫是机体对进入体内异物的清除机制，是生物个体生来就有的，能遗传后代，不涉及免疫识别和免疫反应的增加。在病原体及毒素的作用下，非特异性免疫力又是产生特异性免疫力的基础。增强非特异性免疫力的主要措施包括加强体育锻炼、调节饮食、养成良好卫生生活习惯、改善居住条件、协调人际关系以及保持心情愉快等。

(2)增强特异性免疫力：人体可以通过隐性感染、显性感染或预防接种获得对某种传染病的特异性免疫力，其中预防接种起关键作用，预防接种包括人工主动免疫和人工被动免疫。人工主动免疫是有计划地将减毒或灭活的病原体，纯化的抗原和类毒素制成菌苗接种到人体内，使人体产生抗体的过程。这种免疫力可持续数月至数年。人工被动免疫指将制备好的含抗体的血清或抗毒素注入易感者体内，使机体迅速获得免疫力的方法，这种免疫持续时间仅2~3周。常用于治疗或对接触者的紧急预防。常用制剂有抗毒血清、人血丙种球蛋白、胎盘球蛋白和特异性高价免疫球蛋白等。

(3)药物预防：对某些尚无特异性免疫方法或免疫效果尚不理想的传染病，在流行期间可给易感者口服预防药物，对于降低发病率和控制流行有一定作用。如口服磺胺类药物预防流行性脑脊髓膜炎、口服乙胺嘧啶预防疟疾等。

二、常见症状与体征

传染性疾病患者常见的症状主要有发热、皮疹及全身中毒症状。这里重点介绍皮疹。

1. 皮疹的分类 皮疹根据形态不同，可分为四大类：①斑丘疹：是不凸出于皮肤的红色皮疹，多见于麻疹、风疹、柯萨奇病毒及埃可病毒、EB 病毒感染等病毒性传染病和伤寒、猩红热等。②出血疹：按压不褪色的皮疹，如淤点、淤斑，多见于肾综合征出血热、登革热等病毒性传染病；斑疹伤寒、恙虫病等立克次体病和流行性脑脊髓膜炎等性传染病。③疱疹或脓疱疹：突出皮肤表面，皮疹内含有液体，多见于水痘、单纯疱疹、带状疱疹等病毒性传染病、立克次体及金黄色葡萄球菌血症等。④荨麻疹：结节状突出于皮肤表面的皮疹，多见于血清病、病毒性肝炎等。

2. 皮疹的特点 不同的感染性疾病其皮疹的特点也不同，皮疹的出现时间、分布部位、出疹先后顺序、形态等对诊断有重要参考价值。如水痘、风疹多发生于病后第 1 日；猩红热于第 2 日，天花于第 3 日，麻疹于第 4 日，斑疹伤寒于第 5 日，伤寒于第 6 日，但都有例外。水痘的皮疹多集中于躯干，呈向心性分布；麻疹和猩红热的出诊顺序相似，先出现于耳后、颈部，渐及前额、颊部，自上而下遍及全身，但麻疹首先出现特征性的黏膜斑（Koplik spots），而猩红热在皮肤皱褶处皮疹密集，因压迫摩擦出血而呈紫红色线状，称为"帕氏线"；天花的皮疹多见于面部及四肢，呈离心性分布。

三、特殊检查

《2017 年世界卫生组织乙型和丙型肝炎检测指南》指出，对病毒性肝炎不同人群制订了不同的检测要求。

1. 一般人群的监测 指南推荐在人群 HBsAg 或 HCV 抗体血清阳性率处于中间或高水平（血清阳性率 ≥ 2% 或 ≥ 5%）的国家，所有成年人均应进行 HBsAg 或 HCV 抗体检测，并与其后的预防、护理和治疗相结合。一般人群测试应该利用现有的社区或医疗机构的检测条件。但目前仅日本推荐所有人进行 HCV 检测。

2. 高风险人群的检测 指南强烈推荐以下人群进行 HBsAg 或 HCV 抗体检测，并与其后的预防、护理和治疗相结合。①很可能受到 HBV 和 HCV 感染的成人和青少年。②临床疑似慢性病毒性肝炎的成人、青少年和儿童。③性伴侣、子女、其他家庭成员中有 HBV 感染者。④推荐所有的医务人员进行 HBsAg 检测，并为既往未行乙肝疫苗接种者进行疫苗接种。

3. 常规产前检查 指南强烈推荐在人群 HBsAg 血清阳性率处于中间或高水平的国家，妊娠期妇女常规进行 HBsAg 检测，并与其后的预防、护理和治疗相结合。以便识别需要进行抗病毒治疗的孕妇并进行干预，以减少母婴垂直传播。

4. 献血者监测 WHO 为了防止经输血传播的病毒性肝炎，已经推荐一般献血者监测病毒性肝炎。并推荐所有 HBsAg 或 HCV 抗体阳性的献血者应提供健康指导和治疗。

四、最新进展

传染性疾病的预防是临床最关注的问题，职业暴露的预防是传染病预防的关键，现将 HBV 和 HIV 职业暴露防护介绍如下。

1. HBV 暴露处理措施 ①对乙型肝炎易感染者或血清抗 HBsAg 阴性者，发生 HBV 职业暴露后，立即进行局部处理，于 24h 内应急注射乙肝免疫球蛋白（HBIG），HBIG 的效价应达到 200μl/ml 以上。②应急接种乙肝疫苗 10μg、10μg、10μg（按 0 个月、1 个月、6 个月间隔），暴露后 6 个月内进行血检，并注意有无相应的临床表现和肝功能变化；对于血清学抗体 ≤ 10μl/ml 的医务人员，需要加强乙肝疫苗一次，并注射 HBIG 一次。上述应急措施应于 24h 内完成。

2. HIV 暴露处理

（1）HIV 职业暴露处理原则：①用肥皂液和流动的清水清洗被污染的局部。②污染眼部等黏膜时，应用大量等渗氯化钠溶液反复对黏膜进行冲洗。③存在伤口时，应轻柔挤压伤处，尽可能挤出损伤处的血液，再用肥皂液和流动清水冲洗伤口。④用 75% 酒精或 0.5% 碘伏对伤口局部进行消毒、包扎处理。

（2）HIV 暴露后预防性抗反转录病毒治疗：①开始治疗的时间及疗程：在发生 HIV 暴露后尽可能在最短的时间内（尽可能在 2h 内）进行预防性用药，最好不超过 24h，但即使超过 24h，也建议实施预防性用药。用药方案的疗程为连续服用 20 天。②预防治疗的适应证：当 HIV 感染状态不明或暴露源不明时，即使是一、二、三级暴露均不进行预防。如暴露源来源于 HIV 高危者则采取预防用药；对于有可能暴露于 HIV 感染者的，也需采用预防性用药。

（3）预防职业暴露的措施：①进行可能接触患者血液、体液的诊疗和护理工作时，必须佩戴手套，操作完毕脱去手套后，立即洗手。②在进行有可能发生血液、体液飞溅的诊疗和护理操作过程中，医务人员除佩戴手套和口罩外，还应穿上具有防渗透性能的隔离服。③医务人员在进行接触患者血液、体液的诊疗和护理操作时，若手部皮肤存在破损时，必须戴双层手套。④使用后的锐器应当直接放入不能刺穿的利器盒内进行安全处置；抽血时建议使用真空采血器，并应用蝶型采血针；禁止对使用后的一次性针头复帽；禁止用手直接接触使用过的针头、刀片等锐器。

（沈翠珍）

第二节　病毒性肝炎

一、概述

病毒性肝炎（viral hepatitis）是由多种肝炎病毒引起的以肝损害为主的全身性传染病。目前已确定的肝炎病毒有甲型、乙型、丙型、丁型和戊型。各型病毒性肝炎的发病机制目前尚未完全明确，除甲型和戊型肝炎无慢性肝炎的病理改变外，各型肝炎的病理改变基本相同。其基本病变为肝细胞肿胀、气球样变性或嗜酸性变性，可呈点灶状、融合性坏死或凋亡小体，炎细胞浸润及肝巨噬细胞增生肥大。慢性病例可见肝纤维增生形成纤维间隔，导致肝小叶结构紊乱或破坏。临床上以疲乏、食欲减退、肝大、肝功能异常为主要表现，部分病例出现黄疸，无症状感染常见。甲型和戊型主要表现为急性肝炎，乙型、丙型及丁型主要表现为慢性肝炎，并可发展为肝硬化，且与肝癌的发生有密切的关系。

二、流行病学

病毒性肝炎为常见的传染性疾病，主要是水源和食物污染传播所致，常见于甲型和戊型肝炎。在北半球各国,包括我国在内,甲型肝炎以秋、冬季为发病高峰,在非流行年季节高峰明显,流行年则高峰不明显。戊型肝炎也有明显的季节性,流行多发生于雨季或洪水后。乙、丙、丁型肝炎无明显季节性。HBV 感染呈世界性流行,但不同地区 HBV 感染的流行强度差异性很大,我国是乙型肝炎的高发区。据世界卫生组织报道,全球约 20 亿人曾感染过 HBV,其中 3.5 亿人为慢性 HBV 感染者,每年约有 100 万人死于 HBV 感染所致的肝衰竭、肝硬化和原发性肝细胞癌。丁型肝炎以南美洲、中东等为高发区,我国以西南地区感染率高。戊型肝炎主要流行于亚洲和非洲,呈地方性流行。据《2019 年中国卫生健康统计年鉴》数据显示,2018 年我国病毒性肝炎发病率为 92.15/10 万,死亡率为 0.04/10 万。

三、病因与危险因素

(一)病因

病毒性肝炎主要由已知的 5 种病毒引起:甲(型)肝(炎)病毒(HAV)、乙肝病毒(HBV)、丙肝病毒(HCV)、丁肝病毒(HDV)和戊肝病毒(HEV)。甲型和戊型肝炎属于"传染性"肝炎,主要由粪 - 口途径传播,与卫生状况不良有关,可以暴发性流行,也可以散发形式出现,但只引起自限性肝炎。乙、丙、丁型肝炎则为"血清性"肝炎,主要由胃肠外途径传播,其次是通过亲密或性接触,其传染性不高,以散发方式出现,可引起慢性肝炎,终致肝硬化和肝细胞癌。

各型病毒性肝炎肝损害的三个主要影响是降低肝细胞的功能,胆红素转化和排泄受损导致黄疸,中断肝脏的血流量,最终导致门脉高压。

各型病毒性肝炎的比较如下:

1. 甲型肝炎(HAV)

(1)传播方式:粪 - 口传播,通常是通过食物或液体的摄取传播。

(2)潜伏期:3~5 周。

(3)发病:可无症状,黄疸发生前 2 周具有高度传染性。

(4)预后:低病死率,在几周内恢复。

2. 乙型肝炎(HBV)

(1)传播方式:血液和血制品传播;母婴传播;日常生活接触传播;性接触传播,男同性恋是高危人群。

(2)潜伏期:2~5 个月。

(3)发病:隐蔽时间长。

(4)预后:病死率高达 10%,另外 10% 患者进展成病毒携带者状态或发展为慢性肝炎。20% 的乙型肝炎感染导致肝癌。

3. 丙型肝炎(HCV)

(1)传播方式:血液或血液制品输血传播,静脉吸毒者、肾透析患者和工作人员中常发现;性接触传播;被污染的穿刺和纹身工具亦可传播。

(2)潜伏期:一个星期至几个月。

(3)发病:症状通常发生在输血后 6~7 周;发生于所有年龄组;是输血后肝炎的最常见的形式。

(4)预后:50%~60% 丙型肝炎感染者发展为肝癌。

4. 丁型肝炎(HDV,三角洲肝炎)

(1)传播方式:与 HBV 相同。

（2）潜伏期：与 HBV 相同。

（3）发病：在美国发生的 HDV 主要是静脉注射毒品滥用者和多次输血的患者；发病率最高存在于地中海、中东和南美。

（4）预后：病死率极高，高达暴发性肝炎的 50%。

5. 戊型肝炎（HEV）

（1）传播方式：粪-口传播，但粪便检测较难发现。

（2）潜伏期：与 HAV 相同。

（3）发病：主要发生在印度、非洲、亚洲和中美洲；青壮年多见，孕妇感染则更严重。

（4）预后：预后好，一般能自愈。

（二）危险因素

以上提及的暴露于病毒接触的高危行为均属于危险因素。

四、预防与筛查

（一）预防

1. 健康宣教　对患者和家属强调肝脏疾病与酒精和滥用药物的关系，教导患者酗酒和注射毒品会增加乙肝、丙肝和丁肝的感染风险。

2. 疫苗接种　甲型和乙型肝炎是可以预防的疾病，接种肝炎疫苗是预防感染最有效的方法。甲肝疫苗注射两次剂量后提供长期免疫力；乙肝疫苗的接种对象主要是新生儿，其次为婴幼儿，15 岁以下未免疫人群和高危人群（如医务人员、经常接触血液的人员、托幼机构工作人员、器官移植患者、经常接受输血或血液制品者、免疫功能低下者、易发生外伤者、HBsAg 阳性者的家庭成员、男性同性恋或多个性伴侣和静脉内注射毒品者等）。乙肝疫苗全程需要注射三次，按照 0、1、6 个月程序，即接种第 1 针疫苗后，间隔 1 个月及 6 个月注射第 2 及第 3 针疫苗。建议对高危人群提供甲肝和乙肝疫苗组合，并进行三次注射。三次注射的时间表为初始剂量注射，第二次注射至少在第一次注射后 4 周，第三次在 6 个月后。

（二）筛查

暴露于非免疫家庭或性接触者，应进行全套肝炎病毒标志物检测。

五、评估

（一）病史

1. 病因与诱因　评估如上所述的风险因素。应询问当地有无肝炎流行；是否与肝炎患者有密切接触；个人饮食及饮水卫生情况；是否经常在外就餐；是否有注射、输血及使用血制品的历史；家族中是否有人感染肝炎；是否进行过肝炎疫苗接种等。

2. 患病及治疗经过　应询问热型、热程及发热程度；食欲不振发生时间；恶心、呕吐发生的时间、次数、呕吐量及性状；乏力发生的时间、对日常生活的影响；黄疸发生的时间、是否进行性加重，有无皮肤瘙痒、瘙痒的部位及程度、是否影响睡眠；患者的神志及精神状态有无变化。

3. 症状评估　潜伏期无明显症状。各型潜伏期不同：甲型肝炎 2~6 周，平均 4 周；乙型肝炎 1~6 个月，平均 3 个月；丙型肝炎 2 周~6 个月，平均 40 日；丁型肝炎 4~20 周，戊型肝炎 2~9 周，平均 6 周。当疾病发展时，可出现肝大、右上腹压痛，还可存在体重减轻、虚弱、厌食、便秘或腹泻等症状。肝炎病毒的不同，损害和免疫反应的程度也不同，具体如下所述。

（1）急性肝炎：各型肝炎病毒均可引起急性肝炎。

1）前期（前驱）阶段："流感样"症状，如厌食、倦怠乏力、畏寒、发热，胃肠功能紊乱，肌肉疼痛，多发性关节炎，轻度右上腹疼痛。

2）黄疸期（发生 5~10 天以后）：黄疸（血清胆红素水平升高），皮肤瘙痒（胆盐积聚在皮肤），巩膜黄染，褐色尿，伴有前驱症状减轻，其中食欲可改善。丙型肝炎患者可能没有表现出黄疸，因此未确诊的时间更长。

3）恢复期：持续数周。血清胆红素和酶恢复正常；肝区疼痛、胃肠功能紊乱消退。

（2）慢性肝炎：乙型、丙型、丁型肝炎可迁延不愈形成慢性肝炎，可按病情分为轻度、中度、重度。

1）轻度：临床症状轻微或缺如，肝功能检查仅 1 项或 2 项轻度异常。

2）中度：症状、体征、实验室检查居于轻度和重度之间。

3）重度：有明显或持续肝炎症状，如乏力、食欲不振、腹胀、肝区痛等；体征主要有肝病面容、肝掌、蜘蛛痣、脾大等；实验室检查主要有 ALT、AST 反复或持续升高、血清清蛋白降低、球蛋白升高等。

（3）重型肝炎（肝衰竭）：所有肝炎病毒均可导致重型肝炎，但甲型、丙型少见。发病诱因多为起病后未适当休息、精神刺激、营养不良、嗜酒、妊娠、合并感染或不遵医嘱服药等。表现为一系列肝衰竭症候群：出现极度乏力；严重消化道症状；精神、神经症状，如嗜睡、性格改变、行为异常、意识障碍等肝性脑病表现；黄疸进行性加深；肝进行性缩小；有明显出血倾向，凝血酶原活性 < 40%；还可出现中毒性肠麻痹、肝臭或少量腹水，也可有扑翼样震颤及病理反射。

1）急性重型肝炎（急性肝衰竭）：亦称暴发性肝炎。起病急，发病初类似急性黄疸型肝炎，但病情发展迅猛，起病 2 周内出现 Ⅱ 度以上肝性脑病为特征的肝衰竭症候群。本型病死率高，发病多有诱因。患者常因肝肾综合征、脑疝、消化道出血等死亡，病程不超过 3 周。

2）亚急性重型肝炎（亚急性肝衰竭）：亦称亚急性肝坏死。起病较急，发病 15 日 ~26 周出现肝衰竭症候群。肝性脑病症状多出现于疾病后期。病程可长达数月，患者常死于消化道出血、肝肾综合征、肺部或腹腔等处严重感染，存活者易发展为坏死后肝硬化。

3）慢性重型肝炎（慢性肝衰竭）：在肝硬化基础上，肝功能进行性减退或失代偿。出现腹水或其他门脉高压表现、肝性脑病、血清总胆红素升高、清蛋白 < 30g/L、凝血功能障碍、PTA ≤ 40%。

4. 心理 - 社会状况评估　评估患者对肝炎一般知识的了解情况、对预后的认识、对所出现的各种症状的心理反应及表现；对住院隔离的认识，是否存在被人嫌弃或孤独感，是否有意回避他人；患病后是否对工作、生活造成影响，家庭经济情况；患者的家属、朋友对肝炎的认识及对患者的关心程度；患者的应对能力等。

（二）体格检查

1. 一般状况　生命体征、身高、体重、神志状态、营养状况、黄疸部位及程度、皮肤有无破损等。

2. 腹部检查　叩诊肝大小、有无压痛及叩痛、脾脏大小等。

（三）辅助检查

1. 血常规　急性肝炎初期白细胞总数正常或略高，黄疸期白细胞总数正常或稍低，淋巴细胞相对增多，偶见异型淋巴细胞。重型肝炎时白细胞可升高，红细胞及血红蛋白可下降,肝硬化伴脾功能亢进可出现血小板、红细胞、白细胞减少。

2. 尿常规　尿胆红素和尿胆原的检测有助于黄疸的鉴别诊断。肝细胞性黄疸两者均阳性,梗阻性黄疸以尿胆红素为主。

3. 肝功能测定

(1)血清酶的检测:ALT 在肝功能检测中最为常用,是判定肝细胞损害的重要指标。急性黄疸型肝炎常明显升高;慢性肝炎可持续或反复升高;重型肝炎时因大量肝细胞坏死,ALT 随黄疸迅速加深反而下降,出现胆 - 酶分离现象。ALT 升高时,天门冬氨酸氨基转移酶(AST)也升高。其他血清酶类,如 ALP、γ-GT、LDH 等在肝炎时亦可升高。

(2)血清蛋白的检测:当肝功能损害并持续较长时间时,因肝脏合成功能不足及解毒功能下降,清蛋白合成减少,较多抗原性物质易进入血流,刺激免疫系统,产生大量的免疫球蛋白,所以可见清蛋白下降、球蛋白升高、A/G 比值下降。

(3)胆红素检测:血清胆红素检查包括总胆红素、直接胆红素和间接胆红素检查。黄疸型肝炎时,直接和间接胆红素均升高。但淤胆型肝炎则以直接胆红素升高为主。

(4)凝血酶原活动度(PTA)检查:对重型肝炎临床诊断及预后判断有重要意义。重型肝炎 PTA 小于 40%。PTA 愈低,预后愈差。

(5)血氨浓度检测:肝性脑病的患者可有血氨升高。

4. 肝炎病毒标志物检测　临床常用的检查如下:

(1)甲型肝炎:血清抗 HAV IgM 是 HAV 近期感染的指标,是确诊甲型肝炎最主要的标志物。血清抗 HAV IgG 出现较晚,为保护性抗体,具有免疫力的标志。单份抗 -HAV IgG 阳性表示受过 HAV 感染,如果急性期及恢复期双份血清抗 HAV IgG 滴度有 4 倍以上增长,亦是诊断甲肝的依据。

(2)乙型肝炎

1)表面抗原(HBsAg)与表面抗体(抗 -HBs):HBsAg 阳性见于 HBV 感染者。HBV 感染后 3 周血中首先出现 HBsAg。急性 HBV 感染可以表现为自限性,但慢性 HBV 感染者 HBsAg 阳性可持续多年。HBsAg 阴性并不能完全排除 HBV 的现症感染,因为可能有 S 基因突变株存在。抗 -HBs 阳性主要见于预防接种乙型肝炎疫苗后或过去感染 HBV 并产生免疫力的恢复者。少数见于低滴度 HBV 感染者。

2)e 抗原(HBeAg)与 e 抗体(抗 -HBe):HBeAg 一般只出现在 HBsAg 阳性的血清中。HBeAg 是在 HBV 复制过程中产生的一种可溶性蛋白抗原,因此 HBeAg 阳性提示 HBV 复制活跃,传染性较强。抗 -HBe 在 HBeAg 消失后出现。抗 -HBe 阳性临床上有两种可能性:一是 HBV 复制的减少或停止,此时患者的病情趋于稳定且传染性较弱;二是 HBV 前 C 区基因发生变异,此时 HBV 仍然复制活跃,有较强的传染性,甚至病情加重。

3)核心抗原(HBcAg)与其抗体(抗 -HBc):HBcAg 主要存在于受感染的肝细胞核内,也存在于血液中 Dane 颗粒的核心部分。如检测到 HBcAg,表明 HBV 有复制,有传染性。

抗 -HBc IgM 是 HBV 感染后较早出现的抗体,在发病第一周即可出现,持续时间差异较大,高滴度的抗 -HBc IgM 对急性期或慢性乙型肝炎急性发作诊断有帮助;抗 -HBc IgG 型是过去感染的标志,可保持多年。

4)乙型肝炎病毒脱氧核糖核酸(HBV DNA)和 DNAP:两者均位于 HBV 的核心部分,反映 HBV 感染最直接、最特异和最灵敏的指标。两者阳性提示 HBV 的存在、复制,传染性大。

（3）丙型肝炎：丙型肝炎病毒核糖核酸（HCV RNA）在病程早期即可出现，而于治愈后很快消失。丙型肝炎病毒抗体（抗 -HCV）是传染性的标志而不是保护性抗体。抗 -HCV IgM 见于丙型肝炎急性期，治愈后可消失。高效价的抗 -HCV IgG 常提示 HCV 的现症感染，而低效价的抗 -HCV IgG 可见于丙型肝炎恢复期，甚至治愈后仍可持续存在。

（4）丁型肝炎：血清或肝组织中的 HDAg 和 / 或 HDV RNA 阳性有确诊意义。急性 HDV 感染时，HDAg 仅在血中出现数天，继之出现 HDV IgM，抗 -HDV IgG 不是保护性抗体，高滴度提示感染持续存在，低滴度提示感染静止或终止。

（5）戊型肝炎：抗 -HEV IgM 是近期 HEV 感染的标志，大多数在 3 个月内阴转。抗 -HEV IgG 在急性期滴度较高，恢复期则明显下降，如果抗 -HEV IgG 滴度较高，或由阴性转阳性，或由低滴度升为高滴度，或由高滴度转至低滴度甚至阴转，均可诊断为 HEV 感染。在粪便或血液标本中找到 HEV DNA 可明确诊断。

六、诊断与鉴别诊断

（一）诊断要点

有进食未煮熟的海产品史，如贝壳类食物等，或食用其他不洁食物和饮用受污染的水，有助于甲、戊型肝炎的诊断。有注射史、输血和血制品史、肝炎密切接触史等，有助于乙、丙、丁型肝炎的诊断。

临床表现为食欲减退、恶心、呕吐等消化道症状，肝脾大，肝功能损害者应注意本病的诊断。确诊有赖于病毒标志物及病原学的检查。

（二）鉴别诊断

病毒性肝炎诊断较明确，但在血清学检查出来前应注意鉴别。

1. 在前驱阶段出现"流感样"症状时需与流行性感冒相鉴别。

2. 有黄疸出现的患者应及时行 B 超检查，排除因胆道梗阻引起黄疸。

七、护理措施

护理重点是防止疾病的传播，增加患者的舒适性和自我保健。具体的护理措施如下所述：

（一）非药物治疗护理

1. 一般护理　各型急性肝炎患者均应实施早期隔离治疗。休息是治疗急性肝炎的重要措施。应强调患者早期卧床休息，因安静卧床可增加肝血流量，减轻肝脏负担，缓解肝淤血，利于肝细胞修复。待症状好转、黄疸消退、肝功能改善后，逐渐增加活动量，以不感疲劳为度。肝功能正常 1~3 个月后可恢复日常活动及工作。根据疲劳情况来制定活动计划，保证患者足够的休息和舒适。

2. 饮食护理　鼓励进食高热量和碳水化合物充足的饮食，促进蛋白质代谢来保证足够的营养。早餐提供适当的饮料，以满足所需热量。限制脂肪的摄入量，患者有恶心和厌食症状时，少吃多餐。在任何时候都必须避免酒精饮料。

肝炎患者不同时期饮食管理要求不同：

（1）肝炎急性期患者宜进食清淡、易消化、含多种维生素的饮食。蛋白质 1.0~1.5g/（kg·d），碳水化合物 250~400g/d，以保证足够热量，多食水果、蔬菜等含维生素丰富的食物。进食量过少者静脉补充 10% 葡萄糖液加维生素 C。黄疸消退、食欲好转后，可逐渐增加饮食，但仍应避免暴饮暴食。恢复期患者可过渡至普通饮食。

（2）慢性肝炎患者适当增加蛋白质摄入，以 1.5~2.0g/（kg·d）为宜。优质蛋白为主，如牛奶、鸡蛋、瘦猪肉、鱼等。

（3）肝炎后肝硬化、重症肝炎血氨偏高时的饮食要求参见本书"肝硬化"。

（4）各型肝炎患者均不宜长期摄入高糖高热量饮食，尤其有糖尿病倾向和肥胖者，以防诱发糖尿病和脂肪肝。腹胀者可减少产气食品（牛奶、豆制品）的摄入。注意调节饮食的色、香、味，保证营养。

（5）烟草中含多种有害物质，能损害肝功能，抑制肝细胞生成和修复；乙醇中的杂醇油和亚硝胺可使脂肪变性和致癌，因此，各型肝炎患者均应戒烟和禁酒。

3. 心理护理　急性肝炎患者由于起病急、病情重，慢性肝炎患者因久病不愈，均易产生焦虑、悲观等不良情绪，进一步加重乏力等不适，对康复极为不利。故应指导患者正确对待疾病，保持乐观，增强战胜疾病的信心。

4. 病情观察　重点观察患者生命体征，有无发热等情况，观察患者的消化道症状，如恶心、呕吐、腹胀等，有无肝区疼痛等；重型肝炎患者注意观察有无出血、继发感染、肝肾综合征、肝性脑病等症状。监测凝血酶原时间、血小板计数、血红蛋白等指标，观察局部穿刺后是否出血难止，有无皮肤淤点、淤斑、牙龈出血、鼻出血、呕血、便血等；肝衰竭患者应严格记录 24h 尿量，监测尿常规、尿比重及尿钠、血尿素氮、血肌酐及血清钾、钠等；发现异常应立即报告医生，及时处理。

5. 对症处理

（1）出血护理：嘱患者注意避免碰撞、损伤，不要用手挖鼻、用牙签剔牙，不用硬牙刷刷牙，以免诱发出血。刷牙后有出血者，可改用清水漱口或棉棒擦洗；鼻出血者用 0.1% 盐酸肾上腺素棉球压迫止血或予吸收性明胶海绵填塞鼻腔止血；局部穿刺、注射后应压迫止血10~15min。遵医嘱使用维生素 K、凝血因子复合物或输新鲜全血以补充凝血因子，应及时配血备用。

（2）皮肤护理：提供良好的皮肤护理，黄疸型肝炎患者由于胆盐沉着刺激皮肤，引起皮肤瘙痒，应指导患者进行皮肤自我护理。嘱患者穿宽松的棉质衣物；避免用热水，每日用温水擦拭全身，避免使用刺激性肥皂或化妆品；及时修剪指甲，避免搔抓引起皮肤破损，如皮肤已有破损者应注意保持局部清洁，预防感染；瘙痒严重者可局部涂擦止痒剂。

（二）药物治疗护理

告知患者肝炎的治疗一定要在医生的指导下用药，不能自行停药或者加减药量，用药不当易引起病毒变异或者药物不良反应增加。嘱患者治疗期间定期复查肝功能、血常规、病毒学检查，以指导调整治疗方案。用药过程中注意观察药物的不良反应，及时发现和处理药物治疗引起的不良反应。常用药物有干扰素和核苷类抗病毒药物。

1. 干扰素

（1）类流感综合征：多在注射后 2~4 小时出现，反应随治疗次数增加逐渐减轻。嘱患者多饮水，卧床休息，可给予解热镇痛药对症处理，不必停干扰素。

（2）骨髓抑制：可表现为粒细胞及血小板计数减少，一般停药后自行恢复。当白细胞计数 $< 3.0 \times 10^9$/L 或血小板 $< 40 \times 10^9$/L，应停药。血象恢复后可重新治疗，需密切观察。

（3）注射局部皮肤改变：大剂量干扰素皮下注射时，部分患者出现局部触痛性红斑，一般 2~3 天可消失，用药时适当增加溶媒的量，缓慢推注，可减轻或避免上述反应发生。

（4）神经、精神症状：如焦虑、抑郁、兴奋、易怒、精神病等。出现抑郁和精神病性症状应停药。

（5）其他：失眠、轻度皮疹、脱发等，根据情况可不停药；出现癫痫、肾病综合征、心律失常等应停药；诱发甲状腺炎、血小板减少性紫癜、溶血性贫血、糖尿病等应停药。

2. 核苷类抗病毒药物　拉米夫定耐受性良好，少数患者会出现头痛、全身不适、疲乏、胃痛及腹泻，个别可能出现过敏反应；阿德福韦酯在较大剂量时有一定肾毒性，主要表现为血清肌酐升高和血磷下降，应定期监测血清肌酐和血磷；替比夫定常见不良反应有头晕、疲劳、腹泻、恶心、皮疹，血清淀粉酶、脂肪酶及 ALT 升高等，用药时应注意观察相关指标。

（三）特别关注

食品和幼儿照顾工作者被诊断为甲肝者，必须向当地卫生部门报告。注意保护性医疗，暴露于病毒的人必须接受预防性治疗，以防止肝炎的局部流行。

八、随访

（一）预期目标

1. 患者按要求实施治疗、护理计划。
2. 皮肤瘙痒减轻或消失，未发生破损及感染。
3. 患者、家属明确所患肝炎类型及传播途径，并执行预防措施。
4. 患者负性情绪得到缓解。

（二）并发症

肝炎病程简单，自然恢复可能在黄疸开始后 2 周。在大多数情况下，临床痊愈时间为 3~16 周。某些类型的肝炎可导致肝癌和死亡。

（蔡华娟）

第三节　艾　滋　病

一、概述

艾滋病又称获得性免疫缺陷综合征（acquired immunodeficiency syndrome，AIDS），是由人免疫缺陷病毒（human immunodeficiency virus，HIV）引起的致命性慢性传染病。AIDS 主要通过性接触、血液和母婴传播，病毒主要侵犯并破坏辅助性 T 淋巴细胞（$CD4^+T$ 淋巴细胞），使机体细胞免疫功能受损，最后并发各种严重的机会性感染和恶性肿瘤。该病具有传播快、发病缓慢、病死率高的特点。

HIV 为单链 RNA 病毒，属于逆转录病毒科慢病毒亚科，目前已知 HIV 有两个型，即 HIV-1 和 HIV-2，两者均可引起艾滋病。HIV 是一种变异性很强的病毒，既有嗜淋巴细胞性又有嗜神经性，主要感染 $CD4^+T$ 淋巴细胞，也感染单核 - 巨噬细胞、小神经胶质细胞和骨髓干细胞。感染人体后能刺激人体产生抗体，但中和抗体很少，病毒和抗体可同时存在，故仍有传染性。HIV 对外界的抵抗力不强。对热较为敏感，56℃ 30 分钟能使 HIV 在体外对人的 T 淋巴细胞失去感染性，但不能完全灭活血清中的 HIV；100℃ 20 分钟可将 HIV 完全灭活；

75% 以上浓度的乙醇、0.2% 次氯酸钠和漂白粉能灭活病毒；但对 0.1% 甲醛、紫外线和 γ 射线不敏感。

HIV 侵入人体后，可通过直接侵犯辅助性 T 细胞及单核 - 巨噬细胞或间接作用于 B 细胞和 NK 细胞等，使多种免疫细胞受损，细胞免疫及体液免疫均受到不同程度的损害而致免疫功能严重缺陷，易发生各种严重的机会性感染和肿瘤。在感染过程中，HIV 易发生抗原及毒力的变异。抗原变异能使 HIV 逃避特异的体液及细胞免疫的攻击，使感染持续。毒力变异可能影响疾病的进程及严重性。

尽管艾滋病存在多种机会性病原体感染，但由于存在免疫缺陷，所以组织中炎症反应少，而病原体繁殖多。主要的病理变化在淋巴结和胸腺等免疫器官。淋巴病变有反应性病变（如滤泡增殖性淋巴结肿）和肿瘤性病变（如卡氏肉瘤或其他淋巴瘤）。胸腺病变可见萎缩、退行性和炎性病变。中枢神经系统病变主要包括神经胶质细胞灶性坏死、血管周围炎性浸润、脱髓鞘改变。

二、流行病学

HIV 主要存在于感染者和患者的血液、精液、阴道分泌物、胸腹水、脑脊液和乳汁中，经以下三种途径传播：性接触（包括同性、异性和双性性接触），血液及血制品（包括共用针具静脉注射毒品、介入性医疗操作、纹身等）和母婴传播（包括经胎盘、分娩时和哺乳传播）。握手拥抱、礼节性亲吻、同吃同饮等日常生活接触不会传播 HIV。

自 1981 年美国发现首例艾滋病患者以来，目前艾滋病已经广泛分布于全球 5 大洲 210 多个国家和地区。联合国艾滋病规划署在 2017 年发布的"终结艾滋病"（Ending AIDS）的报告中指出，估计全球总共 3 600 万的艾滋病患者，中国估计共有 85 万名 HIV 感染者，超过半数的艾滋病病毒感染者中有一半以上（53%）已获得相关治疗，并且艾滋病相关死亡人数自 2005 年以来几乎减半。2016 年，3 670 万艾滋病毒感染者中有 1 950 万人获得治疗，且艾滋病相关死亡人数已从 2005 年的 190 万下降到 2016 年的 100 万。

三、病因与危险因素

（一）传染源

患者和无症状病毒携带者是本病的传染源，后者尤为重要。病毒主要存在于血液、精液、子宫和阴道分泌物中，其他体液如唾液、眼泪和乳汁也有传染性。

（二）传播途径

1. 性接触传播　为艾滋病的主要传播途径，同性恋、异性恋均可传播。

2. 血液传播　药瘾者共用针头，输注含病毒的血液及血制品，应用 HIV 感染者的器官移植或人工受精，被 HIV 污染的针头刺伤或破损皮肤意外受感染，生活中密切接触经破损的皮肤处感染。

3. 母婴传播　感染 HIV 的孕妇可通过胎盘、分娩过程及产后血性分泌物和哺乳传给婴儿。

（三）易感人群

人群普遍易感。同性恋者、多个性伴侣者、静脉药瘾者和血制品使用者为本病的高危人群。

四、预防和筛查

（一）预防

1. 管理传染源 高危人群普查 HIV 有助于发现传染源。发现 HIV 感染者应尽快（城镇于 6 小时内，农村于 12 小时内）向当地疾病预防控制中心报告。隔离治疗患者，监控无症状 HIV 感染者。加强国境检疫。对 HIV 感染者实施管理，包括：①定期访视及医学观察。②患者的血、分泌物和排泄物应用 0.2% 次氯酸钠或漂白粉等消毒。③严禁艾滋病感染者献血，捐献器官、精液；性生活使用避孕套。④出现临床表现、并发感染或恶性肿瘤者，必须住院治疗。⑤已感染 HIV 的育龄妇女应避免妊娠和生育，防止母婴传播；HIV 感染的哺乳期妇女应采用人工喂养婴儿。

2. 切断传播途径 积极广泛开展宣传教育和综合治理，通过传媒、社区健康教育等，让群众了解艾滋病的病因和感染途径，采取自我防护措施进行预防，尤其应加强性教育；保障安全的血液制品供应，倡导义务献血，禁止商业性采血；严格血液及血制品的管理，严格检测献血者和精液、组织器官提供者的 HIV 抗体；注射、手术、拔牙等技术应严格无菌操作，推广一次性注射用品的使用，不共用针头、注射器；对侵入性操作的医疗器械如胃镜、肠镜、血液透析器械应严格消毒，防止医源性交叉感染。注意个人卫生，不共用牙具、剃须刀等。HIV 感染的孕妇可采用产科干预（如终止妊娠、择期剖宫产等）和抗病毒药物干预以及人工喂养措施以减少 HIV 母婴传播。

（二）筛查

推广艾滋病自愿咨询和检测，一旦发现 HIV/AIDS 患者，应按照国家规定的乙类传染病及时向所在地疾病预防控制中心报告疫情并采取相应的措施。

五、评估

（一）病史

1. 评估病因 评估时应重点询问患者有无艾滋病患者接触史，尤其注意性接触史；有无输血或血制品治疗史，有无静脉药瘾史等。

2. 患病及治疗经过 询问患者疾病发现的过程及症状等。询问有无进行检查及检查结果，治疗经过和病情严重程度。了解患者所用药物的名称、剂量、用法、疗效、不良反应，药物的治疗效果等。了解疾病对患者日常生活的影响程度。

3. 症状评估 艾滋病潜伏期长，一般 2~9 年可发展为艾滋病。本病分为急性期、无症状期和艾滋病期。根据患者所处的疾病时期进行全面评估。

（1）急性期：常发生在初次感染 HIV 的 2~4 周，部分感染者发生 HIV 病毒血症和免疫系统急性损伤所产生的临床症状。发热是最常见的表现，可伴有全身不适、头痛、食欲下降、淋巴结肿大以及神经系统症状等。检查可见血小板减少，$CD4^+T$ 淋巴细胞减少，$CD8^+T$ 淋巴细胞升高，感染数周后 HIV 抗体可呈阳性。

（2）无症状期：可从急性期进入此期，也可从无明显症状急性期直接进入此期。此期持续时间常为 6~8 年，其时间长短与感染病毒的数量、感染途径、个体免疫状况差异，营养、卫生条件及生活习惯等因素有关。此期由于 HIV 在感染者体内不断复制，免疫系统受损，$CD4^+T$ 淋巴细胞计数逐渐下降，并具有传染性。

（3）艾滋病期：为感染 HIV 后的最终阶段。患者 $CD4^+T$ 淋巴细胞计数明显下降，少于

200/mm³，HIV 血浆病毒载量明显升高。此期主要临床表现为 HIV 相关症状，如持续一个月以上的发热、盗汗、腹泻；体重减轻 10% 以上、神经精神症状等。各种机会性感染及肿瘤，如肺孢子菌肺炎、隐球菌脑膜炎、各种细菌性肠炎、传染性软疣、卡波西肉瘤、恶性淋巴瘤等。

4. 心理 - 社会状况评估　由于艾滋病缺乏特效治疗，预后不良，加之疾病的折磨，患者易有焦虑、抑郁、恐惧等心理障碍，部分患者可出现报复、自杀等行为。

（二）体格检查

1. 一般状态　测量患者的生命体征，评估精神状态，注意有无消瘦等变化。

2. 皮肤和黏膜　观察口腔内有无白念珠菌感染或溃疡，全身皮肤有无卡波西肉瘤引起的紫红色或深蓝色浸润或结节，全身浅表淋巴结肿大的部位和程度等。

3. 各系统检查　艾滋病期易发生机会性感染及恶性肿瘤，可累及全身各系统及器官，需对患者进行全面细致的全身体格检查，包括呼吸系统、循环系统、消化系统、泌尿系统、神经系统等，及早发现各种感染和肿瘤。

（三）辅助检查

HIV/AIDS 的实验室检测主要包括 HIV 抗体检测、HIV 核酸定性和定量检测、CD4$^+$T 淋巴细胞计数、HIV 基因型耐药检测等。HIV-1/2 抗体检测是 HIV 感染诊断的金标准；HIV 核酸定量（病毒载量）和 CD4$^+$T 淋巴细胞计数是判断疾病进展、临床用药、疗效和预后的两项重要指标；HIV 基因型耐药检测可为高效抗反转录病毒治疗（HAART）方案的选择和更换提供指导。

六、诊断与鉴别诊断

（一）诊断

HIV/AIDS 的诊断需结合流行病学史（包括不安全性生活史、静脉注射毒品史、输入未经抗 HIV 抗体检测的血液或血液制品、HIV 抗体阳性者所生子女或职业暴露史等），临床表现和实验室检查等进行综合分析，慎重作出诊断。

成人及 18 个月龄以上儿童，符合下列一项者即可诊断：① HIV 抗体筛查试验阳性和HIV 补充试验阳性（抗体补充试验阳性或核酸定性检测阳性或核酸定量大于 5 000 拷贝 /ml）。②分离出 HIV。18 个月龄及以下儿童，符合下列一项者即可诊断：① HIV 感染母亲所生和HIV 分离试验结果阳性。②为 HIV 感染母亲所生和两次 HIV 核酸检测均为阳性（第二次检测需在出生 4 周后进行）。

1. 急性期的诊断标准　患者近期内有流行病学史和临床表现，结合实验室 HIV 抗体由阴性转为阳性即可诊断，或仅根据实验室检查 HIV 抗体由阴性转为阳性即可诊断。

2. 无症状期的诊断标准　有流行病学史，结合 HIV 抗体阳性即可诊断，或仅实验室检查 HIV 抗体阳性即可诊断。

3. 艾滋病期的诊断标准　有流行病学史、实验室检查 HIV 抗体阳性，加下述各项中的任何一项，即可诊断为艾滋病。或者 HIV 抗体阳性，而 CD4$^+$T 淋巴细胞数 < 200 个 /μl，也可诊断为艾滋病。

（1）不明原因的持续不规则发热 38℃ 以上，> 1 个月。

（2）腹泻（粪便次数多于 3 次 /d），> 1 个月。

（3）6 个月之内体重下降 10% 以上。

（4）反复发作的口腔真菌感染。

（5）反复发作的单纯疱疹病毒感染或带状疱疹病毒感染。

（6）肺孢子菌肺炎（PCP）。

（7）反复发生的细菌性肺炎。

（8）活动性结核或非结核分枝杆菌病。

（9）深部真菌感染。

（10）中枢神经系统占位性病变。

（11）中青年期出现痴呆。

（12）活动性巨细胞病毒感染。

（13）弓形虫脑病。

（14）马尔尼菲青霉病。

（15）反复发生的败血症。

（16）皮肤黏膜或内脏的卡波西肉瘤、淋巴瘤。

（二）鉴别诊断

1. 原发性 $CD4^+$ 淋巴细胞减少症　少数原发性 $CD4^+$ 淋巴细胞减少症患者可并发严重机会性感染与 AIDS 相似，但无 HIV 感染流行病学资料，且 HIV-1/2 抗体检测阴性。

2. 继发性 $CD4^+$ 细胞减少　多见于肿瘤及自身免疫性疾病经化学或免疫抑制治疗后，根据病史常可区别。

七、护理措施

（一）非药物治疗护理

1. 病情观察　严密观察有无肺部、胃肠道、中枢神经系统、皮肤黏膜及眼部等机会性感染的症状发生，如咳嗽、咳痰、腹泻、头晕、头痛等。

2. 起居护理　在急性感染期和艾滋病期要卧床休息；无症状感染期可正常工作，但应避免劳累。

3. 饮食护理　应给予高热量、高蛋白、高维生素、易消化的饮食，保证摄入足够的营养，提高机体抗病能力；同时根据患者的饮食习惯，注意食物的色香味，少量多餐，增进患者食欲。如有呕吐，在饭前 30 分钟给止吐药；如有腹泻，能进食者应给予少渣、少纤维素、高热量、高蛋白、易消化的流质或半流质饮食；鼓励患者多饮水或给肉汁、果汁等；忌食生冷及刺激性食物；不能进食者给予鼻饲饮食。必要时静脉补充所需营养和水分。

4. 隔离及对症护理　由于一般接触并不会传播艾滋病，因此，HIV 感染者和艾滋病患者均无须隔离。如患者出现明显腹泻，可能污染环境时，应予以接触隔离；艾滋病期患者因为免疫缺陷，应实施保护性隔离。加强口腔护理和皮肤清洁，防止继发感染或减轻口腔、外阴真菌、病毒等感染。长期腹泻的患者要注意肛周皮肤的护理。

5. 心理护理　多与患者沟通，应用倾听技巧，了解患者的心理状态。因为艾滋病缺乏特效药物治疗，预后不良，加上疾病的折磨，患者易产生焦虑、抑郁、害怕、恐惧等心理障碍，少数患者可出现报复、自杀等行为。专科护士要关心体贴患者，保护患者的隐私。了解患者的社会支持资源及患者对资源的利用度，鼓励亲属、朋友给患者提供生活上和精神上的帮助，解除患者的孤独、恐惧感。鼓励患者珍爱生命、遵守性道德，充分利用可及的社会资源及信息，积极地融入社会。

（二）药物治疗护理

1. 抗反转录病毒治疗 抗反转录病毒治疗目的是最大限度抑制病毒复制，重建或维持免疫功能，降低病死率和 HIV 相关疾病的发生率，提高患者的生活质量，减少艾滋病的传播。目前国际上共有六大类 30 多种药物（包括复合制剂），分为核苷类反转录酶抑制剂（NRTIs）、非核苷类反转录酶抑制剂（NNRTIs）、蛋白酶抑制剂（PIs）、整合酶抑制剂、融合抑制剂（FIs）及 CCR5 抑制剂。国内的抗反转录病毒治疗（ARV）药物有 NNRTIs（常用药物有奈韦拉平、依非韦伦）、NRTIs（常用药物有齐多夫定、去羟肌苷、拉米夫定、司他夫定）、PIs（常用药物有利托那韦、茚地那韦及沙奎那韦）和整合酶抑制剂（常用药物有拉替拉韦）四类，共 18 种（包含复合制剂）。单用抗病毒药物易诱发 HIV 变异，产生耐药性，故目前主张联合用药。根据目前的抗反转录病毒药物，推荐方案为 2 种 NRTIs+1 种 NNRTIs 或 2 种 NRTIs+1 种加强型 PIs，因每种方案都有其优缺点，需根据患者的具体情况来掌握。

2. 用药护理 早期抗病毒治疗可减少机会性感染。应用齐多夫定治疗者，注意其严重的骨髓抑制作用，早期可表现为巨幼细胞性贫血，晚期可有中性粒细胞和血小板减少，也可出现恶心、头痛和肌炎等症状。检查血型，做好输血准备，并定期检查血象。当中性粒细胞 $< 0.5 \times 10^9/L$ 时，应报告医生及时处理。

八、预防

（一）预期目标

1. 患者能够充分认识疾病的基本知识、传播方式、预防措施及保护他人和自我健康监控的方法，积极配合治疗，定期随访。

2. 树立健康的性观念，正确使用安全套，采取安全性行为。不和他人共用牙具、刮面刀、剃须刀等。

3. 患者能够正确面对疾病，应用有效的心理应对方法，缓解负性心理。

4. 患者能够调整饮食，保证营养供给，增强机体抗病能力。

5. 无感染发生，或能及时发现和治疗感染。

6. 患者能知晓相关并发症，及时就诊。

（二）并发症

患者进入艾滋病期后可发生肺孢子菌肺炎、肺部念珠菌感染、病毒感染、弓形虫病、鸟型分枝杆菌感染、卡波西肉瘤等并发症。

（沈　勤）

第二十六章
皮肤系统疾病患者的护理

皮肤病是一门专科性很强的疾病,其护理工作有着特殊性和复杂性。随着社会的不断发展,人们健康意识逐渐上升,皮肤病的就诊率和发病率均有所提高,临床表现也趋于复杂化。皮肤病也是影响人体美观的一种疾病,其特点是治疗过程较长,易反复发作,且往往会涉及患者的个人隐私,对患者的生理和心理都会造成影响。此外,皮肤病的种类也较多,各种皮肤病的病因也较复杂,并且在各个年龄段都会有病发的患者,专科护士应针对不同皮肤病的特点和不同的患者,应用不同的护理方法,帮助患者建立良好的生活方式,确保临床疗效。

第一节 概 述

一、皮肤结构和功能

皮肤位于人体表面,是人体的第一道防线。皮肤的结构主要有表皮和真皮,表皮作为屏障(防止体液丢失和感染),真皮提供循环和营养。皮肤是人体最大的器官,具有屏障和吸收、分泌和排泄、免疫识别、损伤修复、体温调节和信息传递等重要的生理功能,它参与全身的各种功能活动并维持内环境稳定,对机体的健康十分重要。

二、皮肤病的主要表现

皮肤病的临床表现是认识和诊断皮肤病的一个重要依据,它分为自觉症状和皮肤损害。

(一)自觉症状

皮肤病患者的主观感觉症状是多样的,与皮肤病的性质、严重程度和患者的个体特异性有关。主要有瘙痒、疼痛、灼热、麻木等感觉,其他还包括刺痛、异物感,对温度及接触异物的易感性增加或降低等。

(二)皮肤损害

皮肤损害是指能够被他人用视觉或触觉检查出来的皮肤黏膜上所呈现的病变。常分为原发性及继发性两种。

1. 原发性损害(primary lesion) 是由皮肤病理变化直接产生的损害。包括下列几种:

(1)斑疹(macula):为皮肤限局性的色素改变,损害与皮肤平行。一般比较小,直径小于1~2cm,超过2cm者称为斑片(patch)。斑疹可以分为炎症性及非炎症性两种。

(2)丘疹(papule):为局限、实性、隆起于皮面的实质性损害,直径一般小于0.5cm,较大者称为斑块(laque)。

(3)结节(nodule):为可见隆起的损害,是可触及的圆或椭圆形的局限性实质性损害。一般位于真皮或皮下组织。直径 > 0.5cm,大小、形状及颜色不一。它与丘疹主要不同点是其病变范围比丘疹深而大。

（4）风团（wheal hive）：为一局限的、水肿性隆起的皮肤损害，表皮不受累，无鳞屑。大小不一，形态不定，发生及消退快。

（5）水疱（vesicle blister）与大疱（bulla）：为局限性、空腔内含液体、高出皮肤表面的损害，水疱直径一般小于 1.0cm，超过 1.0cm 者称为大疱。

（6）脓疱（pustule）：为一局限性的皮肤隆起，表皮内或表皮下含脓液。

（7）肿块（tumor）：为发生于皮内或皮下组织的增生性损害或大范围的浸润团块，比结节大。

（8）囊肿（cyst）：为内含液体或半固体物质的囊性损害，圆形或卵圆形，触之可有弹性感。

2. 继发性损害（secondary lesion）　可由原发性损害转变而来，也可由于治疗及机械性损害所引起。

（1）鳞屑（scale）：是脱落的表皮角质层细胞。

（2）表皮剥脱或抓痕（excoriation or scratch mark）：为表皮缺失，多呈点线状。

（3）浸渍（maceration）：由于皮肤长时间泡水或处于潮湿状态，皮肤浸软变白，甚至起皱，称为浸渍。

（4）糜烂（erosion）：由于水疱、脓疱或浸渍后表皮脱落，或丘疹、小结节的表皮破损而露出潮湿面，称为糜烂。

（5）皲裂（fissure）：皮肤出现线状裂隙，称为皲裂。

（6）苔藓化（lichenification）：表现为皮肤浸润肥厚，纹理加深。

（7）硬化（sclerosis）：为局限性或弥漫性的皮肤变硬。

（8）痂（crust，scab）：为皮损上浆液或脓液与脱落的表皮碎屑及细菌等混合物干涸而成。

（9）溃疡（ulcer）：皮肤缺失或破坏达真皮或真皮以下者，由结节或肿瘤溃破、外伤或炎症坏死而形成，愈后留下瘢痕。

（10）萎缩（atrophy）：由于皮肤结构成分减少所致。发生于表皮或真皮，表皮变薄，比较透明。

（11）瘢痕（scar）：是真皮或深部组织缺损或破坏后，由新生结缔组织修复而成。

（12）皮肤异色（poikiloderma）：伴皮肤色素沉着、萎缩和毛细血管扩张的损害。

三、特殊检查

（一）物理检查

1. 玻片压诊法　将玻片或塑料压舌板压在皮损上 10~20s。一般的炎性红斑、毛细血管扩张或血管瘤可在此压力下消失，而淤点、淤斑、色素沉着或刺花不会消失。例如寻常狼疮在此法下可见苹果酱色肉芽肿结节；色素消退区在此法下无变化，而贫血痣在此法下消失，可以鉴别。

2. 滤过紫外线检查　通过含氯化镍的滤玻片而获得波长 320~400nm 的紫外线，照射某些皮肤损害可看见特殊颜色的荧光，例如白癣病发呈亮绿色，黄癣病发则呈暗紫色，鳞状细胞癌呈鲜红色，基底细胞上皮癌则无荧光，利于对这些皮肤病的诊断。

（二）皮肤试验

1. 斑贴试验　将置有少量可疑致敏物的斑试胶带从下纵向往上贴于脊柱两侧的正常皮肤上，人为造成小范围的变应性接触性皮炎，48 小时后移去斑试胶带，再用湿棉签清除残留的斑试物,30 分钟作首次观察,72 小时、96 小时后分别作第 2 次和第 3 次观察。必要时可在第 7 天继续观察,注意有无迟发反应。

2. 皮内试验 在前臂内侧或上臂外侧(同时用多种变应原作试验时)皮肤经消毒后,用结核菌素注射器皮内注射 0.1ml 的变应原,使成直径 0.3~0.4cm 大小的丘疹。应注意同时使用多种变应原作试验时,两个注射部位间应有 4~5cm 的间距。试验时也必须有对照。其结果分为即刻反应和迟发反应两种。即刻反应通常于 15~30 分钟之内发生反应,如有风团发生,即为阳性。迟发反应通常于几小时至 24~48 小时之后才发生反应,如有浸润结节,即为阳性。

3. 点刺试验 在上肢屈侧皮肤,用 75% 酒精消毒后,将少量的测试液滴在皮肤上,再用锐针垂直通过该液刺破表皮,2~3mm 深。如需作多个点刺,点刺之间的间隔为 2~3cm。以生理盐水为阴性对照。15 分钟之后观察结果,与阴性对照比较。

4. 皮肤划痕试验 使用钝器以适当压力划过皮肤,会沿着擦划的痕迹出现三联反应(也称皮肤划痕征)。①划后 3~15s 如出现红色线条,即毛细血管扩张。②划后 15~45s 如出现红晕,即小动脉扩张。③划后 1~3min 如出现风团,即小血管扩张和渗透性增加,主要用于诊断荨麻疹。

(三)相关的实验室检查

1. 细胞诊断 适用于大疱性、水疱性、病毒性皮肤病和基底细胞癌的检查。

2. 活组织检查 根据需要可作 HE 染色、特殊染色、免疫病理、电镜等检查。

3. 血液检查 各种血细胞检查如中性粒细胞检查增高常见于细菌感染性皮肤病、嗜酸性粒细胞增高常见于遗传学过敏性湿疹等。

4. 微生物及寄生虫检查 包括对真菌、麻风杆菌、淋球菌、衣原体、支原体、病毒、梅毒螺旋体、疥螨等的检查。

5. 血清免疫学检查 如血清抗核抗体(ANA)检测对 SLE 等自身免疫性疾病有重要诊断价值。

6. 卟啉测定 在各卟啉病中,尿、粪和红细胞中可检出异常的卟啉,对诊断卟啉病及其分型有重要意义。

四、最新进展

(一)疑难皮肤病诊断水平提高

通过加强基因组学和表观基因组学的研究,发现了部分复杂难治性皮肤病发生发展的关键环节,找到了与鉴定复杂难治性皮肤病发病过程中的关键分子并进行相关的功能研究,实现了基础到临床的转化。

(二)皮肤影像技术不断发展

三维皮肤 CT 成像检测系统、皮肤镜、VISIA 图像分析系统、皮肤光学相干层析成像技术、皮肤生理检测系统、皮肤 B 超检测系统、皮肤病理数字扫描系统等皮肤影像新技术相继出现并引入我国,为皮肤病实时、无创、功能学检测开创了新的方法。

(三)皮肤病分支学科快速发展

皮肤美容、皮肤微整形和皮肤外科等分支学科的快速发展,为患者解除病痛的同时,也带来美的体验。

(四)本土皮肤病循证证据完善

近年来,中国学者发布了多部皮肤病的中医、西医指南,涉及湿疹、痤疮、银屑病等常见疾病,例如《儿童湿疹/特应性皮炎中药临床试验设计与评价技术指南》《中成药治疗湿疹临床应用指南》《中国玫瑰痤疮诊疗指南》《中国儿童银屑病诊疗指南》《黑色素瘤病理诊断临床实践指南》《中国特应性皮炎诊疗指南》等,对减少无效措施,增加有效措施的推广应用,保证医疗质量,提高医生诊疗水平、保障患者权益具有重要作用。

(沈玉萍、陈月芳)

第二节　常见皮肤系统紊乱

一、湿疹

(一)概述

湿疹(eczema)是由多种内、外因素引起的一种具有明显渗出倾向的皮肤炎症反应。皮疹表现为多形性,湿疹的病因很复杂,常是多方面的。发病机制主要是由复杂的内外激发因子引起的一种迟发型变态反应。湿疹按皮疹表现分为急性、亚急性和慢性三期,易复发,可相互转换、经久不愈,自觉瘙痒剧烈。搔抓、饮酒、肥皂烫洗等均可使皮疹加重,痒感增剧,重者影响睡眠。

(二)流行病学

随着社会经济的发展和工业化进程的加速,湿疹的患病率逐渐上升。据研究报道,西方国家的患病率均在10%以上,而2008年的一项流行病学调查显示,我国的人群患病率为7.5%。其中出生后42天内小婴儿患病率68.7%。

(三)病因与危险因素

1. 病因

(1)内部因素:慢性感染病灶(如慢性胆囊炎、肠寄生虫病等)、内分泌功能失调(如月经紊乱、妊娠等)、新陈代谢障碍、慢性消化系统疾病、血液循环障碍(如小腿静脉曲张等)、神经精神因素(如精神紧张、失眠、过度劳累等)、遗传因素(与个体的易感性及耐受性有关)。

(2)外部因素:生活环境、食物(如牛羊肉、鱼、虾等)、吸入物(如动物皮毛、花粉、尘螨等)、气候条件(寒冷、炎热、干燥等)、日光照射、各种生活用品(如人造纤维、化妆品、肥皂等)。

2. 危险因素

(1)遗传:家族中有哮喘或过敏性鼻炎的家属,子女发生湿疹概率明显增高。

(2)环境因素:花粉、动物皮毛及霉菌等。

(3)饮食因素:海鲜鱼虾等高蛋白食物。

(4)药物:有青霉素过敏等易发湿疹。

(5)特殊职业:医护人员、水泥工等易发生手部湿疹。

(四)预防和筛查

1. 预防

(1)避免一切外来刺激,如穿衣要宽松棉质。

(2)避免皮肤过度烫洗。

（3）避免食物中的过敏原。

（4）避免环境中的过敏物质，如花粉、尘螨等。

（5）避免搔抓。

（6）保持皮肤滋润。

2. 筛查 湿疹高危人群的筛查；家族中患有哮喘或过敏性鼻炎的人群；对血清中 IgE 增高者或异种蛋白过敏者。体检中有嗜酸性粒细胞增多。

（五）评估

1. 病史

（1）评估与湿疹有关的病因及诱因：年龄、职业、工作环境、妇女月经情况、睡眠情况、生活习惯、饮食及精神因素等。此外，还应询问家庭中有无相同疾病患者，是否有哮喘或过敏性鼻炎，每次发病加重及缓解情况和既往治疗效果等。

（2）患病及治疗经过：询问患者本次疾病发作的时间、表现、诱发或缓解因素等；询问有无进行检查及治疗经过和结果。了解疾病对日常生活的影响，是否进行长期的治疗等。

（3）症状评估：湿疹按皮疹表现分为急性、亚急性和慢性三期。

1）急性湿疹：以丘疹、水疱为主，有渗出倾向。往往表现为红斑基础上的针头至粟粒大小丘疹，严重时可出现小水疱，境界不清楚，病变中央较重，周边皮疹逐渐稀疏，有明显浆液性渗出；自觉瘙痒剧烈。合并感染时则形成脓疱、脓痂、毛囊炎及淋巴结肿大；如合并单纯疱疹病毒感染，可形成严重的疱疹性湿疹。

2）亚急性湿疹：当急性湿疹炎症减轻后或急性期未及时适当处理，拖延时间较久而发生的亚急性湿疹。皮疹以小丘疹、鳞屑和结痂为主，仅有少数水疱或轻度糜烂，亦可有轻度浸润，自觉瘙痒仍剧烈。

3）慢性湿疹：苔藓样变为主。主要表现为皮肤浸润性暗红斑，其上有丘疹、抓痕及鳞屑，局部皮肤肥厚粗糙，有不同程度的苔藓样变，色素沉着或色素减退，瘙痒明显。病情反复迁延。

（4）心理 - 社会状况评估：发作时瘙痒剧烈，重者影响休息睡眠，病情易复发，患者常有焦虑、烦躁等情绪。

2. 体格检查

（1）全身皮肤的检查，应注意耳部、乳房、外阴、脐窝、腘窝、肛周、手部的检查。

（2）皮疹的面积、形状、性质等情况。

（3）辅助检查：血常规，注意嗜酸性粒细胞有无增加，血清 IgE 检测（斑贴试验）。

（六）诊断与鉴别诊断

1. 诊断要点 主要根据病史、皮疹形态及病程。一般湿疹的皮疹为多形性，以红斑、丘疹水疱为主，皮疹中央明显，逐渐向周围散开，境界不清呈弥漫性，有渗出倾向，慢性者则有浸润肥厚。病程不规则，易反复发作，瘙痒剧烈。

2. 鉴别诊断

（1）急性湿疹应与接触性皮炎鉴别。后者常有明显接触史，病变局限于接触部位，皮疹多单一形态，易出现大疱，境界清楚，病程短，去除病因后，多易治愈。

（2）慢性湿疹需与神经性皮炎鉴别，后者多见于肘、颈、尾骶部，有典型的苔藓样变，无多形性皮疹，无渗出表现。

（3）手足部湿疹需与手足癣鉴别，后者皮损境界清楚，有边缘鳞屑附着，夏季增剧，常并发指(趾)间糜烂,鳞屑内可找到菌丝。

(七)护理措施

1. 非药物治疗护理措施

(1)脱离并减少危险因素的接触:帮助患者尽可能寻找该病发生的原因(如生活不规律、情绪紧张等)。避免各种外界刺激(如日光照射、频繁搔抓、不适当热水烫洗等)。寻找并避免过敏性、刺激性食物(如海鲜、酒类等)。

(2)环境护理:保持室内空气新鲜和流通,尽量减少病室内的变应原,如不放鲜花,采用湿式清扫。

(3)休息与体位:急性期注意休息,生活有规律,劳逸结合。

(4)饮食护理:予营养丰富的清淡饮食,避免浓茶、咖啡、辛辣、酒等刺激性食物。

(5)心理护理:对患者及家属进行相关的知识普及,准确掌握患者的性格特征,保持患者情绪稳定,以良好的心理状态接受治疗。

(6)皮肤护理:保持皮肤清洁,勿用热水烫洗,穿宽松棉质衣服,防止皮肤感染。剪短指甲,避免搔抓。严格按医嘱用药,视皮疹情况予软膏、糊剂、硬膏等剂型外用药物治疗。换药时,尽量避免使用胶布,以免加重或引起新的皮疹。保持床单清洁干燥、柔软、平整,减少刺激。

(7)病情观察:观察患者皮疹及生命体征的变化;评估患者的瘙痒程度。

2. 药物治疗护理措施

(1)外用药物:①根据皮疹情况选择适当剂型和药物。②对于小范围亚急性、急性、慢性湿疹应用糖皮质激素霜剂。③有明显渗出时用3%硼酸溶液等冷湿敷。④轻度红肿无渗液时用炉甘石洗剂。⑤感染时可用莫匹罗星软膏(百多邦)等。

(2)内服药物:选用抗组胺类药物,瘙痒剧烈时可加用镇静药。慎用糖皮质激素口服或注射。

(3)中医中药治疗:①急性湿疹以清热利湿为主;②亚急性湿疹以健脾利湿为主;③慢性湿疹以养血祛风为主。

3. 特别关注

(1)重视皮肤护理方法指导:主要为修复皮肤屏障和保湿措施①清洁和沐浴时,盆浴更佳,水温32~37℃,时间5分钟,最后2分钟可加入润肤油;②使用润肤剂,应做到足量和多次,每日至少两次。

(2)重视健康宣教:抗组胺药容易引起乏力、注意力下降、疲倦、嗜睡等副作用,不应用于驾驶人员、高空作业及精力高度集中的精细操作者。

(八)随访

1. 预期目标

(1)瘙痒减轻。

(2)皮疹消退。

(3)预防复发。

2. 并发症

(1)皮肤感染:多因搔抓造成开放性溃疡和裂隙,可能造成皮肤感染。

(2)眼部并发症:严重过敏性皮炎也可引起眼部并发症,包括睑缘炎和结膜炎。这可能会导致眼睛永久性损伤。

（3）红皮病：又称剥脱性皮炎，是一种严重的全身性疾病，特征为广泛的浸润性红斑伴有糠秕状脱屑。

二、银屑病

（一）概述

银屑病（psoriasis）俗称"牛皮癣"是一种常见且易复发的慢性炎症性皮肤病。典型皮疹为鳞屑性红斑，春冬季节易加重或复发，夏季多缓解。由于本病发病率较高，易于复发，病程较长，尤以侵犯青壮年为主，故对患者的身体健康和精神影响较大。银屑病的明确病因尚未完全阐明。目前认为，银屑病是遗传因素与环境因素等多种因素相互作用的遗传病，免疫介导是其主要发生机制。

（二）流行病学

本病在自然人群的发病率为 0.1%~3%。其中西北欧国家的发病率为 1.5%~2%。据统计，在我国北方比南方发病率高，多数文献认为，男性和女性的银屑病患病率基本相同。

（三）病因与危险因素

1. 病因 明确病因尚未清楚。对本病发生和发展有不同的学说。

（1）遗传因素：本病常有家族性发病史，并有遗传倾向。

（2）感染因素：细菌感染、真菌感染、病毒感染等。

（3）精神神经因素：有报道情绪过度紧张或精神创伤可引起皮疹发作或加重，占总病例数 15% 左右。

（4）内分泌因素：主要与月经、妊娠、分娩、哺乳有关。

（5）免疫因素：近年来有文献报道，银屑病是免疫或炎症介导的疾病。

（6）其他因素：包括生活习惯、环境因素、药物因素。

2. 危险因素 银屑病病因复杂，许多因素均与银屑病的发生、发展、预后及转归有关。

（1）家族史：本病常有家族发病史，并有遗传倾向。

（2）微生物感染：点滴型银屑病患者常伴有上呼吸道感染史或扁桃体炎。

（3）精神因素：研究表明银屑病的严重程度和精神压力有关。

（4）其他因素：吸烟、肥胖、外伤以及某些药物如 β 受体阻滞剂、锂制剂和 γ 干扰素等，也与银屑病的发生有关。

（四）预防和筛查

1. 预防

（1）改变不良生活方式（如抽烟、熬夜等）。

（2）避免咽喉部细菌感染。

（3）适当运动。

（4）保持愉悦心情。

2. 筛查 定期皮肤体检。

（五）评估

1. 病史

（1）评估与银屑病有关的病因和诱因：年龄、职业、工作环境、生活习惯、精神因素、睡眠情况、感染史、外伤史、服药情况、发病季节、妇女月经情况等。此外，还应询问家族中有无相同疾病患者，每次发病的加重及缓解情况及既往治疗效果等。

（2）患病及治疗经过：询问患者本次疾病发作的时间、表现、诱发或缓解因素等；询问有无进行检查、治疗经过及结果。了解疾病对日常生活的影响，是否进行长期的治疗等。

（3）症状评估：银屑病按临床特征分为寻常型、脓疱型、关节病型和红皮病型四种。

1）寻常型银屑病：为临床最常见的一型，大多急性发病。初起一般为炎性红色丘疹或斑疹，逐渐发展为红色斑块，上覆厚层银白色鳞屑，刮去鳞屑可见淡红色发光半透明薄膜（薄膜现象），剥去薄膜可见点状出血（auspitz's sign），后者由真皮乳头顶部迂曲扩张的毛细血管被刮破所致，可有不同程度瘙痒。白色鳞屑、发亮薄膜、点状出血是本病的临床特征。

2）脓疱型银屑病：①泛发性脓疱型银屑病：常急性发病，在寻常型银屑病皮疹或无皮疹的正常皮肤上迅速出现针尖至粟粒大小、淡黄色或黄白色的浅表性无菌性小脓疱，常密集分布，部分融合形成片状脓糊，皮疹可迅速发展，伴有疼痛感及高热。②局限性脓疱型银屑病：皮疹局限于手掌及足跖，在红斑基础上成批出现小脓疱，对称分布，掌部好发于大小鱼际，可扩展到掌心、手背和手指，跖部好发于跖中部及内侧。1~2周后脓疱干涸、结痂、脱屑，但新发脓疱又可在鳞屑下出现，经久不愈。

3）关节病型银屑病：任何关节均可受累，包括肘膝等大关节及指、趾小关节，常表现为关节肿胀和疼痛，活动受限，严重时出现关节畸形。

4）红皮病型银屑病：表现为全身皮肤弥漫性潮红伴有大量糠状鳞屑，浸润肿胀明显，可伴有全身症状如发热、浅表淋巴结肿大等。

（4）心理 - 社会状况评估：由于发病时出现舒适度、外貌等变化，患者常有焦虑、烦躁不安、恐惧等情绪，因此极易产生对医护人员、家人的依赖心理；症状缓解后，患者还会担心疾病对工作生活的影响；反复发作会使患者对治疗失去信心，产生悲观情绪。

2. 体格检查

（1）全身皮肤的检查，特别应注意关节、黏膜及眼睑的检查。

（2）皮疹情况。

3. 辅助检查

（1）关节 X 线检查：关节病型银屑病受累关节边缘有轻度肥大性改变，无普遍脱钙。骨破坏位于一个或数个远侧指关节，近侧指关节受累很少或无改变。

（2）血常规检查：白细胞、红细胞、中性粒细胞。

（3）生化检查：肝肾功能、血脂、心肌酶谱、电解质、免疫功能、胆红素等。

（4）皮肤检查：寻常型银屑病表现为角化过度伴角化不全，在角层内或角层下内可见Munro 微脓肿，颗粒层明显减少或消失，棘层增厚，表皮突向下延伸呈钉突状；真皮乳头顶部呈杵状，其上方棘层变薄，毛细血管扩张充血，周围可见淋巴细胞、中性粒细胞等浸润。

（六）诊断与鉴别诊断

1. 诊断要点　根据本病的临床表现、皮疹特点及好发部位、发病与季节的关系等，一般不难诊断。

2. 鉴别诊断　有时需要与下列疾病鉴别：

（1）脂溢性皮炎：损害边缘不十分明显，基底部浸润较轻，鳞屑少而薄，呈油腻性，带黄色，刮除后无点状出血。好发于头皮、面、颈、胸背等部位。无束发状，但常伴有脱发。

（2）玫瑰糠疹：好发于四肢近端及躯干，为多数椭圆形小斑片，其长轴沿肋骨及皮纹方向排列，鳞屑细小而薄。病程仅数周，消退后不易复发。

（3）副银屑病：鳞屑较薄，基底炎症轻微，发病部位不定，往往无自觉症状。

（4）慢性湿疹：尤其发生于小腿的慢性肥厚性银屑病，应与小腿的慢性湿疹相鉴别。湿疹往往有剧烈的瘙痒，鳞屑不呈银白色，有皮肤浸润肥厚、苔藓样变及色素沉着等同时存在。

（5）盘状红斑狼疮：颜面银屑病需与盘状红斑狼疮鉴别。后者患处留有萎缩性瘢痕，皮疹表面覆有灰黄色黏着性鳞屑，鳞屑底面有角质栓。

（6）掌跖脓疱病：掌跖脓疱型银屑病与掌跖脓疱病都常在掌跖部发生脓疱，但前者除掌跖部有脓疱外，其他部位常有银屑病损害。

（七）护理措施

1. 非药物治疗护理措施

（1）休息与体位：急性期卧床休息，稳定期患者可在室内活动，避免受凉感冒，恢复期患者可逐渐增加活动量。

（2）饮食护理：宜低脂、高热量、高蛋白、高维生素饮食。避免各种酒类，注意牛肉、羊肉、各类海鲜，建议食用瘦肉、鸡蛋、牛奶等，忌辛辣刺激性食物。

（3）皮肤护理：保持皮肤清洁，日常生活中注意个人卫生。勤剪指甲，避免搔抓。根据皮疹情况选用外用药，协助或指导患者擦药，若皮损广泛则应分区涂药。选用一种新的外用药时，应先小面积涂搽，观察24h无反应方可大面积使用，皮损恢复期采用矿泉浴或中药浴。

（4）心理护理：银屑病也属身心疾病。有效心理干预及治疗能解除患者的紧张情绪。

2. 药物治疗护理措施

严格遵医嘱用药，急性期避免使用刺激性强的药物。皮损范围较大时，可分批分区用药，防止药物吸收过多产生不良反应；首次用药应遵医嘱从低浓度小面积开始；应谨慎使用或不用诱发和加重银屑病的药物，如非甾体抗炎药、β-肾上腺受体阻断剂、锂盐、干扰素、抗疟药、血管紧张素转化酶抑制剂、特比萘芬、钙拮抗剂、四环素类抗生素及碘化物等，应防止滥用药物；局部用药前应先淋浴，去屑后再擦药。

（1）外用药物：根据皮疹情况选择适当剂型和药物。

1）角质促成剂或剥脱剂：如5%~10%水杨酸软膏等，因有局部刺激，故不宜用于皱褶部位。

2）糖皮质激素：主要用于顽固性皮损，根据皮损不同选用中效、强效或超强效制剂。应注意大面积长期应用强效或超强效制剂可引起全身不良反应，停药后甚至可诱发脓疱型或红皮病型银屑病。

3）维生素D_3衍生物：钙泊三醇可显著调节角质形成细胞的增殖，对轻、中度银屑病有效；应注意每次治疗不宜超过体表面积的40%，且不宜用于面部及皮肤皱褶处。

4）维A酸类软膏：常用浓度为0.025%~0.1%，可与超强效糖皮质激素或紫外线（UV）疗法联用治疗轻、中度银屑病。

5）其他：如10%环孢素溶液、5-氟尿嘧啶治疗银屑病病甲（甲凹点、甲床角化或甲剥离），0.1%~1%含氮酮的氨甲蝶呤可治疗斑块型皮损，15%~20%尿素软膏可治疗掌跖脓疱型银屑病等。

（2）系统药物治疗

1）免疫抑制剂：氨甲蝶呤适用于关节病型、红皮病型、脓疱型银屑病及泛发性寻常型银屑病。

2）维A酸类：适用于脓疱型、红皮病型等严重类型银屑病。

3）维生素制剂：可作为辅助治疗。

4)糖皮质激素:主要用于红皮病型银屑病、急性关节病型银屑病和泛发性脓疱型银屑病等,与免疫抑制剂、维A酸类联用可减少剂量。

5)抗生素:主要用于急性点滴状银屑病伴有咽部链球菌感染者。

6)免疫调节剂:可酌情使用胸腺肽等。

7)普鲁卡因静脉封闭:可阻断神经传导的恶性刺激,恢复皮肤正常的调节功能。

(3)物理治疗

1)紫外线:窄波 UVB 用于中、重度银屑病和局部顽固性皮损的治疗,可单用或联用。

2)光化学疗法:可内服或外用补骨脂素后用长波紫外线照射。

3)浴疗:可酌情使用水浴、药浴等。

(4)中医中药治疗。

1)血热型:相当于进行期,以清热、凉血及活血为治则。方用:生槐花、白茅根、丹参、生地黄、紫草根、赤芍、鸡血藤。

2)血燥型:相当于静止期,以养血润肺、活血散风为治则。方用:鸡血藤、当归、土茯苓、天冬、麦冬、生地黄、丹参、蜂房。

3. 特别关注

(1)银屑病患者的心理护理。银屑病属身心疾病,顽固难治,患者常常产生负性心理。因此,医护人员要与患者建立良好的关系,向患者讲解该病的相关知识,使其能真正理解、意识到对银屑病的治疗只能达到近期疗效,不能防止复发,不可盲目追求彻底治疗而采用可导致严重不良反应的药物,从而提高依从性,消除紧张、恐惧、自卑心理,积极配合治疗。

(2)外用药的选择。外用药物是治疗银屑病的主要手段之一,在银屑病治疗中占有举足轻重的地位,可根据病情单独使用,亦可联合应用。治疗银屑病常用的外用药物包括糖皮质激素、焦油制剂、维 A 酸类药物、维生素 D 类似物、钙调神经磷酸酶抑制剂等。如何合理使用外用药物应根据皮疹发生的不同部位、不同面积、不同时期来选择药物的种类、剂型、浓度及使用时间,激素制剂、非激素制剂和保湿剂可联合、交替、循环使用,这样能降低使用药物剂量和不良反应,还能提高患者的依从性。

(八)随访

1. 预期目标

(1)皮疹消退。

(2)减轻瘙痒。

(3)提高生活质量。

(4)防止复发。

2. 并发症 银屑病患者中肿瘤、心血管疾病、代谢性疾病、精神疾病的发生率高于正常人群。

(沈玉萍、林 艺)

第三节 常见皮肤感染

感染性皮肤病是由病原体侵入皮肤所致疾病。常见有细菌性皮肤病、病毒性皮肤病、真菌性皮肤病,如病毒所致各种疣类,真菌所致皮肤癣菌病,球菌所致化脓性皮肤病,杆菌所致麻风、结核等。

细菌性皮肤病可根据细菌形态不同,分为球菌性皮肤病和杆菌性皮肤病。前者主要由葡萄球菌或链球菌感染引起,多发生在正常皮肤,故又属原发感染;后者又分为特异性感染(如皮肤结核和麻风)与非特异性感染(革兰氏阴性杆菌如变形杆菌、假单孢菌和大肠杆菌等),其中非特异性感染常在原有皮肤病变的基础上发生,故又属继发感染。本节仅重点介绍有代表性的原发性细菌感染性皮肤病。

病毒性皮肤病是由病毒感染引起的皮肤黏膜病变为主的一类疾病。病毒可以直接侵犯皮肤、黏膜引起发病或通过病毒的抗原性作用而引起皮肤黏膜出现变态反应性疾病。病毒可分为脱氧核糖核酸(DNA)病毒和核糖核酸(RNA)病毒两大类。依皮疹特点可分三型:①新生物型:寻常疣、扁平疣、传染性软疣。②疱疹型:单纯疱疹、带状疱疹、手足口病。③红斑发疹型:麻疹、风疹。本节着重介绍带状疱疹、水痘、疣。

一、脓疱疮

(一)概述

脓疱疮主要致病菌为金黄色葡萄球菌,其次为 A 组 β 溶血性链球菌,是一种常见的、易通过接触传染的浅表皮肤感染,常见于夏秋季节,主要累及儿童。包括大疱性和非大疱性两种,通过充满脓液的脓疱引起皮肤感染,又称接触传染性脓疱疮。以浅在性脓疱、脓痂及自觉瘙痒为特征。脓疱疮(impetigo)具有接触传染和自体接种感染的特性。

一般分为 4 型:①寻常型脓疱疮(impetigo vulgaris);②大疱性脓疱疮(impetigo bullosa);③深脓疱疮(ecthyma)又称臁疮;④葡萄球菌性烫伤样皮肤综合征(staphylococcal scalded skin syndrome, SSSS)。

(二)流行病学

脓疱疮可通过密切接触或自身接触传播,细菌主要侵犯表皮,引起化脓性炎症;凝固酶阳性噬菌体 II 组 71 型的金黄色葡萄球菌产生的表皮剥脱毒素,引起毒血症及全身泛发性表皮坏死;抵抗力低下者,细菌可侵入血液引起菌血症或败血症,或骨髓炎、关节炎、肺炎等;少数患者可诱发肾炎或风湿热,主要与链球菌感染有关。常见于夏秋季节,好发于学龄前儿童,特别是婴儿。

(三)病因与危险因素

1. 病因

(1)金黄色葡萄球菌感染为主(占 50%~70%),其次是乙型溶血性链球菌,或两者混合感染。

(2)温度较高、出汗较多和皮肤浸渍时细菌在局部繁殖。

(3)患有瘙痒性皮肤病时,搔抓破坏皮肤屏障,细菌侵入。

2. 危险因素

(1)新生儿特点:①皮肤娇嫩,角质层不完备,局部皮肤防御功能差;②衣服过硬,不柔软,或穿着未消毒衣物;③与鼻腔带有金黄色葡萄球菌的医生或护士接触,或与母亲、亲属中有化脓性疾病者接触;④皮肤表面不清洁,为细菌繁殖提供方便。

(2)受孕、分娩因素:新生儿剖宫产、胎膜早破、羊水混浊、早产儿、新生儿低体重等因素。

(3)幼儿及儿童年龄特点:幼儿及儿童自身免疫功能较成人低下,认知能力弱、自控力差,常因搔抓而将细菌接种到其他部位,发生新皮损,导致皮肤自身感染或交叉感染。

(4)疾病因素:脓疱病与病毒、蚊虫叮咬及某些基础疾病有关,如高钙血症、单核细胞增多症、银屑病等。

(5)卫生环境:脓疱病常在托儿所、幼儿园流行,若家长不注意卫生,有可能引起感染。

(四)预防和筛查

1. 预防

(1)积极锻炼,增强体质,提高机体免疫力。

(2)加强预检、产检,做好隔离。

(3)保持皮肤清洁,防止外伤和感染,注意环境卫生。

(4)了解发病特点,积极治疗原发疾病。

(5)避免接触致敏药物、食物;防蚊虫叮咬。

(6)积极与家庭成员进行有效沟通,以获得家庭支持。

2. 筛查

筛查对象包括:新生儿、婴幼儿、学龄前儿童及免疫力低下者;定期皮肤检查。

(五)评估

1. 病史　询问患者年龄,既往病史,生活习性,有无蚊虫叮咬,饮食习惯,受孕与分娩情况,心理-社会状况等。

2. 体格检查　测量身高、体重、生命体征,检查有无尼氏征,观察脓疱、糜烂渗液、表皮剥脱情况。

3. 辅助检查　血常规、脓液或分泌物培养+药敏试验、血生化检查。白细胞总数、中性粒细胞可增高,皮损泛发者血沉可增高,痊愈后恢复正常。链球菌感染者,抗链球菌溶血素"O"(抗"O")一般增高。脓液培养多为金黄色葡萄球菌,约占90%。血浆凝固试验大多呈阳性。噬菌体分型以Ⅱ群71型最多,达57%,对青霉素大部分耐药。

(六)诊断与鉴别诊断

1. 诊断要点　根据发病季节、临床特点、有传染性等及培养出金黄色葡萄球菌或(和)溶血性链球菌可明确诊断;如进行药敏试验还有助于治疗药物选择。

2. 鉴别诊断　寻常型脓疱疮与单纯疱疹相鉴别;葡萄球菌性烫伤样皮肤综合征需与大疱性表皮松解症相鉴别。

(七)护理措施

1. 非药物治疗护理措施

(1)保持病室温湿度适宜,空气新鲜,床单位清洁、平整。新生儿衣服以全棉宽松式为主,衣服、尿布每天消毒处理,或用开水烫洗后,在日光下暴晒6h以上。

(2)注意清洁卫生,经常修剪指甲,除去污垢,勤洗手、勤洗澡,勤换衣服。新生儿每周沐浴两次。早产儿、危重儿不能沐浴者,每天用温水擦洗,特别是皮肤褶皱处。

(3)积极治疗原发瘙痒性皮肤病,有细小的皮肤破损时,应及时保护和治疗;创面避免摩擦和搔抓,严格无菌操作,以防感染,遵医嘱合理使用抗菌药。

(4)积极锻炼,合理营养,提高机体抵抗力。

(5)普及卫生教育,特别对托儿所、幼儿园保育员,应定期进行有关本病防治常识的宣传教育。产房、婴儿室、托儿所或幼儿园如有发病,应及时做好环境消毒和隔离;衣服、被褥、毛巾、用具、玩具、换药用具、敷料等应及时严密消毒。上述机构工作人员如患本病,应暂离工作岗位,防止交叉感染。

（6）做好心理护理,介绍疾病相关知识,减少患者及家属思想顾虑;指导家属共同努力,增加疾病治愈信心,以听音乐等方式转移对瘙痒不适的注意力。

2. 药物治疗护理措施

药物治疗原则:去除病因,积极治疗原发病灶,以做到早发现、早就诊、早隔离、早治疗。除一般支持治疗外,应以局部治疗为主,重症患者可酌情使用抗生素。

（1）全身治疗:因多数病例为葡萄球菌感染,建议使用半合成青霉素或第一代头孢菌素,如怀疑 MRSA 感染,或混合厌氧菌感染,应用安美汀（阿莫西林与克拉维酸复方制剂）或据细菌培养及药敏试验结果用药,以提高治愈率。治疗需要一周,必须频繁浸泡以去掉痂皮,然后局部使用抗菌软膏。对继发肾小球肾炎者应积极进行相应处理。

（2）局部治疗:应以杀菌、消炎、止痒、干燥为原则。如果损害局限且身体健康的儿童,仅局部治疗就有效,特别是面部皮损。对水疱或脓疱可抽出脓液后外涂夫西地酸乳膏、2%莫匹罗星等抗菌药物。如果皮损广泛,渗出较多时可选 3% 硼酸氯霉素液进行湿敷,待皮疹干燥再涂抹抗生素乳膏。

（八）随访

1. 预期目标

（1）皮疹消退。

（2）减轻瘙痒。

（3）提高生活质量。

（4）了解发病特点,防止复发。

2. 并发症　若感染未控制易引起毒血症、菌血症、肾炎、肺炎、脑膜炎等。

二、丹毒

（一）概述

丹毒（erysipelas）俗称"流火",是一组累及皮肤深部组织的细菌感染性皮肤病。起病前常有持续数小时不适先驱症状,伴有严重全身反应,包括寒颤、高热、头痛、呕吐和关节痛等。好发于足背、小腿、颜面、前臂等处,多为单侧性,起病急剧。典型皮损为:水肿性红斑、边界清楚、表面紧张发亮,迅速扩大至四周。可有不同程度全身中毒症状和附近淋巴结肿大。病情多在 4~5d 达高峰,消退后可留有轻度色素沉着及脱屑。下肢丹毒反复发作可导致皮肤淋巴管受阻,淋巴液回流不畅,致受累组织肥厚,日久形成"象皮肿"。

（二）流行病学

丹毒好发于青少年、老年、过劳者及有淋巴水肿和慢性皮肤溃疡者,女性较常见,但在较年轻患者中,男性较常见。下肢是常见的感染部位,夏季发病率高,与夏季皮肤裸露,容易发生外伤有关。

（三）病因与危险因素

1. 病因　丹毒多由乙型溶血性链球菌感染所致,是由 A 组 β 溶血性链球菌引起的皮肤及皮下组织感染的一种急性炎症,常累及真皮浅层淋巴管,偶有成人因 C 或 G 组链球菌感染所致的报道。B 组链球菌是新生儿发病致病菌,也可导致妇女产后出现腹部或会阴部丹毒。

2. 危险因素

（1）年龄是一个危险因素,据报道,随着年龄增长,每年丹毒的发生率增加 3.7%。

（2）肿瘤、糖尿病、高血压、足癣、肥胖、下肢静脉曲张等基础疾病都为丹毒发生率高的独立危险因素。

（3）皮肤或黏膜破损、免疫力低下者，易诱发丹毒。

（4）丹毒好发于男性，吸烟、长期酗酒、依从性差是导致感染及感染易扩散、易复发、难治疗的原因之一。

（5）免疫抑制剂和糖皮质激素的广泛使用，也是人们易忽视的促发因素。

（四）预防和筛查

1. 预防

（1）尽量避免各种诱发因素。

（2）忌烟酒。

（3）积极治疗原发基础疾病。

（4）积极锻炼，增强自身体质。

2. 筛查　对有吸烟、酗酒史者；有外伤、肿瘤、糖尿病、高血压、足癣、肥胖、下肢静脉曲张等基础疾病者应注意检查皮肤局部有无感染。

（五）评估

1. 病史　了解患者年龄、性别、吸烟、酗酒史、既往病史、用药史、心理-社会状况等。

2. 体格检查　生命体征、活动情况、皮肤完整性、皮温、红肿、疼痛情况。

3. 辅助检查　血常规、皮肤组织病理。血常规可见白细胞总数或中性粒细胞增多，红细胞沉降率加快，抗链球菌溶血素增多。组织病理：真皮高度水肿，毛细血管、淋巴管扩张，结缔组织肿胀，中、小动脉内皮细胞肿胀。管腔为纤维蛋白栓塞，真皮和扩张的淋巴管中有弥漫的炎性细胞浸润（以中性粒细胞为主），有时可见链球菌，水肿剧烈者见表皮内水肿或表皮大疱。

（六）诊断与鉴别诊断

1. 诊断要点　根据发病急骤、边界清楚的水肿性红斑、伴有全身中毒症状可确诊。

2. 鉴别诊断

（1）接触性皮炎：有接触刺激物病史，伴瘙痒，无发热、疼痛和触痛。

（2）蜂窝织炎：皮损中央部位红肿最重，境界不清，化脓现象明显。

（七）护理措施

1. 非药物治疗护理措施

（1）保持病室温湿度适宜，空气新鲜。

（2）床单位清洁、平整，勤洗澡，穿柔软、舒适、宽松的棉质内衣裤及透气的鞋袜。

（3）保持良好生活习惯：①个人清洁用具分开放置，防止接触性传染；②及时修剪脚趾甲，不剪紧贴皮肤的两侧趾甲，以防止趾甲向内生长；③避免久站、久坐、跷二郎腿，适当活动下肢，下肢静脉回流障碍者活动时应穿着医用弹力袜。④避免和纠正挖鼻习惯，以防面部丹毒。

（4）加强营养，给予高热量、高蛋白、高维生素、清淡易消化食物，忌食辛辣刺激性食物，避免进一些偏热的发物如羊肉、海鲜类等，有糖尿病者合理控制血糖。

（5）监测生命体征变化，高热患者按高热护理常规进行护理。

（6）卧床休息，患肢制动，肿胀明显者抬高患肢 30°~45°，有利于水肿消退；充分暴露患处，减少热源，避免碰撞，勿搔抓皮疹。

（7）做好心理护理,解释疾病的相关知识,减轻思想顾虑;介绍其他治愈的同种病例,增加患者治愈信心。

2. 药物治疗护理

严格遵医嘱给予早期、足量有效的抗生素治疗。

（1）全身治疗:去除诱因,积极治疗原发病灶,全身症状严重者给予必要的支持疗法。

（2）局部治疗:抬高患肢,局部可用50%硫酸镁湿热敷。对下肢丹毒,如有足癣,应同时积极治疗。丹毒一般不化脓,不需要切开引流。如患面部丹毒,应寻找鼻腔、口腔及耳部等处有无感染灶,并给予相应处理。

（3）中医药治疗:可选用黄连解毒汤、普济消毒饮、五味消毒饮等加减。

（4）抗生素疗法:首选青霉素。每日800万~1 200万U,静脉滴注;或红霉素每日1~1.5g,静脉滴注;阿奇霉素0.5g,每日1次静滴;或头孢唑林钠,每日6g,静脉滴注,或其他头孢菌素,一般需持续用药2周左右;皮损消退后继续用药1周,以巩固疗效,防止复发。

（八）随访

1. 预期目标

（1）局部肿胀消退。

（2）能保持良好生活习惯和个人卫生。

（3）减轻疼痛等不适症状,提高生活质量。

（4）了解发病特点,避免复发。

（5）并发症能得到及时识别和就治。

2. 并发症　丹毒可引起肾炎、皮下脓肿及坏死性筋膜炎、血栓性静脉炎、坏疽及毒血症等并发症。

三、带状疱疹、水痘

（一）概述

带状疱疹(herpes zoster)俗称"蜘蛛疮",是由水痘-带状疱疹病毒(varicella-zoster virus,VZV)引起的沿神经分布,以群集性疱疹及神经痛为其特征的病毒性皮肤病。

（二）流行病学

该病病毒存在于患者呼吸道分泌物、疱液和血液中,经飞沫或直接接触疱液而传染,是一种易流行的传染性疾病,春秋季节好发,多发于儿童,其潜伏期一般为14~17天,起病较急,可有发热、乏力等前驱期症状。本病预后可获得持久免疫,故一般不会再发。

（三）病因与危险因素

1. 病因　本病病原体为水痘-带状疱疹病毒(VZV)。人类是VZV的唯一宿主,病毒经呼吸道黏膜进入血液形成毒血症,初次感染者,表现为"水痘"或"隐性感染",随后病毒进入皮肤的感觉神经末梢,潜伏于脊髓后根神经节或脑神经感觉神经节内,当机体受某种刺激(如创伤、疲劳、恶性肿瘤或病后虚弱等)导致机体抵抗力下降时,潜伏病毒被激活,沿感觉神经轴索下行,达该神经支配区域的皮肤内复制,产生水疱,同时受累神经发生炎症、坏死,产生神经痛。

2. 危险因素

（1）年龄:人群对水痘普遍易感,主要集中在儿童发病,近年来由于儿童期重视水痘疫苗的预防接种,发病年龄趋于青少年,13~24岁好发水痘,尤其19岁左右;好发年龄段,男性患者明显多于女性。带状疱疹在50岁以上中老年人群的发病率明显高于50岁以下者。

（2）基础疾病：心、脑血管疾病、恶性肿瘤、糖尿病等基础疾病及手术、放化疗、长期使用免疫抑制剂等治疗者，因机体抵抗力低下，易发生水痘-带状疱疹感染。

（3）过度劳累、感冒、大量饮酒等不良生活习惯，导致机体免疫功能低下，可诱发水痘、带状疱疹的发病。

（四）预防和筛查

1. 预防

（1）积极锻炼，增强体质。

（2）注意休息，保证充足睡眠，勿劳累。

（3）增进营养，提高机体抵抗力。

（4）防止外伤、预防感染、避免接触毒性物质。

（5）积极防治基础疾病等。

2. 筛查

筛查对象主要为儿童、青少年及年老体弱者、劳累过度者、有恶性肿瘤、心脑血管疾病手术、化疗、放疗者。

（五）评估

1. 病史　了解患者年龄、既往病史、用药史、生活习惯、心理-社会状况等。

2. 体格检查　测量生命体征，观察皮肤红斑、水疱、糜烂破溃情况，阵发性疼痛情况。

3. 辅助检查　血常规+CRP，PCR检测VZV DNA，病毒培养，疱底刮取物涂片找多核细胞和核内包涵体。

（六）诊断与鉴别诊断

1. 诊断要点　根据典型临床表现可作出诊断，疱底刮取物涂片找多核细胞和核内包涵体，必要时可行病毒检测VZV DNA，病毒培养予诊断。

2. 鉴别诊断　本病前驱期或无疹型应与肋间神经痛、尿路结石等相鉴别；发疹后需与脓疱疮相鉴别。

（七）护理措施

1. 非药物治疗护理措施

（1）注意休息，勿劳累，保证充足睡眠。

（2）饮食清淡易消化，多饮水。

（3）保持皮肤清洁，避免摩擦、搔抓患处，以防水疱破裂、感染。

（4）发于眼部者，注意用眼卫生，避免用手揉搓患眼，及时清除眼部分泌物，注意有无视物模糊不适等。

（5）做好心理护理，安慰开导患者，指导其思想放松，以听音乐等方式转移对疼痛的注意力。

2. 药物治疗护理措施

（1）全身性治疗：止痛、抗病毒、维生素、营养神经、肾上腺皮质激素、免疫疗法。

（2）局部治疗：消炎、干燥、收敛，防止继发感染。

（八）随访

1. 预期目标

（1）能避免诱发因素。

（2）减轻或缓解后遗神经痛。

（3）能预防感染等并发症。

2. 并发症　带状疱疹常伴随有皮肤感染、后遗神经痛、面瘫、病毒性脑炎等并发症。

四、疣

（一）概述

疣（verruca，wart）是由人类乳头瘤病毒（human papilloma virus，HPV）感染皮肤黏膜所致的良性赘生物，临床上常见有寻常疣、扁平疣、跖疣和尖锐湿疣等，疣状表皮发育不良也被认为与 HPV 感染密切相关。

（二）流行病学

该病传染源为患者和健康携带病毒者，主要经直接或间接接触传播，一般潜伏期 6 周~ 2 年。人群普遍易感，以 16~30 岁为主，免疫力低下、外伤者易患此病。HPV 主要是直接接触传染，但也有经接触污染物传染的报道。疣可从身体的一个部位扩散到另一部位，但大多数疣不会通过接触传播给他人。但生殖器疣可以接触传染。

（三）病因与危险因素

1. 病因　本病因人类乳头瘤病毒（HPV）感染所致。人是 HPV 唯一宿主，HPV 通过皮肤黏膜微小破损进入细胞内并复制、增殖，致上皮细胞异常分化、增生，引起上皮良性赘生物。人感染后可表现为临床、亚临床及潜伏感染，后者是疾病复发的主要原因。

2. 危险因素

（1）遗传易感性：遗传易感性可能是皮肤疣的主要危险因素。家族中有疣病患者中，近亲患病的危险性远远高于非近亲者。

（2）手足多汗：研究显示，手足多汗者发生皮肤疣的危险性远高于对照组，可能由于皮肤长期水合度过高致皮肤屏障破坏，导致 HPV 容易植入。积极控制多汗症，对预防皮肤疣的发生可能具有积极作用。

（3）皮肤损伤：为 HPV 感染的主要原因，纠正撕咬指（趾）甲、皮肤的不良习惯，避免与疣病患者亲密接触，对预防皮肤疣的发生可能有积极作用。

（4）其他：疣的发病也与机体免疫力有关，如艾滋病、器官移植后长期使用免疫抑制剂者，HPV 感染的发生率均明显高于普通人群。另外，不洁性生活是发生生殖器疣的危险因素。

（四）预防和筛查

1. 预防

（1）积极锻炼，增强体质。

（2）积极保护皮肤，避免不良生活习惯，防止皮肤创伤。

（3）保持手足皮肤干燥。

（4）做好公共环境、浴盆、浴巾、马桶的清洁与消毒。

（5）避免高危性性生活。

（6）进行规范治疗和管理。

2. 筛查　各类人群。

（五）评估

1. 病史　了解患者年龄、既往病史、家族史、活动习惯、预防接触史、心理 - 社会状况等。

2. 体格检查　全身各部位皮疹、触痛等。

3. 辅助检查 组织病理,在棘细胞上层及颗粒层内可见空泡化变性,变性细胞内含有嗜碱性包涵体及嗜酸性包涵体,前者为病毒颗粒。伴有表皮角化亢进,棘层肥厚,呈乳头瘤增生。

(六)诊断与鉴别诊断

1. 诊断要点 根据疣的皮损特点,结合发病部位及发展情况,容易诊断。必要时结合组织病理学检查,或检测组织中 HPV DNA 以进一步确诊。

2. 鉴别诊断 跖疣应与鸡眼、胼胝进行鉴别。

(七)护理措施

1. 非治疗护理措施

(1)防止带有人类乳头瘤病毒(HPV)的渗出物污染公共环境,杜绝不洁性交和其他性乱。

(2)良好的生活习惯:①定期煮洗毛巾、浴巾,清洗日晒生活用品,不用公共脚盆、拖鞋、浴池等,做好浴盆、浴巾、马桶的清洁消毒。②洗澡勿用澡巾搓擦,以免损伤皮肤,引起病毒感染。③剪短指甲,避免搔抓,不随意扦脚,以防自身接种感染或再感染。

(3)患病后衣服在太阳下暴晒、煮沸消毒;积极治疗皮肤创口。

(4)饮食清淡易消化,尽量避免辛辣刺激性食物、忌烟酒、忌腌制食品等。适当补充 B 族维生素和矿物质,如谷类食物,多饮水,多吃蔬菜、水果。

2. 药物治疗护理措施

治疗方法因患者年龄、皮肤状况、持续时间、免疫状态而有所不同。寻常疣儿童一般不需治疗,三分之二的疣可在 2 年内自行缓解消退。疣的治疗方法有全身及局部治疗两类。全身治疗药物主要有中药、激素、转移因子等,但疗效不肯定。局部治疗是本病主要治疗方法,多选用各种物理疗法,如二氧化碳激光、高频电、液氮冷冻、光动力等。治疗前要考虑疼痛、遗留瘢痕等情况,尤其是关节部位的疣。

(1)非手术疗法:局部可用多种化学药物,如足叶草酯(鬼臼树脂)、咪喹莫特、20% 水杨酸火棉胶、5% 氟尿嘧啶、30% 冰碘酸、纯石炭酸、鸦胆子、灰碱粉(生石灰、食用碱等量)等。

(2)手术疗法:适用于体积较大的疣。

(八)随访

1. 预期目标

(1)了解疾病发病特点,能避免诱发因素。

(2)不良生活习惯改变。

(3)疼痛缓解。

(4)能保持个人卫生,皮肤无外伤。

(5)能识别并预防并发症。

2. 并发症 疣常见并发症有感染后红肿、化脓等。

五、真菌性皮肤病

(一)概述

真菌性皮肤病(mycosis),亦称皮肤真菌病,是指由真菌(fungus)所引起的人类皮肤及黏膜、毛发、甲等皮肤附属器的一大类感染性疾病,可分为浅部真菌和深部真菌两大类。在中国 90% 以上的真菌病属浅部真菌病,真菌只侵犯表皮角质层、毛发和甲板,真菌感染后可引起组织反应而发生红斑丘疹、水疱、鳞屑、断发、脱发和甲板改变等。浅部真菌病按其侵犯部位差别,可分为头癣、体癣、股癣、手足癣和甲癣。侵犯皮下组织和内脏的称深部真菌病,深部真菌病一般按致病菌命名(如着色芽生菌病、孢子丝菌病等)。深部真菌多为条件致病菌,多侵犯机体免疫功能低下者。本节着重介绍浅部真菌。

(二)流行病学

浅部真菌病流行颇广,遍布世界各地,在我国也是常见多发病。浅部真菌病发生与菌种类别、个体抵抗力、环境有关。本病传染方式:①直接接触传染:如头癣往往是由直接接触罹患头癣的儿童或患有癣病的动物后引起。②间接接触传染:常使用癣病患者用过的东西,如拖鞋、枕巾、擦脚布等可能引发癣。

(三)病因与危险因素

1. 病因 浅部真菌病具有一定传染性,既可自身传染,也可传染他人。

2. 危险因素

(1)性别:皮肤癣菌患者中一般男性患者偏多,男性被认为是皮肤癣菌的易感因素。

(2)年龄:随着年龄的增高,感染部位会增多,人群发病率增高。

(3)遗传因素:研究发现,有家族史者比用公共拖鞋、擦脚布、脚盆者发生甲真菌病的危险性更高。提示甲真菌病具有遗传易感性,遗传因素在甲真菌病发病因素中所起的作用甚至比传染因素更重要,这可能为某些甲真菌病患者难以治愈、容易复发的原因之一。

(4)劳动强度:研究学者发现,劳动强度与手癣发病有关,劳动强度大的患者手癣发病年龄偏早,单侧手癣比双侧手癣患者劳动强度轻,右手感染偏多,即优势手(习惯劳作的手)更容易感染手癣。

(5)手足接触习惯:研究发现,搔抓与手癣发病有关,搔抓手与发病手相符达78%,患者习惯搔抓的手发生手癣比例显著增高,用手搔抓足癣患者病足,将足部原菌带至手部,导致手癣发生。儿童头癣与饲养及接触动物密切相关,如饲养猫、狗等动物。患有体股癣或手足癣,且有搔抓等不良卫生习惯的患者,易患头癣。甲真菌病可以由手癣和足癣直接发展、传播而来。

(6)不良卫生习惯:公用拖鞋、擦脚布、脚盆,经常光顾公共浴池或游泳池,长期穿不透气鞋袜等不良卫生习惯也易使甲感染真菌。

(7)滥用药物:长期滥用广谱抗生素可致体内菌群失调,真菌感染有了可乘之机;使用皮质类固醇、免疫抑制剂治疗者,机体的免疫功能下降,增加了真菌感染的机会。

(四)预防和筛查

1. 预防

(1)积极锻炼,增强体质。

(2)不接触真菌感染小动物。

(3)公共场所严格消毒,尽量不使用公共物品。

(4)积极治疗皮肤创伤、原发病。

(5)保持良好生活习惯。

(6)严格控制抗生素的应用。

2. 筛查

(1)接触有真菌感染的患者或动物。

(2)有既往病史者。

(3)免疫功能低下者。

（4）长期使用糖皮质激素、免疫抑制剂、抗生素等。

（5）接触真菌感染的公共物品、公共场所。

（五）评估

1. 病史　年龄，生活习惯，居住、生活、工作环境，既往病史，公共物品、公共场所接触史，心理 - 社会状况。

2. 体格检查　测量生命体征，检查头皮、毛发；指（趾）甲，皮疹形态及部位、鳞屑、脓液等。

3. 辅助检查

（1）真菌显微镜检查：选择皮损边缘的鳞屑或病发几根，置于玻片上，加入 10% 氢氧化钾溶液一滴，加盖玻片；然后在酒精灯上加热片刻，以促进角质溶解；最后进行镜检观察。真菌检查阳性对诊断有确诊作用，但阴性也不能排除癣的诊断。

（2）真菌培养：常规的培养基是沙堡弱（Sabourauad）培养基。将从病灶上取的鳞屑、毛发或疱膜接种后，放入 25~30℃恒温箱中培养。一般 5d 左右即可见菌落生长，后可进行菌种鉴定。如三个星期培养无菌落生长，可报告培养阴性。

（3）滤过紫外线灯检查：又称伍德（wood）灯，系紫外线通过含有氧化镍的玻璃装置，暗室里可见到某些真菌，在滤过紫外线灯照射下产生带色彩的荧光。临床上可根据荧光的有无以及色彩不同，对浅部真菌病，尤其头癣的诊断提供重要参考。此外，伍德灯对诸如托儿所群体检查也有帮助。

（六）诊断与鉴别诊断

1. 诊断要点　根据典型的临床表现，皮损处鳞屑直接镜检和 / 或培养查到菌丝或孢子可明确诊断。

2. 鉴别诊断　体癣需与慢性湿疹、玫瑰糠疹等相鉴别。

（七）护理措施

1. 非药物治疗护理措施

（1）居住环境舒适，温湿度适宜。

（2）做好卫生宣传教育工作，普及癣病的防治常识和措施。

（3）消灭传染源，积极医治癣病患者，特别是头癣和手足癣，开展群防群治。

（4）切断传播途径，发现癣病患者，积极采取隔离措施。患者接触过的日常用品采用日晒、开水煮沸等方法消毒。彻底消毒被污染的理发工具，带菌的毛发、鳞屑、痂皮用火烧毁。

（5）保护易感人群，避免与癣病患者或患病动物接触。

（6）养成良好卫生习惯。注意脚部卫生，保持足部干燥，避免酸碱物质对足部皮肤的损伤；穿吸汗、透气鞋子及宽松合身内裤，应勤换洗、勤晾晒；剪短指甲，避免抓搔；不用公共场所提供的浴巾、拖鞋、脚盆。

（7）注意休息，积极锻炼，增强体质。

（8）合理饮食，忌食辛辣刺激性的食物。

2. 药物治疗护理措施

（1）手足癣：中西医结合局部治疗为主，患处中药浸泡，并根据不同类型选择不同的抗真菌药。不论用何种药物都应耐心坚持治疗 1~2 个月。如伴发细菌性继发感染或病久继发湿疹样变者均应做相应处理。

1）鳞屑水疱型：可用酊剂、复方苯甲酸搽剂，咪康唑、克霉唑或酮康唑霜等可酌情选用，外搽,每日 2~3 次。有时可用 10% 冰醋酸液浸泡。

2)浸渍糜烂型:宜选用比较温和或浓度较低的抗真菌外用制剂,如复方雷锁辛搽剂或上述咪唑类抗真菌霜剂。有时需加用干燥性粉剂,如渗出液不多时用足粉、足爽粉;渗出液多时用 1:5 000 高锰酸钾溶液浸泡、3% 硼酸氯霉素液湿敷,干燥后再涂抗真菌软膏。

3)角化型:一般宜选用抗真菌软膏或霜剂,如复方苯甲酸软膏、咪唑类霜剂或其他抗真菌药物。

(2)头癣:应采取综合治疗方案,服药、擦药、洗头、剪发、消毒五措并举。口服抗真菌药物者应注意不良反应,定期查肝功能及血常规;灰黄霉素为脂溶性,应与脂类食物同服,促进其吸收。

1)一般治疗:①剪发:每周剪 1 次,共 8 次,尽可能去除带菌的头发。②洗头:每日用温肥皂水、2% 酮康唑洗剂、硫化硒洗剂洗头,每天 2 次,连续 8 周。③消毒:对患者的衣、帽、毛巾及护发、理发用具等每周煮沸或用其他方法消毒 1 次。

2)外用药:外搽 2% 碘酊、1% 联苯苄唑霜、2% 酮康唑霜、1% 特比奈芬霜、3% 咪康唑霜、5%~10% 硫磺软膏、5% 水杨酸软膏等,每日 2 次,共 8 周。

3)内服药:①灰黄霉素:儿童,灰黄霉素 15~20mg/(kg·d)口服,高脂餐以便于该药吸收;成人,灰黄霉素 0.6~0.8g/d,分三次服。连续服药 3~4 周。②特比萘芬:体重小于 20kg者,每日 62.5mg,共 4 周;体重 20~40kg 者,每日 125mg,共 4 周;体重大于 40kg 者,每日 250mg,共 4 周。③酮康唑:成人,酮康唑 200mg/d 餐后口服,儿童体重在 40kg 以下者,每日 2.5mg/kg,疗程同灰黄霉素或稍长些。注意检查肝功能。也可试用疗霉舒。

4)脓癣治疗:如前述口服灰黄霉素,急性炎症期,可短期合并应用小剂量肾上腺皮质激素和有效抗生素,外用抗真菌药液或霜剂,勿切开排脓。服药三周后复查,连续三次阴性后方可认为治愈。

(3)体癣和股癣:股癣和体癣原则上以外用抗真菌剂为主。局部用药时,应保持皮损清洁、干燥;先清除皮损处鳞屑、痂皮后再涂药,自外向内涂擦,涂擦范围应超过皮损以外3~5mm;股癣患者勿用刺激性药物,注意股根部皮肤干燥。对同时患有系统性疾病如糖尿病、免疫缺陷病者应一并治疗。另外,应积极治疗同时患有手足癣、甲癣等患者,避免和其他患者,包括有癣病的动物密切接触。贴身衣物应消毒,肥胖者应保持皮肤干燥,避免滥用皮质激素、免疫抑制剂等。

1)外用药物:① 1% 萘替芬霜、1% 特比萘芬霜及唑类抗真菌霜剂或溶液;1% 益康唑、1% 联苯苄唑、1%~2% 克霉唑、2% 酮康唑等。②其他制剂:复方苯甲酸软膏、土槿皮酊等。

2)内服药物:对皮损广泛、炎症显著、治疗抵抗的顽固病例,或有免疫功能缺陷的病例,使用外用药同时可选用系统抗真菌药口服:①伊曲康唑每日 100mg,共 15d。②特比萘芬每日 250mg,7~14d。③氟康唑每周 150mg,连续 2~3 周。

3. 特别关注

家中患病动物应做好护理,公共用具应定期清洗消毒,以避免间接接触传染;患者的衣物、枕、被等生活用品注意消毒,尤其内衣裤,应在每次洗涤后进行煮、烫和日晒消毒。

(八)随访

1. 预期目标

(1)不轻易使用公共物品。

(2)不接触患者和患病小动物。

（3）注意个人卫生、生活习性。

（4）积极治疗癣病及基础疾病。

2. 并发症   癣病患者常并发毒血症、菌血症、脓毒血症等。

（沈玉萍、丁银儿）

第四节   皮肤寄生虫感染

一、疥疮

（一）概述

疥疮是由疥螨引起的接触性传染性皮肤病。通过握手、同卧等密切接触，在家庭及集体中易传播。

（二）流行病学

据调查，在热带地区疥疮的发病率高，过度拥挤导致疥螨的快速蔓延。东亚和东南亚为疥疮发病率最高的地区。在年龄方面，1~4 岁儿童发病率最高，其次是 5~24 岁，但逐渐减少。在成年期大幅下降，在 70 岁以后稍有增加。疥疮在人群密集的场所容易暴发感染，如学校、养老院、医院等。此外，研究者发现疥疮的患病率与农村地区居住，家庭疥疮史，较低的教育水平，家庭人口密度，较低的个人卫生，家中存在家畜或啮齿动物，以及移动到受污染的地区有很大的关系。疥疮在许多资源贫乏的社区中流行，流行率高达 20% 及以上。

（三）病因与危险因素

1. 病因   高宿主特异性的八腿疥螨可引起人疥疮。动物疥螨不引起人类感染，但可产生咬伤反应。感染者周围环境中的床单、地板、窗帘、椅子的表面上，螨的数量可高达 6 000 个 /g。物品表面上的活螨以脱落的角质层为食，可以在环境中生存 1 周。在临床症状出现前，螨的潜伏期可达几天至几个月。在早期感染的时候，宿主的免疫系统对螨或其分泌物致敏常需要 2~6 周，之后可产生瘙痒和表皮的损害。继发的感染常发生在 24~48 小时之内。疥螨叮咬后无症状的个体并不少见，这些人被认为是携带者。

2. 危险因素   疥疮发生的高危因素是接触传染，其中以和患者同铺就寝而被传染最多。

（四）预防和筛查

1. 预防

（1）注意个人的清洁卫生，发现疥疮患者应立即隔离治疗，未愈前应避免和他人密切接触，包括握手、不洁性交等。

（2）患者使用过的衣服、被褥等应消毒或在阳光下暴晒。

（3）家中及集体中有疥疮患者，密切接触者应同时治疗，以免相互传染。

（4）防治动物的疥螨。

2. 筛查

疥疮高危人群的筛查对象为密切接触、家居拥挤、卫生条件差的人群。

（五）评估

1. 病史

（1）评估与疥疮有关的病因和诱因：询问患者有无接触史，家庭、集体单位中有无同样患者，或出差被传染等情况。评估患者的个人卫生习惯。

（2）患病及治疗经过：详细收集发病的相关资料，询问有无进行相关检查及检查结果，以及治疗的经过和疗效等。

（3）症状评估：多发生于冬季，好发于皮肤薄嫩的部位，皮疹主要为丘疹、水疱、隧道（疥螨在表皮内穿凿的约数毫米长的线状隧道）、结节。夜间剧烈瘙痒。

（4）心理-社会状况评估：患者瘙痒剧烈，严重影响睡眠及生活质量，有传染性，患者常有焦虑、烦躁不安等情绪。

2. 体格检查　患者皮损为红色丘疹、丘疱疹、小水疱、"隧道"、结节。疥虫常侵犯皮肤皱褶及薄嫩部位，如手指缝、腕屈曲侧、肘窝、腋窝、脐周、腰部、股内侧、下腹部、外阴部，婴幼儿可累及头面部和手足掌。

3. 辅助检查

1）针挑法：用 6 号消毒注射针头，在隧道末端距螨约 1mm 处进针，针尖和皮肤面呈 10°~20°，针头先垂直插至螨体下面，然后放平针杆（5°~10°），稍加转动，疥螨即落入针口孔内，再缓慢挑破皮肤或退出针头，移至滴有甘油或 10% 的氢氧化钾溶液的载玻片上进行镜检。

2）刮皮法：用消毒的矿物油滴于患处，再用刀片轻轻刮之，取刮取物进行镜检。

3）镜检法：就诊者将手和掌腕部置于 4×10 倍或 2.5×10 倍的双目解剖镜视野之下，利用 45°入射的强光源（100W 的普通灯泡），在其指侧和掌、腕等嫩薄皮肤的皮损处进行观察，可看到疥疮患者的隧道以及疥螨轮廓和所在部位。然后用消毒的尖头手术刀或注射针头挑出镜检，常规在 1~2 分钟内即可确诊。在解剖镜下，隧道内的疥螨可呈淡黄色或淡棕色，螨体透明，颚体及躯体前部色泽均较深，且隐约可见前足基节内突。该法的隧道发现率为 100%，隧道内螨检出率为 92%~98%。阳性率超过刮皮法，同时对其他常见皮肤病具有鉴别诊断意义。

4）照射法：将该皮损部位置于滤过紫外线灯下进行照射，疥疮患者的皮损隧道处可呈现亮绿色荧光反应，即为阳性。

（六）诊断与鉴别诊断

1. 诊断要点　主要根据接触传染史；好发部位多见于皮肤柔嫩处；皮损特点有隧道、丘疱疹、水疱；夜间瘙痒剧烈；损害处查到疥虫。

2. 鉴别诊断　除非皮肤的隧道是典型的，否则所有引起瘙痒和皮损的疾病都可作为鉴别诊断。

（1）痒疹：好发于四肢的伸侧，呈慢性，秋冬加重，常并发腹股沟淋巴结肿大。

（2）湿疹：为多发性的皮疹，无特殊的好发部位，无传染接触史，容易复发。

（3）丘疹样荨麻疹：为散在性、纺锤状、水肿性红斑或者丘疱疹、水疱。常有虫咬的病史。

（4）皮肤瘙痒症：发无定处，指缝少见。患者主要为皮肤瘙痒，皮损多为继发性的抓伤。发病通常与情绪波动、内脏疾病或更年期有关。

（5）虱病：皮损主要为继发性的抓伤，以腋窝、两胁、腰围、阴部等部位以及与衣缝皱褶接触的皮肤多见，可查到虱及虱卵。

（七）护理措施

1. 非药物治疗护理措施

（1）日常护理：注意个人卫生，勤洗澡，勤更换内衣裤，勤洗晒被褥，积极预防疥疮。家庭和集体宿舍一旦发现患者，应同时治疗，避免相互传染。接触疥疮患者之后，应用肥皂或硫磺皂洗手，避免传染。疥疮患者用过的衣服、被褥、床单、枕巾、毛巾等必须煮沸消毒，或在阳光下暴晒，以便杀灭疥虫及虫卵。

（2）饮食调养原则：饮食宜清淡，宜多吃蔬菜水果，多吃清热利湿的食物，如丝瓜、冬瓜、苦瓜、芹菜、西瓜、绿豆等。不吃或少吃猪头肉、羊肉、虾、蟹、芥菜等发物，避免刺激皮损而增加瘙痒感。不吃过于辛辣的刺激性食物，如辣椒、酒等，以免加重瘙痒症状。

2. 药物治疗护理

疥疮的药物治疗见表 26-1。

表 26-1　疥疮的药物治疗

靶向治疗	杀灭疥螨及卵，对抗所释放的炎性介质，减轻变应反应所造成的损害
外用药物	成人：5% 二氯苯醚菊酯，10% 硫黄软膏，1% γ-666 乳膏，苯甲酸卞脂
	婴幼儿：5% 硫黄霜、5% 硫黄软膏、5% 三氯苯醚菊酯、10% 克罗他米通
内服药物	伊维菌素、阿苯达唑、甲硝唑、氨苯砜

治疗措施：涂抹药物之前，最好用热水、肥皂洗澡，涂抹药物时应从颈部以下行全身涂抹药物，皮疹集中的部位应反复涂抹并加以摩擦。治疗时应隔离患者。疗程结束时再用热水、肥皂洗澡，衣服、寝具煮沸消毒或离体至少干燥放置 72 小时（疥螨离体后存活 2~3 天），以消灭疥螨。

3. 特别关注　注意接触隔离，外用药应全身涂抹，包括没有症状的部位都要抹到。治疗期间保持连续用药，不能间隔。

（八）随访

1. 预期目标

（1）患者能有效控制搔抓行为，缓解瘙痒症状。

（2）患者能达到彻底杀灭疥疮的成虫和虫卵，避免相互传染他人。

（3）疥疮结痂和色素瘢痕消失为痊愈。

2. 并发症　疥疮可引起剧烈瘙痒，常致全身抓伤、结痂及色素沉着。皮损经久不愈，可继发化脓感染、湿疹样变或苔藓化等。此外，在阴囊、阴茎、龟头等处，可发生红褐色结节性损害。亦可因对疥虫粪便过敏，发生全身风团样丘疹、荨麻疹。严重者偶可伴发急性肾炎。

二、虱病

（一）概述

虱病是由虱寄生于人体叮刺皮肤所引起的皮肤病。临床上按虱的形态、习性、寄生部位的不同，可分为头虱、体虱、阴虱三类。虱病的发生与卫生条件关系密切，在人群中通过直接的接触或通过头巾、帽子、衣服、被褥等间接传播。阴虱主要通过性接触传播。

（二）流行病学

虱病分布于全世界，与年龄、性别、种族及社会等级无明显的相关性。头虱在 3~11 岁的儿童发病率最高。女孩感染头虱尤为常见。阴虱以男性发生率较高,可能是因为男性体毛又粗又多。男同性恋者感染率比较高,感染常发生于15~40岁的年龄层,与性活跃有关。尽管阴虱被认为是一种性传播疾病,无性生活者偶尔也可通过污染的衣物、毛巾和床单而被感染。

(三)病因与危险因素

1. 病因　头虱可通过头与头的直接接触传播或者通过污染物媒介如梳子、吹风机、帽子、床单、头饰等传播。另外,头虱通过体表携带微生物可以传播凝固酶阳性的金黄色葡萄球菌和酿脓葡萄球菌感染。

阴虱感染不仅可以发生在阴毛区域,还可以发生于头皮、睫毛、眉毛、胡须、腋窝及肛周区域。

体虱感染靠人及其衣物传播。除此之外,若暴露于有体虱的环境中以及不换洗衣物均易感染体虱。

2. 危险因素　虱是通过人与人之间直接和间接的接触而散播。不良的生活习惯及不洁的环境卫生是虱病的常见发病因素。

(四)预防和筛查

1. 预防　加强卫生宣传教育,养成良好的个人卫生习惯。勤沐浴、经常换洗衣服和卧具;洁身自好,避免不洁性行为,这些都是杜绝感染的基本原则和措施。

2. 筛查　虱病高危人群的筛查,主要面向卫生条件差、生活贫穷和居住拥挤的人群。

(五)评估

1. 病史

(1)评估与疥疮有关的病因与诱因:详细询问患者有无接触传染史,了解患者个人卫生习惯,患者所处的外界环境等。

(2)患病及治疗经过:详细收集疥疮发病的相关资料,询问有无进行相关检查及检查结果,以及治疗经过和疗效,询问疾病对患者日常生活的影响程度等。

(3)主要症状评估:评估患者被虱叮咬后有无局限性瘙痒,瘙痒是否剧烈。

(4)心理-社会状况评估:虱病具有传染性,患者自身缺乏传染病的合理认知,常伴有焦虑、恐惧心理和孤独感。疾病容易剧烈瘙痒,也严重影响睡眠及生活质量。

2. 体格检查　患者被虱叮咬后出现瘙痒,可出现红斑、丘疹或风团,也可有多种继发损害,如抓痕、血痂、继发感染等。

(六)诊断与鉴别诊断

1. 诊断要点　患者常有接触传染史;根据患者的临床表现,凡患者有局限性瘙痒,皮肤有血痂抓痕应考虑本病的可能,若在头发、内衣、被褥、阴毛处发现成虱或虫卵,即可确诊。

2. 鉴别诊断　所有与瘙痒有关的疾病都应被考虑,如疥疮、皮肤瘙痒症、阴囊慢性湿疹、脂溢性皮炎等皮肤病。

(七)护理措施

1. 非药物治疗护理措施

(1)注意个人卫生,养成良好的卫生习惯,勤洗头、勤洗澡、勤更衣,避免不洁性生活。

(2)衣被、内衣裤等物应煮沸达到灭虱的效果,发现阴虱应剃掉阴毛并焚烧。

(3)发现患者应进行隔离并积极治疗,避免传染;家庭中或集体中的成员也应灭虱治疗。

2. 药物治疗护理措施

虱病的药物治疗见表 26-2。

表 26-2 虱病的药物治疗

靶向治疗	杀灭虱及卵,治愈虱病
外用药	扑灭司林(除虫菊酯)、1% 林丹、6%~10% 硫黄软膏、马拉硫磷洗剂、克雷他米通、10% 樟脑醑
系统治疗	口服伊维菌素
梳头去虱	头虱用梳子梳去虱卵,是一种重要辅助措施
复治	应有第 2 个疗程,重点杀灭虱卵孵化后虱
治疗继发病变	治疗瘙痒,继发皮损

(1)头虱:外用药搽遍头皮及头发,每日 2 次,第 3 日用大量热水、肥皂洗头,用篦子将虱及虱卵篦尽,然后将用过的梳子、篦子、帽子、头巾和枕套等同时进行消毒。

(2)体虱:有体虱时衣被等物应煮沸消毒。

(3)阴虱:有阴虱则需剃除阴毛,外用上述药物,亦可用 10% 硫黄霜。

(4)使用杀卵剂时必须保证药剂和卵接触 1 小时以上。

(八)随访

1. 预期目标

(1)患者瘙痒症状减轻,控制搔抓行为。

(2)患者体表和毛发等处没有虱及虱卵,达到治愈本病。

2. 并发症 虱叮咬剧烈瘙痒,可出现折痕、出血、结痂,继发湿疹样变、化脓性疾病,如毛囊炎、疖肿、脓肿;重者留下瘢痕和永久性脱发,颈部淋巴结亦可肿胀发炎等。

(沈玉萍,陈月芳)

第五节 皮 肤 癌

一、概述

皮肤癌(dermal cancer)是指皮肤表皮发生的恶性肿瘤,包括基底细胞癌、鳞状细胞癌、恶性黑色素瘤、恶性淋巴瘤、特发性出血性肉瘤(Kaposi 肉瘤)、汗腺癌、隆突性皮肤纤维肉瘤和血管肉瘤等,其中以基底细胞癌和鳞状细胞癌最为常见,约占皮肤癌的 90%。皮肤癌多发于身体暴露部位,如头、面、颈、手背等部位,约占发病总数的 81.1%。皮肤癌的发生与长期日光暴晒,X 射线及热辐射,经常接触石油、沥青、砷、焦油等化学物质,经久不愈的溃疡等因素有关。

二、流行病学

皮肤癌在白色人种中是常见的恶性肿瘤之一,在中国的发病率较低,约占全部恶性肿瘤的 1.5%，南方发病率比北方高。皮肤癌多发于老年人，51~60 岁为发病高峰期，皮肤癌发病率男性多于女性，男女比例约 2：1。

三、病因与危险因素

（一）病因

1. 紫外线损害　长期在烈日下活动，遭受阳光紫外线照射的头、面、颈及手背等身体暴露处易诱发皮肤癌。80% 的皮肤癌均出现在上述部位。

2. X 线及热辐射　如从事放射科技人员、铀矿工人，或因其他疾病接受放射线治疗的人，患皮肤癌的危险较高。

3. 患有遗传性疾病　患有不耐阳光的遗传性疾病，如着色性干皮病、白化病的患者，患皮肤癌的危险性明显增高。

4. 接触化学物质　如经常接触石油、沥青、煤油、焦油、砷等物质易患皮肤癌。

5. 慢性皮肤病症　如慢性炎症性皮肤病的瘢痕，长期皮肤溃疡、瘘管及窦道以及烧伤瘢痕的基础上可发生癌变。

（二）危险因素

1. 日常暴晒与紫外线照射　紫外线照射、人体黑色素的防护与免疫系统功能相互作用，是导致皮肤癌发生的重要因素。人体皮肤接受紫外线量最大的部位是头部、面部、颈后、手部，鳞状细胞癌几乎全部发生于这些部位。

2. 化学致癌物质　如经常接触砷化物、焦油和沥青，可能增加发生皮肤癌的危险性。

3. 电离辐射　如某些接受放射治疗的患者，经过若干年后，在放射野内可能发生皮肤癌。

4. 慢性刺激与炎症　在瘢痕、慢性溃疡、形成瘘管和慢性炎症窦道等部位可发生恶性皮肤肿瘤，有些嗜好咀嚼烟草或槟榔的人群中，口腔或口唇部位可发生鳞状细胞癌。

5. 其他　患者处于免疫抑制阶段，免疫系统功能低下时，可发生皮肤癌。某些病毒在动物宿主中可能引起癌变，如人乳头瘤病毒的亚型可诱发皮肤癌。

四、预防和筛查

（一）预防

1. 尽量避免长期接触有害的化学物品，如沥青、焦油、砷化物、苯并芘等化学物质，都有较强的致癌性，对于因工作需要必须长期接触有害化学品的工人，尤其要有良好的劳动保护。

2. 防止长时间的皮肤暴晒，紫外线照射可诱发皮肤癌，长期工作在阳光下的农民、渔民、野外工作者较室内工作者发生皮肤癌的概率要大很多。所以，在户外工作游玩时可涂些防晒霜之类的物品。

3. 做好电离辐射的防护，尤其是从事放射线相关的职业人员，要做好完善的防护措施。

4. 尽早治疗癌前病变，患有光化性角化病、着色性干皮病等癌前病变者，应尽早治疗。

5. 加强锻炼身体，提高身体素质。

6. 有良好的心态应对压力，劳逸结合，不要过度疲劳。

（二）筛查

1. 高危人群的筛查　对患有慢性皮肤疾患和某些职业以及接触放射性物质、煤焦油、沥青等的工作人员,如发生了皮肤丘疹或小结节,应警惕本病的发生。

2. 皮肤癌前期症状的识别　如体表皮肤上发生的质硬、边缘隆起、生长较快的结节,应警惕皮肤癌的可能。

五、评估

(一)病史

1. 鳞状细胞癌　多见于 50 岁以上的患者。恶性程度较高,多发于头颈、四肢、躯干等部位的皮肤、黏膜及皮肤黏膜交界处,早期即可形成溃疡,生长呈浸润性,浸入深部组织时,常伴有化脓性感染和淋巴结转移。易在色素性干皮病、老年性角化病基础上演变而来。

2. 基底细胞癌　多见于 40 岁以上的患者,好发于额面、眼眶、眼睑、鼻侧、耳周围等处,恶性程度较低,生长甚为缓慢,病程超过 10~20 年者极为常见,初起时多为一增厚的小块,逐渐呈隆起向周围浸润,很少转移。

(二)体格检查

皮肤癌患者一般不会感到疼痛,不少患者是因为其他病症就医时意外发现患有皮肤癌。皮肤癌有 5 个特征:①皮肤出现形状不规则的肿块、色斑。②肿块、色斑边缘参差。③肿块颜色斑驳,黑、啡、红、白混杂。④直径超过 6 毫米。⑤溃烂、流血。若皮肤癌特征越多,就越要注意患癌风险。在各类皮肤癌中,鳞状细胞癌及基底细胞癌最为常见,病者不会有特别感觉,通常到较后期才发现。由于病变为局部扩散,不易随血液、淋巴扩散至其他器官,故通常不会导致死亡。

各类皮肤癌的早期表现多为红斑状皮损,伴有鳞片状脱屑或痂皮形成,仅凭肉眼观察非但难以区分其组织学类型,而且易与牛皮癣、湿疹等良性皮肤疾患相混淆,常需借病理检查才能确诊。

(三)辅助检查

对皮肤癌诊断有确定意义的是组织活检。较小的病变多行切除活检,诊断兼治疗。病变较大时,特别需切除包括病变缘外 2~3 毫米正常皮肤方能达到治疗要求时而缺损太大,造成外观缺陷的,则应做钳取或切取活检,包括病变近缘部分。

六、诊断与鉴别诊断

(一)诊断要点

确诊皮肤癌最重要的确诊依据是组织病理学检查。

(二)鉴别诊断

皮肤癌中基底细胞癌和鳞状细胞癌要相鉴别,还应与脂溢性角化病、皮肤原位癌、盘状红斑狼疮等相鉴别。

1. 基底细胞癌与鳞状细胞癌　基底细胞癌发生的主要部位是面部,尤其是鼻、前额、眼、颧部及上唇,损害发展缓慢,局部往往不充血,表面结痂而无角化现象,边缘卷起,呈蜡状半透明,炎性反应没有或轻微,转移者罕见。鳞状细胞癌可发生在任何部位,尤其是皮肤黏膜连结处及四肢、下唇、鼻、耳、手背和阴部,往往在有慢性皮肤病损处发生,损害发展较快,局部充血明显,或周围及表面有扩张的毛细血管,角化现象明显,边缘高起坚硬,炎性反应显著,易发生淋巴结转移。

2. 脂溢性角化病　又称老年疣,好发于 50 岁以上男性,多发于面部、颈部、胸部、背部及手背,损害为略高出于皮肤的圆形或卵圆形扁平疣状皮疹,呈朽黄、黄褐色至煤黑色,边界清楚,质地柔软,表面稍粗糙,覆有油脂状鳞屑痂。皮疹数目不定,往往很多。脂溢性角化病可永久存在而不恶变,极少数患者的个别损害可发展成基底细胞癌,组织病理学检查可助诊断。

3. 皮肤原位癌　损害好发于躯干和臀部,可单发或多发,典型者呈界限清楚的鳞状斑丘疹,可逐渐扩大,或相互融合,损害的大小可由数毫米到若干厘米不等,表面覆以鳞屑或脱屑后结棕色至灰色硬痂,不易剥离。发展缓慢或长期无明显变化,有时中央部分可部分消退或有瘢痕形成,而附近出现新的损害。一般不变成溃疡。组织病理检查有助于诊断。

4. 盘状红斑狼疮　多见于中年男女,损害初发时为小丘疹,渐扩大呈斑块,性质干燥,表面角质增殖,毛囊口扩张,内含有角质栓刺,有萎缩斑,不形成溃疡,边缘多充血。发生于颜面部者呈蝴蝶状分布。红细胞沉降率、类风湿因子、抗核抗体、组织病理可助鉴别。

5. 角化棘皮瘤　以中年男性较多,多发生于面部,尤其是颊部及鼻部,而四肢和躯干极为少见。损害为呈坚实的半球形肿瘤耸立皮肤上,似淡红色粉刺或与皮肤色泽相似的小结,边缘隆起,中央凹陷成火山口形,内含一个角质痂。本病发展迅速,但长到直径达2cm左右后不再继续发展,2~6个月内能自行萎缩,自然痊愈,遗留萎缩性瘢痕。

6. 帕哲氏病　常侵犯40岁以上妇女单侧乳头和乳晕。早期仅为乳头部小片鳞屑性红斑,境界清楚,逐渐波及其邻近皮肤,表面易于糜烂,搔抓后呈湿疹样变化。损害经过缓慢,无自愈倾向。偶见于乳房以外其他大汗腺分布区,如腋窝、外生殖器、肛周、口唇、鼻翼等处。组织病理检查可见表皮内有分散或成团的Paget细胞,见此细胞即可确诊。

7. 转移性皮肤癌　由其他器官原发性癌转移到皮肤而发,一般为多发性,同时有其他器官原发性癌的症状及体征。

七、护理措施

皮肤癌的治疗措施包括手术、放疗或其他治疗方法(如刮除治疗、冷冻治疗、放射治疗及激光治疗、中药治疗等),均有较好的疗效。手术为治疗皮肤癌的主要方法之一。针对皮肤癌患者的护理措施主要有:

(一)皮肤癌手术护理

放疗时皮肤放射野的标记禁用肥皂擦拭。放射野的皮肤避免阳光直接照射和风吹。避免用过冷过热的水、盐水清洗,以免刺激皮肤。皮肤干燥和瘙痒可外用冰片、滑石粉、痱子粉、复方醋酸地塞米松乳膏(皮炎平)等。

保持局部清洁,防止感染的发生。皮肤癌如鳞状细胞癌和基底细胞癌,手术范围一般不大,不需特殊的护理。患者应尽量少暴露于太阳光下。在观察肿瘤复发方面,原处复发比远处转移或区域淋巴结转移更多见。发现可疑的复发病灶后,应及时到医院确诊和手术。再次手术疗效一般较好,手术有困难的,可进行放射治疗。

皮肤癌有多发的倾向,应对整个皮肤区经常做严密观察,特别要注意耳后等较隐蔽的部位。注意术后的反应,如出血、疼痛、腹胀等,及时对症处理。

(二)皮肤癌日常护理

日常生活中避免过度阳光直射和暴晒,避免过度受到阳光照射。在户外时,最好穿长袖的衣服和长裤,戴上帽子、太阳眼镜,并使用防晒产品,宜选择防晒指数15的防晒霜。

无论是成人还是儿童,都应采取这些预防措施:避免过多接触紫外线、X线等各种射线；生活中要穿棉质衣物减少皮肤的刺激；注意做好皮肤的清洁卫生，避免碰伤及感染。

（三）饮食护理

1. 手术后患者饮食　皮肤癌手术后，耗气伤血，宜多食用补气养血之品，选用粳米、扁豆、大枣、龙眼、荔枝、香菇、鹌鹑蛋、胡萝卜、山药、藕粉粥、豆类等，不要吃辛辣刺激的食物。

2. 放疗患者的饮食　放疗时耗损阴液，宜多食滋阴养液之物，选用鲜蔬菜、鲜水果，如菠菜、水白菜、藕、白梨、香蕉、葡萄及泥鳅、海参、甘蔗粥等。

3. 化疗患者的饮食　化疗时气血两损，宜常服养气之品，选用核桃仁、桑椹、白木耳、香菇、菱角、苡米粥、黄鳝等。

八、随访

（一）预期目标

1. 手术切口愈合良好。

2. 无伤口感染。

3. 即时发现复发病灶。

（二）并发症

1. 继发感染　皮肤癌多有皮肤破损，应保持局部清洁，防止感染的发生。

2. 出现复发病灶　原处复发比远处转移或区域淋巴结转移更多见。发现可疑的复发病灶后，应及时到医院确诊和手术。

3. 肿瘤转移　皮肤癌主要是通过血液和淋巴道转移。

（1）淋巴系统转移：癌细胞侵入淋巴管后，随淋巴液流到淋巴结，形成新的癌肿，再向其他淋巴结转移。

（2）血行转移：癌细胞侵入毛细血管后，可随血流周流全身，形成新的病灶。侵入体静脉的癌细胞先转移到肺，随后到全身各处；消化道癌细胞先侵入门静脉，再转移到肝；椎静脉系统与腰、骶、胸、腹等处的静脉之间有吻合交通支，无静脉瓣，而直接向脊椎、骨盆及颅内转移。

（汪国建）

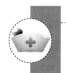

主要参考书目

1. Nancy Henne Batchelor. Medical-surgical nursing: review and resource manual[M]. 3rd ed. American Nurse Credentialing Center, 2011.

2. 李小妹, 冯先琼. 护理学导论[M]. 4版. 北京: 人民卫生出版社, 2017.

3. 李小寒, 尚少梅. 基础护理学[M]. 6版. 北京: 人民卫生出版社, 2017.

4. 张翠娣. 护理人文修养与沟通技术[M]. 2版. 北京: 人民卫生出版社, 2016.

5. 王锦帆. 医患沟通[M]. 北京: 人民卫生出版社, 2013.

6. 郑振佺, 王宏. 健康教育学[M]. 北京: 科学出版社, 2016.

7. 姜小鹰, 李继平. 护理管理理论与实践[M]. 2版. 北京: 人民卫生出版社, 2018.

8. 张洪君, 成守珍. [M]. 临床护理与管理信息化实践指南. 北京: 北京大学医学出版社, 2016.

9. 康青. 管理沟通. [M]. 4版. 北京: 中国人民大学出版社, 2015.

10. 胡雁, 郝玉芳. 循证护理学[M]. 2版, 北京: 人民卫生出版社, 2018.

11. 黄金月, 夏海鸥. 高级护理实践[M]. 3版, 北京: 人民卫生出版社, 2018.

12. 吴翠珍. 医学营养学[M]. 北京: 中国中医药出版社, 2016.

13. 吴亚飞, 孙晓洁. 临床营养学[M]. 郑州: 郑州大学出版社, 2014.

14. 崔瑞兰. 护理伦理学[M]. 3版. 北京: 中国中医药出版社, 2016.

15. 李丽萍. 护理心理学[M]. 2版. 北京: 人民卫生出版社, 2016.

16. 尤黎明, 吴瑛. 内科护理学[M]. 6版. 北京: 人民卫生出版社, 2017.

17. 段志军, 内科学高级医师进阶[M]. 北京: 中国协和医科大学出版社, 2016.

18. 陈灏珠, 林果为, 王吉耀. 实用内科学[M]. 14版. 北京: 人民卫生出版社, 2013.

19. 李乐之, 路潜. 外科护理学[M]. 6版. 北京: 人民卫生出版社, 2017.

20. 赵玉沛, 陈孝平. 外科学[M]. 3版. 北京: 人民卫生出版社, 2015.

21. 王桂芸, 刘雪娥, 冯容芬. 新编内外科护理学[M]. 5版. 台北: 永大书局有限公司, 2014.

22. 丁淑贞, 丁全峰. 骨科临床护理[M]. 北京: 中国协和医科大学出版社, 2016.

23. 陈安民, 田伟. 骨科学[M]. 2版. 北京: 人民卫生出版社, 2014.

24. Jean L Bolognia, Joseph L Jorizzo, Ronald P Rapini. 皮肤病学[M]. 北京: 北京大学医学出版社, 2011.

25. 郝伟, 于欣. 精神病学[M]. 7版. 北京: 人民卫生出版社, 2013.

26. 许虹. 急救护理学[M]. 2版. 北京: 人民卫生出版社, 2016.

27. 张波, 桂莉. 急危重症护理学. 4版. 北京: 人民卫生出版社, 2017.

28. 赵凤军, 胡晓铃, 田瑞芳. 血液科临床护理[M]. 北京: 军事医学科学出版社, 2013.

29. 高淑芬, 等. 老人护理学[M]. 3版. 台北: 永大书局有限公司, 2011.

30. 化前珍, 胡秀英. 老年护理学[M]. 4版. 北京: 人民卫生出版社, 2017.

31. 余雨枫. 护理美学[M]. 3版. 北京: 中国中医药出版社, 2016.

32. 童莺歌, 田素明. 疼痛护理学[M]. 杭州: 浙江大学出版社, 2017.

33. 洪晓军. 神经内科学高级医师进阶[M]. 北京: 中国协和医科大学出版社, 2016.

34. 林三仁, 消化内科学高级教程[M]. 北京: 中华医学电子音像出版社, 2016.

35. 张铭光,杨小莉,唐承薇. 消化内科护理手册[M]. 2版,北京:科学出版社,2015.

36. 白春学,蔡柏蔷,宋元林. 现代呼吸病学[M]. 上海:复旦大学出版社,2014.

37. 杨毅,于凯江. 重症肾脏病学[M]. 上海:上海科学技术出版社,2014.

38. 那彦群,叶章群,孙颖浩,等. 中国泌尿外科疾病诊断治疗指南手册[M]. 北京:人民卫生出版社. 2014.

39. 李兰娟,任红. 传染病学[M]. 9版. 北京:人民卫生出版社,2018.

40. 陈冠容. 临床常见疾病药物治疗学[M]. 北京:人民卫生出版社,2016.

推荐阅读文献

1. 杜艳玲, 张娜, 薛峰, 等. 分级护理现状与质量影响因素分析[J]. 中国卫生质量管理, 2016, 23(6): 40-43.

2. 周清华, 范亚光, 王颖, 等. 中国肺癌低剂量螺旋 CT 筛查指南(2018 年版)[J]. 中国肺癌杂志, 2018, 21(2): 67-75.

3. 石远凯, 孙燕, 于金明, 等. 中国晚期原发性肺癌诊治专家共识(2016)[J]. 中国肺癌杂志, 2016, 19(1): 1-15.

4. Sud S, Friedrich J O, Adhikari N K J, et al. Effect of prone positioning during mechanical ventilation on mortality among patients with acute respiratory distress syndrome: a systematic review and meta-analysis[J]. Canadian Medical Association journal, 2014, 186(10): 381-390.

5. 杜海涛, 陈峥, 万军. 肠易激综合征的病理机制研究进展[J]. 解放军医学院学报, 2017, 38(1): 85-88.

6. 邢学义. 大肠息肉的中西医诊治进展[J]. 中医临床研究, 2016, 8(26): 145-146.

7. 陈志芳, 赵斌. 2015 年急腹症基本临床实践指南解读[J]. 中国医刊, 2017, 52(6): 569-573.

8. 李畅, 陈林, 孟祥博, 等. 内镜下经鼻型肠梗阻导管在粘连性肠梗阻中的应用[J]. 中华腔镜外科杂志, 2016, 9(3): 136-138.

9. 中华医学会外科学分会疝和腹壁外科学组, 中华医学会外科学分会腹腔镜与内镜外科学组, 大中华腔镜疝外科学院. 腹腔镜腹股沟疝手术操作指南(2017 版)[J]. 中国实用外科杂志, 2017, 37(11): 1238-1242.

10. Leppäniemi A, Tolonen M, Tarasconi A, et al. 2019 wses guidelines for the management of severe acute pancreatitis[J]. World J Emerg Surg, 2019, 14: 27.

11. 赵晶, 朱虔兮. 我国常见生殖系统疾病流行概析[J]. 生殖与避孕, 2016, 36(7): 591-595.

12. 曾慧娟, 姜润生, 周梅, 等. 昆明市城区社区高血压、糖尿病患者中慢性肾脏病的流行病学调查[J]. 中华肾脏病杂志, 2017, 33(11): 818-824.

13. 曾国华, 麦赞林, 夏术阶, 等. 中国成年人群尿石症患病率横断面调查[J]. 中华泌尿外科杂志, 2015, 36(7): 528-532.

14. 邱贵兴. 中国骨科发展史简要回顾与展望[J]. 中华外科杂志, 2015, 53(1): 22-26.

15. 中华医学会感染病学分会艾滋病丙型肝炎学组, 中国疾病预防控制中心. 中国艾滋病诊疗指南(2018 年版)[J]. 中华内科杂志, 2018, 57(12): 867-884.

16. 江利冰, 李瑞杰, 张斌, 等. 2016 年脓毒症与脓毒性休克处理国际指南[J]. 中华急诊医学杂志, 2017, 26(3): 263-266.

17. 中国医师协会急诊医师分会. 中国急诊感染性休克临床实践指南[J]. 中华急诊医学杂志, 2016, 25(3): 274-287.

18. 吴亚哲, 陈伟伟. 中国脑卒中流行概况[J]. 心脑血管病防治, 2016, 16(6): 410-414.

19. 简平, 刘义兰, 胡德英, 等. 临床护士延续护理知信行现状的调查研究[J]. 中华护理杂志, 2016, 51(4): 404-408.